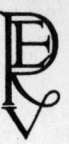

Unsere Augen funktionieren keineswegs isoliert von unserem sonstigen Befinden. Sie sind im Gegenteil äußerst sensitive, auf Gefühle und belastende Situationen besonders empfindlich reagierende Organe.

Das von Lisette Scholl aus praktischen Erfahrungen heraus entwickelte Augenübungsbuch faßt die wirkungsvollsten Übungen zusammen, wie z. B. emotionale Ausdrucksübungen nach Wilhelm Reich, Visualisierungsmethoden, spezielle Positionen aus dem Yoga, Massagen, Akupressur, energetisierende Übungen, Übungen aus der Optometrie und bewährte Corbett-Bates-Augentrainingsmethoden.

Kontinuierliches Training hat meist eine erstaunliche Verbesserung des Sehvermögens zur Folge; manch einer kann sogar wieder ganz gut ohne Brille auskommen. Das Übungsprogramm führt nicht nur zu einer Verbesserung des Sehvermögens bei Kurz- und Weitsichtigkeit, sondern hilft auch bei anderen Sehproblemen wie Astigmatismus und Fusionsschwierigkeiten und erhält darüber hinaus Normalsichtigen ihre gute Sehkraft. Hinweise schließlich über die Wirkung von künstlichem Licht, Fernsehen, Drogen und Ernährung öffnen uns buchstäblich die Augen darüber, daß wir selbst viel für gutes Sehen ohne Hilfsmittel tun können.

Lisette Scholl
Das
Augenübungsbuch

Besser sehen ohne Brille – eine ganzheitliche Therapie

Unter Mitarbeit von John Selby

Aus dem Amerikanischen von
Wolfgang Gillessen und Elimar Orlopp

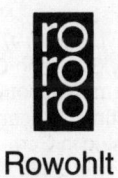

Rowohlt

24.–31. Tausend Mai 1986

Veröffentlicht im Rowohlt Taschenbuch Verlag GmbH,
Reinbek bei Hamburg, Januar 1985
Umschlagentwurf Werner Rebhuhn
Illustrationen im Text: Debbie Bell
Die Originalausgabe erschien unter dem Titel
«Visionetics. The Holistic Way to Better Eyesight»
bei Doubleday / Dolphin, New York, 1978
«Visionetics» Copyright © 1978 by Lisette Scholl
Copyright © 1981 by Gillessen-Orlopp Verlag, Berlin
Satz Bembo (Linotron 202)
Gesamtherstellung Clausen & Bosse, Leck
Printed in Germany
1280-ISBN 3 499 17881 8

Inhalt

III. Anhang

Vorbemerkung

Den Begriff «ganzheitlich» gebrauche ich häufig in diesem Buch, weil er am besten mein Verständnis vom Sehvorgang beschreibt. Dieser Begriff ist für die sich stark entwickelnde Bewegung für eine ganzheitliche Medizin von zentraler Bedeutung. Ganzheitlich vorzugehen heißt, einen Menschen nicht als eine komplizierte neurochemische Maschine zu begreifen, die analysiert und verstanden werden kann in ihren jeweiligen Einzelteilen. Ganzheitlich betrachtet ist ein menschliches Wesen mehr als die Summe seiner Teile, weil es stets beides ist, Körper und Geist, Verstand und Gefühl, eine Einheit, die nicht auseinandergebrochen werden kann, ohne das Wesentliche zu zerstören.

Ein ganzheitliches Verständnis vom Sehvorgang betrachtet das Sehen als einen integralen Bestandteil dieser Einheit und nicht als ein isoliertes, medizinisches Phänomen. Von einem ganzheitlichen Standpunkt aus betrachtet, spiegeln die Augen das Wesen eines Menschen und die Beziehung zu seiner Umwelt. Wenn wir unser Sehen verbessern wollen, dann müssen wir uns auch mit dem Wohlbefinden unseres gesamten Organismus beschäftigen. Das Wachstum der Person und die Verbesserung des Sehvermögens sind für einen ganzheitlichen Ansatz nur zwei Seiten desselben Prozesses.

Eine andere Vorbemerkung, die ich noch machen möchte, betrifft die Augenärzte bzw. Optometristen. Wenn ich sie erwähne, beziehe ich mich auf die überwiegende Mehrheit unter ihnen. Nicht gemeint ist jene kleine, aber doch wachsende Zahl von Augenärzten und Optometristen, die ein ganzheitliches Verständnis für den Sehvorgang zu akzeptieren beginnt und ihre Therapie entsprechend umstellt.

Mit diesem Buch möchte ich auch keinesfalls die augenärztlichen Gesellschaften bekämpfen, sondern sie ermutigen, über das ganzheitliche Verständnis nachzudenken und diese neue Art der Therapie mit in ihre Arbeit einzubeziehen.

Solltest du Schwierigkeiten haben, dich auf die Übungen ohne die anleitende Stimme eines Lehrers zu konzentrieren oder wenn du dein individuelles Übungsprogramm ergänzen möchtest, so kannst du einige Tonbandkassetten mit verschiedenen Sehübungsprogrammen (nur in Englisch) bestellen. Für einen Prospekt wende dich an die Autorin:

P.O. Box 540
Templeton
CA 93465, USA

Vorwort

Im Jahr 1946 begann ich mit Bates-Übungen, um meine Kurzsichtigkeit zu verbessern. Ich war 24 Jahre alt. Zum erstenmal seit fünfzehn Jahren begannen meine Augen besser zu werden anstatt schlechter. Am Anfang konnte ich mit dem besseren Auge gerade noch den größten Buchstaben auf der Sehprobentafel erkennen. Dies bedeutete, daß meine Sehschärfe $^{20}/_{200}$ betrug, d. h., ich konnte auf einer Entfernung von 6 m nur die zehnmal so großen Testzeichen lesen, verglichen mit der Normalgröße, die Normalsichtige erkennen können. Für mein schwächeres Auge ($^{20}/_{400}$) brauchte ich zwanzigmal größere Testzeichen, verglichen mit der Normalgröße. In einem Zeitraum von sechs Monaten verbesserten sich meine Augen drei- oder viermal auf eine Sehschärfe von $^{20}/_{70}$. Nach weiteren zwei Jahren hatten sich beide Augen auf $^{20}/_{40}$ verbessert. Dadurch konnte ich beispielsweise den Sehtest bei der Führerscheinprüfung ohne Brille bestehen. Bedingt durch Ortswechsel unterzog ich mich in den darauffolgenden Jahren diesem Sehtest noch acht- oder neunmal in vier verschiedenen Bundesstaaten. Meine Augen haben zwar die Sehschärfe eines normalsichtigen Auges nur für jeweils kurze Zeitabstände erreicht, aber ich konnte immerhin für mehr als 30 Jahre ohne die mir in meiner Kindheit und Jugend verhaßten Augenkrücken leben. Um die erreichte Verbesserung meiner Sehschärfe zu erhalten, war es nicht notwendig, daß ich die Sehübungen ständig weiter durchführte, ich habe sie nur noch gelegentlich gemacht, wenn ich ein Bedürfnis dazu verspürte.

Nachdem mir diese beträchtliche Verbesserung meiner Sehschärfe gelungen war, eine Verbesserung, die mein Augenarzt für unmöglich gehalten hatte, spezialisierte ich mich in meinen psychologischen Studien auf die Untersuchung des Zusammenhangs von Sehfähigkeit und Gefühlen, die ich als sehr eng miteinander verbunden erkannte. Daß sich die Augen auch tatsächlich mit psychologisch fundierten Übungen zur Sehverbesserung optisch verbesserten, konnte ich mit Hilfe von modernem augenoptischen Gerät nachweisen.

Aber das war noch in den fünfziger Jahren, zu einem Zeitpunkt, als die meisten Menschen noch nicht bereit waren, ein ganzheitliches Verständnis des Sehvorgangs zu akzeptieren. Das gilt ganz besonders für die enge Beziehung zwischen Gefühlen und der Sehfähigkeit. Obwohl die Verbesserung meines eigenen Sehvermögens auf die Arbeit mit Lehrern zurückzuführen war, die nach der Bates-Methode vorgingen, so hatten diese doch nur ein begrenztes Verständnis davon, wie geistige und emotionale Belastungen zu einer Verschlechterung des Sehvermögens führen.

Es ist gerade das Verdienst der Autorin, daß sie in ihrem Buch diese Zusammenhänge aufzeigt. Den chronischen Verspannungen in den Augen liegen blockierte Gefühle zugrunde. Gerade das zu erkennen, gibt uns völlig neue Möglichkeiten, um unser Sehvermögen zu verbessern. In unserem Sehen spiegelt sich unsere ganze Persönlichkeit. Nach einem erholsamen Tag am Meer oder in den Bergen verbessert sich häufig unser Sehen, wir lesen dann mit weniger Anstrengung und nehmen auch Farben intensiver wahr. Fühlst du dich jedoch bedroht oder fürchtest du dich vor etwas, so wird sich dein Sehen verschlechtern. Kochst du innerlich vor Wut, ohne dieses Gefühl herauslassen zu können, wirst du Kopfschmerzen bekommen und deine Augen belasten.

Hältst du deine Tränen zurück, wenn schmerzliche Ereignisse dich bedrücken, müssen deine Augen unter den zurückgehaltenen Tränen leiden. Beginnst du jedoch wieder Gefühle, die du bislang zurückgehalten hast, zu akzeptieren, und lernst du diese Gefühle offen und angemessen auszudrücken, dann werden sich die Verspannungen in den Augen und im Körper, die deine Gefühle abgeblockt haben, lockern, und dein Sehvermögen beginnt sich zu verbessern. Diese grundlegende Erkenntnis immer wieder beobachtbarer funktionaler Einheiten von Muskelverkrampfungen und ihnen entsprechenden Gefühlen verdanken wir dem Psychiater Wilhelm Reich.

Ein gutes Programm für die Verbesserung unseres Sehvermögens befreit also sowohl die in den Augen blockierten Gefühle, wie es die Augen wieder befähigt, besser zu sehen. Die besondere Bedeutung der in diesem Buch zusammengestellten Übungen gegenüber anderen, in der Vergangenheit vorgelegten, liegt gerade in der Betonung dieses zentralen Problems durch die Autorin und in dem

Nachdruck, mit dem sie auch emotionale Ausdrucksübungen in ihr Programm aufnimmt.

Sei dir also bewußt, wenn du mit dem ganzheitlichen Weg zu besserem Sehen beginnst, daß du nicht nur an der Verbesserung deines Sehvermögens arbeitest, sondern daß du zur gleichen Zeit – und als Teil desselben Prozesses – die in den Verspannungen deiner Augen eingeschlossenen Gefühle besser auszudrücken lernst. Du lernst also nicht nur dein Sehvermögen zu verbessern, sondern ebenso bislang unterdrückte Gefühle zu akzeptieren und auszudrücken. Ganzheitliche Medizin heißt ja gerade, daß kein Teil des Körpers (und auch nicht die Augen) und kein Teil deiner geistigen und psychischen Prozesse (auch nicht deine Wahrnehmungsprozesse) isoliert voneinander gesehen werden können. Dieses Buch will dir helfen, mit beiden auf ganzheitliche Art und Weise umzugehen.

Charles R. Kelley, Ph.D.
Leiter des Radix-Instituts, Ojai
Ca., USA

I. Einführung

Ein Ausweg aus
der Fehlsichtigkeitsepidemie

Nach vorliegenden Untersuchungen sind bei mehr als 50 Prozent aller Menschen die Augen korrekturbedürftig. Statistisch betrachtet ist es heute also ganz «normal», fehlsichtig zu sein. Wenn dieser Trend anhält, dann würden, nach Schätzung verschiedener Fachleute, in den USA im Jahr 2000 nicht einmal mehr 10 Prozent der Bevölkerung ohne Sehprobleme sein. Wir befinden uns also mitten in einer rasch um sich greifenden Fehlsichtigkeitsepidemie.

Anliegen dieses Buches ist es, die Gründe für das epidemieartig auftretende Sehversagen aufzudecken und Möglichkeiten aufzuzeigen, wie von einem ganzheitlichen Standpunkt aus der Fehlsichtigkeitsepidemie begegnet werden kann. Dabei ist es gleichgültig, ob du kurz- oder weitsichtig bist, ob du an Astigmatismus leidest oder Fusionsprobleme hast. Der ganzheitliche Ansatz will dich an die Ursachen dieser Sehprobleme heranführen und dann schrittweise zu besserem Sehen. Wer normalsichtig ist, kann die in diesem Buch beschriebenen Übungen auch als Vorbeugungsprogramm nutzen, um seine Sehkraft zu erhalten.

Ich persönlich bin kurzsichtig. So gilt mein besonderes Interesse der Myopie (Kurzsichtigkeit). Jedoch sind fast alle Übungen auch die Hyperopie (Weitsichtigkeit) und Presbyopie (Altersweitsichtigkeit) mit demselben Erfolg anwendbar wie bei Myopie. Wenn Unterschiede zwischen Kurz- und Weitsichtigkeit gemacht werden müssen, werde ich besonders darauf hinweisen, wie diese Übungen für jedes Augenleiden am besten anzuwenden sind.

Weitsichtigkeit scheint in erster Linie von einer chronischen Muskelverspannung herzurühren. Fast alle Menschen im mittleren und höheren Alter sind davon betroffen. Kurzsichtigkeit ist das am weitesten verbreitete Augenleiden der Jüngeren; auch Astigmatismus und Fusionsprobleme treten besonders häufig im jugendlichen Alter auf. Im mittleren Lebensalter entwickelt sich eine Art von Fehlsichtigkeit, die Presbyopie (Altersweitsichtigkeit) genannt wird. Dabei geht die Nahanpassungsfähigkeit des Auges verloren, das Sehen auf kurze Distanz wird verschwommen.

Meine Prämisse ist, daß diese verschiedenen Abweichungen von der Normalsichtigkeit auf einen gemeinsamen Nenner gebracht werden können, nämlich: chronische Muskelverspannungen. Daher sind die Übungen auf die Lockerung dieser Verspannungen ausgerichtet und zielen nur in den seltensten Fällen auf eine bestimmte Form von Fehlsichtigkeit. Normalsichtige können die Übungen auch zu ihrer persönlichen Selbsterfahrung durchführen und so ihre Sehgewohnheiten besser kennenlernen.

Unser ganzheitliches Programm zu besserem Sehen vereinigt eine Reihe verschiedener Selbsthilfemethoden, die nach meinen Erfahrungen die Sehfähigkeit positiv verändern. Die Grundlage für diese Übungen bildet ein Verfahren, das als Bates-Methode bekanntgeworden ist. Dr. William Bates war ein Augenarzt, der um die Jahrhundertwende in New York lebte. Er stellte die Behauptung auf, daß die Lösung des Problems, wie klares Sehen zustande kommt, in einem mühelosen, entspannten Zusammenspiel von Körper, Seele und Geist besteht. Er wies die orthodoxe Auffassung zurück, daß das einwandfreie Sehen nur ein mechanischer Prozeß sei und in erster Linie von der Vererbung abhängt. Er stellte auch fest, daß das Sehen ein Vorgang ist, der sich, manchmal drastisch, unter verschiedenen Umständen ändert und der sehr stark von der Stimmung abhängt, in der sich ein Mensch befindet. Diese Auffassung stand ebenfalls im Widerspruch zur Schulmeinung, die weder das Milieu noch die Gesundheit oder den Gemütszustand als den Sehvorgang beeinflussende Faktoren anerkannte. Bates nahm an, daß eine geistige Anspannung, unter der ein Mensch steht, Einfluß auf den Sehvorgang haben kann, indem sich die geistigen Anspannungen auf die Muskeln, die das Auge umschließen, übertragen und der Augapfel, da die zusammengezogenen Muskeln sich nicht mehr entspannen können, seine Form verändert. Läßt die Anspannung nach, dann würden die Augen ihre Form und Position wieder auf natürliche Weise durch die wiederhergestellte Koordination zwischen dem geistigen Geschehen und den Augen zurückgewinnen, und die Augen wären wieder normalsichtig. Bates entwickelte eine Reihe von geistigen und körperlichen Übungen, die einen erstaunlich großen Erfolg hatten bei der Verbesserung und sogar bei der Heilung so verschiedener Sehprobleme wie Kurz- und Weitsichtigkeit und Astigmatismus.

Die alleinige Anwendung der Bates-Methode hatte jedoch ebenso viele Erfolge wie Mißerfolge, vor allem weil Bates selbst nicht in der Lage war, den überragenden Einfluß von Gefühlen auf den Sehvorgang zu erkennen. Erst durch eine Reihe von neuen Entdeckungen auf dem Gebiet der Psychiatrie wurde es möglich, tiefer diese enge Beziehung zwischen verschiedenen Spannungszuständen und ihren Auswirkungen auf das Sehen zu erfassen. Ein Pionier auf diesem Gebiet war der Freud-Schüler Wilhelm Reich. Ebenso wie im Fall Bates waren auch Reichs Entdeckungen zu kontrovers, als daß sie zu seinen Lebzeiten noch hätten Anerkennung finden können. Heute bilden Reichs Arbeiten die Grundlage für alle neueren ganzheitlichen Ansätze zu körperlicher bzw. seelischer Gesundheit. Reich entdeckte, daß bestimmten emotionalen Reaktionen bestimmte körperliche Muskelverspannungen entsprechen, und umgekehrt. So werden einzelne Körpersegmente von chronischen Muskelverspannungen überzogen, die sich auch dann nicht auflösen, wenn das verursachende Moment schon längst der Vergangenheit angehört. Diese chronischen Muskelverspannungen behindern den freien, natürlichen Fluß der Energie durch den Körper. Das Individuum verbleibt in einem Zustand, in dem es von seinen physischen und emotionalen Möglichkeiten abgeschnitten ist. Was damit begann, daß das Individuum sich selbst vor seelischem Schmerz zu schützen suchte, endet damit, daß es die Fähigkeit verliert, sich wohl zu fühlen oder überhaupt noch etwas zu fühlen.

Auf den Sehvorgang bezogen bedeutet das, daß die inneren und äußeren Augenmuskeln in Beziehung stehen zu den emotionalen

Zuständen unseres Körpers. Wenn unsere Augen mit einer Realität konfrontiert werden, die wir am liebsten nicht sehen möchten, kann das Gehirn die Augen veranlassen, gerade das zu tun, nämlich das Sehvermögen einzuschränken. Bis zu einem gewissen Grad macht das jeder von uns: Es gibt Tage, da fühlen wir uns wohl und können das Sehen genießen, an anderen Tagen geht es uns schlecht, und wir sehen entsprechend unscharf. Wird die Ursache der seelischen Belastung über einen längeren Zeitraum nicht behoben, so können die Augen ihre spontane Beweglichkeit und Anpassungsfähigkeit verlieren, und das Sehvermögen verschlechtert sich. Unsere Augen existieren also keineswegs isoliert von uns, sie sind im Gegenteil äußerst sensitive, auf Gefühle besonders empfindlich reagierende Organe. Folglich muß es auch möglich sein, daß wir spontanes Sehen wieder geschehen lassen, daß wir spezielle Übungen entwickeln, um unsere Augenmuskeln zu entspannen, daß die Sehorgane mit den Sehzentren im Gehirn integriert werden, und schließlich, damit eng verbunden, daß wir auch unser persönliches Wachstum und emotionales Wohlbefinden weiterentwickeln können.

Als ich mit meinen Augenübungen begann, fühlte ich mich ziemlich verunsichert bei dem Gedanken, daß mein eigenes Verhalten in der Vergangenheit meine Fehlsichtigkeit verursacht haben könnte. Ich spürte, wie ich dazu aufgefordert war, die Verantwortung für mein Sehvermögen selbst zu übernehmen. Der Optometrist, zu dem ich ging, hatte mir auch nicht den geringsten Hinweis darauf gegeben, daß ich selbst irgend etwas mit meiner Sehfähigkeit zu tun haben könnte. Wie konnte auch nur jemand auf die seltsame Vorstellung kommen, daß meine Fehlsichtigkeit etwas mit meinen Gefühlen zu tun haben könnte oder damit, wie ich früher auf meine Umwelt reagierte.

Nur allmählich dämmerte es mir, daß da einiges in meinem bisherigen Leben geschehen war, was ich buchstäblich nicht sehen wollte. Denn genauso wie ich früher meine Umwelt lieber nicht sehen wollte, so müßte ich sie jetzt sehen können, wenn ich es nur wollte. Und wenn ich mir Abbildungen des Auges anschaute, so waren doch meine Augen anatomisch-physiologisch betrachtet nichts anderes als eine eine Ausstülpung meines Gehirns und die

Netzhaut ein vorgeschobener Teil der Sehzentren. Mir kam jetzt deutlich zu Bewußtsein, daß hinter dem Wunsch, mein Sehvermögen zu verbessern, der eigentliche Wunsch stand zu wachsen, was einschließen würde, tief eingewurzelte Verhaltensweisen, die zu einer Beeinträchtigung eines meiner wichtigsten Sinnesorgane geführt hatten, zu verändern. Ich wollte mich weiterentwickeln, und ich wollte die Welt um mich herum unverhüllt und nicht durch einen verschwommenen Vorhang sehen.

Von einem historischen oder evolutionsgeschichtlichen Standpunkt aus betrachtet wird es klarer, warum so viele der rasch um sich greifenden Fehlsichtigkeitsepidemie zum Opfer fallen. In unserer Kultur hat sich die Belastung, der der einzelne ausgesetzt ist, in den letzten 50 Jahren stark vergrößert. Die Zukunftsangst ist in der zivilisierten Welt fast schon universell verbreitet. Und immer weniger Menschen können offensichtlich mit den sich schnell entwickelnden neuen Technologien Schritt halten. Technologien, die unsere weitere Entwicklung in immer höherem Maße zu bestimmen scheinen. Im gleichen Maß, wie wir den Gedanken an unsere Unabhängigkeit aufgeben mußten, sind wir um so besorgter und beunruhigter um unser Wohlergehen und unsere Zukunft geworden. Angesichts eines möglichen nuklearen Holocaust, das uns in jeder Sekunde droht, ist diese allgemeine Grundstimmung nur zu verständlich.

Darüber hinaus sind wir täglich nahezu unvermeidlich emotionalen Belastungen ausgesetzt, auf die unser Organismus oft nicht anders als mit einer Schwächung der Organe oder Krankheit reagieren kann. Magengeschwüren, dem Herzinfarkt, Bluthochdruck und vielleicht auch Krebs liegen oft chronisch blockierte Gefühle zugrunde, die sich, solange sie sich nicht ausdrücken können, in einem Selbsthilfeversuch ein körperliches System schaffen, um ihr inneres Trauma zu verdrängen. Bei einer wachsenden Zahl von Experten setzt sich die Erkenntnis durch, daß solche seelischen Erschütterungen besonders in der Kindheit den Verlust normaler Sehfähigkeit bewirken können.

Unglücklicherweise sind Brillen ein denkbar ungeeignetes Mittel, um dieses Problem zu lösen. Sie heilen nicht, sondern im Gegenteil, sie behindern geradezu unser Sehen. Es macht einen gro-

ßen Unterschied, ob wir die Welt um uns mit oder ohne Brille sehen. Dieses Problem ist jedoch noch harmlos gegenüber den Lang-
zeitwirkungen, die mit fortwährendem Brillentragen verbunden
sind. Wenn du dir ein Bein gebrochen hast und dein Bein für Wochen bewegungslos in Gips liegt, wirst du bei deinen anschließenden Gehversuchen ohne Gipsverband Schwierigkeiten haben, wieder normal zu gehen. Der Grund ist einfach: in der Zwischenzeit
haben sich die betreffenden Beinmuskeln zurückgebildet. Genau
der gleiche Effekt stellt sich beim Brillentragen ein. Die Gläser
übernehmen die Funktion der Augenmuskeln und behindern die
frei-fließende Bewegung der Muskeln mit dem Ergebnis, daß du
später, wenn du die Brille abnimmst, noch schlechter siehst als zu
dem Zeitpunkt, wo du diese Gläser bekamst.

Mehr als 50 Prozent der Bevölkerung sind in unserem Land
heute abhängig von Korrekturlinsen. Wenn die Hälfte der Bevölkerung einer unbekannten Krankheit zum Opfer fiele, bei der sie
ständig auf Krücken gehen müßte, hätten wir das Problem sehr
wahrscheinlich schon längst gelöst. Aber die Brille wird in Kauf
genommen und nicht selten sogar gelobt. Dabei ist sie lediglich
eine verordnete Droge, die von Symptomen beschwerdefrei
macht, ähnlich einem schmerzstillenden Mittel, das die Schmerzen
eines Magengeschwürs lindert. Beide haben mit der Heilung des
zugrunde liegenden Problems absolut nichts zu tun. In den meisten
Fällen verschlimmern sie das Problem sogar. Solche Mittel sind
offensichtlich wenig geeignet, um einem epidemieartig sich aus-
breitenden Leiden wirkungsvoll zu begegnen.

Das Programm in diesem Buch bietet keine Sofortlösungen, die
keine Mühen kosten würden. Aber es bringt dich Schritt für Schritt
auf einen Weg zu besserem Sehen, bis zu einem Punkt, wo du, je
mehr du das unwillkürliche, natürliche Sehen für dich wiederent-
deckst, deine Brille mit großer Wahrscheinlichkeit weglegen
kannst. Wenn du nur soviel Zeit für deine Augen aufbringst, wie du
für solche Tätigkeiten wie Zimmer aufräumen, Zähne putzen, einen Ölwechsel an deinem Wagen machen oder für einen Dauerlauf
übrig hast, so gibt es eigentlich keinen Grund, warum du dich nicht
von deiner Brille trennen könntest, auch für dein weiteres Leben.

Und nicht nur dein Sehvermögen wird sich verbessern, sondern damit eng verbunden die persönliche Sicht deiner Umwelt, das eine kann sich ohne das andere nicht entwickeln. In demselben Maße, wie du zu einem besseren Verständnis deines Sehens gelangst, wirst du mehr über deine Persönlichkeit erfahren und darüber, wie du zu einem besseren Verständnis deines Sehens gelangst, wirst du mehr über deine Persönlichkeit erfahren und darüber, wie du die Welt um dich herum wahrnimmst. Mit der Verbesserung deines Wahrnehmungsvermögens wird auch deine Freude am Sehen zunehmen.

Wie du weiter unten feststellen wirst, sind viele der Übungen nicht allein auf deine Augen gerichtet, sondern sie beziehen den ganzen Körper mit ein. Diese Übungen sollen deinen Blutkreislauf anregen, dein allgemeines Energieniveau erhöhen, sie wollen helfen, deine Ängste besser zu bewältigen und die chronischen Muskelverspannungen aufzulockern. Sehr viel Wert wird auf Entspannung gelegt, sowohl in körperlicher als auch geistiger Hinsicht. Denn wenn die Körpermuskulatur verspannt ist, ist die Augenmuskulatur meistens auch von Verspannungen betroffen. Die bessere Integration von psychischen und körperlichen Prozessen ist ein weiterer wichtiger Aspekt auf unserem Weg zu besserem Sehen. Übungen, die helfen, uns unseres Körpers gewahr zu werden, sind deshalb ebenfalls Bestandteil des Programms. Darüber hinaus habe ich Übungen aus verschiedenen Traditionen zusammengestellt: dem Hatha-Yoga, Meditationen aus dem Tantra-Buddhismus, hypnotisch-suggestive Übungen und emotionale Ausdrucksübungen nach Wilhelm Reich und seinen Schülern. Dazu kommen einige Standardübungen aus der Optometrie und viele Bates-Techniken. Wo auch immer ich handhabbare und wirkungsvolle Übungen fand, habe ich sie in das Programm zur Verbesserung meiner Sehfähigkeit eingebaut, das ich dann später mit ähnlichem Erfolg an die Teilnehmer meiner Workshops weitergeben konnte.

Bevor ich nun mein Programm im zweiten Teil des Buches vorstelle, möchte ich kurz erläutern, wie die Augen funktionieren bzw. wie das Gehirn die Signale zu dem Bild vereinigt, das wir dann sehen, und wie verschiedene Gefühle und Umweltbedingungen die visuelle Wahrnehmung so verändern können, daß unser Sehvermögen beeinträchtigt wird. Die Erläuterungen zur Funktionsweise deiner Augen sollen dir ein elementares Verständnis des Sehvorgangs geben, auf dem dein Programm zur Verbesserung des Sehens dann aufbauen kann.

Ich habe meine persönlichen Erfahrungen mit diesem Programm, die ich jeden Tag aufschrieb, in Auszügen am Schluß des Buches zusammengefaßt. Diese Aufzeichnungen habe ich «mein Augentagebuch» genannt. Die Auszüge sollen dir eine kleine Vorstellung von meinem Augentagebuch vermitteln und als eine Art Leitfaden dienen, der dir bei deinen eigenen Aufzeichnungen helfen kann.

Das ganze Programm besteht aus zwanzig Übungsabschnitten. Ich würde dir empfehlen, zunächst das ganze Buch einmal durchzulesen. Das ist zwar kein notwendiger Schritt, aber es kann dir einen ersten guten Überblick verschaffen. Außerdem empfehle ich dir dringend, das Programm Schritt für Schritt durchzuarbeiten, beginnend mit dem ersten Übungsabschnitt, und dir für jeden Übungsabschnitt zwei Tage Zeit zu lassen. Das verdoppelt zwar die Programmdauer, gibt dir jedoch die Gewißheit, daß du die Übungen voll in dein Übungsprogramm integriert hast. Außerdem, und das halte ich für noch wichtiger, macht diese Vorgehensweise das Weitergehen durch das Programm für Augen und Körper bequemer und leichter, weil sie unnötige Anstrengungen erst gar nicht aufkommen läßt. Wenn du länger bei jeder Übung verweilen möchtest, bevor du zur nächsten übergehst, um so besser. Wenn du einmal das ganze Programm durchgearbeitet hast, wirst du deine individuellen Bedürfnisse und Probleme besser kennen und dir dann dein eigenes Programm zusammenstellen können. Am Schluß des Buches sind einige Beispiele von solchen Arbeitsplänen zusammengestellt, die du deinen Bedürfnissen entsprechend verändern kannst.

Wie sehr du deine Sehschärfe verbessern wirst und wie lange dies dann dauern wird, hängt davon ab, wie lange du schon Brillenträger bist, wie schlecht deine Sehschärfe im Moment ist und von deiner eigenen Einstellung. Wenn du zu einer Veränderung fest entschlossen bist und in der Lage, etwa 45 Minuten bis zu einer Stunde pro Tag auf die Übungen zu verwenden, wird sich deine Sehschärfe erfahrungsgemäß im Durchschnitt nach etwa zwei Monaten verbessern. Dieser Erfahrungswert gilt für Kurzsichtige, die am Anfang eine Sehschärfe haben, die nicht wesentlich schlechter als $^{20}/_{200}$ ist. Ein Sehschärfenwert von $^{20}/_{200}$ bedeutet, daß bei einem Beobachtungsabstand von 20 feet (ca. 6 m) die Zeichengröße der Prüfzeichen zehnmal größer als die Normalgröße sein muß, um noch trennscharf vom Beobachter unterschieden werden zu können. Die Normalgröße hat die Werte: $^{20}/_{20}$. Die Sehschärfe verbessert sich normalerweise relativ schnell in den ersten zwei Monaten und bleibt dann für einige Zeit auf dem neuen Niveau. Je weiter du gehst, um dein Sehen zu verbessern, desto größer werden erfahrungsgemäß die Zeitspannen, in denen sich deine Sehschärfe auf einem bestimmten Niveau nicht weiter verbessert und dort für einige Zeit stehenbleibt. Wenn sich deine Sehschärfe in zwei Monaten von $^{20}/_{200}$ auf $^{20}/_{100}$ verbessert, wirst du bald feststellen, daß, obwohl du mit der gleichen Intensität deine Übungen weitermachst, sich für die nächsten zwei Monate keine weiteren Verbesserungen ergeben. Danach setzt dann meistens ein neuer Sprung ein, und der Sehschärfenwert verbessert sich wieder. Damit du auf diesen zeitweilig konstanten Sehschärfenniveaus nicht zu schnell entmutigt bist, rate ich dir, deine konzentrierten Bemühungen etwas zurückzunehmen bis auf einen Minimalplan, also von einer Stunde auf einen Zwanzig-Minuten-Plan. Freue dich über deine bisherigen Lernfortschritte, und sei nicht so schnell ungeduldig. Wenn dein Sehproblem nicht schwerwiegend ist, wirst du wahrscheinlich zu der Minderheit gehören, die zur Normalsichtigkeit zurückkehren kann. Aber auch bei einer 50prozentigen Sehschärfenverbesserung, verbunden mit neuen Sehgewohnheiten und einer insgesamt veränderten Einstellung, müßte es den meisten möglich sein, weitgehend ohne Brille auszukommen. Ich selbst habe meine Sehfähigkeit so weit verbessert, daß ich jetzt an einem Punkt bin, wo ich bequem 80 Prozent der Tageszeit meine Brille weglassen kann. Was die verbleibenden 20 Prozent betrifft, so bin ich für meine Situation realistisch; ich hoffe, daß du auch realistisch genug sein wirst und dann deine Brille trägst.

Das ganze Programm befaßt sich in einem umfassenden Sinn mit Veränderung. Vieles davon wird sich mit dem Lockern verspannter Muskeln und der Änderung von Gewohnheiten beschäftigen, um sie aus ihrem alten, eingefahrenen Zustand zu befreien. Wenn du bemerkst, daß dein körperlicher Gesundheitszustand oder deine Lebensweise dein schlechtes Sehvermögen mitverursachen, solltest du deinen jetzigen Lebensstil überdenken und verändern. Wenn du entdeckst, daß du emotionale Gründe dafür hast, nicht sehen zu wollen, solltest du wieder lernen, mehr Gefühle zuzulassen und besser mit ihnen umzugehen. Durch einige oder vielleicht auch alle oben genannten Veränderungen wirst auch du gehen. Laß diese Veränderungen sich natürlich entwickeln in einer ihnen angemessenen Zeit, das ist besser als eine Änderung erzwingen zu wollen. Wenn du eine Veränderung zu erzwingen versuchst, für die du im Moment noch nicht bereit bist, wirst du nur neuerliche Verspannungen erzeugen, die wiederum dein Sehvermögen verschlechtern.

Die Meister des Zen beschreiben den Versuch, eine Änderung erzwingen zu wollen, mit «den Fluß antreiben». Versuche also nicht, deinen Fluß beschleunigen zu wollen, sondern sei bestrebt, ihm zu helfen, so zu fließen, wie er es benötigt. Ich wünsche deinen Augen eine rasche Erholung. Ich habe schon genug Leute erlebt, die ihre eigene Weiterentwicklung blockierten, indem sie mit hohem Kraftaufwand eine Änderung zu erzwingen versuchten. Laß die Welt um dich herum erst allmählich wieder in deinen Gesichtskreis treten und sei nicht so hastig. Wirklich neue Erfahrungen, und auch neue Seherfahrungen, kommen wie das Einschlafen, wenn du entspannt bist und nicht mehr länger ungeduldig wartest, daß es endlich geschieht. Gönne auch deinen Augen die Zeit und die Ruhe, die sie brauchen, um sich langsam wieder erholen zu können und erfreue dich an jedem kleinen Schritt, den du auf deinem Weg dahin machst.

Sechs Fehlannahmen der Augenheilkunde und ihre Kritik

Wenn wir den Sehvorgang von einem ganzheitlichen Standpunkt aus betrachten, müssen wir einige traditionelle Annahmen über die Möglichkeiten oder besser Unmöglichkeiten, unser Sehen zu verbessern, überwinden. Optometrie und Augenheilkunde haben wichtige Forschungen betrieben und uns Hilfsmittel wie Korrekturgläser für verschiedene Sehprobleme beschert. Andererseits sind Korrekturgläser durchaus nicht die beste Lösung für jeden. Verschiedene Methoden der Wiedererziehung unserer Augen zu besserem Sehen könnten vielen Menschen helfen, einen großen Teil des Tages auch ohne Brille auszukommen, und einige könnten ihre Brille sogar ganz weglegen. Will man neue Wege zu besserem Sehen einschlagen, ist es sinnvoll, sich in einem ersten Schritt kurz mit den Zielen und Methoden der herkömmlichen Augenheilkunde und Optometrie zu beschäftigen. Beide lassen sich von sechs Fehlannahmen leiten.

Die erste Fehlannahme lautet, es ist unmöglich, daß die Augen jemals zu natürlichem, spontanem Sehen zurückfinden. Fast alle Optometristen und Augenärzte sagen ihren Patienten, daß die Fehlsichtigkeit ein ganz natürlicher, schicksalhaft ablaufender Vorgang ist, und verstärken dadurch bei den Patienten das Gefühl, daß nahezu jegliche Form von Therapie ohnehin sinnlos sei. Daran ist zweifellos richtig, daß die Augen auch tatsächlich schlechter werden, solange man daran glaubt, daß sie schlechter werden müssen. Aber wir können diese scheinbar so schicksalhaft ablaufende Entwicklung umkehren. Wenn sich Menschen durch Übungsprogramme und die Änderung ihres Lebensstils von einem Herzanfall erholen können, warum sollten dann Augenübungen nicht auch eine ähnliche Wirkung auf die Augen haben können? Es ist allerdings leider eine Tatsache, daß die Augenärzte, von einer Fehleinschätzung über die Ursachen der Sehverschlechterung ausgehend, auch keine wirklich wirksame Behandlung für eine Sehverbesserung angeben können.

Die zweite Fehlannahme läßt sich in der Behauptung zusammenfassen, daß es einen Normalzustand des Auges gäbe, daß sich, dem Brechungszustand eines solchen normalsichtigen Auges entsprechend, der Fernpunkt im Unendlichen befindet und daß Abweichungen von diesem Normalzustand als mehr oder weniger häufige Ausnahmen anzusehen sind. Die Annahme, dieser Brechungszustand stelle Normalsichtigkeit dar, ist jedoch eine Art Übereinkunft und nicht etwa von Natur aus gegeben. Diese lediglich statische Norm ist zur Bestimmung von Korrekturgläsern durchaus sinnvoll. Wenn diese Norm jedoch besagen soll, daß die Sehschärfe eine statische, unveränderliche Größe ist, so ist diese Annahme falsch. Diese Annahme geht davon aus, daß wir alle auf die gleiche Weise sehen, daß wir alle mit der von den Optometristen festgesetzten Norm übereinstimmen müssen und daß es deren Aufgabe ist, etwaige Abweichungen von der Norm herauszufinden. Diese Fehlannahme ist möglicherweise die folgenschwerste, weil sie uns glauben machen will, daß es nur diesen einen Normalzustand für unsere Augen gibt.

In Wirklichkeit ist nichts falscher als das. Uniformitätsmythen, die die Unterschiede von Personen und die Einzigartigkeit von Individuen mißachten, helfen uns nicht weiter. Wir sind auch auf vielfältige Art und Weise voneinander unterschiedene Personen. Wir haben eine für uns typische Körpergestalt, eine für uns charakteristische Stimme, eigene Ideen und Phantasien usw. Warum sollten wir nicht auch unsere eigene Art zu sehen haben? Und warum sollten wir unsere Eigenart einer Norm zuliebe ändern? Diese Überlegungen gelten in besonderem Maße für Kinder. Einem Kind, dessen Sehvermögen «nicht normal» ist, eine Brille zu verpassen, unabhängig davon, ob das Kind dies wünscht oder nicht, ist eine schwere Verletzung der kindlichen Integrität. So zu verfahren heißt nichts anderes, als zu sagen: deine Wahrnehmung ist nicht richtig, nicht normal. Was das für die kindliche Persönlichkeit bedeutet, kann man sich kaum vorstellen.

Hinter dieser Normalzustandshypothese steckt eine veraltete Doktrin, die besagt, daß der Augapfel sich, auch auf erhöhte emotionale oder von außen kommende Belastungen hin, nicht verändert, daß der Augapfel ein isoliertes Organ ist, welches nicht auf

Veränderungen in unserem Körper reagiert. Letztlich bedeutet dies, unser Sehvermögen könne sich nicht entsprechend geänderten Gefühlen und Stimmungen verändern, es sei also keine variable, sondern eine konstante Größe. Es ist leicht zu begreifen, warum die Optometrie in diesem veralteten Denken befangen ist. Die Optometrie hat sich aus einer mechanischen Wissenschaft, der Optik, entwickelt. Insofern die Optik nur an geometrisch-optischem Denken orientiert ist, ist sie ein dem Wesen des Sehvorgangs nicht adäquates physikalisches Vorgehen, welches physiologische und psychologische Gegebenheiten nicht hinlänglich berücksichtigt. Die Optik alleine ist also wohl kaum geeignet, uns ein adäquates Verständnis unserer Sehorgane zu vermitteln. In letzter Zeit gibt es verstärkt wissenschaftliche Unterstützung für die Annahme, daß die Augen im Gegenteil äußerst sensitive, auf Gefühle sehr empfindlich reagierende Organe sind. So konnte beispielsweise gezeigt werden, daß die Augen während der Anwendung von Elektroschocks mit Kurzsichtigkeit reagieren. Aber auch wenn wir uns lediglich einer neuen Situation gegenübersehen, schwindet die Sehfähigkeit vorübergehend, bis das Gehirn Mitteilungen über die neue Situation an unsere Augen weitergibt.

Eine dritte Annahme besagt, daß du deine Augen ruinierst, wenn du deine Brille nicht ständig trägst. Diese Annahme hat eine verhängnisvolle Wirkung besonders auf Kinder, denn sie werden zu einer Abhängigkeit von der Brille gezwungen, die ihren Augen mehr schadet als nutzt. Je häufiger wir eine Brille tragen, desto geringer ist die Chance, daß wir wieder zu natürlichem Sehen zurückfinden können. Ich will dich in dem nachfolgenden Übungsprogramm dazu ermutigen, soviel ohne Brille zu tun, wie dir nur eben möglich ist.

Eine vierte Fehlannahme geht davon aus, daß du deinen Augen durch zuviel Naharbeit schadest. Das eigentliche Problem bei der Naharbeit ist jedoch die Belastung, der wir bei der Naharbeit ausgesetzt sind. Wenn wir uns beispielsweise zwingen müssen, über Stunden hinweg einen schwierigen Text zu lesen, dann entwickeln sich Spannungen in den Augen oder auch Spannungskopfschmerzen. Lesen wir jedoch im gleichen Zeitraum einen interessanten, anregenden Roman, so werden sich kaum jemals Verspannungen entwickeln können. Der Grund ist einfach: Der Sehvorgang sollte eine spontane, anstrengungslose Erfahrung der Umwelt sein. Chronische Ängste und Überarbeitung führen zu einer Überanstrengung der Augen, indem zunächst der ganze Körper mit Verspannung antwortet und diese Verspannungen schließlich auch auf unser Sehen übergreifen.

Eine fünfte Fehlannahme, die im vorigen Kapitel schon ausführlicher diskutiert wurde, soll hier nochmals kurz erwähnt werden. In der Optometrie und Augenheilkunde ist der Zusammenhang zwischen Persönlichkeitsmerkmalen und verschiedenen Formen von Fehlsichtigkeit weitgehend ausgeklammert worden. Wie aber psychologische Ansätze zur Entstehung von Fehlsichtigkeit zeigen – das wird weiter unten noch deutlich werden –, gehen Sehprobleme mit ganz bestimmten Persönlichkeitsmerkmalen und ihnen entsprechenden Körperhaltungen einher. Andererseits zeigen die Erfahrungen, daß persönliche Weiterentwicklung und persönliches Wachstum auch eine Verbesserung unseres Sehens bewirken können.

Die sechste und letzte Fehlannahme besagt, daß die Nahanpassungsfähigkeit des Auges, seine Akkomodationsbreite, mit zunehmendem Alter rapide nachläßt auf Grund einer fortschreitenden Verhärtung des Linsenkerns. Das ist gegenwärtig sicher so zu beobachten; die meisten älteren Leute tragen ab einem bestimmten Alter eine Brille. Aber warum ist das so? Ist es einfach so, daß der alternde Mensch «ganz natürlich» diese Fähigkeit verliert? Betrachten wir das Altern von einem ganzheitlichen Standpunkt aus, so finden wir Argumente für die Genese der Fehlsichtigkeit, die nicht nur physiologischer Natur sind. Alt sein, Im-Ruhestand-Sein ist auch ein psychisches Geschehen. Motorisch reaktionsfähig zu bleiben, Gefühle angemessen ausdrücken zu können, offen seiner Umwelt gegenüber zu sein sind wichtige Voraussetzungen, um auch bei zunehmendem Alter seine Sehfähigkeit zu erhalten. Und es ist wohl nie zu spät, damit zu beginnen, die eigene Gesundheit und das Sehvermögen zu verbessern.

Wir haben also einerseits die herkömmlichen Theorien über Fehlsichtigkeit, die einen starken Fatalismus verbreiten; zu einem Zeitpunkt, wo eine Fehlsichtigkeitsepidemie größten Ausmaßes um sich zu greifen beginnt. Und wir haben neue Erkenntnisse, die uns Hoffnung machen, daß weitaus mehr möglich ist als bislang angenommen wurde. Die Augen sind eben keine isolierten Organe und die Möglichkeit, unser Sehen zu verbessern, ist auch nicht allein durch bestimmte Faktoren schicksalhaft festgelegt. Mit den neuen Ansätzen, die besser unseren Möglichkeiten entsprechen, können wir zuversichtlich sein, wo ein großer Teil der Augenärzte resigniert.

Zum besseren Verständnis des Auges und seiner Beziehungen zum Körper benötigen wir noch einige Erkenntnisse über die physikalischen Aspekte der visuellen Wahrnehmung. Im nächsten Kapitel soll deshalb genauer dargestellt werden, wie die Augen funktionieren und danach, wie Verspannungen und schlechte Sehgewohnheiten unsere Sehfähigkeit beeinflussen.

____Wir sehen mit unserem Gehirn____

Damit der Sehvorgang zustande kommen kann, wird Licht von der Sonne oder einer künstlichen Lichtquelle und ein funktionierendes, dieses Licht aufnehmendes Nervensystem benötigt, das durch die Lichtenergie stimuliert wird.

Das Sehen scheint zunächst ein sonderbarer Vorgang zu sein, wenn wir nur daran denken, daß wir gar nicht den Gegenstand, sondern nur das von seiner Oberfläche zurückgeworfene Licht sehen. Die meisten Gegenstände absorbieren nur ganz bestimmte Wellenlängen, während sie andere reflektieren. Wenn beispielsweise ein Objekt rot absorbiert, nehmen wir es blau wahr. Wenn ein Objekt ganz schwarz ist, absorbiert es alles Licht, was wir als das Fehlen von jeglichem Licht wahrnehmen. Wir sehen also in einem gewissen Sinne stets die entgegengesetzte Farbeigenschaft eines Objekts, nicht die Farbeigenschaft, die es eigentlich enthält.

Folgen wir jetzt dem reflektierten Licht, wie es in das Auge eintritt. Das Licht dringt zunächst durch die klare Oberfläche des Auges, genannt Hornhaut (Kornea). Die Krümmung der Kornea zusammen mit der Krümmung der Linse bricht die einfallenden Lichtstrahlen so, daß sie genau auf der Netzhaut (Retina) zusammenlaufen, am hinteren Augenpol also, wo das einlaufende Bild aufgenommen und zum Gehirn gesendet wird. Die Wölbung der Kornea und ihre Brechkraft sind von entscheidender Bedeutung. Wenn sie unregelmäßig gekrümmt ist, wenn beispielsweise die senkrechte Richtung stärker als die waagerechte gekrümmt ist, so wird dadurch die Abbildung von Sehpunkten strichförmig verzerrt, Astigmatismus (Stabsichtigkeit) ist die Folge. Das auf der Netzhaut entstandene Bild ist dann entsprechend verzerrt wie in einem Zerrspiegel. Wenn die Kornea elliptisch geformt ist, wird diese Verformung Astigmatismus genannt. Normalerweise entsprechen die runden, kugeligen Krümmungsverhältnisse etwa der Form eines Basketballs. Jeder von uns hat einen gewissen Grad von Astigmatismus, weswegen uns auch die Sterne am Himmel oder Scheinwerfer von weiter entfernten Autos als strahlenförmige und weniger als perfekte, punktförmige Lichtquellen erscheinen. Die Stärke des Astigmatismus kann sich von Moment zu Moment, von Tag zu Tag verändern und ist abhängig von der Situation, in der wir uns gerade befinden. Die nun folgende kurze Übung soll einen kleinen Eindruck von der Wirkung des Astigmatismus auf deine Augen vermitteln.

Alle Linien und Kreise in der ersten Illustration, S. 33 links, sind von gleicher Schwärze. Ist die Krümmung deiner Kornea nicht optimal geformt, dann siehst du einen oder mehrere Kreise dunkler als die anderen (die horizontalen Linien sind dann zwar im Brennpunkt, aber die senkrechten Linien bleiben verschwommen oder umgekehrt). Beim Betrachten der zweiten Illustration liegt Astigmatismus dann vor, wenn du einen der Kreise heller siehst als die übrigen. Später solltest du auf diese Illustration nochmals zurückkommen, um zu vergleichen, wie sich dein Astigmatismus verändert hat.

Die durchsichtige Hornhaut hat keine Blutgefäße, welche die Hornhaut ernähren können; das gleiche gilt übrigens auch für die

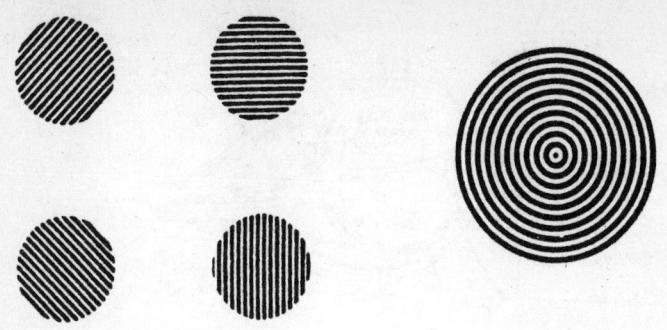

Linse. Die Ernährung von Hornhaut und Linse geschieht statt dessen durch Diffusion aus dem sie umfließenden, klaren Kammerwasser. Das Kammerwasser wird regelmäßig alle vier Stunden vom Körper in den kleinen Gefäßen der Ziliarfortsätze abgesondert und später wieder absorbiert, ohne daß sich dabei die Druckverhältnisse in der vorderen Augenkammer, die die spezielle Krümmungsform der Kornea aufrechterhalten, verändern. Die Stärke des einfallenden Lichts wird durch die Iris (Regenbogenhaut) und die Pupille kontrolliert. Die Irismuskeln ziehen sich zusammen bzw. weiten sich in einer kreisförmigen Bewegung. Die glatte Muskulatur der Iris regelt das Pupillenspiel wie eine Blende, entsprechend der Stärke des einfallenden Lichts. Das Pupillenspiel reagiert allerdings nicht nur auf einfallendes Licht, sondern auch auf emotionale Geschehnisse. Wenn wir plötzlich zusammenzucken, weil wir uns erschrocken haben, so ist die Iris weit geöffnet. Sind wir ärgerlich oder wütend, so verengt sich die Iris. Bei Angst ist die Pupille erweitert und das Sehen auf einen weiter entfernten Punkt blockiert, bei verengter Pupille nimmt die Distanzwahrnehmung zu. Auf ein Gefühl wie Angst reagieren jedoch nicht nur unsere Augen mit Erstarrung, sondern unser ganzer Körper. Ein Gefühl wie Ärger oder Wut ist eine Reaktion, welche die meisten Menschen handlungsbereit macht, wozu gutes Sehen der Umgebung notwendig ist. Kurzsichtige Menschen reagieren auf Wut mit weitgeöffneten Pupillen, während weitsichtige mehr dahin tendieren, ihre Pupille bei Wut zu verengen.

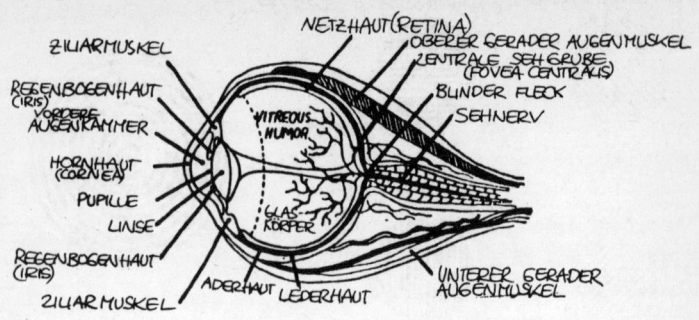

(a) Schnitt durch den Augapfel

Folgen wir dem Licht weiter, wie es durch das Loch in der Pupille hindurchgeht und jetzt von der Linse gebrochen wird. Die Linse hat die primäre Aufgabe, das Auge auf wechselnde Brennweiten einzustellen. Die Brechkraft der Linse nimmt beim Sehen auf den Nahpunkt zu. Die Fähigkeit des Auges, seine Brechkraft zu verändern, um die zwischen Nah- und Fernpunkt gelegenen Dinge auf der Netzhaut abzubilden, wird Akkommodation (accomodare = anpassen) genannt. Wie schon früher erwähnt, erhält die Linse ihre Nährstoffe aus dem Kammerwasser, das in der vorderen Augenkammer zirkuliert. Das Wachstum der Linse ist ein lebenslanger Prozeß. Die Linse wächst dabei – vergleichbar einer Zwiebel oder den Jahresringen eines Baumes – von innen nach außen. Nur auf der Außenseite bilden sich neue Zellen, während der innere Teil der Linse aus altem, abgestorbenem Gewebe besteht, und das Alter dieses Gewebes entspricht dem Alter des Menschen. Die Verhärtung der Linse, die sogenannte Linsenkernsklerose, bedingt einen Elastizitätsverlust der Linse, der sich als Alterweitsichtigkeit (Presbyopie) bemerkbar macht. Dieser Prozeß einer abnehmenden Akkommodationsbreite soll gesetzmäßig durch Alterungsprozesse bedingt sein.

Nachdem das einfallende Lichtstrahlbündel die Linse passiert hat, geht es geradlinig durch den Glaskörper, der aus einer wasserklaren Gelstruktur besteht und die gesamte hintere Augenkammer ausfüllt. Der Quellungsdruck des Glaskörpers soll den Augapfel gegen den Druck der Augenmuskeln abstützen und als Puffer bei Druck, Stoß und Zug dienen. Geht die gallertartige Masse verloren, so kann sie vom Körper nicht mehr ersetzt werden. Glaskörpertrübungen sind meist Verdichtungen oder Einlagerungen, die sich als Punkte, «fliegende Mücken» oder schlangenartige Gebilde bemerkbar machen. Nach Entspannungsübungen und einer Umstellung der Ernährung können sich diese Glaskörpertrübungen manchmal zurückbilden.

Sehen ist ein aktiver Prozeß, der auch durch innere Muskeln beeinflußt wird, die die Wölbung der Linse verändern. Diese Muskeln, die Ziliarmuskeln, sind von zentraler Bedeutung für das Funktionieren unserer Augen, denn sie verändern ständig den Brechwert der Linse zwischen Nah- und Fernpunkt. Wenn der Ziliarmuskel sich zusammenzieht, nimmt die Linse ihre stärker gewölbte (konvexe) Eigenform an. Hat die Brechkraft zugenommen, sieht das Auge die naheliegenden Dinge deutlich wie durch eine Lupe. Dieser Vorgang heißt Nahakkommodation. Wenn der Ziliarmuskel entspannt ist, plattet sich die Linse ab. Dieser Vorgang wird Fernakkommodation genannt. Der Ziliarmuskel ist einer der am häufigsten gebrauchten Muskeln in unserem Körper, was nicht überrascht, bedenkt man nur, daß er ständig zwischen Nah- und Fernakkommodation umstellen muß.

Die einfallenden Lichtstrahlen haben jetzt den Glaskörper passiert und erreichen die Netzhaut, ein vorgeschobener Teil des Gehirns, wo das «Sehen» geschieht. Sind jedoch die äußeren Augenmuskeln, die den Augapfel umgeben, stark verspannt, so gerät der Augapfel aus seiner ursprünglichen Gestalt, er wird dann entweder zu kurz oder zu lang. Ist das Auge zu lang, so werden die Lichtstrahlen bei der Akkommodation bereits vor der Netzhaut vereinigt. Nach der Lichtstrahlkonzentrierung gehen die Strahlen wieder auseinander und geben auf der Netzhaut ein Zerstreuungsbild. Ist die Augenachse im Verhältnis zur Brechkraft der Linse zu kurz, so liegt der Brennpunkt hinter der Netzhaut; auf der Netzhaut entsteht erneut ein unscharfes Zerstreuungsbild.

Es gibt zwei Arten von Augenmuskeln, die zusammen einen Muskeltrichter bilden und durch ihr Zusammenspiel die Form und

Bewegung des Auges kontrollieren. Die vier geraden Muskeln entspringen einem Sehnenring in der hinteren Spitze der Augenhöhle und erstrecken sich bis zur Vorderseite des Auges. Die beiden schrägen Augenmuskeln umschließen den Augapfel in fast kreisrunder Weise. Wenn die geraden Augenmuskeln chronisch verspannt sind, verkürzt sich der Augapfel, das Bild entsteht hinter der Retina, die betreffende Person ist weitsichtig. Wenn die beiden schrägen Augenmuskeln in einem chronisch gespannten Kreis das Auge zusammenpressen, verlängert sich der Augapfel, das Bild entsteht vor der Retina, die betreffende Person ist kurzsichtig.

Auch Probleme, Bilder zur Deckung zu bringen oder Konvergenzbewegungen auszuführen, sogenannte Fusionsprobleme, können durch äußere Augenmuskeln verursacht sein. Der binokulare Effekt kommt dadurch zustande, daß beide Augen infolge ihres gegenseitigen Abstands von dem betreffenden Gegenstand unterschiedliche Netzhautbilder liefern, die nun in der optischen Wahrnehmung verschmelzen müssen, wenn die Fusion gelingen soll. Fusionsprobleme entstehen immer dann, wenn die Muskeln in den einzelnen Augen ungleichmäßig ziehen und unterschiedliche Netzhautbilder in den paarig angelegten Sehorganen entstehen. Normalerweise kann das Gehirn diese beiden Bilder zu einem dreidimensionalen Bild vereinigen, aber ab einem gewissen Punkt wird die Abweichung vom Muskelgleichgewicht zu groß. Dieses Ungleichgewicht führt zu verschiedenen Symptomen, wie sandigen, schmerzenden Augen oder zu Stellungs- und Bewegungsanomalien des Augenpaares wie Auswärtsschielen, konvergierendes Schielen oder zu dem Resultat, daß ein Teil des Augenpaares den Seheindruck des anderen unterdrückt. Fusionsprobleme kann einer der Gründe sein, warum einige Leute mit dem sofortigen Weglegen der Brille vorsichtig sein sollten, besonders dann, wenn sie mit dem Übungsprogramm noch am Anfang stehen. Wenn deine Augen nach innen oder außen schielen oder sich wesentlich in ihrer Stärke unterscheiden (z. B. $20/50$ Sehschärfe auf einem Auge und $20/200$ auf dem anderen), dann solltest du oft individuell mit jedem Auge einzeln üben, um eine bessere Zusammenarbeit des Augenpaares zu erreichen.

Schließlich, wenn die Kornea, die Linse und die äußeren Augen-

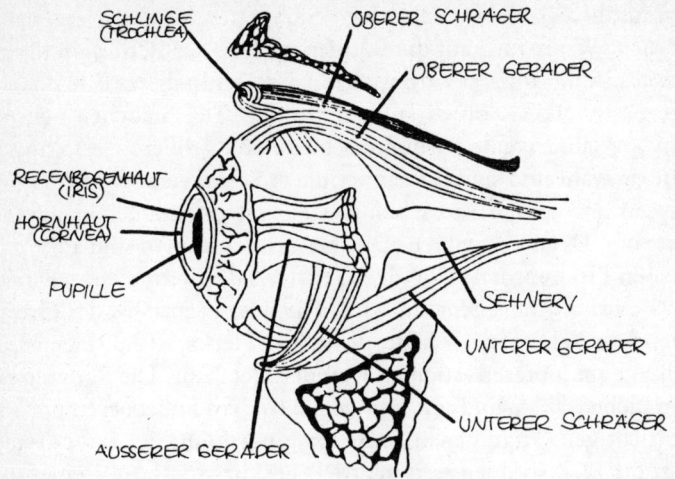

(b) Lage der äußeren Augenmuskeln

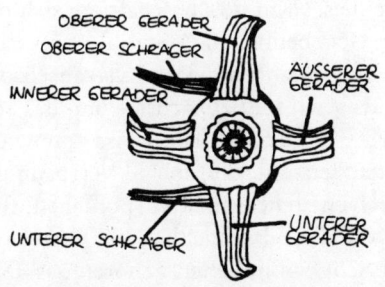

(c) Augenmuskeln (Vorderansicht)

muskeln normal funktionieren, kann das Bild auf der Retina entstehen. Diese innerste der drei Augenhäute besteht aus sehr lichtempfindlichen Gehirnzellen, die Stäbchen und Zapfen genannt werden. Wenn auch auf die Empfangsfläche der Retina ein umgekehrtes Bild projiziert wird, so kann das Gehirn dieses Bild doch so interpretieren, als ob es aufrecht stünde. Die Stäbchen nehmen schwarze und weiße Farbunterschiede und größere Gestaltunterschiede wahr und sind für das periphere Sehen verantwortlich. Die Zapfen sind auf das Farbsehen spezialisiert und können kleine Objekte und Details erkennen. Die meisten der Zapfen sind auf einem kleinen Fleck in der Nähe des Zentrums der Retina konzentriert, der Fovea centralis genannt wird. Die Fovea centralis, der Ort des schärfsten Sehens in der Mitte des gelben Flecks, ist eine kleine Eindellung am hinteren Augenpol auf der Netzhaut. Die Vereinigung von Lichtstrahlen und ankommenden Bildern findet bei einem normalsichtigen Auge genau in dieser Eindellung, der Fovea, statt. Um die Lichtstrahlen stets zentriert auf diese Sehgrube einzustellen, tastet das normalsichtige Auge in schnellen Blickbewegungen das Geschehen ab und sendet dem Gehirn dann in schneller Bildfolge möglichst viele Einzelinformationen über das erforschte visuelle Feld.

Die erste Hälfte dieses Kapitels beschäftigte sich mit den physikalisch-optischen Gegebenheiten, obwohl, wie schon gesagt, der Sehvorgang mehr umfaßt, als das physikalisch-optische Denken erfassen kann. Es seien hier zunächst – und das soll ausführlicher dargestellt werden – die normalerweise unbewußt ablaufenden Sehgewohnheiten genannt, die, sobald Verspannungen im Körper und in den Augen entstehen, in ihrer spontanen, fließenden Bewegung gestört werden und schließlich die Sehschärfe beeinträchtigen. Zu diesen Sehgewohnheiten gehören das «Stück-für-Stück-Erfassen», das Atmen und das Blinzeln.

Zunächst zum «Stück-für-Stück-Erfassen». Solange das Auge nicht verspannt ist und das Sehen ohne Anstrengung geschehen kann, bleibt das «Stück-für-Stück-Erfassen» von Dingen ein völlig unbewußter Vorgang. Geschehnisse oder einzelne Objekte sehen wir nicht etwa so, daß wir sie in einem alles umfassenden Bild auf einmal wahrnehmen. Wie Aldous Huxley in «Die Kunst des Sehens» sehr treffend sagt, geschieht das Sehen in einem analytischen Stück-für-Stück-Vorgang. Das normal funktionierende Auge tastet das gesamte visuelle Feld systematisch in ruckartigen Blickbewegungen ab. Die bei jedem Ruck aufgenommenen visuellen Informationen werden sofort in das Gehirn gesendet und dort als ein ganzes Bild «gesehen».

Die Fähigkeit, die Merkmale des jeweiligen Sehfelds spontan in einem analytischen Stück-für-Stück-Vorgang zu erfassen, kann jedoch leicht durch emotionale Anspannungen gestört werden und dann, um weiteren Stress abzuwehren, erstarren. Versucht die betreffende Person angestrengt die verlorengegangene Beweglichkeit der Blickbewegungen zu kompensieren, so wird sich ihre Sehkraft nur noch verschlechtern. Gerade diese Anstrengung ist dem natürlichen Ablauf der großen und kleinen Blickbewegungen völlig fremd, denn die Erforschung eines visuellen Feldes geschieht normalerweise anstrengungslos. Das Ersetzen-Wollen der verlorengegangenen Beweglichkeit endet dann in dem Versuch, das gesamte visuelle Feld auf einmal in sich aufzunehmen. Durch verschiedene Seh- und Entspannungsübungen kann dieser Abtastprozeß glücklicherweise wieder reaktiviert werden. Viele Leute konnten ihre Sehgewohnheiten, auch ohne das Übungsprogramm ganz zu absolvieren, allein schon dadurch wesentlich verbessern, daß sie wieder lernten, ihre Augen zu entspannen und entspannt zu bewegen.

Wie wir atmen und blinzeln hat eine enorme Wirkung auf unsere Sehfähigkeit. In dem Augenblick, wo wir uns verkrampfen und verspannen, ist nicht nur unsere Fähigkeit, klar zu sehen, gestört, sondern auch unser Atmen und Blinzeln. Neben dem Anspannen von Muskeln ist die Verflachung der Atmung ein weiteres Mittel, um unangenehme Gefühle abzuschwächen: dadurch verlangsamt sich der Stoffwechsel, und die physiologischen Vorgänge, die Teil dieser unangenehmen Gefühle sind, verlaufen weniger intensiv. Auf unsere Augen bezogen bedeutet das: ist der normale Atemvorgang gestört oder chronisch blockiert, so wird das Sehvermögen durch die verringerte Blut- und Sauerstoffzufuhr in Mitleidenschaft gezogen. Das entsprechende Gewebegebiet verliert seine Sensibilität und erkaltet.

Wenn wir zuwenig blinzeln, geben wir der Hornhautoberfläche zuwenig Feuchtigkeit. Normalerweise machen wir im Zeitraum von zehn Sekunden dreimal einen sanften Lidschlag und halten so die Augen feucht, glatt und geben ihnen durch das regelmäßige Abschirmen für Augenblicke kurze Perioden von Dunkelheit und Ruhe. Ein zu selten blinzelndes Auge ist schnell trocken, müde und verspannt, was unser Sehvermögen zwangsläufig beeinträchtigen muß. Was oben für das Stück-für-Stück–Erfassen von Geschehnissen gesagt wurde, gilt ebenso für Atmen und Blinzeln: die Sehkraft unserer Augen kann durch erneutes Erlernen von entspanntem Sehen, Atmen und Blinzeln reaktiviert werden.

Für lange Zeit nahm man an, daß Sehprobleme schicksalhaft bedingt und einer ererbten Schwäche des Sehorgans geschuldet seien. Dieses Denken beginnt sich zu ändern, genauso wie wir unser Denken über die Ursachen solcher Krankheiten wie Krebs, Herzleiden, Bluthochdruck, Asthma und Lungenentzündung – um nur einige zu nennen – ändern mußten. Wie wir letztlich auf Belastungssituationen reagieren, scheint, neben Umweltbedingungen und Vererbungsfaktoren, entscheidend durch unsere Einstellungen und Gefühle diesen belastenden Geschehnissen gegenüber bestimmt zu sein.

Auch Sehprobleme können, wie viele andere Krankheiten auch, im Zusammenhang mit bestimmten Gefühlen und Persönlichkeitsmerkmalen gesehen werden. William Bates gebrauchte oft den Begriff «geistige Anspannung», um damit die am weitesten verbreitete Ursache für verschiedene Formen von Brechungsfehlern zu beschreiben. In letzter Zeit haben die Arbeiten solcher Wissenschaftler und Psychologen wie Young, Rosanes und Kelley ein klares Bild von den Personen gezeichnet, die aufgrund bestimmter Persönlichkeitsmerkmale an Sehproblemen leiden. Typologisierungsversuche können immer nur Beschreibungen von allgemeinen Entwicklungstendenzen geben, die naturgemäß von der jeweils individuellen Entwicklungsgeschichte überlagert, wenngleich nicht aufgehoben, werden.

Für Kurzsichtige ließe sich das zugrunde liegende Verhalten typischerweise so skizzieren: sie gelten häufig als schüchtern, sind eher nach innen gekehrt, etwas eigen- und starrsinnig. Oft sind sie in

Gedanken und Tagträumen versunken, und nicht wenige von ihnen fühlen sich im Umgang mit anderen unwohl. Sie tendieren dazu, Konfrontationen mit anderen lieber zu vermeiden und haben eine hohe Stresstoleranz. Betrachtet man ihre Körperbewegungen und -haltungen, so sind Kurzsichtige oft weniger lebhaft, ihr Körper ist meist weich, sie stehen auf schwachen Beinen, ihre Brust ist verspannt und niedergedrückt. Ihr Redefluß ist eher schnell, die Stimmlage häufig höher, und ihre Stimme wird schnell heiser. Kurzsichtige haben eine Menge Verspannungen im Hals, in der Brust, am Hinterkopf, im Kiefer und in der Kopfhaut. Sie zeigen auf vergangene oder gegenwärtige belastende Situationen als emotionale Reaktion entweder Angst, oder sie unternehmen große Anstrengungen, sich ihre Angst nicht einzugestehen. Das macht es ihnen umgekehrt schwer, Gefühle wie Wut überhaupt zu empfinden oder ausdrücken zu können.

Weitsichtige werden in ihrem Verhalten als eher nach außen gerichtet und meist als ziemlich aggressiv beschrieben. Sie gelten zu Hause oder in der Schule als häufiger verhaltensauffällig. Sie sind sich ihrer Umwelt «da draußen» bewußt und weniger in Tagträumen versunken. Auch gelten sie als leichter beeinflußbar durch andere. In ihren Körperbewegungen sind sie lebhaft, teilweise sogar übermäßig lebhaft. Sie haben steife, starre Körper mit einer eher überentwickelten, hohen und gefüllten Brust, und sie weisen starke chronische Verspannungen um die Augen, an den Längsseiten des Nackens und dem Rücken auf. Der Körper von Weitsichtigen verharrt typischerweise in einem Zustand zurückgehaltener Wut bzw. Ärgers; die nach außen gerichtete Tendenz ist eingefroren. Ärger und Wut als emotionale Reaktion, besonders auf frühere Situationen, werden jedoch nicht zugelassen.

Schwere Astigmatismusprobleme sind bislang noch zuwenig gründlich erforscht. Ebenso wie viele Optometristen bei ihren Patienten, so konnte ich in meinen Workshops die Erfahrung machen, daß ein hoher Prozentsatz von Leuten mit starkem Astigmatismus in ihrer Kindheit häufiger die Schule wechselte oder aus problematischen Familien kam. Auch neuangekommene Einwanderer aus verschiedenen Kulturen leiden unter Astigmatismus. Astigmatismus scheint zu beinhalten, daß Individuen an einem bestimmten Punkt in ihrem Leben an Desorientierung und Verwirrung litten, im Unterschied zu Angst- oder Wutreaktionen etwa, die auf ganz bestimmte Bedingungen gerichtet sind.

Auch Altersweitsichtigkeit (Presbyopie), die Abnahme der Akkommodationsfähigkeit mit zunehmendem Alter, die normalerweise mit einer Lesebrille behandelt wird, scheint verschiedene psychologische Ursachen zu haben. Je aktiver ein Mensch ist, je mehr Lebenslust er sich erhält, auch im höheren Alter, und je sorgfältiger er mit seinem Körper umgeht, um so später wird die Verhärtung der Linse einsetzen. Wenn das Altwerden innerlich abgelehnt wird und der ältere Mensch das Gefühl der Wut, welches sonst für Weitsichtige so typisch ist, über sein Altwerden zurückhält bzw. das Wissen um seine eigene Situation verdrängen will, so ist leicht vorstellbar, daß die Sehorgane die Sicht auf die eigene Situation verschleiern, während die Wahrnehmung der Welt draußen davon unberührt bleibt.

Den verschiedenen Formen von Fehlsichtigkeit ist also der Wunsch gemeinsam, nicht sehen zu wollen. Im Grunde ist diese Reaktion ein Selbsthilfemechanismus unseres Organismus, um sich vor erschütternden Erlebnissen zu schützen. Eine traumatische Erfahrung kann heute von vielen Geschehnissen ausgehen, angefangen von schweren Familienproblemen bis hin zu dem Gefühl, von den Belastungen, die von unseren modernen Umwelt- und Lebensbedingungen ausgehen, überfordert zu werden.

Der natürlichen Fähigkeit unseres Organismus, sich vor diesen Bedrohungen zu schützen, ist unglücklicherweise durch die Wunder der modernen Wissenschaft «geholfen» worden. Korrekturgläser schaffen eine Situation, in der die Augen nur dann wieder klar sehen können, wenn sie die verschriebenen Gläser erhalten. Wenn du jemals eine Brille probiert hast, die zu stark für dich war, weißt du, daß die Augen dadurch stark überanstrengt werden; und je mehr das Funktionieren des Sehvorgangs den Gläsern überlassen bleibt anstatt unseren Augen, desto mehr werden die Augen durch ihre Vernachlässigung geschwächt. Aus eigener Erfahrung, aber auch aus Beobachtungen von vielen anderen, die Sehprobleme haben, weiß ich, daß unsere Augen auch weiterhin versuchen, unser Sehvermögen einzuschränken, um uns das Mitansehen der belastenden Situationen zu ersparen. Der emotionale Wunsch, eine bedrohlich erscheinende Umwelt nicht sehen zu wollen, ist immer noch gegenwärtig, auch dann, wenn uns die Korrekturgläser ein klares Sehen vermitteln. Durch die große Zahl von Menschen, die auch einen Ausweg aus diesem Dilemma suchen, bin ich ermutigt worden, in meiner Arbeit fortzufahren. Und ich glaube fest, daß wir einen Ausweg aus diesem Dilemma finden werden. Zwar sind verschiedene Zusammenhänge noch unklar und unerforscht, und es gibt auch keine Sofortlösungen, die uns in kürzester Zeit zu normalem Sehen zurückbringen könnten, aber es gibt doch bislang schon eine Reihe wertvoller Methoden, um unser Sehen zu verbessern. Die bewährtesten dieser heute gebräuchlichen Methoden habe ich in dem nun folgenden Übungsprogramm zusammengefaßt. Warum einige von diesen Übungen funktionieren, mag manchmal nicht genau geklärt sein, aber es ist eine Tatsache, daß sie sich gut bewährt haben. Wie gut sie sich für dich eignen, hängt natürlich auch von dir selbst ab. Letztlich entscheidend ist, daß du dir selbst eine Verbesserung deines Sehvermögens wünschst und daß du genügend Geduld aufbringst, diese Veränderung auch zu erreichen.

Den vielleicht wichtigsten Rat, den ich dir dabei geben kann, ist der, dich nicht primär auf das Ziel zu fixieren, Normalsichtigkeit sofort erreichen zu müssen. Wenn du Fortschritte erzwingen willst, wirst du dein Ziel nicht erreichen. Gerade das Allmähliche der Entwicklung macht es so notwendig, daß Beständigkeit vorhanden ist. Sei also eher auf das gerichtet, was du momentan sehen kannst. Erstaunlicherweise sind so viele von uns damit beschäftigt zu beklagen, was sie alles nicht sehen, daß wir gar nicht mehr genau einschätzen können, was wir denn überhaupt noch alles zu sehen vermögen. Bist du bereit, deine jetzige Sehfähigkeit zu akzeptieren, so wie sie ist, dann geschieht die Veränderung deines Sehens von selbst. Soll heißen: wenn du mit der Zielstellung beginnst, mehr aus dem zu machen, was du gerade wahrnimmst, so wirst du auch bei dir schnellere Fortschritte feststellen können. Der Grund ist einfach der, daß du dir zunächst deiner alten Sehgewohnheiten bewußt wirst, sie veränderst und schließlich neue Formen und Möglichkeiten des Sehens entdeckst. Allein schon durch das Wiedererlernen natürlicher Sehgewohnheiten wird sich dein Sehvermögen verbessern, selbst dann, wenn du das Übungsprogramm gar nicht bis zu Ende durchführst. Du wirst bei dem Erlernen neuer Sehgewohnheiten besser verstehen, warum Aldous Huxley hier so treffend von einer «Kunst des Sehens» spricht.

Laß dir genügend Zeit für deine Übungen. Geduld, Liebe und eine positive Einstellung dir selbst gegenüber und der Welt um dich herum, die du ja wieder klarer sehen möchtest, sind dazu wichtige Voraussetzungen. Das ist auch der Grund, warum ich dieses Übungsprogramm einen Leitfaden für einen ganzheitlichen Weg zu besserem Sehen genannt habe.

II. Übungsteil

Wir sind jetzt soweit, daß wir mit den Übungen beginnen können. Es gibt 20 Übungsabschnitte in diesem Programm, und jeder Abschnitt besteht aus drei Teilen: den Körperübungen, den Augenauflockerungsübungen und dem Hauptteil. Ich empfehle dir, zunächst das Programm ganz zu lesen, bevor du dann mit den einzelnen Übungen beginnst. Du solltest für jeden Übungsabschnitt zwei Tage verwenden, so daß du für den ersten Durchgang durch das Übungsprogramm etwa vier bis sechs Wochen benötigst. Dann kannst du dich den Übungsplänen zuwenden, die ich als Beispiele angefügt habe, und deinen eigenen Plan, entsprechend deinen eigenen Bedürfnissen, entwickeln. Unabhängig davon, ob du nun deinen eigenen Übungsplan entwickelst oder einen der Beispielübungspläne übernimmst: um eine 50prozentige Verbesserung des Sehvermögens zu erreichen – erfahrungsgemäß können das die meisten schaffen –, mußt du mindestens eine Stunde pro Tag üben, aufgeteilt in zwei oder drei Perioden. Wann du diese Übungen machst, liegt an dir. Einige finden es angenehm, wenn sie z. B. zehn Minuten am Morgen, zehn Minuten am Nachmittag und 30 oder 40 Minuten später am Tag, nach der Arbeit oder vor dem Zu-Bett-Gehen, machen.

Von diesen Übungen kann man ganz einfach nicht genug machen. Du kannst also solange üben wie du willst. Die einzigen Übungen, die in Maßen gemacht werden sollten, sind die Körperübungen, wenn sie dich zu sehr ermüden, und einige der Sehübungen, nämlich das Akkomodations- und Fusionstraining, das die noch geschwächten und wenig entwickelten Augenmuskeln überanstrengen kann. Bist du stark ermüdet oder krank, solltest du keine der Übungen machen, die die Augen anstrengen könnten. Wenn du krank bist, solltest du auch nicht lesen. Es ist dann für die

Augen am besten, wenn du sie entspannst und ruhen läßt, indem du die weiter unten beschriebene Abschirmung, das Palmieren, machst.

Die Übungen verbessern das Sehvermögen in sieben verschiedenen, aufeinander bezogenen Bereichen. Jede der sieben Übungsgruppen hat eine etwas andere Funktion, sie bauen jedoch aufeinander auf und entwickeln die vorhergehenden Übungen weiter.

Die erste, nicht speziell auf die Augen bezogene Übungsgruppe umfaßt die Gruppe der Körperübungen. Sie will unsere gesamten Körperfunktionen verbessern helfen und allgemein das körperliche Wohlbefinden steigern: so z. B. zu einer Verbesserung des Muskeltonus, zur Erhöhung des Energieniveaus und zu einer Kräftigung des Herz-Kreislauf-Systems beitragen; auch Körperübungen, die uns helfen, mit unseren Gefühlen in Berührung zu kommen und besser auszudrücken, gehören zu dieser ersten Gruppe. Die sechs anderen Übungsgruppen sind speziell auf die Verbesserung unserer Sehfähigkeit gerichtet.

Die Abschirmübung, das Palmieren, ein verlängerter Lidschlag über mehrere Minuten und die Visualisierungsübungen (Übungen für eine besssere Vorstellungs-, Phantasie- und visuelle Erinnerungsfähigkeit) gehören zur zweiten Übungsgruppe. Sie wollen die Augen entspannen und zugleich damit verbundene geistige Verspannungen lösen und unsere Fähigkeit entwickeln, mit unserem geistigen Auge zu sehen, eine ganz wichtige Vorbedingung für eine Verbesserung des Sehvermögens.

Das Sonnenbaden als dritte Übungsgruppe soll ebenso geistige Verspannungen und muskuläre Verspannungen im Auge lösen. Die Sonnenstrahlen sollen den Sehpurpur auf der Netzhaut stimulieren und die Augenmuskeln entspannen helfen. Sollten deine Augen übermäßig sonnenempfindlich sein, so werden diese Übungen deine Augen wieder, Schritt für Schritt, an das Sonnenlicht gewöhnen.

Akkommodationsübungen bilden die vierte Übungsgruppe. Unter Akkommodation wird die Fähigkeit des Sehorgans verstanden, seine Anpassungsfähigkeit zwischen Nah- und Fernpunkt zu verändern. Für diesen Vorgang ist ausschlaggebend, daß er willkürlich geschieht, folglich auch willkürlich beeinflußbar ist. Die

Akkommodationsübungen sind für Kurz- und Weitsichtige gleichermaßen bedeutsam. Für Altersweitsichtige sind die Akkommodationsübungen, neben den Körperübungen, die wichtigsten überhaupt. Achte darauf, daß du deine Augen nicht überanstrengst, und vergiß nie, deine Augen nach einer anstrengenden Übung abzuschirmen, damit sich die Augen nach dem Training erholen können.

Auch Fusionsübungen sollten mit der Abschirmübung beendet werden, damit das Fusionstraining nicht etwa durch noch stärkere Verspannungen in den Augen in sein Gegenteil verkehrt wird. Die Fusionsübung soll die Blickrichtung des Augenpaares wieder auf einen gegebenen Punkt hin koordinieren. Da fast alle Sehprobleme mit Fusionsschwierigkeiten verbunden sind, solltest du diese Übungen auch bei nur geringen Fusionsproblemen machen.

Die sechste Übungsgruppe umfaßt Übungen für eine bessere Zentraleinstellung und Beweglichkeit des Sehvorgangs. Die Zentraleinstellung ist eine Methode, die uns befähigen will, die einfallenden Lichtstrahlen wieder besser auf die Sehgrube (Fovea) in der Netzhaut zu zentrieren. Die Beweglichkeitsübung geht Hand in Hand mit der Zentraleinstellungsübung, weil sie uns mit der natürlichen, anstrengungslosen Beweglichkeit unserer Augen vertraut macht. Die Augen lernen wieder, in einem analytischen Stück-für-Stück-Vorgang einzeln wahrgenommene Details an das Gehirn zu senden, statt alles zur gleichen Zeit in sich aufzunehmen.

Die Schwingübungen bilden die siebte Übungsgruppe. Die Schwingübungen sollen durch rhythmische Bewegung Körper- und Augenmuskeln von ihren Verspannungen befreien, so daß der Sehvorgang seine ursprüngliche Beweglichkeit zurückgewinnt.

Die zwanzig Abschnitte des Übungsprogramms führen Schritt für Schritt in diese sieben Übungsbereiche ein. Solltest du aus Zeitmangel oder irgendwelchen persönlichen Gründen die vorgegebene Reihenfolge nicht einhalten können, so konzentriere dich allein auf die Übungen, die du machen kannst. Am Anfang des Buches findet sich eine Zusammenstellung aller Übungen, aufgelistet nach den sieben grundlegenden Übungsgruppen. Die einzelnen Übungsabschnitte sind dreifach unterteilt, meistens folgen dann noch sogenannte Ergänzungen und Hinweise für dein Augentagebuch.

Der erste Teil jedes Übungsabschnitts wird «Körperübungen» genannt. Der Sehvorgang als ein psychophysischer Akt ist so sehr integraler Bestandteil unserer körperlichen Realität, daß besonders Kurzsichtige immer wieder von erheblichen Verbesserungen ihres Sehvermögens nach körperorientierten Trainingsprogrammen, wie etwa der Alexander-Lowen-Methode, berichten. Die im ersten Teil eines jeden Übungsabschnitts aufgeführten Körperübungen sollen nicht nur Körperarbeit an Körperhaltung und chronischen Muskelverspannungen sein, sondern sie sollen ganz allgemein das körperliche Wohlbefinden steigern, eine Kräftigung des Kreislaufs, des Herzens und eine Verbesserung der Gesamtkondition bewirken und zur Integration von Körper, Seele und Gefühlen beitragen. Das Sehvermögen wird in starkem Maße von der körperlichen Gesamtkondition beeinflußt, weswegen die Auswahl der Körperübungen daraufhin erfolgte, inwieweit sie deine Sehfähigkeit verbessern können. Alle Übungen und auch die Körperübungen – das sei ausdrücklich betont – sollen ohne Brille oder Kontaktlinsen gemacht werden.

Der zweite Teil jedes Übungsabschnitts wird «Augenauflockerungsübungen» genannt. Die unter dieser Rubrik aufgeführten Übungen sind sehr wichtig und nicht etwa nur einfache Ergänzungsübungen. Auch wenn sie oft kurz und einfach sind oder bereits in einem anderen Übungsabschnitt gezeigt wurden, ist es sehr wichtig, daß du sie in dein Übungsprogramm einbaust.

Der «Hauptteil» ist schließlich der dritte Schritt in jedem Übungsabschnitt. Er sollte als Kernstück jedes Übungsabschnitts die meiste Zeit und Konzentration in Anspruch nehmen. Im weiteren Verlauf des Programms werden dann verschiedene Übungen, die zunächst im Hauptteil eines Übungsabschnitts vorgestellt wurden, unter der Rubrik «Augenauflockerungsübungen» weitergeführt. Sie werden jedoch zunächst mit besonderem Nachdruck im Hauptteil dargestellt, weil es so wichtig ist, daß sie gründlich erlernt werden.

Nach jedem Übungsabschnitt folgen dann die «Ergänzungen». Es finden sich hier Vorschläge, wie die Übungen auch im Alltag angewendet werden können. Dann gibt es Hinweise über verschiedene Umweltfaktoren, die unser Sehen beeinflussen, und wie wir mit ihnen umgehen können; das schließt auch ein, wie wir sie für uns nutzbar machen können. Oft ist die Information, die du aus der Rubrik «Ergänzungen» entnehmen kannst, genauso wichtig wie die Beschreibung der Übungen selbst, weil sie hilft, neue Sehgewohnheiten zu entwickeln, die wir auch im Alltag anwenden können und nicht etwa nur während unseres Trainingsprogramms.

Während du diese Übungsabschnitte langsam durchgehst, würde ich dir dringend empfehlen, ein «Augentagebuch» anzulegen, was dir beim Durchgang durch das Übungsprogramm Auskunft gibt über deine persönlichen Einsichten, Erfolge, Fehler, Enttäuschungen, Befürchtungen usw. Du wirst entdecken, daß dein Augentagebuch eine sehr wichtige Informationsquelle ist, von der du ständig Rückmeldung erhältst und, abgesehen vielleicht von professioneller Hilfe, ist es die beste Möglichkeit, um genauer zu verstehen, wie emotionale Faktoren und Umweltbedingungen zur Entstehung deiner Fehlsichtigkeit beigetragen haben. Diese schriftlichen Aufzeichnungen helfen dir auch, wenn du gelegentlich zurückblätterst, zu vergleichen, wo du Fortschritte gemacht hast oder wo du bei verschiedenen Übungen ein besseres Verständnis bzw. neue Aspekte entdeckt hast. Um dir meinen Entwicklungsgang und meine Probleme bei diesen Übungen ein wenig zu verdeutlichen, habe ich am Ende des Buches einige Auszüge aus meinem Augentagebuch zusammengefaßt.

Nach diesen Vorbemerkungen, die die sieben Übungsgruppen und den Aufbau der einzelnen Übungsabschnitte betrafen, können wir jetzt die einzelnen Übungsabschnitte durchgehen. Halte dich an das Programm, so weit es dir möglich ist, aber forciere nichts und lasse dir Zeit für dein persönliches Wachstum. Bei den Übungen lernst du eine Menge darüber, wie du bisher gesehen hast und wie es dazu kam. Nach und nach wird sich dein Sehvermögen verbessern. Gönne dir also Zeit für die einzelnen Übungen, lerne dich selbst dabei besser kennen und freue dich über jeden noch so kleinen Fortschritt. Wenn du in einer entspannten Haltung an die Übungen herangehst, die Übungen dich neugierig machen, sie dir Spaß bereiten und dich zu weiterem Erforschen deines Sehens anregen, so wirst du ganz allmählich die ersten Fortschritte bemerken können.

A. Körperübungen:
Gähnen; Strecken und Dehnen
des ganzen Körpers

Wir beginnen mit einer grundlegenden Übung, um unseren Körper ein wenig zu entspannen und langsam aufzuwecken. Das Ausstrecken, was wir ja ab und zu ganz unwillkürlich von selbst tun, ist eine der besten Übungen, um unseren Kreislauf anzuregen und unsere Muskeln zu lockern. Kein gesundes Tier würde jemals einen neuen Tag beginnen, ohne sich erst einmal einem genüßlichen Strecken seines ganzen Körpers hinzugeben. Nur wir schaffen es den ganzen Tag über, diese Steifheit nicht aus unseren Knochen zu lassen – und unsere Augen zeigen das ganz deutlich.

Das Gähnen z. B. ist eine erste kleine Streckübung, mit der wir jetzt beginnen wollen. Laß einfach deinen Unterkiefer herunterhängen, schließe deine Augen und atme tief ein. Spüre, wie sich deine Zunge und deine Gesichtsmuskeln zusammenziehen und dein Körper sich mit Energie zu füllen beginnt. Spüre, wie sich die vorher angespannten Muskeln jetzt entspannen und wie sich ein Gefühl von Entspannung in deinem Körper auszubreiten beginnt.

Nachdem du nun mehrmals gegähnt hast, was geschah mit deinen Augen? Entspannten und dehnten sie sich? Auch die Tränendrüsen werden durch das Gähnen angeregt, so daß deine Augen die für sie so lebensnotwendige Flüssigkeit bekommen, die sie ja brauchen, um befeuchtet und gereinigt zu bleiben. Wenn du nach dem Gähnen noch ein paarmal mit den Augen blinzelst, kannst du manchmal bemerken, wie sich dein Sehvermögen für Sekunden verbessert. Je feinfühliger du nach jedem Gähnen für solche Verbesserungen wirst, um so schneller werden sich auch deine Augen wieder erholen.

Meistens gähnen wir, wenn wir uns abgespannt und müde fühlen oder uns langweilen. Unser Atem ist dann ziemlich flach, und wir haben zu wenig Energie. Das Gähnen ist eine unwillkürliche Reaktion unseres Körpers auf das niedrige Energieniveau, um uns wieder zu lockern und uns ein wenig aufzumuntern. Häufiges Gähnen solltest du dir zu einer Angewohnheit machen, die du als kleine Streck- und Dehnübungen über den ganzen Tag verteilst. Stell dir dabei vor, wie du gähnst, laß deinen Unterkiefer herunterhängen und atme ein; meistens gähnst du dann auch schon von selbst.

Um das Gähnen zu einer noch mehr den ganzen Körper umfassenden Übung zu machen, stehe jetzt auf, strecke deine Hände ganz gemächlich nach oben zur Zimmerdecke oder in Richtung Himmel, wenn du im Freien bist. Schließe dabei deine Augen, atme ein, gähne und seufze dann, so laut du nur möchtest. Spüre beim Gähnen, wie sich deine Augen- und Gesichtsmuskeln kräftig zusammenziehen. Während du dich jetzt beim Ausatmen entspannst, achte darauf, wie dein Körper und besonders deine Augen von der langsam aufsteigenden Energie durchströmt werden. Mach diese Übung noch ein paar Minuten so weiter. Dehne und strecke dich am ganzen Körper, wie du nur möchtest.

B. Augen-Auflockerungsübungen: Erforschen der Verschwommenheit

Nachdem du dich jetzt am ganzen Körper gestreckt und gedehnt hast, wie fühlen sich deine Augen an? Wie ist dein Sehen heute? Hast du deine Korrekturgläser bei den Streckübungen anbehalten oder nicht? Für wie lange Zeit am Tag trägst du eine Brille bzw. Kontaktlinsen? Einige werden diese Übungsteile ohne Brille machen, versuche dir der Brille vor deinen Augen bewußt zu werden und probiere herauszufinden, was du empfindest, wenn du in ganz unterschiedlichen Situationen deine Brille einmal nicht trägst. Je mehr du dir die verschwommenen Bilder anschaust und mit ihnen als ein Teil von dir in Beziehung trittst, um so schneller können sie klarer und deutlicher werden.

Nimm jetzt deine Brille ab und schau auf einen weiter entfernten Punkt, wenn du kurzsichtig bist, oder in die Nähe, wenn du weitsichtig bist, und betrachte einmal genauer diese verschwommene Umgebung. Wie sieht sie aus? Wie fühlst du dich, wenn du sie so

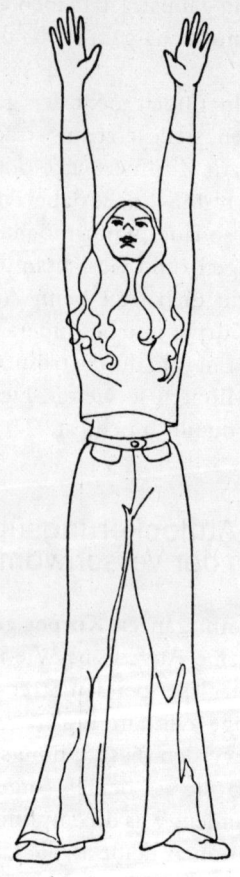

Strecken und Dehnen des ganzen Körpers

vor dir siehst? Ist es eher beängstigend, nicht sehen zu müssen, was da draußen geschieht, oder ist es ein angenehmes Gefühl?

Bleibe noch bei diesem verschwommenen Bild vor dir und lenke deine Aufmerksamkeit jetzt auf deinen Atem. Ist er flach oder tief? Ist er regelmäßig oder bleibt er irgendwo hängen, so als ob du bei der Ein- oder Ausatmungsphase deinen Atem länger anhalten würdest? Unternimm jetzt noch nichts, um deinen Atemrhythmus zu verändern, sei dir nur bewußt, wie du atmest, während du weiter die verschwommene Umwelt betrachtest. Später wollen wir lernen, Atemgewohnheiten, die das natürliche Atmen blockieren und uns wenig Sauerstoff und Energie geben, durch verschiedene Übungen zu verändern. Vorerst wollen wir unsere normalen Atemgewohnheiten nur genauer kennenlernen. Der Atem ist einer unserer empfindsamsten Körperfunktionen, wenn wir nur daran denken, wie Gefühle uns den Atem verschlagen oder den Atem ins Stocken bringen können. Menschen mit schlechten Sehgewohnheiten haben meist auch schlechte Atemgewohnheiten. Wir werden noch näher untersuchen, warum das so ist und was wir dagegen tun können.

Wir wollen unsere Aufmerksamkeit jetzt vom Atem weg auf unseren Lidschlag richten, ob wir auch regelmäßig blinzeln, während wir noch auf die verschwommene Welt um uns herum schauen. Denn nicht häufig genug zu blinzeln ist eine andere weitverbreitete, schlechte Sehgewohnheit von Fehlsichtigen. Das gesunde Auge blinzelt im Durchschnitt dreimal in zehn Sekunden. Durch einen leichten, schnell und anstrengungslos ausgeführten Lidschlag wird die Tränenflüssigkeit vom äußeren, seitlichen Augenwinkel in den Tränensee am inneren Augenwinkel geführt und so der Augapfel mit ausreichend Flüssigkeit befeuchtet. Versuche dir bewußt zu werden, wie oft du normalerweise blinzelst, und ob dein Blinzeln dabei entspannt ist oder eher verkrampft.

Bemerkst du, während du noch auf die verschwommene Umwelt schaust, auch in anderen Körperbereichen Verspannungen, beispielsweise in deiner Stirn, deinem Nacken oder deinen Schultern? Die Verspannungen dort behindern nämlich das freie Atmen, sie machen den Körper steif, und deine Augen bekommen das zu spüren. Hast du Verspannungen um deinen Augapfel feststellen können?

C. Palmieren (Abschirmen)

Schließe jetzt deine Augen. Spürst du noch die Verspannungen in den Augen? Möglicherweise bist du mittlerweile für diese Verspannungen unempfindlich, sie sind dir unbewußt zu einem festen Bestandteil deines Lebens geworden. Wenn du Sehprobleme hast, so finden sich dort mit großer Sicherheit Verspannungen. Eine unserer größten Schwierigkeiten ist es zu lernen, wie wir diese Verspannungen in den Augenmuskeln spüren können und wie wir wieder lernen, diese Verspannungen zu lockern.

Das Palmieren (engl. palm = Handfläche), auch Abschirmen genannt, ist eine der wichtigsten Grundübungen, um die Augenmuskeln zu entspannen. Diese Methode wurde von Dr. Bates entwickelt und hat manchmal geradezu magische Wirkungen auf unser Sehvermögen und unser allgemeines Wohlbefinden. Dabei ist das Palmieren so einfach, daß du zuerst sicher sehr erstaunt sein wirst, warum gerade diese Übung eine so große Hilfe für deine Augen sein soll.

Das Palmieren geschieht ganz einfach so, daß du deine hohlen Handflächen wie kleine Zelte auf deine geschlossenen Augen legst. Dadurch ist sichergestellt, daß die Augen nicht berührt werden. Halte deine Augen stets geschlossen, wende mit den Handflächen nie irgendwelchen Druck auf deine Augen an und drücke auch nicht deine Augenbrauen herunter. Der Zweck der Übung ist, die Augen genau so zu bedecken, daß kein Lichtstrahl herein kann. So werden die Augen von jeder «Arbeit» entlastet, und sie können sich völlig entspannen.

Indem du deine Hände wie beschrieben über deine Augen legst, kannst du schon einen ersten Eindruck davon bekommen, wie die Verspannungen in und um deine Augen ein wenig nachzulassen beginnen. Die verbleibenden Verspannungen wirst du natürlich vorerst noch weiterhin spüren. Versuche nichts zu erzwingen, sondern beobachte für einige Minuten nur, welche Wirkungen das Palmieren auf deine Augen hat.

Damit das Palmieren gelingen kann, brauchst du unbedingt einen bequemen Sitzplatz oder eine Stelle, wo du liegend entspannt palmieren kannst. Dadurch kannst du die andernfalls entstehenden

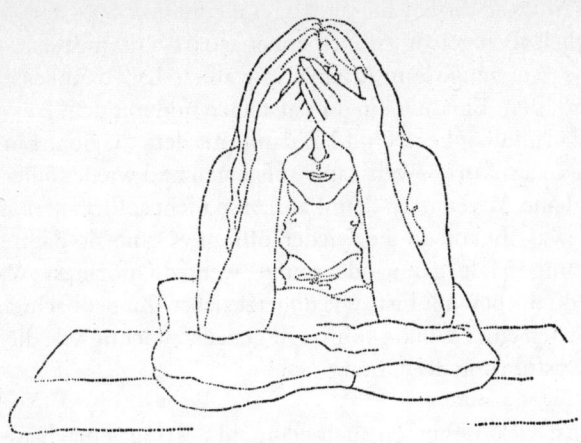

Palmieren

Arm- und Schulterverkrampfungen, auch über einen längeren
Zeitraum, auf ein Minimum begrenzen. Wenn du im Sitzen palmieren möchtest, suche dir einen Tisch oder eine andere Unterlage,
auf die du deine Ellenbogen abstützen kannst. Die Unterlage sollte
so beschaffen sein, daß du deinen Nacken nicht krümmen mußt,
sondern geradehalten kannst, andernfalls würde sich der Nacken
nur unnötig verkrampfen und die Blutzirkulation zum Kopf und zu
den Augen würde behindert. Ich selbst palmiere am liebsten liegend. Vielleicht legst du dabei mehrere Kissen auf deine Brust zur
Unterstützung der Ellenbogen.

Mache von der Abschirmübung zunächst nicht zuviel; das gilt
übrigens genauso für alle anderen Übungen in diesem Buch. Die
Zeit, die du für eine Übung verwendest, ist sekundär gegenüber
der geistigen Einstellung, mit der du an eine Übung herangehst.
Bei den ersten Palmierübungen palmiere für zehn lange Atemzüge
und nimm dann deine Hände wieder weg. Laß dich von Dunkelheit
und Schwärze, während du palmierst, ganz einhüllen und richte
deine Aufmerksamkeit auf deinen Atem. Sollten irgendwelche Gedanken in dir aufsteigen, die dich von deiner Konzentration auf den
Atem ablenken, laß sie ganz langsam wieder aus deinem Bewußt-

sein entschwinden und lenke deine Aufmerksamkeit sanft wieder zurück. Solltest du bei dieser Augenmeditation Schwierigkeiten haben, dich auch geistig zu entspannen, so ist es oft hilfreich, wenn du deine Atemzüge am Anfang mitzählst. Laß dann das Wort «eins» mit dem Einatmen in dir aufsteigen und mit dem Ausatmen wieder heruntersinken. Und laß dann mit dem zweiten Ein- und Ausatmen das Wort «zwei» sanft aufsteigen und wieder fallen.

Reiß deine Augen nach dem Palmieren nicht sofort auf, sondern warte etwas, bevor du sie wieder öffnest. Öffne sie dann sanft, blinzle einige Male, gähne oder seufze, wenn du möchtest. Wichtig ist, daß du dir bewußt bist, wie du jetzt siehst. Zu beobachten, wie du dich nach einer Übung fühlst, ist genauso wichtig wie die sorgfältige Ausführung der Übung.

Du kannst viele Übungen auch während des Tages machen. Erinnere dich beispielsweise daran, häufig zu gähnen und deine Energie regelmäßig aufzufrischen. Wenn du dich zukünftig fünfmal am Tag dehnst und ausstreckst und genug gähnst, wie in den Übungen beschrieben, so wird dich das auf ganz natürliche Weise aufmuntern und dir mehr Lebensfreude geben. Diese Übungen sind so einfach und doch so wirksam.

Ein anderer Hinweis: Gehe ohne Brille, sooft du nur eben kannst. Wenn möglich, trage sie überhaupt nicht mehr, außer vielleicht zum Autofahren in der Dunkelheit. Sollte es für dich zu anstrengend sein, ohne Brille auskommen zu müssen, so trage deine Brille weiter. Unser oberstes Ziel ist ja, den Körper von Verspannungen frei zu machen, nicht diese auch noch zu erhöhen, indem wir uns etwa zwingen, keine Brille mehr zu tragen. Sei dir nur bewußt, daß die Brille noch da ist zwischen dir und deiner Umwelt. Betrachte jetzt für einige Zeit die verschwommene Umgebung um dich herum. Nimm dieses unscharfe Bild als ein Teil von dir an, sprich zu ihm und akzeptiere, was da draußen vorhanden ist, dann geschieht eine Veränderung deines Sehens ganz allmählich von selbst.

Palmiere, sooft du möchtest. Es wäre gut, wenn du bei deinem jetzigen Übungsstand fünfmal am Tag für jeweils zehn lange Atemzüge palmieren könntest.

Abschnitt 2

A. Körperübungen:
Beidseitiges Strecken; Herunterbaumeln

In dieser Übung wollen wir zunächst jede Körperhälfte ein wenig dehnen und ausstrecken: dazu strecken wir abwechselnd zuerst einen, dann den anderen Arm zur Decke, wie in der Abbildung dargestellt. Unser Körpergewicht verlagert sich dabei von einem auf den anderen Fuß. Achte besonders auf deine Wirbelsäule, während du dich streckst, und vielleicht kannst du spüren, wie sich ein Wirbel nach dem anderen ein wenig streckt und lockert.

Auch deine Bauchmuskeln werden durch das Strecken entspannt, und im Beckenraum entsteht ein wohliges, wärmendes Gefühl. Während du eine Hand, abwechselnd mit der anderen, nach oben ausstreckst, dehne auch deine Hüften, damit sich die Steifheit, die wohl die meisten von uns im unteren Rücken und im Beckenraum verspüren, ein wenig lockern kann. Strecke jede Körperhälfte fünf- oder sechsmal, atme dabei tief und gähne, sooft du willst.

Laß deine Arme jetzt langsam wieder herunter und neige deinen Körper aus der Taille langsam nach unten, bis deine Fingerspitzen den Boden berühren. Die Knie kannst du dabei so weit einknicken, wie es dir angenehm ist. Stell dir bei dieser Übung vor, du wärest eine Stoffpuppe, die ganz schlaff und entspannt vornüberhängt. Laß deine Arme ganz locker herunterbaumeln und schau zwischen deinen Beinen auf die Dinge hinter dir zurück, also nicht so sehr auf den Boden. Der Kopf hängt locker herab und beginnt sich unter der Einwirkung der Schwerkraft mit neuer Energie zu füllen. Während du noch für einige Minuten vornüberbaumelst, entsteht in den Augen und im Gehirn ein Gefühl von Wärme, bedingt durch den vermehrten Fluß von Blut und Energie in deinen Kopf. Sollte dir dieses Gefühl anfangs unangenehm sein, so richte dich ganz langsam wieder auf und ruhe dich aus. Nach und nach wirst du dann länger herunterbaumeln können. Wenn dir das Herunterbaumeln angenehm ist, bleibe in dieser Stellung und atme tief. Achte besonders auf die Muskeln der Oberlippe und die Muskeln in und um die Augen, wie sie sich unter der Einwirkung der Schwerkraft verändern. Um dich noch ein wenig mehr zu lockern, baumle jetzt fünfmal wie eine Stoffpuppe langsam von einer Seite zur andern. Seufze tief, und wenn du soweit bist, richte dich langsam wieder auf. Versuche dabei, von dem unteren Ende der Wirbelsäule ausgehend, einen Wirbel nach dem anderen zu spüren, je höher du kommst. Atme stets ruhig und bring deinen Kopf erst ganz zum Schluß nach oben. Laß deine Arme locker herunterbaumeln, während dein Kinn entspannt auf der Brust liegt. Halte deine Augen noch weiter geschlossen und versuche, dir genauer darüber klarzuwerden, wie du deinen Körper und insbesondere deine Augen jetzt empfindest. Um möglichst großen Nutzen aus dieser Übung ziehen zu können, solltest du sie mehrmals am Tage machen.

B. Augen-Auflockerungsübungen: Klopfmassage; Schmetterlings-Blinzeln; Akzeptieren der Verschwommenheit

Die Augen bleiben geschlossen, und mit den Fingerkuppen berühren bzw. beklopfen wir ganz leicht die unsere Augenhöhlen umgebenden Knochen. Besonders Backenknochen und Stirn reagieren zunächst empfindlich auf unsere Berührung. Eine leichte Berührung, verbunden mit tiefem und entspanntem Atmen und einem Seufzer, hilft diesen Muskelpartien, sich ein wenig zu entspannen.

Wir wollen jetzt unsere Augenlider schnell und mühelos auf- und abbewegen. Dazu öffnen und schließen wir die Augenlider ganz leicht zehnmal hintereinander wie ein Schmetterling, der seine Flügel ganz schnell auf- und wieder zusammenfaltet. Diese Übung wird deshalb auch «Blinzeln-wie-ein-Schmetterling» genannt. Sie hilft uns zu einem unwillkürlichen, natürlichen Lidschlag zurückzufinden, der bisher durch Verspannungen in den Augen erschwert wurde. Nach jedem zehnmaligen Blinzeln machen wir eine kurze Pause, um die Augen zu schließen und auszuruhen. Wiederhole dieses «Blinzeln-wie-ein-Schmetterling» mit nachfolgender Pause drei- oder viermal. Wenn deine Augenlider eher auf- und zu-

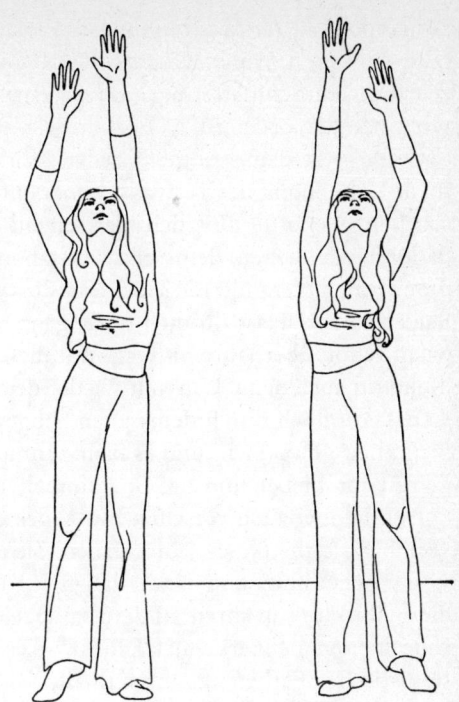

beidseitiges Strecken und Dehnen

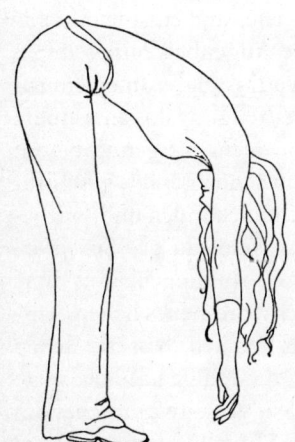

Herunterbaumeln

schnappen, anstatt anstrengungslos zu blinzeln, dann solltest du diese Übung häufiger während des Tages machen, bis das «Blinzeln-wie-ein-Schmetterling» dir zu einer anstrengungslosen Gewohnheit geworden ist.

Öffne jetzt deine Augen wieder. Wir wollen die verschwommene Umgebung noch etwas genauer untersuchen. Was würde geschehen, wenn du plötzlich klar sehen könntest? Wie würde sich dadurch dein Leben, dein Selbstverständnis, deine alltäglichen Gewohnheiten verändern? Möchtest du wirklich, daß sich dieser Schleier hebt? Hast du dich nicht ganz gut daran gewöhnt, vielleicht schon über Jahre hinweg, mit diesem Teil von dir zu leben? Wenn du auch deine Umwelt wieder deutlich erkennen möchtest, so hast du doch durch deine alten Sehgewohnheiten eine gewisse Sicherheit gewonnen, und es kann schmerzhaft sein, Veränderungen zu durchleben und alte Gewohnheiten aufzugeben.

Es gibt aber auch verschiedene Aspekte an diesem Bild, die mir von ihrer Ästhetik her sehr gefallen. Sie erinnern mich an impressionistische Bilder und daran, daß viele Künstler versuchen, gerade diese Wirkung in ihren Bildern zu erreichen. Wenn du auch die Einzelheiten nicht erkennen kannst, so erfreue dich an den impressionistischen Farben und ihren fließenden, weichen Formen.

Während du dieses Bild noch betrachtest, vergiß nicht, regelmäßig zu blinzeln, tief und entspannt zu atmen und dich nicht zu verkrampfen: anstrengungsloses Blinzeln – tiefes und entspanntes Atmen – entspannt sein. Daß frei-fließende Augenbewegungen von einer entspannten, wachsamen Gemütsverfassung, von einem ruhigen, regelmäßigen Atem und einem anstrengungslos ausgeführten Lidschlag begleitet sein sollten, kann nicht oft genug betont werden. Wie im vorigen Übungsabschnitt schon gesagt, geschieht das unwillkürliche Blinzeln dreimal in zehn Sekunden und, wie jedes gute Sehen, völlig anstrengungslos. Wenn du das Sehen erzwingen willst, erzeugst du nur weitere Spannungen, und diese sind letzlich die Ursache für unser verschwommenes Sehen. Unternimm deshalb nicht den vergeblichen Versuch, besseres Sehen erzwingen zu wollen. Schau dir einfach die Dinge an, aber setze dich dabei nicht unter Druck. Hat sich dein verschwommenes Sehen etwas verändert, als du dir vorhin die Umgebung anschautest?

Achte genau auf solche Veränderungen, denn sie sind erste Anzeichen dafür, daß etwas in deinen Augen und in deinem Gehirn geschieht, und dieses Etwas heißt: persönliches Wachstum!

C. Umwandern; Palmieren

Auf Seite 35 ff habe ich bereits die Funktionsweise der Netzhaut und der Sehgrube in der Netzhaut (fovea centralis) erläutert. Die Fovea centralis ist die Stelle des schärfsten Sehens, denn das einfallende Lichtstrahlbündel wird normalerweise genau auf diese Stelle zentriert. Die Übungen, die uns helfen sollen, das einfallende Licht wieder auf die Sehgrube zu lenken, werden deshalb Übungen zur Zentraleinstellung genannt und das «Umwandern-mit-den-Augen» ist eine der wichtigsten Zentraleinstellungsübungen. Das «Umwandern-mit-den-Augen» hilft dir zugleich, die Neigung, beim Sehen zu starren – und die meisten Fehlsichtigen sind Gewohnheitsstarrer –, zu überwinden. Solange deine Augen die Gegenstände nicht Stück für Stück in ihren Einzelheiten in schnellen Blickbewegungen erfassen, sondern starrend das Gesehene auf einmal wahrzunehmen versuchen, solange kann sich dein Sehvermögen nicht verbessern. Das «Umwandern-mit-den-Augen» will genau dieses Sehverhalten korrigieren.

Setz dich für diese Übung bequem hin oder stelle dich, falls es dir angenehmer ist, und suche dir einen Gegenstand, der unscharf ist und knapp über der Grenze liegt, wo dein Sehen noch scharf ist (natürlich ohne Korrekturgläser). Das «Umwandern-mit-den-Augen» meint ganz wörtlich, daß du mit den Augen zunächst auf den Rändern und Umrissen von Gegenständen entlangwanderst, bis du diese vollständig erforscht hast. Und meint zweitens, daß du dann mit deinen Augen an den inneren Linien und Umrissen des Gegenstandes entlanggehst, bis dein Gehirn schließlich ein vollständiges Bild von diesem Gegenstand erhält.

Die Augen bewegen sich jedoch nicht allein, auch der Kopf folgt der jeweiligen Blickrichtung der Augen, während sie den Gegenstand umwandern. Zeig also mit deiner Nase in Richtung des ausgewählten Gegenstandes und stell dir vor, daß an deiner Nasenspitze ein Zeigestock befestigt ist, der lang genug ist, um auf den Umrissen der Gegenstände entlangzuspazieren, wobei die Augen seiner Spitze folgen. Wenn du dieser Spitze aufmerksam folgst, ist zugleich gesichert, daß das in die Augen fallende Licht genau auf die Sehgrube in der Netzhaut fällt. Achte also, während du diese Übung machst, genau darauf, bei welcher Einstellung deiner Augen das Objekt am schärfsten abgebildet wird. Nach und nach wirst du die genaue Position deines Kopfes und deiner Augen herausfinden, welche dir das deutlichste Bild liefert. Während du langsam einen Gegenstand mit den Augen umwanderst, versuche Verspannungen und Widerstände in deinen Augen zu spüren und atme dann in diese Verspannungen, um sie ein wenig zu lockern. Am Anfang geschieht es oft, daß unsere Augen beim Umwandern eher größere Sprünge machen, als daß sie Tausende von winzigen Bewegungen nachvollziehen wollen, die notwendig sind, um die einzelnen visuellen Informationen aufzunehmen. Sag dann ruhig zu dir die Vorsatzformel: «Langsam, langsam, langsam», damit sich deine Augen entspannen und der Stück-für-Stück-Wahrnehmungsprozeß reaktiviert werden kann. Und vergiß nicht, während du mit den Übungen an den Umrissen entlangwanderst, zu blinzeln und ruhig und regelmäßig zu atmen.

Während du weiter mit den Augen auf dem fixierten Objekt entlangwanderst, achte auch bewußt auf Farbunterschiede, unterschiedliche Schattenverhältnisse und auf den Kontrast zwischen Gegenstand und Hintergrund. Gehe mehrere Male an den Außenseiten des Gegenstands entlang und erforsche dann die inneren Einzelheiten. Dabei ist besonders wichtig, daß du nicht vergißt, den Kopf mitzubewegen. Deine Nase dient also wieder als langer Zeigestock, dessen Spitze deinen Augen den Weg auf den Umrissen weist. Wenn dein Nacken verspannt ist, hilft dir diese Übung, die Nackenmuskulatur ein wenig zu lockern. Viele Fehlsichtige haben übrigens Probleme mit einer chronisch verspannten Nackenmuskulatur. Wenn du den Kopf beim Beobachten des Gegenstandes, entsprechend der jeweiligen Blickrichtung, beweglich hältst, wird diese Übung dir helfen, deinen Kopf besser zu durchbluten, denn durch eine chronisch verspannte Nackenmuskulatur ist die Blutzufuhr zum Kopf erheblich behindert.

Wir wollen jetzt das Umwandern mit einem weiteren Aspekt verbinden, nämlich uns Dinge oder Personen so anzuschauen, daß wir sie später wieder in unser Gedächtnis zurückrufen können. Erinnere dich also an etwas, was du soeben gesehen hast, schließe die Augen dann in kurzen Abständen, öffne sie wieder und vergleiche, welches Bild, wie unvollständig auch immer, vor deinem geistigen Auge entstanden ist. Ist das Umwandern mit den Augen erst ein fester Bestandteil deiner Sehgewohnheiten geworden, wirst du bemerken, wieviel du bei deiner früheren Art, Dinge oder Personen zu betrachten, versäumt hast, unabhängig davon, ob du nun eine Brille benutzt hast oder nicht. Fehlsichtige können sich sehr oft nur schwer an Einzelheiten, die sie gesehen haben, erinnern. Eben weil sie zuwenig mit den Augen umwandern und statt dessen mehr starren, ohne sich je etwas wirklich genau anzusehen.

Sobald du das Gefühl hast, für das erste Mal genug mit den Augen gewandert zu sein, schließe die Augen und palmiere ein wenig. Vielleicht kannst du dir in dieser beruhigenden Dunkelheit nochmals das Objekt, das du dir vorhin genauer angeschaut hast, in seinen Einzelheiten vorstellen, und sei nicht ungeduldig, wenn das Visualisieren am Anfang noch nicht so richtig gelingen will. Atme ruhig und regelmäßig und versuche nur zu erfahren, was in deinem visuellen Erinnerungsvermögen über das Objekt zurückgeblieben ist und was du dir von dem Gesehenen in dein Gedächtnis zurückrufen kannst. Wir werden noch viele Visualisierungsübungen machen, um dein visuelles Erinnerungsvermögen und deine Vorstellungskraft anzuregen.

Laß jetzt das Objekt, das du vor deinem geistigen Auge gesehen hast, langsam entschwinden und entspanne dich, während du noch palmierst. Die Hände geben deinen Augen Wärme und vermitteln ihnen das wohlige, gebärmutterartige Gefühl, in einer nach allen Seiten geschützten Höhle zu liegen. Die Augen können sich unter diesem Schutz völlig ausruhen, ohne irgend etwas sehen zu «müssen». Palmiere jetzt nicht nur für zehn lange Atemzüge wie im Übungsabschnitt 1, sondern für ungefähr fünf Minuten. Solltest du Schwierigkeiten haben, deine Augen zu entspannen, so benutze bei jedem Atemzug die Vorsatzformel: «Ich bin ganz ruhig, ganz ruhig.»

Das Umwandern mit den Augen ist eine der Übungen, die du während des ganzen Tages machen solltest. Umwandere mit deinen Augen die Umrisse von Gebäuden, Gesichtern, Körpern, den Umriß des Horizonts – umwandere mit den Augen einfach alles, was du siehst! Je häufiger du diese Übung im Alltag anwendest, um so schneller kann das Umwandern wieder zu einer festen Sehgewohnheit werden.

D. Dein Augentagebuch

Laß es dir zu einer festen Gewohnheit werden, Beobachtungen, die du während der Übungen machst, aufzuschreiben. Notiere einfach alles, was dir wichtig erscheint.

Wenn du die Überlegungen, die du bei der obigen Übung hattest, aufgeschrieben hast, versuche dich zu erinnern, wie alt du warst, als du zum erstenmal eine Brille bekommen hast. Vielleicht kannst du dir noch die Anlässe vergegenwärtigen, die dich dann letztlich dazu führten, zu einem Augenarzt zu gehen; sodann, welche Erfahrungen du dort machtest und welches Gefühl du hattest, als du die Brille aufsetztest. Wir wollen uns jetzt noch nicht so sehr mit der emotionalen Situation beschäftigen, in der wir damals steckten. Versuche dich jetzt nur zu erinnern, zu welchem Zeitpunkt du die Brille bekamst und was das für ein Gefühl war, als du sie dann ständig getragen hast. Versuche dich so vieler Einzelheiten zu erinnern, wie du nur kannst. Dieses Zurückerinnern ist ein sehr wichtiger Einstieg für dein Augentagebuch, und, solltest du mehr Zeit dafür benötigen, laß dir einen Abend oder vielleicht eine Woche Zeit dazu. Gehe also an die Aufzeichnungen nicht so heran, als ob du Hausaufgaben oder Pflichtübungen machen müßtest.

Wenn du dich noch erinnern kannst, versuche die Geschichte deiner Korrekturgläser bis heute nachzuzeichnen, also wie oft du eine neue Brille verschrieben bekommen hast und wie lange du deine jetzige Brille schon trägst. Wie fühlst du dich, wenn du deine Brille trägst? Setz deine Brille für einige Minuten wieder auf und achte darauf, ob du auf Nase und Ohren, wo das Gestell aufliegt, einen Druck verspürst. Solltest du Kontaktlinsen tragen, mache die Auf-

zeichnungen so, als ob du die Kontaktlinsen jemand erklären müßtest, der aus einer Kultur stammt, wo es solche Kontaktlinsen nicht
gibt. Schreibe auch auf, was du empfindest, wenn du Kontaktlinsen trägst.

Abschnitt 3

A. Körperübungen:
Aerobic; Laufen auf der Stelle

Damit die Augenmuskeln gesund bleiben, müssen sie frei von gifti-
gen Stoffen sein und genügend Nährstoffe erhalten. Eine wichtige
Voraussetzung dazu ist ein gesundes Herz-Kreislauf-System, eine
kräftige Herzmuskulatur und Lungen, die tief atmen, um genug
Sauerstoff aufnehmen zu können. Eine der besten Möglichkeiten,
um das Herz-Kreislauf-System leistungsfähiger zu machen, sind
die sogenannten aerobischen Übungen, denn sie kräftigen in einem
Ausdauertraining bei dynamischer Muskelbeanspruchung besonders die Herzmuskulatur, und sie intensivieren zugleich die Atem-
prozesse.

Das «Auf-der-Stelle-Laufen» ist eine der allereinfachsten aerobischen Übungen. Stehe dazu auf und beginne auf der Stelle zu laufen, so als ob du einen ruhigen, abgelegenen Weg entlanglaufen
würdest. Hebe deine Knie beim Laufen auf der Stelle möglichst
hoch und spüre, wie du dich anstrengst. Dein Atem wird dabei,
sobald dein Körper mehr Sauerstoff benötigt, von selbst tiefer.
Wenn du bemerkst, daß das Weiterlaufen dich zu sehr anstrengt,
höre wieder auf und überlege dir:

Wie lange bin ich jetzt auf der Stelle gelaufen? Wie fühlte ich mich
dabei; mußte ich mich zwingen, oder war es ein positiver, frei-flie-

ßender Bewegungsablauf? Als mein Herz schneller klopfte, schmerzte es da oder fühlte es sich kräftiger an?

Gerade für ein ganzheitliches Verständnis vom Sehvorgang ist die Beantwortung dieser Fragen von großer Wichtigkeit. Es ist nämlich für die Verbesserung deines Sehvermögens mitentscheidend, daß du dir über deinen körperlichen Gesundheitszustand und über deine körperliche Leistungsfähigkeit im klaren bist und dich entschließt, etwas dagegen zu unternehmen. Vorschläge hierzu finden sich in den Literaturempfehlungen am Schluß des Buches. Unabhängig davon, wie gut deine körperliche Ausdauerfähigkeit im Moment ist, kannst du deine Gesamtkondition natürlich nur Schritt für Schritt verbessern. Wenn du pro Tag zehn Kilometer und mehr läufst, vorzüglich! Allein schon dadurch wird sich deine Sehkraft verbessern, bevor du auch nur eine Augenübung gemacht hast, besonders dann, wenn du ohne Brille läufst. Solltest du beim Laufen auf der Stelle Angst bekommen, daß dein Herz zu stark belastet wird, suche dir dann lieber Aktivitäten, die dein Herz kräftigen, aber zugleich auch nicht überfordern. Das Herz ist ein Muskel, der ebenso wie die Augen sehr empfindlich auf Gefühle und Ängste reagiert. Du solltest deshalb deinem Herz und deinen Augen mehr Aufmerksamkeit schenken, sorgfältig mit ihnen umgehen und beide durch tägliche Übungen kräftigen. Wenn du es einrichten kannst, solltest du dir für das «Laufen auf der Stelle» etwa 15 Minuten Zeit nehmen.

Achte auch sonst mehr auf dein Herz und welche Aktivitäten den Herzschlag beschleunigen. Laß deinen Atem der Beschleunigung folgen, so daß sich Energie und Ausdauer allmählich vergrößern. Sei dir mehr bewußt, wie deine Augen und dein Herzschlag von deinen Gefühlen beeinflußt werden. Ein besseres Verständnis des Zusammenwirkens von Gefühlen, Herzempfindungen und Sehvermögen läßt uns auch den Sehvorgang besser begreifen und wie wir durch Körperübungen unser Sehen verbessern können.

B. Augen-Auflockerungsübungen:
«Ein Ding am besten sehen»;
Fingernagel-Umwandern

Hoffentlich hast du das Umwandern mit den Augen, das im letzten Übungsabschnitt vorgestellt wurde, auch häufig während des Tages gemacht. Das Umwandern ist ein wichtiger Bestandteil der jetzt zu beschreibenden neuen Übung. Sie hilft dir, die Angst zu überwinden, nicht klar sehen zu können, und fördert das genaue Betrachten eines Objekts. Diese Übung heißt «ein Ding am besten sehen» und, obgleich sie unter der Rubrik «Augenauflockerungsübungen» aufgeführt ist, ist sie sehr wichtig und sollte oft und überall dort, wo du dich gerade befindest, gemacht werden.

Setze dich zu dieser Übung bequem hin und lege deine Hände in den Schoß. Blinzle und atme tief, um ein wenig zu entspannen. Bilde dann mit jeder Hand eine Faust und strecke die beiden Daumen heraus. Die Daumen sind soweit links und rechts von dir seitlich auseinander verschoben, daß du den einen scharf siehst, während der andere etwa 60 cm davon entfernt hochgehalten wird, so daß er am Rand des Sehfeldes noch unscharf sichtbar ist. Am Ende der Übung rücken dann die beiden Daumen ganz nah zusammen, während der Daumen, den du nicht betrachtest, immer noch ein wenig unschärfer erscheint. Um die Arme beim Hochhalten der Fäuste möglichst nicht anzustrengen, stützt du sie am besten auf einer Tischplatte ab oder auf deinen Oberschenkeln.

Umwandere jetzt ganz langsam zunächst nur den einen der beiden Daumennägel, atme dabei tief und entspannt, und vergiß nicht zu blinzeln. Während du an den verschiedenen Längsseiten des Daumennagels mit den Augen entlanggehst, erinnere dich daran, deine Nasenspitze als Zeigestock zu benutzen, und bewege deinen Kopf und nicht nur deine Augen mit der jeweiligen Blickrichtung. Während du den einen Daumennagel umwanderst, sage zu dir: «Alles andere sieht unschärfer aus.» Achte auch auf den anderen, am Rande des Sehfeldes befindlichen Daumennagel. Er ist tatsächlich weniger deutlich, eben weil du ihn nicht direkt betrachtest.

Drehe jetzt deinen Kopf und konzentriere dich auf den anderen Daumennagel und umwandere ihn, dabei sagst du wieder zu dir:

«Alles andere sieht unschärfer aus.» Umwandere jetzt die beiden Daumen abwechselnd hintereinander und vergleiche beide. Geh von dem einen zum anderen und bring die beiden Daumennägel näher zusammen. Auch wenn sie sich schon fast berühren, so ist doch der eine, den du genau betrachtend umwanderst, klarer erkennbar als der andere.

Diese Übung sollte zeigen, daß klares, entspanntes Sehen nur möglich ist, wenn du «ein Ding am besten» siehst, oder anders gesagt, wenn du etwas deutlich sehen willst, mußt du dir ein Detail genau anschauen, während der Rest des Sehfeldes im Verhältnis dazu verschwommen bleibt. Fehlsichtige tendieren dazu, das ganze Sehfeld auf einmal in sich aufnehmen zu wollen, ohne ihre Augen auf ein Detail besonders scharf einzustellen. Dazu kommt noch, daß sie ihren Kopf viel zu wenig entsprechend der Blickrichtung mitbewegen, so daß das von den Gegenständen kommende Licht den Ort des schärfsten Sehens, die Fovea, nicht konzentriert genug stimuliert. Wiederhole diese Übung mehrmals und palmiere anschließend für einige Minuten.

C. Fusion:
Finger-Tor; Palmieren

Die Fusionsübung ist eine Hauptteilübung. Bei der Fusion wird die Blickrichtung des Augenpaares auf einen gegebenen Punkt hin koordiniert, so daß im Gehirn ein stereoskopischer (dreidimensionaler) Seheindruck ausgelöst wird, den das Gehirn als ein dreidimensionales Bild interpretieren kann. Viele Menschen haben Schwierigkeiten bei der Verschmelzung der Bildeindrücke beider Augen zu einem einzigen Bild, auch viele, die sonst keine Sehprobleme haben. Ist das Gehirn bei der Fusionierung der Bilder beider Augen überfordert, so sind häufig Kopfschmerzen oder ein sandiges Gefühl in den Augen die Folge.

Halte eine Hand vor dein Gesicht und strecke den Zeigefinger hoch, während die anderen Finger eine lockere Faust bilden, wie in der Abbildung dargestellt. Betrachte mit deinen Augen den Zeigefinger von oben nach unten und umgekehrt und schau dann über

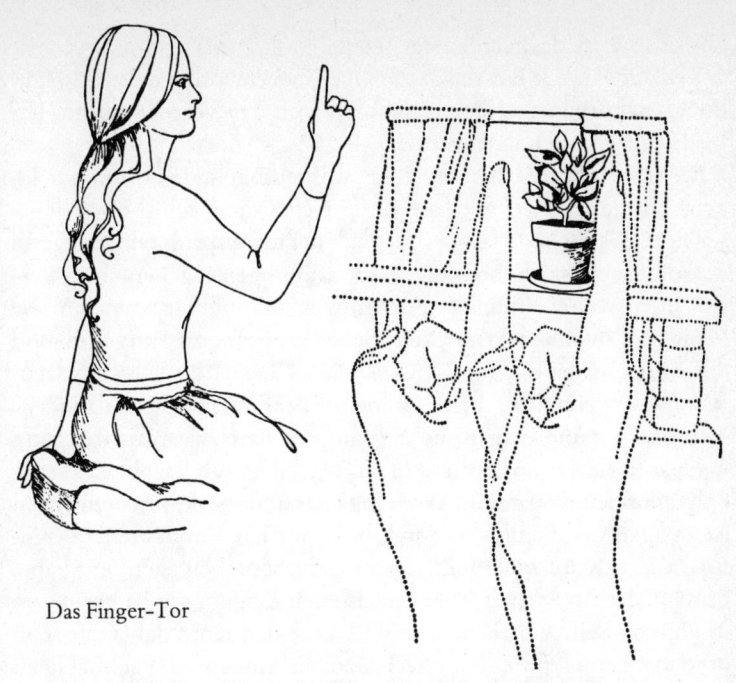

Das Finger-Tor

den Zeigefinger hinaus auf ein 1 Meter oder weiter entfernt gelegenes Objekt. Was geschieht dabei? Während sich die Augen auf den weiter entfernt gelegenen Gegenstand einstellen, entsteht der Eindruck, als ob wir durch zwei Finger hindurch auf dieses Objekt sehen. Durch diese beiden Finger im Vordergrund, die in einer optischen Illusion ein Tor bilden, wollen wir jetzt die Dinge um uns herum betrachten. Siehst du nur einen Finger des Tores, wenn du auf weiter entfernt gelegene Dinge schaust, vergewissere dich nochmals, daß dein Zeigefinger nicht zur einen oder anderen Seite verschoben ist, sondern sich in Verlängerung deiner Nasenspitze vor dir befindet. Du kannst das nachprüfen, indem du dich vor einen Spiegel stellst oder dir von jemandem helfen läßt. Viele haben den Eindruck, daß der eine der beiden Zeigefinger stärker ist. Was bedeutet, daß das Auge schräg gegenüber dem stärker erscheinenden Finger den größten Teil des Sehens leistet. Wenn der linke Finger stärker ist, leistet also das rechte Auge mehr und umgekehrt. Wir wollen durch Fusionsübungen erreichen, daß die paarig angelegten Sehorgane wieder gleichmäßig an der Verschmelzung der Bildeindrücke beteiligt werden.

Wenn bei dir kein Tor entsteht, während du auf entfernter gelegene Dinge schaust, oder dir dieser Gegenstand selbst doppelt erscheint, so kannst du sicher sein, daß du Fusionsprobleme hast, und du solltest verstärkt spezielle Fusionsübungen machen. Wir werden noch weiter hinten eine Reihe von Übungen zeigen, um die Fähigkeit zu stereoskopischem Sehen langsam zu aktivieren und die Bildeindrücke beider Augen wieder besser zu verschmelzen. Wenn du versuchst, beide Bildeindrücke zusammenzubringen, solltest du deine Augen nicht zwingen, denn diese Anstrengung verspannt sie nur noch um so mehr. Nachdem wir jetzt besser beurteilen können, wie gut unsere Fähigkeit zu stereoskopischem Sehen ist, wollen wir die Finger-Tor-Übung variieren, indem wir Zeigefinger und Kopf von einer zur anderen Seite bewegen und dabei durch das «Tor» schauen. Führe also den Zeigefinger langsam von der linken Seite zur rechten und bewege den Kopf dabei mit. Laß dir dabei genügend Zeit und vergiß nicht, ruhig und regelmäßig zu atmen und zu blinzeln. Such dir jetzt einen Gegenstand, der groß genug ist, und umwandere ihn mit den Augen, während das «Tor» hin- und herschwingt. Mache das Schwingen und das Umwandern für etwa drei Minuten.

Mit der Finger-Tor-Übung wollen wir unseren Augen helfen, sich zu lockern, so daß sie sich wieder schnell von einer Einstellung zur anderen bewegen können, ohne sich an einer Einstellung starr festzuhalten. Diese Tendenz, lieber einen Bildeindruck festhalten zu wollen, als mit den Augen Dinge und Personen zu umwandern, um so in schneller Folge viele Bildeindrücke von einem Objekt zu bekommen, ist charakteristisch für das Sehverhalten von Fehlsichtigen. Die Angst vor dem Loslassen, die Angst, etwas geschehen zu lassen, selbst in Bewegung zu sein oder sich dem Wagnis auszusetzen, eine Sache aufzugeben, um sich anderen Dingen zu öffnen, und letztlich die Angst, sich einem besseren Sehen zu öffnen, sind ganz typische Persönlichkeitsmerkmale von Fehlsichtigen. Durch die oben beschriebene Übung und durch verschiedene andere

Übungen kann diese Angst erheblich vermindert werden. So lernst du bei der Finger-Tor-Übung, dich selbst zu lockern, deine Augen zeitweise wieder loszulassen, anstatt sie starr festzuhalten, und du bemerkst, daß du nichts zu befürchten hast, wenn du das Sehen geschehen läßt.

Entwickle ein deinen eigenen Bedürfnissen entsprechendes körperliches Übungsprogramm. Damit dein Herz-Kreislauf-System bei den aerobischen Übungen auch ausdauernd und kräftig genug beansprucht wird, solltest du lange genug laufen, schwimmen, seilspringen usw. Überanstrenge dich jedoch nicht, sondern versuche erst nach und nach, eine bessere körperliche Gesamtverfassung zu erreichen.

Das «Ein-Ding-am-besten-Sehen» solltest du dir zukünftig zu einem festen Bestandteil deiner Sehgewohnheiten machen. Die Finger-Tor-Übung ist überall einfach durchzuführen; kombiniere sie mit dem Umwandern, so daß deine Blickbewegungen in einem fließenden Stück-für-Stück-Wahrnehmungsvorgang die Umwelt erfassen können, ohne sich jeweils an einem kleinen Sehpunkt festzuhalten und zu starren.

Beginne dir selbst mehr zu vertrauen, daß du mit Beharrlichkeit und Ausdauer auf deinem Weg zu besserem Sehen vorwärtskommen wirst. Persönliches Wachstum braucht natürlich Zeit. Und da deine Augen ein integraler Bestandteil deiner selbst sind, solltest du dich immer wieder daran erinnern, daß du, während du Veränderungen durchlebst, die durchaus auch schmerzhaft sein können, dich selbst zum besseren entwickelst. Wenn du deine Gefühle besser auszudrücken lernst und dich einem besseren Sehen zu öffnen beginnst, wird sich die Wahrnehmung deiner Umwelt allmählich verbessern.

Persönliches Wachstum und Veränderung deiner Sehgewohnheiten bedeuten natürlich noch keineswegs, daß damit schon die gesellschaftliche Realität in Ordnung wäre. Es gibt die Gefahr einer nuklearen Katastrophe, die immer noch nicht gebannt ist. Die Energieerzeugung verursacht erhebliche Probleme; es gibt genügend wirtschaftliche Schwierigkeiten, und die Entfremdung der Menschen untereinander hat bereits ein gefährliches Ausmaß angenommen. Aber wir können uns sehr wohl entscheiden, wie wir auf diese Probleme reagieren. Anstatt mit Angst, Befürchtungen oder Rückzug zu reagieren, können wir diese Gefahren als zu unserem Leben gehörend akzeptieren. Und indem wir panische Reaktionen, die meist noch aus der Kindheit stammen, überwinden lernen, leben wir bewußter mit diesen Problemen und können offener mit ihnen umgehen. Es sind gerade diese tief eingefleischten Ängste, die das Sehen derart stark blockieren, daß wir, auch bei willentlicher Anstrengung, nicht mehr deutlich sehen können. Indem wir die unsere Motilität einschränkenden, eingefrorenen Verspannungen durch verschiedene Übungen lockern, erfahren wir eine allgemeine Aktivierung, ein Gefühl, lebendiger und wacher zu sein, und können zugleich offener und direkter mit Problemen in unserer Umwelt umgehen, anstatt ihnen auszuweichen.

Abschnitt 4

A. Körperübungen:
Yoga-Brustexpander

Diese Yoga-Übung wird Brustexpander genannt. Sie soll Verspannungen in den Schultern abbauen, den Kreislauf anregen und unsere Sauerstoffaufnahme vergrößern. Während du diese Übung noch erlernst, solltest du darauf achten, ruhig und regelmäßig zu atmen, damit dir nicht schwindelig wird. Stelle dich bequem hin, so daß du dich gut im Gleichgewicht fühlst, die Füße etwa 15 cm voneinander entfernt. Hebe jetzt, wie auf der Abbildung zu sehen, deine Arme seitlich bis auf Schulterhöhe und halte sie seitlich gestreckt. Atme tief ein und bringe die Arme von der seitlichen Position langsam nach vorn in einer ruhigen, anmutigen Bewegung.

Die Fingerspitzen berühren sich, und die Handflächen weisen nach außen. Atme tief und bringe jetzt deine Fingerspitzen langsam auseinander, wobei du deine Arme auf jeder Seite langsam rundherum zurückführst, so daß sie sich hinter deinem Rücken berühren.

Falte jetzt deine Hände hinter dem Rücken zusammen und halte sie gefaltet, während du sie nach oben zur Decke bzw. zum Himmel streckst, jedoch nicht so weit, daß du dich überanstrengst oder verspannst. Zur gleichen Zeit atmest du durch deine Nase ein, drückst du deine Hüfte nach vorn und streckst dich mit dem Kopf und dem ganzen Körper zur Decke. Bleibe in dieser Dehnstellung nur so lange, wie du sie als angenehm und belebend empfindest.

Während du jetzt langsam ausatmest und dich von der Taille aus gemächlich vornüberbeugst, hältst du deine Hände hoch und immer noch hinter deinem Rücken gefaltet. Deine Beine sind dabei gestreckt. Gehe aber nicht so weit hinunter, daß die Rückseiten deiner Beine zu stark angespannt werden. In dieser Stellung, mit deinen Händen hochgestreckt und mit deinem Kopf nach unten baumelnd, atme für einige Atemzüge ein und aus. Dann, mit deinen Händen immer noch so hoch, wie du sie nur halten kannst, während der Kopf herunterbaumelt, atme jetzt langsam ein und komme wieder nach oben zurück. Strecke dich in der Dehnstellung, die du eingenommen hattest, bevor du dich hinunterbeugtest.

Während du jetzt ausatmest, entspanne dich und nimm die gefalteten Hände auseinander und laß sie locker herunterbaumeln. Wenn du ein kribbelndes Gefühl in deinen Händen oder Füßen spürst, ist das ein gutes Zeichen, denn es bedeutet, daß sie besser durchblutet werden. Bleibe für einige Augenblicke noch so stehen und beobachte aufmerksam Veränderungen, die in deinem Körper vor sich gegangen sind. Dein Atem sollte ein wenig offener und müheloser geworden sein und die Schultern ein wenig entspannter. Konzentriere dich jetzt auf deine Augen und beobachte, wie die Erhöhung der Blutzirkulation und die energetische Aufladung deiner Augen dein Sehvermögen verändert haben.

Drei oder vier solcher Brustexpander können schon eine Verbes-

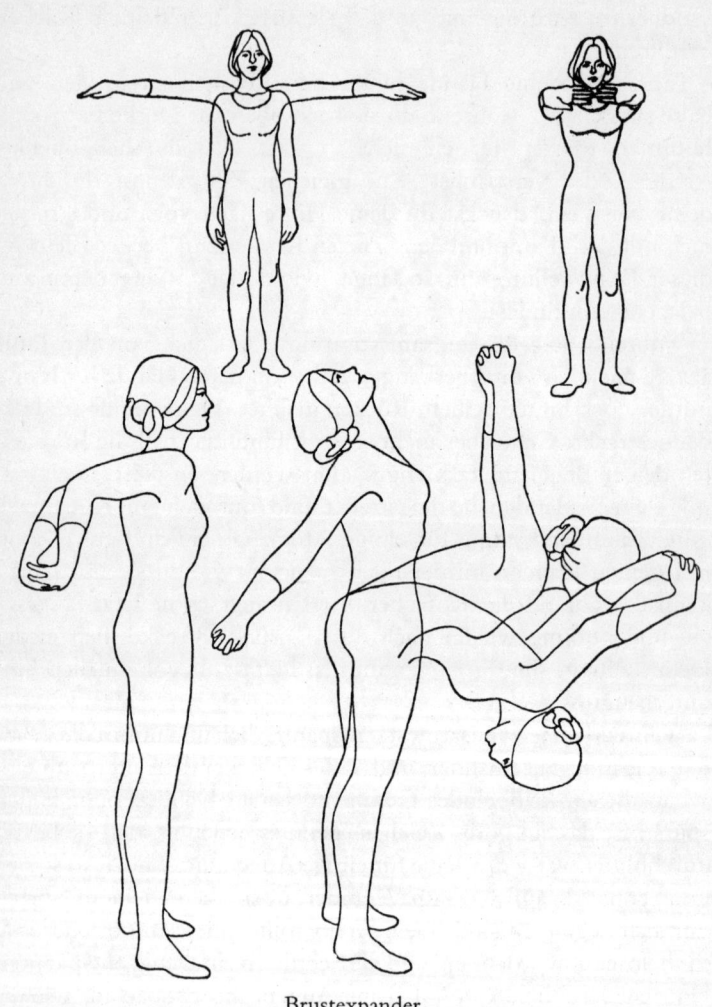

Brustexpander

serung deiner Körperhaltung bewirken und dir das Gefühl geben, lebendiger, wacher und energiegeladener zu sein. Beherrschst du diese Übung, so ist sie eine den ganzen Körper umfassende Meditation in der Bewegung, bei der du dich auf deinen Atemrhythmus konzentrierst und zugleich deinen Körper in einer anmutigen, fließenden Form bewegst.

B. Augen-Auflockerungsübungen:
Liegende Acht

Setze dich oder stelle dich bequem hin, blinzle, atme und klopfe sanft mit deinen Fingerkuppen entlang den Rändern der Augenhöhle, wie in Übungsabschnitt 2 beschrieben. Suche dir dann ein verschwommenes Objekt und umwandere es mit deinen Augen. Erinnere dich an die Übung «Ein Ding am besten sehen» und laß das Gesehene so deutlich und klar sein, wie es dir möglich ist, und akzeptiere dieses Bild als einen Teil von dir. Blinzle sanft, während du den Gegenstand mit den Augen umwanderst.

Such dir eine Wand, auf die du schauen möchtest, benutze wieder deine Nase als einen langen Zeigestock, mit dem du jetzt diese Wand berührst. Male mit deiner Vorstellung eine große «liegende Acht» (das mathematische Zeichen für unendlich) auf diese Wand. Während deine Augen der Spitze des Zeigestocks auf der Wand folgen, wie sie eine imaginierte Acht langsam und ruhig auf die Wand malt, bewegt sich dein Kopf von der Schädelbasis aus mit der wechselnden Blickrichtung deiner Augen. Vergiß dabei nicht, ruhig und regelmäßig zu atmen und zu blinzeln. Während du diese Bewegung machst, summe wie eine brummende Fliege, das hilft dir, leichter in diese Übung hineinzukommen. Spüre, wie sich dein Nacken entspannt, während du diese imaginäre, liegende Acht – oder das mathematische Zeichen für unendlich – auf die Wand malst.

Hast du den Eindruck, daß sich deine Augen dabei ruckweise vorwärtsbewegten und große Lücken in den Kurven der Acht entstanden? Die Übung soll deinen Augen helfen, ihre natürliche, vibrierende Beweglichkeit zurückzugewinnen, während sie den gekrümmten Linien der liegenden Acht folgen. Beginnt sich die Verspannung in den Augenmuskeln zu lösen, so wird auch die Vibration der Augenbewegungen feiner. Damit du dir schließlich ein Bild von dem betrachteten Objekt machen kannst, senden deine Augen, während du entlang der liegenden Acht gehst, Hunderte von kleinen Bildern in schneller Folge in das Gehirn.

C. Kurze Schwünge: Malschwünge

Die Schwingübungen sind vielleicht am besten geeignet, um die Augen wieder in einer ihnen angemessenen, natürlichen Art sich bewegen und vibrieren zu lassen. Es gibt kurze und lange Schwünge. Schwingübungen werden zum Teil mit offenen Augen gemacht, wie bei der liegenden Acht, oder mit geschlossenen Augen. Wie so viele Bates-Übungen scheinen auch die Schwingübungen so einfach zu sein, daß viele zunächst nicht glauben wollen, daß sie wirklich das Sehen verbessern können. Laß dich nicht von der Einfachheit täuschen; je länger und öfter du schwingst, um so besser. Du kannst von den Schwingübungen einfach nicht genug machen. Und je mehr du diese Übungen für dich zu einer konzentrativen, rhythmischen Bewegungsmeditation machst, um so mehr können sich die Augenmuskeln wieder entspannen und ihre natürliche, vibrierende Lebendigkeit zurückgewinnen.

In diesem Übungsabschnitt werden wir eine kurze Schwingübung machen, und in den späteren Übungsabschnitten folgen dann noch weitere Variationen. Diese Übung sollte spielerisch angegangen werden und nicht etwa als ernste Pflichtübung betrachtet werden. Genieße die Freude an der Bewegung und an der Selbsterfahrung deines Körpers und das Gefühl, neue Formen und Möglichkeiten vibrierender Lebendigkeit zu entdecken.

Die «Malschwünge», die wir in dieser Übung machen wollen, werden mit geschlossenen Augen durchgeführt. Laß vorher deine Augen noch mal in dem Raum, in dem du dich befindest, umherschweifen und die Farben und Gegenstände betrachten. Schließe dann deine Augen und betrachte das Gesehene vor deinem geistigen Auge. Stell dir jetzt bei geschlossenen Augen vor, daß an deiner

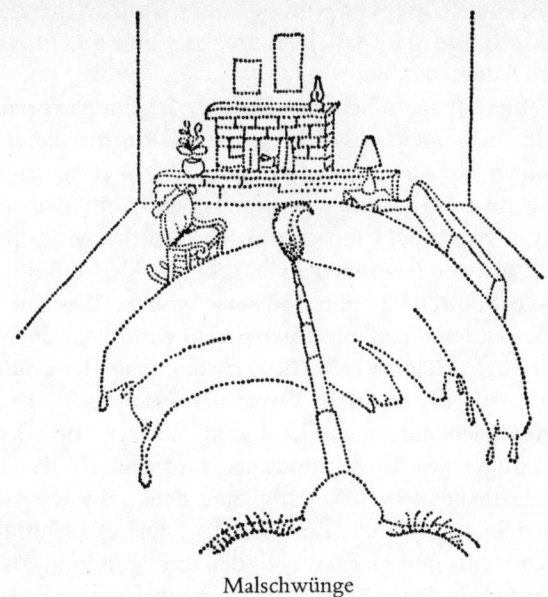

Malschwünge

Nasenspitze das eine Ende eines gewichtslosen, ausziehbaren Stiels eines großen, breiten Malpinsels befestigt ist. Mit diesem Malpinsel, der so weit reicht, daß er die zu bemalenden Gegenstände berührt, soll jetzt zunächst der ganze Raum übermalt werden. Wähle dazu irgendeine Farbe, Rot oder Blau beispielsweise, und beginne mit dem Übermalen in großen, breiten Pinselstrichen. Du kannst kurz vor deinem Stuhl damit beginnen. Während du mit jedem satten Pinselstrich die Gegenstände in großen Schwüngen übermalst, schwingt dein Kopf sanft mit dieser Schwingbewegung hin und her.

Laß die Pinselstriche allmählich länger werden und folge dem Pinsel, wie er Möbel, Wände, den Boden, den ganzen Raum mit einer schönen, kräftigen Farbe übermalt. Nimm dann eine andere Farbe, mit der du die alte übermalst. Lege so viele Farbschichten und neue Farben darüber, wie du noch Konzentration und Zeit hast, aber trage mindestens vier verschiedene Farben übereinander auf. Atme mit jedem Pinselstrich, so daß sich ein gleichmäßiger Rhythmus von Malschwüngen und Atem ergibt. Seufze dabei so oft du willst, um deine Malschwünge entspannt und gleichmäßig fließend zu halten.

Fehlsichtige haben oft Schwierigkeiten, sich Dinge vorzustellen, sei deshalb nicht gleich ungeduldig, wenn du dir die einzelnen Dinge nicht sofort vor deinem geistigen Augen ausmalen kannst. Auch wenn du dir vor deinem geistigen Auge kaum mehr als einen leeren Raum vorstellen kannst, so mache mit den Malschwüngen weiter und genieße das angenehme, wohltuende Gefühl im Kopf und Nacken, während du hin- und herschwingst. Was bereits über das Erlernen anderer Sehfähigkeiten gesagt wurde, gilt auch für das Visualisieren. Du kannst es nicht erzwingen, sondern du solltest Übungen machen, die den Visualisierungsprozeß Schritt für Schritt wieder lebendiger werden lassen. Während du schwingst, sind deine Augen geschlossen und entspannt, dein Kopf ist in einer gleichmäßig-fließenden Bewegung, und dein geistiges Auge betrachtet die Dinge, die du dir vorstellst. Dieses unaufhörliche, rhythmische Hin- und Herbewegen deines Kopfes und das innere Schauen ermutigt deine Augen, sich frei vibrierend zu bewegen, die Dinge wieder Stück für Stück aufzunehmen und zu umwandern, ohne dabei von der äußeren Welt in irgendeiner Weise gestört zu werden. Eine solche entspannte Seherfahrung kann wahre Wunder für eine Lockerung der verkrampften Augenmuskeln tun. Was du leicht feststellen kannst, wenn du die Malschwünge für einige Minuten oder vielleicht sogar für mehr als zehn Minuten machst und dann deine Augen wieder öffnest.

Wenn du die Augen wieder öffnest, schau dich im Raum um, während du anstrengungslos blinzelst, ruhig und regelmäßig atmest und dich entspannst. Wie siehst du den Raum jetzt? Wenn du besser siehst, hervorragend! Diese Übung läßt das Sehvermögen manchmal für kurze Augenblicke besser werden. Diese Verbesserungen nehmen, wenn du diese Übungen kontinuierlich weitermachst, an Dauer und Klarheit zu. Sei nicht entmutigt, wenn du bemerkst, daß sich dein Sehvermögen jetzt nicht schon wesentlich verbessert. Genieße statt dessen lieber die Erleichterung, die du in Kopf und Augen während dieser Übung spürst. Und richte deine

Aufmerksamkeit darauf, entspannter und energiegeladener, besser zentriert und in deiner Mitte ruhend zu sein. Dann wird sich dein Sehvermögen ganz allmählich von selbst verbessern.

Mach die Malschwünge, wo immer du einen Moment Zeit dafür hast. Schließe dann deine Augen, und übermale deine Umgebung mit deiner Lieblingsfarbe. Erinnere dich daran, nicht so sehr Details zu bemalen, die nur das freie Hin- und Herschwingen deines Kopfes behindern würden, sondern genieße es, in großen, satten Schwüngen die Farbe aufzutragen und überschwappen zu lassen.

Ein Variationsvorschlag: Male die liegende Acht bzw. das Unendlichkeitssymbol auf Wände. Oder male die Anfangsbuchstaben deines Namens oder was immer dir einfällt. Laß deiner Phantasie freien Lauf, das wird deine Augenmuskeln auflockern und deine Sehfähigkeit verbessern.

Vielleicht fühlst du dich irgendwie blockiert oder behindert, wenn du die Malschwünge oder andere Übungen in Gegenwart von Familienmitgliedern oder Freunden machen mußt. Sag ihnen, daß du ein Trainingsprogramm zur Sehverbesserung machst und der Malschwung eine Übung aus diesem Programm ist. Da über 50 Prozent deiner Freunde und Bekannten wahrscheinlich auch solche Übungen machen müßten, könnt ihr vielleicht eine kleine Selbsthilfegruppe bilden, die die Übungen gemeinsam macht.

D. Dein Augentagebuch

Schreibe in deinem Augentagebuch all die Frustrationen auf, die du während dieses Übungsabschnitts erlebtest. Ebenso, ob du irgendwelche kurzzeitige Sehverbesserungen bemerktest. Hattest du Freude an den Übungen? Hast du etwas über deine Fähigkeit zu visualisieren gelernt?

Am Anfang deines Augentagebuchs erinnerst du dich an den Zeitpunkt, als du zum erstenmal eine Brille bekamst, und du versuchtest zu beschreiben, wie du deine Brille heute empfindest. Für diesen Übungsabschnitt schlage ich dir eine Übung vor, bei der du den Anfang eines Satzes vervollständigen sollst, um deine Beziehung zu deinen Korrekturgläsern besser zu erforschen. Ich gebe dir den Anfang des Satzes, und du vervollständigst ihn, so wie du möchtest. Schreibe verschiedene Satzergänzungen auf, um verschiedene Satzbedeutungen zu erhalten. Schreibe auf, was immer dir in den Sinn kommt, mach keine Pause dabei, und denke auch nicht darüber nach, was du schreiben sollst. Diese Übung soll deutlich machen, was du beim Tragen von Korrekturgläsern fühlst, nicht was du dabei denkst. So schreibe alles auf, selbst wenn dir der erste Teil des Satzes unsinnig erscheint. Hier der Satzanfang:

Wenn ich nie wieder meine Korrekturgläser tragen würde (Brille oder Kontaktlinsen) . . .

Abschnitt 5

A. Körperübungen:
Progressive Muskelentspannung –
der «Schwamm»

Die Übung, die jetzt folgt, steht in der Yoga-Tradition und wird üblicherweise «Schwamm» genannt, da du bei der Übung, auf dem Boden liegend, Entspannung aufsaugst wie ein Schwamm das Wasser. Wenn du sie beherrschst, wirst du ganz ruhig auf dem Boden liegend einen Zustand vollständiger körperlicher und geistiger Entspannung erreichen; das wird dir insgesamt sehr guttun und auch deine Augen werden sich dabei erholen. Diese Übung eignet sich besonders gut zur abendlichen Entspannung, um in den Schlaf zu gleiten, sie kann aber auch, wenn du sie zu anderen Tageszeiten machst, eine ausgesprochen energetisierende Wirkung haben.

Du brauchst für diese Übung einen ruhigen Platz, an dem du für ungefähr zwanzig Minuten sicher bist, nicht gestört zu werden. Wenn dich deine Kleidung behindert, solltest du sie lockern oder ablegen. Dann leg dich auf den Rücken, auf eine relativ feste, aber

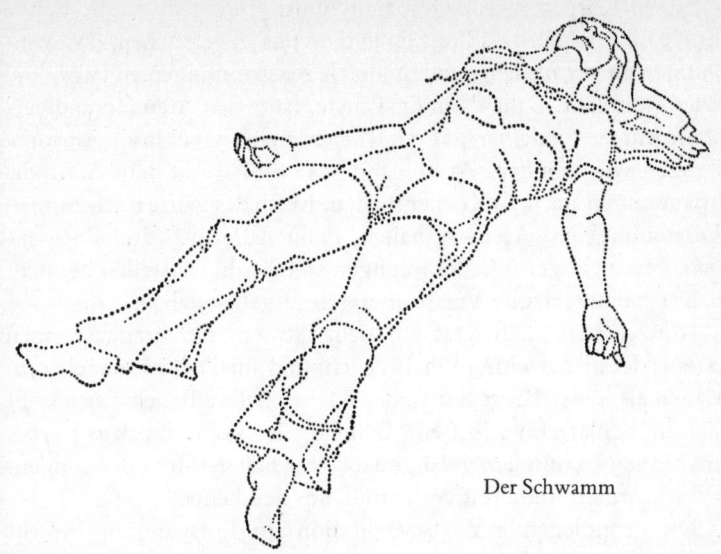

Der Schwamm

gepolsterte Unterlage. Hole einige Male tief Luft und vergewissere dich, ob du gerade und ausgestreckt liegst: Hebe deinen Kopf noch einmal hoch, schau auf deine Beine und verändere deine Lage so, wie es dir richtig erscheint. Es ist eigentümlich, daß wir uns oft gerade fühlen, obwohl wir in Wirklichkeit schief daliegen.

Liege ganz entspannt, deine Beine liegen bequem und haben etwas Abstand voneinander; deine Füße fallen zur Seite, und deine Arme liegen ebenfalls entspannt, die Handflächen weisen nach oben. Wenn dich in dieser Position dein unterer Rücken schmerzt, zieh die Knie an und drück mit deinen Hüften nach unten, so daß sich dein ganzer Rücken eng an deine Unterlage anschmiegt. Wenn du in dieser Weise ein paar Minuten deinen Rücken an den Boden gedrückt hast, kannst du deine Knie wieder hinlegen und überprüfen, ob sich die Schmerzen verringert haben. Wenn nicht, machst du die Übung besser mit angezogenen Knien, denn wenn dir dein Rücken weh tut, ist es dir unmöglich zu entspannen.

Mach nun die Augen zu und konzentriere dich auf dein Körpergefühl. Achte darauf, ob du dich möglicherweise noch in irgendwelchen Körperteilen angespannt fühlst. Bevor du in die tiefere Entspannung gehst, solltest du in diesem Fall versuchen, die Spannungen zu vermindern, indem du Gegenspannungen erzeugst und wieder freiläßt. Balle dann die Fäuste, halte den Atem an und versteife kurzzeitig deinen ganzen Körper; mach dabei so angespannte Fratzen wie möglich. Atme dann aus und laß mit dem Atem die Spannungen aus dem Körper fließen. Mach das ganze noch einmal: Versteifung und Atem-Anhalten, dann Ausatmen und Entspannen. Nach einigen Wiederholungen solltest du feststellen können, daß sich einige deiner Verspannungen aufgelöst haben.

Konzentriere dich jetzt auf dein Atmen. Du brauchst einen Atem, der gleichzeitig mühelos leicht und auch tief ist, der eher im Bauch als in der Brust stattfindet. Dieses tiefere Bauchatmen stellt sich im Schlaf von selbst ein. Ohne die Muskeln des Brustkorbes anspannen zu müssen, gelangt dabei viel Sauerstoff in die Lungen. Dieses Atmen sollte fast völlig mühelos geschehen.

Die grundlegende Yoga-Meditation zur Entspannung besteht darin, sich zu vergegenwärtigen, wie Energie beim Einatmen in den Körper strömt und Spannungen beim Ausatmen aus ihm herausfließen. Das ist eine sehr wichtige Meditation, die du unbedingt erlernen solltest. Sie hilft dir bei der Übung «Schwamm», aber auch bei jeder anderen Gelegenheit, wenn du merkst, wie sich in dir Spannungen aufbauen, von denen du dich befreien willst.

Mit geschlossenen Augen gehe jetzt dazu über, dich auf deine Zehen zu konzentrieren. Versuche, für jeden einzelnen Zeh ein Gefühl zu bekommen. Stell dir dann vor, daß sich in den Zehenspitzen ein warmes und entspanntes Gefühl entwickelt. Gib diesem Gefühl die Möglichkeit, sich in deinen Zehen auszubreiten. Bewege deine Füße jetzt ein ganz klein wenig und fühle, wie sie anfangen, in dieses entspannte, warme Gefühl zu kommen und dabei immer weicher und gelöster werden.

Gib dem warmen, entspannten Gefühl weiter die Möglichkeit, in deine Knöchel zu fließen und dann hinauf in deine Wadenmuskeln. Wenn du irgendwo Widerstand gegen den Fluß der Entspannung spürst, dann spanne die widerstrebenden Muskeln an und entspanne sie wieder, so wie du es vorher mit deinem ganzen Körper gemacht hast. Bleibe in Verbindung mit deinem Atem, indem du die Spannungen ausatmest, und laß weiterhin Entspannung mit jedem Atemzug in dich einströmen. Auch in deinen Knien kann sich jetzt das wärmende Gefühl ausbrciten.

Lenke jetzt deine Aufmerksamkeit auf deine Oberschenkel und laß auch dort die Spannungen wegfließen. Laß es zu, daß deine Muskeln sich immer weiter und tiefer entspannen, Schicht für Schicht, bis sich in dir ein Gefühl dafür einstellt, daß du mit dem Boden verschmilzt und langsam in ihn einsinkst.

Laß in deiner Phantasie zu, daß deine Hüftgelenke locker und offen sind und immer weicher werden. Stell dir vor, daß die Entspannung in deine Geschlechtsteile kommt und dich dort ein schönes und entspanntes Gefühl durchströmt. Das Wohlsein laß nun ganz in dich einfließen, indem du nun einige Male dein Becken kippst und wiegst. Vergewissere dich, daß sich alle Muskeln in diesem Bereich entspannen und in diese Stimmung von innerer Ruhe und schöner Stille eintauchen können.

Laß dieses sanfte Fließen nun auch in deinen Bauch und unteren Rücken eindringen. Fühle wieder deinen Atem, wie er jetzt durch und durch angenehm und unbeschwert fließen kann. Laß die Spannungen abfließen, die du noch verspürst, und spüre dich in das Gefühl hinein, daß du jetzt fast schwerelos bist. Auch deine inneren Organe entspannen sich. Gib der Entspannung die Möglichkeit, an deiner Wirbelsäule entlang hochzufließen, und entspanne dabei jetzt auch die Muskeln, die sich beiderseits von ihr befinden.

Dein Brustkorb hebt und senkt sich mühelos.

Dein Herz schlägt ohne Mühe und Anspannung, es macht ruhig seine Arbeit, braucht sich dabei aber nicht anzustrengen.

Deine Lungen nehmen Energie auf und lassen Spannung heraus.

Deine Schultern entspannen sich auch, weil deine Brust sich jetzt insgesamt dem Gefühl von Entspannung, von Helligkeit und Sicherheit erschließt.

Gehe mit deiner Aufmerksamkeit jetzt zu deinen Fingerspitzen, wo sich nun langsam Entspannung und Wärme zu entwickeln beginnt. Laß jeden einzelnen Finger in deine Aufmerksamkeit eintreten und versuche herauszufühlen, wie das Blut in einem warmen Strom von Entspannung und Wohlbefinden in ihnen pulsiert. Deine Hände können sich unbeschwerter anfühlen, sowie sie mit der Entspannung in Berührung kommen und frei werden von den abfließenden Spannungen. Gib dem Gefühl die Möglichkeit, in deine Arme hochzusteigen, die ganze Strecke bis zu deinen Schultern zu durchziehen; die Spannungen deiner Muskeln zerstreuend. Auch deine Schultermuskulatur ist jetzt noch mehr entspannt, und du fühlst deinen gesamten Körper, wie er im Zug der Erdanziehung mitzufließen beginnt und ganz ruhig und still mit dem Fußboden verschmilzt.

Komm jetzt in Kontakt mit deinen Muskeln im Nacken und Halsbereich. Atme aus mit einem kaum hörbaren Seufzer und laß die Anspannungen deiner Stimmbänder damit heraus.

Entspanne den Kiefer. Wenn du willst, kannst du ihn leicht bewegen, um seine Entspannung zu fördern. Laß deinen Unterkiefer frei und entspannt nach unten fallen. Auch Beklemmungen in deiner Zunge kannst du lösen, wenn du dort das Gefühl angenehmer Entspannung zuläßt. Auch deine Lippen; laß sie entspannen, wenn du wieder seufzst.

Deine Wangenmuskeln entspannen sich, und auch der Bereich, wo du mit deinem Kopf auf dem Fußboden liegst, fühlt die Entspannung. Deine Kopfhaut entspannt sich. Vielleicht magst du ein wenig Grimassen schneiden, um mit deinem Gesicht und mit deinen Augen in Kontakt zu kommen. Spanne es an und laß die Spannung aus dem Gesicht, wenn du wieder locker läßt. Die ganze Entspannung, die nun deinen Leib ausfüllt, fließt jetzt hoch und erfüllt deinen Kopf und erreicht deineAugen, wo sie sich als leicht zitterndes Gefühl von Entspannung bemerkbar macht und deine Augen mit einer tiefgehenden Empfindung von Frieden und Ruhe erfüllt.

Durch deinen ganzen Körper spürst du jetzt die Entspannung als ruhiges Glühen. Auch dein Geist, deine Seele ist miteingeschlossen, wenn dein Atem dein Bewußtsein, dein bewußtes Sein, auffüllt und deinen Geist von jedweden Gedanken oder Erwartungen löst. Du bist ganz entspannt, im Einklang mit dir, zufrieden.

Du bist ganz da, und alles ist mühelos, während du so daliegst. Dein Atem versorgt dich mit Energie und Wohlbefinden. In diesem entspannten Zustand kannst du so lange bleiben, wie du willst. Wenn du dich entschieden hast aufzustehen, wird sich dein Atem beschleunigen, deine Augen werden sich öffnen, und in einem tiefen

Gähnen und Strecken wirst du von oben bis unten mit befreiter Energie erfüllt werden.

Mit offenen Augen und deinem Körper ganz in Ruhe, gestatte es dem Licht, in deine Augen zu kommen, dein Gehirn zu durchfluten, um dir noch mehr Entspannung und Energie zu bringen. Laß das Licht also in dich ein, ohne irgend etwas dafür zu tun. Erlebe einfach dein Sehen, jetzt, da deine Augen frei von allen Sorgen und Anspannungen sind. Versuche bei diesem Gefühl zu bleiben, wenn du dich ruhig aufsetzt und die Übung beendest.

Was du gerade an deinem ganzen Körper erfahren hast, ist genau das, was besonders deinen Augenmuskeln fehlt. So, wie dein Gehirn es lernt, sich auf die Wadenmuskeln oder auf einen Finger zu konzentrieren, genauso kann es seine Konzentration auf einen der äußeren Augenmuskeln einstellen, so daß die Entspannung dorthin kommt, wo du sie am dringendsten benötigst.

B. Augen-Auflockerungsübungen: Akkommodation – die «Peitsche»

In dieser Übung werden wir uns mit der Akkommodation beschäftigen, die die Veränderung des Brennpunktes des Auges von nah nach fern und umgekehrt bewirkt. Wie ich weiter vorne geschrieben habe, ist das Problem unter Wissenschaftlern noch offen, wie die Akkommodation passiert, ob allein die Augenlinse sie bewirkt oder auch die Muskeln, die den Augapfel umschließen, indem diese die Form des Augapfels in die Kürze stauchen bzw. in die Länge ziehen.

Welche Seite man in diesem Streit auch einnehmen mag (ich für mein Teil glaube, daß beide Faktoren beteiligt sind), fest steht die Unfähigkeit zur Akkommodation des kurz- wie auch des weitsichtigen Auges. Übungen wie die «Peitsche» dienen der allmählichen Verbesserung der Akkommodationsfähigkeit.

Da diese Übung ziemlich anstrengend für deine Augenmuskeln sein wird, ist es wichtig, anschließend zu palmieren. Diese Abfolge, erst die Übung selbst zu machen und dann zu palmieren, halte ich für so grundlegend, daß du sie bei allen Übungen beibe-

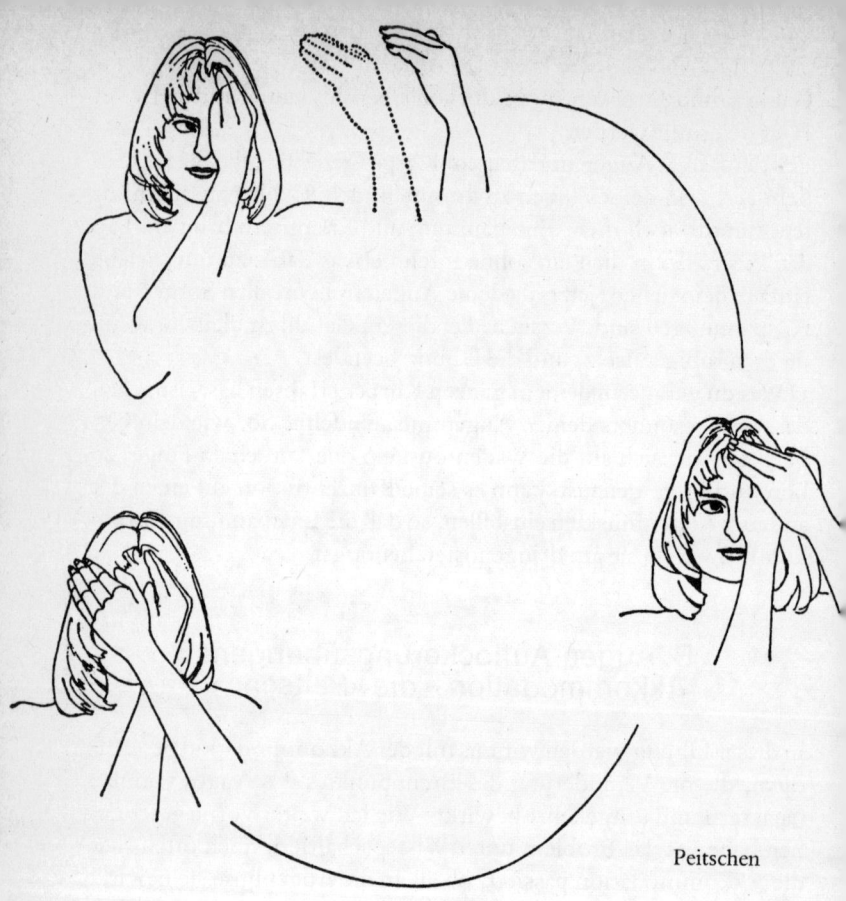

Peitschen

halten solltest. Das ist auch eine ähnliche Vorgehensweise wie beim «Schwamm», bei der du auch deine Muskeln zunächst extrem angespannt und dann entspannt hast. Das gleiche kannst du mit deinen Augenmuskeln erreichen, wenn du zuerst die «Peitsche» machst und dann palmierst. Einer der wesentlichen Gründe dafür, daß bestimmte Standardübungen der Optometrie keine größeren Erfolge haben, ist, daß zwanzig Minuten lang anstrengende Augenübungen gemacht werden, ohne gleich darauf eine Zeit vorzusehen, in der die Augen durch die starke Heilkraft des Palmierens wieder entspannen können.

Die «Peitsche» ist eine Übung, die sowohl bei Presbyopie (Altersweitsichtigkeit) als auch bei starker Myopie (starke Kurzsichtigkeit) regelmäßig durchgeführt werden sollte. Versuch es eine Zeitlang mit dieser Übung, auch wenn du anfangs keine spürbare Verbesserung bemerkst, denn die Übung setzt genau bei den chronisch verspannten Muskeln an, die gerade durch das fortwährende Brillentragen zu träge geworden sind, um sofort darauf anzusprechen.

Hast du ein schwächeres und ein stärkeres Auge, oder sind deine Augen im wesentlichen gleich? Wenn ein Auge schlechter ist als das andere, wird es wichtig für es sein, daß du diese Übung in den nächsten Wochen oft machst. Anschließend solltest du es dann durch Palmieren jeweils wieder entspannen. Arbeite dann aber auch mit dem anderen Auge.

Zuerst legst du deine rechte Hand auf dein linkes Auge, dabei halte aber beide Augen offen, so daß sie sich zusammen bewegen können und auch der Lidschlag gleichzeitig passiert. Du kannst jetzt die Übung mit dem linken Arm und dem rechten Auge beginnen. Halte deine linke Hand möglichst weit links, ohne sie aus dem rechten Augen zu verlieren. Beobachte genau deine linke Handfläche dabei, wie du sie in einem mittelmäßigen Tempo an dein rechtes Auge heranführst. Führe dann die Hand langsam bis auf wenige Zentimeter vor dein Auge, und bring sie dann wieder relativ schnell auf die entfernteste Position. Beobachte eine bestimmte Linie in deiner Handfläche, damit dein Auge einen Anhaltspunkt hat, auf den es sich scharf einstellen kann.

Auch wenn die Linie nicht klar erkennbar bleibt, wenn du die Hand heran- und dann wieder wegführst, wird dein Auge doch weiter fokussieren. Das ist eine ganz schön anstrengende Arbeit für die an der Akkommodation beteiligten Muskeln; du kannst es vielleicht auch als Anspannung in deinem Auge fühlen. Bleib deshalb möglichst entspannt durch regelmäßiges, tiefes Atmen und vergiß nicht, oft zu blinzeln. Wenn du es zehn- oder zwölfmal mit dem einen Auge probiert hast, tausche die Seiten und übe mit dem anderen Auge weiter. Bleib bei der Übung einige Minuten, bis deine Konzentration nachzulassen beginnt, und palmiere anschließend, bis du keine Anspannung mehr spürst.

Ich kann die Wichtigkeit dieser Übung nicht genug betonen. Sie ist besonders gut für Altersweitsichtige, denen eingeredet wird, sie hätten einfach zu alte, unelastische Linsen. Wenn du die Übung zum erstenmal machst, kann sie auf dich sehr anstrengend wirken, aber wenn du sie erst einmal richtig für dich erforscht hast, kann sie auch Spaß machen, und du wirst länger mit ihr üben können und wollen. Du solltest aber nicht länger als fünf Minuten mit jedem Auge hintereinander üben.

C. Finger-Fusion

Auch die folgende Übung soll die Augen zur besseren Zusammenarbeit anregen. Halte einen Zeigefinger in einem Abstand von etwa 30 cm vor dein Gesicht, den anderen dahinter, in etwa doppelter Distanz. Guck zuerst auf den Finger, der dir näher ist. Was passiert? – Du siehst zwei Finger hinter dem ersten, auf jeder Seite einen.

Laß dein Interesse nun zu dem weiter entfernten Finger übergehen, und du wirst bemerken, daß nun aus dem ersten Finger scheinbar zwei geworden sind. Wiederhole das fünf-, sechsmal und sei aufmerksam dafür, wie sich dieser Vorgang für deine Augen anfühlt. Dann schau an beiden Fingern vorbei in die Ferne, und beide werden sich scheinbar verdoppeln. Das sieht jetzt für dich aus wie zwei ineinandergestellte Tore. Nun wiederhole das in dieser Reihenfolge fünfmal. Von dem ersten Finger zum zweiten und dann wieder in die Entfernung. Dann schirme die Augen wieder so lange ab, bist du meinst, daß sie sich erholt haben.

Nun stell dein Auge wieder auf den ersten Finger ein und versuch deinen Blick nicht zu verändern, wenn du den Finger jetzt aus deinem Blickfeld nimmst; dabei sollten die beiden Phantomfinger im Hintergrund weiter sichtbar bleiben. Versuche die Phantombilder bis zu einer Minute lang festzuhalten. Mach die Übung etwa fünf Minuten täglich.

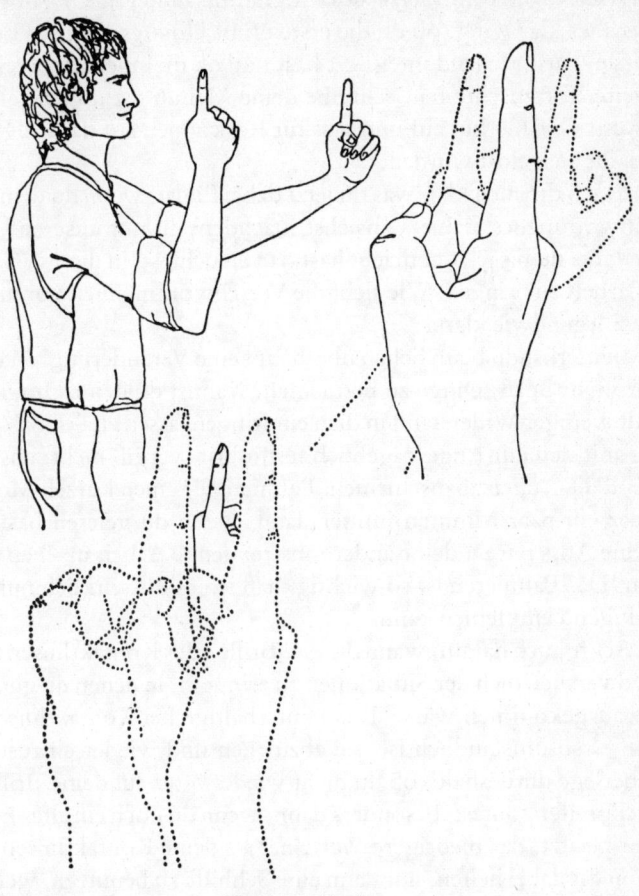

Die Finger-Fusion

D. Dein Augentagebuch

Wir haben jetzt ein Viertel des Programms hinter uns. Damit du dir darüber klar wirst, ob du die ersten fünf Übungen deinen Bedürfnissen entsprechend integriert hast und ob du innerlich bereit bist, weiter fortzuschreiten, schreibe deine Meinung zum ganzen Programm bis hierhin auf und was für Reaktionen auf das Programm bei dir ausgelöst wurden.

Mach dir auch klar, was du jetzt dabei fühlst, wenn du dein «verschwommenes Gebiet» ansiehst, nachdem du mit unseren Übungen, die du bis jetzt gemacht hast, ja versuchtest, in dieses «Gebiet» Klarheit zu bringen. Wie sieht die Verschwommenheit vor dir jetzt aus? Irgendwie klarer?

Bemerkst du beim Sehen überhaupt eine Veränderung? Macht es dir mehr Spaß, Dinge zu betrachten? Kannst du deine Umgebung mit weniger Widerstand in dich eindringen lassen? Jedesmal, wenn du mit deinem Augentagebuch fertig bist, vergiß nicht, anschließend die Augen abzuschirmen. Palmiere für einen kurzen Moment oder ein paar Minuten immer dann, wenn du gelesen hast oder deine Augen irgendeine andere anstrengende Arbeit machen mußten. Das Palmieren ist so wichtig, daß ich es dir wirklich nur ganz dringend empfehlen kann.

Achte auch darauf, wann du eine Brille oder Kontaktlinsen trägst und versuch dich der Situationen zu erinnern, in denen du gut ohne sie ausgekommen wärst. Das Hinterhältige bei Kontaktlinsen ist, daß es so umständlich ist, sie abzulegen und wieder einzusetzen. Überlege dir deshalb, ob du nicht wieder öfter auf deine Brille zurückgreifen solltest, besonders dann, wenn du noch ein altes Exemplar besitzt, das niedrigere Werte hat als deine Kontaktlinsen. Das kann dir dabei helfen, nur dann eine Sehhilfe zu benutzen, wenn du ohne sie nicht klarkommst.

Ich sollte noch sagen, daß ich kein wirklicher Feind von Brillen bin. Sie erfüllen überall da ihren Sinn, wo du zur ästhetischen Freude am Sehen oder aus deinen Alltagsnotwendigkeiten heraus eine klare Sicht brauchst. Mach dir auch klar, daß eine ausreichende Sehkraft in keiner Weise ein «vollständiges» Sehen mit sich bringen muß. Der Sehsinn soll es ermöglichen, die Umgebung auf eine einerseits ästhetisch befriedigende, aber auch praktisch wirksame Art und Weise zu erfassen. Und wie du bereits weißt, ist es meine Überzeugung, daß ganzheitlich betrachtet der natürliche Weg der beste ist. Sehhilfen sind nicht an sich schlecht, sie hemmen nur den natürlichen Fluß der Augenbewegungen.

Abschnitt 6

A. Körperübungen:
Gesichts- und Aufwachmassage

Alexander Lowen bemerkt in seinem ausgezeichneten Buch «Bioenergetik», daß wir Augenverspannungen sehr schnell abbauen könnten, wenn wir nur in der Lage wären, direkt die Augenmuskeln zu massieren, so wie wir es mit den Muskeln anderer Körperteile tun können. Es ist aber nun einmal so, daß der direkte körperliche Eingriff unmöglich ist, weil die meisten Muskeln, die das Auge umschließen, nicht von außen erreichbar sind. Wir werden aber dennoch in dieser Übung eine Reihe von Massagetechniken kennenlernen, die den Augen direkt helfen können.

Alleine ausgeführt oder mit jemandem zusammen, Massage bewirkt eine körperliche sowie psychische Entspannung und bietet sich uns somit als eines der schönsten Hilfsmittel zur Gesundung im ganzheitlichen Sinne an. Das Auflegen der Hände drückt schon direkte Anteilnahme und Liebe aus, außerdem unterstützt es den Blutkreislauf und bewirkt eine Muskelentspannung. Die Aufwachmassage, die wir in dieser Übung kennenlernen, ist eine Selbstmassage, womit du deine Augen morgens sofort wissen läßt, daß du ihnen helfen willst. Mit dieser aus vier Teilen bestehenden Massage kannst du dir, besonders morgens kurz nach dem Aufwa-

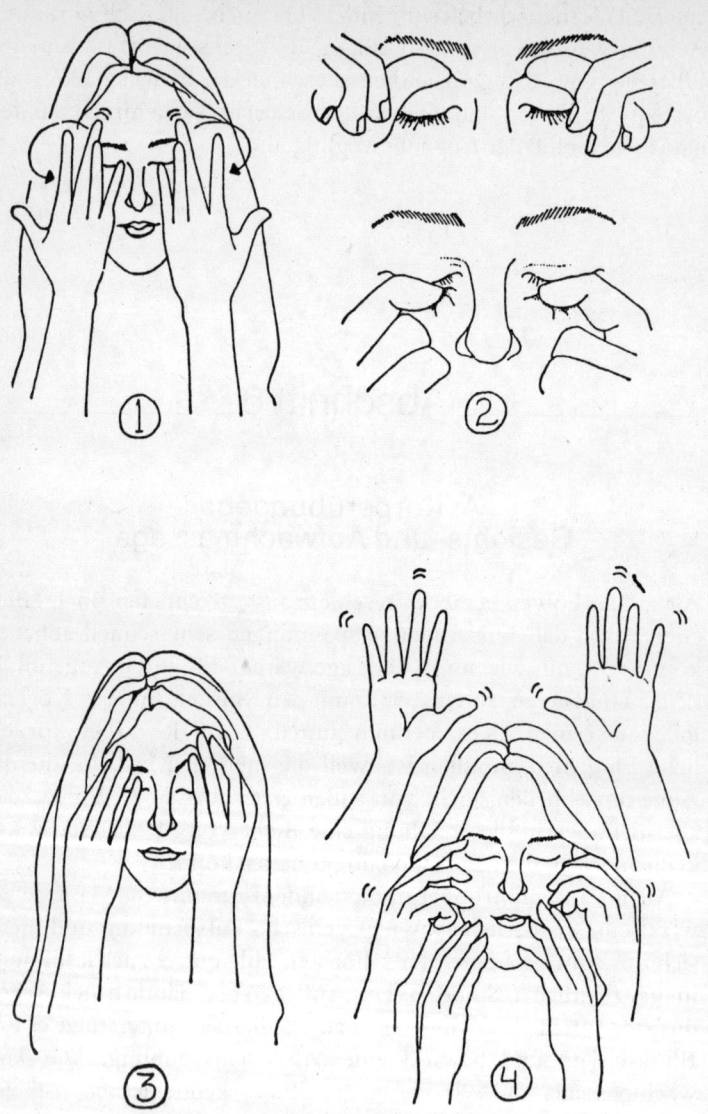

Aufwachmassage

chen, etwas Gutes tun, aber du kannst sie auch zu jeder anderen Tageszeit anwenden.

Bevor du anfängst zu massieren, leg dich auf den Rücken und genieße es ausgiebig, dich wohlig zu räkeln und zu strecken, gähne intensiv und sieh zu, daß du deinen Körper einfach das machen läßt, wonach ihm gelüstet. Durch all das sollte jetzt dein Atem tiefer und der Kreislauf angeregt worden sein.

Der erste Massageschritt besteht darin, daß du bei geschlossenen Augen mit deinen Mittelfingern ganz sanft die Knochen um dein Auge herum beklopfst. Am besten wirkt das, wenn du dabei nur die Fingerspitzen gebrauchst. Klopf dabei von der oberen Innenseite der Augenhöhle aus einmal ganz um das Auge herum und dann noch einmal in umgekehrter Richtung. Mach das etwa zehnmal mit schnellen und festen Klopfbewegungen. Möglicherweise ist das gerade ein besonders empfindliches Gebiet bei dir, das du jetzt abklopfst, und deshalb kann es sein, daß es dich ein wenig schmerzen wird.

Gib diesem überempfindlichen Bereich um deine Augen herum aber diesen Anreiz. Klopf dabei andererseits auch nicht so stark, daß du dir durch unkontrolliert harte Behandlung echte Schmerzen bereiten würdest. Durch diese Stimulation soll den Ursachen der Überempfindlichkeit begegnet werden (ähnlich geht die Akupressurbehandlung, die in einem späteren Abschnitt behandelt wird, vor), dadurch daß Blutversorgung und Energiefluß in diesem Bereich angeregt werden. Achte beim Abklopfen auf deinen Atem, damit mehr Sauerstoff durch deinen Körper fließen kann und du durch diese Meditation gelöst und gut vorbereitet in den Tag gehen kannst. Ich persönlich singe oder summe auch oft kleine Melodien, wenn ich durch den Wecker gerade aus dem tiefsten Schlaf gerissen worden bin und mein Atem deswegen etwas flach ist. Auch ausgiebig lange und laut zu gähnen ist frühmorgens sehr ratsam, weil dadurch die Augen befeuchtet werden.

Nun öffne die Augen, blinzle dabei, komm zu deinem Atem und schau dir die Zimmerdecke an. Wie klar ist an diesem Morgen dein Sehen? Wenn du morgens als erstes versuchst zu überprüfen, wie es um dein Sehen bestellt ist, indem du es immer an der gleichen Stelle überprüfst, wie z. B. an deiner Zimmerdecke, so kannst du es mit der Zeit unterscheiden lernen, ob deine Träume anstrengend waren für deine Augen, oder ob sie ihnen Entspannung geschenkt haben.

Wie sich deine Träume auf deine Augen ausgewirkt haben, darüber sollte man sich jeden Morgen klarwerden. Wenn du das tust, kannst du ihnen mit dieser Massage oder anderen Übungen sofort helfen, von den Spannungen loszukommen.

Für den nächsten Schritt mußt du die Augen wieder zumachen.

Gehe mit deinen Daumen von demselben oberen, innen gelegenen Punkt aus wie bei dem vorigen Schritt, wobei du jetzt aber deine Augenbrauen ein wenig hochziehen mußt, damit sich deine Daumen unter deine oberen Augenwölbungen einfügen können. Übe dabei keinen direkten Druck auf die Augäpfel selbst aus (das gilt als Grundregel für alle Übungen dieser Art, obgleich einige «radikale» Verfahren der Sehverbesserung mit diesem Druck arbeiten). Mach einfach nur kleine, kreisende Bewegungen mit den Daumen den oberen Augenknochen entlang nach außen. Wenn du bestimmte Punkte spürst, die besonders empfindlich reagieren, nimmt dir mehr Zeit für sie und behandle sie besonders liebevoll und einfühlsam. Achte auch darauf, ob diese Punkte nach einiger Zeit weniger empfindlich werden. Bleibe eine Minute oder länger bei dieser kreisenden Massage, bei der du immer von neuem um deine Augen herumfährst. Jetzt sollten deine Augen befeuchtet sein und sich erfrischt anfühlen. Öffne sie und guck wieder an die Decke, ob sie dir jetzt klarer erscheint als vorhin. Geh dabei mit deinem Atem, vergiß auch das Umwandern nicht, und bring deine Augen dazu, sich zu bewegen.

Im dritten Schritt unserer Aufwach-Massage erreichen wir nun die Stirn. Leg die Hände so auf sie, daß die Daumen an der Schläfe aufliegen und die kleinen Finger sich über der Nase genau zwischen den Augen berühren. Dann streiche mit den Fingern immer abwechselnd bis zum Haaransatz über die Stirn. Streich nicht nach unten, sondern immer kräftig nach oben, immer abwechselnd: rechts und links und rechts und links. Drück dabei aber nicht zu sehr auf. Weil die Stirn bei Fehlsichtigen oft chronisch angespannt ist durch das In-Falten-Legen und das nach unten gerichtete «Zusammenkneifen», tut hier eine regelmäßige Massage wirklich not, die die ganze Partie entspannt und die beteiligten Muskeln daran «erinnert», daß sie sich nicht über den Augen verspannen sollen. Nach etwa einer Minute oder länger sollte sich deine Stirn wieder wärmer anfühlen, gelockert und aufgefrischt. Während der Übung atme tief und kräftig durch und laß auch ein ausgiebiges Gähnen kommen, du kannst dabei auch brummen oder stöhnen. Du mußt eigentlich nur aufpassen, daß du dich vor lauter Begeisterung nicht wund reibst!

Um die noch übriggebliebenen Spannungen zu lockern und eine eventuell noch zu geringe Durchblutung zu verbessern, streich zum Abschluß unserer Aufwachmassage vom Kinn aus locker mit deinen Fingern über das ganze Gesicht und schüttel die aufgenommenen Spannungen dann mit einem Schnippen der Finger in die Luft. Über den letzten Punkt – das Ausschütteln der Hände – besteht ziemlich viel Streit. Es geht davon aus, daß durch das Streichen der Hände über ein verspanntes Körperteil negative Energie aufgenommen wird, die dann abgeschüttelt wird. «Rein wissenschaftlich» kann dir keiner genau erklären, was passiert, wenn du das machst; aber wenn du darauf gut ansprichst, braucht es dich ja nicht zu beunruhigen, ob es nun wissenschaftlich bewiesen werden kann oder nicht. Versuche es mit der Übung, so wie ich sie beschrieben habe, schau, ob sie dir in dieser Form nutzen kann, und beurteile die Wirksamkeit dann aus deinen eigenen Erfahrungen heraus.

Während du fünfzehnmal dein Gesicht leicht von unten nach oben mit den Fingern berührst, solltest du dabei nicht direkt über deine Augen gehen. Deine Gesichtshaut sollte nach der Massage ein wenig kribbeln und sich lebendiger anfühlen. Viele Leute geben ihre Morgenzigarette oder ihre Tasse Kaffee auf, weil sie allein schon durch diese Massage auf natürliche Weise eine allgemeine Aktivierung erfahren, ein Gefühl, wacher, lebendiger und energiegeladener zu sein. Versuche, ob du nicht auch versuchen kannst, auf diesem Wege mit dem Tagesablauf zu beginnen. Darüber hinaus solltest du diese Massage zu jeder Tageszeit machen, wann immer du Verspannungen in den Augen und im Gesicht spürst. Die Aufwach-Massage ist ein Beispiel für jene, scheinbar so einfachen, kleinen Übungen, die dir auf deinem ganzheitlichen Weg zu besserem Sehen eine große Hilfe sein können.

B. Augen-Auflockerungsübungen:
Kontakt mit dem verschwommenen Bild;
Palmieren

Setz dich bequem hin und schau umher. Während du noch so umherschaust, stelle bei dir fest, welche schlechten Sehgewohnheiten du im Moment hast, und mach dann die Übungen, die du gelernt hast, um sie zu korrigieren. Verändert sich dein Sehen? Was ist heute mit deinem Sehen überhaupt los? Wie angespannt fühlen sich deine Augen an? Wollen sie eigentlich sehen, was um sie herum passiert, oder spürst du in ihnen einen inneren Widerstand?

Palmiere für ein paar Minuten, atme dabei entspannt und tief durch, geh in deinen Atem und bleib ganz ruhig in der warmen Dunkelheit hinter den vorgehaltenen Händen und deinen geschlossenen Augenlidern.

Öffne nun wieder die Augen und sieh dich abermals um. Blinzle, atme, umwandere, entspann dich, schau umher. Wie hat sich dein verschwommenes Sehen verändert?

Schließe wieder die Augen, palmiere noch mal für einige Minuten und frage dich dabei: «Was ist da draußen, wovor ich Angst habe, es zu sehen?» Denke über diese Frage nach und beachte dabei vor allem, was dir spontan in den Kopf kommt; achte dabei nicht auf deine Rationalisierungen, denn du wirst dir sagen wollen, daß deine Gefühle «Unsinn» sind. Wahrscheinlich wirst du bemerken: du hast nichts weiter zu befürchten als deine eigene Furcht!

Öffne nun wieder die Augen und sag zu dir selbst, daß du keine Angst hast vor dem, was da draußen los ist. Sag es dir einige Male zu deiner eigenen Versicherung und achte darauf, ob sich dein Sehen bei diesem beruhigenden Gedanken verändert.

C. Akkommodation:
Nah-Fern-Karten; Palmieren

Die folgenden Übungen sind fast die wichtigsten und bedeutsamsten für dein Sehen. Ich nenne die Übungen die «Nah-Fern-Karten-Übungen». Die Übungen verbessern die Akkommodation, die Fähigkeit also, den Brennpunkt von nah nach fern zu verstellen oder umgekehrt, wenn du hyperopisch (weitsichtig) bist.

Die Nah-Fern-Karten findest du auf den nächsten Seiten. Die Karte mit den großen Buchstaben, also die Fernkarte, heftest du an eine Wand, und zwar in einer solchen Entfernung, daß die Buchstaben nicht total, aber doch merklich verschwimmen. Wenn du weitsichtig bist, wirst du die Karte an der Wand natürlich einwandfrei sehen können, dann machst du die gleiche Übung im umgedrehten Sinn wie bei der Myopie (Kurzsichtigkeit). Setz dich mit der Nahkarte, das ist die mit den kleineren Zeichen, bequem an eine Stelle, von der aus du die verschwommenen Zeichen noch erkennen kannst. Die Übung besteht darin, daß du zuerst das erste Zeichen auf der Karte anguckst, auf der dir die Zeichen nicht verschwimmen, um dann schnell auf das gleiche Zeichen auf der für dich verschwommenen Karte überzuwechseln. Streng dich dabei nicht an, guck nur genau dahin, wo sich das Zeichen befindet. Geh dann schnell wieder zurück auf die für dich klare Karte zum zweiten Zeichen und wechsel dann wieder zur anderen Karte über, ebenfalls zum zweiten Zeichen. Mach das bei den nächsten Zeichnungen immer genauso wie eben beschrieben, bis deine Konzentrationsfähigkeit nachläßt oder deine Augen anfangen, sich zu verspannen. Du solltest nach und nach bis zu 15 Minuten mit den Karten arbeiten. Vergiß dabei nicht, regelmäßig zu blinzeln, und achte auf deinen Atem.

Wenn du deinen Augen anmerkst, daß sie genügend lange beschäftigt waren, palmiere nach der Übung für einige Minuten. Du kannst dabei entweder an die dunkle Sicherheit denken, die du jetzt erfährst, oder du stellst dir die verschwommene Karte vor und probierst, ob sie in deiner Vorstellung nicht klarer wird. Wenn das nicht geht, stell dir die zunächst klare Karte vor, wechsel dann in deiner Vorstellung zur verschwommenen Karte und schau, ob du dir nicht vorstellen kannst, wie die Zeichen deutlicher werden. Bleib bei einem entspannten, tiefen Atem und laß dich bei den ersten Versuchen mit dieser Übung nicht davon frustrieren, wenn du die verschwommene Karte nicht klarer sehen kannst. Sei geduldig!

Nach einer Weile Palmieren öffne die Augen, blinzle und guck wieder auf die verschwommene Karte und überprüfe, ob du sie jetzt nicht vielleicht klarer siehst als vor der Übung.

Mach die ganze Übung jetzt noch einmal, laß dir dabei Zeit und achte vor allem darauf, daß du dich nicht anspannst und das Sehen erzwingen willst. Die ganze Übung zielt ja gerade auf die Entspannung der Augenmuskeln ab, um sie dadurch einfach und natürlich ihre Aufgabe erfüllen zu lassen. Durch den innerlichen Druck, sehen zu «wollen», verspannen wir sie aber gerade.

Palmiere wieder, wenn du mit der Nah-Fern-Übung fertig bist. Versuch, dir dabei die verschwommene Karte ins Gedächtnis zurückzurufen, und laß es zu, daß sie so klar wird wie die andere Karte. Entspanne dich dann beim Palmieren und sage dir immer wieder: «Ich kann klar sehen.» Immer und immer wieder. Wenn du danach wieder die Augen öffnest, schau, ob sich dein Wunsch zu erfüllen beginnt, aber versuche es wieder zu vermeiden, deine Augen unter Erfolgszwang zu setzen, sondern sei weiterhin für die Möglichkeit offen, daß es bei deiner gewohnten Verschwommenheit bleibt.

Mit ähnlichen Übungen, die den gleichen Effekt haben können wie die Arbeit mit der Nah-Fern-Karte, kannst du dich auch im Alltag beschäftigen. Du kannst z. B. alle Viertelstunde auf deine Armbanduhr sehen und immer gleich darauf auf eine weiter entfernte große Uhr. Mit einem kleinen Kalender auf deinem Schreibtisch und einem größeren, den du vor dich an die Wand hängst, kannst du deinen Augen auch sehr nützen, indem du mehrere Male täglich vom verschwommenen Kalenderblatt auf das für dich klare blickst.

R C V

X S 8

A Y T

M N O

C U H

E 2 P

O G A

F I D

Fernkarte

F O E C M A X R
I G 2 U N Y S C
D A P H O T 8 V

N I D K M J E A
U S 3 R E G N H
4 E X 6 Q S W T

Nahkarte

A. Körperübungen:
Oberkörper- und Hüftkreisen

Mach die Gähn- und Streckübungen und baumle dann vornüber herunter, wie du es in Abschnitt 2 gelernt hast. Mach dann den Brustexpander und konzentriere dich dabei auf deinen Atem. Diese schnelle Auflockerungsübung dauert nur ein paar Minuten, und wenn du merkst, daß du sie gerne machst, solltest du sie dir zu einer ständigen Gewohnheit machen.

Im folgenden werden wir mit Oberkörper- und Hüftkreisen arbeiten; das soll dich körperlich auflockern und ganz allgemein deine praktischen Erfahrungen mit Körperstreckübungen vertiefen. Dabei soll besonders im Becken der Energiefluß angeregt und die in diesem Teil unseres Körpers blockierten sexuellen Spannungen gelockert werden, so daß durch den ganzen Körper die Energieströme freier fließen können.

Stell dich bequem und entspannt hin, achte darauf, daß dich deine Kleidung nicht behindert. Deine Hände liegen auf den Hüften, deine Füße sind etwa schulterbreit aufgestellt, deine Zehen zeigen etwas nach innen. Knick in der Taille ab und fang mit dem Oberkörper Kreisbewegungen an. Wenn du dich noch steif fühlst, beginne mit ganz kleinen Kreisen, die du dann langsam erweitern kannst, wenn dir danach ist. Mach dabei immer drei- oder viermal die Runde rechtsherum und das gleiche dann nach links. Bleib bei deinem Atem und achte auf regelmäßigen Lidschlag.

Gehe dann dazu über, mit den Hüften selbst zu kreisen, um das Becken aufzulockern. Obwohl dieser Bereich, in dem oft viel Energie eingeschlossen und blockiert ist, sich körperlich weit von deinen Augen entfernt befindet, beeinflußt gerade dieser Bereich dich insgesamt sehr stark, einschließlich deiner Augen, wenn du dort angestaute Energie zurückhältst. Mit den Händen auf den Hüften kreise nun in so weiten Bögen, wie es dir angenehm ist. Laß ein gutes Gefühl für dein Tempo und für deine Anmut zu; du kannst dabei an Südseemenschen denken, die beim Hula-Hula-

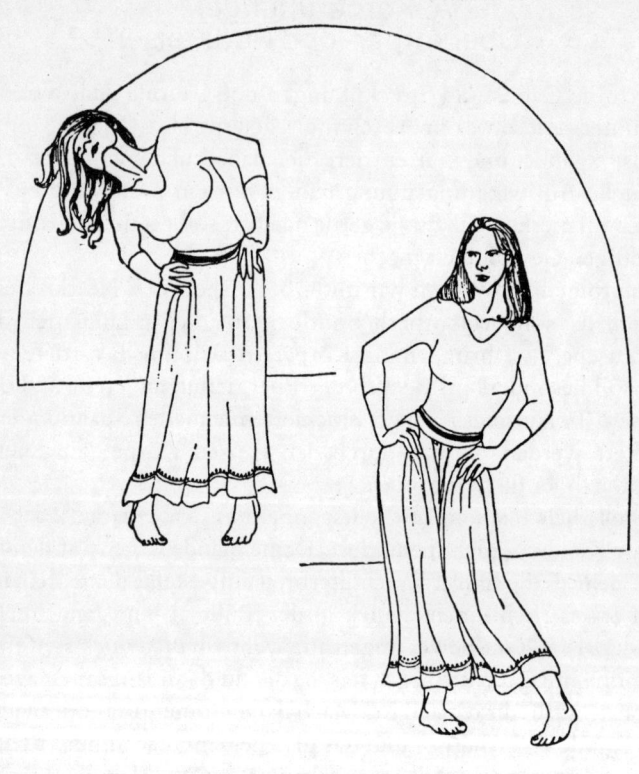

Oberkörper- und Hüftkreisen

Tanz mit der gleichen Bewegung, wie du sie jetzt versuchst, soviel Lebensfreude und Anmut ausdrücken. Achte dabei genau auf dein Körperempfinden: Geht da nicht etwas von deinen Hüften aus durch deine Oberschenkel- und Wadenmuskeln hindurch nach unten in die Füße und scheinbar bis in den Boden hinein? Sei gewahr dafür, ob du nicht einen Energiefluß verspüren kannst, der deinen ganzen Leib bis in den Kopf hinein durchströmt; wenn du die Zehen etwas nach innen richtest, kannst du das Gefühl dafür vielleicht verstärken.

Um die Quellen und die genaue Beschaffenheit der Energie, die du fließen fühlen kannst, wenn du diese oder andere Übungen machst, genauer zu erklären, werden immer mehr Nachforschungen angestellt. In erster Linie merken wir beim Kreisen, wie die Schwerkraft direkt auf uns wirkt. Möglich ist aber auch, daß wir tatsächlich unser magnetisches Feld (Aura) erspüren, das durch elektrochemische Vorgänge in unseren Nerven erzeugt wird.

Ganz unabhängig von der Frage, was du nun objektiv bei der Übung spürst, Übungen dieser Art können auf jeden Fall in dir einen Eindruck von deinem ganz persönlichen Energiefeld hinterlassen. Damit in Kontakt zu kommen, gibt dir einerseits die Möglichkeit, deine Energie positiv zu beeinflussen. Andererseits kannst du dadurch mehr Vertrauen in deine persönlichen Fähigkeiten zur Selbsthilfe gewinnen, was wiederum dein Selbstvertrauen darin stärken kann, dein Sehen positiv beeinflussen zu können.

Es gibt verschiedene Möglichkeiten, die Übung abzuschließen. Es kann dir z. B. in den Sinn kommen, auf der Stelle zu laufen, um deinen Herzschlag zu beschleunigen. Finde selbst heraus, was für dich am besten ist, wohin du die freigesetzten Energien lenken willst. Ich wünsche dir, daß du dich durch diese Übungen immer besser in deinem Körper fühlst. Wenn das noch nicht der Fall sein sollte, so wünsche ich dir doch wenigstens, daß du angefangen hast, die Spannungen durchzuarbeiten, die dich daran hindern.

B. Augen-Auflockerungsübungen:
Kurze Schwünge – Lattenzaunphantasie

Mach eine Zeitlang Übungen mit der Nah-Fern-Karte. Wenn du willst, kannst du damit anfangen, genauer zu überprüfen, wie sich deine Sehschärfe von Tag zu Tag oder sogar von Minute zu Minute ändert. Wenn deine Fernkarte immer an einer bestimmten Stelle an der Wand hängt, markiere einfach durch ein Zeichen am Boden den Abstand, in dem die Zeichen an der Wand zu verschwimmen beginnen. Miß dann genau die Entfernung aus und trage das Ergebnis in dein Augentagebuch ein. Wenn du bei der Arbeit mit der Nah-Fern-Karte einen Stuhl benutzt, achte darauf, daß du immer die gleiche Körperhaltung einnimmst, um deine Ergebnisse nicht zu verfälschen.

Rück nun ungefähr einen Viertelmeter hinter den Punkt, von wo aus du die Zeichen noch klar erkennen konntest. Sieh wieder auf die Zeichen, blinzle dabei und achte auf deinen Atem. Es kann sein, daß sie klarer werden, wenn du das ohne Anstrengung so machst und du deine Augen nicht verspannst. Palmiere anschließend für ein oder zwei Minuten, atme dabei ganz tief und entspannt und gib deinen Augen Ruhe. Du kannst es beim Palmieren auch mit dem Meditationsmantra «klar» versuchen. Öffne dann wieder die Augen, blinzle ganz sanft und schau auf die Karte. Wird sie klarer?

Mach nun mit deinen Handflächen einige Male die Peitschen-übung. Palmiere dann wieder. Wenn du die Hände dann von den Augen nimmst, guck wieder auf die Karte und überprüfe, ob die Zeichen klarer geworden sind.

Laß den Gedanken auf dich wirken, daß dein Sehen sich zusammen mit dir als ganzer Person verändert, weil es eben ein integraler Bestandteil deiner Persönlichkeit ist und sich mit dir verändert, solange du lebst. Wir sind in dem Glauben aufgewachsen, daß es nur einen «ordnungsgemäßen» Weg gibt, die Dinge zu sehen, in Wirklichkeit ist es aber so, daß wir jedesmal, wenn wir etwas sehen, so sehen wir es in einer einzigartigen und nicht wiederholbaren Art und Weise, weil wir uns beständig ändern, weil wir wachsende und empfindsame Wesen sind und keine starren(den) Sehmaschinen.

Die Neigung von Kurzsichtigen, auf einen Fleck zu starren und die Augen unbeweglich zu halten, ihr dahinterstehender Wunsch, daß sich die Dinge nicht verändern mögen, kann man als einen Abwehrmechanismus auffassen, der die natürliche, fließende Beweglichkeit blockiert, die gesundes Sehen auszeichnet; und je tiefer du das in dich aufnimmst und akzeptierst, daß die Welt, in der du lebst, sich ständig verändert, daß sie ein immer neuer, sich beständig wandelnder und mit Wachstum verbundener Vorgang ist, desto mehr wird sich auch dein Sehen entspannen, um wieder die Aufgabe zu erfüllen, dir diese lebendige Wirklichkeit zu zeigen, damit es – anders ausgedrückt – wieder zu dem faszinierenden Sinnesorgan werden kann, das es von Natur aus ist.

Zum Abschluß unserer Augenauflockerungsübungen mach mit geschlossenen Augen einige kurze Schwünge, wobei du den Raum wieder mit deinem Nasenpinsel anstreichst. Wenn du etwas Abwechslung haben willst, kannst du die «Lattenzaun-Übung» machen. Stell dir dazu einen weißen Holzzaun vor, der sich auf der gegenüberliegenden Straßenseite befindet. An deiner Nase ist wieder der ausziehbare Stock befestigt, der mit deinen Kopfbewegungen mitschwingt und dabei an dem Zaun entlangklappert. Dabei trifft der Stock ganz schnell jeden einzelnen Pfahl, und das sollst du dir jetzt genau angucken; deine Augen folgen im Geiste den Bewegungen deiner Nase und schauen sich jede einzelne Holzlatte an, wie sie gerade getroffen wird.

Das wird der Beweglichkeit deiner Augen sehr helfen! Stell dir dazu noch vor, du hörtest das Klackern, wenn du mit deinem Stock den Zaun entlangklapperst.

Wenn du kurzsichtig bist, stell dir vor, daß der Zaun immer weiter weg rückt; dabei kannst du aber immer noch jede Holzlatte klar erkennen. Umgekehrtes gilt, wenn du weitsichtig bist. Und laß bei dem ganzen Vorgang deiner Phantasie freien Lauf, du wärst ein in sein Spiel versunkenes Kind, dem die übrige Welt dabei vollkommen unwichtig wird. Das ganze ist gut zur Verbesserung der Akkomodationsfähigkeit, erhöht die Beweglichkeit deiner Augen und schult deine Vorstellungskraft.

C. Lange Schwünge; Palmieren

Wir kommen nun auf die Schwungübungen zurück, wollen aber jetzt nicht mehr nur Kopf und Nacken bewegen, wie bei den kurzen Schwüngen, sondern den ganzen Körper miteinbeziehen. Obwohl die langen Schwünge sehr wirkungsvolle Übungen sind, mit denen du eine überaus schnelle Verbesserung deiner Sehfähigkeit erreichen kannst, sollen sie nicht das kurze Schwingen ersetzen. Die langen Schwünge werden normalerweise mit offenen Augen gemacht (beim kurzen Schwingen dagegen halten wir die Augen geschlossen), und wir stehen dabei aufrecht. Wenn sich dir die Möglichkeit·dazu bietet, führst du sie am besten bei Sonnenschein im Freien aus. Stell dich so, daß in dir ein gutes Gefühl für dein Gleichgewicht entsteht; stell deine Füße dabei aber nicht zu weit auseinander auf. Laß deine Arme lose herunterbaumeln, achte darauf, daß dein Kopf ruhig und entspannt mitschwingen kann, und fang nun an, ein ganz klein wenig hin und her zu schwingen. Beim Schwingen wirst du dein Gewicht von einem Fuß auf den andern verlagern. Laß die Füße dabei aber nicht vom Boden abheben. Nur deine Ferse wird etwas angehoben dabei, wie bei einem Golfspieler, der gerade seinem Ball nachschaut. Wenn du nach rechts schwingst, wird deine linke Ferse in dem Maß entlastet, wie du dein Gewicht auf den rechten Fuß verlagerst, und umgekehrt.

Bewege beim langen Schwingen deinen Rumpf möglichst überhaupt nicht, um zu verhindern, daß das Schwingen zu hoch aus der Taille heraus geschieht, sondern versuche ausschließlich aus den Hüften heraus zu schwingen. Wenn deine Arme um deinen Körper fliegen, dann schwingst du zu schnell; das Schwingen soll sehr behutsam und einfühlsam sein, versuch in diesem Sinn das Schwingen mit deinem Atemrhythmus zu koordinieren, bleib dabei ganz ruhig und gelassen.

Achte auch darauf, daß dein Kopf keine eigenen Bewegungen macht, sondern beim Körperschwung einfach mitgeht. Dein Blick soll sich auch nicht auf einzelne Gegenstände fixieren, vielmehr versuche auch mit deinem Sehsinn in eine Stimmung zu kommen, die ich mit entspannter, gelassener Aufmerksamkeit bezeichnen möchte. Fixiere dich nicht auf einzelne Gegenstände, sondern laß

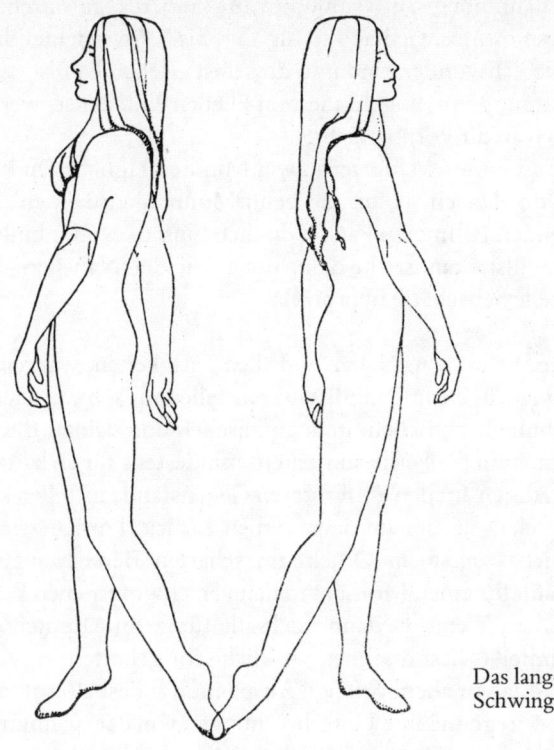

Das lange
Schwingen

deine Augen in ihrer horizontalen Bewegung über die Welt um sie
herum nur hinweggleiten. Dein Interesse besteht nur noch darin,
wie die Welt vorbeizieht und ist gar nicht mehr auf irgend etwas
Bestimmtes gerichtet. Es entsteht die optische Illusion, daß die Außenwelt sich an dir vorbei in die entgegengesetzte Richtung bewegt. Wenn du das einmal gespürt hast, bekommen die langen
Schwünge ihre eigene magische Kraft und ihren eigenen Zauber.
Du läßt das Sehen geschehen, deine Augenmuskeln entspannen
sich und bemühen sich nicht mehr, irgend etwas sehen zu müssen,
dabei geschieht die optische Illusion von selbst.

Wenn dir beim langen Schwingen anfangs schwindlig werden sollte, versuche, dich leichter und lockerer zu machen, und führ die Übungen dann noch sanfter und nur für kürzere Zeit durch. Probiere sie aber immer wieder, Tag für Tag, bis Schwindelgefühl und Übelkeit verschwunden sind und du selbst erleben kannst, wie du in die Stimmung von ungehindertem Fließen eintauchst, wenn die Welt einfach an dir vorüberzieht.

Mach die Übung wenigstens zwei Minuten täglich. Du kannst sie, wenn dir danach ist, bis auf zehn Minuten ausdehnen. Beim anschließenden Palmieren kannst du dich hinsetzen oder hinlegen. Wenn du willst, kannst du dann noch mit der Nah-Fern-Karte deine aktuelle Sehschärfe überprüfen.

Beim Lesen, Schreiben, Nähen und allen Tätigkeiten, während derer sich deine Augen auf Nahdistanz einstellen müssen, mach es dir zur Gewohnheit, zwischendurch aufzusehen und deinen Blick für einen Moment in die Ferne zu richten, mindestens für so lange, bis sich deine Augen auf den entfernteren Gegenstand einstellen konnten. Dann schau wieder auf deine Arbeit zurück. Für Kurzsichtige empfehle ich, zuerst ein Objekt im scharfen Bereich anzugukken und dann für einen Moment in den verschwommenen Bereich hineinzusehen. Wenn du dann noch alle fünfzehn Minuten deine Augen palmierst, hast du ihnen wirklich sehr geholfen. Augenanspannung ist ja vor allem geistige Anspannung, deshalb solltest du deinem Geist regelmäßige Unterbrechungen von der spannungserzeugenden Arbeit gönnen und dabei tief und ruhig durchatmen. Auch wenn du als Beifahrer in einem Auto mitfährst, kannst du Augenübungen machen. Beobachte die weißen Streifen und laß dein Auge sich auf jeden einzelnen einstellen. Diese überaus schnelle Umstellung des Auges kann von dir gar nicht mehr bewußt geleistet werden. Du mußt dazu entspannen und es einfach passieren lassen. Dadurch kann das Auge spontan akkommodieren. Damit die an der Akkommodation beteiligten Augenmuskeln trainiert werden und damit die Linse geschmeidig bleibt, empfiehlt es sich, regelmäßig den Blick von Gegenständen im Auto zu solchen, die weiter in der Entfernung liegen, zu wenden. Besonders für Weitsichtige ist diese Art der Augenschulung besonders sinnvoll. Es ist jedoch falsch, anzunehmen, die Akkommodation erfolge unverzüglich; du solltest ein Gespür dafür entwickeln, wie dein Blick ohne Anstrengung für das Auge in die Ferne gleitet und sich dann wieder auf nahe Gegenstände einstellt.

D. Dein Augentagebuch

Diesmal möchte ich dich dazu anregen, einmal über die emotionale Situation nachzudenken, in der du gelebt hast, als sich deine Augen verschlechterten. Ich weiß, daß das schmerzlich sein kann, und daher wird dein Gedächtnis dich höchstwahrscheinlich von allen negativen Erinnerungen fernhalten wollen. Unser Erinnerungsvermögen hat nämlich die Tendenz, uns zu schützen, und die Erinnerung an schmerzhafte Erlebnisse, an Situationen, in denen wir starke Angst empfanden oder schwer enttäuscht wurden, ist blockiert. Der einzige Weg, damit fertig zu werden, kann aber nur der sein, daß man durch die Erinnerungen und die Verspannungen, die durch sie ausgelöst wurden, hindurchgeht, sich ihrer wieder erinnert und sie als ein Teil seiner Selbst zu akzeptieren lernt. Das ist der Schlüssel für den emotionalen Aspekt deiner Bemühungen zur Wiedererlangung deiner Sehkraft, aber auch deiner Gesundheit ganz allgemein.

Denk jetzt nicht, du müßtest deine «ganze Geschichte» sofort aufschreiben können, mach aber wenigstens einen Anfang. Bleibe offen für Erinnerungen aus dieser Zeit, dann haben sie eine Chance, Stück für Stück von dir erinnert zu werden. Vielleicht tauchen bei dir Erlebnisse auch in Träumen auf. Diese Träume solltest du in dein Tagebuch schreiben, wenn du irgendeine Verbindung zu deinem Sehen erahnst. Den Prozeß des Wiederfindens deiner Erinnerungen solltest du *jetzt* beginnen. Erwarte dabei keine schnellen und einfachen Erfolge. Es wird deine Aufgabe sein, den Prozeß solange fortzusetzen, wie du eben brauchst, dich durch die vergangenen Erfahrungen und durch die von ihnen verursachten Verspannungen durchzuarbeiten.

A. Körperübungen:
Augenkontakt im Spiegel

Bei der folgenden Übung sollst du in den nächsten Tagen den Augenausdruck zu verschiedenen Tageszeiten beobachten und festzustellen versuchen, ob er sich verändert. Am ersten Tag solltest du vor deiner Gesichtsmassage schon einmal aufgestanden sein und in den Spiegel geschaut haben. Achte dabei besonders darauf, wie deine Augen aussehen. Wenn du stark kurzsichtig bist, mußt du ganz nah herangehen, damit du sie ohne Brille noch genau sehen kannst.

Frage dich als erstes, wie das Gebiet um deine Augen herum eigentlich wirklich aussieht. Kannst du Spannungen in den Augenbrauen erkennen, sieht diese Partie vielleicht nach oben oder unten «verrutscht» aus, wie ist das bei deiner Stirn und der Wangenmuskulatur? Sehen deine Augenlider so entspannt aus, und blinzeln sie leicht, oder sehen sie eher angespannt und müde aus?

Geh nun auf das Weiße deiner Augäpfel über. Sind sie blutunterlaufen oder einfach weiß, oder vielleicht farblos und matt? Achte auch auf die Wölbung deiner Hornhaut. Geh ganz nah an den Spiegel heran und betrachte die Struktur deiner Iris. Was sind da für Farben und Strukturen? Sind deine Pupillen ziemlich offen oder eher geschlossen?

Schau auch in die Dunkelheit deiner Pupillen, sieh richtig in die Schwärze hinein. Was siehst du?

Frag dich schließlich, ob du irgend etwas über den «Ausdruck» deiner Augen aussagen kannst. Wie fühlst du dich jetzt? Macht es dir Spaß, deine Augen genau zu betrachten, oder spürst du einen inneren Widerstand, so daß du lieber wegschauen möchtest und die Übung beenden? Versuch dir ehrlich Rechenschaft darüber abzulegen und akzeptiere die aufkommenden Gefühle als deine eigenen. Versuch aber trotzdem mit der Übung weiterzumachen, auch wenn dir etwas unheimlich wird, achte auf deinen Atem und blinzle.

Schau nach der Übung noch mal auf deine Augen. Kannst du irgendeinen Unterschied feststellen? Würdest du dich erkennen, wenn man dir ein Bild gäbe, auf dem nur deine Augen zu sehen sind? Was ist das Besondere an deinen Augen, was macht sie so einzigartig, nur zu dir passend? Hast du irgendein Gefühl von Ausstrahlung, vielleicht energetischer Art, die von deinen Augen ausgeht?

Während deines Tagesablaufs schau in die Augen anderer Menschen und frage dich dabei, was du an deren Augenpartie ablesen kannst. Die Augen sind ein Spiegel der Seele. Dein analytischer Verstand wird wahrscheinlich kaum etwas bemerken, dagegen wirst du intuitiv besser empfinden können, was dieser Augenausdruck als ein Teil deines tieferen Selbst bedeutet, und dieses intuitive Verständnis wird sich im Lauf der Zeit weiter vertiefen.

Schaue dir später am Tag noch einmal deine Augen an. Die Leute, denen du begegnest, tun das den ganzen Tag über, nur du hast normalerweise keine Möglichkeit zu überprüfen, was deine Augen hinsichtlich deiner Gefühle, Hoffnungen, Ängste oder Bedürfnisse ausdrücken. Schau deshalb öfter mal am Tag in den Spiegel, damit du lernst, dich selbst mit deinem Sehsinn tiefer wahrzunehmen.

Nimm dir kurz vor dem Schlafengehen noch für ein oder zwei Minuten die Zeit, dich selbst anzugucken, ohne weiter darüber nachzudenken, meditiere einfach, laß deine eigenen Augen auf dich wirken, achte dabei auf deinen Atem. Stell dir dann im Bett, wenn du schon die Augen zugemacht hast, noch einmal deine Augen vor und schau, welche Gefühle dabei in dir auftauchen.

B. Augen-Auflockerungsübungen: Sonnen-Visualisierung

Hoffentlich erwischst du einen Sonnentag, wenn du an diese Übung gehst. Für die Aufwärmung ist Sonnenlicht zwar nicht unbedingt nötig, den Hauptteil kannst du aber nicht ohne Sonnenlicht ausführen.

Leg dich zuerst einmal in den Schatten, schließe die Augen und stell dir nur vor, daß dich die Sonne bescheint. Was fühlst du dabei? Stell dir vor, du liegst auf dem Rücken an einem Sandstrand, hast die Augen geschlossen und läßt dich von der Sonne bescheinen. Begrüßen deine Augen die intensive Helligkeit, oder ziehen sie sich zusammen und reagieren schmerzhaft, so daß du sie mit einer Sonnenbrille oder mit der Hand vor der Helligkeit schützen mußt?

Es gibt große Unterschiede, was die Lichtempfindlichkeit unserer Augen betrifft. Manchen Leuten macht es überhaupt nichts aus, sich in die pralle Sonne zu legen, aber immer mehr Menschen bei uns sind extrem lichtempfindlich geworden und haben eine ausgesprochene «Photophobie» entwickelt. In Ländern dagegen, in denen die Leute die meiste Zeit des Tages im Freien verbringen und dabei keine Sonnenbrillen tragen, tritt diese Phobie nicht auf. Die Entwicklung in den letzten Jahrzehnten brachte uns eine immer stärkere Gewöhnung an das Leben in geschlossenen Räumen, und Sonnenbrillen wurden immer mehr zum modischen Attribut des Erholungssuchenden, der sich gegen die Sonne «schützen» muß. Das zusammen machte die Photophobie immer mehr zu einem allgemeinen Problem bis zu dem Punkt, wo die meisten Menschen jetzt tatsächlich spüren, daß die Sonne ihren Augen schadet und sie sich gegen sie schützen müssen.

Das Sehen findet nur statt, wenn Licht vorhanden ist. Wir haben uns in unserer Evolutionsgeschichte in direktem Sonnenlicht entwickelt, und die natürliche Lebensweise war das Leben in direktem Sonnenlicht für die längste Zeit des Tages. Das Sonnenlicht regt den Sehpurpur in der Retina an, und wahrscheinlich werden über von dort ausgehende, elektrochemische Prozesse die Sehzentren stimuliert, die dann ihrerseits die aufgenommene Energie dem Gehirn vermitteln. Dieser Vorgang scheint für das gesunde Funktionieren unseres Nervensystems einschließlich unseres Gehirns lebenswichtig zu sein. Je weniger wir mit dieser unserer natürlichen Sonnenumgebung in Kontakt sind, desto schlechter wird unser Augenlicht und unser Gesundheitszustand im allgemeinen.

Natürlich rate ich dir nun nicht, mit offenen Augen direkt in die Sonne zu schauen. Die Photophobie ist im Prinzip eine natürliche Schutzfunktion, die uns anzeigt, wann das Sonnenlicht schädlich für die Augen wird. Ein Zuviel an Sonnenlicht kann den Augen tat-

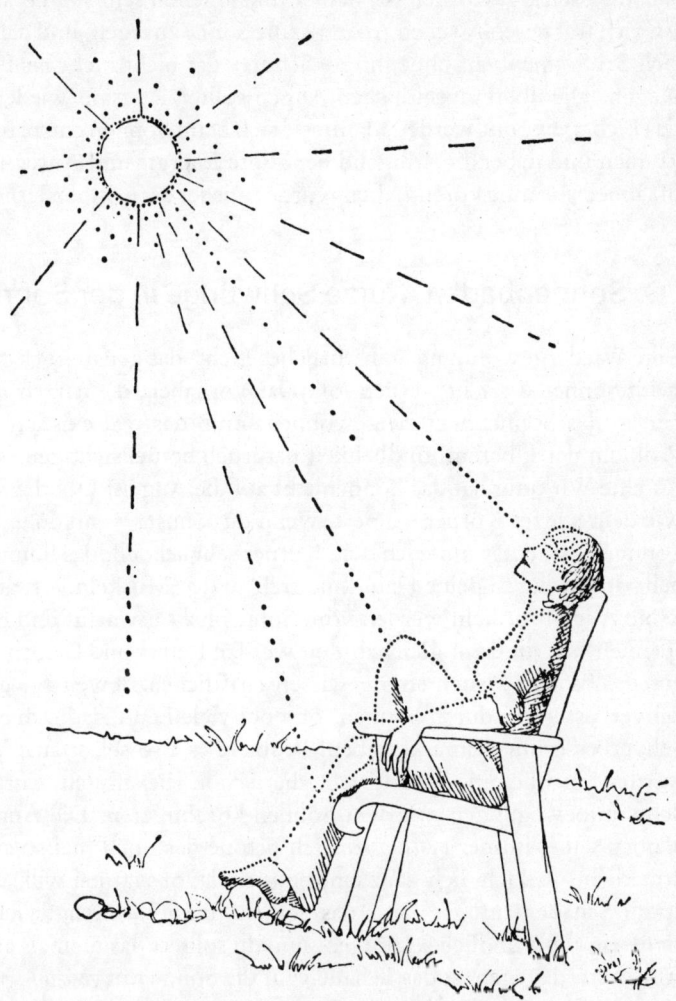

Sonnenbaden

sächlich schaden. Trotzdem bleibt es eine Tatsache, daß heutzutage die Überempfindlichkeit für die Sonnenstrahlung bei vielen Menschen so stark geworden ist, daß es für sie schon sehr schmerzhaft ist, sich mit geschlossenen Augen in die Sonne zu legen, und daß sie sich bei Sonnenlicht ohne ihren «Schutz» gar nicht mehr ins Freie wagen. Die überempfindlichen Augen sollten langsam wieder an das Licht gewöhnt werden, damit sie sich beim Sonnen entspannen können und dabei die dringend benötigte Energie und Anregung, die ihnen so lange vorenthalten wurde, wieder aufnehmen lernen.

C. Sonnenbaden: Kurze Schwünge in der Sonne

Eine Wiedergewöhnung an natürliches Licht, das genau ist es, was beim Sonnen erreicht werden soll. Das Vorhaben, die Augen wieder an das Sonnenlicht zu gewöhnen, muß das real existierende Problem der Überempfindlichkeit natürlich berücksichtigen. Was für eine Wirkung hat das Sonnenlicht auf die Augen? Überleg dir, wie dein ganzer Körper reagiert, wenn du sonnst. Wenn du in der Sonne liegst, entspannt sich dein Körper sehr schnell, das Sonnenlicht dringt durch deine Haut hindurch zu den Muskeln vor; auch deine Augenmuskeln werden vom Sonnenlicht erwärmt und entspannen sich, und zur gleichen Zeit werden Retina und Gehirn angeregt. Es gibt keinen streng wissenschaftlichen Beweis für eine Sehverbesserung durch Sonnen, obwohl viele Leute dadurch eine Sehverbesserung bemerkt haben. Probiere es also selbst aus. Wir werden in diesem Übungsteil die schon bekannten kurzen Schwingbewegungen mit dem Sonnen kombinieren. Die Augen bleiben dabei immer *geschlossen*. Ich betone das noch mal so ausdrücklich, weil ich dich ganz eindringlich davor warnen will, daß du dir Schaden zufügst, denn das Sonnen mit *offenen* Augen kann die Retina empfindlich schädigen, und du solltest das niemals ausprobieren, dagegen ist das Schauen auf die Sonne mit *geschlossenen* Augen völlig ungefährlich.

Du kannst dir aussuchen, ob du bei der Übung sitzen oder lieber stehen willst. Wenn du überempfindlich auf Sonne reagierst, mach diese Übung nicht mittags, wenn die Strahlung am intensivsten ist.

Natürlich wirst du deine Haut und deine Augen nicht überanstrengen wollen. Achte darauf, besonders wenn du mit der Übung noch nicht vertraut bist. Mach dann etwa zwei Minuten lange kurze Schwünge in der Sonne. Damit die Sonne alle Winkel des Auges erreichen kann, beweg jetzt den Kopf so, als ob du mit der Nase wie mit einem Zirkel den Sonnenrand nachziehen könntest. Mach fünf bis zehn Kreise nach beiden Richtungen. Wenn du es schaffst, versuche das Gesicht dabei nicht zu verziehen. Dieses «Kneifen» macht die Photophobie nur noch schlimmer. Laß einen Ton von dir, gähne und laß Entspannung in deine Schultern, wenn du bemerkst, daß sie sich verspannt haben. Fühl, wie die Sonne deinen Augen Entspannung bringt und auch dein Denken ruhiger wird. Bleib bei deinen Gefühlen. Spürst du die Wärme und das Licht, die Aufladung und Entspannung? Wunderst du dich nicht auch, daß du dich nicht nur entspannen kannst, sondern zugleich lebendiger und energiegeladener wirst? Laß dich von der Kraft der Sonne ganz durchdringen, damit du ihre lebenspendenden Energien vollständig aufnehmen kannst.

Gib deinen Augen Sonne, sooft du es eben einrichten kannst. Nutze jede sich bietende Gelegenheit, ohne Sonnenbrille ins Freie zu gehen, wenn die Sonne gerade scheint. Nur wenn ein zu starkes Gleißen da ist, im Schnee, auf einem Gewässer oder im Sand, solltest du auf deine Sonnenbrille zurückgreifen. Besonders schädlich sind die Gläser, die bei Sonneneinfall dunkler werden, denn sie werden auch nach längerer Zeit im normalen Licht nie ganz hell. Durch solche Gläser werden deine Augen nur zusätzlich angestrengt.

D. Dein Augentagebuch

Schreibe weiterhin über deine Vergangenheit, versuche alle Erinnerungen, die in dir hochsteigen, aufzuschreiben, auch wenn sie nicht deine Augen als solche betreffen. Ein gut funktionierendes Gedächtnis ist wichtig für dein Sehen, weil der Sehvorgang zu einem großen Teil eine Funktion deines visuellen Gedächtnisses ist. Wenn wir auf einen uns bekannten Gegenstand schauen, vermag der von den Augen kommende Input durch verschiedene harmonisierende und sich verstärkende Mechanismen dein Sehzentrum anzuregen und alle dort aufbewahrten Erinnerungen an einen gleichen oder ähnlich aussehenden Gegenstand «abzurufen» bzw. in das Gesehene einzubauen. Was du als dein Sehen erfährst ist zugleich das, was im Moment durch deine Augen dir vermittelt wird und deine Erinnerungen daran, einen solchen oder ähnlichen Gegenstand schon einmal gesehen zu haben, dein «vergangenes Sehen», das in deinem Gehirn gespeichert ist.

Es kommt oft vor, daß Leute eher etwas sehen, an das sie sich erinnern, als das, was wirklich da ist. Oder sie sehen etwas, das ihrer Erwartung entspricht. So passiert es beispielsweise, daß jemand, der sich den Bart abgenommen oder die Haare abgeschnitten hat, von Leuten so gesehen wird, als ob sie diesen Wechsel in der Erscheinung gar nicht wahrgenommen hätten. Tatsächlich «sehen» wir mit unserem Gehirn, und unsere Erinnerungen an Gesehenes spielen dabei eine ebenso große Rolle wie das auf der Netzhaut entstehende Bild.

Oft fällt Leuten bei den Sehübungen schlagartig etwas ein, plötzlich ist dann die Erinnerung «wieder da». Das scheint darauf zurückzuführen zu sein, daß die Erinnerung, die in Zeiten großer Sehanspannung in den Augenmuskeln zurückgehalten worden ist, in dem Moment freigelassen werden kann, wo diese Muskelpartien gelockert werden. Wir können hier die direkte Verbindung erkennen zwischen dem (zu) starken Gefühl, der Erinnerung daran und den Muskeln, in denen sich Spannungen gebildet haben, als das ursprüngliche, starke Gefühl noch da war, aber dann «vergessen» werden mußte. Wenn also starke, gefühlsbetonte Erinnerungen bei den Übungen in dir aufsteigen, versuch sie herausfließen zu lassen, auch wenn es schmerzt und du dich ihrer schämst. Wenn du sie herauslassen kannst, wird dies immer als eine Befreiung erlebt und du fühlst dich anschließend wohler und siehst auch besser.

A. Körperübungen:
Nackenentspannung

Es gibt kaum jemanden, der nicht chronische Muskelverspannungen im Nacken hätte. Der Nacken ist der empfindlichste und für Verspannungen anfälligste Teil der Wirbelsäule, durch diese Körperverengung fließen alle Lebensströme zwischen Kopf und Körper. Das Blut muß durch den Nacken in den Kopf fließen, und alle Nervenimpulse müssen vom Kopf aus durch den Nackenbereich hindurch zu den Empfängern im ganzen Körper gelangen. Deswegen sind Verspannungen in diesem Bereich auch deinem allgemeinen Gesundheitszustand abträglich und vermindern die Lebenskraft des gesamten Organismus.

Es scheint, daß es zwischen Nackenspannungen und Sehfehlern eine direkte Verbindung gibt. Nackenübungen zur Lockerung dieser Spannungen sind sowohl ein Verfahren in verschiedenen Optometrie-Sehschulen, wie sie auch aus der mehr ganzheitlich ausgerichteten Therapie nicht wegdenkbar sind. Die traditionellen Optometrie-Sehschulen beschränken sich normalerweise aber in ihrem Training auf einfaches Nackenrollen. Leider können diese Übungen, wenn sie nicht durch sehr behutsame Aufwärmübungen vorbereitet werden, dem Nacken leicht Schaden zufügen, da dieser Bereich oft unter sehr starken Spannungen steht, oder schon über lange Zeit chronisch verspannt ist.

Ich habe mehrere Jahre lang Yoga gelehrt. Von der Yoga-Tradition ausgehend, habe ich einige Übungsfolgen entwickelt, die den Nackenbereich soweit lockern und aufwärmen, daß der Übergang zum Nackenrollen gefahrlos möglich wird. Wenn du wegen eines Nackenleidens schon früher in Behandlung warst, kann es aber dennoch sein, daß du alle Vorübungen gut durchführen kannst, nicht aber das abschließende Nackenrollen. Du mußt da selbst entscheiden, wie weit du gehen kannst, oder einen Arzt um Rat fragen. Wenn du aber einfach einen steifen Nacken hast, wie ihn fast alle Menschen in der westlichen Zivilisation haben, mußt du nur darauf achten, daß du dich bei den Übungen geistig wirklich auf den Nacken konzentrierst, um nicht die verspannten und versteiften Muskeln zu stark zu belasten.

Setz dich auf eine feste Unterlage, und halte deine Wirbelsäule aufrecht, versteif sie aber nicht. Schließe nun die Augen. Das soll dir helfen, dich auf deinen Nacken zu konzentrieren. Entspanne ganz feinfühlig deinen Nacken, so daß dein Kopf langsam nach vorne hin absackt, bis er schließlich entspannt auf der Brust liegend ruhen kann (Abb. 1). Atme ganz ruhig und tief, und laß auch ruhig einen Seufzer von dir, wenn sich die Muskeln im Genick entspannen. Je «halsstarriger» du bist, desto eher wirst du deinen Atem zurückhalten, desto dringlicher ist es für dich, dir der physiologischen Vorgänge, die die Angstreaktion begleiten, bewußt zu werden, um sie zu überwinden.

Jetzt richte deinen Kopf ganz langsam wieder auf, wirklich ganz langsam und gleitend, den ganzen langen Weg hoch, bis dein Kopf ganz nach hinten im Nacken liegt (Abb. 2). Entspanne den Kiefer dabei, laß ihn lose herunterhängen und für vielleicht fünf bis zehn Sekunden deinen Atem durch den Mund strömen. Geh dann wieder auf die gleiche Weise zur Ausgangsposition zurück. Vergewissere dich, daß du alle Bewegungen wirklich ganz bedächtig ausführst. Wenn du in deinen Muskeln bestimmte Stellen spürst, an denen es ruckt und zerrt, wo du Widerstand und Spannung spürst, behalte weiterhin deine Konzentration auf die langsame, behutsame Bewegung bei, geh einfach möglichst sanft durch diese Punkte hindurch, nimm sie zwar wahr, versuche aber nicht, sie mit Zwang «ausbügeln» zu wollen.

Mach diesen ersten Bewegungsablauf einige Male, und komm dann zu der Ausgangsposition zurück. Wende jetzt ganz behutsam deinen Kopf ganz nach rechts. Spüre, wie lang diese Strecke ist und welche Nackenmuskeln auf diesem Weg sich zusammenziehen und welche gedehnt werden. Streck dich so weit es dir möglich und noch angenehm ist (Abb. 3), halte dort an; laß die ganze Zeit deinen Atem frei fließen, und gehe dann – immer noch mit geschlossenen Augen – die ganze Drehung zurück, bis dein Kopf in der extrem linken Stellung stehenbleibt (Abb. 4), dabei konzentrierst du dich weiterhin auf deine Muskelempfindungen im Nacken. Mach das

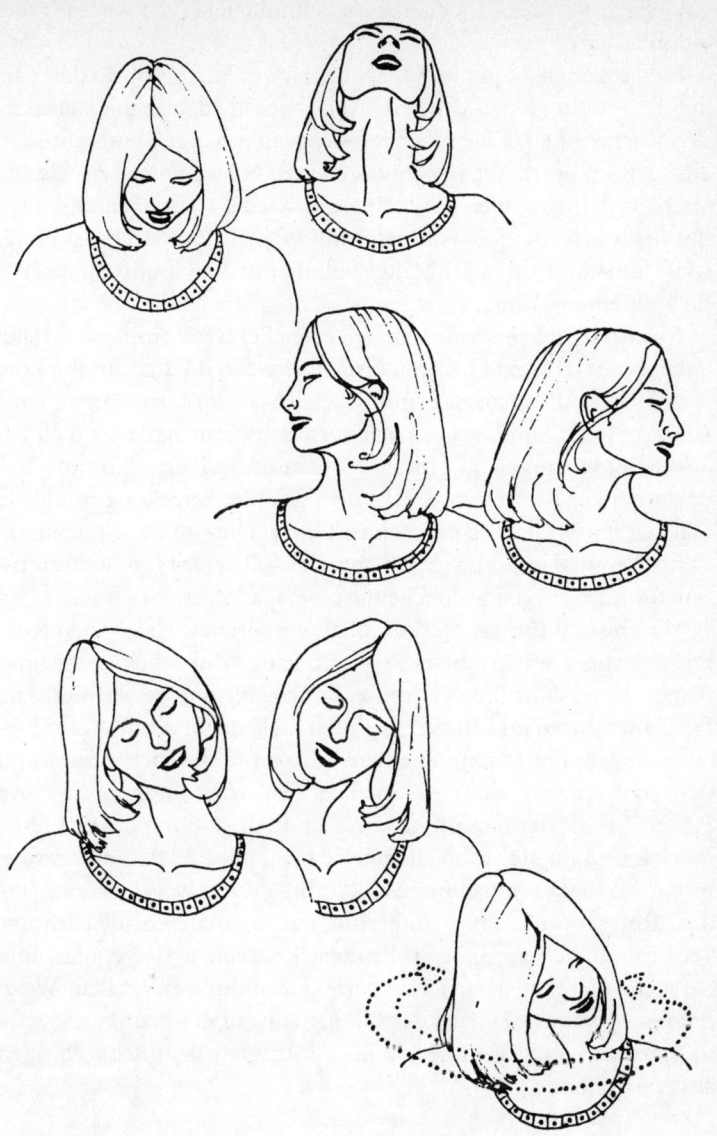

Yoga-Nackenentspannung

ein paarmal und komm dann zum Schluß wieder zur Ausgangsposition zurück.

Neige deinen Kopf nun bedächtig nach rechts, als ob du dein Ohr auf die Schulter legen wolltest (Abb. 5), achte dabei auf einen geraden Rücken. Laß deinen Kiefer lose herunterhängen und achte darauf, daß du bei dieser Bewegung deinen Nacken nicht zu sehr anstrengst. Bring deinen Kopf langsam wieder nach oben und neige ihn dann behutsam zur linken Schulter (Abb. 6). Mach das einige Male und hör dann in der Mittelstellung mit der Übung auf und ruh dich für einen Moment aus.

Atme tief und entspannt ein, laß einen Seufzer kommen und spür dabei, wie sich dein Nacken entspannt, wenn du dich auf ihn konzentrierst und ihn dazu ermutigst, sich zu lockern. Streck dann langsam Kopf und Nacken nach oben und vorne und reck dich wie eine Schildkröte, die mit ihrem Kopf aus dem Panzer kommt. Laß dabei deinen Rücken gestreckt und fühl die Streckung an deiner Schädelbasis. Schieb dabei deinen Unterkiefer vor, auch wenn dir das erst einmal lächerlich erscheint. Das soll deine Unterkiefermuskulatur lockern, die wahrscheinlich verspannt ist.

Nun bist du für das Nackenrollen vorbereitet. Laß deinen Kopf wie in Abb. 1 entspannt nach vorne hängen und beginne damit, deinen Kopf sanft links herum zu rollen, bleib dabei aufmerksam für deinen Atem und alle verspannten Stellen, auf die du stößt. Solche verspannten Punkte in einem Muskel fühlen sich verkrampft und steif an. Erzwinge dir niemals den Weg durch solch einen Punkt. Sei dir darüber im klaren, daß du die Übung das erste Mal machst und du sie wahrscheinlich noch einige Male wiederholen mußt, bis diese verspannten Stellen allmählich etwas lockerer werden. Roll sanft und langsam herum, ein paarmal in beide Richtungen. Freue dich an dieser rollenden, kreisenden Bewegung, und versuche nicht, sie jetzt schon perfekt ausführen zu wollen. Wenn du magst, kannst du nach der Übung anhand der Nah-Fern-Karte nachprüfen, ob sich diese Übung positiv auf dein Sehvermögen ausgewirkt hat.

B. Augen-Auflockerungsübungen:
Kurze Schwünge

Halte deinen Kopf jetzt ganz still, schließe die Augen, und stell dir vor, wie du selber noch drei weitere Nackenrollen machst, wunderbar flüssig und ohne auch nur eine einzige Verspannung zu bemerken. Dann mach wirklich noch einmal drei Nackenrollen, und schau, ob es nicht tatsächlich etwas einfacher und leichter damit geht als vorher.

Mach die Augen wieder auf, blinzle und betrachte die Verschwommenheit vor dir. Was hast du heute für einen Eindruck von ihr? Ist sie etwas klarer? Nachdem du dich damit eine Weile beschäftigt hast, mach noch einige der anderen Aufwärmübungen, z. B. das Umwandern, kurze Schwünge, die Peitsche oder die Übungen mit der Nah-Fern-Karte. Palmiere anschließend.

C. Schnur-Fusion

Die «Fusionsübungen mit der Schnur» sind das Kernstück des Teils deines Übungsprogramms zur verbesserten Fusion. Wenn du dich dabei nicht zu sehr anspannst, kann diese Übung auch wirklich Spaß machen. Sie ist in gleicher Weise für kurz- und weitsichtige Menschen geeignet. Besorge dir nur ein Stück Schnur, dabei ist die Länge von deiner Sehschärfe abhängig und davon, wieviel Platz du zum Üben hast. Für die Arbeit in der Nähe zu Hause wirst du einen knappen Meter Schnur brauchen, wenn du auf weitere Entfernung damit arbeiten willst, brauchst du eine Schnur, die drei bis vier Meter lang ist. Knüpfe nun dicke Knoten alle 25 bis 30 cm in die Schnur, und du kannst mit der Übung beginnen. Binde das eine Ende der Schnur an irgend etwas an, das fest steht. Am schönsten ist es allerdings, wenn du mit jemandem zusammen die Übung machen kannst, dann bekommt jeder ein Ende der Schnur. Halte nun dein Schnurende an die Nasenspitze. Nimm einen vollen Atemzug, mach einige Lidschläge «wie ein Schmetterling» und richte dann deinen Blick fest auf den Knoten, der dir am nächsten ist (wenn du weitsichtig bist, kann es sein, daß du mit einem weiter entfernten

Knoten beginnen mußt). Was siehst du jetzt? Es sollten jetzt zwei Schnüre statt einer zu sehen sein, und sie müßten sich genau im Knoten kreuzen.

Wenn du das nicht so siehst, wie die Abbildung (Seite 127) es zeigt, kann es sein, daß du die Schnur falsch angewinkelt hältst? Die Schnur muß gerade von dir weg weisen und darf nach keiner Seite hin abweichen. Wenn du dich davon überzeugt hast und du die Schnur richtig hältst, kann es auch noch sein, daß du es *zu sehr* versuchst, die zwei Schnüre zu sehen und sich wegen der zu großen Anspannung in dir das gewünschte Bild nicht einstellt. Entspanne dich deshalb, atme bewußt, blinzle noch einmal ausgiebig und erlaube deinen Augen, sich scharf auf den Knoten einzustellen. Wenn du jetzt immer noch nicht die zwei Schnüre siehst, unterdrückst du ein Auge. Du mußt dann noch mal zur «Tor»-Übung aus Abschnitt 3 zurückgehen und solange damit üben, bis du meinst, daß du sie beherrscht. Die Schnur-Fusion ist entschieden schwieriger als die «Tor»-Übung, fang damit also erst an, wenn dir das «Tor» keine Schwierigkeiten mehr bereitet. Denk daran: jede Hetze oder innerer Leistungsdruck sind ganz und gar verfehlt, du kannst nur in deinem Tempo sinnvoll arbeiten.

Rück nun vor zum nächsten Knoten, verschiebe also anstrengungslos deinen Blick bis zum nächsten Knoten, atme dabei entspannt und blinzle. Die Illusion der zwei Schnüre soll dabei erhalten bleiben, und wenn du beim nächsten Knoten angelangt bist, müssen sie sich jetzt genau dort kreuzen. Es kann sein, daß du bei manchen Knoten feststellst, daß die beiden Schnüre sich nicht genau dort kreuzen. Hier zeigt sich dein Fusionsfehler, an dem du in dieser Übung arbeitest. Wenn du dies Problem bei dir bemerkst, bist du beileibe kein Einzelfall, denn die meisten von uns haben diese Probleme. Wenn du eine Fusionsschwäche bei dir feststellst, wird die «Schnur-Fusion» ein absolutes Gebot für deinen eigenen Arbeitsplan sein müssen. Deine Fusionsschwäche kann nur durch solche Schnur-Fusionsübungen, die oft und entspannt durchgeführt werden sollen, überwunden werden.

Für den Anfang ist es ratsam, nur fünf- bis sechsmal an der Schnur von Anfang bis Ende entlangzugehen. Palmiere und entspanne dabei deine Augen ausgiebig, denn diese Übung ist

Schwerstarbeit für sie, besonders dann, wenn ihre Fusionsfähigkeit noch nicht so weit entwickelt ist; deine Augen sind deshalb dringend auf die Entspannung danach angewiesen. Führe die Schnur-Fusion wenn möglich mehrmals täglich durch, jedesmal zwei bis zehn Minuten lang. Vergiß nicht, anschließend jedesmal so ausgiebig zu palmieren, bis sich deine Augen vollständig erholt haben.

Diese Art von Augentraining wird bei den meisten Sehschulen vorwiegend mit Kindern gemacht, dagegen relativ selten mit Erwachsenen, weil die Neigung zum Astigmatismus bei Erwachsenen größer wird, wenn die Fusion sich verbessert. Ich meine, daß das an der einseitigen medizinischen Ausrichtung der Sehschulen liegt; es wird nicht darüber nachgedacht, wie ein Patient als ganze Person auf eine mögliche Sehverbesserung reagiert. Wenn an einer

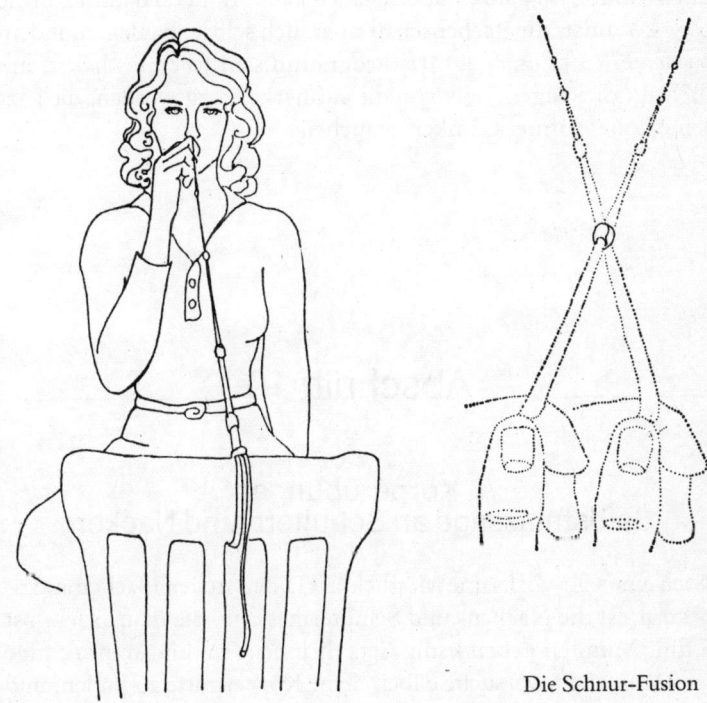

Die Schnur-Fusion

Stelle eine Sehverbesserung erreicht ist, wird das Gehirn, in dem ja immer noch die Angst vor dem klaren Sehen herrscht, dem Heilungsprozeß einen anderen Widerstand entgegensetzen, um sich weiterhin die gewohnte, verschwommene Sicherheit zu erhalten.

Da du aber jetzt das Programm schon bis hierhin durchgeführt hast, hoffe ich, bist du soweit vorbereitet, eine Rückkehr zu besserer Fusion innerlich akzeptieren zu können, ohne daß eine Verschlechterung irgendwo anders wieder auftreten muß. Und selbst wenn das passiert: du lernst ja gerade, Vertrauen in deine eigenen Möglichkeiten zu persönlichem Wachstum zu entwickeln, in deine eigenen Fähigkeiten, zu besserem Sehen zu kommen, wobei zeitweilige Rückschritte dir einen Fingerzeig geben können auf Angstreaktionen eines Teiles von dir, dem du bis jetzt noch nicht genügend Aufmerksamkeit geschenkt hast. Das ist auch der Grund, warum dein Augentagebuch so wichtig für dich ist: damit du deine Entwicklung im ganzen überschauen kannst und du dadurch in die Lage kommst, dir Rechenschaft über dich selbst abzulegen, indem du deine Reaktionen auf das Programm schriftlich festhältst, um auch auf diejenigen Teile von dir aufmerksam zu werden, die jetzt deine volle Aufmerksamkeit brauchen.

—————— Abschnitt 10 ——————

A. Körperübungen:
Selbstmassage an Schultern und Nacken

Noch eine sehr wirksame Möglichkeit, einen steifen Nacken aufzulockern, ist die Nacken- und Schultermassage, die man sich selbst in fünf Minuten geben kann. Setz dich bequem hin, nimm einige tiefe Atemzüge, versuche dabei, deine Körpermitte zu finden, und streck dann deine Arme zur Decke hin aus. Verstärke die angenehme Dehnung noch mit einem herzhaften Gähnen. Winkel nun die Arme in den Ellenbogen nach hinten hin ab und greif mit den Händen auf deinen Rücken. Geh mit deinen Händen zu beiden Seiten des Rückgrats so weit nach unten wie möglich; dabei solltest du dein Hemd ausziehen, wenn es dir im Weg ist. Atme tief und fang damit an, die Haut von deiner Wirbelsäule aus wegzuschieben, indem du einen nach außen gerichteten Druck zu beiden Seiten deiner Wirbelsäule anwendest. Der Energiefluß durch deine Wirbelsäule wird dadurch angeregt und lockert die beiden wichtigen Muskelstränge, die beidseits parallel zur Wirbelsäule entlanglaufen. Versuche auch von innen zu spüren, was du von außen anwendest, fühle deinen Körperempfindungen nach, damit sie sich noch stärker entwickeln können und dir noch mehr bewußt werden.

Arbeite dich nur ganz langsam an deiner Wirbelsäule aufwärts zum Nacken vor und führe die Selbstmassage durchgehend fort bis zu deiner Schädelbasis, dort, wo dein Hinterkopf beginnt. Laß bei der Massage deinen Kopf ganz entspannt nach vorne hängen und, wenn du Erleichterung spürst, mache tiefe Seufzer. Mach diese nach oben gerichtete Massage mehrere Male und genieße es so richtig, dich selbst zu massieren.

Wir nehmen jetzt unsere Daumen zu Hilfe. Mache mit ihnen kleine Kreisbewegungen in den nahezu waagerecht verlaufenden Einbuchtungen direkt unterhalb des Schädelknochens. Das werden wahrscheinlich ziemlich druckempfindliche Stellen sein. Atme bei der Massage der Punkte bewußt und auf sie hin konzentriert und regelrecht «in sie hinein» und gestatte ihnen, sich vollständig der Massage anzuvertrauen. Bewege jetzt die Daumen vom Rückgrat weg jeweils nach außen zu den Ohren hin, wobei die anderen Finger von hinten deinen Schädel umspannen. Achte darauf, ob du die drei besonders empfindlichen Punkte erfühlen kannst, die sich zu beiden Seiten deines Rückgrats befinden; das sind Stellen, die du besonders lange und ausgiebig mit sanften, kreisenden Bewegungen massieren solltest. Versuche sie also herauszufinden, sie haben eine positive Wirkung auf deine Blutzirkulation, wenn du sie massierst. Außerdem wirkt die Massage auf diese Punkte entspannend und kann Kopfschmerzen vorbeugen.

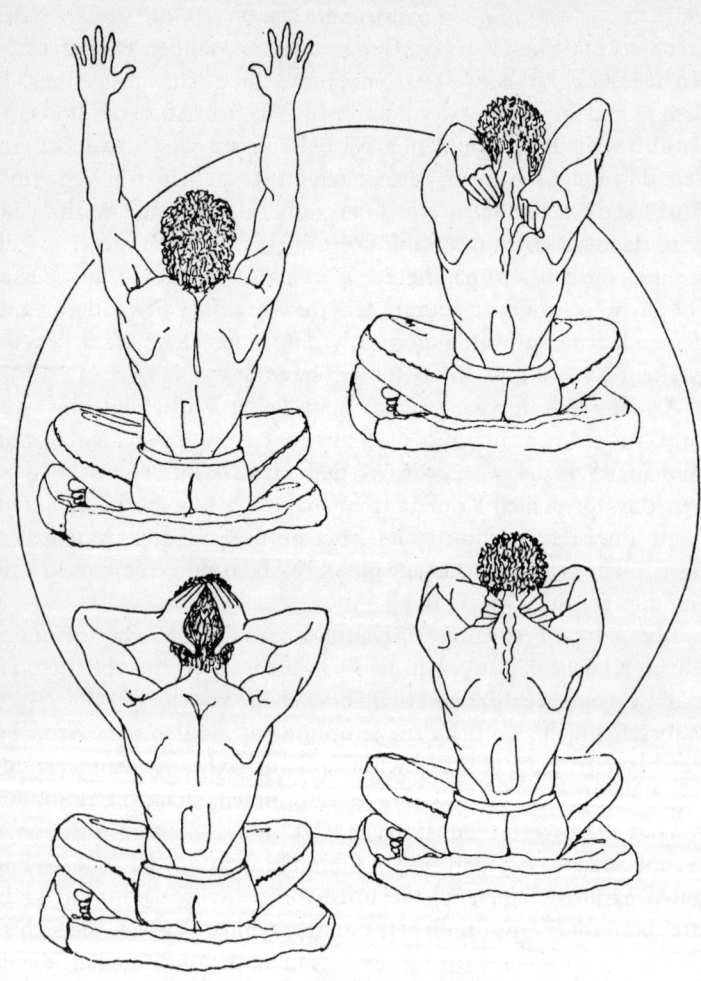

Schulter- und Nackenmassage

Nun kannst du mit der Massage weitermachen, indem du mit deinen Fingern die Kopfhaut auf dem Schädel hin- und herschiebst; geh nicht einfach nur mit den Finger über sie hinweg. Das ist eine sehr wirkungsvolle Massagetechnik, die du öfter mal tagsüber probieren kannst, um allgemein wacher und entspannter zu werden. Wenn du noch Lust dazu hast, kannst du zum Abschluß deine Kopfhaut noch einmal nach gewohnter Art massieren, indem du sie ein wenig kratzt und reibst. Gähne, seufze, laß dein Kinn lose herunterhängen. Mach während des Tages sooft wie möglich eine Entspannungspause dieser Art, die du dann auch voll genießen solltest. Schneide Fratzen, um deine Gesichtsmuskulatur zu entspannen, und beende das ganze mit einer vollen Körperdehnung und gähne ausgiebig.

B. Augen-Auflockerungsübungen: Yoga-Augenübungen

Die folgende Yoga-Übung ähnelt dem Nackenrollen, nur daß wir die Rollbewegungen jetzt nur mit den Augen machen und der Kopf ruhig bleibt. Mach aber zuerst die Nackenübungen, wie sie in Abschnitt 9 beschrieben sind, und denk daran, daß du weder bei den vorbereitenden Übungen noch beim Nackenrollen selbst dich in irgendeiner Weise zur Eile antreibst. Achte auch darauf, um wieviel entspannter du die Nackenrollen machen kannst, nachdem du die Nackenmassage gemacht hast. Diese beiden Übungen machst du am besten immer direkt nacheinander, denn sie ergänzen und verstärken sich gegenseitig in ihrer Wirkung.

Nun zur Yoga-Augenübung: Setz dich bequem mit offenen Augen hin. Atme, blinzle, gib einen Seufzer von dir und schau dann, ohne den Körper zu bewegen, möglichst weit nach oben und dann möglichst weit hinunter. Wiederhole diese Auf-und-nieder-Bewegung zehnmal und achte dabei darauf, daß dein Atem regelmäßig kommt, und laß Gesicht und Schulterbereich entspannt.

Du kannst die Übung entweder schnell machen oder in einem gemäßigten Tempo. Gehe zumindest so schnell vor, daß deine Augen in ihrer Bewegung sich auf nichts fixieren können, was in

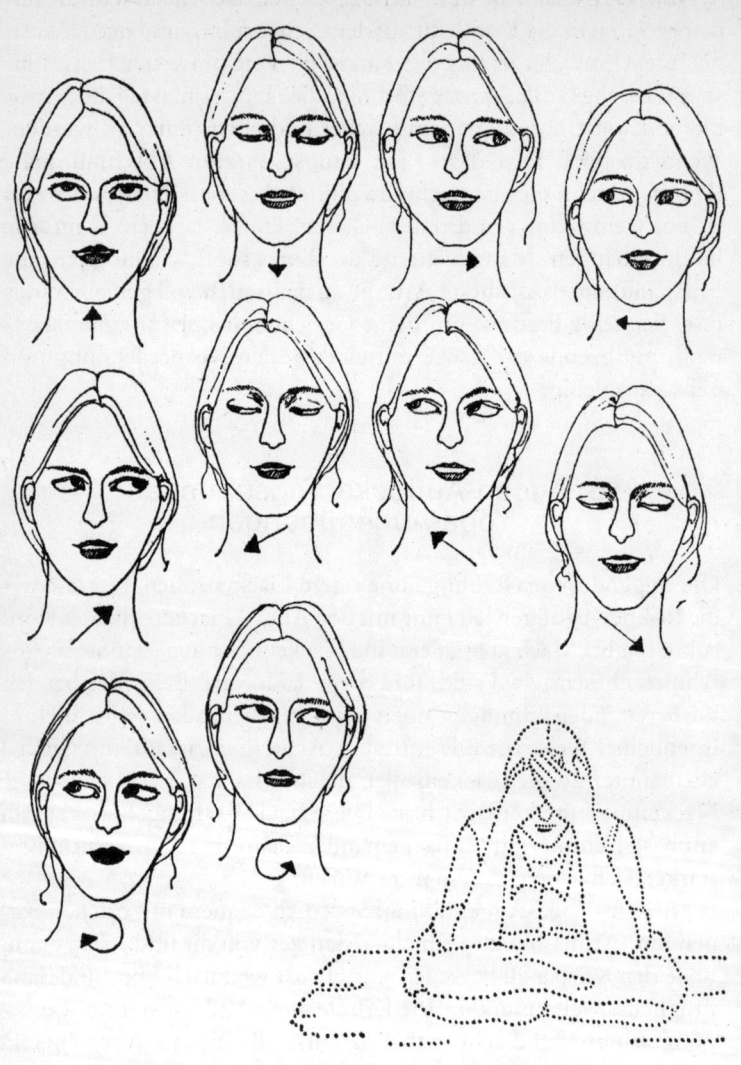

Yoga-Augenübungen

ihrem Sehfeld auftaucht. Wenn du mit der Übung noch nicht vertraut bist, geh erst mal nicht zu schnell vor, um deine Augen nicht zu sehr zu belasten. Später solltest du allerdings versuchen, die Übung schneller zu machen.

Die zweite Bewegung ist von links nach rechts, zehnmal schaust du so schnell wie möglich ganz in die eine Richtung und dann ganz schnell in die entgegengesetzte.

Nach dem Rauf und Runter und dem Links und Rechts folgt jetzt die Diagonalbewegung. Schau von oben links nach unten rechts. Sieh dir dabei wieder nichts im einzelnen an – konzentriere deine Aufmerksamkeit eher nach innen auf deine Augenmuskeln, um sie in ihren Bewegungen kennenzulernen.

Beim vierten Teil dieser Auflockerung rollen wir mit den Augen. Rolle sie in ähnlicher Weise, wie du deinen Kopf im Nacken gerollt hast. Beginne ganz oben mit geöffneten Augen und mach drei- oder viermal einen ganzen Umlauf nach rechts. Dann roll nach links in der gleichen Weise. Achte auf bestimmte Punkte in der Kreisbewegung, die du überspringst oder wo dir die Kreisbewegung nicht gleichmäßig vorkommt. Es kann sein, daß du sie in ähnlicher Weise krampfhaft und sprunghaft empfindest wie bei den verkrampften Punkten beim Nackenrollen. Deinen Bewegungen fehlt es dann an Koordination. Die auftretenden Blockierungen, die deine Koordination stören und den Bewegungsablauf zerhakken, sollen durch diese Yoga-Übung durchgearbeitet werden. Führe abschließend das Augenrollen langsam und mit geschlossenen Augen durch. Wenn das für dich schwieriger ist als die Übung mit offenen Augen, geht es dir genauso wie den meisten von uns. Nur Beharrlichkeit führt zum Erfolg!

Wenn du mit deinen Yoga-Übungen fertig bist, vergiß nicht, deine Augen anschließend wieder zu palmieren. Du hast sie angestrengt, hast viel mit ihnen gearbeitet, und du *mußt* ihnen jetzt eine Ruhepause geben, wenn die Übung dir und deinen Augen einen Nutzen bringen soll.

C. Phantasiereise: Trauminsel

Die Fähigkeit, sich vor dem inneren Auge Dinge vorzustellen, ist bei den meisten Menschen mit Augenfehlern schwach entwickelt. Die Ursache dafür ist emotionale Blockierung: Es können zum Beispiel Ereignisse eine Rolle spielen, die dir als Kind widerfahren sind und die du damals als so schrecklich, angsterregend oder schuldbewußt erlebt hast, daß du sie aus deinem Gedächtnis verbannen wolltest. Dein Gehirn hat die Fähigkeit entwickeln müssen, die Erinnerung daran, die geistige Vorstellung von diesen Ereignissen zu unterdrücken. Das hatte auf der anderen Seite eine Schwächung des Vorstellungsvermögens deines Gehirns im allgemeinen zur Folge. Weil nun aber dein jetziges Sehen ohne die spontane Assoziation zu vergangenen Seheindrücken nicht denkbar ist, beeinflußt diese Schwächung des Vorstellungsvermögens dein Sehen immer noch. Wir gehen auf zwei Wegen vor, um diese Entwicklung wieder umzukehren: Einerseits mußt du den blockierten Gefühlen Gelegenheit geben, für dich wieder sichtbar und erfahrbar zu werden, und andererseits braucht dein Vorstellungsvermögen selbst Unterstützung, indem du Bilder phantasierst, die angenehm sind für dich. An dieser Stelle möchte ich dich deshalb zu einer wunderbaren Phantasiereise einladen, die deinen Augen Entspannung bringen soll und bei der du die Kunst des inneren Sehens und Vorstellens üben kannst. Du kannst versuchen, dich des Textes zu erinnern, nachdem du ihn gelesen hast; du kannst ihn dir aber auch von einem Freund vorlesen lassen oder ihn dir auf Band sprechen.

Beim Visualisieren schirmen wir wieder unsere Augen ab, damit sie und wir uns ganz sicher fühlen und entspannen können. Leg dich entweder auf den Rücken, oder setz dich ganz bequem in einen Stuhl und lehn deine Ellenbogen auf einen Tisch mit weicher Unterlage. Fange mit der Vorstellung an, daß du an einem Strand liegst, der ganz abgelegen und sicher ist. Du hast die Augen jetzt zu, um die warmen Sonnenstrahlen ganz in dich aufnehmen zu können. Du spürst, wie die Sonne deinen ganzen Körper entspannt, und es ist für dich einfach schön zu fühlen, wie das Sonnenlicht durch deine Haut tief in dich eindringen kann. Dich bekümmert nicht, was in der Welt draußen geschieht. Du läßt einen tiefempfundenen, beruhigenden

Seufzer von dir, während du dich nur noch dem Gefühl von Wärme, Entspannung und völliger Sicherheit hingibst.

Stell dir nun vor, du kannst spüren, wie eine leichte Brise aufkommt, wie sie angenehm kühl vom Meer zu dir kommt, du kannst den frischen, salzigen Geruch in deiner Nase spüren, und du erfährst, wie der sanfte Wind dich angenehm kühl umspielt.

Du fühlst dabei deine Haut als angenehm kribbelnd, gleichzeitig aber auch sehr sanft und zart. Du atmest jetzt tief ein und läßt erleichtert einen tiefempfundenen Seufzer von dir.

Du kannst auch das Rauschen des Meeres hören, es ist ein ununterbrochenes und sanftes Geräusch, aus dem du immer wieder das leichte Grollen einer sich in der Ferne brechenden Welle heraushören kannst. Das entspannt und beruhigt dich noch mehr. Das rhythmische Anschwellen und Abklingen der Wellen, wie sie überschwappen und sich mit letzter Kraft auf dem Strand ausbreiten, um sich dann leise flüsternd wieder zurückzuziehen, verfolgst du mit deinen Ohren, und es entspannt dich.

Nach einer guten Weile möchtest du die Augen öffnen (in der Vorstellung natürlich nur, in Wirklichkeit bleibst du hinter deinen vorgehaltenen Händen). Langsam heben sich deine Augenlider, und ganz ruhig und entspannt schaust du nun in den strahlend blauen Himmel. Da erscheint eine einzelne kleine und ganz kuschelige, weiße Wolke über dir. Einen Moment lang bist du diese Wolke: ganz leicht, ohne ein besonderes Ziel und in ganz müheloser Bewegung und fließender Ruhe.

Langsam entschwindet die Wolke, und du hörst wieder die Wellen und spürst den sanften, salzigen Wind, der dich umstreicht, und spürst wieder das Sonnenlicht, das dich am ganzen Körper wärmt.

Eine einzelne Möwe fliegt jetzt direkt über dir, bedächtig und anmutig im Aufwind segelnd. Dann dreht sie ab und läßt sich ein wenig in die Tiefe fallen. Du erkennst die Farben, sie ist sehr schön, weiß und braun. Ihr leicht gebogener Schnabel ist dunkelgelb. Hoch über dir schwebt sie, aber du kannst ihr Federkleid genau erkennen, die Federn ihrer Flügel und ihres Schwanzes. Sie so dahinschweben zu sehen, ist ein so leichtes und müheloses Vergnügen für dich, daß du wieder erleichtert seufzen mußt, und jetzt fühlst du dich wie diese Möwe, die sich nahezu mühelos im Wind bewegt.

Jetzt ist sie davongesegelt, und du spürst das Bedürfnis, dich aufzusetzen und gibst ihm nach, und deine Augen blinzeln leicht, und dein Atem geht tief und erholsam, du bist zufrieden und entspannt. Neugierig schaust du dich um. Du bist allein auf einer einsamen Insel. Du erinnerst dich jetzt daran, daß dich deine Freunde in ungefähr einer Stunde mit dem Segelboot abholen wollen. Bis dahin kannst du alles tun, was dir gerade einfällt.

Der Sand um dich herum ist ganz und gar weiß, und du greifst mit der Hand hinein und siehst zu, wie er durch deine Finger rieselt. Du spürst, wie warm und fein er ist, und du staunst über jedes einzelne Sandkorn, wie es auf den Strand zurückfällt, und wie klar und schön der Anblick ist.

Du richtest deinen Blick jetzt auf und schaust hinaus auf das Meer, das kristallklar und wunderbar blau vor dir liegt und sogar bis auf den Meeresboden völlig klar ist. Dort leuchtet dir in goldbrauner Färbung Seegras entgegen, das sich mit der Strömung leicht hin- und herbewegt. Ein tropischer Fisch schwimmt vielfarbig und mit lässigen Bewegungen durch das Seegras. Sanft rollen die Wellen an den Strand. Du hast eine Welle im Auge, wie sie – unscheinbar erst – sich langsam zu einem Berg aufbaut, dann auf ihrem Höhepunkt umschlägt und weiß schäumend auf den Strand zuläuft. Dort malt sie noch eine letzte Kontur auf den Sand. Ein langstelziger Vogel läuft direkt an diese Stelle, die noch an die Welle erinnert. Der Vogel läuft ganz leichtfüßig, den Schnabel immer im Takt mit den dahineilenden Stelzen.

Du schaust dich um auf deiner Insel und entdeckst zwei einzelne Bäume, an jedem Ende einen. Zuerst interessiert dich der Baum zu deiner Linken, ein großer, schlanker Baum mit Kokosnüssen, wie du leicht feststellen kannst. Du schaust dir genau den Stamm an, denn du hast eine herrlich klare Aussicht darauf. Der Stamm ist sehr abwechslungsreich, und du folgst der dunkelbraunen und grünen, schiefen und ringförmigen Musterung bis zur Spitze, wo dunkelgrüne Palmwedel sich sanft im Wind bewegen und ihre Schatten werfen. Direkt dort entdeckst du jetzt zwei Kokosnüsse, eine dunkelgrün, die andere, größer, satt braun. Kannst du einen Affen entdecken? Nein, keiner da, nur der azurblaue, strahlende Himmel.

Du wendest dich jetzt dem anderen Baum zu, ein Bananenbaum. Sein Stamm und die langen Blätter sind ganz grün, ein helles Grün, und mittendrin entdeckst du eine Staude mit herrlich gelben Bananen.

Du schaust wieder auf das Meer und fühlst dich jetzt so zufrieden, daß dir wieder ein tiefer Seufzer kommt. Die sanfte Brise läßt du dir wieder leicht über das Gesicht streichen und fühlst dabei, wie der salzige Geruch dich belebt. Wie du dem noch so nachsinnst und dabei wieder aufs Meer hinausschaust, entdeckst du weit entfernt am Horizont ein Dampfschiff. Es ist ein großes, weißes Schiff mit zwei roten Schornsteinen, die beide Wolken von hellgrauem Rauch ausstoßen.

Nun wendest du deinen Blick wieder vom Dampfer ab und entdeckst tatsächlich das Boot deiner Freunde mit seinem roten und weißen Segel. Die Segel sind durch die Brise weit aufgebläht, und das Boot schwankt und schlingert ein wenig. Du kannst jetzt auf dem Boot auch jemanden erkennen, der dir zuwinkt, einen Bekannten von dir, oder jemand, den du ganz besonders magst.

Du springst auf, freust dich irrsinnig und läufst leichtfüßig und mit voller Kraft am Rande der Wellen entlang zu der Stelle, an der dein Freund das Boot auf den Strand setzt. Du siehst im Laufen auch schon, wie dein Freund aus dem Boot springt und zum Strand kommt, um dich mit geöffneten Armen zu empfangen.

Nimm dir soviel Zeit, wie du möchtest, um mit deinem Freund auf der Insel zu verweilen, ganz entspannt und zufrieden. In dieser wunderbaren und vollkommen harmonischen Stimmung ist dein Sehen ganz klar, und du bist erfüllt von der Schönheit, die dich umgibt.

Schließlich sagst du deiner Phantasiewelt Lebewohl und versprichst ihr, sie bald wieder zu besuchen.

Du nimmst die Handflächen von den Augen und versuchst, auf diese Welt mit der gleichen Offenheit und Entspanntheit zu schauen, wie du sie auf deiner Insel erfahren hast.

Wir haben jetzt die Hälfte des Programms hinter uns. Vielleicht hast du dich die letzten drei Wochen damit beschäftigt, vielleicht bist du auch schon drei Monate dabei. Hoffentlich hast du von dir aus hin und wieder dein Programm unterbrechen können, so daß die täglichen Sehübungen sich nicht zu einer lästigen Pflichtübung entwickelt haben. Gleichzeitig hoffe ich, du hast jeden Tag etwas Zeit dafür gefunden, dich mit deinen Augen zu beschäftigen, einige Übungen zu machen und hinterher zu palmieren und deine Augen zu entspannen.

In den Übungen bis hierhin haben wir ein stabiles Fundament geschaffen. Du hast hoffentlich mit Geduld und Ruhe die Übungen durchführen können und bist auch in die meditativen Aspekte der Übungen eingedrungen und hast sie harmonisch zu einem Teil deines Lebensstils entwickeln können. Wenn du das Gefühl hast, es könne sich lohnen, eine Pause einzulegen und das Gelesene noch einmal zu wiederholen, dann mach jetzt diese Pause.

Du wirst merken, daß gerade die Einleitungskapitel eine andere Bedeutung für dich haben werden, da du jetzt mit deinem Sehen als Teil deiner Persönlichkeit mehr vertraut bist als beim ersten Durchlesen.

Nochmals, wenn du meinst, daß es Sinn hat, nimm dir ein paar Tage Zeit, bevor du die elfte Übung in Angriff nimmst. Wir werden von hier aus in neue Gebiete vordringen, zugleich aber auch mit den grundlegenden Übungen weiterarbeiten und Variationen zu diesen schon bekannten Übungen kennenlernen.

A. Körperübungen:
Reichsches Atmen

Im zweiten Teil werden wir uns mehr und mehr solchen Körperübungen zuwenden, die tiefergehend deine Energien freisetzen sollen. Trotzdem kannst du sie gefahrlos alleine durchführen, um deinen Energiespiegel anzuheben und dich von emotionalem Druck zu befreien, der auf dir lastet und dich in Spannungen hält. Es hängt von deinen Bedürfnissen und deinem Temperament ab, ob du die Übungen mehr zwischendurch und dann, wenn es dir gerade sinnvoll erscheint, durchführst, oder ob du sie von nun als ein wichtiges Hilfsmittel benutzen wirst, um dein Sehprogramm schärfer und genauer auszuarbeiten.

Du hast bis hierhin hoffentlich den direkten Zusammenhang erkannt, der zwischen deinen Augen, deinem Energiespiegel und deinen Emotionen besteht, und verstehst darum die mögliche Bedeutung dieser tiefergehenden Körperübungen. Sie können zum entscheidenden Faktor sowohl bei der Wiederentdeckung deines Sehens als auch deines persönlichen Wachstums im umfassenden Sinne werden.

Wir beginnen mit einer Atemtechnik, die von Wilhelm Reich entwickelt worden ist, einem Psychotherapeuten, der vor etwa 50 Jahren eine neue Art der Psychotherapie entwickelte, die sich nicht nur mit dem Verstand einer Person beschäftigte, sondern auch mit ihren Emotionen und den eingespeicherten Körperspannungen.

Reichs Erkenntnisse vom unlösbaren Zusammenhang zwischen Geist und Körper und seine Techniken, um emotionales Wachstum durch körperliche Übung zu erreichen, haben mein Programm zu besserem Sehen stark beeinflußt. Sein Konzept von der Lebensenergie und seine Techniken, die Lebensenergie wieder zu befreien, wenn sie blockiert ist, sind auch Hintergrund für unsere Sehübungen, die dadurch wirkliches Wachstum in visueller und emotionaler Hinsicht bewirken können. Die Reichsche Atemübung sollte von dir zu einer regelrechten Angewohnheit entwickelt werden, dich selbst mit Energie aufzuladen, deinen Atem von Spannungen zu befreien und alle Emotionen herauszulassen, die zum Ausdruck kommen wollen. Reich entdeckte, daß durch freies und volles Atmen in Rückenlage chronische Verspannungen gelöst werden können. Dadurch kannst du deine Lebensenergie zu einem natürlicheren und freieren Fließen verhelfen. Reich wendete die Atemübung in Verbindung mit anderen körperbetonten Therapietechniken an, von denen wir später noch einige kennenlernen werden. An dieser Stelle soll durch die Atemübung in erster Linie erreicht werden, deinen Körper und besonders deine Augenregion mit mehr Energie zu versorgen, damit die anschließenden Augenübungen eine tiefergreifende Wirkung haben können.

Leg dich bequem auf ein Bett oder eine andere Unterlage; die Füße stellst du flach auf den Boden, die Knie sind angewinkelt. Schließe deine Augen und fang damit an, durch den Mund zu atmen. Laß beim Inhalieren den Atem zuerst den Bauch ausdehnen, erweitere ihn dann noch, so daß sich auch deine Brust ausweitet. Bleib beim Atmen ganz ruhig und versuch, deinen Kiefer zu entspannen und herunterhängen zu lassen. Streck dich ein wenig und fühle die Unterlage, auf der du liegst. Richte nun deine ganze Aufmerksamkeit auf deinen Atem und auf alles, was durch deinen Atem an Gefühlen, Bildern, Stimmungen in dein Bewußtsein gelangt. Entscheidend wichtig ist, bei der Übung in Verbindung zu den Gefühlen und körperlichen Empfindungen zu bleiben und zuzulassen, daß alles, was an die Oberfläche kommt, durch die Stimme ausgedrückt wird.

Reich entdeckte den stimmlichen Ausdruck als eine der besten Möglichkeiten, um aufgestaute Spannungen freizusetzen, den Energiefluß im Körper zu erhöhen und dadurch insgesamt das Wachstum einer Persönlichkeit zu fördern. Wenn du willst, kannst du alle Türen und Fenster zu deinem Zimmer abschließen, damit du keine Hemmungen zu haben brauchst, alles rauszulassen, was du rauslassen willst. Wenn du mit einem Freund die Übung machst, kann der dich darin bestärken, alle auftauchenden Gefühle zuzulassen.

Einfach durch tiefes Atmen durch den geöffneten Mund können eine Fülle körperlicher Empfindungen bei dir ausgelöst werden.

Das muß aber nicht unbedingt so sein. Manche Menschen nehmen dabei nichts weiter als eine allgemeine körperliche Belebung wahr; andere bemerken in ihrem Atemapparat ringförmige Verspannungen, die nach und nach durchgearbeitet werden müssen. Wenn du in deiner Kehle oder Brust auch diese Verengungen bemerkst, ist es dir zu einer unbewußten, aber körperlich spürbaren Angewohnheit geworden, Emotionen wie z. B. Trauer, Ärger oder Furcht zurückzuhalten; dann ist diese Übung das geeignetste Mittel für dich, diese Verspannungen aufzulösen, damit du lernst, die dahinter stehenden Gefühle stimmlich auszudrücken.

Die meisten von uns haben als Kinder lernen müssen, ganz normale Gefühle wie Angst, Ärger oder Kummer zurückzuhalten, und dieses Zurückhalten drückte sich nach und nach körperlich in Verspannungen der Brust- und Bauchmuskulatur, der Kehle und Zunge, des Mundes und der Lippen sowie auch der Augen aus. Das energetisierende Atmen ist außerordentlich hilfreich dabei, diese eingefrorenen Verspannungen allmählich aufzutauen und die Emotionen auszudrücken, die du damals zurückhalten mußtest. Deine Energie kann dadurch wieder gesund und frei fließen, da sie nicht mehr abgeschnürt wird.

Wenn sich bei der Atemübung ein kribbelndes Gefühl in deinem Gesicht, deinen Armen oder Beinen einstellt, ist das nur ein Zeichen dafür, daß deine Energie jetzt freier fließen kann. Atme nicht allzu schnell, sonst kann es sein, daß das Kribbeln möglicherweise zu einer Hyperventilation führt und Muskelverkrampfungen hervorruft, da in deinem Blutsystem dann auf einmal ungewohnt viel Sauerstoff fließt. Wenn dir das dennoch passieren sollte, kannst du in deine Hände oder in eine Papiertüte atmen, um dir wieder mehr Kohlendioxyd zuzuführen. Laß dich dadurch nicht beunruhigen, es ist absolut ungefährlich und geht in wenigen Minuten vorbei.

Wenn du einen Widerstand im Hals bei der Atemübung spürst, versuchst du wahrscheinlich, Weinen oder Schluchzen zurückzuhalten, das herauskommen will. Laß es heraus; hab keine Angst davor, vom Schluchzen überwältigt zu werden. Weinen ist immer gut für deine Augen, weil es sehr viel Spannung mit sich nimmt,

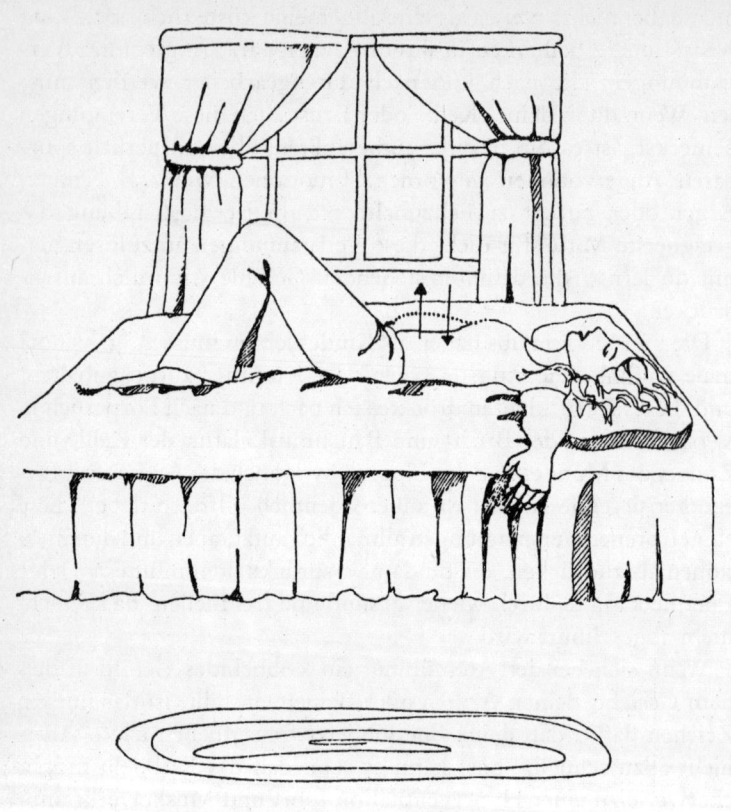

Reichsche Atemübung

und gleichzeitig ist es die beste Möglichkeit für deine Tränendrüsen, ihre natürliche Funktion auszuüben.

Es kann dir auch schwindlig werden, oder gar übel, wenn du tief durch den Mund atmest und in Kontakt mit deinem Energiefluß kommst. Wenn es sich dabei nicht um eine wirkliche Erkrankung handeln sollte, ist dies normalerweise nur ein Anzeichen von Spannungen, die hier und da auftreten können, und die nicht ihre Rolle aufgeben wollen, die sie in deinem Leben spielen. Eingefahrene Verhaltensweisen verschwinden nicht von alleine, auch wenn sie dir dein jetziges Leben vergällen können; sie hassen es, hinausgeworfen zu werden. Du kannst nur versuchen, sie mit sanfter Gewalt dazu zu bringen, zu verschwinden, indem du dabei bleibst, zu deinen Gefühlen zu stehen, die du erfährst, bis der Schwindel oder die Übelkeit vorbeigehen und das Gefühl hinter dem Symptom sichtbar wird. Atme auf diese Weise ungefähr fünf Minuten lang.

B. Augen-Auflockerungsübungen: Augenkontakt nach Atemübung

Eine ausgezeichnete Möglichkeit, die Reichsche Atemübung abzuschließen, besteht darin, nachdem man die Augen aufgeschlagen und sich durch die Tränen hindurchgeblinzelt hat, in die Augen eines vertrauten Menschen oder in einen Spiegel zu schauen. Der Energiefluß ist tatsächlich in deinen Augen erkennbar, wenn du ihn durch das Reichsche Atmen erhöht hast. Erlaube den Augen, «weich» zu werden, indem du zart blinzelst und dem Gefühlsfluß in deinen Augen nachgibst. Die Augen der meisten Fehlsichtigen und vieler Normalsichtiger sehen so trübe und glanzlos aus, weil der Energiefluß zu den Augen nicht funktioniert. Fang an damit, dir dieses Energieflusses bewußt zu werden, und gestatte es deinen Augen, dich auszudrücken, für dich zu sprechen. Du kannst den Energiefluß natürlich nicht erzwingen. Aber durch das Reichsche Atmen kannst du ihn verstärken und durch anschließenden Augenkontakt ihn offen ausdrücken. Dieser Augenkontakt ist, wenn deine Gefühle weiterhin im Fluß bleiben, ein Erlebnis für sich selbst.

C. Hände energetisieren und Palmieren

Mit dem Abschirmen oder Palmieren, durch einfaches Auflegen der Handflächen über die geschlossenen Augen, das wirst du bestimmt auch schon gemerkt haben, kann eine Wirkung erzielt werden, an der etwas Magisches ist. Dr. Bates war der Ansicht, daß das unterschiedlich hohe Energiepotential in Handflächen und Augen einen

Austausch dieser Energie von der Hand in das Auge bewirkt und das Auge dadurch besser durchblutet, allgemein belebt und gelockert wird. Indem wir bei dieser Übung die Handflächen zusätzlich mit Energie aufladen, können wir den heilsamen Effekt des Palmierens noch verstärken.

Fang damit an, deine Handflächen fest und schnell aneinander zu reiben. Dadurch werden sie erwärmt, besser durchblutet und mit mehr Energie versorgt. Das spürst du an einem kribbelnden Gefühl in den Handflächen. Palmiere dann die Augen direkt danach und stelle für dich fest, ob du die Wärme und Energie magst, die von den Handflächen zu deinen Augen abstrahlt.

Wenn du das festgestellt und mit dem Palmieren aufgehört hast, spreiz die Finger weit auseinander und drück die Hände mit den gespreizten Fingern fest aneinander. Die Finger liegen dabei paarweise aufeinander. Nimm jetzt die Ellenbogen hoch und dreh die Hände einwärts, bis die Finger auf deine Brust weisen. Bleib bei dieser Stellung eine Zeitlang. Schließe die Augen und richte mit tiefen und ruhigen Atemzügen deine Konzentration ganz auf die Hände, um die energetische Aufladung zu verstärken, die sich in deinen Händen entwickelt. Achte auf jedes Anzeichen von Zittern oder Schütteln und laß es sich weiter entwickeln, denn es deutet auf einen Energiefluß in deine Hände hin. Du kannst dir dabei auch das Wort «Aufladen» als ein Mantra durch den Kopf gehen lassen, um deine Konzentration noch zu verstärken. Presse die Hände etwa zwei Minuten lang aneinander und vergiß nicht, dabei tief und ruhig durchzuatmen.

Löse dann die Spannung und laß die Hände wieder locker. Versuche nun den Zustand sinnlich wahrzunehmen, den du erzeugt hast, indem du die Hände in einigen Zentimetern Abstand voneinander vor dich hältst. Sieh zu, ob du nicht den Energiestrom zwischen ihnen erfühlen kannst und eine «strömende» Sinneswahrnehmung in den Händen selbst bemerkst, so als ob die Energie nun freier fließen kann, da sie nicht mehr durch Spannungen, die sich normalerweise in unseren Händen befinden, zurückgehalten wird.

Wiederhole diese Übung und palmiere anschließend. Sei für die Eindrücke in deinen Augen empfänglich und gestatte ihnen, frei zu

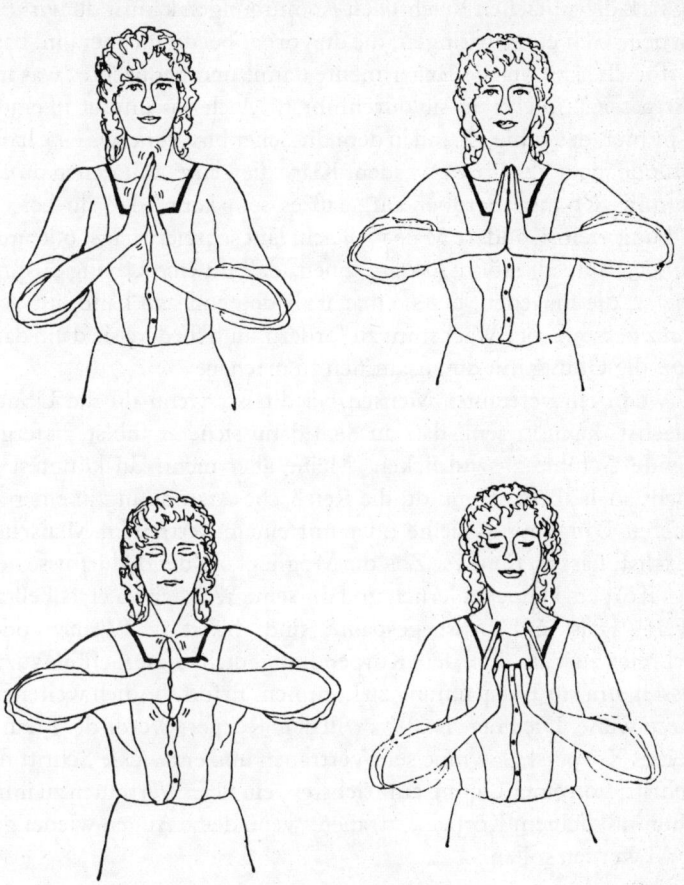

Hände energetisieren

fließen. Sage bei der Palming-Meditation immer wieder zu dir selbst: «Meine Lebensenergie fließt und heilt meine Augen.»

Durch die einfachen Reichschen Atemübungen kannst du wirklich in neue Gebiete vordringen, die du vorher bei dir nicht erahnt hast. Erforsche sie! Mache Experimente damit und beobachte, was mit dir passiert, wenn du sie durchführst. Mach das immer in einem Zimmer, das ruhig ist und in dem du sicher bist, für etwa eine halbe Stunde nicht gestört zu werden. Kläre die Leute, mit denen du zusammenwohnst, darüber auf, daß es sein kann, daß du bei der Übung weinst, andere Male vielleicht laut schreien magst oder gutturale Laute ausstößt. Erkläre ihnen, daß du eine Übung ausprobierst, die für jeden, der sie macht, bedeutend sein kann, um sein ganz persönliches Wachstum zu fördern, und fordere sie dann dazu auf, die Übung mit dir zusammen zu machen.

Wenn ein vertrauter Mensch bei dir ist, wenn du die Übung machst, kann es sein, daß du dich dann sicherer fühlst, tiefergehende Gefühle auszudrücken. Meine aber nicht, du könntest es nicht auch allein. Wenn du die Reichsche Atemübung in einer sicheren Umgebung alleine oder mit einem vertrauten Menschen machst, hast du für diese Zeit die Möglichkeit, die Bedürfnisse deines Körpers kennenzulernen und dir seine Weisheit zu erschließen. Wenn Hals und Brust gespannt sind, hältst du Weinen oder Schreien zurück, d. h. dein Körper drängt dich, diese Gefühle zuzulassen, um zur Entspannung zu kommen. Erforsche dich weiter auf diese Weise. Die Frage ist: Was will dein Körper? Werde der Freund deines Körpers! Gewinne sein Vertrauen und entwickle Schritt für Schritt, von einer Übung zur nächsten, ein tiefes Vertrauen zu ihm. Du mußt deinem Körper vertrauen, wenn deine Augen wieder gesund werden sollen.

D. Dein Augentagebuch

Schreibe auf, wie du dich während der Pause gefühlt hast, die du nach der letzten Übung eingelegt hattest. Wie ist es dir während der Ruhezeit ergangen? Schreib es in dein Tagebuch! Du hast doch hoffentlich keine einzige Übung gemacht während der Zeit? Wenn du gar keine Pause gemacht hast, mach sie jetzt. Werde dir über den Punkt klar, den du bis jetzt, nach zehn umfangreichen Übungen, erreicht hast. Und schreibe alles auf, was dir zu deinem Sehsinn einfällt. Gab es Veränderungen, und wie schätzt du sie ein? Das Augentagebuch hat eine gewisse Ähnlichkeit mit der Reichschen Atemübung, insofern es dir ermöglicht, das auszudrücken, woran du überlegst, was du im einzelnen denkst, was du vermutest und was du willst. Du kannst in deinem Augentagebuch deine Gedanken frei fließen lassen, wie du beim Reichschen Atmen deine Emotionen frei fließen lassen kannst. In beiden Fällen bist du in Kontakt mit deiner Energie.

Abschnitt 12

A. Körperübungen:
Sonnengebet (12 Positionen)

Ich kenne neben dem Sonnengebet keine Einzelübung, die Gesundheit und Kondition auf so vielfältige und abwechslungsreiche Art fördert. Dein ganzer Körper wird gedehnt und gestreckt, seine Spannkraft wird erhöht, die Blutzirkulation angeregt, Spannungen werden abgebaut, deine Energie wird erhöht, und dein Körperbewußtsein im allgemeinen wird geschärft. Du kannst es langsam angehen lassen und diese Übung in der Art einer anmutigen Yoga-Übung durchführen, oder damit hart trainieren wie bei einem Konditionstraining. Du kannst auch langsam anfangen, dich dann auf ein schnelles, kräftiges Tempo steigern und wieder langsamer werden, um die Übung ausklingen zu lassen. Ich halte das «Sonnengebet» für eine ideale Kombination aus Yoga und aerobischen Übungen.

Das «Sonnengebet», auch «die 12 Positionen» genannt, kommt ursprünglich aus Indien. Dort wird es traditionsgemäß vor der im Osten aufgehenden Sonne durchgeführt – daher der Name «Sonnengebet». Bei Sonnenaufgang in der freien Natur kann es tatsächlich zu einer besonders schönen und anregenden Erfahrung werden. Du kannst die Übung selbstverständlich auch zu beliebigen anderen Tageszeiten und an jedem Ort machen, der dir genügend Platz für die Bewegungen bietet.

Auch wenn du dich «gut in Form» fühlst, können einige der Positionen unerwartet schwierig für dich sein, weil sie dich nicht nur konditionell fordern, sondern auch noch ein hohes Maß an Körperbeherrschung verlangen. Geh deshalb bei den Positionen so vor wie bei den Augenübungen: Erlaube deinem gegenwärtigen körperlichen Zustand, so zu sein, wie er eben ist, und mach die Übungen nur so weit, wie sie dich nicht überfordern.

Nun zur Übung selbst: Stell dich möglichst gerade und gut ausbalanciert hin. Verschaffe dir Klarheit darüber, wie sich dein Körper heute insgesamt anfühlt und besonders, wie energetisch du dich fühlst. Schließ für einen Moment deine Augen und konzentriere dich noch einmal darauf, deinen Körper und dein Gleichgewichtsgefühl zu überprüfen. Nimm einen tiefen Atemzug, vielleicht kommt dir auch ein Seufzen, öffne die Augen wieder und beginne mit der ersten Position.

Eins: Atme aus (wir atmen immer durch die Nase, außer wenn die Übungen besonders kräftig durchgeführt werden) und preß die Handflächen in Höhe deines Solarplexus gegeneinander, so daß deine Brustmuskulatur angespannt wird.

Zwei: Atme ein und streck dabei die Hände hoch. Wölbe deinen Rücken dabei nach vorn und abwärts, leg den Kopf in den Nacken und genieße das Gefühl für deine Dehnung.

Drei: Atme aus und streck dich nach unten bis zum Fußboden. Leg deine Hände flach auf den Boden neben die Füße. Geh dabei soweit in die Knie wie notwendig.

Vier: Beim Einatmen mach einen großen Schritt zurück mit deinem rechten Bein, so daß schließlich die Zehen des rechten Fußes und dein rechtes Knie den Boden berühren. Fühl mit hoch aufgerichtetem Kopf die weite, kräftige Dehnung deiner rechten Seite, die vom Kinn bis in die Zehenspitzen reichen soll.

Fünf: Halte den Atem an und streck dein linkes Bein jetzt auch nach hinten, so daß du in den Liegestütz kommst. Halte dabei deinen Körper so gerade wie möglich.

Sechs: Jetzt atme aus; dabei kommen jetzt die Knie, Brust und Stirn auf den Boden auf. Deinen Hintern streckst du weit hoch. Da dies eine sehr ungewöhnliche Streckung ist, genügt zu Anfang, wenn du mit ihr noch nicht vertraut bist, jede dir mögliche Annäherung an diese Position.

Sieben: Beim Einatmen leg dich flach hin, drück dich dann mit den Armen langsam hoch, so daß dein Oberkörper eine Krümmung nach oben und zurück erfährt. Laß die Hüftknochen dabei liegen und halte die Ellenbogen leicht angewinkelt. Dein unterer Rücken erfährt die stärkste Wölbung. Bring dabei den Kopf soweit wie möglich hoch und zurück. Der – sehr passende – indische Name für diese Position ist «Kobra».

Acht: Beim Ausatmen laß deinen Kopf herunterhängen, und streck die Hüften nach oben, so daß du mit dem Boden schließlich ein Dreieck bildest. Laß den Kopf richtig aushängen, entspanne damit deinen Nacken. Gehe auf Zehenspitzen etwas nach vorne und drück die Fersen fest an den Boden. – Fühle die Streckung an der Rückseite deiner Beine.

Neun: Atme ein und bring mit einem Schritt deinen rechten Fuß auf die Höhe deiner Hände. Die Zehen des linken Fußes und das linke Knie liegen auf dem Boden, dein Kopf ist aufgerichtet – spiegelbildlich zu Position *Vier*. Fühl die Spannung auf der linken Seite.

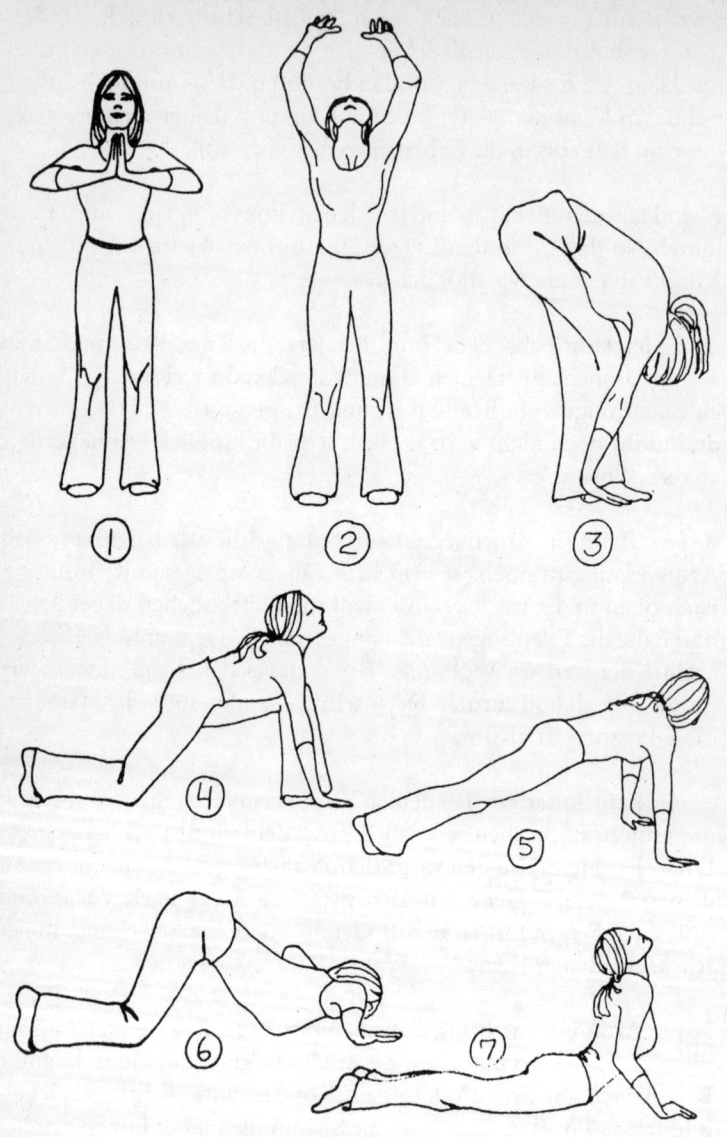

Das Sonnengebet

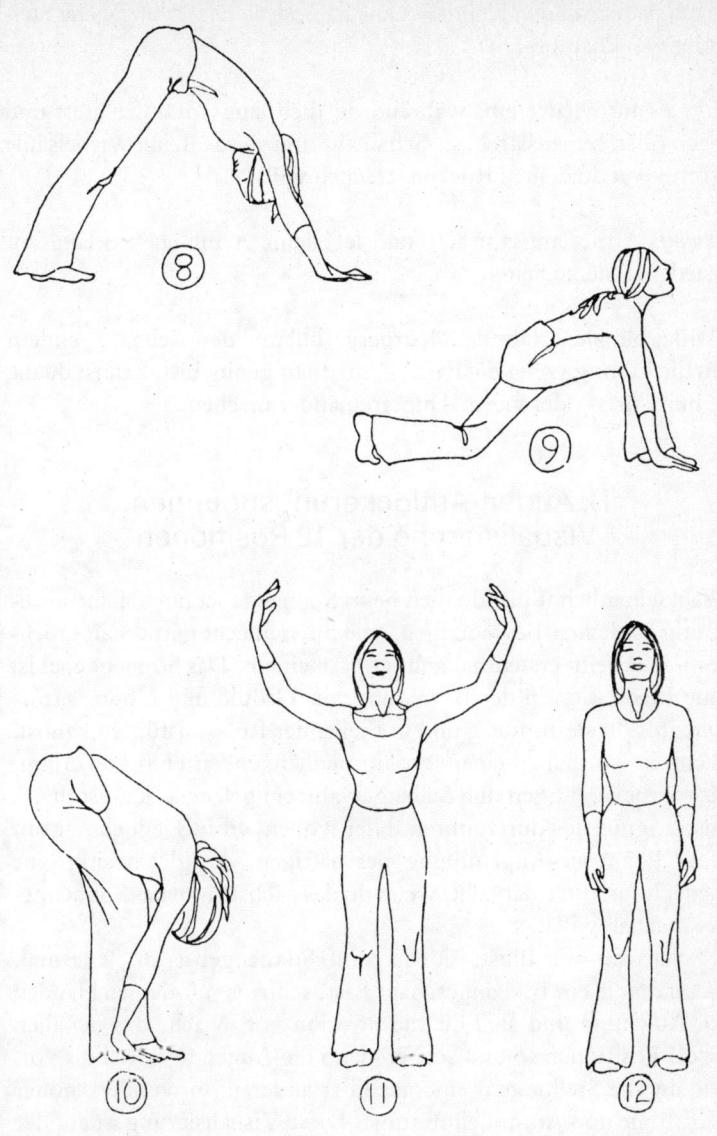

Zehn: Atme aus, bring dabei deinen linken Fuß neben den rechten, bleib dabei mit den Handflächen am Boden. Es ist die gleiche Stellung wie Position *Drei*.

Elf: Atme wieder ein, während du dich langsam aufrichtest und nach oben hin ausstreckst. Schau auf und streck deine Wirbelsäule vor, wenn du deinen Rücken strecken willst.

Zwölf: Atme langsam aus, und leg deine Arme ebenso langsam wieder an deine Seiten.

Atme, blinzle, erfahr dein Körpergefühl und dein Sehen, nachdem du die Übung vollendet hast. Wenn du fit genug bist, kannst du die Übung drei- oder viermal hintereinander machen.

B. Augen-Auflockerungsübungen:
Visualisierung der 12 Positionen

Wahrscheinlich fühlst du dich beim Sonnengebet noch nicht so anmutig in deinen Bewegungen, wie du vielleicht gerne sein möchtest, aber beim erstenmal gelingt das keinem. Das Sonnengebet ist eine Meditation in der Bewegung, die Geduld und Übung erfordert, bis du sie anmutig und in fließender Ruhe ausführen kannst. Wenn du einmal zu einem zusammenhängenden Fluß von Atem, Körperbewegungen und Selbstgewahrsein gelangst, kannst du sie anstrengungslos durchführen. Hier wollen wir uns jedoch nur mit einer Phantasie-Augenübung beschäftigen, die gleichzeitig eine Gedächtnisstütze darstellt, wenn du das nächste Mal das Sonnengebet machen willst.

Schau dir die Illustrationen zum Sonnengebet an. Jedesmal, wenn du dir ein Bild angeschaut hast, schirme mit deinen Händen die Augen ab und stell dir die Position vor. Mache das bei allen zwölf Positionen so und schließ dann die Augen und stell dir vor, wie du alle Stellungen, eine nach der anderen, in wunderschöner Harmonie und Anmut einnimmst. Diese Visualisierung ist auf der einen Seite eine großartige Augenübung, und gleichzeitig wird die

Visualisierung deinerselbst das nächste Mal, wenn du diese Übung wieder machst, deinen Körperbewegungen zu mehr Anmut und fließendem Gleichmaß verhelfen.

C. Lange Schwünge; «Blitzen»; Sonnen; Palmieren

Wir wollen uns nach dem Sonnengebet mit einer anderen sonnenorientierten Übung beschäftigen. Um dich einzustimmen und die Augen zu entspannen, mach zuerst für einige Zeit kurze Schwünge in der Sonne. Setz dich dann bequem vor die Sonne oder stell dich locker und entspannt vor sie hin. Wir können jetzt mit der «Blitze»-Übung anfangen. Das ist eine Methode, um den Sehpurpur anzuregen, eine hauchdünne chemische Schicht in der Retina. Der Sehpurpur bewirkt die Umwandlung der Energiestrahlung der Sonne in elektrochemische Energie. Indem wir den Sehpurpur jetzt anregen wollen, wird das Wirkungsvermögen der Retina erhöht, und wir sehen die Welt sehr viel klarer und farbenfroher. So, als wäre sie gerade frisch gewaschen worden.

Halte deine Hände jetzt vor deine *geschlossenen* Augen in etwa 10 cm Abstand und laß die Finger etwas abgespreizt. Fang dann damit an, sie aus den Ellenbogen heraus gegenläufig hoch und runter zu schieben. Die Bewegungen sollen relativ schnell ausgeführt werden. Das Licht, das durch die sich schnell bewegenden Zwischenräume deiner Finger kommt, flackert dadurch wie bei einer Stroboskoplampe und erzeugt in unserer Netzhaut wunderschöne, vielfarbige Effekte. Genieße dieses Lichtspiel, das du mit den sich hin- und herschüttelnden Händen in deinen Augen bewirkst.

Das Blitzen ist für alle Arten von Augenfehlern heilsam und beugt ihnen zugleich vor. Diese Übung ist besonders für das alternde Auge zu empfehlen, da es durch eine Anregung des Sehpurpurs und durch die Stimulation der Irismuskeln gekräftigt und belebt wird, und da besonders die Irismuskeln mit zunehmendem Alter dazu neigen, sich zu einer kleinen Pupille zusammenzuziehen. Nach dem Blitzen sind einige lange Schwünge in der Sonne besonders schön, du kannst aber auch im Sitzen einige kurze Schwünge

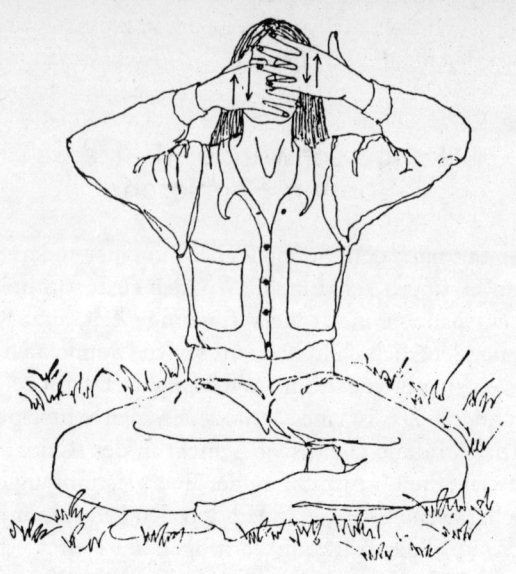

Blitzen

machen oder die liegenden Achten, eben alles, was man gut in der Sonne üben kann. Schirme die Augen dann ab und gib ihnen dadurch nach der lichtreichen Stimulation den Kontrast völliger Dunkelheit. Es scheint ein Gesetz der Natur zu sein, daß solche Kontraste Stärke erzeugen und ein Gefühl von Ausgreifen und Lebendigkeit auslösen. Palmiere anschließend, bis es wieder ganz dunkel ist.

Mach jetzt eine Ruhepause. Überleg dir ganz genau, ob du die Übungen bis hierhin wirklich regelmäßig gemacht hast und ob deine Bemühungen zur Verbesserung deiner Sehfähigkeit zu einem festen Bestandteil deiner täglichen Routine geworden sind. Im folgenden gebe ich dir eine Übersicht, was alles dazugehört.

Palmieren ist ein absolutes Muß! Du solltest es so oft wie möglich machen, in Verbindung mit den Visualisierungsübungen, die du am meisten magst.

Schwünge sind ein weiteres Muß, weil sowohl die kurzen als auch die langen Schwünge die Augen und den ganzen Körper entspannen. Die kurzen Schwünge und die Visualisierungsübungen bilden dabei ebenso eine Einheit wie Palmieren und Visualisieren.

Akkommodation: besonders wichtig ist die Peitschenübung und die regelmäßige Beschäftigung mit der Nah-Fern-Karte.

Sonnen ist unersetzlich zur Belegung und Energieaufnahme. Gehe sooft wie möglich in die Sonne, mach Wanderungen, fahre Rad, laufe Rollschuh, spiele Federball, oder treibe andere Sportarten, bei denen du viel draußen sein kannst, sowie natürlich auch die speziellen, sonnenorientierten Augenübungen.

Fusions-Übungen sind für die Koordination beider Augen notwendig. Nicht nur Menschen mit Sehfehlern haben damit Probleme, sondern auch Normalsichtige. Fusionsstörungen überlasten die Augen und können zu Kopfschmerzen führen. Es scheint so zu sein, daß das Gehirn, wenn es etwas zu sehen verweigert, zuerst die Fusionsfähigkeit der Augen, nämlich stereoskopisch und gleichgewichtig als ein Augenpaar sehen zu können, behindert. Es verweigert dabei dem einen Auge, auf das Objekt zu sehen, während das andere weiter normal funktioniert. Wie Forschungen auf diesem Gebiet gezeigt haben, kann man die beiden Hälften unseres Hirns zum Teil sehr unterschiedlichen Funktionen zuordnen. Gleichzeitig sind aber beide gleichermaßen am Sehen beteiligt, jedes Auge folgt dabei den Anweisungen jeweils einer Gehirnhälfte, was zu mannigfachen Schwierigkeiten bei der Fusion führen kann. Es ist für dich eine Sache regelmäßiger Übung, die Augen zu einer dauerhaften Zusammenarbeit zu bewegen. Die besten Möglichkeiten dazu bietet die «Schnur»-Fusionsübung. Durch das «Tor» zu schauen, wie in Abschnitt 3 ist auch gut geeignet dazu. Wir werden uns bei den weiteren Übungen noch ziemlich oft intensiv mit der Fusion beschäftigen.

Zentraleinstellung ist eine Fähigkeit, die wir benötigen, um ein scharfes, viele Einzelheiten enthaltendes Bild zu sehen. In deinem Alltag solltest du dir das Umwandern zu einer *ständigen* Angewohnheit machen, um die Zentraleinstellung zu verbessern und das Auge beweglich zu halten. Genauso solltest du es dir zu einer Gewohnheit machen, so viele Informationen wie möglich von einem Objekt aufzunehmen, um deinem Gehirn genug «Material» zur Verfügung zu stellen, damit dieses dann von ihm zu einem vollständigen und klaren Bild zusammengesetzt werden kann.

Körper- und energetisierende Übungen, besonders das Reichsche Atmen sind von unschätzbarem Wert, dich selbst als ganze Person und in deinem Sehen zu erfahren und weiterzuentwickeln.

D. Dein Augentagebuch

Schreibe eine Kritik deines Sehprogramms! Wie oft machst du die Übungen? Wie lange bringst du mit ihnen zu? Machst du die Übungen regelmäßig oder nur sporadisch? Hast du ein vollständiges und abgerundetes Übungsprogramm, oder neigst du dazu, einen oder mehrere der sieben Bereiche zu «vergessen»? Kannst du dich an den Übungen auch erfreuen, oder bedeuten sie nur «Arbeit» für dich? Merkst du Widerstand von einem Teil von dir, der dich von regelmäßigen Übungen abhalten will? Sind bei dir irgendwelche positiven Sehgewohnheiten festzustellen, die du in deinen Alltag integriert hast? Hat sich deine Atemweise verbessert?

Nun denke darüber nach, wie sich deine Gewohnheiten verändert haben, bei der Benutzung von Korrekturgläsern. Gibt es schon Veränderungen? Wie denkst du jetzt gerade über dieses Problem? Setz die Brille doch einmal auf, wenn du sie gerade griffbereit hast. Wie wirkt deine Umgebung auf dich, wenn du durch deine Brille schaust? Wenn sich bereits eine Verbesserung deiner Sehfähigkeit ergeben hat, sind deine Gläser oder Kontaktlinsen möglicherweise zu stark.

Du kannst jetzt entweder schon soweit sein, daß du kaum noch eine Brille benötigst, außer vielleicht im Kino oder bei Fahrten in der Dunkelheit. Oder du wirst erkennen, daß du deine Brille immer noch relativ häufig benötigst. Greife dann auf ein altes Exemplar mit schwächeren Gläsern zurück, oder besorge dir eine Brille mit schwächeren Gläsern.

Rechne auf keinen Fall mit einer großen Unterstützung eines Optikers oder Augenarztes für dein Programm. Es ist traurig aber wahr: die meisten von ihnen glauben überhaupt nicht an eine mögliche Verbesserung von Sehfehlern. Sie sagen meist, solche Anstrengungen schaden zwar nichts, sie nützen aber auch nichts, sie sind einfach nutzlos. Einer solchen Einstellung gegenüber hast du als Patient auch das Recht auf eine eigene Meinung, und es ist dein Recht, auf solchen Gläsern zu bestehen, wie du sie dir wünschst.

Wenn du zum Augenarzt oder Optiker gehst, möchte ich dir hier kurz ein paar Ratschläge mit auf den Weg geben, die du dir durch den Kopf gehen lassen kannst, während du beim Augenarzt oder Optiker bist und danach.

Natürlich bin ich in erster Linie daran interessiert, daß du selbst die Verantwortung für deine Augen übernimmst, anstatt sie den Ärzten zu überlassen, die eine meiner Meinung nach begrenzte Auffassung von den Problemen haben. Aber ein Besuch bei einem Augenarzt kann notwendig sein, wenn du ein Rezept von ihm brauchst, um schwächere Gläser zu bekommen; oder du mußt beim Optiker darauf dringen, schwächere Gläser zu bekommen. Außerdem kannst du dich beim Augenarzt auf alle Anzeichen von grauem und grünen Star hin oder auf andere Augenleiden untersuchen lassen, was ich dir wirklich sehr empfehle, denn für viele Augenerkrankungen weiß die medizinische Wissenschaft einen Rat und kann dir geeignete Behandlungsmöglichkeiten geben.

Was für Gläser möchtest du haben? Du bräuchtest eigentlich Gläser, die dir eine Sehschärfe von etwa 20/40 geben, womit du den Sehtest bei der Führerscheinprüfung bestehen könntest. Das Ziel ist, bei möglichst geringer Abhängigkeit von der Brille, deine Augenmuskeln soviel an Seharbeit machen zu lassen wie möglich. Der Augenarzt oder auch der Optiker werden dich überzeugen wollen, daß du deinen Augen mit schwächeren Gläsern nur schaden wirst, es sei denn, sie sind über neuere Methoden zur Sehschulung informiert. Du kannst aber auch dann darauf bestehen. Wenn das nicht der Fall sein sollte, und wenn du die Gläser nicht erhältst, geh woanders hin. Überzeug dich wirklich eingehend davon, daß du Gläser verschrieben bekommst, die deinen jetzigen Sehfehler unterkorrigieren. Gib dich erst mit den neuen Gläsern zufrieden, wenn du der Überzeugung bist, reduzierte Gläser erhalten zu haben auf der Basis deiner jetzigen normalen Sehschärfe und nicht auf der

Basis eines Augentests, bei dem du nervös bist und dich verspannst.

Wenn du kurzsichtig bist, können dir Zweistärkengläser (bifokal) eine Hilfe sein. Sie ermöglichen es, daß sich deine Augenlinsen bei der Arbeit im Nah-Seh-Bereich ganz entspannen können. Wichtig ist, daß du beim Augentest entspannt bleibst, damit du nicht durch Verspannungen gerade in diesem Augenblick schlechter siehst. Du solltest einen «guten» Tag haben, wenn du dort hingehst, vorher einige Entspannungsübungen gemacht haben und auf deinen Atem und deinen Lidschlag achten, während du da bist.

Schreibe über deine Gefühle bei Besuchen von Augenärzten oder Optikern. Wie behandeln sie dich? Erklären sie dir ausführlich ihre Tests, und teilen sie ihre Ergebnisse mit? Oder bist du unzufrieden, wenn sie das nicht tun? Wenn du es leid bist, eine Brille tragen zu müssen und von allen möglichen Formen von Korrekturgläsern die Nase voll hast, dann laß dich bei deinen Übungen von dieser Abneigung motivieren; das wird dir helfen!

——————— Abschnitt 13 ———————

A. Körperübungen: Erden

Der Begründer der Bioenergetik, Alexander Lowen, hat eine Reihe von Übungen entwickelt, die dir helfen, mit deiner Lebensenergie in Kontakt zu kommen und deinen Körper mit Energie aufzuladen. Die Übungen Lowens, eines der bedeutendsten Schüler Wilhelm Reichs, helfen dir auch dabei, deine Körperbalance wiederzufinden, wenn du dich als abgehoben empfindest, sie geben dir einen «festen Stand», wenn du merkst, daß du «keinen Boden mehr unter den Füßen» hast. Die hier sprachlich durchscheinenden körperli-

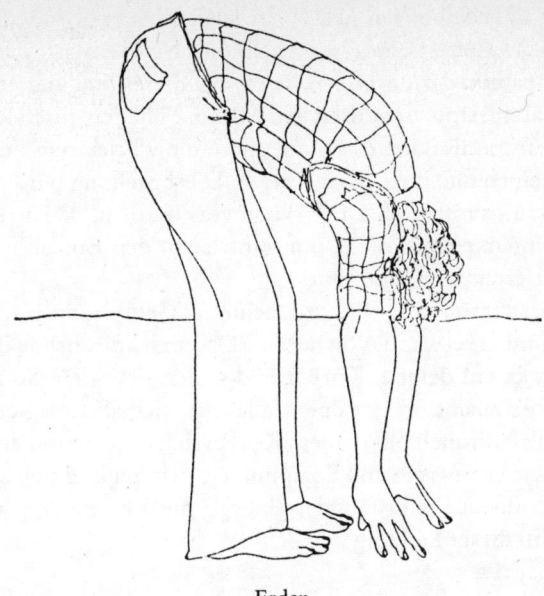

Erden

chen Aspekte seelischen Geschehens geben dir eine erste Vorstellung von der Wirkungsweise und der umfassenden Bedeutung der bioenergetischen Übungen. Wir wollen uns jetzt mit einer Übung beschäftigen, die «Erden» (grounding) genannt wird.

Mach die Übung mit bequemer Kleidung oder nackt. Laß aus dem Stand deinen Oberkörper langsam nach vorne ab, bis deine Finger den Boden berühren. Dein Kopf soll dabei lose herabbaumeln. Die Finger berühren den Boden nur, um das Gleichgewicht zu halten. Dreh deine Zehen leicht einwärts und verlagere dein Gewicht auf die Fußballen. Fühle die Belastung, die sich jetzt vor allem in deinen Beinen bemerkbar macht und sie in Schwingungen versetzt. Atme tief durch, mehr in das Zwerchfell als in die Brust hinein. Schon nach etwa einer Minute kann sich in deinen Beinen ein leichtes Zittern bemerkbar machen, so daß sie dir «außer Kontrolle» zu geraten scheinen. Genau das soll bei der Übung erreicht werden!

Wenn diese Vibration in der Rückseite deiner Beine noch ausbleibt, drück deine Beine etwas mehr durch und entlaste die Fersen, um die Spannung zu erhöhen. Bleib bei dieser Stellung etwa eine Minute lang. Atme tief durch den Mund. Fühl den guten Kontakt, den du zum Fußboden hast, und spüre die vibrierende Energie in deinen Beinen und im ganzen Körper. Diese Stellung wird meist als sehr wirkungsvoll erfahren. Es kann vorkommen, daß du selbst in deinen Fingerspitzen, die ja nur ganz leicht den Boden berühren, diese vibrierende Energie spürst.

Wenn das Zittern stärker wird, achte auf Gefühle, die in dir hochsteigen, und laß etwas davon heraus. Dadurch kommst du in direkten Kontakt mit deinem Körper und seinen Energien. Solange du die Gefühle zuläßt und es ihnen erlaubst, sich abzureagieren, solange bleibst du auch mit deinem Körper in Kontakt, und du kannst spüren, wie er Energie und Spannungen freisetzt und sich zugleich mit freifließender, vibrierender Energie auflädt. Bleib etwa zwei Minuten in dieser Stellung.

B. Augen-Auflockerungsübungen: Durchzählen

Diese neue Übung fördert die Zentraleinstellung und die Beweglichkeit deiner Augen, ähnlich der Übung «ein Ding am besten sehen» und der «Umwander»-Übung.

Ich nenne sie «Durchzählen». Sie gibt den Augen die Möglichkeit, wieder ein Bild in freiem Bewegungsablauf Stück für Stück aufzunehmen. Du kannst sie sogleich ausprobieren, indem du vom Buch aufschaust und z. B. nach Ecken von Gegenständen in deinem Zimmer Ausschau hältst. Wenn du magst, kannst du leise mitzählen, du kannst aber auch die Ecken einfach nur registrieren. Wenn du eine Ecke scharf gesehen hast, suche dir die nächste, die du dann wieder nur solange anschauen sollst, bis du sie registriert hast (genauso wie beim Umwandern ist es auch hier wichtig, daß du versuchst, Kopf- und Augenbewegungen miteinander zu koordinieren).

Versuch das gleiche nun mit einer Farbe oder einer anderen

Form. Je öfter du dich damit beschäftigst, desto mehr werden deine Augen von selbst das Spiel mitspielen und nach und nach ihre Fähigkeit verbessern, die Dinge Stück für Stück in sich aufzunehmen. Bleib, während du die Übung machst, immer bei einem entspannten Lidschlag, und atme bewußt und ruhig.

Wenn du zum Beispiel beim Einkaufen bist, kannst du deine Übung mit allen möglichen Dingen machen. Du kannst Münder zählen, Augen, Hüte oder schwarze Schuhe, Lockenköpfe, Bärte – alles was dir spontan einfällt. Gib deinen Augen diese neue Erfahrung, unentwegt nach Details Ausschau zu halten, sie zu finden, deine Augen kurz auf sie einzustellen, um dann gleich wieder deinen Blick erneut auf die Suche zu schicken. Du kannst diese Übung praktisch überall machen, eben weil die Natur sich ständig wiederholt und dir genügend Gelegenheit gibt, ihre verschiedenen Arten zu vergleichen.

C. Visualisieren und Erinnern

Wie schon früher einmal erwähnt, können sich viele Menschen mit Sehfehlern visuelle Einzelheiten nur sehr ungenau vorstellen. Genauso steht es mit ihrer Fähigkeit, sie im Gedächtnis zu behalten. Hier Abhilfe zu schaffen, darauf zielt diese Übung ab.

Was du zu tun hast, ist, dir einen Gegenstand sorgfältig anzuschauen, dann die Augen zu schließen und dich zu erinnern, was du gesehen hast. Such dir etwas aus, was du wirklich gerne anschauen magst; das kann ein Einrichtungsgegenstand sein, ein Bild in einer Illustrierten oder in einem Buch, das dich fasziniert. Vertief dich in die Einzelheiten des Bildes oder des Gegenstandes und umwandere mit den Augen alle Formen und inneren Linien, die dir auffallen. Während du darin vertieft bist, bleib bei deinem ruhigen Atem, sei entspannt und achte auf einen regelmäßigen und entspannten Lidschlag.

Schließe dann die Augen und versuch dich an möglichst viele betrachtete Einzelheiten zu erinnern. Wichtig dabei ist, sich darüber klarzuwerden, daß Visualisierung *nicht* in den Augen stattfindet. Es ist ein weitverbreiteter Irrtum zu glauben, daß ein geistiges

Bild im Auge erscheint. So versuchen viele Leute, die ein schlechtes Vorstellungsvermögen haben, Bilder von innen auf ihren Augenlidern zu «sehen». In Wirklichkeit entsteht die Visualisierung einer Vorstellung tief im Inneren unseres Gehirns.

Sage dir beim Erinnern jeweils laut vor, was du dir im einzelnen von dem vorher Gesehenen ins Gedächtnis zurückrufst. Zu Anfang wirst du dich wahrscheinlich nur an wenige wichtige Details erinnern können. Öffne dann wieder die Augen, schau erneut auf das Bild oder den Gegenstand und suche mit den Augen die Einzelheiten ab. Konntest du dich an viele Details erinnern? Oder bist du überrascht, wie groß der Unterschied ist zwischen dem, was du dir gemerkt hattest, und dem, was du beim zweitenmal siehst? Gehe jetzt in noch mehr Details. Du kannst dich auf Farben, auf bestimmte Formen oder auf innere Aufteilungen konzentrieren, versuch aber nicht, es perfekt machen zu wollen, sondern erfreue dich eher des Anblicks. Schließ dann wieder die Augen und schau nach, was haftengeblieben ist. Das kannst du beliebig oft wiederholen – je öfter, desto besser.

Schau dir so oft wie möglich deine Umgebung an, als ob du sie dir in dein Gedächtnis zurückrufen müßtest. Gerade dieses Zurückrufen von Einzelheiten ins Gedächtnis hilft dir dabei, aufmerksamer zu werden für das, was du siehst.

Augenfehler resultieren zu einem guten Teil aus der Unfähigkeit, sich an Dinge erinnern zu können. Es ist daher wichtig, gegen diese Neigung anzukämpfen, Erinnerungen aus deinem Gedächtnis auszuschließen. Die Erinnerungsübung verhilft dir auch ganz allgemein zu einem besseren Erinnerungsvermögen. Beschäftige dich mit ihr deshalb so oft wie möglich.

A. Körperübungen:
Lowen-Bogen

Die grundlegende Position des Erdens, die wir im vorigen Abschnitt beschrieben hatten, bestand darin, daß du dich weit nach vorne gebeugt hattest. Wir wollen diese Position nun umkehren und kommen damit zum Lowen-Bogen, besonders geeignet für Leute, die unter Spannungen im Becken und unteren Rücken stehen und die dadurch von ihrer Energie abgeschnitten sind, denn diese Verspannungen verhindern den freien Fluß von Energie im Körper. Weiterhin kann diese Übung das Gefühl für einen «festen Stand» vermitteln. Du kannst in dieser Übung viel über dich selbst erfahren. Sie ist in diesem Punkt der Reichschen Atemübung ähnlich. Der Lowen-Bogen ist für eine nachfolgende Augenübung eine ganz ausgezeichnete Vorbereitung.

Einige Leute erfahren auch Momente vollständig klaren Sehens, wenn sie die Übung intensiv durchführen. Während der Übung tief durch den Mund zu atmen, ist dabei von entscheidender Bedeutung. Die dadurch erzeugte Körperenergie vermag Energie-Blockaden zu durchbrechen, die die Augen in chronischer Verspannung halten und den emotionalen Ausdruck verhindern.

Stell dich aufrecht hin, die Füße soweit voneinander entfernt wie deine Schultern, die Zehen leicht einwärts gedreht. Laß dich in den Knien leicht einsinken und drück die Hüfte nach vorn. In deinem Rücken entsteht dadurch eine sanfte Wölbung. Balle deine Hände zu Fäusten und drück die Fingerknöchel genau über deinem Kreuzbein in die Muskelstränge, die beiderseits deines Rückgrats verlaufen. Du wirst wahrscheinlich merken, daß diese Muskeln verspannt sind. Diese Position soll dir helfen, diese Muskeln zu entspannen.

Atme tief durch den Mund in dein Zwerchfell, wenn du die Anspannung verspürst, die diese Position in dir erzeugt. Halte bei der Übung immer die Augen offen und konzentriere dich auf einen Gegenstand vor dir. Fühle in ein aufkommendes Zittern deines

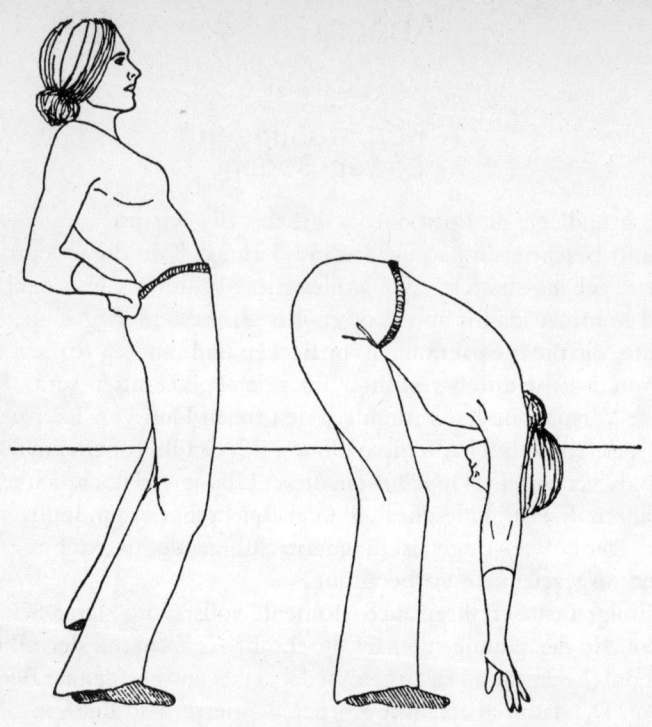

Der Lowen-Bogen

Körpers hinein und laß es zu, daß deine Beine mit dem aufkommenden Zittern mitgehen. Je mehr du gewohnheitsmäßig angespannt bist, desto stärker wird der Stress sein, den diese Haltung
auslöst. Geh mit dem Stress mit und laß ihn tief auf dich wirken; du
kannst dabei vor Schmerzen stöhnen oder heulen oder gutturale
Töne machen, um deinen Organismus von den aufgestauten Spannungen zu befreien. Mach weiter mit dem tiefen Atem und laß es
zu, daß dein Körper anfängt zu zittern und deine Stimme deinen
Schmerz ausdrückt, der durch deine Verspannungen erzeugt wird.
Laß alles heraus und befreie dich davon!

Bleibe in dieser Stellung, bis du sie nicht mehr länger aushalten kannst, etwa zwanzig Atemzüge oder länger. Beuge dich dann langsam nach vorne bis in die Position wie in Abschnitt 13 beschrieben. Beende den Lowen-Bogen *immer* mit der umgekehrten Stellung! Laß dich mit etwas gebeugten Knien schlaff aushängen, benutze die Finger, nur um Balance zu halten, und konzentriere dich ganz auf deinen tiefen Atem und laß die Erfahrung, die du gerade gemacht hast, auf dich einwirken.

Wenn du nach der Übung in deinen Oberschenkeln, deinem unteren Rücken oder an anderen Stellen Überanspannung spürst, ist das ein Hinweis auf die Stellen, an denen du am meisten blockiert bist, mit denen du demzufolge auch am meisten arbeiten mußt. Du wirst bemerken, daß die Spannungen in deinem unteren Rücken nachlassen und die beteiligten Muskeln entspannt werden, wenn du mit deinen Knöcheln in die unter Stress stehenden Muskelstränge beiderseits deines Rückgrats hineinknetest.

Wenn dein Kreuz wirklich zu sehr beansprucht war und die Schmerzen dort nicht von alleine nachlassen, leg dich auf den Rücken und winkle die Knie an, so daß deine Füße flach am Boden sind. In dieser Position drück den Rücken gegen den Boden, entspanne dann, gib erneuten Druck usw. Achte bei der Übung auf einen tiefen Atem und laß es zu, daß sich dein Becken frei bewegen kann. Laß auch Seufzer zu, wenn sie dir Erleichterung bringen. Geh in die Vorstellung, dein Rücken sinke in den Fußboden, und entspanne dich dann. Eine weitere Möglichkeit, den angespannten Rücken zu entspannen, besteht darin, mit angezogenen Knien sanft auf dem Rücken hin und her zu rollen. Streck dabei deine Arme rechtwinklig von deinem Körper ab und leg die Handflächen auf den Boden. Laß in dieser Position deinen Kopf entgegengesetzt zur Bewegung deiner Beine hin- und herrollen. Atme tief in den Bauch und gib ruhig einen Seufzer von dir, wenn du merkst, daß sich die Muskeln an deiner Wirbelsäule zu entspannen beginnen.

B. Augen-Auflockerungsübungen:
Licht-Wechselbad

Das «Licht-Wechselbad», mit dem wir uns nun beschäftigen wollen, besteht aus einer Kombination von Sonnen und Palmieren. Du gehst einfach für etwa eine Minute in die Sonne und machst kurze oder lange Schwünge, je nachdem wozu du Lust hast, und palmierst danach deine Augen etwa solange, wie du sie gesonnt hast. Dieses «Wechselbad» machst du fünf- bis zehnmal, beendest es aber auf jeden Fall mit Palmieren. Diese Möglichkeit, die Augen zu entspannen und zu energetisieren, ist gleichermaßen empfehlenswert für das kurz- wie das weitsichtige Auge, da beide Formen der Fehlsichtigkeit mit festgefrorenen Iris-Muskeln einhergehen. Durch den abrupten Wechsel werden sie dazu angeregt, wieder stärker zu arbeiten. Die Übung ist für dich besonders zu empfehlen, wenn du merkst, daß deine Augen Schwierigkeiten haben, sich auf plötzlich ändernde Lichtverhältnisse einzustellen.

Fühlst du dich angespannt nach der Übung? Schneide abwechselnd Fratzen und entspanne dein Gesicht dann wieder, bis du meinst, daß sich die Spannung gelockert hat. Mach das auch immer dann, wenn du das Gefühl hast, daß du «eine Maske trägst». Drück dich so nach außen hin aus, wie du bist!

C. Daumen-Fusion

Die «Daumen-Fusion» ähnelt der Übung «Finger-Fusion», nur daß wir jetzt nicht einen Finger weiter von uns entfernt halten als den anderen, sondern mit beiden Daumen gleich weit entfernt bleiben – wie in der Abbildung dargestellt –, wobei wir die Hände anfangs so nahe aneinander lassen, daß sich die Knöchel fast berühren.

Strecke die Arme weit von dir weg und stell die Daumen senkrecht. Durch eine leichte Schielbewegung kannst du dir nun die Illusion erzeugen, ein dritter Daumen befände sich zwischen deinen beiden wirklichen Daumen. Du stellst deinen Blick dabei auf etwa die Hälfte der Distanz zu deinen Daumen scharf ein.

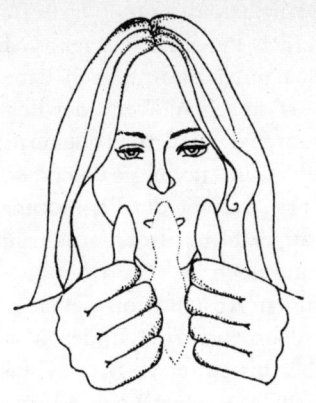

Daumen-Fusion

Wenn es dir anfangs nicht gelingen sollte, den dritten Daumen zu erzeugen, laß dir von einem Freund einen Bleistift zeigen, der etwa auf halbe Entfernung zu deinen Daumen gehalten werden muß, worauf du jetzt schauen sollst. Wenn jetzt der Bleistift weggenommen wird, müßte der dritte Daumen zumindest einen Moment lang erscheinen. Achte dabei auch auf deinen Atem, und blinzle entspannt. Halte etwa eine Minute lang die Illusion des Phantomdaumens aufrecht, wobei du probierst, den Phantomdaumen möglichst scharf einzustellen. Wenn du danach Anspannung in deinen Augen bemerkst, palmiere erst einmal, bevor du mit der Übung fortfährst.

Versuche nun einen Phantomdaumen zu erzeugen, indem du dieses Mal hinter deine vorgehaltenen Daumen schaust. Sei geduldig dabei! Geschafft? Wenn du eine wirkliche «Super»-Fusionsübung machen möchtest, geh abwechselnd von einem Phantomdaumen zum anderen, indem du so schnell wie möglich von dem Punkt, der auf halber Entfernung zwischen dir und deinen Daumen liegt, auf einen Punkt wechselst, der weiter in der Ferne liegt. Spüre, wie sich deine Augenmuskeln dabei anstrengen müssen! Zuerst wird das sehr anstrengend für dich sein, aber je mehr du übst, desto leichter wird es dir fallen.

Abschließend möchte ich dir noch eine Variation zu dieser

Übung vorstellen, die Spaß macht und ein gutes Training für deine Augen darstellt. Verlege deinen Blick wieder auf halbe Entfernung vor deine Daumen und erzeuge den Phantomdaumen. Geh dann langsam mit den Daumen auseinander und versuch dabei, den Phantomdaumen weiterhin scharf zu sehen. Wenn der Phantomdaumen nun anfängt, kraus und unscharf zu werden oder in mehrere Teil-Phantomdaumen auseinanderfällt, erzwing es nicht, sondern beginne von neuem damit. Merkst du, wie der Phantomdaumen immer kleiner wird, je mehr du deine Daumen auseinanderbewegst? Wenn du mit dieser Übung noch nicht vertraut bist, wirst du es wahrscheinlich nur bis zu einem Abstand von vielleicht 10 cm bringen, ohne daß der Phantomdaumen verschwindet. Mit etwas mehr Übung kannst du dich aber bis auf etwa 30 cm Zwischenraum steigern, einige schaffen nach Tagen oder Wochen sogar einen halben Meter und mehr.

Das gleiche kannst du nun mit dem Brennpunkt hinter den Daumen ausprobieren; hier wirst du allerdings niemals mehr als vielleicht 10 cm mit den Daumen auseinanderrücken können, dann geht dir der Phantomdaumen «verloren». Auf alle Fälle gibt das den Augen eine sehr intensive Dehnung, was besonders dem kurzsichtigen Auge guttut. Beschäftige dich für etwa zehn Minuten mit dieser Übung und laß dann deine Augen für eine längere Zeit hinter deinen vorgehaltenen Händen ausruhen, damit die stark beanspruchten Muskeln die Gelegenheit haben, sich zu entspannen und die neuen Bewegungsmöglichkeiten, die sie erfahren haben, zu integrieren.

Wir wollen uns jetzt mit unseren Lesegewohnheiten beschäftigen: Wie oft und wie lange liest du für gewöhnlich?

Zählst du zu den Junkies, die an ihren Büchern hängen, um so dem Leben entfliehen zu können? Das ist bei vielen kurzsichtigen Menschen der Fall.

Liest du für lange Zeit ohne aufzuschauen?

Entspannst du deine Augen durch das Abschirmen in regelmäßigen Abständen?

Wie ist das Licht? Liest du viel bei schlechtem Licht, oder achtest du auf gute Beleuchtung?

Was sind deine bevorzugten Themenbereiche? Liest du unter Anspannung, so als müßtest du dich auf eine Prüfung vorbereiten? Hast du während des Lesens oder danach Augenschmerzen?

Atmest du regelmäßig und entspannt, oder ist dein Atem eher flach? Hast du einen regelmäßigen Lidschlag, oder starrst du unbewegt auf die Zeilen?

Versuche die Fragen möglichst genau in deinem Augentagebuch zu beantworten. Laß dir dabei ruhig Zeit. Denk auch darüber nach, ob und wie sich deine Leseangewohnheiten vielleicht verändert haben; schreib dazu alles auf, was von Interesse für dich ist.

Wenn du dir ein Buch vorgenommen hast, mach erst mal eine kleine Pause und denk über deinen momentanen Gefühlszustand nach: wenn du dich angespannt fühlst, sind es die Augen als ein Teil deiner selbst auch, und du wirst sie überanstrengen, wenn du jetzt liest. Wenn du dich also angespannt fühlst, mach es dir zur Gewohnheit, vor dem Lesen zu palmieren und tief durchzuatmen. Du kannst auch vorher noch andere Entspannungsübungen machen, die dir besonders liegen.

Überleg dir dann, warum du gerade jetzt lesen willst. Ist es, weil es dir Spaß macht? Prima. Wenn es studienhalber geschieht oder aus anderen Gründen, die für dich belastend sind, sei dir deiner inneren Anspannung bewußt! Lege ab und zu eine Pause ein, in der du eine Körperübung machst oder deine Augen abschirmst. Steh auch zwischendurch einfach mal auf und beweg dich etwas, damit dein Kreislauf wieder etwas angeregt wird. Und denke möglichst oft daran, daß deine Augen keine Sehmaschinen sind, sondern zwei sehr empfindliche Sinnesorgane.

Ganz egal was du liest: durch regelmäßigen Lidschlag und tiefen, ruhigen Atem kannst du die Augenanspannung stark vermindern. Denk auch bei der Lektüre eines Krimis oder Thrillers daran, daß dich zwar die Spannung momentan befriedigen mag, daß aber auch deine Augen unter der emotionalen Spannung leiden können.

Schau auch ab und zu einmal über den Buchrand hinweg auf weiter entfernte Dinge, damit deine Akkommodationsmuskeln auch eine kleine Verschnaufpause einlegen können, indem sie dann endlich wieder einmal von nah auf fern umschalten können. Du kannst diese kleinen Pausen auch sinnvoll mit einer kurzen Übung mit der Nah-Fern-Karte verbinden. Umwandere die Umrisse eines Gegenstandes in deinem Blickfeld, während du aufblickst, und achte dann darauf, wie sich dein Sehvermögen verändert hat, wenn du weiterliest.

Eine richtige Beleuchtung ist sehr wichtig. Meistens ist das Licht einfach zu dunkel. Es soll wirklich taghell sein, wenn du liest, ohne daß es gleißend wird. Wenn ich abends lese, benutze ich meistens eine 250-Watt-Reflektorglühlampe. Natürlich ist auch hier Sonnen- bzw. Tageslicht am besten. Setz dich so hin, daß du die Lichtquelle im Rücken hast und sie dir über die linke Schulter scheint.

Wenn du beim Lesen mit deinen Augen üben willst, kannst du das Buch hin und wieder soweit von dir entfernt halten, daß die Buchstaben anfangen zu verschwimmen. Laß dich davon nicht stören, sondern lies einfach weiter.

Versuch auch beim Lesen, die Brille abzulegen. Das geht natürlich nur dann, wenn du nicht so kurz- oder weitsichtig bist, daß du einfach nicht mehr die Worte erkennen kannst.

Ein letzter Vorschlag von mir ist, häufig die Nacken- und Schultermassage durchzuführen, so, wie du sie aus Abschnitt 10 kennengelernt hast. Durch das Lesen wird der Nacken oft steif oder unbeweglich, und das kannst du durch die Massage verhindern. Außerdem ist so eine Massage an sich schon eine feine Sache, die du dir sowieso öfter mal gönnen solltest!

Ganz allgemein solltest du versuchen, eher darauf zu achten, daß du dich im Moment wohler fühlst bei dem, was du gerade tust, anstatt nur darauf fixiert zu sein, mit der Arbeit möglichst sofort fertig werden zu wollen. Beim Lesen solltest du versuchen, dir genügend Zeit zu lassen, um auch einmal aufzuschauen und dich zu entspannen, anstatt ein Buch in halsbrecherischem Tempo durchzulesen, um es zu «schaffen». Mußt du dagegen etwas lesen, wozu du eigentlich keine Lust hast, so verschlechterst du deine Sehfähigkeit letztlich nur noch um so mehr, wenn du dir und deinen Augen keine Gelegenheit gibst, sich für jeweils kurze Pausen zu erholen.

Abschnitt 15

A. Körperübungen: Holzhacken

Das «Holzhacken» ist eine besonders anregende und kräftigende Körperübung, die du unbedingt in dein Übungsprogramm aufnehmen solltest, es sei denn, du hast ernstlich Schwierigkeiten mit deinem Rücken oder du leidest an Bluthochdruck oder ähnlichen Problemen. Wenn du die Übung intensiv machst, wirst du bemerken, daß du damit deinen Körper und die Augenregion energetisieren kannst. Besonders die Augen werden mit Energie aufgeladen, was du nach der Übung an einem Kribbeln in deinen Augen feststellen kannst.

Zur Vorbereitung mach einige Dehnübungen, die du schon gelernt hast, das Oberkörper- und Hüftkreisen aus Abschnitt 7 und die beiden Bioenergetikübungen. Achte wieder darauf, daß dich deine Kleidung nicht behindert, stell dich bequem breitbeinig hin und vergewissere dich, daß du einen guten und festen Stand hast. Atme dann tief durch und nimm die Gelegenheit wahr, vorher noch einmal auszuprobieren, wie es um deine Sehfähigkeit im Moment bestellt ist.

Streck die Arme nach vorn und stelle dir vor, du hältst eine Axt fest in beiden Händen. Laß ein Gefühl für das Gewicht der Axt aufkommen und stell deine Schultern darauf ein, die dies Gewicht jetzt halten müssen. Spann deine Hüfte an, wie wenn du dich auf einen Schwung mit der Axt vorbereitest, um einen dicken Holzscheit vor dir zu zerspalten.

Heb die Axt jetzt weit über deinen Kopf und zieh dabei mit offenem Mund tief den Atem ein. Leg dann noch den Kopf weit zurück, sei ganz vorbereitet auf den Schwung, um das Holz zu spalten, und laß die Axt dann mit einem intensiven Ausatmen durch deine Beine hindurchsausen. Du kannst das mit deiner Stimme noch unterstreichen. Vielleicht kennst du den kurzen, kräftigen Schrei der Karatekämpfer. So etwas ist hier genau richtig; jeder explosionsartige, kräftige Ausruf ist gut, mit dem du deinen Schlag begleiten und verstärken kannst.

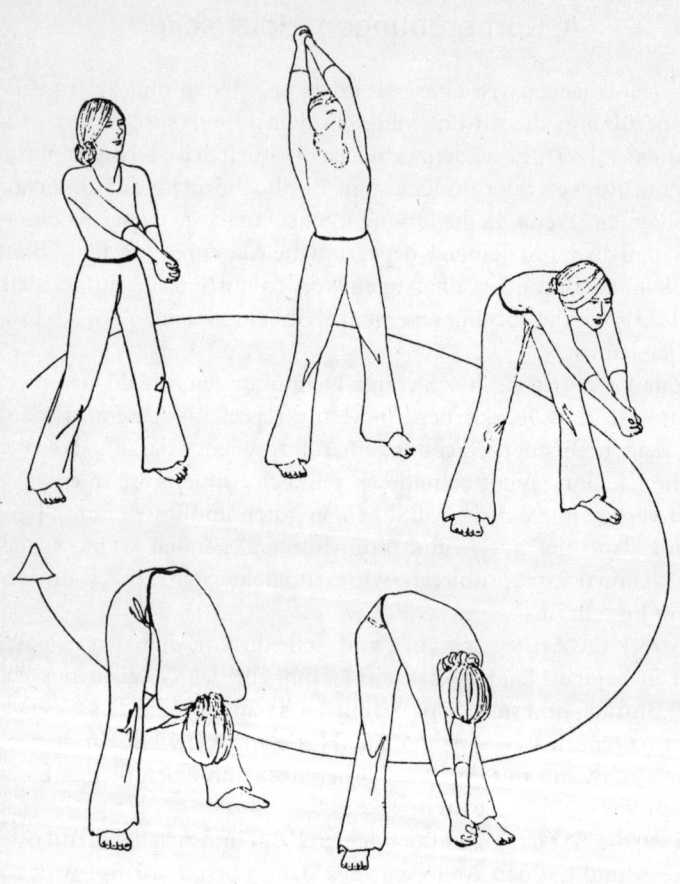

Holzhacken

Atme beim Hochkommen in die Ausgangsstellung ein, um den neuen Schwung vorzubereiten, und atme beim Niedersausen wieder kräftig aus. Steigere allmählich dein Tempo und laß dabei deinen Atem immer intensiver werden. Bau beim Hochkommen eine immer intensivere Körperanspannung auf, die du beim Runterschwingen immer kräftiger rausläßt. Sieh zu, daß du deine ganze Kraft und Stärke in die Schläge mit der Axt hineinlegst und du so nahezu in einen «Holzhackrausch» kommst. Laß dabei alle Gefühle zu, die du dabei spürst, sei es nun Ärger, Kraft oder Ausgelassenheit, schrei sie beim Runterschwingen aus dir heraus. Höre mit der Übung erst auf, wenn du dich vollständig ausgetobt hast. Halte dann inne. – Wie fühlst du dich, wo du so stark mit Energie aufgeladen bist?

B. Augen-Auflockerungsübungen: Würfeln

In diesem Abschnitt wollen wir mit einigen spielerischen Übungen unsere Augen beschäftigen, um die Zentraleinstellung, die Beweglichkeit, die Akkommodation und die Visualisierung weiter zu verbessern. Mach zur Einstimmung vielleicht einige kurze Schwünge, umwandere intensiv einige schöne Gegenstände, mach auch vielleicht noch die Daumen-Fusion und die Peitschenübung. Palmiere danach, bis deine Augen sich wieder erholt haben.

Gut! Jetzt brauchst du einige Würfel für die erste und zwei Bälle für die zweite Übung. Wenn du keine Bälle hast, zum Beispiel Tennis- oder Golfbälle, tun es auch Apfelsinen oder Äpfel. Wenn du gerade keine Würfel auftreiben kannst, spare dir die Übung auf für später, bis du dir welche besorgt hast. Bei den Würfeln nimmst du am besten ganz weiße mit schwarzen Punkten. Fang mit einem Würfel an und steigere dich dann bis auf vier oder fünf. Aber nur, wenn du dich damit nicht überfordert fühlst.

Wirf den Würfel vor dich so weit aus, wie du ihn noch einigermaßen erkennen kannst. Beobachte dabei genau, wie er sich überkugelt, schwankt, schlingert und schließlich fällt und liegenbleibt. Laß deinen Blick nur für einen ganz kurzen Moment auf dem Wür-

173

fel ruhen, wenn er schließlich zur Ruhe gekommen ist; gerade Zeit genug, um zu sehen, wieviel Punkte er zeigt, und schließ dann ganz schnell die Augen. Erinnere dich an die gefallene Zahl, und wenn du sie vorher nur verschwommen erkennen konntest, stell sie dir jetzt klar vor. Sprich die Zahl laut aus, öffne dann wieder die Augen, blinzle und atme ruhig und stell fest, ob du die Punkte auf dem Würfel jetzt nicht klarer erkennen kannst.

Mach das für einige Zeit mit einem Würfel und hab einfach deinen Spaß daran, daß du jetzt entspannt spielen kannst, und genieße es, den Würfel fallen zu sehen und ihn dir dann klar vorzustellen. Das ist besonders hilfreich zur Auflockerung der unbeweglich gewordenen Linsen beim presbyopischen (weitsichtigen) Auge. Vor allem durch die Visualisierung und Erinnerung an den gefallenen Würfel gibst du deinen Augen einen wirklichen Anreiz, besser zu sehen. Versuch es nach einiger Zeit mit zwei oder noch mehr Würfeln, achte aber genau darauf, wie viele du dir und deinen Augen zumuten kannst, ohne dich zu verspannen und deine Augen zu überfordern.

Wenn du meinst, genug zu haben, palmiere eine Zeitlang deine Augen, damit sie sich wieder entspannen können.

C. Jonglieren; Ballspiele

Die Grundregel bei fast allen Ballspielen lautet: «Schau auf den Ball!» Das ist auch bei unserem Sehtraining mit Bällen von entscheidender Bedeutung. Ganz egal was du für einen Sport machst, ob du Basketball spielst, Fußball, Tennis, (Tischtennis ist besonders gut für die Augen), wenn du einfach darauf achtest, immer genau den Ball zu verfolgen, machst du mit deinen Augen eine ganz hervorragende Übung für mehr Beweglichkeit und Akkomodation. Du mußt den Ball aber wirklich *durchgängig* beobachten. Das tun Menschen mit Augenfehlern normalerweise nicht, und das hat Auswirkungen darauf, wie gut sie spielen, genauso wie es früher Einfluß hatte auf die Entwicklung ihres Sehfehlers selbst.

Werfe im Sitzen oder Stehen einen Ball in die Luft – ein Tennisball ist wahrscheinlich am geeignetsten, nimm aber ruhig etwas

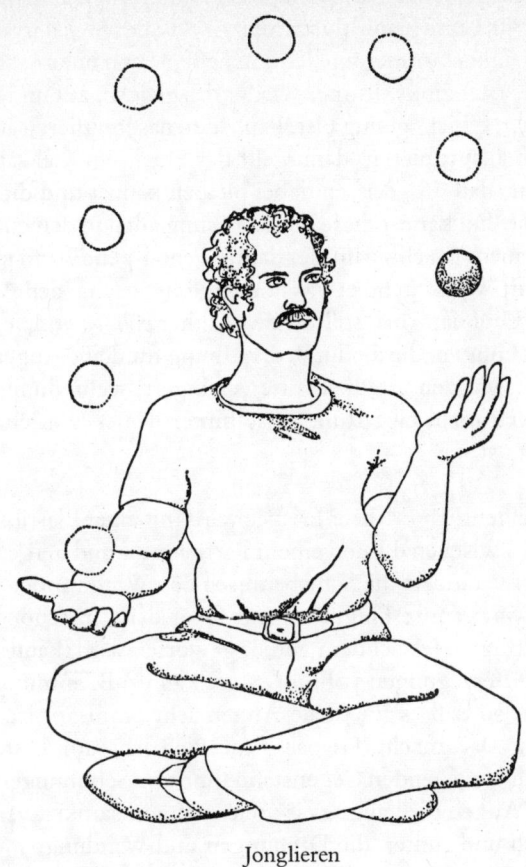

Jonglieren

anderes, was du gerade zur Hand hast – und bewege Augen und
Kopf, um ihn zu verfolgen. Verfolge ganz aufmerksam, wie er auf-
steigt bis zu seinem Scheitelpunkt und dann anfängt, wieder herun-
terzufallen. Wirf den Ball immer von einer Hand in die andere. Hin
und her. Achte auf deinen Atem und blinzle dabei leicht. Jongliere
so den Ball etwa fünf Minuten lang.

Diese Übung ist ebenso einfach, wie sie für schwache Augen

wirkungsvoll ist. Ich meditiere damit, indem ich meine ganze Aufmerksamkeit darauf richte, wie der Ball durch meine Hand hochgeworfen wird und dann durch die Gravitation wieder anfängt, abwärts zu sinken; immer wieder von neuem, von links nach rechts – von rechts nach links. Immer wieder das gleiche, auf und ab.

Wenn du geschickt genug bist, kannst du das Jonglieren auch mit zwei Bällen ausprobieren, dann geht das Spiel sehr viel schneller; achte darauf, daß du gelassen dabei bleiben kannst und dich nicht verkrampfst. Du kannst diese kleine Übung auch in deinen Tagesablauf einbauen. Mach sie immer dann, wenn irgendwann mal eine Pause eintritt: wirf irgend etwas hoch und beobachte den Aufstieg und Fall. – Und natürlich solltest du nachher *palmieren!* Die positiven Auswirkungen, die du durch die Übung für deine Augen erreichen kannst, werden um die Hälfte verringert, wenn du hinterher deinen Augen nicht eine Ruhepause hinter deinen vorgehaltenen Händen gönnst.

Kennst du eigentlich Frisbee? Frisbee wird mit einer Plastikscheibe gespielt, die zwischen dir und einem Partner hin- und hergeworfen wird. Dabei verändert die Scheibe durch den Wind immer wieder völlig unerwartet ihre Flugbahn und fliegt dann in schönen und anmutigen Bögen. Je nachdem wie sie geworfen wird, kann sie eine Unzahl von Bewegungen vollführen, sie kann z. B. anmutig langsam fliegen, so daß es für deine Augen sehr erholsam ist, sie zu beobachten. Das macht Frisbee zum vielleicht am besten geeigneten sich bewegenden Gegenstand für deine Sehübungen, da es von deinen Augen die ganze Zeit volle Aufmerksamkeit verlangt, um das hoch und runter, die Drehungen und Wendungen, die die Scheibe vollführt, zu verfolgen. Natürlich sind auch andere Ballsportarten gut für die Augen.

Entscheidend wird sein, daß du regelmäßig ins Freie gehst und deine Seh- und Körperbewegungen besser in Übereinstimmung zu bringen lernst. Das hilft beiden sehr. Mit Jugendlichen Sport zu treiben, kann besonders anregend sein; beobachte sie in ihrem Spiel einmal genau – wie sie spielen. Dabei kannst du eine Menge für deine Augen lernen, was ihnen an Spontaneität fehlt.

Auch als Zuschauer bei einem Tennisspiel kannst du deine Augen trainieren, wenn du die ganze Zeit genau den Ball verfolgst. Werde aufmerksam für alle Bewegungen, die dir im Lauf des Tages begegnen, seien es die eines Vogels, der über dich hinwegfliegt, das Wiegen der Bäume im Wind oder die Bewegungen spielender Kinder.

D. Dein Augentagebuch

Hast du deine Erfahrungen mit dem Sehprogramm aufgeschrieben? Es wäre gut, wenn du auch Aufzeichnungen über deinen normalen Tagesablauf machen könntest: was hast du für Gewohnheiten? Bist du im Lauf des Tages eher aktiv, oder bevorzugst du eine mehr passive, sitzende Lebensweise? Bei welchen Gelegenheiten? Bewegst du dich, wenn sich dir die Möglichkeit dazu bietet, oder versuchst du alle Anstrengungen zu vermeiden und fährst auch kurze Strecken mit dem Auto, dem Bus oder mit der U-Bahn? Fühlst du dich gesund und ausgeglichen in deinem Körper, oder bemerkst du Steifheit und Anspannung? Wie sieht es mit deinen Ernährungsgewohnheiten aus? Ißt du gesund, oder achtest du kaum darauf, was du eigentlich zu dir nimmst? Schreibe alles auf, was dir einfällt, wovon du meinst, daß du es verbessern kannst und solltest. Was für eine Rolle spielt die Liebe in deinem Leben? Bist du sexuell aktiv? Wie lange schläfst du? Nimmst du regelmäßig oder oft Tabletten? Bist du abhängig von Kaffee, Alkohol, Nikotin oder anderen Drogen? Führe alles auf, was dir einfällt, und überlege dir, was du verändern kannst und willst.

An dieser Stelle möchte ich dir noch einige Informationen zur Ernährung geben. Wenn du dich nicht gut ernährst, wird sich das auf deine Sehfähigkeit auswirken. Einige Theorien sehen in falscher Ernährung den hauptsächlichen Verursacher von Sehfehlern, was allerdings nicht eindeutig bewiesen ist. Es gibt aber auf jeden Fall Nahrungsmittel und Vitamine, die auf das Sehen einen positiven bzw. negativen Einfluß haben. Zum Beispiel wird zwischen Kurzsichtigkeit und Proteinmangel ein Zusammenhang vermutet. Obwohl die Forschungen auf diesem Gebiet alles andere als abgeschlossen und eindeutig sind, wird es dir wahrscheinlich nutzen, mehr Eiweiß zu dir zu nehmen, wenn deine Nahrung bisher zuwenig davon enthält. Wenn du überempfindlich auf Sonnenlicht reagierst, kann es dir helfen, mehr Vitamin B zu dir zu nehmen. Wenn du Sonnenblumenkerne ißt, kannst du das auch «natürlich» regeln.

Eine gute Blutzufuhr ist Voraussetzung zu besserem Sehen. Da kannst du dir helfen, indem du auf mehr Vitamin C und E sowie auf genügend Lecithin achtest. Wenn du nicht oft genug an die Sonne kommst, ist Vitamin D wichtig für dich. Ich bin kein großer Freund davon, sich mit Vitaminen künstlich vollzustopfen, aber seitdem unsere Nahrung immer mehr ihrer natürlichen Reichhaltigkeit an Vitaminen und Aufbaustoffen beraubt wurde, scheint die Einnahme von Pillen zur Zeit das «kleinere Übel» zu sein. Versuche also deinen Vitamin-Haushalt auszugleichen, wenn deine sonstige Nahrung nicht genug davon enthält; besser ist es allerdings, wenn du deine Ernährung mit viel frischem Gemüse, Obst und Nüssen anreicherst, damit du schon dadurch genügend Vitamine zu dir nimmst.

Normalerweise wird Vitamin A genannt, wenn von ernährungsbedingten Sehfehlern die Rede ist. Es wird von einigen Wissenschaftlern behauptet, zuwenig Vitamin A führe zu Nachtblindheit. Ein Mehr an Vitamin A scheint deshalb angeraten, am besten durch ausgewogenere Ernährung auf natürliche Art und durch Tabletten, wenn du es nicht anders einrichten kannst. Nimm aber auf keinen Fall zu hohe Dosierungen, weil Vitamin A dann schädlich sein kann. Nimm nicht mehr als 5 mg pro Tag zu dir.

Abschnitt 16

A. Körperübungen: Yoga-Schulterstand

Den Kopf und damit die Augenregion nach unten zu bringen und damit die normalen Schwerkraftverhältnisse, wie sie unser Körper sonst erfährt, umzukehren, so waren schon einige Übungen bis hierhin konzipiert. Genau das ist auch das Ziel der nun folgenden, sehr sanften Yoga-Übung, die Schulterstand genannt wird. Zum einen wird durch diese Yoga-Position die für das Sehen so wichtige Blutzufuhr zum Kopf angeregt, zum anderen wird dadurch auch direkt die Schilddrüse aktiviert, die den gesamten Stoffwechsel steuert. Viele Schilddrüsen-Fehlfunktionen und Probleme unzureichender Energiezufuhr werden von immer mehr Wissenschaftlern auf Verspannungen in Hals und Kehle zurückgeführt, durch die dieses so lebenswichtige Organ zusammengeschnürt und dabei unter ständigem Druck gehalten wird. Wenn du täglich den Schulterstand machst, wirst du deinen Augen sehr helfen. Auch für den Stoffwechsel besonders älterer Menschen ist das sehr empfehlenswert. Übungen, die dich «auf den Kopf stellen» sind, unabhängig von deinem Lebensalter, zur Förderung der Gesundheit ein ebenso einfaches wie wirkungsvolles Mittel. Der Schulterstand ist natürlich einfacher durchzuführen als der Kopfstand und ist auch nicht so anstrengend für den Nacken, der beim Kopfstand ganz extrem beansprucht wird.

Um mit der Übung zu beginnen, such dir einen Platz auf dem Fußboden, wo du dich auf einer festen Unterlage bequem hinlegen kannst und genügend Bewegungsfreiheit haben solltest. Am besten eignet sich ein Teppich, um den viel Platz ist. Achte darauf, daß dich deine Kleidung nicht behindert, und heb dann beide Beine senkrecht an. Das ist an sich schon eine sehr gute Übung. Streck deinen unteren Rumpf dann hoch, indem du mit den Händen die Hüften unterstützt und die Ellenbogen gegen den Fußboden stemmst. Jetzt hast du die Stellung erreicht, die «halber Schulterstand» heißt, wenn du in der Hüfte etwas eingeknickt bleibst.

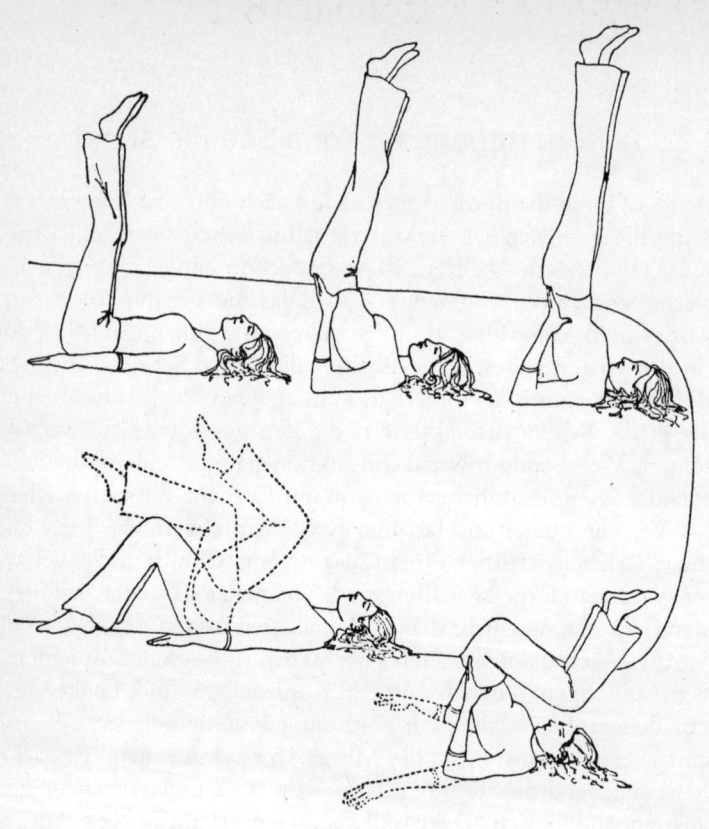

Schulterstand

Wenn sich deine Füße genau über deinem Kopf befinden, ist das schon ganz gut so, am besten aber hältst du sie so, daß sie sich eher über deinen Hüften als über deinem Kopf befinden.

Im halben Schulterstand kannst du, wenn du nicht gleich weiter-machen willst, erst einmal bis zu fünf Minuten bleiben. Wenn dir das Blut in dieser Position sehr stark in den Kopf schießen sollte, oder dich ein leichtes Schwindelgefühl in dieser ungewohnten Stel-lung überkommt, laß in dieser Stellung deinen Atem kräftiger kommen und bleib dabei, bis du merkst, daß du dich wieder niederlegen willst. Sei aufmerksam dafür, was für ein Gefühl sich in deinen Augen einstellt, wenn du in dieser Position tief atmest. Wenn dir allerdings ernsthaft übel werden sollte und sich auch durch dein tieferes Atmen nichts verbessert, gib die Position auf und lege dich wieder flach hin.

Um ganz in den Schulterstand zu kommen, mußt du mit deinen Händen die Hüften noch mehr nach oben schieben – die Hände unterstützen deinen Körper dann schon fast im Schulterbereich – und dich so gerade und hoch wie möglich nach oben hin ausstrecken. Je höher du dabei kommst, desto stärker wird dabei deine Schilddrüse angeregt. Normalerweise erfährst du dadurch eine leichte Atembeklemmung. Versuche so lange in dieser Position zu bleiben, bis es wirklich zuviel wird, und atme dabei vor allem so tief und gleichzeitig so leicht, wie es dir in dieser Position möglich ist. Drei bis fünf Minuten ist die optimale Dauer, zwinge dich aber nicht dazu bei deinen ersten Versuchen mit dem Schulterstand.

Konzentriere dich für einen Moment auf deine hochgestreckten Füße, die sich jetzt da befinden, wo normalerweise dein Kopf ist. Was ist da jetzt für ein Gefühl in ihnen? Laß den Gedanken auf dich wirken, daß sich normalerweise Kopf und Augen oberhalb deines Herzens befinden und die Blutzufuhr der Schwerkraft entgegenarbeiten muß, wenn du aufrecht stehst. Diese Position gilt zusammen mit dem Kopfstand in der Yoga-Tradition als die geeignetste Position, Frische und Spannkraft des Körpers zu erhalten, und sollte auch in keinem Übungsprogramm fehlen, das auf ganzheitliche Art Gesundheit und Bewußtheit für den Körper fördern will.

Komm jetzt langsam wieder sanft herunter, indem du deine Beine anwinkelst und deine Hände hinter dich auf dem Boden ausstreckst, um das Körpergewicht abzufangen. So kannst du im Rücken sanft abrollen, ohne hart aufzukommen, und aus dieser ungewohnten Position wieder flach auf den Bogen gelangen. Laß dir jetzt genügend Zeit zu überprüfen, wie dich die Übung angesprochen hat, wie du dich jetzt fühlst und wie es um dein Sehen bestellt ist. Diese ruhige Überprüfung solltest du immer nach einer Körperübung machen. Das ist für deinen Lernprozeß genauso wichtig wie die Übung selbst.

Wenn dein unterer Rücken dich nach der Übung schmerzt, ziehe die Beine an und ruh dich in dieser Stellung aus. Vor oder nach der Übung einen Lowen-Bogen zu machen und danach die Erden-Position einzunehmen, bei der du wie eine Stoffpuppe vornüberhängst, ist genauso hilfreich.

Auch beruhigende Musik mag dir helfen, den Schulterstand in einer entspannten, ruhigen Bewegung auszuführen, sie gibt dir zugleich geistige Ruhe und erleichtert das In-Einklang-Kommen mit dieser Yoga-Übung.

B. Augen-Auflockerungsübungen:
Patience

Spielst du gelegentlich Patience? Du kannst dieses Kartenspiel auch mit den Übungen «Umwandern» und «Durchzählen» verbinden. Ähnlich wie beim Würfeln fördert dieses Spiel die Beweglichkeit deiner Augen und die schnelle Interaktion zwischen Augen und Gehirn. Die Spielregeln sind so, daß die Augen in ständiger Bewegung gehalten werden.

Breite die Karten aus und spiele so wie gewohnt, achte aber jetzt einmal darauf, ob du nicht die Art und Weise verändern kannst, wie du auf die Karten schaust. Laß deinen Blick über die Karten gleiten, nach hinten und nach vorne, nach links und rechts, und präge sie dir möglichst genau ein. Unterstütz das anfangs mit deinen Kopfbewegungen, laß dann nur noch deine Augen über die Karten wandern. Mach es dann wieder auf die erste Art und sammle mit beiden Möglichkeiten Erfahrungen. Achte dabei wieder auf deinen Atem und blinzle. Sei auch aufmerksam dafür, ob sich in deinen Schultern Verspannungen entwickeln. Wenn ja, massiere dich dort, und unterbrich das Spiel erst einmal. Versuche deine Aufmerksamkeit auf das zu richten, was du im Moment empfindest, werde aufmerksam dafür, wann dein Verstand in Zukunftsgrübeleien abdriftet, denn durch dieses Abschalten lebst du zur Hälfte dort und nicht hier, wo du dich im Moment befindest.

Mach auch die Durchzählübung, z. B. mit den Herz-Karten oder den Bild-Karten, wie es dir gefällt. Umwandere Figuren auf den

Karten. Ganz allgemein, laß deiner Phantasie freien Lauf und mach auch die Übungen, die du schon kennst. Achte dabei darauf, nicht wieder in einen starren Blick zu verfallen, bleib bei deinem Atem, werde nicht nervös, kurz und gut: genieße es, deine Augen während dieses Kartenspiels auf so vielfältige Weise bewegen zu können.

C. Heilendes Visualisieren

Von Krebskranken wurde in letzter Zeit häufiger über deren Erfahrungen berichtet, mit Hilfe der eigenen Vorstellungskraft die Wucherungen ihres Krebsgeschwürs zu verlangsamen bzw. sogar zurückzudrängen. In einer ganzen Reihe von Fällen führte das zu einer endgültigen Gesundung. Wenn man diese Art des Heilens – durch Imagination – zu einer regelmäßigen Übung im Programm zur Wiedererlangung der Sehkraft gestaltet, sind die Erfolgsaussichten noch viel größer als bei der Krebsbekämpfung. Und wenn du das Verfahren erst einmal gelernt hast, kann es genausogut auf alle anderen Krankenheiten angewendet werden – z. B. auf Erkältungen –, bei denen die Stärkung der körpereigenen Abwehrkräfte der entscheidende Faktor zur Genesung ist.

Was steckt dahinter, wie kannst du damit beginnen? Zuerst versuchst du dir deine Augen so vorzustellen, wie sie im Moment beschaffen sind, und danach stellst du dir vor, wie sich deine Augen langsam so verändern, daß sie wieder gut sehen können. In dem Maße, wie du die Vorstellungen deines Gehirns von deinen Augen veränderst, kommt dein Gehirn offenbar in die Lage, deinen Augen mitzuteilen, daß sie sich verändern dürfen.

Die Übung wirkt also ausgehend vom Gehirn auf das geschädigte Sehorgan, von der eigentlichen Ursache deines Sehfehlers auf seinen visuellen Effekt.

Wir arbeiten bei dieser Übung wieder mit dem Palmieren. Lege deine Hände also über deine Augenhöhlen, atme ruhig, konzentriert und tief, konzentriere dich dabei vollständig auf deine Augen. Spüre die Augen, wie sie hinter deinen Handflächen verkrampft in ihren Augenhöhlen liegen. Stell dir die Augäpfel vor, wie sie von den Augenmuskeln gehalten werden, und fühle ihre gegenwärtige Verspanntheit. Dabei hilfst du dir eher mit einer ästhetischen Vorstellung deiner Augen als mit einer exakten, detailgetreuen anatomischen Abbildung.

Wenn du kurzsichtig bist, stell dir die Gestalt deines Auges vor, wie sie durch die den Augapfel ringförmig umschließenden Muskeln zu stark zusammengedrückt wird, so daß er der Länge nach gequetscht und dadurch gestreckt wird. Stell dir deine Hornhaut vor. Sie krümmt sich unter der chronischen Muskelanspannung zu stark und kann ihre Aufgabe nicht mehr erfüllen und erzeugt Astigmatismus. Und stell dir deine Ziliarmuskeln vor, die ja die Form deiner Linse kontrollieren, wie auch sie verkrampft sind. Und auch wie durch diese ganzen Verkrampfungen deine zum Auge führenden Blutgefäße zusammengequetscht werden, so daß sie nicht mehr genügend Blut zu den Augen befördern können.

Wenn du weitsichtig bist, stell dir die verkrampften, geraden Längsmuskeln in deinem Auge vor, die den hinteren Teil des Augapfels nach vorne drücken und dadurch dein Auge so deformieren, daß der Brennpunkt des einfallenden Lichts nicht mehr auf die Netzhaut trifft, sondern dahinter. Stell dir deine Augenlinsen vor. Sie sind steif und unbeweglich geworden und benötigen mehr Blut und Bewegung durch die Ziliarmuskulatur, damit sie wieder einwandfrei arbeiten können.

Mach deinem Auge, das du dir bis hierher als verkrampft vorgestellt hast, Mut, sich jetzt ruhig zu entspannen, versuche mit ihm in Kontakt zu kommen, es davon zu überzeugen, daß keine Gefahr droht, wenn es sich entspannt. Und beobachte genau, wie die Botschaft bis zu den Muskeln vordringt und sie ihren Griff ein wenig lockern und vielleicht etwas weicher werden. Stück für Stück kannst du nun in deiner Vorstellung sehen, wie die Muskelbänder sich auflockern und entspannen, wie sie deiner Ermutigung folgen, daß alles in Ordnung ist. Gib den Augenmuskeln die Gewißheit, daß du sie dringend benötigst, damit du in unterschiedliche Richtungen schauen kannst. Laß sie wissen, daß sie unersetzlich sind, um den Augapfel in seiner Lage und Form zu halten, daß sie aber sensibler auf die Bedürfnisse des Gehirns reagieren sollen, damit sie wieder in ihre ursprüngliche Form zurückgehen können. Denn dein Gehirn will wieder scharf sehen, und deshalb sollten sie den Druck etwas vermindern, damit die Gestalt des Augapfels wieder ein klares Bild ergeben kann.

Laß auch hin und wieder einen Seufzer zu, wenn du Erleichterung verspürst, während du deinen ganzen Körper sich entspannen läßt, in Einklang mit deinen Augenmuskeln und -linsen. Versuche innerlich zu verfolgen, wie sich deine Blutgefäße weiter öffnen und das lebenspendende Blut frei deiner Augenregion zufließen kann.

Wenn du jetzt die Vorstellung zugelassen hast, dein Augapfel sieht gesund und nicht mehr verspannt aus, stell dir vor, wie gebündeltes Licht in das Innere deines Auges eindringen kann. Beobachte dabei genau, wie sich deine Ziliarmuskeln entspannen und locker werden und die Form der Linse exakt so verändern, daß die einfallenden Lichtstrahlen sich genau in der Fovea treffen, dem lichtempfindlichsten Punkt der Retina.

Achte auch auf deinen Atem und stell dir vor, wie du mit jedem Atemzug lebensnotwendige Energie einziehst, die durch deinen Körper in deine Augenregion einströmen kann und deine Augäpfel so weit dehnt, daß sie zu ihrer natürlichen Form zurückkehren können. Auch die verspannten Augenmuskeln und -linsen werden von der Energie erreicht und geheilt. Stell dir dann beim Ausatmen vor, wie Schadstoffe und Spannungen aus dir abfließen können. Der Gedanke, daß dir beim Einatmen Energie zuströmt und beim Ausatmen Schadstoffe und Spannungen abfließen, ist eine so natürliche, organische und zugleich doch so beruhigende Vorstellung. Das Pulsieren der Energie wird oft wie die Bewegung einer gleichmäßig fließenden Atemwelle erfahren oder wie ein Strom vibrierenden, hellen Lichts, der deine Sehorgane reinigt und lebendig macht und sie so kräftig vor Energie vibrieren läßt, daß sie entspannt und gesund bleiben können, auch wenn die Übung längst vorbei ist.

Atme jetzt noch einmal tief und entspannt, nimm dann die Hände von deinen Augen, mach einige ganz sanfte Lidschläge und schau dich um. Bei einigen Leuten kommen nach dieser Übung Momente vollständig klaren Sehens vor. Falls du auch dieses Glück haben solltest, atme in diese Klarheit hinein und laß es zu, daß sie sich durch den ganzen Körper ausbreiten kann, als wäre sie reine Energie, die dich ganz durchströmt und zutiefst entspannt.

Versuch nicht, solch einen Moment festhalten zu wollen, laß ihn sich einfach ereignen oder auch nicht ereignen, begrüße ihn, wenn er kommt, und sage ihm ohne Groll «Lebewohl», wenn er geht. Und wenn du solch einen Moment nicht erlebst, werde nicht gleich verbittert über dich oder die Übung, daß sie nicht «funktioniert». Es ist bei vielen Leuten so, daß sie niemals solche Erlebnisse hatten und trotzdem ihren Sehfehler kontinuierlich verbesserten. So wunderbar solche Erlebnisse auch sein mögen, sie bleiben stets seltene Ausnahmen, dagegen geht dein persönliches Wachstum, die wirkliche Veränderung deiner Augen durch die Entwicklung einer neuen Vorstellung von ihnen im Gehirn schrittweise vor sich; jedesmal, wenn du mit deiner Vorstellungskraft arbeitest, wird diese Vorstellung ein wenig mehr im Gehirn erzeugt und kann sich auf die Augen auswirken, und auch ein Moment vollständig klaren Sehens kann sich ereignen.

Ich möchte dir empfehlen, nach der Übung aufzustehen, vielleicht etwas spazierenzugehen und vor allem dabei deine Augen ganz und gar zufriedenzulassen, versuche jeden Gedanken an Arbeit mit den Augen auszuschalten, laß sie einfach tun und lassen, was sie wollen, ohne irgendwelche Erwartungen an sie zu stellen. Wenn du bei deinem Spaziergang auf einmal klarer sehen solltest, freu dich einfach nur darüber und atme Energie in die Klarheit hinein.

Ehe du ein Urteil darüber fällst, ob die Heilung deiner Augen durch deine Vorstellungskraft eine Möglichkeit für dich sein kann, solltest du sie wenigstens fünfmal versucht haben. Ausschlaggebend bei dieser Übung ist, daß du dir viel Zeit und Ruhe läßt. Probiere die Übung auch zu verschiedenen Tageszeiten aus, um herauszufinden, wann es für dich am besten ist, sich mit der Übung zu beschäftigen. Es gibt Forschungen, die besagen, daß wir von 90-Minuten-Zyklen abhängig sind, während derer wir regelmäßig von einem mehr kontemplativen zu einem mehr aktiven Zustand kommen. Sei also sensibel dafür, ob du zu bestimmten Zeiten eher für die heilende Visualisierung empfänglich bist, um dann für 15 bis 20 Minuten mit der Übung zu arbeiten.

Behalte aber auch dieses vorgestellte Idealbild von deinen Augen immer im Gedächtnis, so daß du, immer wenn du an deine Augen denkst, diese Vorstellung in dir wachrufen und dein Gehirn dazu ermutigen kannst, mit den Muskeln so «ins Gespräch» zu kommen, daß sie auch wirklich «angesprochen» werden und deine Vorstellung sich zu verwirklichen beginnt.

Abschnitt 17

A. Körperübungen: Emotionszentrierte Übung – «Handtuchschlagen»

Die meisten Kurzsichtigen und viele Weitsichtige haben die Tendenz, Ärger zurückzuhalten, zu einer durchgängigen Persönlichkeitseigenschaft entwickelt. Allerdings ist der Ärger den meisten überhaupt nicht mehr bewußt, weil sie ihn schon zu lange zurückgehalten und verdrängt haben. Diese Tendenz wird schon früh in der Kindheit angelegt; typische Kennzeichen sind trübe, glanzlose Augen und die Angst davor, sich tief in die Augen blicken zu lassen, denn die nicht akzeptierten Gefühle könnten bemerkt werden.

Das permanente Abblocken so starker Emotionen schlägt sich natürlich auch körperlich nieder. Eine Theorie über die Genese der Hyperopie geht davon aus, daß Weitsichtige auf irgendeine Weise vermeiden müssen, ihren eigenen Körper, der voller Wut und Ärger steckt, zu betrachten, denn entweder trauen sie sich nicht, diese Gefühle herauszulassen, oder sie verfügen über keine Verhaltensweisen, um Wut und Zorn situationsangemessen und wirksam auszudrücken, was dann zwangsläufig zu einer Schwächung ihres Selbstwertgefühls führt. Die beiden Übungen, die ich gleich vorstellen werde, sind sehr gut geeignet, sich von aufgestautem Ärger und Frustrationen zu befreien, den Augen zu gestatten, die aufstei-

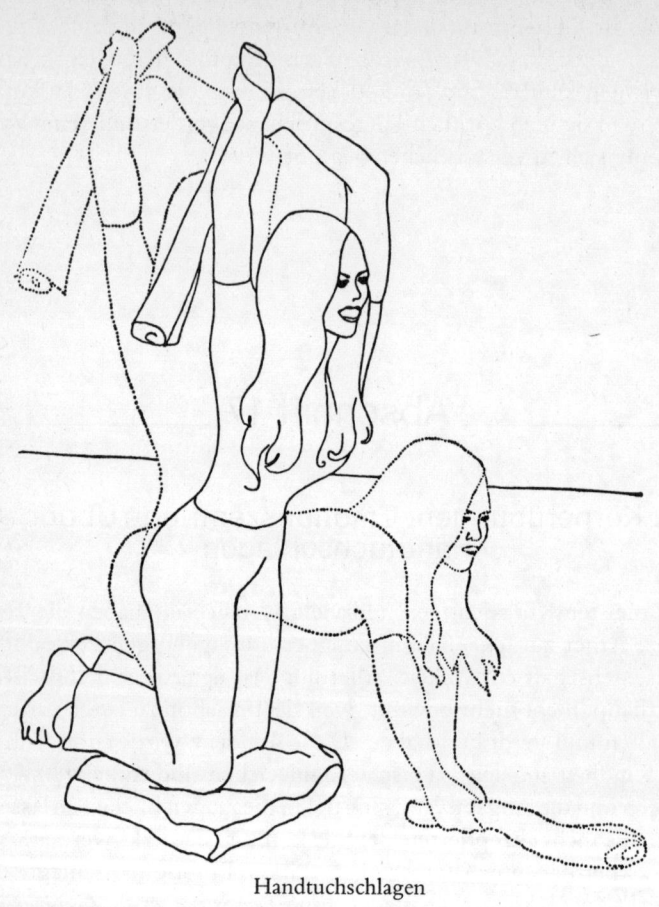

Handtuchschlagen

genden Energien hinauszulassen und dadurch die angespannten Augenmuskeln aufzulockern, die den Ärger so lange zurückhalten mußten.

Ob fehlsichtig oder nicht, die Übung «Schlagen» ist für jeden geeignet, der Ärger unterdrückt. Die Übung, wie wir sie vorstellen, wurde von Dr. Charles Kelley entwickelt und ist besonders für Kurzsichtige, aber auch für Leute mit anderen Sehproblemen, geeignet. Was auch immer dein Sehproblem ist, probiere die Übung mehrere Male, ob sie dir nicht helfen kann. Sie ist vollkommen sicher und ungefährlich für dich und schon deshalb sehr nützlich, weil du damit starke Gefühle körperlich ausdrücken kannst. Gib dir einen Ruck und wage dich durch diese Übung an deine Gefühle heran! Gerade wenn du anfangs davon überzeugt bist, du hättest bestimmt keine Wut aufgestaut und du seiest ein überaus netter Mensch, wirst du sie wahrscheinlich am meisten nötig haben.

Es gibt (mindestens) zwei Arten, die Übung durchzuführen, einmal mit einem Handtuch, womit ich beginnen will, und das andere Mal mit einem Tennisschläger. Besorge dir ein Badehandtuch und falte es zu einer handlichen, vielleicht 5 cm starken Rolle zusammen, die dir gut in der Hand liegt und zum Schlagen geeignet erscheint. Knie dich auf eine weiche Unterlage und setz dich dann auf die Fersen. Atme mit geöffnetem Mund einige Augenblicke tief durch, halte deine Augen dabei geschlossen und versuche, die Energie zu spüren, die sich in Schultern und Armen auszubreiten beginnt. Heb jetzt das Tuch an einem Ende mit beiden Armen weit über deinen Kopf, öffne dabei wieder die Augen und hefte deinen Blick auf ein imaginäres Ziel auf dem Boden. Atme tief ein und schlag dann mit dem Handtuch beim Ausatmen auf den Fußboden. Damit du dir deine Handgelenke dabei nicht verletzt, solltest du darauf achten, sie etwas abzuknicken, wenn du mit dem Handtuch auf den Boden schlägst. Nimm erneut einen tiefen Atemzug, richte deinen Oberkörper mit hocherhobenem Handtuch wieder auf und versetz beim Runterkommen dem Fußboden zum zweitenmal einen kräftigen Schlag.

Mach immer weiter so und steigere allmählich dein Tempo und die Stärke deiner Schläge, langsam und relativ sanft beginnend, finde allmählich deinen Rhythmus, bis du dich wirklich auch gefühlsmäßig gehen läßt und so hart schlägst wie du kannst, schließlich alle deine Gefühle und Energien auf das Schlagen konzentrierend. Beziehe auch deine Stimme dabei mit ein. Erlaube allen in deiner Kehle aufsteigenden Tönen herauszukommen. Ein lauter Karate-Schrei ist meistens gut geeignet, oder schrei: «Nimm das»; laß alle feindlichen Gefühle, Wut und Trotz, die du erspüren kannst, mit deiner Stimme heraus.

Wenn du dann glaubst, daß du fertig bist, atme tief durch, um wieder zu deinem Atem zu kommen. Halte die Augen offen und konzentriere dich auf einen bestimmten Punkt oder – noch besser – schau in einen Spiegel und sieh dir in die Augen. Mache sanfte Lidschläge und erlaube deinen Augen «weich» zu werden; spür dabei, wie die Energie jetzt durch deine Augen strömen kann.

Durch dieses überaus simpel erscheinende Schlagen kannst du möglicherweise wirklich in kulturelle Tabus eindringen, mit denen du aufgezogen worden bist. Vielleicht bist du als kleines Kind hart bestraft worden, als du versuchtest, deinem Ärger Luft zu machen. Vielleicht wurde dir gesagt, daß du niemals aggressiv sein darfst, sondern süß zu sein hast. Besonders Mädchen werden oft in dem Glauben erzogen, daß Zorn und Ärger «böse» Gefühle sind, und Männer halten oft mit ihrem Ärger zurück, weil sie tiefe Angst davor haben, sie könnten sich dann körperlich nicht mehr beherrschen.

Diese Übung ist natürlich ein Kompromiß. Aufgestaute Gefühle zurückzuhalten ist ebenso schädlich, wie anderen (oder dir selbst) wirklich körperlichen Schaden zuzufügen. Wenn du es dir gestatten kannst, regelmäßig deine verdrängten «bösen» Gefühle wie Wut, Ärger, Zorn oder Enttäuschung beim Handtuchschlagen herauszulassen, kannst du dich selbst von diesem Druck befreien, ohne irgend jemandem einen Schaden zuzufügen. Gib der Übung deshalb eine Chance. Schon allein wegen deiner Augen ist sie wichtig. Wenn du «negative» Gefühle aufstaust und sie nicht als deine Gefühle anerkennst, verspannen sich deine Augenmuskeln, denn du überträgst ihnen die Aufgabe, deine Gefühle vor anderen zu verstecken. Wenn du dich allgemein unsicher fühlst und der Gedanke an Gewalt dir panischen Schrecken einflößt, wirst du deine Stärke fühlen und mehr Selbstbehauptungswillen entwickeln können, so daß du keine Angst mehr zu haben brauchst. Du wirst davon überzeugt sein, daß du genügend Stärke in dir hast, um dich wehren zu können, wenn es nötig ist.

Ich will dir jetzt eine Variation zum Handtuchschlagen erklären. Sie wirkt bei mir und bei vielen Leuten, mit denen ich gearbeitet habe, oftmals viel besser als das Handtuchschlagen. Wir schlagen dabei mit einem alten Tennisschläger oder Ausklopfer auf ein Bett oder eine Matratze.

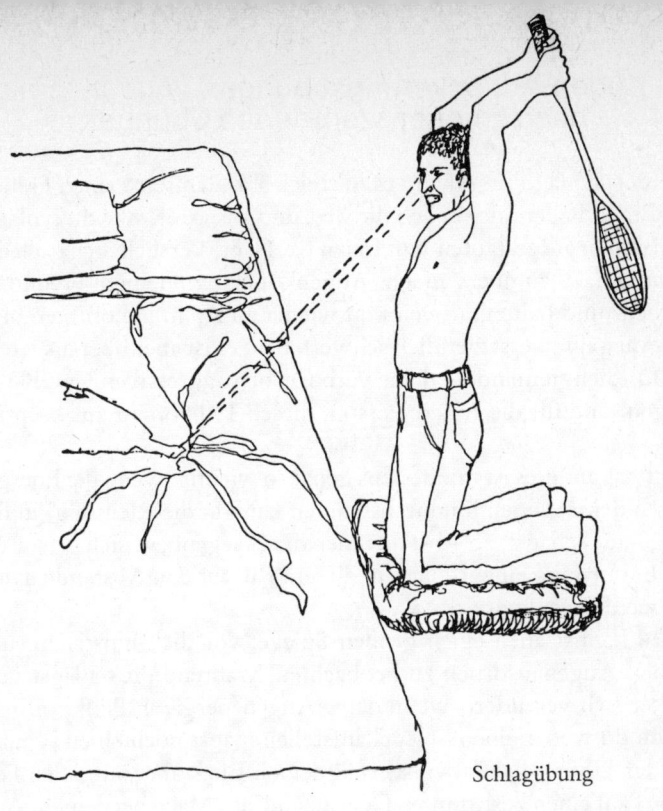

Schlagübung

Das macht meistens viel mehr Krach, und deine Energien können sich dabei intensiver entwickeln. Fixiere mit deinen Augen eine bestimmte Stelle auf der Matratze, und, wenn du magst, stell dir jemanden dort vor, auf den du wirklich «sauer» bist, von dem du dich entweder momentan verletzt fühlst, oder auf den du in der Vergangenheit einen Groll gehabt hast. Hol mit dem Schläger weit über deinen Kopf hin aus und sag beim Niederschlagen «nimm das», oder «da hast du's». Sag einfach die Worte, die du sonst vermeidest, anderen zu sagen, seien es kurze Aufschreie oder Sätze wie «ich hasse dich» oder «laß mich allein». Ein einfaches «nein» bei jedem Schlag ist oft am wirkungsvollsten. Du stößt es mit jedem Schlag immer schneller werdend aus, bis du damit einen Höhepunkt an Wut erreicht hast.

B. Augen-Auflockerungsübungen: Augenkontakt nach emotionszentrierten Übungen

Bei der Schlagübung kann es hilfreich für dich sein, einen Freund bei dir zu haben, der neben dir sitzt und zuschaut, wie du schlägst und deiner aufgestauten Wut freien Lauf läßt. Versuch dich nach der Übung dazu zu überwinden, Augenkontakt zu deinem Freund zu suchen, und halte ihn, wenn du wieder zu Atem gekommen bist. Das mag dir zuerst ziemlich schwerfallen, es ist aber überaus wichtig für dich, jemandem deine verborgenen aggressiven Gefühle zu zeigen, und für die andere Person, diesen Teil von dir zu akzeptieren.

Etwas anderes ist mindestens genauso wichtig: wenn die Energie durch deine Augen hindurchströmen kann in die Richtung, in die du gerade schaust, so gibst du ihnen die Gelegenheit, sich genau auf die Entfernung einzustellen, in diesem Fall auf den Abstand zu den Augen deines Freundes.

Du kannst auch einen großen Spiegel vor dich hinstellen, um deinen Augenausdruck zu beobachten, während du schlägst und wie er sich verändert, wenn deine Augenenergie in Fluß kommt. Wenn du weder einen Spiegel aufstellen magst noch einen Freund bei der Übung haben willst, stell deinen Blick aber auf jeden Fall scharf auf einen bestimmten Gegenstand ein. Mach bei deinem Augenkontakt sanfte Lidschläge und laß es zu, daß deine Augen «weich» werden, nachdem sie vorher in deiner Wut «hart» waren. Beginne das bei dir genauer zu beobachten: wenn du niemals Ärger und Zorn, «harte» Gefühle zuläßt, wird es deinen Augen auch niemals gelingen können, sich zu entspannen, offen und «weich» zu werden, weil sie dann immer darüber wachen müssen, daß sich die «harten» Gefühle nicht zeigen, die ja noch da sind.

Genieße den weichen Augenkontakt zu deinem Freund oder deiner Freundin, wenn er/sie da ist, fühl aber auf jeden Fall die positive Energie, die dich durchströmt, nachdem du die negative ausagiert hast.

Ich muß meinen Betrachtungen über die Schlagübung noch hinzufügen, daß du vielleicht gar keine Aggression oder Ärger bei dir spürst, wenn du die Übung wie beschrieben machst. Es kann z. B.

der entgegengesetzte Fall eintreten – du fühlst dich schwach, ängstlich oder gar hoffnungslos verloren mit deiner Angst. Es mag sein, daß deine Abwehr zu stark wird und die Überhand behält, während du schlägst. Das wird dich dann körperlich so hemmen, daß du mit deinem Ärger gar nicht in Berührung kommst. Wenn das passiert und dein Atem flach und schwer wird, du dich ganz schwach oder zeitweise sogar etwas benommen fühlst, bleib damit einfach sitzen und versuche, in diese Gefühle hineinzuatmen, und nimm sie im Moment so an, wie sie sind. Überleg dir dabei, worauf diese starke Abwehr gegen das Zulassen von Ärger bei dir ganz persönlich zurückzuführen ist, und was es im besonderen mit deinem Sehproblem zu tun hat. Laß dich nicht davon umwerfen, daß du die Übung nicht «ordnungsgemäß» durchführen konntest. Der Sinn all dieser emotionszentrierten Übungen ist ja gerade, mit uns selbst in Kontakt zu kommen, um von da aus wachsen zu können.

C. Üben mit der Augenklappe

Gönne dir eine Ruhepause und schau, wie es um dein verschwommenes Bild heute steht. Wie würdest du es heute beschreiben im Gegensatz zu der Zeit, als du im ersten Kapitel damit begonnen hast? Schließ deine Augen, schirm dich hinter deinen Handflächen ab und meditiere einfach ein wenig darüber, was du bis hierher für Fortschritte erzielt hast während der vergangenen siebzehn Stationen.

Wie fühlen sich deine Augen jetzt an? Können sie sich schon mehr entspannen beim Palmieren? Bist du sensibler geworden für die Verspannungen, die immer noch deine Augen belasten? Kannst du dir deine Augen so gesund und frei von unnötigen Spannungen vorstellen, wie du es in Abschnitt 16 versucht hast?

Palmiere für einige Zeit beide Augen, nimm dann eine Hand von einem Auge fort und schau dir die Welt einmal nur durch dieses Auge an. Was ist das für ein Bild, das du jetzt mit diesem Auge siehst? Entspanne dich, achte auf gleichmäßigen Atem und entspannten Lidschlag und beobachte die besondere Wahrnehmungsperspektive dieses Auges, sie ist von der des anderen Auges verschieden.

Palmiere nun wieder eine Zeitlang mit beiden Händen und entferne dann die andere Hand, um jetzt allein mit dem anderen Auge deine Umwelt zu betrachten, und versuche die Besonderheiten zu bestimmen, die dieses Bild für dich hat. Schau erst einmal nur, ohne es schon mit dem Bild des anderen Auges zu vergleichen.

Wechsle dann wieder die Augen und die Hände und vergleiche jetzt das eine Bild mit dem anderen. Welches ist «schwächer»? Welches Auge, meinst du, braucht mehr Hilfe? Wenn du zu einem Entschluß gekommen bist, schirme die Augen wieder ab und konzentriere dich auf dieses Auge.

Laß es wissen, daß du ihm helfen willst, zu seinem natürlichen und gesunden Zustand zurückzukehren.

Um dieses Auge zu kräftigen, gibt es die Möglichkeit, das andere Auge mit einer Augenklappe abzudecken. Augenklappen sind in Apotheken oder Drogerien erhältlich und können dir eine wertvolle Hilfe beim Augentraining sein. Wenn du die Augenklappe über dein stärkeres Auge legst, muß dein «schlechtes» Auge die ganze Seharbeit leisten. Mach mit diesem dann die Übungen «Umwandern», «Durchzählen» und die «Peitsche», blinzle dabei entspannt und beende deine Übungen mit Palmieren.

Mach mit diesem Auge auch die Übung mit der Nah-Fern-Karte oder leg eine Patience und palmiere dann wieder. Achte besonders darauf, daß du im Anschluß an die Übungen mit der Augenklappe palmierst, weil das schwache Auge wirklich sehr viel Arbeit zu leisten hatte.

Hin und wieder kannst du auch das schwache Auge abdecken und dem stärkeren Auge eine größere Anstrengung zumuten. Halte aber öfter das stärkere Auge zu. Mach auch den Versuch, die Augenklappe ab und zu bei deinen alltäglichen Arbeiten im Haushalt zu tragen, um dem schwächeren Auge das Gefühl zu geben, daß es nun die ganze Verantwortung für dein Sehen hat. Das hat allgemein einen positiven Einfluß auf das schwächere Auge, denn normalerweise läßt es ja das andere die meiste Arbeit machen.

Mit der Augenklappe lange und kurze Schwünge zu machen ist auch eine sehr nützliche Übung. Das schlechtere Auge wird dabei

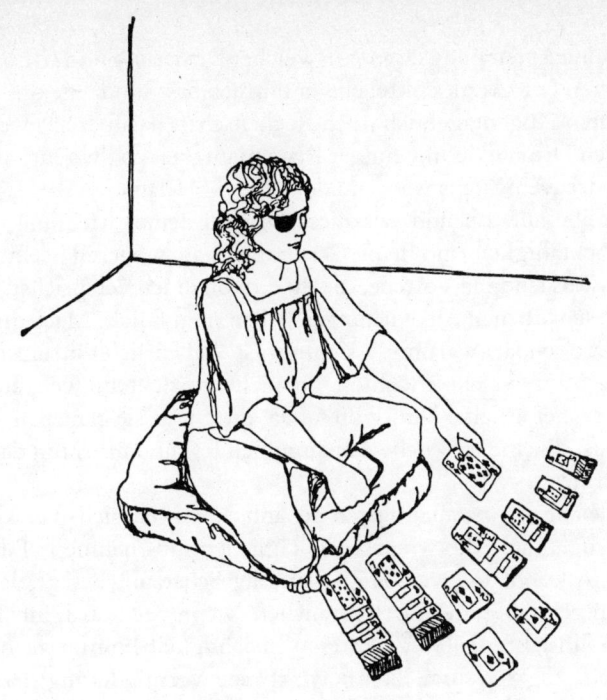

Üben mit der Augenklappe

mit seinen schlechten Angewohnheiten konfrontiert und kann sich dadurch zu einem gleichberechtigten Partner für das andere Auge entwickeln.

Wie gut deine beiden Augen nach den Übungen mit der Augenklappe und dem Palmieren zusammenarbeiten, kannst du sinnvoll überprüfen, wenn du die Fusionsübungen mit der Schnur aus Abschnitt 9 und die «Daumen-Fusion» aus Abschnitt 14 machst.

D. Dein Augentagebuch

Mach eine Aufstellung davon, in welcher Dosierung und wie oft du im letzten Jahr Arzneimittel eingenommen hast, und lege dir dann in deinem Augentagebuch noch Rechenschaft darüber ab, welche weiteren Drogen du mit einiger Regelmäßigkeit zu dir genommen hast (oder wenigstens während des letzten Monats).

Schreibe auf, ob und wie diese Drogen deiner Meinung nach deine Sehfähigkeit und deine Gesundheit ganz generell beeinflußt haben. Was sind die Vorteile, die du dir von ihnen versprichst, und welche schädlichen Auswirkungen haben sie auf dich? Mach dir bei jeder Droge klar, warum du sie nimmst. Sei ehrlich dir selbst gegenüber: auf welche möchtest du nicht verzichten, weil du sie brauchst, bei welcher kannst du sagen, du kannst sie genießen, und wo stellst du eine wirkliche Abhängigkeit fest und möchtest davon loskommen.

Vielleicht am nachhaltigsten schädlich wirken sich die Allerweltsdrogen aus, die wir fast alle täglich zu uns nehmen: Tabak, Kaffee, Alkohol und weißen Zucker. Eine Schätzung besagt, daß es durch regelmäßiges Zigarettenrauchen (wenn der Rauch inhaliert wird) zehn Jahre früher zu Altersweitsichtigkeit kommt als ohne Rauchen. Zigarettenrauchen bewirkt eine Verminderung der für die Erhaltung einer beweglichen Linse notwendigen Blutzirkulation, und das Nikotin «frißt» in erheblichem Maß wertvolle Vitamine, die besonders wichtig sind, wenn wir älter werden. Ob du nun selber aktiv rauchst oder die Rauchschwaden der anderen mit abbekommst, für die Augen entsteht in jedem Fall eine schädliche Reizung. Gehe jeder solchen unnatürlichen Reizung, die Augenjucken oder -brennen hervorruft, möglichst aus dem Weg, da sie deinen Augen mit Sicherheit schadet. Wenn du selber rauchst, solltest du besonders viel Vitamine nehmen, vor allem Vitamin C und E sowie Lecithin.

Alkohol wirkt auf die Augen in mehrfacher Hinsicht. Einmal wird direkt die Leistungsfähigkeit der Augenmuskeln gemindert. Die Folgen sind verschwommeneres Sehen durch Verlust an Schärfeneinstellung und Nachlassen der Fähigkeit zum stereoskopischen Sehen. Auch das Gesichtsfeld wird merklich eingeschränkt. Wenn du nur wenig Alkohol trinkst, werden die Auswirkungen auf die Augen wahrscheinlich gering sein, und die zeitweise Entspannung mag ihnen sogar guttun. Auf jeden Fall ist aber das Trinken auf lange Sicht gesundheitsschädlich, und du solltest versuchen, ein vernünftiges Maß zu finden, wenn du ernsthaft an einer Verbesserung deines Sehfehlers interessiert bist. Wenn du über lange Zeit nicht ohne Alkohol leben kannst, zeigt sich hierin natürlich ein Problem, das deine ganze Persönlichkeit betrifft. Die Augenübungen allein können dir dabei bestimmt nicht helfen, sie werden vielmehr selber in ihrer Wirksamkeit davon negativ beeinflußt. Wenn du viel trinkst, solltest du auf jeden Fall viel Vitamin B und C auf deinen Speiseplan setzen.

Während der letzten 50 Jahre hat die Droge Zucker – besonders der raffinierte (weiße) Zucker – einen grandiosen «Siegeszug» in unserer Ernährung angetreten, was auch einen Sieg über unsere Gesundheit bedeutete. Vor hundert Jahren galt Zucker als ein Gewürz, das wie alle anderen Gewürze in äußerst geringen Dosierungen zu sich genommen wurde. Heutzutage findet sich Zucker in fast allen Speisen und Getränken, die in unserer Zivilisation hergestellt werden, und ist zur weitestverbreiteten Droge geworden, die verspricht, die Leute auf die Beine zu bringen. Daß es sich wirklich um eine *Droge* mit schädlichen Auswirkungen handelt, erkennt man an ihrer Wirkungsweise. Wenn du raffinierten Zucker zu dir nimmst, wird dieses hohe Zuckerkonzentrat sehr schnell in den Blutstrom geleitet und führt zunächst zu einem schnellen Energieanstieg, dein Körper läuft dann auf Hochtouren in einem unnatürlich hohen Tempo. Sehr bald sinkt das künstlich erhöhte Energieniveau rapide und setzt den zweiten Teil des Zucker-Zyklus in Gang, mit dem Bedürfnis nach mehr Zucker. Dadurch geht dir die Fähigkeit verloren, überhaupt noch ohne Zucker auszukommen, und deine natürlichen Mechanismen werden völlig verschüttet. Die Auswirkungen des raffinierten Zuckers sind verheerend. Wir können in diesem Zusammenhang mit Recht von Raubbau am menschlichen Organismus, an seiner Lebenskraft und Energie sprechen.

In dem «Tief», das einem Zucker«hoch» folgt, werden auch die Fähigkeiten deines Sehapparats eingeschränkt. Es wirkt vor allem auf die geistigen Prozesse, die am Sehen beteiligt sind, und bringt dabei auch einen Verlust an Schärfe des gesehenen Bildes sowie ein allgemeines Nachlassen der Sehtätigkeit mit sich. Wenn du weitgehend auf Zucker bei deiner Ernährung verzichtest, wirst du sehr wahrscheinlich doppelt so viele Momente klareren Sehens erleben, und auch dein gesamtes Sehvermögen wird sich verbessern. Ich möchte dir hier ganz dringend empfehlen, das einmal einen Monat lang zu versuchen.

Die Droge Kaffee bringt deine Körperfunktionen auch auf ein künstlich erzeugtes, höheres Niveau. Kaffee *und* Zucker führen zu einer noch größeren Belastung für deinen Körper. Wenn du ein «Bedürfnis» nach Süßigkeiten, Kaffee oder Cola verspürst, warum versuchst du es nicht einmal auf natürliche Weise, dich aufzumuntern? Steh dann auf, streck und dehn dich ein wenig, mach einen Lowen-Bogen, geh dann in die umgekehrte, hängende Position, und atme tief durch. Vielleicht kannst du auf diesem gesünderen Weg dein Energieniveau erhöhen, ohne auf Drogen und Aufputschmittel zurückgreifen zu müssen.

Marihuana kann eine positive, wenn auch nur zeitweilige Wirkung auf dein Sehen haben. Es wirkt auf die Augenmuskeln, die beim «grünen Star» nicht mehr richtig funktionieren, und gibt vorübergehend Schmerzfreiheit. Da die Einnahme von Marihuana zur Zeit das einzige Mittel zu sein scheint, das beim Glaukomanfall zuverlässig von Schmerz befreit, werden von verschiedenen Leuten Anstrengungen unternommen, sich Marihuana auf Rezept verschreiben zu lassen. Diese Bewegung hat durch den Ausgang des Prozesses um die Klage von Robert C. Randall gegen die Vereinigten Staaten neuen Auftrieb erhalten. Der Arzt von Mr. Randall erhält nach Gerichtsbeschluß Marihuana vom Nationalen Institut zur Rauschgiftbekämpfung, um die Symptome des Grünen Stars zu lindern. Im Bundesstaat Neu-Mexiko wurde vor kurzem ein Gesetz verabschiedet, das es Krankenhäusern ermöglicht, von Rechts wegen Patienten mit Marihuana zu behandeln, wenn diese es wünschen.

Schwerpunktmäßig zielt dieses Buch auf mehr Gewahrsein, Bewußtsein und Achtsamkeit, und zwar in einem ganzheitlichen Sinn, was eine Steigerung unserer Körperbewußtheit mit ein-

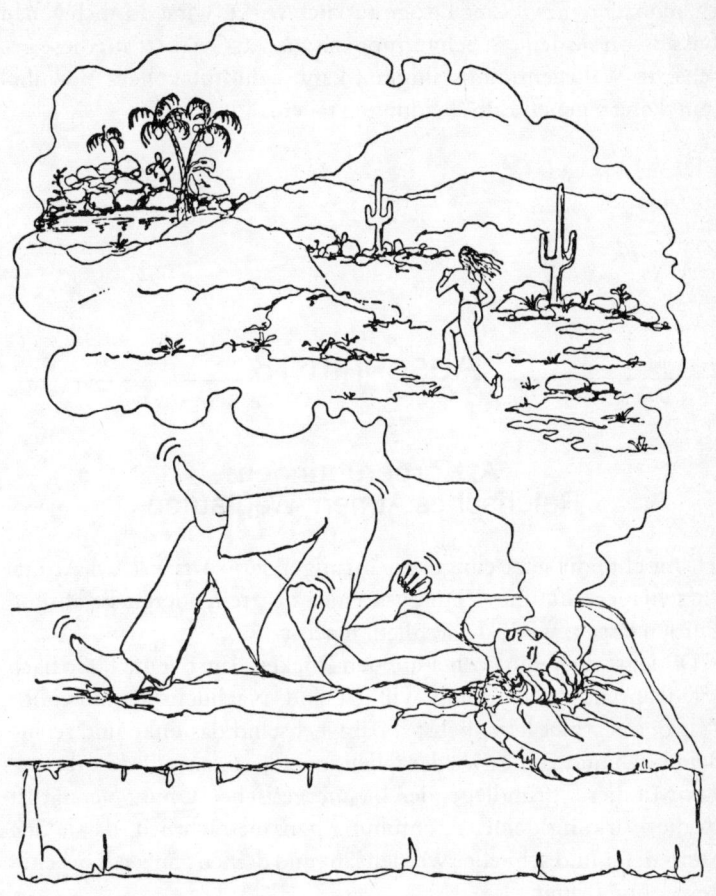

Reichsche Atemübung mit Weglaufphantasie

schließt. Was ich damit sagen will ist folgendes: werde empfindsam genug, um herauszufinden, wie eine Droge auf dich wirkt. Wenn du genügend Bewußtheit und Sensitivität dafür entwickelst zu beobachten, wie eine Droge auf dich wirkt, wirst du auch genau wissen, ob sie deinem Sehvermögen schadet. Gestützt auf diese geschärfte Wahrnehmungsfähigkeit kannst du mit vollem Bewußtsein deine eigenen Entscheidungen fällen.

Abschnitt 18

A. Körperübungen:
Reichsches Atmen; Weglaufen

Ich möchte dir jetzt einige Ergänzungen zum Reichschen Atmen vorschlagen, die die Übung zu einer tiefgreifenderen Erfahrung werden lassen, wenn du sie allein machst.

Du legst dich wie vorher auf den Rücken, legst deine Füße flach auf, während die Knie angewinkelt sind. Nachdem du nun einige Zeit tief geatmet hast, hebst du abwechselnd das linke und rechte Bein hoch und läßt es wieder fallen, gerade so, als würdest du laufen. Mit dieser grundlegenden bioenergetischen Übung verstärkst du die Wirkung deiner Atemübung ganz beträchtlich, da sie den Atem tiefer und schneller werden läßt und deinen ganzen Körper in Bewegung bringt.

Wenn du mit geschlossenen Augen so «läufst», sag mehrere Male: «Ich will weg». Geh dann dazu über, einige Male «ich will wegrennen» zu sagen, und bleib dabei, solange du meinst, daß es für dich paßt. Es kann gut sein, daß dein Laufen zu einem freieren Fließen deiner Energie führt, wenn du in das Gefühl gehst, du würdest wirklich davonlaufen. Ruf laut: «Ich lauf jetzt weg!» und laß die

Vorstellung zu, daß du in deiner Phantasie wirklich davonläufst und dich deine Flucht weiterbringt.

Oder probiere andere Ausrufe wie «ich muß hier weg» oder «laß mich in Ruhe». Auch «du kannst mich nicht aufhalten» ist oft gut. Versuche, deine Verzweiflung wieder zu erleben, die noch in dir steckt, als du früher einmal weglaufen wolltest und es in Wirklichkeit nicht getan hast. Du mußtest dableiben, obwohl du dich unglücklich, ängstlich und unterdrückt fühltest. Ein Gefangener gegen deinen eigenen Willen. Aber jetzt hast du die Möglichkeit, dir vorzustellen, wie du diesem bedrohlichen Ort entfliehst. Einige Teilnehmer an meinen Workshops können gar nicht mehr damit aufhören wegzulaufen (natürlich immer noch rücklings in der Reichschen Atemposition liegend), und sie erfahren dabei eine für sie ganz neue Kraft, die es ihnen auch später noch ermöglicht, endlich das Gefühl zu haben, weglaufen zu können, wenn sie merken, daß sie irgend etwas nicht mehr aushalten können. Das ist von grundlegender Bedeutung für uns alle: das sichere Gefühl zu haben, daß wir weglaufen können, wenn die Situation nicht länger zu ertragen ist. Wenn du einer solchen Situation nicht durch Weglaufen entkommen kannst, wirst du dich z. B. durch die Entwicklung von Kurzsichtigkeit aus der Situation zu retten versuchen, indem du die für dich unhaltbare Situation in ein verschwommenes Bild verwandelst und dadurch das Problem «löst». Genau dieses Verhalten wollen wir ja überwinden: lauf also für die Gesundheit deiner Augen!

Wenn du das Gefühl hast, weit genug gelaufen zu sein und du dich nicht mehr davor fürchtest, von den Ängsten aus deiner Vergangenheit eingeholt zu werden, kannst du das Laufen-um-zu-Fliehen langsam beenden. Lauf weiter, aber laß es jetzt leichter und unbeschwerter werden. Stell dir vor, daß du in der Ferne eine traumhaft schöne Oase siehst. Du weißt, daß du dich dort ausruhen und ohne Sorgen wohl fühlen kannst. Während du nun weiter auf die Oase zuläufst, erkennst du schon das satte Gras, eine Wasserstelle und einen Palmenhain. Es ist so herrlich, das alles anzuschauen, daß du dein Tempo steigerst, um möglichst bald dort zu sein. Sobald du die Oase erreicht hast, stell dir vor, daß du zufrieden im Schatten der Bäume liegst und von dem köstlich kühlen

Wasser trinkst. Du siehst dich, wie du einen gemütlichen Platz mitten im Gras findest, wo du dich hinlegen und ausruhen kannst. Bleib da, solange du willst, und genieße die innere Ruhe, die du jetzt gefunden hast.

B. Augen-Auflockerungsübungen: Beckenschaukel

Im folgenden möchte ich einige schon bekannte Übungen miteinander kombinieren mit dem Ziel, gleichzeitig dein Sehen zu entspannen und deine Energien in Fluß zu bringen. Nachdem du einige Zeit nach der Reichschen Technik geatmet hast, konzentriere dich auf deine Augen, die geschlossen sein sollen, deinen Nacken und dein Becken. Deine Knie sind angewinkelt, und deine Füße liegen flach auf dem Bett oder Teppich. (Eine relativ harte Unterlage ist für die Übung am geeignetsten.)

Atme aus und zieh dabei deinen Körper zusammen, dein Rücken drückt sich dabei ganz eng an die Unterlage an, und dein Kinn wird nach unten gedrückt. Stell dir vor, daß du jetzt beim Ausatmen auf den Körpermittelpunkt im Unterbauch schaust. Dein ganzer Körper ist angespannt dabei und drückt Luft und Spannungen aus sich raus.

Laß dann locker und atme jetzt tief ein. Schau dabei mit geschlossenen Augen innerlich ganz nach oben an dein Schädeldach. Laß es zu, daß sich dein Rücken wölbt und dein Bauch sich ausdehnt, dein Becken frei beweglich wird und dein ganzer Körper sich auszudehnen beginnt, während du viel Sauerstoff und neue Energie einatmest.

Mach das ein paarmal, so wie beschrieben, wenigstens drei bis fünf Minuten lang. Du solltest dabei von einem warmen Energiefluß durchströmt werden, den du als lustvolles, wohliges Gefühl in dir empfinden kannst. Du wirst so entspannt und – gleichzeitig – energetisch aufgeladen. Es ist wichtig für dich zu erkennen, daß die beiden Gefühle, entspannt zu sein und energiegeladen zu sein, zusammengehören. Das Gegenteil davon wäre, angespannt zu sein und sich zusammengezogen fühlen.

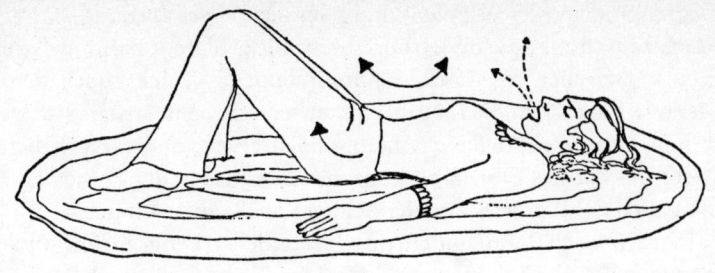

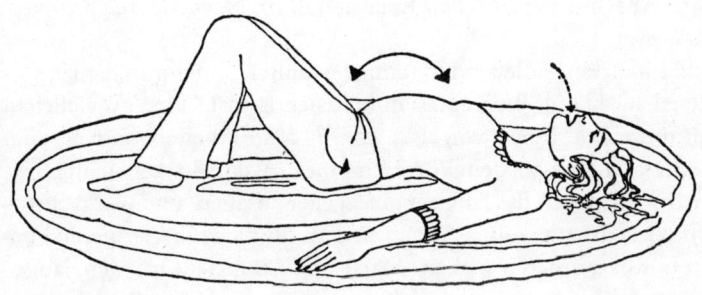

Beckenschaukel

Laß es bei dieser «Beckenschaukel» zu, daß auch deine Augen zuerst die Anspannung und dann die Entspannung spüren, das Herausfließen von Spannung und dann das Einströmen von Entspannung und neuer Energie.

C. Fusion mit Linealen

Für die Übungen, die jetzt folgen, nimmst du am besten zwei Lineale, ein kurzes von vielleicht 20 cm und eines, das bis 1 m lang sein kann.

Setz das kurze Lineal zu Anfang einfach auf deinen Nasenrücken, genau in der Mitte zwischen deinen Augen. Schau dir jetzt einen Gegenstand an, der vielleicht drei oder vier Meter entfernt ist. Die Sinnestäuschung, die du jetzt erfahren sollst, besteht darin, daß du meinst, zwischen zwei Linealen hindurch auf das Objekt zu schauen. Wenn sich dagegen die Lineale zu kreuzen scheinen, anstatt sich zu öffnen, gehe in ein tieferes Atmen, blinzle etwas, und versuch dich weiterhin auf das Objekt zu konzentrieren, das in der Ferne liegt, ohne dich dabei zum Sehen der beiden Lineale zu «zwingen».

Betrachte den Raum, indem du alle möglichen Dinge in ihm «umwanderst», während du durch die beiden Lineale schaust; laß dabei deinen Kopf den Augenbewegungen folgen. Wenn du Anspannungen im Nacken fühlst, mach die Nackenmassage (vgl. Abschnitt 10) und vielleicht auch noch die Yoga-Übung zur Nackenauflockerung (vgl. Abschnitt 9), um den Energiefluß im Nackenbereich zu verbessern.

Palmiere anschließend für einige Minuten und nimm das längere Lineal zur Hand. Wenn du sehr kurzsichtig bist, wirst du vielleicht nur mit einem Lineal von etwa 50 cm Länge arbeiten können, oder bleib zu Anfang bei dem kürzeren Lineal. Wenn du weitsichtig bist, wird dir dagegen das längere Lineal eher zusagen, und wahrscheinlich wirst du mit deinen Augen an dem für dich schwierigeren kurzen Lineal trainieren wollen. Mach jetzt das gleiche mit dem längeren Lineal, was du vorher mit dem kürzeren ausprobiert hattest. Mach die Übung «Umwandern», blinzle dabei, atme tief und ruhig und genieße, wie das Licht in deine Augen eindringen kann, wie deine Umgebung sich in dir widerspiegelt.

Wir kommen jetzt zu dem Bild mit den zwei unvollständigen Augenhälften. Setz das kurze Lineal wie bei der vorigen Übung auf deinen Nasenrücken und stell das andere Ende auf die Mittellinie in der Zeichnung. Die optische Illusion, die du jetzt siehst, müßte sich zusammensetzen einmal wieder aus den beiden Linealen, und zum anderen sollen zwischen den beiden Linealen die zwei unvollständigen Augen zu einem vollständigen Bild verschmolzen sein. Die Mittellinie und die beiden unvollständigen Augen sollen völlig verschwinden. Siehst du es?

Wenn ja, hervorragend! Wenn nicht, laß dich nicht entmutigen; manchmal dauert es einige Zeit, bis die Augen entspannt genug sind,

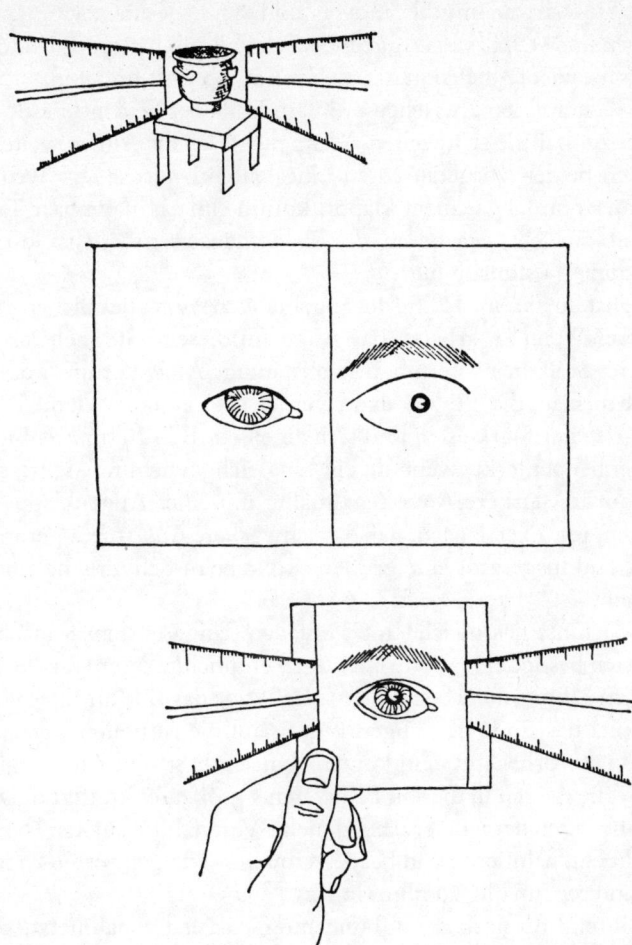

Fusion mit Linealen

um diese Fusionserfahrung machen zu können. Es mag sein, daß du anfangs zwei Lineale siehst, die sich am Ende treffen, zu beiden Seiten jeweils ein unvollständiges Bild. Schließe einen Moment die Augen und stell dir das Auge innerlich vollständig vor. Öffne dann langsam wieder die Augen, atme bewußt, blinzle und konzentriere dich jetzt auf den Zwischenraum am Ende der beiden Lineale und laß es zu, daß sie sich weiten. Wenn nicht, laß die Augen weiterhin an den beiden vorgetäuschten Linealen entlangschauen. Wenn es beim erstenmal gar nicht klappt, komm einfach in ein paar Tagen darauf zurück. Mache in der Zwischenzeit möglichst oft die «Schnur»-Fusionsübung.

Siehst du die eine Hälfte des abgebildeten Auges deutlicher als die andere? Wenn ja, arbeitet das Auge auf dieser Seite mehr als das andere. Stell dir weiterhin das vollständige Auge vor und konzentriere dich auf die Übung, dann werden nach einiger Zeit die Bilder von gleicher Stärke sein und sich zu einem Bild zusammenfügen. Nebenbei bemerkt, wenn du ein Ungleichgewicht feststellst, solltest du das stärkere Auge regelmäßig mit einer Augenklappe abdecken, um zu erreichen, daß das schwächere Auge mehr gefordert wird und insgesamt eine größere Rolle beim Sehvorgang spielen kann.

Du kannst das gleiche auch mit dem längeren Lineal machen, was sich besonders bei Kurzsichtigen empfiehlt, sofern du die vorherigen Übungsteile beherrschst. Befestige das Bild an einer Wand und setz das Ende des langen Lineals auf die Mittellinie, genauso wie du es vorher mit dem kurzen gemacht hast. Die Anstrengung ist für die Augen in diesem Fall weitaus größer, es kräftigt die Augen aber auch dementsprechend mehr. Vergiß bitte auf keinen Fall, nachher zu palmieren und bei der Übung bei deinem Atem zu bleiben und regelmäßig zu blinzeln.

Während du nach der Übung möglichst lange palmierst, probiere einmal diese Kurz-Schwing-Übung aus: Stell dir einen Malerpinsel oder einen Bleistift vor, der dir an der Nase klebt, und schreibe langsam deinen Namen damit auf einen imaginären Bogen Papier. Schreibe «entspanne» in Schönschrift. Schreibe: «Ich kann viel besser sehen, wenn ich mich entspanne.» Schreibe auf, was dir in den Kopf kommt, und bewege währenddessen deinen Nacken entspannt hin und her. Palmiere dann noch einmal und stell dir dabei einen Kreis vor, der ein Kreuz enthält. Denk dir das Kreuz als ein Plus-Zeichen, das deine verbesserte Fusion und deine größere Fähigkeit zu entspanntem Sehen symbolisiert.

Ich möchte dich nochmals daran erinnern, wie wichtig das Schwingen für deine Augen ist, um ihnen ihre natürliche, vibrierende Beweglichkeit zurückzugeben. Stell dich hin und mach mit offenen Augen einige lange Schwünge. Beobachte dabei wieder, wie die Welt an dir vorbeizieht, wenn du langsam die Arme schwingst und das Gewicht von einer Seite auf die andere verlagerst.

Schließe jetzt ein Auge und hebe ganz sachte, während du weiterhin schwingst, eine Hand hoch und berühre dann ganz leicht das geschlossene Auge. Du wirst feststellen, daß sich das Auge ganz schnell ruckweise und in Sprüngen unter dem geschlossenen Augenlid bewegt. Genau dasselbe geschieht mit dem geöffneten Auge, während du hin- und herschwingst, was du selber ja nicht sehen kannst. Diese Beweglichkeit, die du unter deinem geschlossenen Augenlid fühlst, zu verbessern, dazu dient das lange Schwingen. Dein Auge soll allmählich wieder daran gewöhnt werden, bis es sich von selbst wieder vibrierend bewegt. Das Berühren des geschlossenen Augenlids ist keine normale Übung, es ist eine Demonstration, um dir zu zeigen, wie das lange Schwingen die Augen zu einer natürlichen Beweglichkeit ermutigt.

D. Dein Augentagebuch

Die Lichtverhältnisse üben einen großen Einfluß auf das Sehen aus, sei es auf der Arbeit oder zu Hause. Richtiges Sonnenlicht ist am besten; am schädlichsten ist das fluoreszierende Licht von Neonröhren. Überlege dir einmal, wie dein normaler Tagesablauf aussieht, und schreibe auf, wann und für wie lange du mit Neonlicht zu tun hast bzw. mit Licht von normalen Glühlampen. Am Arbeitsplatz? Zu Hause? Beim Arzt? Bei der Bank? In deiner Schule oder in der deiner Kinder? Wieviel Prozent deiner gesamten Tageszeit bringst du bei Neonlicht zu?

Ich halte das für eine sehr wichtige Überlegung, denn immer mehr wird bei uns das normale Glühlampenlicht durch fluoreszierendes ersetzt. Es verbraucht zwar weniger Energie, und es blendet nicht so stark, aber die Nachteile sind um vieles größer als diese Vorteile:

1. Neonlicht wirft im Grunde genommen gar keine Schatten und hüllt alles in ein relativ schwaches und diffuses Zwielicht. Da die Augen in erster Linie durch die Unterscheidung von Kontrasten und besonders durch die Interpretation des Schwarzweiß-Unterschiedes sehen, der Schatten gegen die Helligkeit, werden bei einer Beleuchtung ohne Schatten die Augen überansprucht. Es werden erschreckend viele Menschen heutzutage kurzsichtig, die schon 30 Jahre oder älter sind, und häufig ist der einzige Grund das andauernde Arbeiten im Zwielicht von Leuchtstofflampen.

2. Das ununterbrochene Brummen der Leuchtstofflampen, besonders bei älteren Anlagen, ist ein weiterer, wichtiger Nachteil. Die Nervosität von Fabrikarbeitern, die häufig mit Verspannungen, Kopfschmerzen und Erschöpfungszuständen einhergeht, ist zum einen auf die andauernde Belästigung direkt über ihren Köpfen zurückzuführen.

3. Das irritierende Flackern der Leuchtstofflampen ist ein weiterer Negativfaktor. Dieses Licht vibriert mit einer Frequenz, die die Schwingungsmuster in unserem Gehirn beeinträchtigt. Diese Reizung unseres Nervensystems kann zu größerer Anspannung und Ermüdung führen, was sich auf die Augenmuskeln und die Kommunikation zwischen Auge und Hirn auswirkt.

4. Leuchtstofflampen geben nicht das volle Spektrum des Lichts, das wir normalerweise von der Sonne erhalten. Das ist wahrscheinlich das schwerwiegendste Argument gegen sie. In Tierversuchen konnte gezeigt werden, daß das volle Spektrum des Sonnenlichts zur Anregung der Hypophysen- und Schilddrüsenfunktion notwendig ist, damit diese ihren zentralen Steuerungsaufgaben im Organismus nachkommen können. 1973 wurde in Sarasota, Florida, von einem Institut, das sich der Erforschung der Umwelteinflüsse und speziell des Lichts widmet, eine Untersuchung mit Schülern der 1. Klasse durchgeführt. Bei einer Gruppe wurde zur Beleuchtung des Klassenraumes die Art von kaltem Neonlicht verwendet,

wie sie auch in Büros verwendet wird, die anderen hielten sich in Räumen auf, die von abgeschirmten Lichtquellen beleuchtet wurden, die aber das volle Spektrum des Sonnenlichts enthielten. Die Kinder, die in dem Klassenraum mit normalem Neonlicht unterrichtet wurden, waren viel nervöser, abgespannter und gereizter, sie hatten auch mehr Gedächtnisausfälle und verhielten sich überaktiv und unruhig. Im Lauf einer Woche, nachdem beide Gruppen wieder unter einer Beleuchtung arbeiteten, die dem natürlichen Spektrum entsprach, verbesserte sich dann das Verhalten dieser Kinder wieder.

Abschnitt 19

A. Körperübungen: Grimassenschneiden

Wir haben bei der Beschäftigung mit chronischen Verspannungen gesehen, wie die Unterdrückung grundlegender Emotionen überall im Körper zu Spannungen führen kann, mit dem Ergebnis einer Verschlechterung unseres Sehvermögens. Im Rahmen unserer emotionszentrierten Körperübungen wollen wir jetzt versuchen, mit anderen Gefühlen in uns in Kontakt zu kommen und zu lernen, sie besser auszudrücken. Gemeint sind Gefühle von Widerwillen, Ekel, oder der Wunsch, eine Abneigung auszudrücken. Wenn du diese tiefgehenden Gefühle für jemanden, mit dem du oft zusammen bist, unterdrückst, müssen das ganze Gesicht, der Hals und auch der Bauch irgendwie versuchen, die wirklichen Gefühle zu überdecken. Da unsere Augen sehr viel von unseren Gefühlen zum Ausdruck bringen, werden sie beim Abblocken dieser Gefühle auch in Mitleidenschaft gezogen und schließlich dauerhaft geschädigt, sobald die Unterdrückung der abgelehnten Gefühle einmal chronisch geworden ist.

Die Übung, das zur Maske erstarrte Gesicht wieder aufzutauen, ist einfach, denn du hast es bestimmt schon in deiner Kindheit ausprobiert, leider wurde es dir aber wahrscheinlich verboten, und du wurdest gezwungen, damit aufzuhören. Das wiederum ließ dein Gesicht unbeweglich und gefühllos werden, du legtest dir eine Maske zu, ein Mechanismus, der dir wahrscheinlich überhaupt nicht mehr bewußt ist: Nämlich Leuten, die dich zu irgend etwas zwingen wollen, nicht zu zeigen, daß du ihr Verhalten nicht akzeptierst.

Wenn es dir angenehmer ist, probiere die Übung erst einmal alleine aus und später dann mit einem Freund oder einer Freundin. Du wirst vielleicht anfangs so etwas wie Verlegenheit spüren, weil du höchstwahrscheinlich dazu erzogen worden bist, niemals solche Grimassen zu schneiden, wie ich sie dir vorschlagen möchte. Laß dich davon aber nicht abhalten – du wirst überrascht davon sein, wieviel Erleichterung es dir bringen kann, auch diesen Teil deiner Persönlichkeit zu erfahren und anderen zu zeigen. Besonders wenn du meinst, du hättest solche Gefühle gar nicht, solltest du diese Übung oft und ausdauernd machen.

Beginne die Übung stehend in einem Zimmer, wo du dich frei bewegen kannst und auch alle Geräusche von dir geben kannst, die du vielleicht machen möchtest. Stell dir einen absolut widerwärtigen Geschmack vor, den du keinesfalls aushalten kannst. Zeig deine Ablehnung dafür dann gerade in dem Moment, wenn du dir vorstellst, du hättest diesen Geschmack gerade eben in den Mund bekommen. Drück deine Ablehnung auch mit der Stimme aus. Gib irgendeinen «Kotz»laut von dir, verzieh die Oberlippe voller Ekel, so daß sich deine Nase so verzieht, als würde dir allein schon beim bloßen Gedanken an solch eine Widerwärtigkeit übel. Streck deinen Kopf von den Schultern weg und stell dir vor, du müßtest gleich etwas voller Ekel ausspucken, wobei du das mit allen möglichen Geräuschen verbinden kannst, die dir gerade einfallen, um deinen Widerwillen auszudrücken.

Gehe dann einen Schritt weiter, indem du deine Zunge herausstreckst und ein kraftvolles «bäääh» herausläßt, wobei du den Kopf schüttelst und du dich vor Entsetzen schüttelst allein schon bei dem Gedanken an etwas derartig Abstoßendes, für das du nur tiefste Verachtung empfinden kannst. Brülle deinen Widerwillen heraus und laß es die ganze Welt wissen, wie absolut zum Kotzen du das findest!

Bei einigen Leuten kann das zu wirklichem Erbrechen führen, und sie sollten sich dann für einen Moment ausruhen. Danach solltest du aber weitermachen und das Würgen weiterhin zulassen und alle Muskeln daran beteiligen, die all die Jahre dieses Gefühl zurückgehalten haben. Du wirst erstaunt darüber sein, was es für eine Erleichterung sein kann, einmal mit allen möglichen vagen Erinnerungen an Gelegenheiten, wo du etwas herunterschlucken mußtest, in einer solchen Weise abzurechnen und dabei alle Arten von Ablehnung und Widerwillen auszudrücken, die dir gerade einfallen.

Achte nachher wieder darauf, wie sich deine Augen anfühlen. Sind sie irgendwie belebter und fühlen sich jetzt feuchter und energiegeladener an? Wenn ich mit einer Gruppe Sehtraining mache und wir schließlich an einen Punkt kommen, wo die Teilnehmer ihre Zurückhaltung aufgeben, sich gegenseitig Grimassen schneiden und es sich einander tüchtig geben, wird der Raum von den freiwerdenden Spannungen förmlich aufgeladen. Die Augen sind nach der Übung auffallend leuchtend, nachdem die einzelnen sich nach Jahren endlich einmal gestattet haben, diesen Teil ihrer Persönlichkeit auszudrücken. Du solltest auch generell mehr spielerisch das Grimassenschneiden üben.

Ich möchte hier noch hinzufügen, daß diese Übungen deiner Schönheit zuträglich sein werden. Wenn du an die unterdrückten, «häßlichen» Gefühle herankommst, die du sonst hinter deiner Maske versteckt hältst, werden sich auch deine positiven Gefühle mehr ausdrücken können, einmal in deinem Gesicht und besonders in deinen Augen. Wenn du deinen Widerwillen und Ekel einmal zugelassen hast, wirst du bemerken, daß du Gefühle wie Wärme, Zustimmung, Liebe und Vertrauen wieder intensiver empfinden kannst und zugleich ein Gefühl stärkerer Ausstrahlung erfährst.

B. Augen-Auflockerungsübungen:
Augen-Akupressur

Ich möchte jetzt eine Akupressurmassagetechnik vorstellen, die fast überall in der Volksrepublik China täglich durchgeführt wird und dort eine wichtige Maßnahme zur Vorbeugung und Heilung von Fehlsichtigkeit und eine Reihe anderer Augenleiden darstellt. Zweimal täglich machen dort Schüler, Studenten, Büroangestellte und die meisten Fabrikarbeiter eine 15minütige Pause, um bei entspannter Musik Übungen zu machen, die darauf abzielen, verschiedenen Krankheiten vorzubeugen, die durch zu wenig Bewegung und andauernde Anspannung und andere schlechte Angewohnheiten verursacht werden. Ich bin nicht dafür, daß die Regierung hier allen Leuten Übungen vorschreibt, doch hoffe ich, daß auch wir Programme entwickeln können, die gezielt auf die Prävention von Krankheiten abzielen, bevor diese sich entwickeln können, indem regelmäßige Übungen durchgeführt werden. Ich fände es sehr sinnvoll, wenn beruflich dafür ausgebildete Fachleute für Gesundheitsvorsorge täglich ein- oder zweimal in den Fabriken, Büros, Schulen und Universitäten die dort Beschäftigten und Lernenden zu speziellen Übungen und Meditationstechniken anleiten würden, um so zu einer Lockerung von Verspannungen beizutragen, denn gerade Verspannungen sind häufig Ursache für Erkrankungen.

Die Akupressurmassage ist in China auch Teil eines Augenübungsprogramms, das von den Gesundheitsbehörden dort mit Schulkindern probeweise durchgeführt wird. Nach vorliegenden Berichten werden damit sehr gute Erfolge bei der Zurückdrängung der Kurzsichtigkeit und anderer Sehprobleme erzielt. Diese Massage offenbart das ganzheitliche östliche Verständnis von Sehproblemen, denn sie wird bei Verspannungen im ganzen Gesicht angewendet, um den Augen zu helfen. Die östliche, ganzheitliche Auffassung von der Abhängigkeit der Teile vom Ganzen wird durch das Tao-Zeichen symbolisiert. Wir verwenden im nächsten Abschnitt das Tao-Zeichen auch für unsere Fusionsübungen.

Die Übung selbst wird im Sitzen an einem Tisch durchgeführt, wobei du deine Ellenbogen so auflegen solltest, daß du dich mit deinen Armen abstützen kannst. Dein Nacken soll dabei – wie beim

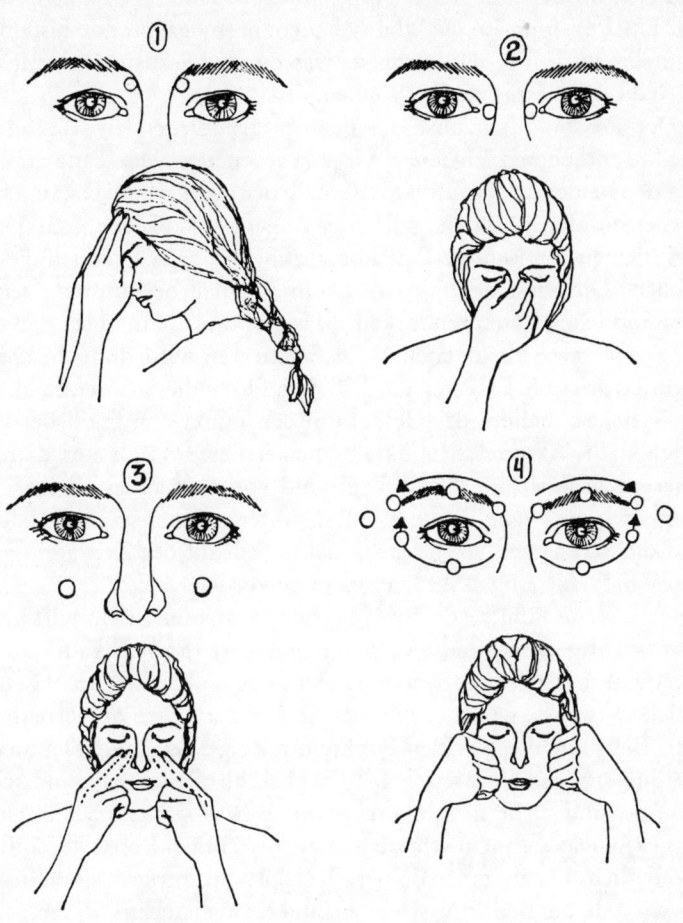

Augenakupressur

Palmieren – nicht angestrengt werden. Lehn dich vielmehr etwas aus der Taille heraus nach vorne, bis du meinst, daß du ganz bequem und entspannt sitzen kannst. Entspannende Musik kann dir zur Einstimmung auf die Übung helfen. Je entspannter du bist und je mehr du dich in das vertiefst, was du gerade tust, desto mehr wird dir die Übung nutzen können.

Der Zeichnung kannst du die vier grundlegenden Massagepunkte entnehmen, an denen wir jetzt arbeiten wollen. Fangen wir mit den beiden an, die direkt unterhalb der Innenseiten der Augenbrauen auf den erhöhten Stellen der Augenhöhlen liegen. Massiere mit kleinen, kreisenden Druckbewegungen deiner Daumen diese Stellen. Du wirst unter jedem Daumen einen bestimmten, sehr empfindlichen Punkt entdecken. Massiere diesen Punkt so, daß es dir schon etwas unangenehm vor Schmerzen wird, füge dir aber nicht ernsthaft Schmerzen zu. Laß dich durch die Schmerzen aber auch nicht abhalten, das Gebiet um den Punkt empfindlicher zu machen; die Akupressurpunkte brauchen diese Stimulation, damit Energie zu ihnen hinfließen kann und von dort aus in die ganze Augenregion. Wenn du diese Technik öfter anwendest, merkst du, daß die Schmerzen an diesen Druckstellen mit der Zeit geringer werden. Deine Augen sind gesünder geworden.

Der zweite Punkt ist schwer zu finden, aber er ist ein wirklich sehr wichtiger und meist verspannter Punkt. Es sind kaum Anhaltspunkte für ihn vorhanden, außer links und rechts der Nasenbrücke, wo sich zwei knorpelige Punkte an der Nasenwurzel befinden. Behandle diese beiden Punkte mit Zeigefinger und Daumen der linken oder rechten Hand, wobei du sie eher periodisch drückst, und nicht so sehr kreisförmige Bewegungen ausführst. Das ist, wie gesagt, ein schwieriger aber wichtiger Punkt; je häufiger du dich aber auf ihn in deiner Massage konzentrierst, desto besser wirst du die Bedürfnisse dieses Punktes «verstehen» können.

Beim dritten Punktepaar kann es ziemlich schmerzhaft sein, wenn du dort mit der Akupressur anfängst. Du benutzt die Zeigefinger dazu, hältst aber deine Mittelfinger zuerst parallel zu deinen Nasenflügeln neben die Nasenlöcher, damit du den richtigen Abstand von deiner Nase findest. Die beiden Punkte befinden sich direkt neben den Wangenknochen und sollen durch deine Zeigefinger mit kreisförmigen Bewegungen massiert werden. Die Daumen unterstützen dabei, indem sie unter den Unterkiefer gelegt werden. Wenn du sehr starke Schmerzen bei der Behandlung verspürst, bedeutet das, daß du auf einen wichtigen Punkt bei dir gestoßen bist, an dem viel Energie blockiert wird. Du solltest dich dann regelmäßig um diesen Punkt kümmern, bis die Schmerzen geringer werden und du spürst, daß die Energien dort in Fluß gekommen sind.

Bei der vierten Massageposition arbeiten wir mit den sechs Akupressurpunkten, die kreisförmig um die Augenhöhle angeordnet sind. Halte die Daumen an die Schläfen und bilde mit den übrigen Fingern eine Faust. Massiere jetzt mit den Rücken des zweiten Glieds deines rechten und linken Zeigefingers sowie des Mittelfingers kreisförmig die Augenhöhle. Beginne die Augenhöhlen-Akupressur, indem du am oberen Augenrand entlang nach außen streichst, und massiere dann den unteren Rand von innen nach außen. Wiederhole das ganze mehrere Male.

Vergiß bei jedem einzelnen Schritt nicht, auf deinen Atem und Lidschlag zu achten. Wenn du bei der Akupressur Schmerzen verspürst, wird deine erste Reaktion sein, deinen Atem zurückzuhalten und eine Anspannung gegen die Schmerzen aufzubauen. Versuche das möglichst zu vermeiden und trotz der Schmerzen ruhig, tief und entspannt zu atmen. Ein entspannter Atem ist für den Erfolg der Akupressur wichtig.

Wenn du mit der Übung fertig bist (nach ungefähr zehn Minuten), kann es sein, daß du klarer sehen kannst wenn du blinzelst und umherschaust. Diese Übung eignet sich sehr gut zum Abschluß von Übungen, die die Augenmuskeln direkt stark strapaziert haben. Ich nehme mir schon mal öfters einen Teil der Zeit, die ich eigentlich für das Palmieren vorgesehen habe, für die Akupressur, weil ich diese Übung für wirklich wichtig halte.

C. Visualisierungssequenzen

Die Visualisierungsübungen, die du bis hierhin kennengelernt hast, möchte ich jetzt noch um eine Variante ergänzen, die ich als Wiederholung einer Bildfolge auf jeweils unterschiedlichen Niveaus bezeichnen möchte oder kurz als «Visualisierungssequenz». Wie du bereits weißt, ist ja die Schulung der Vorstellungskraft ein zentrales Anliegen von mir, und ich möchte sie mit Hilfe dieser neuen Visualisierungsübung noch ein wenig verbessern helfen.

Wenn du z. B. bei der Visualisierungsübung «tropische Insel» ein Schiff beim Vorbeiziehen beobachtest, stell dir z. B. ein großes Segelschiff vor, das groß und nah genug ist, um vollständig klar zu sein.

Wenn es vorbeigezogen ist, stell dir dann ein Segelboot vor, genauso groß und genauso aussehend, das aber diesmal in etwas weiterer Entfernung vorbeizieht. Jedoch ist es genauso klar zu erkennen wie das erste. Palmiere weiterhin, bleib weiter bei deinem tiefen und ruhigen Atem, sei entspannt und ganz gelöst bei der Vorstellung, wie immer von neuem gleich aussehende Boote vorbeiziehen, jedesmal in einer etwas größeren Entfernung, aber jedes neue Boot ist genauso klar zu erkennen wie die vorhergehenden. Bleibe auch dabei, dir weiterhin das herrlich klare Blau des Himmels und des Wassers vorzustellen, und wie herrlich und entspannend du den Anblick empfindest. Wenn du willst, kannst du dir auch immer kleinere Boote vorstellen, anstatt sie in immer weiterer Entfernung vorbeiziehen zu lassen. Füge weitere Abänderungen hinzu, z. B. gib jedem Boot eine andere Farbe, statte sie mit anderen Details aus, usw.

Wenn dich Segelboote nicht oder nicht mehr befriedigen, was gibt es sonst noch für dich, das du dir vorstellen möchtest? Es gibt Leute, die stellen sich am liebsten vor, wie sie in einem verwilderten Garten herumstromern und bei jedem Atemzug eine andere Pflanze oder Blume sehen, während sie durch den Garten gehen. Jede Pflanze oder Blume sollte in deiner Vorstellung kleiner sein oder weiter entfernt als die vorhergehende, um deinem vorgestellten Sehen eine lohnende Beschäftigung zu geben. Tiere, das ist auch noch eine schöne Anregung. Stell dir Tiere vor in verschiedenen Größen, von verschiedenen Rassen und mit verschiedenen Jungtieren. Ich kenne jemanden, der stellt sich vor, wie er am Nacktbadestrand liegt und sich jeden Vorbeikommenden ansieht.

Eine Vorstellung, die meinen Augen sehr gut hilft, ist die «Nummern»-Vorstellung. Stell dich in einer blühenden Frühlingsland-

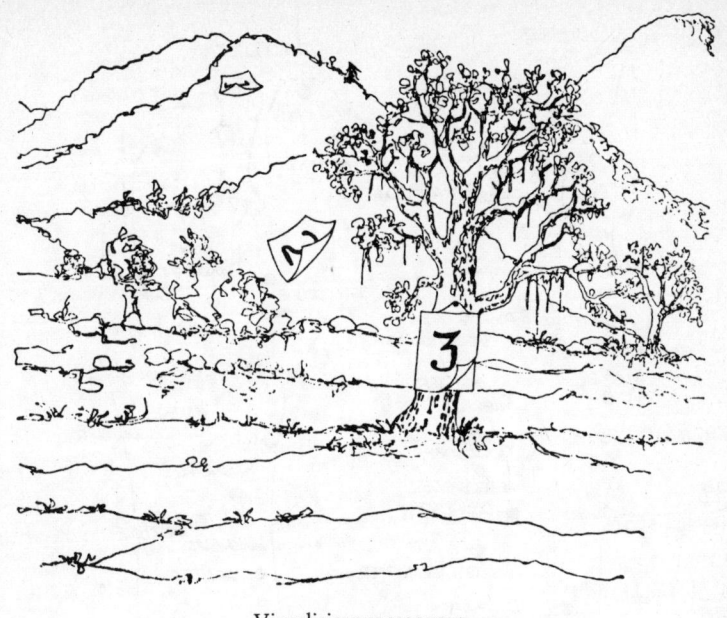

Visualisierungssequenz

schaft vor, wie du ohne Anspannung und Sorge nur dasitzt auf einem kleinen Erdhügel und ein sanfter Wind über die Wiese streicht. Deine Aufmerksamkeit fällt auf einen großen Baum, der mitten in der Landschaft steht, und an seinem Stamm hängt ein Zeichenblock, den du ganz klar erkennen kannst, obwohl du dich in einiger Entfernung vom Baum befindest.

Auf der ersten Seite erkennst du ganz klar die Nummer 1 oder den Buchstaben A, je nachdem was dir lieber ist. Atme sanft und entspannt, laß auch einen leichten Seufzer zu, wenn du Erleichterung verspürst, während du auf die Nummer oder den Buchstaben schaust. Dann wird der Wind für einen Moment etwas stärker, das erste Blatt wird abgelöst und segelt davon, und die Nummer 2 oder der Buchstabe B erscheint auf dem nächsten Blatt und ist wieder vollkommen klar zu erkennen für dich. Die Zeichen sind in tiefem

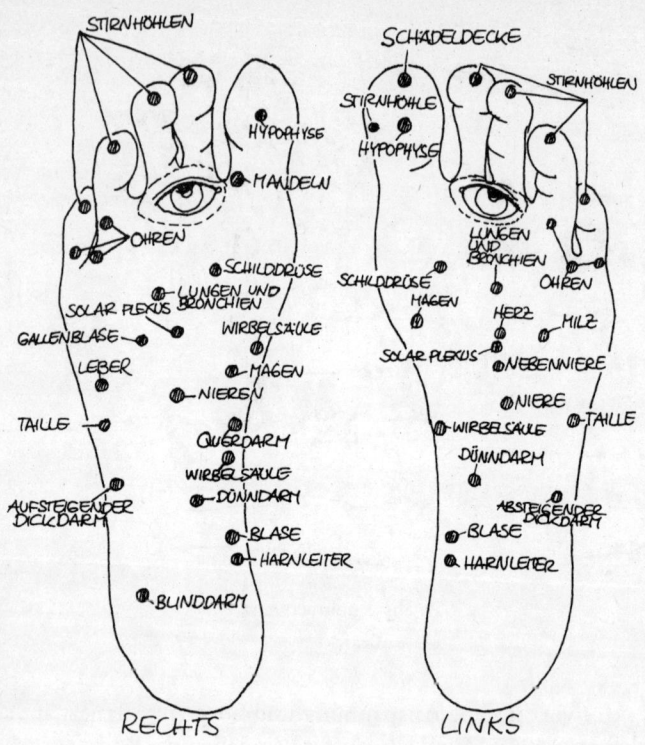

Fußreflexzonen

Schwarz auf ganz hellem Zeichenpapier gemalt, und wie der Wind immer wieder mal etwas kräftiger wird, werden nach und nach alle Buchstaben bis Z oder die Zahlen bis 30 sichtbar; die langsam davonfliegenden Blätter werden zwar immer kleiner, bleiben aber klar zu erkennen, obwohl sie nur noch ganz winzig sind!

Wenn du weitsichtig bist, mußt du dir diese Übungen natürlich andersherum vorstellen, um sie deinen Bedürfnissen anzupassen. Denk dir dabei alle möglichen schönen Sachen aus, über die du dich freust.

Nach der Akupressurmassage in diesem Abschnitt möchte ich an dieser Stelle noch auf die Fuß-Reflexzonenmassage eingehen, die als ein Teil eines umfassenden, ganzheitlich ausgerichteten Sehprogramms gelten kann. Die Theorie der Fuß-Reflexzonenmassage geht davon aus, daß an bestimmten Stellen der Fußsohle enge Verbindungen zu bestimmten Körperorganen bestehen. Einer dieser Punkte ist für die Augen «zuständig», du findest ihn auf der Zeichnung zwischen dem zweiten und dritten Zeh. Wie andere Methoden auch, ist die Reflexologie kein alleinseligmachendes Allheilmittel, obwohl einige treue Anhänger dieser Methode davon überzeugt sind; was feststeht ist, daß einige Leute Momente völlig klaren Sehens nach einer Fußmassage an den Augenpunkten erlebt haben. Auch daß eine Massage an den Augenpunkten heilsamen Einfluß auf die Augen hat in Richtung auf bessere Gesundheit und klareres Sehen. Ich habe auch noch keinen Fehlsichtigen getroffen, bei dem die betreffenden Augenpunkte nicht besonders empfindlich gewesen wären. Wurden dagegen Leute mit normaler Sehkraft an diesen Punkten massiert, reagierten sie alle nahezu schmerzfrei.

Du kannst dir eine Fußmassage entweder machen lassen oder auch allein an diesen Punkten arbeiten. Massiere das Gebiet, das auf der Abbildung für die Augen eingezeichnet ist, fest und tief. Mache dabei kreisförmige Bewegungen und atme in die aufkommenden Schmerzen hinein, die du dabei möglicherweise erfährst. Bleibe aufmerksam dafür, ob und wie diese Massage dein Sehen beeinflußt. Falls du dich noch mehr mit der Fußreflexologie beschäftigen willst, sind auf der Zeichnung auch noch eine ganze Reihe weiterer Punkte eingetragen, die eine Verbindung zu anderen Organen haben.

D. Dein Augentagebuch

Schreibe über deine Fernseh-Gewohnheiten. Wie oft siehst du fern (wieviel Stunden durchschnittlich pro Tag)? Welchen Abstand nimmst du vom Bildschirm ein? Starrst du auf das Bild oder umwanderst du die auf dem Bildschirm erscheinenden Dinge, um deine Augen beweglich zu halten? Siehst du das Programm mit oder ohne Brille? Schaust du mehr von unten herauf auf die Röhre, oder sitzt du gerade aufgerichtet und mit gesenktem Kinn da? Machst du Augenübungen, während du auf den Fernseher schaust?

Es wird immer deutlicher, daß die vom Fernsehgerät abgegebene Strahlung, speziell bei älteren Farbfernsehgeräten, gesundheitsschädlich ist. Es wurden zwar Toleranzwerte für die Geräte festgesetzt, die nicht überschritten werden dürfen, andererseits ist aber noch genug Strahlung vorhanden, der wir alle ausgesetzt sind.

Wie auch immer – ich möchte dich dazu auffordern, dir darüber Klarheit zu verschaffen, wie du mit dieser Droge im Wohnzimmer umgehst. Im folgenden will ich dir ein paar Tips geben, wie du das Fernsehprogramm in deine Bemühungen zur Sehkraftverbesserung einbauen kannst. Zuerst einmal und als allerwichtigsten Rat: Schau so wenig wie möglich fern – sei kritisch bei dem, was du und vor allem deine Kinder sich ansehen. Halte einen möglichst großen Abstand und bleibe auf gleicher Höhe mit dem Gerät, da die meiste Strahlung vom Gerät nach unten ausgesendet wird.

Umwandere, während du auf den Bildschirm schaust, die Bilder, anstatt einfach in die «Glotze zu glotzen». Achte darauf, daß deine Augen beweglich bleiben; wenn du merkst, daß du nur noch starr auf den Bildschirm schaust, wende dich am besten vom Fernsehgerät ab oder schalte es aus und schirme die Augen für eine Weile ab. Palmiere auch hin und wieder, wenn es zwischendurch langweilig ist. Du kannst auch Werbefernsehen und Pausen zum Abschirmen benutzen. Sorge für ausreichende Beleuchtung, um den Kontrast abzumildern. Und atme ruhig, und achte auf entspannten Lidschlag.

Wenn du kurzsichtig bist, kannst du vielleicht beim Fernsehen ohne Sehhilfe auskommen, indem du dich genau dorthin setzt, wo deine Sicht anfängt unscharf zu werden. Laß dort einen Stuhl stehen und probier einmal aus, ob du es nicht schaffen kannst, im Lauf der Zeit ihn auf immer weiteren Abstand zurückzuschieben. – Verfolge die Entwicklung deiner Sehfortschritte daran, wie weit du im Lauf der Zeit den Stuhl immer weiter zurückschieben kannst.

A. Körperübungen:
Energieschwung

Der Körperübungsteil des Sehprogramms ist am besten mit Übung abzuschließen, die Spaß macht, bei der du spielerisch mit deiner Energie umgehen kannst und die dich dein eigenes Energiefeld spüren läßt. Die Übung «Energie-Schwung» ist eine ebenso sanfte wie wirksame Methode zur Freisetzung von Energien, was einfach und gefahrlos von jedem selbst ausprobiert werden kann. Ich habe bei dieser Übung schon erlebt, wie Leute plötzlich klarer gesehen haben und Kopfschmerzen in weniger als einer Minute verschwanden. Eigentlich bei jedem, der sie gemacht hat, wurde ein Gefühl erzeugt, das zugleich als angenehm entspannt und energetisch aufgeladen empfunden wurde.

Wenn du im Abschnitt 11 die Übung zur Energetisierung der Hände durchgeführt hast, wirst du schon bemerkt haben, daß in den Händen wirklich Energie «enthalten» ist. Beim Energie-Schwung wird wieder mit dieser Energie gearbeitet, wie wir es schon vom Palmieren her kennen. Wie das Energetisieren der Hände, so ist auch diese Übung recht einfach und beschäftigt sich mit einem Bereich unserer körperlichen Realität, der aus der Sicht unserer alltäglichen Wahrnehmungsgewohnheiten ziemlich ungewöhnlich zu sein scheint.

Den Energie-Schwung kann man alleine, zu zweit oder zu dritt machen. Drei Personen sind ideal – ein Empfänger und zwei Gebende. Die Gebenden lassen ihre Hände über den Körper des Empfängers hinweglaufen. Das Rückgrat entlang von unten nach oben und dann – langsamer – über den Kopf hinweg. Zum Schluß, wenn sie sich schon über dem Kopf befinden, werden die Hände so ausgeschüttelt, wie wenn man Wasser abschüttelt, um die Energie, die vom Körper des Empfangenden aufgenommen wurde, wegzuschleudern. Das mag weit hergeholt klingen, aber wenn du es erst einmal vier oder fünf Minuten gemacht hast, wird der Empfangende dir sagen können, daß ganz bestimmt irgend etwas pas-

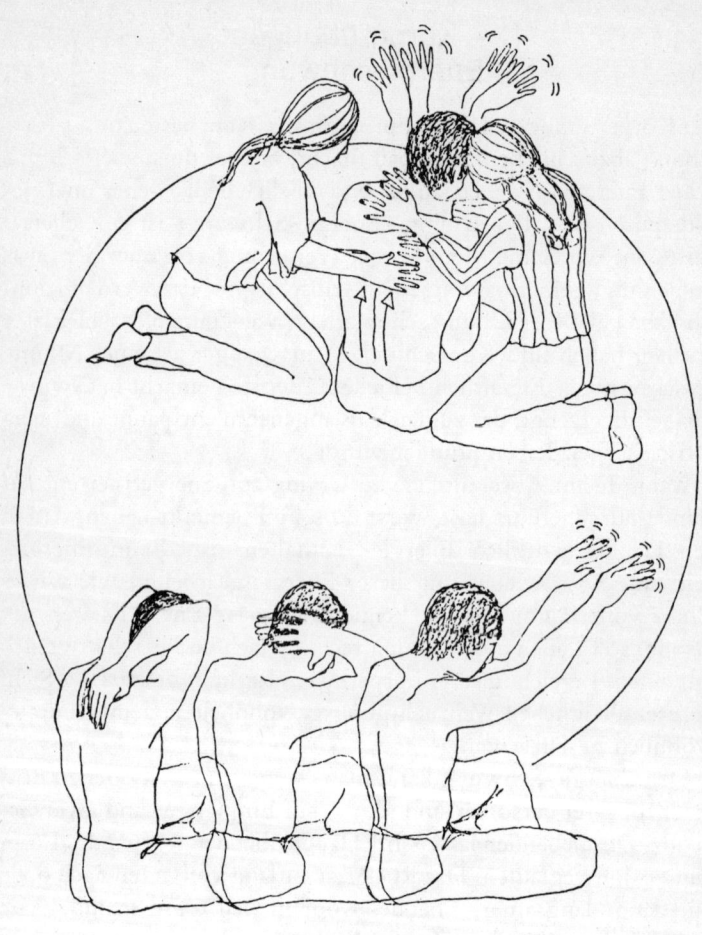

Energieschwung

siert ist. Das Gefühl ist schwer zu beschreiben, wird jedoch als sehr erleichternd empfunden.

Bei einem Abstand von ein bis zwei Zentimetern vom Rücken des Empfangenden sollten sich die Hände der Gebenden direkt über dem Rückgrat etwas überlappen. Während der ganzen Zeit sollen die Gebenden tief und entspannt atmen und sich auf eine entspannte und anmutige Bewegung der Hände, die leicht über den Körper hinwegstreichen, konzentrieren, während sie diesen «Tanz» der Energie hervorrufen. Auch sollten die Gebenden versuchen, ihre Augen nicht starren zu lassen, sondern sie beweglich zu halten, weil das sonst den Energiestrom durch die Hände behindert. Wenn du der Empfangende bist, mach die Augen zu und atme tief und entspannt. Wenn die Übung vorbei ist, öffne ganz langsam die Augen, bleib aber bei deinem Atem und spüre heraus, was und wie du dich fühlst, wie du siehst, was sich insgesamt bei dir durch dieses Geschenk, das dir die beiden anderen gegeben haben, verändert hat.

Wenn du alleine bist, kannst du die Übung auch für dich selbst durchführen. Wenn du sie vor dem Palmieren machst, wird sich das auch sehr positiv auf dein Augen-Abschirmen auswirken. Du kannst es immer dann machen, wenn du verspannt bist, Kopf- oder Augenschmerzen hast oder auch dann, wenn du dir selbst mehr Energie geben willst.

B. Augen-Auflockerungsübungen: Zwei-Sterne-Pendel; Stern-und-Mond-Pendel

Weil dies der letzte Übungsabschnitt ist, wollen wir noch eine Visualisierungsübung anschließen, die deine Augen beweglich hält und ihnen ein Gefühl dafür vermittelt, was das Hin- und Herschwingen eigentlich bedeutet. Wir werden zwei verschiedene Arten kennenlernen, die Übung durchzuführen.

Schließ deine Augen und stelle dir die obere Illustration vor. Eine schwarze Linie ist da, die das ganze Bild von oben nach unten in zwei Teile zerteilt. Auf der linken und rechten Seite sind zwei Sterne zu sehen, die direkt gegenüberliegen. Stell dir nun vor, du zeigst mit deiner Nase auf den einen Stern und schwingst dann zu dem anderen hinüber. Bewege dabei deinen ganzen Kopf wie bei der Technik des kurzen Schwingens, während du auf deinen Atem achtest und entspannt bleibst. Schwinge ganz mühelos und unbekümmert hin und her, immer wieder von einem Stern zum anderen. Das soll bei dir die Illusion erzeugen, daß die Mittellinie sich ein wenig in der entgegengesetzten Richtung bewegt, und auf diese Illusion haben wir es natürlich abgesehen, weil sie anzeigt, daß du das Vorbeiziehen der Sterne und der Mittellinie geschehen läßt und deinen Augen erlaubst, sich zu lockern.

Ähnlich wie das «Zwei-Sterne-Pendel» funktioniert das «Stern-und-Mond-Pendel». Stell dir einen wie eine Wippe daliegenden Viertelmond vor, auf dem in der Mitte ein Stern leuchtet, wie es auf der Zeichnung zu sehen ist. Schwing mit dem Kopf jetzt von einem Mondende zum andern und achte darauf, ob sich der Stern nicht jeweils in die entgegengesetzte Richtung bewegt. Pendel einige Minuten lang hin und her.

C. Symbolzeichen-Fusion

Diese letzte Fusionsübung wird dir ziemlich leicht fallen, wenn du mit den vorhergehenden Übungen auch schon gut zurechtgekommen bist. Schau auf jedes der Symbolpaare und laß deine Augen sich auf einen Punkt konzentrieren, der entweder in halber Entfernung zum Buch liegt oder der sich irgendwo weit dahinter befindet. Achte einfach darauf, was passiert. In einem Fall, beim Ying-Yang-Symbol, ist auch noch das zusammengesetzte Symbol dazugefügt, das du erhalten sollst, wenn du so auf das Papier schaust, wie du es bei der «Daumen-Fusion» in Abschnitt 14 gelernt hast.

Bleibe bei dieser Übung wieder bei einem entspannten und ruhigen Atem, blinzle leicht, entspanne dich und erlaube einfach deinen Augen, mit den Bildern zu spielen, bis sie sich zu einem vollständigen Bild zusammenfügen. Wenn du zuerst nicht weißt, wie du es anstellen sollst, macht nichts, du kannst dir die Symbole so oft anschauen, wie du nur möchtest. Sich Zeit lassen zu können und den Augen zu gestatten, sich selbst Schritt für Schritt weiterzuentwik-

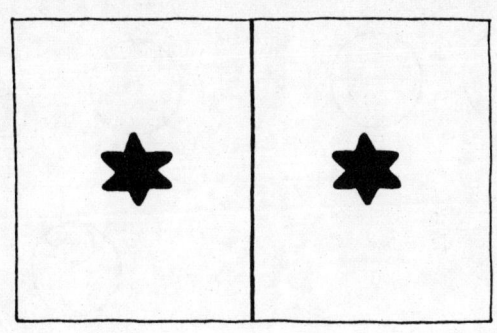

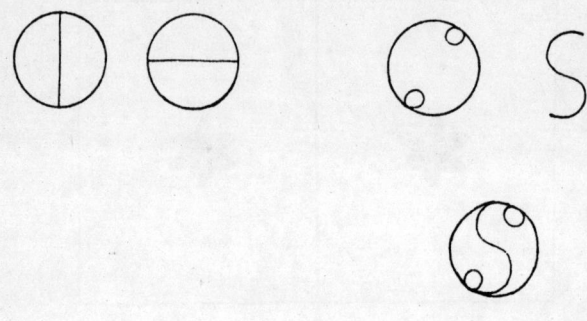

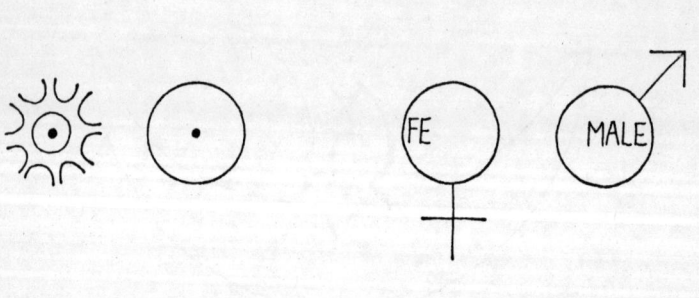

Symbolzeichen-Fusion

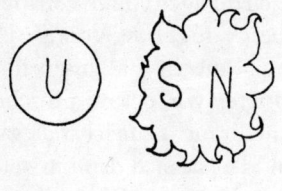

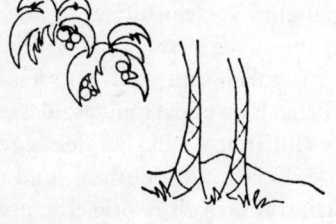

keln, anstatt unrealistische Dinge von ihnen zu erwarten, ist ja, wie du aus dem bisherigen Verlauf schon längst weißt, eine der grundlegendsten Fähigkeiten für besseres Sehen überhaupt.

Für diese Übung habe ich eine ganze Anzahl von Symbolen zusammengestellt, und hoffentlich gefallen dir auch einige von ihnen. Wenn du mit jedem dich einige Male beschäftigt hast, vergiß nicht, anschließend deine Augen wieder zu palmieren und auszuruhen. Stelle dir dasjenige Symbol beim Palmieren vor, das du am schönsten findest. Probiere einmal aus, ob du dir nicht zunächst die zwei einzelnen Bilder vorstellen kannst, und laß sie sich dann in deiner Vorstellung zu einem ganzen Bild verschmelzen. Denk dir auch selber Symbole aus, die du dann in deiner Vorstellung zusammenfügst.

Du bist nun einmal mit dem Übungsprogramm durch und beherrschst die Übungen. Wenn du die einzelnen Übungen ziemlich schnell durchgeführt hast, wirst du das ganze Programm wahrscheinlich noch einmal wiederholen wollen. Wenn du dir genügend Zeit gelassen und das Gefühl hast, daß du sie wirklich im Gedächtnis hast und du nicht mehr auf das Buch zurückgreifen mußt, um sie durchzuführen, so kannst du dir deinen eigenen Übungsplan entwickeln. Oder mach erst einmal eine Verschnaufpause, bevor du dich wieder deiner Sehverbesserung zuwendest. Es hat wirklich keinen Sinn, sich selbst antreiben zu wollen, um mehr zu «schaffen» oder schneller wachsen zu wollen, als du es persönlich zulassen kannst. Der Fortschritt muß ganz allmählich sein. Sei deswegen zufrieden mit den Fortschritten, die du bisher erzielt hast, und tu genau das, was du als nächsten Schritt für dich als richtig erkennst, und zwinge dich nicht.

Bei der Herausgabe dieses Übungsprogramms ist mir wohl bewußt, daß es wahrscheinlich mehr Übungen sein werden, als du von einem Sehprogramm erwartet hast. Ich hoffe trotzdem, daß es dir Freude gemacht hat, nicht nur deinen Augen zu helfen, sondern auch persönlich zu wachsen und neue Perspektiven für dich selbst zu entdecken. Ein Freund von mir, der das Buch gelesen hatte, sagte halb im Scherz zu mir: «Das ist kein Buch, um zu besserem Sehen zu gelangen, sondern wie man erleuchtet wird.»

Ich bin fest davon überzeugt, daß die Wiedererlangung einer guten Sehfähigkeit in einem sehr realen Sinne etwas mit Erleuchtung zu tun hat. Darum habe ich dich auch immer wieder darauf hingewiesen, dir Zeit zu lassen und die Übungen zu genießen, denn du bist dein eigener Weg. Wir leben in der Gegenwart, und warum sollten wir uns nicht in ihr wohl fühlen dürfen und uns in ihr freuen und sie genießen?

Ich wünsche dir von ganzem Herzen, daß du auf deinem Weg zu besserem Sehen Schritt für Schritt vorwärtskommst und daß sich deine Sehfähigkeit allmählich verbessert und ein integraler Bestandteil deines persönlichen Wachstums wird. Es gibt keine Abkürzungen für dein Wachstum, denn der Weg selber und seine Beschwerlichkeit sind ja gerade Teil deines Wachstums. Auch wenn wir uns einen Weg zu mehr Achtsamkeit, Bewußtheit und Lebensfreude auswählen sollten, so könnte ich mir keinen unmittelbareren und schöneren vorstellen als gerade diesen.

III. Anhang

Mein
Augentagebuch

Ich habe diesem Buch einige Aufzeichnungen beigefügt, die ich
während meines eigenen Augentrainings gemacht habe. Ich habe es
«Mein Augentagebuch» genannt, und ich empfehle dir, auch eines
zu führen. Ich hatte während der Übungen manchmal plötzliche
Einfälle, Ideen, «Aha-Erlebnisse», was es mit meinem Sehfehler
auf sich haben könnte und, um diese nicht wieder zu vergessen,
habe ich sie anschließend sofort aufgeschrieben. Je mehr Zeit du
damit verbringst, über deine Augen nachzudenken, und je mehr
Zeit du für die Verbesserung deines Sehfehlers aufwendest, um so
schneller wirst du in dir das Bedürfnis verspüren, auch deine Beobachtungen und Verhaltensweisen festhalten zu wollen. Ich denke,
daß ein Augentagebuch dir eine unschätzbare Hilfe in diesem Prozeß sein kann.

Wie du bemerken wirst, sind durchaus nicht alle meine Eintragungen positiv. Es wird dir auch so gehen, daß du manchmal nie-
dergeschlagen sein wirst und meinst, alles ist umsonst, und andererseits auch Momente erleben wirst, die dich euphorisch stimmen,
weil du klarer sehen kannst. Vertraue all dies deinem Augentagebuch an. Das Ausdrücken dieser Erfahrungen und Gefühle wird dir
nicht nur Erleichterung verschaffen, du kannst dich dabei auch zu
einer realistischeren Einschätzung deiner selbst erziehen, wenn du
zu verschiedenen Zeiten auf deine früheren Eintragungen zurück-
kommst und sie mit deinen jetzigen Erfahrungen vergleichst.

An einigen Stellen im Übungsprogramm wirst du Vorschläge

von mir finden, wie du deine bisherige Entwicklung zu schlechterem Sehen genauer erforschen kannst. Diese Vorschläge sind als Anregungen zu schriftlichen Aufzeichnungen gedacht, und zwar in zweierlei Hinsicht, einmal zur Erforschung der Ursachen deines Sehfehlers, die noch aus der Vergangenheit stammen, und zum anderen zur Erforschung deiner jetzigen Lebensumstände und wie sie zur Aufrechterhaltung deines Sehfehlers beitragen.

Ich bin seit einigen Jahren Yogalehrerin, leite Workshops im Gesundheitsbereich und bin aktiv in der Bewegung für eine ganzheitliche Medizin engagiert. Ich habe dabei viel über mich erfahren und über verschiedene Wege, um zu einer weitergehenden Integration von Körper, Seele und Geist zu gelangen, was einen Gesundheitsbegriff mit einschließt, der nicht nur Nicht-krank-Sein bedeutet, sondern ein balanciertes, einheitliches Verständnis von Körper, Seele und Geist umfaßt.

Trotz allem, ich bemerke, daß ich mit einer großen Lüge lebe. Ich entwickle mich als Persönlichkeit auf vielen Ebenen, indem ich mich damit beschäftige, wer ich bin und wie ich meine Entwicklungsmöglichkeiten ausschöpfen kann, aber an einer Stelle tue ich überhaupt nichts. Da sitze ich dann und unterhalte mich mit den Leuten über ganzheitliche Medizin, leite sogar Workshops zu dem Thema, meine auch, daß ich schon ein gutes Stück Weg hinter mir habe, und dabei trennt mich die ganze Zeit etwas von der Welt, kaum daß ich es bemerke: Meine Brille, meine Krücke.

Uff! An meine Augen nur zu denken, fällt mir schon schwer. Sie sind meine große Lüge. Ich habe es im Gefühl, eines Tages muß ich mich dem Problem stellen, daß meine Augen schwach sind, daß ich – was immer ich unternehmen will – von ihnen abhängig bin. Ich erschrecke vor dem Gedanken, soviel meines bisherigen Weges zurückgehen zu müssen, um einen Anfang zu machen und mein Sehen zu verbessern. Ich mag es noch nicht einmal mir selber eingestehen, daß ein Teil von mir so schwach und nicht in Ordnung ist. Aber es stimmt! Ich kann und will es nicht länger ableugnen. Ich möchte wieder klar sehen – und zwar ohne Brille!!

Ich weiß nicht, womit ich beginnen soll. Ich spüre nur intuitiv, daß, wenn ich das Problem auf ganzheitliche Weise angehe, es irgendwie eine Lösung geben muß. Ich kann mir schon in etwa denken, wie das laufen könnte, ich werde zunächst einfach anfangen nachzuforschen, wie ich meine Sehschärfe verbessern kann und jeden Hinweis aufnehmen und ausprobieren.

Ich habe mich auf das Bücherstudium gestürzt und mir so viele Bücher besorgt, wie ich darüber nur finden konnte. «Die Kunst des Sehens» von Aldous Huxley finde ich ganz hervorragend und ermutigend. Als Huxley schon fast völlig erblindet war, fing er an, sich mit dem Thema zu beschäftigen. Ich mußte meinen ganzen Mut zusammennehmen, um von 20/200 auf dem linken und 20/100 auf dem rechten Auge anzufangen. Und er hat es geschafft! Zwar konnte er nicht wieder völlig einwandfrei sehen, weil sich auf seiner Hornhaut Narben gebildet hatten, die sich nicht mehr zurückentwickelten, aber er hat sich doch aus seiner Dunkelheit befreien können, und was sein Sehen betrifft, wieder wirklich unabhängig werden können.

Huxley war Schüler bei Margaret Corbett. Sie muß eine außergewöhnliche Augenlehrerin sein. Obwohl sie nicht Huxleys literarische Begabung hat, habe ich einige ihrer Bücher gelesen, und ich glaube, mich ihr anvertrauen zu können auch mit meinem Problem. Ah, da ist wieder einer der Momente, wo ich wünschte, ich würde in der Stadt wohnen – ich würde jetzt sofort einen Augenlehrer, der nach der Bates-Methode unterrichtet, aufsuchen. So wie es aber jetzt aussieht, werde ich mich wohl selber damit vertraut machen müssen.

Ich habe jetzt ein Buch von Bates gelesen. Dieser William Horatio Bates wurde von seinen medizinischen Fachkollegen geächtet, weil er die ketzerische These vertrat, es sei möglich, Sehfehler zu heilen. Es scheint zweifellos so zu sein, daß seine Methode wirklich funktioniert. Auf der anderen Seite ist auch klar, daß diese Methode nicht bei jedem funktioniert und sie nicht zu vollständiger Klarheit des Sehens führen *muß*. Es scheint viel von der persönlichen Herangehensweise abzuhängen. So was können die orthodoxen Wissenschaftler natürlich nur belächeln, weil ihnen die menschliche Seite des Problems weitgehend fremd ist oder sie damit nicht vertraut sind.

Die drei Augenärzte, die ich aufsuchte, haben mir alle übereinstimmend erklärt, es gäbe keine Möglichkeit, um ohne Brille auszukommen. Sie schienen davon einfach überzeugt, daß meine Sehfähigkeit nicht wesentlich verbessert werden könne und die Batesschen Augenübungen vertane Zeit sind. Alle drei trugen selber eine Brille und verhielten sich auffallend defensiv, als ich mit meinem Wunsch herauskam, unabhängig von meiner Brille werden zu wollen. Ich frage mich wirklich, ob sie selbst der Bates-Methode ernsthaft eine Chance gegeben haben. Mein Gefühl sagt mir, daß dem nicht so ist. Sie leben einfach mit der Überzeugung, daß die Leute eine Brille brauchen. Warum sollten sie den Leuten auch einen Weg vorschlagen, wie sie sich selbst heilen und von der Brille unabhängig werden können?

Also, ich werde jetzt mit den Übungen anfangen. Ich muß den Sprung wagen und einfach auf mich zukommen lassen, was geschieht. Ich fange an!

O ja, ich bin sehr gespannt. Ich habe gerade bemerkt, wie ich hier so schreibe, daß ich die Brille immer noch auf der Nase habe. Ist das nicht lachhaft? Ich kann auf kurze Entfernung ganz hervorragend ohne sie auskommen, aber da sitzt sie mir völlig nutzlos auf der Nase. Weg mit dir!

Ich sitze ohne meine Brille da und schaue mir mein verschwommenes Bild an. Seufz! Ich hasse es, so unklar zu sehen. Es ist so verunsichernd für mich, in die Ferne zu sehen. Ich habe ein seltsames Gefühl, nicht richtig im Gleichgewicht zu sein, fast so, daß es mir übel dabei wird. Mein innerer Feigling will gleich wieder die Brille haben, um das verschwommene Bild nicht mehr ansehen zu müssen.

So, jetzt habe ich sie wieder auf. Alles ist in Ordnung. Oder nicht? Ich verstecke mich vor meinem verschwommenen Bild, wenn ich die Brille aufsetze. Das Bild paßt aber irgendwie auch zu mir. Irgendwie bin ich das auch, und ich muß dieser Tatsache einfach ins Auge schauen, genau hinsehen und es auch akzeptieren, so zu sehen.

Jetzt wieder ohne Brille; ich versuche, nicht in die Verschwommenheit zu sehen, sondern lebe einfach in meiner kleinen Kugel, die klar ist und von der Verschwommenheit wie von einem Pelz umgeben wird. Hier bin ich sicher, in meiner kleinen Welt, die einen Meter im Durchmesser hat. Der Rest der Welt sieht fremdartig aus, als ob ein Vorhang vorgezogen wäre. Es ist gar nicht so sehr das Krause und Unscharfe, was mich stört, sondern daß da wirklich ein undurchsichtiger Vorhang mich von der Welt trennt. Ich fühle mich ausgeschlossen, einsam. Ich will diesen Vorhang nicht mehr. Werde ich durch ihn hindurch in mein verschwommenes Gebiet gelangen können, wird es wieder klar werden?

Wie hieß es doch noch in dem Stück von den Doors? «Break on through to the other side, break on through to the other side!»

Werde ich das auch mit meiner verschwommenen Sicht schaffen?

Ich habe jetzt einige Übungen ausprobiert. Ich finde sie schon sehr beachtlich und aufregend, andererseits war ich auch enttäuscht. – Aha! Ich habe mich gerade wieder beim Brillentragen überrascht. Das ist aber eine wirklich heimtückische Angewohnheit.

Hallo, verschwommenes Bild, kannst du mir heute mehr sagen? Noch nicht.

Ich habe das Palmieren viermal am Tag für jeweils fünf Minuten gemacht. Ich habe mich dabei ganz prima gefühlt, weil ich nun endlich anfange und auch schon etwas vollbracht habe. Mich läßt der Gedanke nicht los, daß ich zu ungeduldig bin und mich zu schnell unzufrieden fühle, wenn ich versuche, mich auf die Spannungen zu konzentrieren, die ich in meinen Augen fühle. Die Spannung hatte nachgelassen beim Palmieren, aber dennoch scheint mir, war ich viel interessierter an der Anspannung als an der Entspannung! – Nun ja, ich fange ja auch erst an!

Körperlich habe ich mich ganz prima gefühlt beim Palmieren. Ich bin dem Ratschlag aus dem Buch von Bates gefolgt, so wenig wie möglich die Brille zu benutzen. Ich war heute fast den ganzen Tag ohne sie unterwegs, und meine Augen waren ziemlich angespannt. Die Spannungen waren nach dem Palmieren wie weggeblasen.

Gerade habe ich wieder palmiert. Es hat mich so sehr erleichtert, wie ich es nur kenne, wenn ich geweint habe. Ich meinte zu fühlen, wie die Spannungen buchstäblich herausgezogen wurden, irgendwie von den Handflächen aus. Das genügt für heute! Es ist ein kleiner Schritt, und ich sehe auch nicht viel besser jetzt. Aber in meinen Augen *hat* sich etwas getan.

Ich habe mit den Bates-Übungen weitergemacht und außerdem die Yoga-Augenübungen wiederentdeckt, die ich zwar schon jahrelang kannte, mit denen ich mich aber nie richtig beschäftigt hatte. Ich war ganz erstaunt festzustellen, wie wenig ich mich doch früher überhaupt mit dem Sehen beschäftigt habe. Mir wird bei dieser Sache immer klarer, daß von allen Sinnen das Sehen am lebenswichtigsten ist. Ohne dieses Sinnesorgan auskommen zu müssen ist katastrophal. Der Körper ist von Natur aus auf einwandfreies Funktionieren eingerichtet. Was habe ich bloß meinen Augen angetan, daß sie so mißbraucht wurden? Das scheint immer mehr die entscheidende Frage zu werden.

Ich fühle mich bei den Bates-Übungen ganz und gar ohne Koordination, nicht im Gleichgewicht. Ich mache auf der einen Seite so mühelos Yoga-Positionen, und dann gehe ich zu den Augenübungen über, und es scheint mir dann so, als ob es noch nie ein Fünkchen von Zusammenarbeit mit meinen Augenmuskeln gegeben hätte. Aha! – Kein Wunder. Ich habe fünfzehn Jahre lang eine Brille getragen. Und so brauchtes sich die Augenmuskeln auch gar nicht mehr anzustrengen, denn die Brille hat ihnen die Arbeit abgenommen, und die Augenmuskeln haben sich dabei zurückgebildet.

Ich habe Selbstbeobachtungen im Spiegel gemacht. Ich habe zweifelsfrei einen Unterschied zwischen meinem linken und meinem rechten Auge ausmachen können. Mein rechtes, schwächeres Auge ist nicht so offen wie das linke. Tatsächlich ist auch die ganze rechte Seite meines Gesichts verspannter als die linke, sie ist auch sehr viel unbeweglicher. Beim Sprechen scheint es so, als ob nur die linke Seite meines Mundes spräche.

Ich habe meine Augenklappe aufgesetzt, um einmal nur mit meinem rechten Auge zu sehen. Das war ein mühseliges Unterfangen; das Sehfeld um mich herum ist viel kleiner als mit dem linken Auge. Im fernöstlichen Denken und einigen esoterischen Schulen wird das rechte Auge mit Qualitäten wie Aggressivität, Männlichkeit und «Yang» belegt, das linke Auge wird als kreativ, weiblich und «Yin», also mehr mit intuitiven Qualitäten identifiziert. Wenn das so stimmt, ist es in meinem Fall durchaus zutreffend.

Ich fange an, mein Sehen als eine Art Barometer zu benutzen. Das funktioniert ganz einfach: Wenn es ein schlechter Tag für mich ist, sehe ich auch nicht gut; was mich wirklich erstaunt, ist, daß ich vorher noch nie auf den Gedanken gekommen bin: es gibt eine Verbindung zwischen dem, wie meine Augen sehen und wie ich mich dabei fühle. Dafür aufmerksam zu werden und zu bleiben erscheint mir jetzt sehr wichtig.

Manchmal bin ich bei den Übungen beschwingt und glücklich. Manchmal erlebe ich auch ein Hochgefühl, wenn ich sie wie eine Meditation mache. Oft sind sie dagegen einfach nur eine unangenehme Last, weil sie mir zeigen, daß mein verschwommenes Bild immer noch da ist. Es fällt mir so schwer, meine eigenen schwachen Stellen zu akzeptieren und anzuerkennen, daß sie Hilfe benötigen. Ich habe dann das Bild eines Kindes vor Augen, das gelähmt ist und dem ganz allmählich das Laufen beigebracht werden muß.

Ich habe mich in die Lektüre von Augenlehrbüchern gestürzt, die ich lese, bis mir alles verschwimmt. Ich unterhalte mich auch mit jedem, den ich treffe, über alle möglichen Aspekte, die mit dem Sehen zusammenhängen. Ich lerne dabei viel; jeder kann etwas dazu sagen, außer Leuten mit extrem schlechten Augen, die davon zumeist erst gar nichts wissen wollen. Ich denke, das ist ein Hindernis, das wir überwinden können. Leute tragen eine Brille und sagen, es sei alles in Ordnung und wollen sich damit einfach nicht auseinandersetzen. Ich glaube, das ist eine Art Schutzmechanismus, den sie gegen ihr trostloses Gefühl entwickelt haben, daß alles hoffnungslos ist, weil sie glauben, sie werden niemals besser sehen können.

Ich erwische mich etwa zehnmal täglich dabei, wie ich die Brille aufsetze, ohne sie wirklich nötig zu haben. Ich stoße einfach auf sie, sehe sie irgendwo liegen und setze sie vollkommen gedankenlos auf. Aber ich bemerke das schon immer häufiger, und ich lerne auch immer besser, ohne sie auszukommen. Ich merke, daß ich

jetzt nach der Brille greife, wie ich mir früher eine Zigarette ange-
steckt habe. Der Griff nach der Droge, nach der Krücke: eine richtige Sucht!

Ich will lernen, wie man sich Bilder geistig vorstellen kann. Es
fällt mir sehr schwer. Ich denke, ich kann es nicht, und das empfinde ich als Niederlage. Was mache ich nur falsch? Ich vermute, es
ist dieses «Erzwingen-wollen».

Heute habe ich mit dem langen Schwingen angefangen. Ich habe
hundert Schwünge davon gemacht, wie es Bates empfiehlt, und es
hat mich nur fünf Minuten gekostet. Ich meine, die Bewegungen
richtig auszuführen, aber die Augen haben überhaupt nicht so reagiert, wie es im Buch stand. Ich hatte überhaupt nicht das Gefühl,
daß der Raum sich in die andere Richtung bewegt, wenn ich
schwinge. Was mache ich falsch?

Dann habe ich das Münzorakel «I Ging» durch das Werfen der
Münzen befragt, um in dieser schwierigen Situation einen Rat zu
bekommen, wie das alles weitergehen soll. Ich zog folgende «I
Ging»-Zeichen:

Die Bedeutung der Zeichen:

21. Das Durchbeißen:
Erfolg durch Entschlossenheit. Du bist für die gegenwärtigen
Schwierigkeiten nicht verantwortlich. Das Urteil: Das Durchbei-
ßen hat Gelingen.

14. Der Besitz von Großem:
Triumph über das Böse, wer zwischen Wirklichkeit und Illusion
unterscheiden kann, hat Erfolg. Das Urteil: Es hemmt der Edle das

Böse und fördert das Gute und gehorcht so des Himmels gutem Willen.

Der Sinn der Botschaft des Orakelspruchs leuchtet mir ein! China ist übrigens heute der einzige Staat, soweit ich gehört habe, der im ganzen Land Präventivprogramme gegen Fehlsichtigkeit durchführt. Es besteht in einer Akupressurmassage, die bei sanfter Musik zweimal täglich von Studenten, Schülern und Personen, die im Arbeitsprozeß viel Seharbeit im Nahsehbereich machen müssen, durchgeführt wird. Sie behaupten, daß ihr Programm gute Erfolge hat.

Beim Lesen mache ich fast nie eine Pause, habe ich gemerkt, weil ich es einfach zu frustrierend finde, aufzuschauen und in die Ferne zu sehen. Ich möchte einfach nicht aufschauen. Statt dessen bin ich lieber ganz vertieft und vollkommen abgeschlossen von der Außenwelt. Damals, als es mit meinem Sehfehler anfing, habe ich dutzendweise Romane gelesen. Ich wollte in meiner eigenen, abgeschlossenen Kugel bleiben und gar nicht hochschauen, gar nicht sehen, was außerhalb passierte.

Das ist aber noch längst nicht alles. Ich spüre diesen inneren Zwang immer noch, wie ich unbedingt das Buch oder Kapitel bis zu Ende durchlesen muß, wie ich es vollständig vereinnahmen will, bevor ich wieder hochschauen kann. Wenn ich dabei unterbrochen werde, habe ich Angst, die Konzentration zu verlieren, so als ob ich gleichsam alles verlieren würde, wenn ich es nicht krampfhaft festhalte. Ich will, daß die Zeit sich nicht weiterbewegt. Ich fühle mich pausenlos gehetzt und ruhelos und spüre, daß ich nicht zu einem ruhigeren Tempo finden kann. O Gott, ich bin derartig zwanghaft, als ob da etwas wäre, vor dem ich weglaufen müßte, ich wage es nicht anzuhalten vor Angst, daß da etwas ist, was ich nicht sehen möchte. Aber das stimmt doch gar nicht! Ich *will* doch sehen, was draußen vor sich geht. Ich will Schluß machen mit dieser Angewohnheit und das tun, was gut ist für meine Augen und mich selbst.

Es ist heute abend ziemlich dunkel im Zimmer, nur direkt vor mir ist es hell. Die Welt um mich herum scheint meine Plastikkugel wie mit Samt zu umhüllen. Sie ist nur so weit klar, wie meine Arme reichen und wird dann verschwommen. Mmmh, wenn ich aber nur ein Detail anschaue und blinzle und bewußt atme, den Gegenstand umwandere und weiter bei meinem Atem bleibe dabei: Klarer! Wie schön!

Juchhuu! Endlich habe ich es mit dem Schwingen rausbekommen! Ich habe angefangen, die Welt an mir vorbeiziehen zu lassen und mich für einen Moment nicht mehr fest an sie gehängt.

Ich habe dieses sonderbare Bewegungsgefühl gehabt, indem ich meine Augen nicht mehr scharf auf die Dinge vor mir einstellte. Ich weiß, daß es in den Büchern zwar anders steht, aber es hat auch so geklappt, und ich habe ganz bestimmt dieses Gefühl gehabt für die Bewegung. Zehn Minuten habe ich damit zugebracht und ließ dann meine Augen sich langsam wieder scharf auf die Entfernung einstellen. Dadurch waren meine Bewegungen dann nicht mehr so flüssig, aber das Gefühl blieb. Ich weiß, daß es ab jetzt immer wieder und immer besser gehen wird!

Ich bin überzeugt davon, daß die überwältigende Mehrheit der gemäßigt Kurzsichtigen bestimmt zu ⅓ ihrer Zeit gut ohne Brille auskommen könnten, wenn sie sich nur etwas mehr darüber klar würden, was ihnen ihr Sehsinn bedeutet und wenn sie einige wenige Übungen machen würden, um die Augen wieder in ihrer Bewegungsfähigkeit in Gang zu setzen. Wir sind wohl alle in dem Glauben aufgewachsen, nur das, was uns verschrieben wurde, sei moralisch einwandfrei und gesund. Ich habe unzählige Leute getroffen, die sehr überrascht waren, als sie feststellten, daß sie nichts «falsch» machen, wenn sie die Brille einfach nicht tragen, selbst wenn sie nicht perfekt sehen können. Sie haßten die Brille alle, waren aber in dem Glauben, daß sie etwas falsch machten, wenn sie sie nicht mehr tragen.

Was muß ich bei mir erreichen, um wieder klar sehen zu können? Entspannung der Augen- und Ziliarmuskeln, bessere Zusammenarbeit und Übereinstimmung von Augen und Gehirn, der Wunsch zu sehen, frei fließende Energie, eine entspannte und aufnahmebereite Art und Weise zu sehen, eingeschlossen das Risiko, genau zu betrachten, was da draußen geschieht, und das Risiko, gesehen zu werden.

Vollkommene Klarheit im Sehen.

Nun ja, vielleicht auch nur bis zu 20/40 Sehfähigkeit.

Ich weiß noch nicht, ob es gut oder schlecht für mich ist. Meine Frustration wurde aber immer größer in der Isolierung, in der ich meinen «natürlichen» Weg zu gehen versuchte, und deshalb habe ich einen Augenarzt aufgesucht, der – als einziger hier in der Gegend – Interesse an Sehtraining zeigte. Ich denke, daß ich im Moment wirklich jemanden brauche, der mir sagt, was ich machen soll. Was er zu sagen hatte, war nicht gerade besonders ermutigend, aber es war immerhin etwas. In meinem «Alter» (das gilt für jeden, der kein Jugendlicher mehr ist) sei wohl kaum mehr als eine Verbesserung von vielleicht einer Dioptrie zu erreichen. Aber immerhin hat er mir ein Ziel gesetzt und mir auch Zweistärkengläser verschrieben, so daß meine Augen bei Naharbeiten jetzt wieder richtig arbeiten können.

Ich soll die Brille immer tragen, das würde die Änderung herbeiführen, sagte er. Grummel! Aber nun habe ich mich darauf eingelassen und will es eine Zeitlang so machen, wie er gesagt hat. Er sagte auch noch, es wäre nicht sehr angenehm, und das glaube ich ihm, verdammt noch mal, ganz gewiß. Ich habe sie nur eine Stunde auf der Nase gehabt und schon leichte Kopfschmerzen, und mir ist übel geworden. Ob das der richtige Weg ist?

Ich gewöhne mich immer mehr an diese Gläser, aber es bleibt eine zwiespältige Angelegenheit. Dadurch, daß ich sie so oft trage, habe ich das, was ich mit den Bates-Übungen erreicht habe, fast schon wieder zunichte gemacht. Aber ich glaube nach wie vor fest an die Wirksamkeit der Bates-Übungen. Ich habe mich jetzt entschlossen, zweigleisig zu fahren, indem ich beide Methoden kombiniere.

Über Bates hatte der Augenarzt keine Ahnung. Das einzige, was in seinen Lehrbüchern stand, war, daß es sich um einen Quacksalber, Scharlatan und Kurpfuscher gehandelt haben muß. Er will mir nächste Woche auch einige Augenübungen zeigen. Sollten keine Bates-Übungen darunter sein, werde ich wohl wieder damit anfangen, die Bates-Übungen selber zu machen. Da dieser Augenarzt sich mit Augenübungen beschäftigt, bin ich schon froh, ihn gefunden zu haben. Sonst habe ich immer wieder die gleiche Litanei zu hören bekommen: «Augenübungen werden Ihnen nicht schaden, Augenübungen werden Ihnen nicht nutzen, Augenübungen werden Ihnen nur ihre Zeit kosten.»

Ich habe mich an die neuen Gläser gewöhnt, aber nicht an das Brillentragen selbst. Ich habe durch meine neue Angewohnheit, ohne Brille zu sehen, ein ganz starkes Bedürfnis entwickelt, wirklich unabhängig von ihr zu werden. Der Augenarzt meinte, daß ich immer auf eine Brille angewiesen sein würde, weil meine Augen niemals die normale Stärke erreichen werden. Aber auch wenn das stimmt, bedeutet für mich jede Minute, in der ich ohne Brille zurechtkomme, schon ein Stückchen Unabhängigkeit.

Neulich habe ich damit angefangen, mit den Augen einen Gegenstand zu umwandern und fand es herrlich. Schon nach wenigen Tagen Übung fühlten sich meine Augen gelockerter an, und sie fangen jetzt an, sich von alleine mühelos zu bewegen. Die flüssigen Bewegungen der Augen erzeugten ein sehr schönes und freies Gefühl in mir, als ob ein großes Gewicht von ihnen genommen worden sei. Ich muß allerdings schon vorher in ganz guter Stimmung sein, um das zu erfahren.

Gestern habe ich Sean und ihren Freund zum Kindergeburtstag gefahren, und ich sollte ihnen erklären, warum ich unterwegs die ganze Zeit meinen Kopf bewegt habe. Kinder nehmen so was viel natürlicher auf, einfach als eine Tatsache. Bei Erwachsenen habe ich das nur sehr selten erlebt, so verklemmt und blockiert sind wir.

Aha! Ich glaube, ich weiß nun, wie ich bildliche Vorstellungen erzeugen kann. Es geht dabei eben nicht darum, ein Bild vor den Augen zu «sehen», so wie ich es bis jetzt immer versucht habe. Es geht vielmehr darum, sich im Gehirn zu erinnern und sich dort ein Bild vorzustellen. Wenn ich mich ganz auf das einlasse, woran ich mich erinnere, vergesse ich einfach die Trennung zwischen der Dunkelheit, die hinter meinen Augenlidern herrscht, und der Lebendigkeit, mit der ich mich an etwas erinnere. Es ist in etwa so, als ob man in einen ausländischen Film geht, bei dem Untertitel gezeigt werden. Nach einer Weile vergißt man durch das andauernde Lesen und Hören, daß nicht in der eigenen Sprache gesprochen wird.

Hurra! Es hat geklappt. Ich weiß, daß ich eines Tages klar sehen werde! Ich hatte gerade ein erstes Aufblitzen von völliger Klarheit beim Sehen! Ich stellte mir beim Palmieren eine traumhaft schöne Szene an einem Strand auf Hawaii vor und blieb überglücklich für einige Zeit bei einem ganz entspannten und vollkommen unbesorgten klaren Sehen, öffnete die Augen, blinzelte und schaute, ohne irgend etwas zu erwarten, auf die Augentafel, die drei Meter vor mir an der Wand hing. Und – puuh! – da habe ich es gemerkt, alles konnte ich ganz klar lesen, bis zur letzten Zeile! Ein Sprung von fünf Zeilen in meiner Sehschärfe! Es funktioniert wirklich! Sosehr ich mich auch danach gesehnt und den Augenblick herbeigewünscht hatte, tief im Innern hatte ich fürchterliche Angst, daß es mir niemals gelingen würde. Aber wie sagt man doch so schön: etwas sehen heißt, an es glauben.

Oh, ich fühle mich so glücklich. Ich nehme an, daß es meine Aufregung war, die das klare Sehen nach zehn Sekunden wieder verschwimmen ließ. Ich war vollkommen überrascht und so aufgeregt, daß ich anfing zu lachen und dann vor lauter Glück weinte; das schien das klare Sehen dann verhindert zu haben. Aber ich habe es einmal erlebt, und ich werde wieder dahin zurückkommen können, bis es irgendwann so bleiben wird.

Dem ersten Moment klaren Sehens folgten zwei weitere. Diesmal habe ich weiter geblinzelt und konzentrierte mich auf meinen Atem, und dadurch konnte ich für etwa zwanzig Sekunden vollkommen klar sehen. Von 20/200 auf beinahe 20/20. Für einige Sekunden habe ich auch das linke Auge zugemacht, um zu sehen, ob das rechte Auge das klare Sehen beibehalten würde; und es tat es.

Ein Ausspruch von Freda Morris hat mich stark beeindruckt. Sie schreibt in ihrem Buch: ‹Selbsthypnose in zwei Tagen›: «Die Vorstellungskraft ist unsere primäre Kraftquelle, von der alles, was wir erreichen, ausgeht.»

Es hängt demnach alles davon ab, wie wir es innerlich in unserer Vorstellung sehen.

Zwischen Hypnose, Meditation, Alphawellen und ähnlichem scheint es in Wirklichkeit nur kleine Unterschiede zu geben. Nach allem, was ich davon begriffen habe, kommt man durch sie alle zu einer tiefen Erfahrung. Diese Erfahrung besteht in einem Zustand, in dem man vollkommen ruhig ist, in dem sich die Lebensenergie entfalten und auf Geist, Körper und Seele heilend einwirken kann. Indem wir in uns hineingehen und mit uns selbst in Berührung kommen, können wir zu diesem Zustand gelangen.

Ich möchte mir jetzt noch einmal klar darüber werden, was es mit meinem Sehfehler auf sich hat. Was ist daran negativ? Wenn man einen Sehfehler hat, ist man auf künstliche Hilfsmittel angewiesen, um überhaupt am Leben der anderen teilnehmen zu können. Schlechtes Sehen kapselt mich von anderen Menschen ab. Verschwommenes Sehen kapselt mich ebenso von der Wirklichkeit ab, die ich mit anderen teilen und sehen möchte. Schließlich verursacht ein Sehfehler nicht selten Augenbeschwerden und ist darüber hinaus oft einfach unangenehm.

Aber es gibt auch eine andere Seite, es ist nicht alles nur negativ. Was sind die positiven Momente, die ein Sehfehler mit sich bringt? Erleichternd ist, daß ich nicht die volle Verantwortung übernehmen muß, wenn ich nicht klar sehe; ich kann auch abhängig von der Brille bleiben. Es ist aber auch eine gute Sache, andere Menschen, meine gesamte Umwelt nicht klar erkennen zu können. Das bietet mir einen gewissen Schutz vor ihnen. Ich brauche sie nicht anzusehen, wenn ich nicht will. Auch Schmerzen und Unannehmlichkeiten, die ich durch den Augenfehler erfahre, haben den positiven Aspekt, daß ich meine Aufmerksamkeit nicht auf andere, vielleicht tieferreichende und unangenehmere Schmerzen richten muß, wenn ich mich mit meinem Augenfehler beschäftige.

Es fällt mir schwer einzugestehen, daß ich viele meiner «Probleme» brauche und haben will. Aber es stimmt. Indem ich das so sehe und mir eingestehen kann, hoffe ich, daß es mir hilft, mich weiterzuentwickeln. An manchen Tagen bin ich mutiger als an an-

deren. Heute habe ich mir zumindest eingestanden, daß mein Sehproblem diese positiven und negativen Seiten für mich hat.

Ich habe beim Schulter- und Kopfstand Yoga-Augenübungen gemacht und dabei meine Augentafel zur Überprüfung meiner Sehschärfe beobachtet. Ich glaube zwar nicht daran, daß sich dadurch
ganz klares Sehen einstellt, schon weil es viel zu anstrengend ist, die
Position durchzuführen, aber ich merke, daß es mir guttut, wie das
Blut und der Sauerstoff zu meinen Augen gelangen. Sie fühlen sich
danach immer sehr erfrischt an, bereit zu neuen Taten.

Es scheint besonders für ältere Leute ein absolutes Muß zu sein,
jeden Tag zu versuchen, eine umgekehrte Position einzunehmen,
sei es auch nur auf einem schrägen Brett oder einfach, indem sie
Arme und Kopf nach vorne herunterbaumeln lassen. Presbyopie
scheint im Älterwerden des Organismus begründet zu sein. Der
Kreislauf schafft es nicht mehr so gut, gegen die Gravitation anzukämpfen. Jeden Tag etwas in der Art zu machen, ist der beste Weg,
um dagegen anzugehen.

Nun, da ich aufmerksamer dafür werde, wie ich den Tag über sehe
und welche Gegebenheiten auf meine Art zu sehen Einfluß nehmen, bemerke ich, daß ganz bestimmte Yoga-Übungen mein Sehen verbessern. Die einfachsten scheinen auch hier die besten zu
sein: einfach nur sich strecken und gähnen. Ich merke, wie sich
meine Augen anfeuchten und die angespannten Muskeln sich entspannen, immer wenn ich oft und intensiv gähne und mich strecke.
Es sind doch immer wieder die einfachsten Übungen, die am wirkungsvollsten sind!

Bei meinen Nackenübungen habe ich auch etwas Neues entdeckt. Wenn ich vor dem Nackenrollen zuerst eine Anzahl von
Streckübungen mit dem Nacken mache, merke ich, daß dann mein
Nacken erst so richtig vorbereitet ist und daß sich die Augen danach bei den Nackenrollen mit der gelockerten Nackenmuskulatur
entspannen können. Ich bekomme regelmäßig einen steifen Nak-
ken, wenn ich mich lustlos und ohne jede Energie fühle. Auch
wenn ich mir über Dinge den Kopf zerbreche, die ich sowieso nicht
ändern kann, die dann auch tatsächlich sich früher oder später von

alleine lösen, merke ich Spannungen im Nacken. Eine weitere Begleiterscheinung des steifen Nackens sind hochgezogene Schultern. Heute habe ich mindestens zwanzigmal bei schon geringfügigen, mir aber Angst einflößenden Situationen den Atem angehalten und die Schultern hochgezogen. Ich erlebte zwar kein kurzfristiges Aufblitzen von klarem Sehen durch die Arbeit mit der Nackenmuskulatur und den Schultern, aber ich merke doch, daß mein ganzer Organismus dadurch viel eher eine Entspannung der Augen zulassen kann. Schön!

Die meiste Zeit schwanke ich zwischen zwei Extremen. Ich rechne oft damit, daß mir alles vollkommen klar wird und ich danach auch perfekt sehen kann. Dann wiederum denke ich, daß ich niemals mehr in der Lage sein werde, irgendeine weitere Verbesserung zu erreichen. Ich kann sie mir dann auch in keiner Weise mehr vorstellen. Hallo, inneres Gleichgewicht, weit weg bist du. Ich sehne mich so nach dir!

Ich habe von einer kleinen Organisation erfahren, die sich international der Verhütung von Kurzsichtigkeit widmet. Die Organisation, in der auch eine Reihe von Augenärzten Mitglied sind, wurde von Donald Rehm gegründet, der sich darüber empört, daß es den Augenärzten erlaubt ist, Gläser zu verschreiben, die die Kurzsichtigkeit keineswegs heilen und nicht selten sogar nur verschlimmern. Er glaubt fest an die Theorie, daß Kurzsichtigkeit durch viel Sehen in die Nähe verursacht wird und daß das Sehen im Nahsehbereich mit Konkavlinsen (die Linsen, mit denen Kurzsichtige in der Ferne scharf sehen können) die Ursache für die immer weitere Verschlimmerung dieses Sehfehlers ist.

Ernst zu nehmende Forschungen unterstützen diese Theorie, obwohl sie nicht restlos bewiesen scheint. Mein Augenarzt glaubt jedenfalls auch daran. Ich selbst bin mir nicht so sicher, ich bin irgendwo in der Mitte. Natürlich glaube ich auch nicht, daß häufiges Sehen auf kurze Distanz für Kurzsichtige gut ist, denn je mehr man sich an diese Entfernung gewöhnt, desto mehr gewöhnen sich auch die Augen mit ihrer Scharfeinstellung daran, und desto schwieriger ist es für sie, davon wieder loszukommen. Aber es spricht auch vieles dafür, daß diese Theorie *allein* nicht zur Erklärung der Kurz-sichtigkeit ausreicht. Statistisch gesehen gibt es einfach zu viele Menschen, die aus beruflichen Gründen vorwiegend im Nahsehbe-reich arbeiten, die aber nicht kurzsichtig geworden sind, um dieser Theorie eine entscheidende Bedeutung zukommen zu lassen.

Der Springpunkt scheint mir die Frage zu sein, warum jemand eine Arbeit im Nahsehbereich vorzieht und wie er mit emotionalen Belastungen fertig wird. Alle Theorien der Optometrie und Au-genheilkunde, die mir bislang bekannt sind, ignorieren diesen emotionalen, menschlichen Faktor völlig.

Meine Augen haben schnellere Fortschritte gemacht, als es der Au-genarzt für jemanden in meinem Alter vorausgesagt hatte. Ich bin mir sicher, daß das an der Kombination seiner Übungen mit denen der Bates-Methode liegt.

Ich habe jetzt auch tatsächlich wieder viel mehr Zutrauen zu den Bates-Übungen bekommen. Ich hasse das Brillentragen. Die Brille hat mir für den Anfang sehr geholfen, aber ich glaube einfach nicht mehr daran, daß weiteres Brillentragen – mit was für Gläsern auch immer – meinen Augen noch weiter nutzen kann. Ich will wieder mehr natürliche Methoden der Sehverbesserung verwenden, was mir auch intuitiv näherliegt. Ich möchte mich aus eigener Kraft selbst heilen. Allein den Gang zum Augenarzt empfinde ich schon als ein Abweichen von meinen Zielen, und immer, wenn ich den Praxisraum betrete, empfinde ich Beklommenheit. Was ist, wenn ich den Test nicht bestehe? Was heißt hier überhaupt Test? Haben Tests denn irgend etwas mit dem zu tun, was ich persönlich beim Sehen empfinde, oder mit meinen Wünschen und Ängsten, meine Umwelt zu sehen bzw. nicht sehen zu wollen oder zu können. Se-hen ist ein unlösbarer Bestandteil meiner gesamten Persönlichkeit, und so was kann mit optometrischen Instrumenten eben nicht ge-messen werden. Entweder macht man das eine oder das andere, beides zusammen geht nicht. Jedesmal, wenn mir zum Abschluß vom Doktor gesagt wird, daß mit meinen Augen «soweit alles in Ordnung» sei, fühle ich mich unwohl, so als ob ich einen Teil mei-nes eigenen Weges aufgegeben hätte.

Komme gerade von einer fünftägigen Yoga-Meditation zurück. Wunderbar in vieler Hinsicht, aber auch in einigen Punkten enttäuschend. Schätzungsweise waren gut die Hälfte von uns Brillenträger. Spirituelle Methoden sind sehr auf das Innere gerichtet und darin in mancherlei Hinsicht der Kurzsichtigkeit vergleichbar. Ich glaube, die Wege, auf denen ich zu höherer Bewußtheit im Yoga komme, bringen mich persönlich nicht unbedingt dazu, besser in der realen Welt leben zu können.

Yoga gibt mir inneren Frieden, aber es läßt mich auch in meiner Einsamkeit und Introspektion. Es muß noch andere Wege geben, die mich zu demselben Ziel führen können. Wie finde ich diese Wege?

Ich zwinge mich jetzt nicht mehr, richtig sehen zu müssen, sondern ich beginne erst einmal damit aufzuhören, den spontanen Bewegungen meiner Augen entgegenzuarbeiten. Wenn ich mit dem, was ich jetzt sehe, besser vertraut werde, es akzeptiere, das Sehen einfach geschehen lasse und die laufenden Prozesse nicht blockiere, wird sich eine Verbesserung meines Sehvermögens ganz von selbst ergeben, ohne jede Anstrengung.

Indem ich die Kunst loszulassen langsam erlerne, mir selbst erlaube, entspannt zu sein, mit mir selbst in Berührung komme und mein eigenes Gleichgewicht finde, gebe ich meine frühere neurotische Herangehensweise auf, die mich letztlich nur von der Veränderung meines Sehvermögens abhielt. Das heißt natürlich keineswegs, daß ich damit plötzlich alle Sehprobentafeln und Übungen verdamme. Sie bleiben wichtige Hilfsmittel, gewandelt hat sich mein Verständnis dieses Veränderungsvorgangs und wie ich selbst für meinen eigenen Wachstumsprozeß Verantwortung übernehmen kann, ohne mich dabei zu blockieren.

Ich glaube, daß ich einen sehr wichtigen Zusammenhang erkannt habe, wie nämlich Kunst und Sehen zusammenhängen. Ich hatte immer eine ganz bestimmte Sperre, die mich von der Fähigkeit abhielt, etwas anzusehen und es dann zu zeichnen. Wenn ich Dinge mit den Augen umwandere, werde ich gewahr, daß ich an bestimmten Stellen einer gebogenen Linie es nicht mehr schaffe, weiter ruhig den Gegenstand zu umfahren, und auch beim Zeichnen komme ich in gleicher Weise und an den gleichen Stellen nicht weiter. Irgend etwas läuft nicht richtig zusammen. Aber ich werde an dem Problem dranbleiben; als erstes werde ich zehn Minuten Zeichnen in mein tägliches Übungsprogramm aufnehmen. Typisch für Kurzsichtige ist auch mein Perfektheitsanspruch. Ich habe Angst, daß mir etwas nicht gleich beim erstenmal gelingen könnte. Das führt dazu, daß ich mir für Sachen, die ich nicht gut kann, erst gar keine Zeit nehme. Vielleicht kann ich durch geduldiges Zeichnen, ohne irgend etwas Perfektes zu erwarten, meinen Absolutheitsanspruch zurückschrauben und dabei mein Sehen verbessern und gleichzeitig mein künstlerisches Talent entwickeln.

Jetzt habe ich gerade einen meiner Schuhe gezeichnet. Sieht gar nicht schlecht aus, finde ich. Ist zwar kein van Gogh, aber doch viel besser als ich dachte. Ich habe dabei das Mit-den-Augen-Umwandern auf dem Papier nur nachvollzogen. Sollte Kunst im Prinzip wirklich so einfach sein? Ich brenne darauf, mich mit Künstlern über das Problem zu unterhalten.

Ich habe gelesen, daß einige Leute beim Eintritt in die Armee oder die Universität weitsichtig (hyperopisch) geworden sind. Ich hatte bis jetzt immer gedacht, Hyperopie sei nur bei älteren Menschen anzutreffen, aber das scheint nicht der Fall zu sein. Also, es reagieren nicht alle Menschen mit Myopie oder Astigmatismus auf angsterzeugende Situationen. Einige werden «einfach» ärgerlich und wütend und erzeugen damit die Symptome, die zu Weitsichtigkeit führen. Sehr interessant!

Mir ist auch eine Studie über Polizisten in die Hände gefallen. Sie wurden in mittleren Jahren kurzsichtig, als sie auf Schreibtischposten versetzt wurden. Weswegen wurden sie kurzsichtig? Eine Möglichkeit ist, daß sie jetzt viel mehr im Nah-Seh-Bereich arbeiten müssen, eine zweite ist unterdrückter Ärger, weil sie auf einen Schreibtischposten verwiesen wurden, oder sie sehen den Schreibtischjob als einen Hinweis auf ihr schon fortgeschrittenes Alter und daß sie ihre Lebensmitte überschritten haben, Alter und Tod auf sie zukommen, und eine uneingestandene Angst vor diesem Gedanken ist Auslöser für ihre Kurzsichtigkeit.

Und bei mir? Ich wurde als Jugendliche kurzsichtig, weil ich mit meinen Lebensumständen nicht mehr zurecktkam und versuchte, sie nicht mehr zu sehen. Ich wollte nicht mehr wahrnehmbar sein, und das ist mir auch prima «gelungen». Auf jeden Fall habe ich mit meinem Augenfehler für dieses Unsichtbarsein bezahlt.

Ich habe mit einer Bates-Lehrerin, Janet Goodrich aus Los Angeles, verabredet, daß sie hierhin kommt und einen Wochenendworkshop veranstaltet. Etwa zwanzig Leute werden daran teilnehmen. Endlich werde ich erfahren, ob ich begriffen habe, worum es geht.

Wir sind wegen der Möglichkeiten, die sich uns dadurch auftun, schon ganz schön aufgeregt. Ich hoffe jetzt nur, daß wir uns nicht wegen zu hochgespannter Erwartungen um eine fruchtbare Wochenenderfahrung bringen. Letztendlich liegt es ganz bei uns, was wir daraus machen, sie ist schließlich keine Zauberin. Jedenfalls erschienen uns die Informationen, die sie über sich mitteilte, sehr vielversprechend und faszinierend. Am meisten hat uns ihre Ausbildung als neoreichianische Therapeutin neugierig gemacht. Was ist das überhaupt? Ich hoffe, daß wir es herausfinden werden.

Der Workshop mit Janet war wunderbar. Ich habe eine Menge gelernt, und mir wurde klar, daß meine bisherigen Vermutungen im wesentlichen vollauf richtig sind. Die wichtigste Erfahrung für mich ergab sich aus einer Frage von Janet, warum ich die Brille zu bestimmten Gelegenheiten immer wieder aufsetzte, obwohl ich sie nicht mehr wirklich brauche. Ich hatte ein richtiges Aha-Erlebnis. Ich brauche die Brille nicht mehr. Ich suchte aber jemanden, dem ich traue und der mir das noch mal bestätigt. Das war's. Ich hätte mir diese Überzeugung zwar lieber selber gegeben, ich habe aber auch mein Bedürfnis nach Unterstützung akzeptiert. Ich habe meine Brille daraufhin abgenommen und sie nicht mehr aufgesetzt außer zum Autofahren. Zu anderen Gelegenheiten werde ich meine Brille wahrscheinlich nie mehr benötigen.

Die Techniken, die Janet mit den Bates-Methoden kombinierte, erscheinen mir sehr sanft und zart, sie sind geradezu von hypnotischer Wirkung, dabei aber energetisierend und – alles in allem – einfach durch und durch positiv. Wir hatten alle etwas davon. Jeder konnte danach besser sehen. Bei einigen sind Momente vollständig klaren Sehens gekommen, einmal war es höchst dramatisch, als jemand unter Tränen schrie: «Ich kann sehen! Ich kann sehen!»

Ich weiß zwar noch nicht genau, wer Wilhelm Reich wirklich war, aber mir ist schon klar, daß er sehr tiefgehende Erkenntnisse über den Energiefluß im Körper und ganz allgemein über die Lebensenergie gehabt haben muß. Und ich habe erfahren, daß er für dieses Land eine so bedrohliche Persönlichkeit war, daß seine Bücher verbrannt wurden und er in einer staatlichen Strafanstalt starb.

Ich habe jetzt seit etwa zehn Tagen meine Brille gar nicht mehr aufgehabt, einfach weil ich sie nicht mehr nötig hatte. Ich bin vor kurzem in die Stadt gefahren, um mir eine Theateraufführung anzusehen. Im Großstadtverkehr habe ich sie wieder aufsetzen müssen. Uff! Wie auf einer Radierung sah alles extrem scharf umrissen aus. Alles ist überscharf zergliedert. Ich mochte das gar nicht. Ich kann es im Moment gar nicht glauben, daß wir alle die Brille getragen haben und alle den Anweisungen gefolgt sind, immer schön die Brille zu tragen, um uns an die scharfen Gläser zu gewöhnen, wo doch der Effekt dermaßen unnatürlich und verzerrend ist.

Ich habe endgültig akzeptiert, wie ich sehe. Vielleicht noch mehr, habe ich meine Art zu sehen richtig liebgewonnen. Ich liebe mein verschwommenes Sehen. Ich frage mich jetzt, ob das ein gutes oder ein schlechtes Zeichen ist. Es kann ja sein, daß ich es gar nicht weiter auflösen will. Ich werde abwarten und es dann herausbekommen. Unterdessen werde ich mich damit beschäftigen, welche Farbgebungen mir am meisten zusagen, z. B. eine grobkörnige, orientalisch anmutende mit sanft fließenden Farben. Das finde ich wirklich wunderschön. Am liebsten würde ich normalsichtigen Leuten eine Brille anbieten, damit sie das erfahren können. Es ist so viel Schönheit da, wenn man nicht scharf sieht. Natürlich erinnert mich die Wirklichkeit immer wieder daran, daß ich auf künstliche Hilfsmittel angewiesen bin, wenn ich Einzelheiten erkennen muß.

Ich bin von der Schulverwaltung als Leiter eines Sehkurses für Erwachsene bestätigt worden. Ich bin wirklich glücklich über den

Pioniergeist, den die Schulverwaltung bewiesen hat. Wenn sie erst einmal mitbekommen, wie radikal die Bates-Methoden die herkömmliche Augenmedizin in Frage stellen, wird diese Unterstützung vielleicht wieder abnehmen, aber darüber will ich mir jetzt keine Gedanken machen. Inzwischen kann ich das verbreiten, was ich darüber weiß, kann Erfahrungen damit machen, wie andere darauf reagieren, und ich werde bestimmt auch viel von meinen Schülern lernen können.

Ich habe jetzt schon fast zwei Wochen die Brille überhaupt nicht mehr getragen und merke ab und zu, daß ich mich dadurch angespannt, erschöpft und auch ein wenig enttäuscht fühle. Ich habe mir darum ein hübsches, festes Etui für meine Brille besorgt, so daß ich sie jetzt immer wieder mal aufsetzen kann. Ich glaube, ich hatte mir zuviel zugemutet. Manchmal ist mir die Beschäftigung mit den Augen einfach zu anstrengend. Sie stellt dann nur noch eine zusätzliche Belastung dar. Ich weiß jetzt, daß ich auch ohne Brille auskommen kann, wenn ich möchte. Das ist ein gewaltiger Fortschritt für mich, verglichen mit der Zeit, da ich dachte, ich wäre rettungslos verloren ohne sie. Ich denke, es ist nicht falsch, kontrolliert von ihr Gebrauch zu machen, ähnlich wie auch andere Drogen manchmal helfen können, Probleme zwischen mir und der Umwelt vorübergehend leichter zu überbrücken und Lebenssituationen einfacher zu bewältigen.

Wenn ich mein stärkeres Auge mit einer Klappe abdecke, fällt es mir schwerer, die Welt, wie sie sich mir darbietet, vorbeiziehen zu lassen. Dagegen geht das viel besser, wenn ich mit beiden Augen sehe oder die Klappe über dem schwächeren Auge trage. Ich finde den Moment herrlich, wenn ich die Klappe wieder abnehme. Es ist nicht nur, daß ich dann besser sehe, sondern auch dies Gefühl, freier und entspannter zu sein. Ich habe meine Abhängigkeit von der Brille endgültig überwunden (nun ja, mit der Zeit immer mehr).

Gestern habe ich eine halbe Stunde mit Tracy Ball gespielt. Nicht nur, daß es uns beiden Spaß gemacht hat, aufregend und schön war vor allem, daß wir beide für diese Zeit besser gesehen haben. Ich kann es noch gar nicht fassen: etwas, das einfach Spaß macht, soll meinen Augen helfen? Es ist aber eigentlich ganz logisch, daß Freude an schönen Dingen und besseres Sehen zusammengehen.

Ich habe über die «Heilung» meiner Augen nachgedacht. Wenn ich das einmal bis zu dem Punkt gebracht habe, den ich ohne Einschränkung gut finde – und ich bin fest entschlossen, gerade das zu erreichen –, bin ich «geheilt». Werde ich sie von da an einfach vergessen? Ich glaube nicht. Ich denke vielmehr, sie werden mir gute Freunde bleiben, auch wenn diese gemeinsame Anstrengung einmal vorbei sein wird. Trotzdem, was wird sein, wenn sie einmal «geheilt» sind? Ich möchte mit meinen Augen während meines ganzen Lebens in enger Verbindung bleiben, mit ihnen in einem sehr konkreten Sinne eins werden und die hergestellte tiefe Verbundenheit niemals abreißen lassen. Was ich bestimmt nicht will, ist, meine Augen zu «heilen», um dann keine Übungen mehr zu machen.

Ich hatte gerade das erste Zusammentreffen mit den Leuten aus meinem Sehkurs. Es ist sehr erleichternd für mich, mit meiner Meinung nicht mehr alleine zu sein, daß die Meinung der Schulmedizin über die Entstehung und Therapie von Sehproblemen wirklich stark begrenzt ist. Alle von uns glauben, daß ihre Augen besser werden können. Auch die, die nie was von Bates gehört hatten, waren sofort davon überzeugt, daß Verspannungen ihren Problemen zugrunde liegen. Wir fühlten uns stark miteinander verbunden, als wir beim Austausch unserer Erfahrungen immer wieder auf gleiche oder ähnliche Erfahrungen stießen. Die meisten haben Sehschärfen zwischen 20/70 und 20/200, sind also gemäßigt kurzsichtig. Einige haben die normale Sehkraft von 20/20, merken aber, daß mit ihrem Sehen etwas nicht ganz stimmt, oder sie wollen ihre Sehfähigkeit noch weiter verbessern. Gerade mit ihnen macht die Arbeit besonders viel Spaß, aber auch mit den Älteren in der Gruppe, die genau gespürt haben, daß sie nur aus dem Grunde eine Brille tragen, weil man es ihnen eingeredet hat. Ich finde ihre Lebensauffassung und ihren Mut bewundernswert. Das alles gibt mir aber auch selbst viel Bestätigung, weil ich jetzt nicht mehr allein mit dem ganzen Problem dastehe.

Die Bücher von Kriyananda und Laura Huxley haben mich dazu gebracht, über die meditativen Aspekte von Energie und Energiefluß nachzudenken. Sie behandeln das Thema aber sehr allgemein. Ich will zu Meditationen kommen, die speziell den Energiefluß durch die Augen anregen. Wie soll ich das anfangen? Ich versuche jetzt einfach zu erspüren, was in meinen Augen los ist. Merke ich da überhaupt irgendwelche Energien, irgendein Pulsieren?

Ja, schon etwas. Aber am meisten merke ich, wie die Energien dort abgeblockt sind. Diese Blockierungen! Ich werde jetzt darüber meditieren und stelle mir vor, wie es ist, wenn die Blockaden aufgelöst sind und die Energie frei fließen kann.

Ich habe die Übung «Energie-Schwung» gemacht, um sowohl meine Augen zu energetisieren als auch meine Kopfschmerzen ein wenig zu lindern. Es hilft mir, wenn ich mich konzentrieren kann und in der Übung ganz aufgehe. Ich spüre dann tatsächlich sehr viel Kraft in mir. Warum kann ich nicht einfach weitermachen mit dieser Kraft und die Verantwortung für sie übernehmen und es zulassen, daß ich mich selbst heilen will und heilen kann? Ich glaube, es liegt an meiner Erziehung. Ich bin von Geburt an dazu gebracht worden, den Ärzten die Verantwortung für meine Gesundheit zu überlassen. Aber für die war ich nur interessant, wenn ich *krank* war. An der Erhaltung und Verbesserung meiner Gesundheit lag ihnen primär eigentlich nicht sonderlich. Nur wenn sie eine Krankheit behandeln konnten, hatten sie Interesse an mir. Ich will genau das Gegenteil. In erster Linie will ich mir selbst helfen können. Und ich möchte, daß ich mir helfen kann, gesund zu bleiben und meine Gesundheit zu verbessern, anstatt nur Anweisungen zu folgen, wie ich wieder gesund werden kann, wenn ich bereits erkrankt bin. Das scheint auf den ersten Blick nur eine ganz unbedeutende Akzentverschiebung zu sein, es beinhaltet aber eine tiefgehende Umwälzung im Verständnis von Krankheit und Gesundheit.

Heute habe ich das Radix-Institut besucht, auf das ich durch das Telefonbuch gestoßen bin. Es steht dort unter «Augentraining». Charles (Chuck) Kelley ist der Gründer und Leiter. Was ich bis jetzt weiß, ist er davon überzeugt, daß Sehprobleme einen emotionalen Ursprung haben. Das ist aber noch nicht das Entscheidende. Er scheint das Problem gründlich erforscht zu haben und ordnet bestimmten blockierten Gefühlen ganz bestimmte Erscheinungsformen von Fehlsichtigkeit zu. So sieht er in Angstgefühlen den letzten Grund für einen weitverbreiteten Typus von Kurzsichtigkeit. Bei Weitsichtigen dagegen nimmt er blockierte Wut als Ursache an. Er hat auch eine ganze Liste mit Charakterzügen von Myopen und Hyperopen ausgearbeitet. Ich mußte eingestehen, daß die Merkmale, wie er sie für Kurzsichtige erarbeitet hat, bei mir genau zutreffen. Kelley selbst ist auch kurzsichtig. Seine Sehkraft war bis auf 20/200 in einem und 20/400 im anderen Auge gesunken. Vor langer Zeit schon hat er 20/70 Sehkraft erreicht. Dann erreichte er eine Sehschärfe von 20/40, die er nun schon zwanzig Jahre beibehalten hat. Er war Augentrainer, der nach der Bates-Methode arbeitete, entdeckte die Arbeiten von Wilhelm Reich und arbeitete dann auf deren Grundlage weiter. – Wieder stoße ich auf diesen Namen. Er muß ein wirklich bedeutender Mann auf dem Gebiet der Psychologie gewesen sein. Warum habe ich auf dem College nur nie etwas von ihm erfahren? Ich habe das sichere Gefühl, auf etwas sehr Wichtiges gestoßen zu sein. Morgen werde ich dort wieder hingehen und an einer Einführung teilnehmen. Ich will unbedingt wissen, was es damit auf sich hat.

Ich habe herausgefunden, was es mit den Radix-Leuten auf sich hat. Sie sind noch weit schlimmer als die Leute von den «touchy-feely»-Gruppen, von denen mein Vater immer so abschätzig geredet hat. Nicht nur das, sie schreien auch noch, und wie! In dem Gebäude, wo das Institut untergebracht ist, werden sie von ihren Nachbarn liebevoll «Brüller» genannt. Ich schau einfach im Telefonbuch nach und bin auf einmal bei brüllenden, schreienden Menschen gelandet. Gerade ich, die ich *nie* brülle, der laute Geräusche immer schon ein Greuel waren und die kaum einmal auch nur etwas laut wird ...

Ich! Ich habe geschrien! Und gebrüllt! Vor fünfzehn mir völlig unbekannten Leuten habe ich geschrien und gebrüllt!

Und mir ging es dabei ausgezeichnet!

Ich habe so etwas nicht mehr erlebt seit ..., ja vielleicht habe ich so etwas überhaupt noch nicht erlebt. Ich fühlte mich so offen und klar!

Und meine Augen erst! Dreimal merkte ich, wie ich einen Moment lang vollkommen klar gesehen habe. Und noch erstaunlicher war die Klarheit der Umwelt danach, nicht einmal so sehr im Sinne von wirklicher Klarheit einzelner Details, sondern vielmehr im Sinne von Frische. Die Welt sah wirklich aus, als hätte sie jemand gerade frisch gewaschen. Vielleicht weil ich mich selbst so fühlte wie frisch gewaschen und innerlich gereinigt. Der Zusammenhang zwischen meinen Augen und meinen Gefühlen ist mir jetzt viel deutlicher geworden. Als ich meine Gefühle herausließ, war das so befreiend und erleichternd, daß dasselbe auch mit meinen Augen passiert ist. Es war wie ein Rausch von Freiheit.

Radix, das griechische Wort für «Wurzel». Ich glaube, ich bin auf die Wurzel des Problems gestoßen.

Ich bin sehr froh darüber, daß mir die so wichtigen Fusionsübungen richtig Spaß machen. Ich habe allerdings fünf Anläufe gebraucht, bevor ich etwas anderes in meinen Augen spürte als Ermüdung. Dann – auf einmal – habe ich die Fusion begriffen. Ohne jede Anstrengung kann ich nun Phantombilder halten, solange ich will. Ich kann dabei auch umhergehen und die Punkte auseinanderziehen, auf die ich mich fixiere, ohne daß sie auseinanderfallen. Das gibt mir ein Gefühl von Stärke und Bewegungsfreiheit.

Die grundlegende Schnur-Fusionsübung nach Bates ist wichtig, weil sie das Sehen beweglicher macht und das Auge zu Ferneinstellungen führt, die es nicht mehr gewöhnt ist. Noch mehr Spaß machen mir allerdings die Fusionsübungen, die in der Optometrie verwendet werden, zusammen mit den Versionen, die ich selbst erfunden habe. Mir macht es besonders viel Spaß, zwei unvollständige Bilder zu einem vollständigen Phantombild zu verschmelzen, aus zwei Hälften ein künstliches Phantombild zusammenzufügen. Willentlich den Brennpunkt zu verändern ist eine weitere lustige Übung. Ich kann dann Phantombilder erzeugen, indem ich den Brennpunkt vor oder hinter eine Person oder Sache verlege. Ich kann z. B. jemandem ein drittes Auge «geben», einfach, indem ich den Brennpunkt auf die Hälfte der Distanz zu dessen Auge verlege. Es gibt auch einige Spiele, die ich schon als Kind gelernt habe und die als ganz tolle Fusionsübungen verwendbar sind. Der «Hot-dog» ist besonders interessant. Dabei berühren sich die waagerecht gestreckten Zeigefinger, den Brennpunkt stelle ich auf die halbe Entfernung zwischen Augen und Zeigefingerspitzen ein, und dann erscheint dieser kleine «Hot-dog» mit Fingernägeln an jeder Seite zwischen den beiden Zeigefingerspitzen. Wenn man die Finger etwas auseinanderbewegt, schwebt das kleine Ding dann in der Luft. Spaß macht es dann noch, «den Kleinen» tanzen zu lassen, wenn ich die Fingerspitzen etwas bewege. Ich werde noch mal richtig albern vor lauter Fusionsspielchen!

Einige im Kurs haben sich schwächere Gläser verschreiben lassen. Dabei sind die meisten auf Zwei-Stärken-Gläser umgestiegen. Meine Erwartungen haben sich hier voll und ganz bestätigt: Da sie gleichzeitig die Entspannungsübungen machen und die Anspannung dadurch verringern, brauchen sie jetzt nicht die unangenehmen körperlichen Begleiterscheinungen zu erleben, welche ich durchmachen mußte.

Eine Frau hatte eine sehr unangenehme Woche hinter sich. Sie war zusätzlich besonders angespannt, weil sie keine Brille tragen wollte. Es wäre besser gewesen, sie hätte sie getragen. Wenn man sich nicht gut fühlt, hat es keinen Sinn, solch eine erhöhte Anspannung zu erzeugen. Ich glaube, das hat sie jetzt davon überzeugt, daß eine schwächere Brille der bessere Einstieg für sie ist. Man sollte auch wirklich nur in nicht so anstrengenden Situationen auf sie verzichten.

Ich habe mich jetzt intensiver mit meiner Körperhaltung beschäftigt und kam dabei zu dem Schluß, daß sie zwar auf den ersten Blick ganz o. k. zu sein scheint, daß ich sie jetzt aber doch viel problematischer sehe als vorher. Spannungen in der Brust und in den Schultern waren mir ja schon vorher bewußt. Auch meine Tendenz, mit durchgedrückten Knien zu stehen, um die Kraftlosigkeit in den Beinen nicht mehr zu spüren. Als ich jetzt noch einmal die Liste durchging, auf der Chuck Kelley die Merkmale für Myopen eingetragen hat, wurden mir noch eine ganze Reihe weiterer chronischer Verspannungen bewußt: in der Kehle, im Kiefer, in der Kopfhaut und im Nacken. Außerdem ziehe ich die Schultern zu sehr nach vorn, ebenso meinen Kiefer, so daß meine Stirnpartie zurückfällt. Das wurde mir klar, als mich Dr. Ray Gottlieb, ein Optometrist und Psychologe, der sowohl an Haltungsfehlern arbeitet als auch Bates-Methoden anwendet, an der Schädelbasis und am Kiefer festhielt und mich in eine korrekte Haltung schob.

Endlich habe ich ihn, meinen Ärger! Ich bin zumindest ganz nahe an ihn herangekommen, habe ihn mir selbst eingestanden und gefühlt. Er fühlt sich unbeschreiblich gut an! Ich habe gemerkt, daß ich meinen früheren Ärger nicht mehr auf irgend jemanden abladen muß und daß ich niemanden mehr für irgend etwas die Schuld zuschieben muß. Es ist mein Recht, *wirkliche* Gefühle zu haben, mein Ärger und meine Wut haben ihre Berechtigung. Sie sind da, und ich will sie einfach nicht mehr vor mir verstecken, ganz egal wie die äußeren Umstände im Moment sind. Wenn mir Gewalt angetan worden ist und ich mir meinen Ärger und meine Wut nicht eingestehe, führt das nur dazu, daß ich ihn verstecke und gegen mich selbst richte.

Ich habe das in einer Viertelstunde «Handtuch-Schlagen» wirklich auch gefühlt. Gegen alles und jeden, der oder das mir jemals meine Pläne und Absichten durchkreuzt hat und wo ich mich zurückgesetzt fühlte, habe ich angeschrien und meine Meinung, meine Worte dagegengesetzt. In der ersten Hälfte der Übung habe ich in erster Linie die Bewegungen ausgeführt, aber danach bin ich an die wirklichen Gefühle herangekommen. Und die sind dann wirklich aus mir herausgebrochen. Danach hatte ich weder Schuldgefühle noch machte ich mir Sorgen darüber, «ungerecht» gewesen zu sein. Ich fühlte mich irgendwie gereinigt und viel freier ... und ... viel freier, alle die zu lieben, die mir am meisten bedeuten. Indem ich meine negativen Gefühle in mir vergraben habe, war ich auch nicht mehr in der Lage, die positiven zu fühlen.

Einen ersten Hinweis auf die Frage, warum mein rechtes Auge schwächer als mein linkes ist, habe ich von Laura DiNuccio vom Radix-Institut bekommen. Sie hat das gleiche Problem wie ich und meint, alles, was sie darüber herausgefunden habe, seien Vermutungen, die darauf hinauslaufen, daß das linke Auge mit Weiblich-keit und Kreativität assoziiert wird, während dem rechten Auge Männlichkeit und Aggressivität zugeschrieben werden. Jetzt habe ich dazu noch das faszinierende Buch über die «Botschaften des Körpers» von Ron Kurtz und Hector Prestera gelesen. Nicht nur in den Augen, sondern im ganzen Körper sind demnach durchaus zwei unterschiedliche Seiten zu erkennen. Wenn ich mich selber näher betrachte, merke ich, daß die Verspannungen in meiner rechten Körperhälfte stärker sind als die in der linken. Die chronischen Verspannungen im Nacken und Rücken sind rechts stärker. Die Verspannungen sind nicht nur in den Augen, sondern auch im ganzen Gesicht zu bemerken. Verglichen mit meiner linken Gesichtshälfte ist die rechte verspannt und wirkt leblos. Jetzt, da ich mich einmal so genau betrachtet habe wie nie zuvor, sind diese Unterschiede richtig auffällig.

In dem Buch ist auch eine Liste, die die Besonderheiten des linken und des rechten Auges zusammenstellt. Damit kann ich mich jetzt in ähnlicher Weise erforschen wie mit Chuck Kelleys Übersicht über die Persönlichkeitsmerkmale von Kurzsichtigen. Das rechte Auge spiegelt unter anderem die Ich-Stärke, die sozialen Beziehungen, Mißtrauen (bis hin zum Verfolgungswahn), kurz die «tätige Seite» wider. Stimmt, ich bin mehr ein Denker als ein Macher. Ja, auch mein Verhältnis zu meinem Vater und wie er mir meine Rolle in der Welt zuwies, ist gestört, seitdem sich meine Eltern scheiden ließen. Damals war ich zwei Jahre alt. Aha!

Heute kann ich nur so staunen über die gewaltige Stärke meiner geistigen, psychischen und körperlichen Kräfte, mit der sie meinen Blick auf die Welt und meine Sehorgane derart verändern konnten, daß meine eingeschränkte Sehfähigkeit genau zu meinen Bedürfnissen paßte. Ich hatte so viele Sachen einfach nicht sehen wollen. Und ich hatte mich damit selbst geschützt.

Kurz nach meinem letzten Besuch beim Radix-Institut ist mir meine Oma Nana wieder eingefallen. Von Geburt an habe ich mit ihr zusammengelebt. Trotzdem ich schon vierzehn war, als sie starb, konnte ich mich überhaupt nicht mehr an sie erinnern. Mir ist klar, geworden, daß ich sie vergessen habe, weil ich den Anblick ihres Todes aus meinem Gedächtnis ausschalten wollte. Sie muß eine sehr positive und wichtige Rolle in meiner Kindheit gespielt haben. Ich habe alles, was mich an sie erinnern könnte, «vergessen», weil ich den Anblick nicht hätte ertragen können, wie sie da so leblos im Wohnzimmer saß. Sie hatte zwei Schlaganfälle. Meine Mutter war wie von Sinnen durch die Anspannung und Aufregung. Ich selbst fühlte mich wie eingefroren und geistig völlig abwesend.

Zwei Monate nach ihrem ersten Schlaganfall habe ich meine erste Brille bekommen.

Nachdem ich das Radix-Institut entdeckt habe, sind mir noch andere, ganzheitlich orientierte Ansätze bekannt geworden, deren Trainingsprogramme auch Einfluß auf die Veränderung des Sehvermögens haben können. Bisher bieten, soweit mir bekannt, zwei Institute gezielt Programme zur Sehverbesserung an: das Gestalt-Center in New York und das Radix-Institut mit dem Workshop «Sehen und Gefühle». Aber auch andere Ansätze berichten von Sehverbesserungen, die dort jedoch mehr als ein zusätzlicher Effekt bei deren eigentlicher Arbeit aufgetreten sind.

Die Alexander-Methode scheint vielen Leuten bei der Verbesserung ihres Sehfehlers geholfen zu haben, und je jünger die Klienten waren, desto größer waren die Erfolge. Andere Körpertechniken, wie z. B. das Rolfing und die Posturale Integration, berichten auch von Erfolgen. Von der Körperhaltung hängt natürlich viel ab, besonders bei uns Kurzsichtigen. Nachdem ich bei einem Chiropraktiker war, habe ich selbst eine Verbesserung meiner Sehfähigkeit bemerkt.

Die wirksamsten Methoden zur Sehverbesserung sind meiner Meinung nach diejenigen, die Körperarbeit und emotionales Wachstum miteinander verbinden, wie es z. B. am Radix-Institut und bei den bioenergetischen Instituten der Fall ist. Natürlich können auch alle anderen Methoden, die eine Person tief berühren und sie zu mehr Selbstsicherheit und Offenheit bringen, das Sehen positiv beeinflussen.

Ich habe zwischen den meisten Leuten in meinem Kurs, bei denen Astigmatismus und Fusionsprobleme im Vordergrund stehen, auffallende Ähnlichkeiten feststellen können. Bei fast allen, denen diese Unannehmlichkeiten mehr zu schaffen machen als unscharfes Sehen, konnte ich eine einseitig schiefe Kopf- und oft auch Körperhaltung beobachten. Das Gehirn kann so die Bilder, die schief bei ihm ankommen, nur mühsam und mit großer Anstrengung zu einem Gesamtbild verarbeiten.

Wenn ich mit diesen Leuten am Rückgrat arbeite, um es wieder gerader auszurichten, werden sie sehr entspannt und erleben ein befreiendes Gefühl dabei, stärker jedenfalls als wir anderen, oder zumindest scheint es so. Um herauszubekommen, ob das wirklich stimmt und ich hier auf einen wichtigen Zusammenhang gestoßen bin, bedarf es aber noch viel mehr Beobachtung und Erfahrung. Es scheint mir aber sehr einleuchtend.

Das Erlernen der Kunst des Sehens und das Erlernen von Musik empfinde ich als durchaus vergleichbar. Meine ersten Erfahrungen mit beiden «Künsten» waren zunächst wenig ermutigend, so daß ich zuerst nicht wußte, ob ich jemals einen Zugang zu ihnen finden würde. So wie beim Gitarrespielen meine Finger anfangs steif und unbeweglich waren und überhaupt nichts mit dem Griffbrett anfangen konnten, so blieben meine Augenmuskeln einfach starr und unbeweglich. Von einem ruhigen und anstrengungslosen Fluß der Sehbewegungen und von Spontaneität des Sehens konnte ich nur träumen. Jetzt kann ich in der Musik ohne Anstrengung Akkorde variieren und genauso mühelos meine Augen von nah nach fern bewegen. Wie leicht und spontan das geht! Großartig!

So eine Pause, um einmal Rückschau zu halten, ist mir sehr wichtig. Ich habe mich gar nicht mehr erinnern können, welche Entwicklung ich bis hierher genommen hatte, bis ich mir mein Tagebuch wieder durchgelesen habe. Ich habe einen langen Weg zurückgelegt, und das gibt mir ein gutes Gefühl!

Ich habe vom Krebsberatungs- und Forschungszentrum aus Fort Worth in Texas gerade ein ganzes Paket mit Büchern, Broschüren und Tonbändern erhalten. Das, was ich von den Ärzten dort gehört habe, läßt darauf schließen, daß sie zu überaus interessanten und erstaunlichen Ergebnissen gekommen sind. Dr. Carl Simonton und seine Frau Stefanie arbeiten mit Krebskranken, bei denen schon jede Hoffnung auf Heilung oder auch nur auf ein Aufhalten der Geschwulst aufgegeben worden ist. Sie haben eine Therapieform entwickelt, die im wesentlichen aus persönlichen Gesprächen und einer meditativen Beschäftigung mit ihrer Krebserkrankung besteht. Indem sie ihre visuelle Vorstellungskraft benutzt haben, sind viele dieser als hoffnungslos bezeichneten Patienten sehr viel länger am Leben geblieben, als ihnen vorausgesagt wurde, und bei einigen sind die Tumore sogar vollständig verschwunden. Mich freut daran besonders, daß Mediziner mit einer Methode, die im wesentlichen der Ganzheit der menschlichen Natur Rechnung trägt, indem Geist und Körper als eine Einheit betrachtet werden, solche Erfolge haben. Was für grandiose Möglichkeiten hätte diese Methode, wenn die Bekämpfung des Krebses nicht nur bei den als hoffnungslos geltenden Fällen angewendet würde.

Auch die Simontons haben bestimmte typische Persönlichkeitszüge zusammengestellt von Leuten, die an Krebs erkranken, ähnlich Kelley u. a., die besondere Persönlichkeitsmerkmale von Fehlsichtigen erforschten. Es scheint einmal von der Persönlichkeitsstruktur abzuhängen, *welches* Organ an Krebs erkrankt. Einige Persönlichkeitsmerkmale sind allerdings bei allen Krebspatienten identisch: Krebspatienten leiden unter Selbstblockierungen und Devitalisierung, die auf charakterologischem Sektor mit einer weitgehenden Unterdrückung ihres emotionalen Lebens einhergeht. So sind sie beispielsweise vielfach unfähig, wirkliche Trauer beim Tod ihnen nahestehender Menschen zu empfinden, nicht selten sind sie eher depressiv und resigniert und ganz allgemein kaum in der Lage, mit ihren Gefühlen in voller Angemessenheit auf eine aktuelle Situation zu reagieren. Entweder wird die Umformung ihrer Erregung in Emotionen dadurch gehemmt, daß sie den Ausdruck von starken Emotionen nach außen hin abblocken, oder den Emotionen wird durch Rückzug nach innen die Kraft entzogen und dann gegen sich selbst gerichtet. Das klingt so, als würde es auf die meisten von uns zutreffen. Das ist auch kein Wunder, schon jeder vierte bekommt Krebs, am Herzen erkrankt jeder dritte, und fehlsichtig ist jeder zweite.

Die Retina des Auges ist wirklich unglaublich kompliziert. Wissenschaftler können es sich nicht vorstellen, daß sie jemals in der Lage sein werden, sie vollständig zu begreifen. Auf Fotografien sieht sie wunderschön aus. Sie ist prächtig orange und gelb gefärbt. Die Fovea, der gelbe Fleck, dort wo das Sehen am klarsten ist, sieht wie eine leuchtend gelbe Sonne aus, die im Orange der Retina zu schwimmen scheint.

Ich habe auch Bilder von Retinas gesehen, die in einem sehr schlechten Zustand waren. Stark Kurzsichtige z. B. haben eine Retina, die bis zum Zerreißen gespannt ist, oft verändert sich auch ihre Farbe und wirkt dann richtig krank. Ich kann jetzt besser verstehen, warum Ärzte bei der Betrachtung solcher Verformungen zu dem Schluß kommen, daß es unmöglich sei, sie wieder zu ihrem natürlichen Zustand zurückzubringen. Die auseinandergezogene Haut, die man oft bei Frauen nach einer Geburt beobachten kann, ist nichts im Vergleich zu den Schädigungen, die man an der Retina beobachten kann. Und trotzdem geschehen auch hier Verbesserungen; ich weiß, daß es sie gibt. Ich habe selbst miterlebt, wie hochgradig kurzsichtige Leute für einen kurzen Moment vollkommen klar sehen konnten, ein für die Schulmedizin bislang noch unerklärbares Phänomen.

Ich habe mir heute beim Palmieren die Retina meiner Augen vorzustellen versucht, um eine Beziehung herzustellen zu diesem vorgeschobenen Teil meines Gehirns mit seinen komplizierten und miteinander verwobenen Schichten. Es ist eine sonderbare Stelle, um sich gerade dort in seiner Vorstellung hineinzuversetzen. Mit diesem Bereich sind bei mir keinerlei Gefühle verbunden.

Ich glaube, ich habe die für mich wirksamste Heilmethode für meine Augen herausgefunden: das heilende, meditative und visualisierende Palmieren. Die Visualisierungstechniken, wie sie von einem Team von Medizinern in Texas unter der Leitung der beiden Simontons zur Heilung von Krebs verwendet werden, das Einsetzen der eigenen Vorstellungskraft und von Vorstellungsbildern, habe ich mit dem Gedanken verbunden, damit auch meine eigenen Augen heilen zu können. Ich stellte mir ein Bild von meinen Augen vor wie in einem Zeichentrickfilm; meine Augen waren von Muskelbändern umschlossen, und ich konnte erkennen, um wieviel mehr mein rechtes Auge zusammengepreßt wurde.

Die Meditation besteht aus drei Teilen: Energie, Ein- und Ausatmen ist der erste Teil. Ich stelle mir die Energie als eine warme und kräftige Strömung vor, die beim Einatmen in die Augen und die Augenmuskeln einsickert und silbrig glänzend schimmert. Die einströmende Energie streckt und dehnt die Augen, die Muskeln werden entspannt. Beim Ausatmen bleiben die Muskeln bei ihrem entspannten Zustand, schwingen gelöst und sind wohlig warm, während die Energie ungehindert aus den Augen hinausströmen kann.

Zusätzlich gebrauche ich auch das Mantra «weiche Augen». Ganz sanft wiederhole ich das Mantra beim Palmieren ein ums andere Mal und stelle mir dann zunächst vor, wie die Muskeln das Auge unter starken Druck halten und wie sie dann immer weicher, offener und entspannter werden. Das führt manchmal dazu, daß ich zu weinen anfange. Am Ende fühle ich mich dann sehr erleichtert.

Eine andere Möglichkeit, die ich gut finde, ist, sich die Augenmuskeln wie auf einer großen, breiten Kinoleinwand farbig und ungeheuer vergrößert vorzustellen wie in einem Technicolorfilm. Die Augenmuskeln sind in meiner Vorstellung dann wirklich groß und hart, und das Pulsieren der Energie ist unter dem Druck der zusammengezogenen und verkürzten Augenmuskeln herabgesetzt, das entsprechende Gewebegebiet erscheint völlig verspannt. Ich stelle mir dann meine eigenen Hände vor, wie sie ganz behutsam in die Augenhöhle hineinkommen und mit einer einfühlsamen Massage beginnen. Die Massage geht immer nur so tief, wie ich im Moment bereit dazu bin. Einige Male habe ich schon zugelassen, daß sie sehr tief ging, und ich fühlte tatsächlich, wie sich die Muskeln entspannten. Ich konnte die Liebe spüren, die ich ganz behutsam und vorsichtig durch meine Hände den verspannten Augenmuskeln gab.

Beispiele
für Übungspläne

Es sollen jetzt noch einige Vorschläge folgen, wie du die Übungen in deinen Tagesablauf einplanen kannst. Du solltest einen Übungsplan entsprechend deinen eigenen Bedürfnissen entwickeln, d. h., du solltest dir gerade für die Übungen, die dir besonders wichtig sind, auch entsprechend mehr zusätzliche Zeit gönnen. Dabei ist jedoch wichtig, daß du in dein Übungsprogramm Übungen aus allen sieben Übungsgruppen hineinnimmst, da jede der sieben Übungsgruppen, wie oben bereits mehrfach gesagt, eine etwas andere Funktion hat. Unabhängig davon, ob du deinen eigenen Übungsplan entwickelst oder einen der Beispielübungspläne übernimmst: um eine 50prozentige Verbesserung des Sehvermögens zu erreichen – erfahrungsgemäß können das die meisten schaffen –, mußt du mindestens eine Stunde pro Tag üben, aufgeteilt in zwei oder mehrere kleine Perioden.

Die dritte Übungsgruppe, das Sonnenbaden, habe ich nicht besonders berücksichtigt, da möglicherweise die Sonne zu selten scheint und du die betreffenden Übungen dann doch nicht machen kannst. Wenn du die Übungen in der Sonne durchführen kannst, um so besser!

Auch habe ich nicht noch einmal gesondert darauf hingewiesen, wie elementar wichtig es ist, daß wir lernen, ohne Anstrengung ruhig und regelmäßig zu blinzeln, entspannt und tief zu atmen und den Augen helfen, wieder ihre natürliche, vibrierende Beweglichkeit zurückzugewinnen.

Laß dir genügend Zeit für dein Übungsprogramm. Von den Übungen kannst du ganz einfach nicht genug machen, solange du deine Augen nicht überanstrengst. Es ist von zentraler Bedeutung, daß du die neuen Sehgewohnheiten nicht nur während des Trainingsprogramms ausprobierst, sondern versuchst, sie mehr und mehr in deinen Alltag zu integrieren. Gehe dabei an deinen Übungsplan nicht so heran, als ob du etwa Pflichtübungen machen müßtest. Persönliches Wachstum braucht natürlich seine Zeit.

Aber sobald du für dich einen Zugang zu den verschiedenen Übungen gefunden hast, wirst du sie nicht mehr missen wollen, einfach weil sie dir ein gutes Gefühl geben und dir auf deinem Wege zu besserem Sehen helfen, deine Sehfähigkeit allmählich zu verbessern und zu einem integralen Bestandteil deines persönlichen Wachstums werden zu lassen.

A. Acht-Minuten-Plan

2 Min.: *Schwünge*
Kurze Schwünge in allen Variationen sind sehr wichtig.
Wenn möglich, mach sie in der Sonne.
2 Min.: *Zentraleinstellung und Beweglichkeit*
Lange Schwünge sind hier besonders bedeutsam.
1 Min.: *Fusion*
Verschiedene Arten. Am einfachsten ist die Daumen-Fusion.
1 Min.: *Akkommodation*
Verschiedene Arten. Peitschen und Finger-Fusion.
2 Min.: *Palmieren*
Wenn möglich länger. Kombiniere Palmieren mit
Visualisieren oder der Vorstellung von Dunkelheit.

B. Fünfzehn-Minuten-Plan

2 Min.: *Körperübungen*
Am besten leichte Auflockerungsübungen: z. B. Strecken,
Herunterbaumeln.
2 Min.: *Schwünge*
Verschiedene Arten, möglichst in der Sonne.
2 Min.: *Fusion*
Verschiedene Arten.
2 Min.: *Palmieren*
Mit / ohne Visualisieren.
2 Min.: *Akkommodation*
Verschiedener Art.

3 Min.: *Palmieren und Visualisieren*
Verschiedener Art.
2 Min.: *Körperübungen*
Etwas Sanftes, doch Anregendes, z. B. Akupressur,
Fußreflexzonen-, Nacken- oder Schultermassage.

C. Dreißig-Minuten-Plan

5 Min.: *Körperübungen*
Gründliches Aufwärmen: z. B. Strecken, dann Sonnengebet.
5 Min.: *Schwünge*
Kurze Schwünge, möglichst in der Sonne.
5 Min.: *Fusion*
Verschiedene Arten.
5 Min.: *Palmieren und Visualisieren*
Verschiedener Art; falls Augen noch nicht erholt,
entsprechend länger.
5 Min.: *Zentraleinstellung und Beweglichkeit*
Lange Schwünge, so viele wie möglich. Manchmal mit der
Augenklappe auf einem Auge.
5 Min.: *Akkommodation*
Verschiedener Art.
5 Min.: *Palmieren und Visualisieren.* Verschiedener Art.

D. Sechzig-Minuten-Plan

5 Min.: *Körperübungen*
Verschiedener Art. Sanft beginnend und dann anstrengendere:
z. B. Strecken, Sonnengebet oder Holzhacken
10 Min.: *Schwünge*
Möglichst in der Sonne, dann viele kurze Schwünge und Pendel-
Variationen.
5 Min.: *Zentraleinstellung und Beweglichkeit*
Lange Schwünge sind am wichtigsten. Nach vier Minuten langen
Schwingens weitere Variationen.

10 Min.: *Fusion*
Eine oder mehrere Variationen. Überanstrenge deine Augen
jedoch nicht.
5 Min.: *Palmieren und Visualisieren*
Verschiedener Art; wenn nötig, länger.
5 Min.: *Körperübungen*
Energetisierende Übungen wie z. B. Brustexpander, Beckenschaukel, Reichsches Atmen und «Weglaufen».
5 Min.: *Körperübungen*
Um von den mehr energetisierenden Übungen zu entspannen:
z. B. Schwamm, Aufwach-Massage oder Nackenentspannung.
10 Min.: *Akkommodation*
Verschiedener Art, die Nah-Fern-Karte ist besonders zu
empfehlen.
5 Min.: *Palmieren und Visualisieren*
Verschiedener Art. Laß dir soviel Zeit wie möglich.

E. Zwei-Stunden-Plan

Dieser ist mit dem Sechzig-Minuten-Plan identisch, außer, daß du
dir für jede Übung entsprechend länger Zeit läßt. Das ist besonders
bedeutsam für die Entspannungsübungen, die energetisierenden
Körperübungen, für das Palmieren und das Visualisieren.

Übungsgruppen

Körperübungen

Palmieren und Visualisieren

Sonnenbaden

Kurze Schwünge in der Sonne S. 78
Blitzen S. 153
Lange Schwünge S. 110

Akkommodation

Peitsche S. 87
Nah-Fern-Karte S. 99
Augenklappenübung S. 193

Fusion

Finger-Tor S. 71
Schnur-Fusion S. 125
Daumen-Fusion S. 166
Fusion mit Linealen S. 203
Symbolzeichen-Fusion S. 224

Zentraleinstellung und Beweglichkeit

Lange Schwünge S. 110, 153
Pendeln S. 223
Ein Ding am besten sehen S. 69
Umwandern S. 63
Kurze Schwünge S. 108, 125
Jonglieren, Ballspiele S. 174
Patience S. 182
Würfeln S. 173
Augenklappenübung S. 193

Schwünge

Verschiedenes

Bean, O.: Me and the Orgone. Eine Orgon-Therapie. München 1982.

Cooper, K.: Bewegungstraining. Frankfurt 1973.

Corbett, M. D.: Besser sehen. Chêne-Bourg 1960.

Huxley, A. L.: Die Kunst des Sehens. München 1981.

Kurtz, R. und Prestera, H.: Die Botschaften des Körpers. München 1979.

Lowen, A.: Bio-Energetik. Reinbek bei Hamburg 1979.

Bio-Energetik für jeden. Gauting 1979.

Reich, W.: Charakteranalyse. Frankfurt 1973.

Rosanes-Berrett, M.: Millionen könnten besser sehen. München 1976.

Simonton, C., Matthews-Simonton, St., Creighton, H.: Wieder gesund werden. Reinbek bei Hamburg 1981.

Vishnudevananda, Sw.: Das große illustrierte Yoga-Buch. Freiburg 1982.

Sehschulungskurse

Bundesrepublik Deutschland

Raum 1000 Berlin

Wolfgang Gillessen ★
Dieffenbachstr. 70
1000 Berlin 61

Dr. med. Schultz-Zehden
Mehringdamm 40
1000 Berlin 61

John Selby
c/o M. Gollub
Postfach 3703 23
1000 Berlin 37

Raum 2000 Hamburg

Markus A. Mühl
Haldesdorfer Str. 162
2000 Hamburg 71

Martin Schneider
Ferdinands Höh 16
2000 Hamburg 55

Raum 3200 Hildesheim

Jürgen C. Meyer
Sprengerstr. 12
3200 Hildesheim

Raum 6000 Frankfurt

Wolfgang Hätscher
Am Eschbachtal 39
6000 Frankfurt 56

Raum 7000 Stuttgart

Ingrid Vendramini-Nguyen
Gestalttherapeutin
Blütenstr. 10
7000 Stuttgart-Birkach 70

Raum 8000 München

George Pennington
Schloß
8092 Haag

★ W. G. informiert auch über neue Kurse (bitte Rückporto beilegen).

Schweiz

Huguette Reymond
c/o Centre Macrobiotique
Ruelle de Bourg 7
CH-1003 Lausanne

Claudia Hohl
c/o IAC
Ausstellungsstr. 102
CH-8031 Zürich

Niederlande

Cornelius van Ommeren
Readyk 7
NL-8857 BH Wijnaldum

Frankreich

Madame Fanny Poussin.
9 Rue Mazzarine. Paris.

Großbritannien

Michael Ronan *
Flat G.
Oscar Court.
Tite Street.
London. S W 3.4JS.
Tel. 3 52 53 55.

---

* M. R. informiert auch über weitere Sehschulen in GB (bitte Rückporto beilegen).

Therapiezentren

und andere Einrichtungen,
die sich mit Selbsterfahrung und ganzheitlicher
Gesundheit beschäftigen

Bundesrepublik Deutschland

Wespe
Röherstr. 55
5180 Eschweiler

Haus Tippelskirch
Parkstr. 1–3
3064 Bad Eilsen

Frankfurter Ring
Woogstr. 36a
6000 Frankfurt 50

Institution Ganymed
Breitlacherstr. 55
6000 Frankfurt 90

Stolzenhof
7109 Jagsthausen

Wirkstatt
Postfach 1525
7500 Karlsruhe 1

Vegetarisches Erholungsheim
L. Depke
5421 Kemmenau über Bad Ems

Sneha
8051 Margarethenried 6

Therapiezentrum
Geiselgasteigstr. 82
8000 München 90

Zist
Richard-Wagner-Str. 9
8000 München 2

Coloman Soyen
St. Coloman 2
8091 Soyen

Institut für integrative
Gestalttherapie
Theaterstr. 2
8700 Würzburg

Schweiz

IAC
Ausstellungsstr. 102
CH–8031 Zürich

Informationen über die Ausbildung in der Bates-Goodrich-Methode gibt (bitte Rückporto beilegen)

Creative Vision Research
Europäische Kontaktstelle:
c/o Wolfgang Gillessen
Dieffenbachstr. 70
1000 Berlin 61

Folgende Cassetten von Lisette Scholl
(in englischer Sprache)

30 Minute Vision Plan
60 Minute Vision Plan
30 Minute Presbyopia Plan
Palming Intensives
Palming/Healing

sind zu beziehen über:

CLARITY UNLIMITED
POB 540
TEMPLETON
CA. 93465/USA

Preis pro Cassette: $ 9.95 (+ Versandkosten)

Danksagungen

Ich möchte mich besonders herzlich bei folgenden Personen bedanken:

John Selby, meinem langjährigen Freund und Mitarbeiter, der mich dazu brachte, mit dem Buch zu beginnen und es fertigzustellen.

Chuck Kelley und den Mitgliedern des Radix-Instituts, die mir halfen, meine Ängste zu entdecken, die Welt um mich herum zu sehen und diese Ängste zu überwinden. Chuck Kelley danke ich besonders für seine Hilfe, mein Wissen über das Seh-Training zu erweitern, und für seine hilfreichen Anmerkungen zu meinem Manuskript.

Der Bates-Lehrerin Janet Goodrich danke ich für inspirierende Übungsstunden und weil sie mich davon überzeugte, daß ich keine Brille benötige.

Dem Optometristen Raymond Gottlieb, der viele Stunden damit verbrachte, mir die Beziehungen zwischen dem Sehvorgang und dem Gehirn zu erklären.

Dem Optometristen Reg Baldwin, der mit vielen Anschauungen in diesem Buch nicht übereinstimmen wird, der mir aber sehr half, die physiologischen Grundlagen des Sehvorgangs zu begreifen.

Meiner Illustratorin Debbie Bell, die sich nicht nur völlig engagierte bei der künstlerischen Gestaltung dieses Buches, sondern mich auch ständig aufs neue mit ihrem Enthusiasmus für dieses Projekt und für das Leben ganz allgemein ansteckte.

Den vielen Freunden und Freundinnen, besonders Tracy und Kathy, die mich daran erinnerten, daß die vielen Stunden und Monate, die für das Schreiben nötig waren, sich letztlich lohnen würden.

Allen meinen Schülern in den Sehklassen und Workshops. Wir erforschten zusammen unbekannte Bereiche, und am Ende: *Sahen wir!*

Das Creative Vision Research Center bildet Sehtrainings-Lehrer aus

Werde Lehrer für natürliche Methoden der Sehverbesserung!

Unter der Leitung von Dr. Janet Goodrich finden regelmäßig Ausbildungsgruppen mit begrenzter Teilnehmerzahl in der Bundesrepublik statt. Die Kurssprache ist deutsch. Die Lehrbefähigung wird mit erfolgreichem Abschluß der Ausbildung durch ein Zertifikat erteilt.

Dr. Janet Goodrich hält seit 17 Jahren Kurse und Seminare zu diesem Thema. Aufbauend auf Dr. Bates ursprünglichen Theorien hat sie einen umfassenden Zugang zur Vermittlung von natürlichen Sehmethoden entwickelt.

Informationen erteilen:

Creative Vision Research
P.O. Box 219
Hermosa Beach
CA 90254–0219
U.S.A.

Deutsche Kontaktstelle:
c/o Wolfgang Gillessen
Dieffenbachstr. 70
1000 Berlin 61

Das Cassettenprogramm von John Selby

Folgende Tonbandcassetten begleiten dieses Buch:

1 Seite a **Atem- und Bewegungsübungen**
     b **Session zur emotionalen Heilung**   18,– DM

Diese Cassette führt 30 Min. lang durch ein komplettes Programm aufeinander abgestimmter Übungen, in denen Bewegung mit Atemerweiterung integriert wird, und bildet das Fundament, auf dem die weiteren, spezielleren Heilungssitzungen aufbauen. Diese Übungen sollten 3 × wöchentlich duchgeführt werden. Die zweite Seite führt durch eine Therapie-Sitzung, in der emotionale Schwierigkeiten, die einer Besserung der Sehfähigkeit entgegenstehen könnten, ausgearbeitet werden. Diese Sitzung wird 2 × wöchentlich empfohlen.

---

2 Seite a **Erweiterung visueller Aufnahmefähigkeit**
     b **Visualisieren unter Anleitung**   18,– DM

Dieses halbstündige Programm hilft, die visuellen Gewohnheiten zu erweitern und visuelle Blockierungen zu überwinden. Wenn möglich, 1 × wöchentlich durchführen.
Seite b: Wichtig für ein besseres Sehverhalten ist die Fähigkeit, sich einmal Gesehenes sowie innere Bilder vorstellen zu können. Diese Sitzung führt durch die wichtigsten Visualisationsübungen.

---

3 Seite a **Das Entspannen der Augen**
     b **Atmung + Sehverbesserung**   18,– DM

Wirkungsvolle Übungen entspannen die Augen und bereiten, falls nötig, auf spezifische Heilungssitzungen vor. Anzuwenden bei jeder Art von Augenermüdungserscheinungen.
Seite b: Die Atmung ist von wesentlicher Wichtigkeit für ein gutes Sehvermögen, weil allen Sehproblemen stets Atemhemmungen zugrunde liegen.

---

4 Kurzsichtigkeit   18,– DM

Die Basis-Heilungssitzung für Kurzsichtigkeit. Sie führt durch einen speziellen Prozeß, der Auge und Gehirn miteinander in Kontakt bringt und durch diesen Kontakt die erforderliche Heilung anregt. Eine tief meditative Session, die du regelmäßig ausführen solltest, um die erforderlichen physischen Veränderungen zu erzeugen.
Seite b: Musik zum Mitatmen

---

5 Weitsichtigkeit   18,– DM

Weitsichtigkeit ist eine Folge des Alterungsprozesses, und ein zielgerichtetes Konzentrieren auf die Bereiche der Augen, die von diesem Prozeß in Mitleidenschaft gezogen werden, kann dazu verhelfen, das jugendliche Sehvermögen zu erhalten, und verhilft zu optimaler visueller Gesundheit.
Seite b: Musik zum Mitatmen

---

6 Grauer Star (Katarakt) 18,– DM

Durch Lenkung bestimmter Visualisationen zu den Augen kann die Entwicklung von Komplikationen der Linse in manchen Fällen gemindert werden. Dies ist ein experimentelles Heilungsprogramm, das mit tiefer Körper/Geist-Integration arbeitet und fördert, was immer du an eigenen Heilungsfähigkeiten hast.
Seite b: Musik zum Mitatmen

7 Grüner Star (Glaukom) 18,– DM

Glaukom bezeichnet einen physiologischen ebenso wie einen emotionalen Zustand, und diese Heilungssitzung arbeitet mit deiner Fähigkeit, deinen Augeninnendruck direkt mit Hilfe geistiger Konzentration und Visualisation zu verändern, Diese Cassette sollte sooft wie möglich benutzt werden, zusammen mit den allgemeinen Entspannungsübungen.
Seite b: Musik zum Mitatmen

8 Augenallergien 18,– DM

Augenallergien sind eine Überreaktion des Immunsystems des Körpers. Diese Heilungs-Sitzung hilft, durch Integration von Gehirn und Augen und durch wirkungsvolle hypnotische Suggestionen, diese Überreaktion abzuschwächen.
Seite b: Musik zum Mitatmen

9 Probleme der Netzhaut (Retina) 18,– DM

Netzhautprobleme sind immer komplex, und diese Sitzung zielt auf die Fähigkeit des Gehirns, positive Veränderungen zur Gesundung und Heilung der Netzhaut anzuregen. Ein experimentelles Programm; es sollte sooft wie möglich angewandt werden.
Seite b: Musik zum Mitatmen

10 Meditationsmusik zur Entspannung 90 Min. 22,– DM

Diese besondere Musik verhilft zu einer allgemeinen Entspannung von Augen, Gehirn und Körper. Angenehm zu hören, kann sie jederzeit und überall als Hintergrundmusik gespielt werden.
Die «Musik zum Mitatmen» verhilft, als leise Hintergrundmusik im normalen Tagesablauf gespielt, in diesem Sinne auf anstrengungslose Weise zu einem gesunden Atemverhalten, was der wesentliche erste Schritt zu jeder Sehverbesserung ist.

Bestellung an· **Cassettenverlag Marianne Gollub**

Postfach 37 03 23, D-1000 Berlin 37

Bitte Scheck beilegen oder Überweisung auf:
Postscheckkonto 40 16 36-102 Berlin-West

Außerdem: Aktuelle Informationen über **Sehtrainingsseminare** und
Ausbildung für professionelle Sehtherapeuten

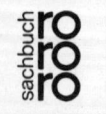

sachbuch rororo

C 2163/2

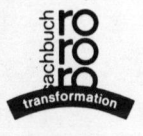

rororo sachbuch
transformation

C 2170/2

Ökologie, Umwelt, Wohnen

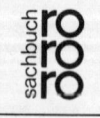

sachbuch rororo

C 2129/2

THE ATLAS OF BREEDING BIRDS IN NORTHUMBRIA

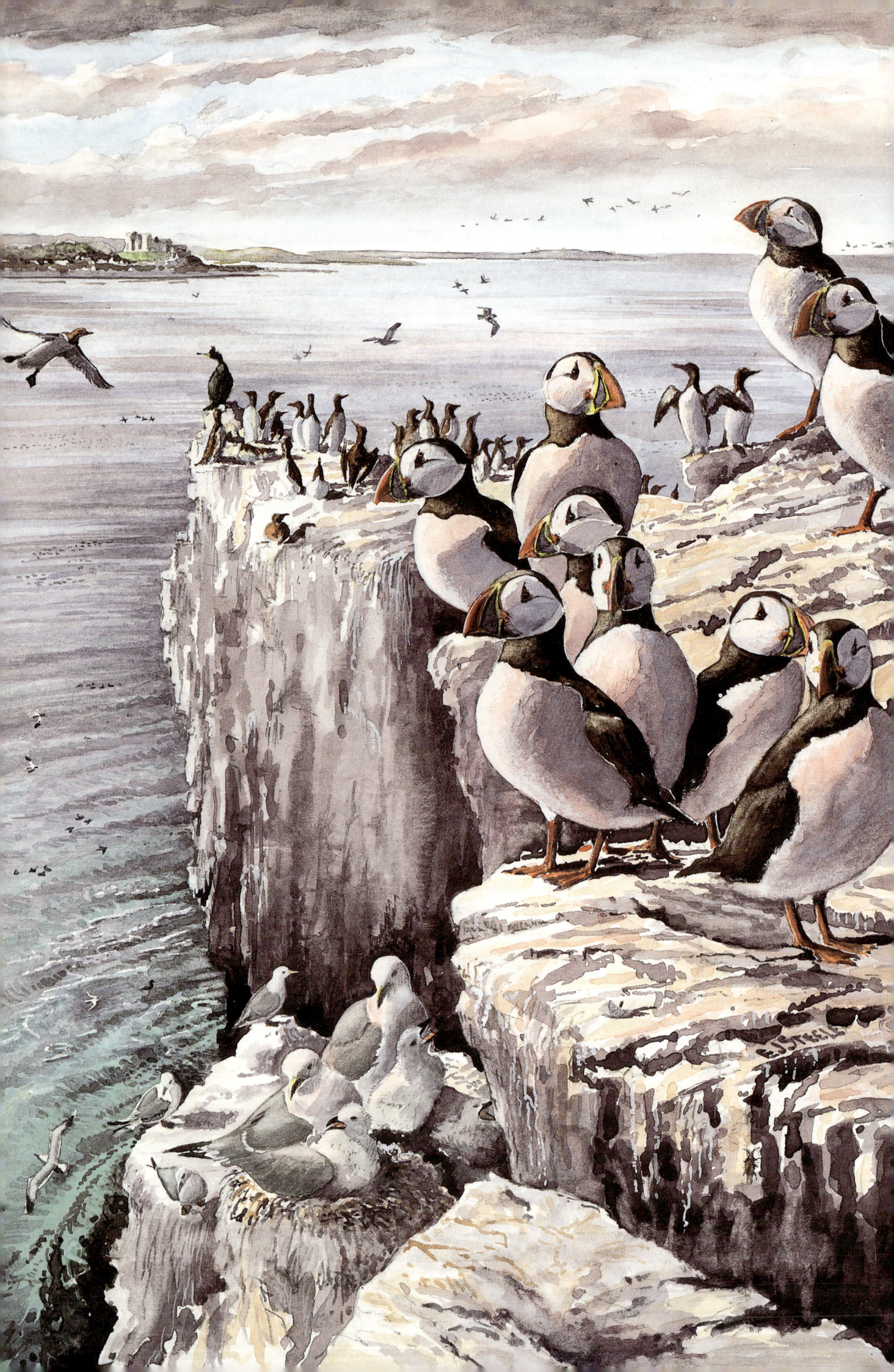

THE ATLAS OF BREEDING BIRDS IN NORTHUMBRIA

Compiled and Edited

by

John C. Day & Mike S. Hodgson
(Species accounts & Maps)
&
Nick Rossiter
(Computer data)

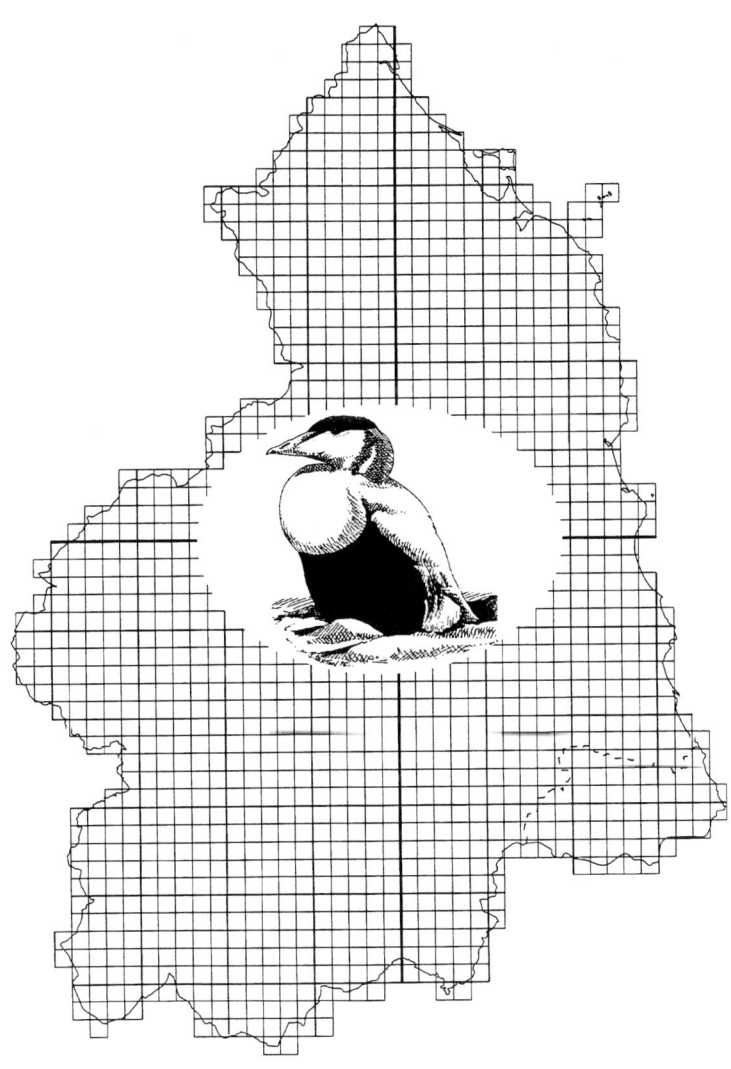

Northumberland & Tyneside Bird Club
1995

Published by the Northumberland & Tyneside Bird Club   1995
Registered Charity No. 517641

ISBN   **0 - 9522039 - 5 - 2**

© **Northumberland & Tyneside Bird Club**

Design & DTP by John C. Day & Mike S. Hodgson
Computer produced maps by Gary Haley
Cover illustration by John Steele

Printed by Pattinson & Sons, Newcastle upon Tyne
Bound by John Joyce & Son, Gateshead

This book is dedicated to the memory of the late Geoff Macfarlane whose enthusiasm for natural history, and in particular Northumbrian ornithology, gave enormous encouragement to so many birdwatchers.

The publication has been supported by

British Coal Property (North)

British Gas plc (Northern)

English Nature

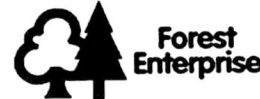

Geoff Macfarlane Memorial Trust

Northumberland County Council

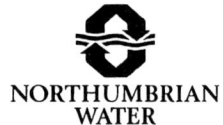

The Ryton Gravel Co. Ltd

CONTENTS

List of Tables and Figures in the Species Accounts

INTRODUCTION

The Northumberland and Tyneside Bird Club has a history of over 30 years involvement in ornithological surveys in its recording area including single species breeding surveys, wader and wildfowl counts, national breeding and wintering atlas projects and many others. During 1987 the club committee reviewed a number of possible surveys, which would have been considered suitable for future fieldwork in Northumberland, and discussed the possibility of a full atlas survey of all breeding birds in the county based upon the now familiar two kilometre by two kilometre square (or tetrad) system. The scale of the proposed project was recognised as large even for a club with a membership of approximately 300, although it has received dedicated support in fieldwork for many previous surveys from both its members and other interested birdwatchers in the area. A special Breeding Atlas Committee was therefore appointed whose terms of reference were to investigate the feasibility of such a survey, ensuring that the data collected could also be passed to the BTO for the forthcoming national atlas project, and, if the decision was made to initiate the survey, to plan and co-ordinate the survey fieldwork and produce the results in a form suitable for publishing as a permanent record of the county's breeding birds.

The Atlas Committee quickly determined that a full breeding survey of all species was possible, this decision being based mainly upon the unstinting support given to previous club surveys. It was recommended that fieldwork should take place in the years 1988 to 1990 inclusive and, as planning of the survey progressed, in addition to proving the presence of a species breeding in a particular tetrad, an attempt should be made to obtain a numerical representation of abundance.

The support for the breeding atlas project in Northumberland was, as anticipated, excellent and the volume of data collected threatened to overwhelm the survey organisers! That this ambitious undertaking has been successful can be judged by the results presented in the following pages. The credit for this publication rightly goes to the club members, local birdwatchers, reserve wardens and others who gave up many hundreds of hours of their precious time to provide the most accurate picture so far obtained of breeding birds in the county.

The club has been fortunate in being able to raise sufficient funding to enable the production of this book. A variety of activities such as sponsored bird races, sales, raffles, etc. organised by club members gave the initial impetus to aim for a reasonably high standard of presentation and this base was supplemented by a number of organisations and companies who offered financial assistance. Special thanks are in order for the support and interest of those involved.

COUNTY BREEDING ATLAS COMMITTEE
MEMBERSHIP 1987 - 1995

The following members served on the Breeding Atlas Committee throughout the period 1987 to 1995 inclusive : -

J. C. Day, B. Galloway, M. S. Hodgson, B. N. Rossiter and E. Slack.

In addition M. L. Cadwallender, T. A. Cadwallender and J. M. Macfarlane were co-opted on to this committee at an early stage and also served throughout.

THE AREA COVERED BY THE BREEDING ATLAS SURVEY

While the title of this Atlas incorporates the name Northumbria the editors are aware that historically this relates to a kingdom which initially stretched from the Forth to the Humber. The geographical area covered during the period of the survey corresponds exactly with the ornithological recording area of the Northumberland and Tyneside Bird Club. This encompasses all of the county of Northumberland and that part of the 'old' (pre 1974) county of Northumberland now within Tyne and Wear. All further references to Northumbria, Northumberland, the county, recording area, region or survey area should be taken to represent the above definition.

The recording area falls across four 100,000 metre British National Grid squares (NT, NU, NY & NZ - see Map 1) comprising all or part of 75 ten kilometre by ten kilometre squares within the county. More detailed reference can be found in the Ordnance Survey Landranger (1:50,000 scale) maps on sheets 74, 75, 80, 81, 86, 87 and 88. The boundaries of the area surveyed do not, of course, fall neatly along the boundaries of the national grid and, for the purposes of the survey, any tetrad which has ten percent or more of its area within the county was visited by fieldworkers. For those tetrads bisected by the recording area boundary, only the portion within the recording area was included in the survey. This resulted in records from a total of 1,410 tetrads during the survey period.

This Atlas complements *Northumberland's birds*, which has become the standard retrospective ornithological account for the area. It was compiled by Bryan Galloway and Eric Meek and issued in three parts between 1978 and 1983 by the Natural History Society of Northumbria. Extensive references and acknowledgements to the work have been made throughout the individual species accounts.

Brief Geographical Background

The total area encompassed by the survey is in excess of half a million hectares (Northumberland 502,644 ha.; Tyne and Wear (north) 19,564 ha.) making it one of the largest ornithological recording regions in England. It abuts on its northern and western edges with Scotland, although the summit ridge of the Cheviot Hills is a rather indistinct divide. This is not the case to the east, however, as the North Sea clearly forms an abrupt natural boundary. South of the Tyne - Irthing Gap (the Newcastle to Carlisle corridor) the boundary of the region is partly delineated by the rivers Tyne and Derwent, although further west in the Allendales and South Tyne Valley the higher land of the northern Pennines forms the boundary with both Co. Durham and Cumbria (Map 2). The western hills reach a height of 815 m (2,674 feet) above sea level on the summit of Cheviot, with many other tops exceeding 549 m (1,800 feet) a.s.l., whilst south of the River Tyne heights of up to 673 m (2,208 feet) are recorded along the Co. Durham and Cumbrian borders. These uplands are deeply incised by the main river systems creating a number of enclosed valleys flanked by hills with rounded summits, the results of earlier glacial activity. Nearly half of the area covered by this atlas lies above the 183 m (600 feet) contour with the remainder forming an agricultural plain and coastal belt which varies in width from 19 to 40 kilometres (12 to 25 miles), being narrowest in the north and widest across the south eastern sector.

The atlas area therefore straddles a number of distinct faunal habitats which have been fully described in *Northumberland's birds*. It is nevertheless necessary to provide a brief synopsis of that data to fully appreciate some of the species distribution maps in the main body of the atlas text. Galloway and Meek recognised a number of different habitats including :

1. Extensive heather moors and acid grassland, predominantly in the west of the county, often with associated crags. These outcrops may be of sandstone (e.g. Simonside Hills); or of volcanic lava in the Cheviots, or the Whin Sill escarpment which extends westwards from the Farne Islands to the Roman Wall and into Cumbria (Jackson, 1995). The atlas maps highlight land over 183 m (600 feet) a.s.l. and this corresponds well with much of the moorland edge and the extent of marginal upland.

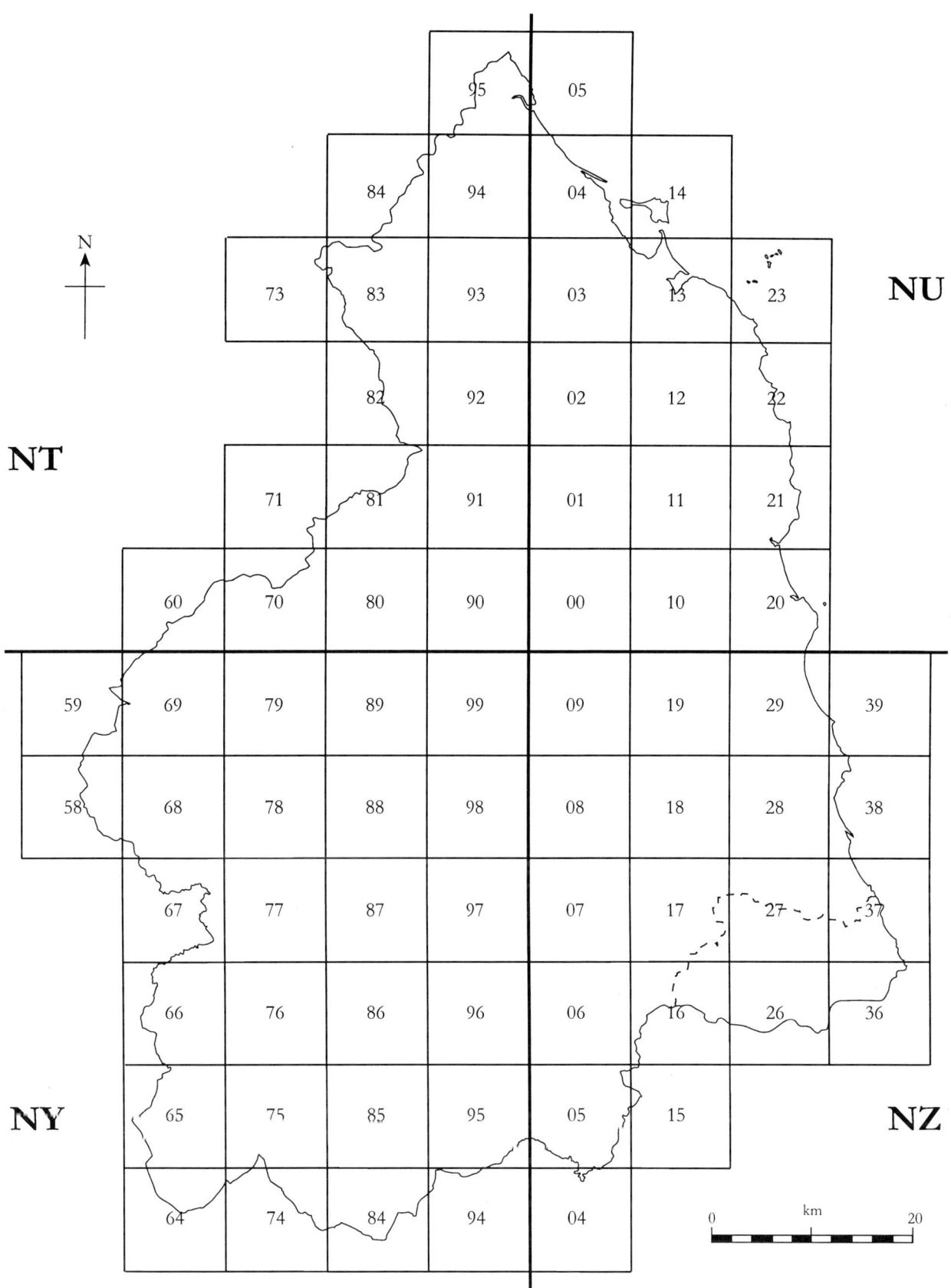

NU

NT

NY

NZ

**Map 1 Ordnance Survey 10km squares for Northumberland
and Tyne & Wear (North)**

2. The next major habitat is largely the artificial one formed by the vast expanses of spruce and pine planted by both the Forestry Commission and by private economic forestry groups, some of it begun in the early 1920s. The accompanying map (Map 3) based on the work undertaken by Lunn (1976) clearly shows the extent of this habitat (in excess of 66,000 hectares) although it is no longer the monoculture one might expect as the current pattern of clear felling, re-planting and the retention of former woodland is providing an interesting vegetational mosaic. This map also shows the distribution of extant mixed and deciduous woodland primarily located in the upland valleys and the eastern lowlands.

3. The extensive agricultural lowland plain is also a significant habitat. It begins in the Merse (in the Tweed and Till basin) to the north, expands southwards around Alnwick to the coastal plain near Morpeth and then skirts the Newcastle conurbation on its western flank to extend into the Tyne Valley and Hexhamshire. Much of the agricultural land of what was the north eastern corner of the former coalfield has suffered from the inroads of extensive open cast mining and when the areas are reconstituted often become a flat, hedgeless panorama interspersed with small coniferous shelter-belts.

4. Freshwater lakes, rivers and ponds form another important habitat. They may be natural lakes or loughs (e.g. Broomlee, Sweethope); subsidence ponds in the former coalfield (e.g. Arcot Pond, Big Waters, Wallsend Swallow Pond) or man-made reservoirs like those at Whittle Dene, Catcleugh, Fontburn, Derwent and, largest of all, Kielder. To these should now be added artificially created pools on nature reserves at coastal sites such as Hauxley and Druridge Bay Country Park, and inland at Caiston near Rothbury (Map 4). Major riparian habitat can be found along the many rivers which rise in the Cheviots or the North Pennines to the south of the Tyne - Irthing Gap. The most significant being the Till, Breamish, Aln, Coquet, Wansbeck, Rede, the East and West Allen, and of course the North and South Tyne which merge near Hexham to form the Tyne. Most flow in an easterly or south easterly direction.

The two remaining major habitat zones are the coastline and the urban sites in the former coal mining towns and the Tyneside conurbation itself.

5. The coastline is particularly significant in Northumberland, extending some 97 kilometres, with large colonies of seabirds on suitable mainland cliffs and offshore on the Farne Islands and Coquet Island. There are considerable areas of sand dunes and associated coastal vegetation particularly in the northern half of the county. A further subzone on the coast is the inter-tidal mud flats which occur on the Lindisfarne National Nature Reserve and the estuaries of the Tweed, Coquet, Aln, Wansbeck and Blyth.

6. Of the urban sites the increase in derelict colliery and industrial wasteland and the gradual spread of suburban leisure areas (e.g. the banks of the rivers Wansbeck and Tyne) together with an increase in private housing estates and their related gardens has encouraged the spread of a number of avian species.

Climate

An understanding of the region's climate is also needed to appreciate the distribution pattern of a number of species as Northumberland is on the northern limit for some such as Nightjar, *Caprimulgus europaeus*, Kingfisher, *Alcedo atthis*, Little Owl, *Athene noctua* and Turtle Dove, *Streptopelia tutur*. As very full climatological details appear in a number of accounts e.g. Manley (1946), NEDA (1950) and Swan (1993) it is only necessary here to provide a brief and rather general overview.

In the introduction to the *Flora of Northumberland* (Swan, 1993) the county is succinctly described as 'the coldest part of England'. This is based on low mean annual sea level temperatures throughout the year together with a similar low sea-surface temperature. Nevertheless the extreme low temperatures experienced in other parts of the UK in the winter months may not materialise in Northumberland because of this proximity to the North Sea and the protective influence of the Pennine and Cheviot hills.

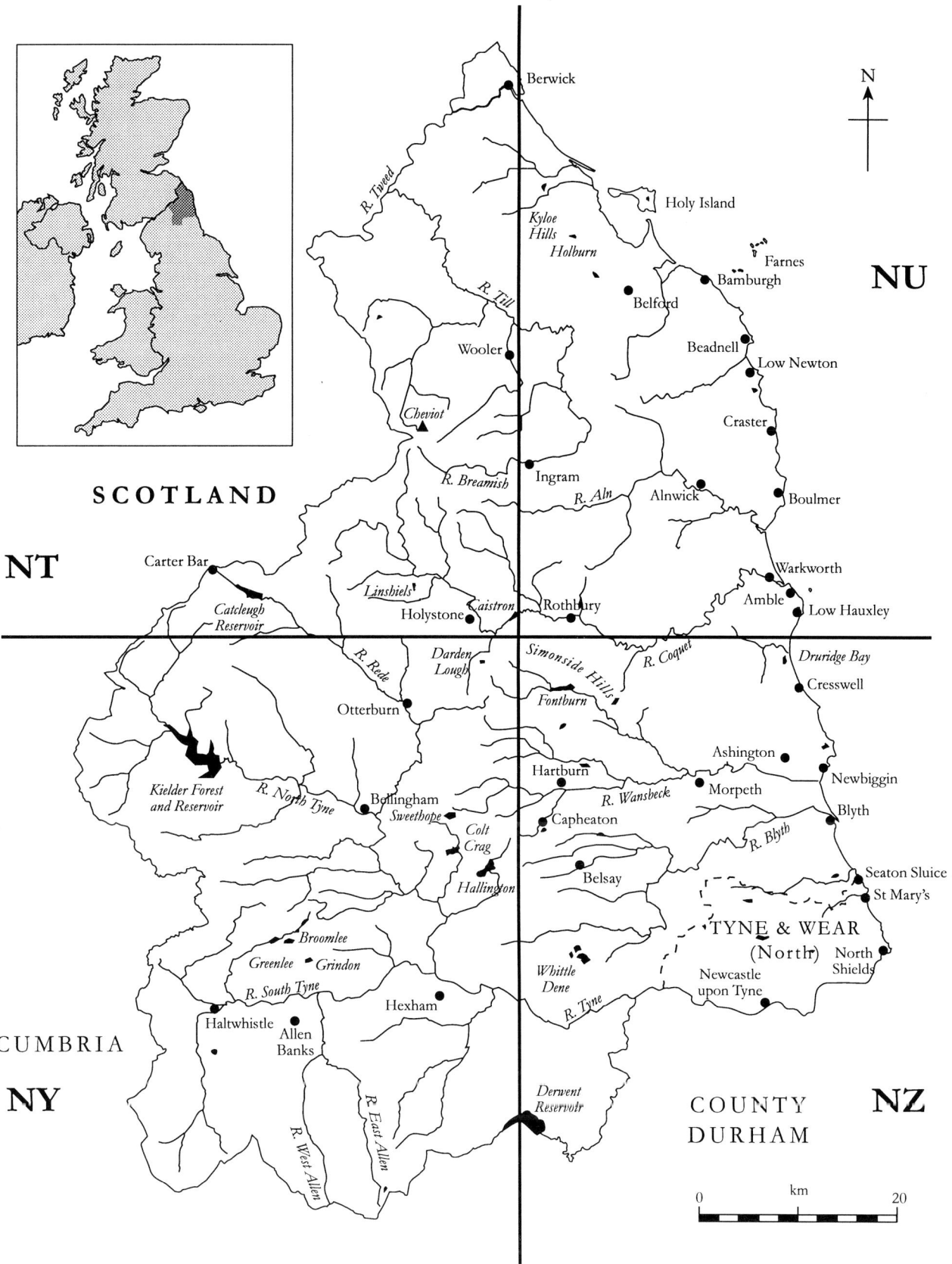

N

NU

SCOTLAND

NT

R. Tweed

Berwick

Kyloe Hills

Holburn

Holy Island

Farnes

Bamburgh

R. Till

Belford

Beadnell

Low Newton

Wooler

Craster

Cheviot

R. Breamish

Ingram

R. Aln

Alnwick

Boulmer

Carter Bar

Linshiels

Catcleugh Reservoir

Holystone

Caistron

Rothbury

Warkworth

Amble

Low Hauxley

R. Rede

Darden Lough

Simonside Hills

R. Coquet

Druridge Bay

Cresswell

Otterburn

Fontburn

Ashington

Newbiggin

Kielder Forest and Reservoir

R. North Tyne

Bellingham

Sweethope

Colt Crag

Hallington

Hartburn

R. Wansbeck

Capheaton

Morpeth

Blyth

R. Blyth

Seaton Sluice

St Mary's

Belsay

TYNE & WEAR (North)

North Shields

Broomlee

Greenlee

Grindon

R. South Tyne

Whittle Dene

R. Tyne

Newcastle upon Tyne

Hexham

Haltwhistle

Allen Banks

CUMBRIA

NY

R. West Allen

R. East Allen

Derwent Reservoir

COUNTY DURHAM

NZ

0   km   20

Map 2 Northumberland and Tyne & Wear (North)

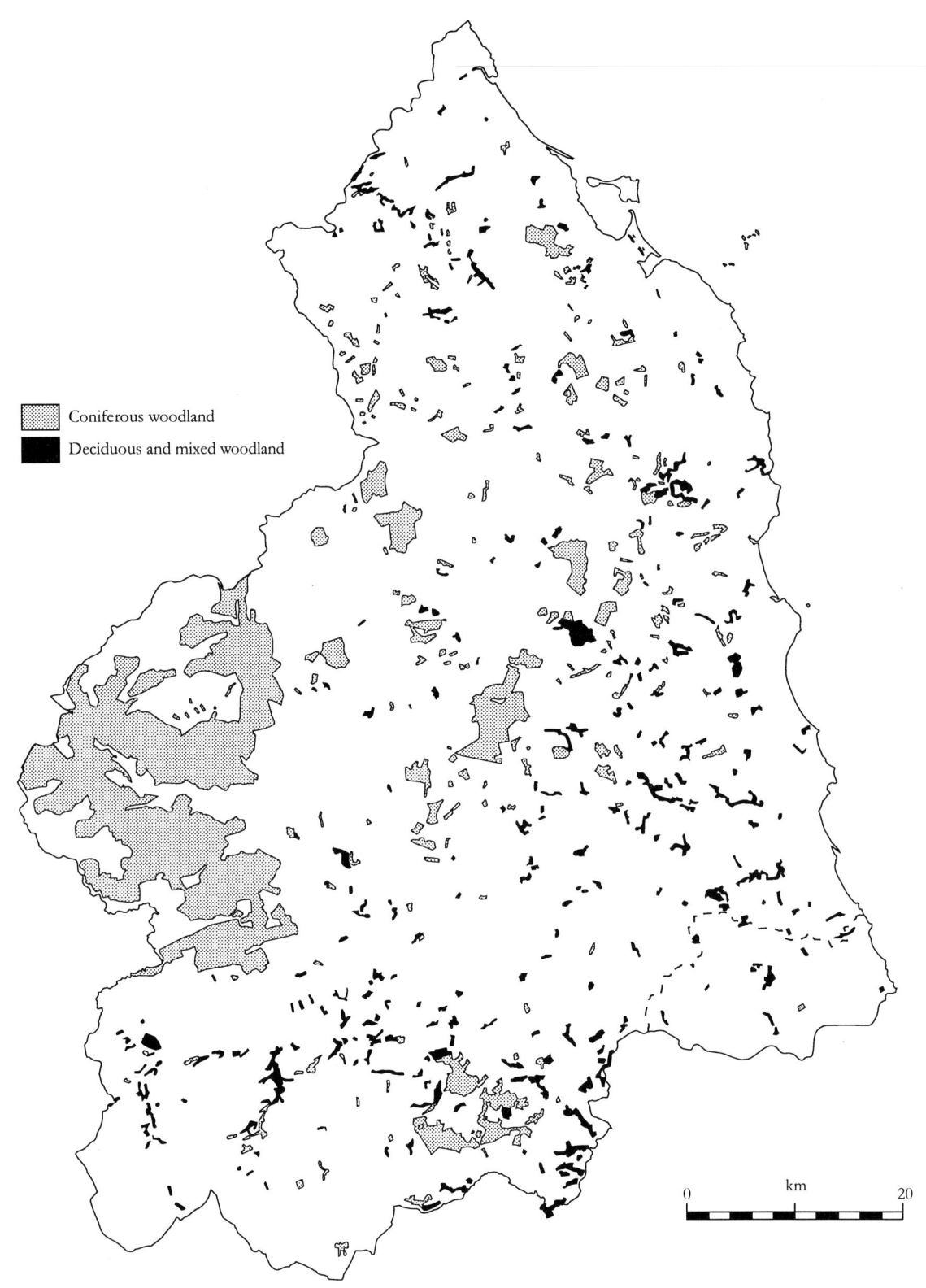

Map 3 Coniferous and deciduous and mixed woodland

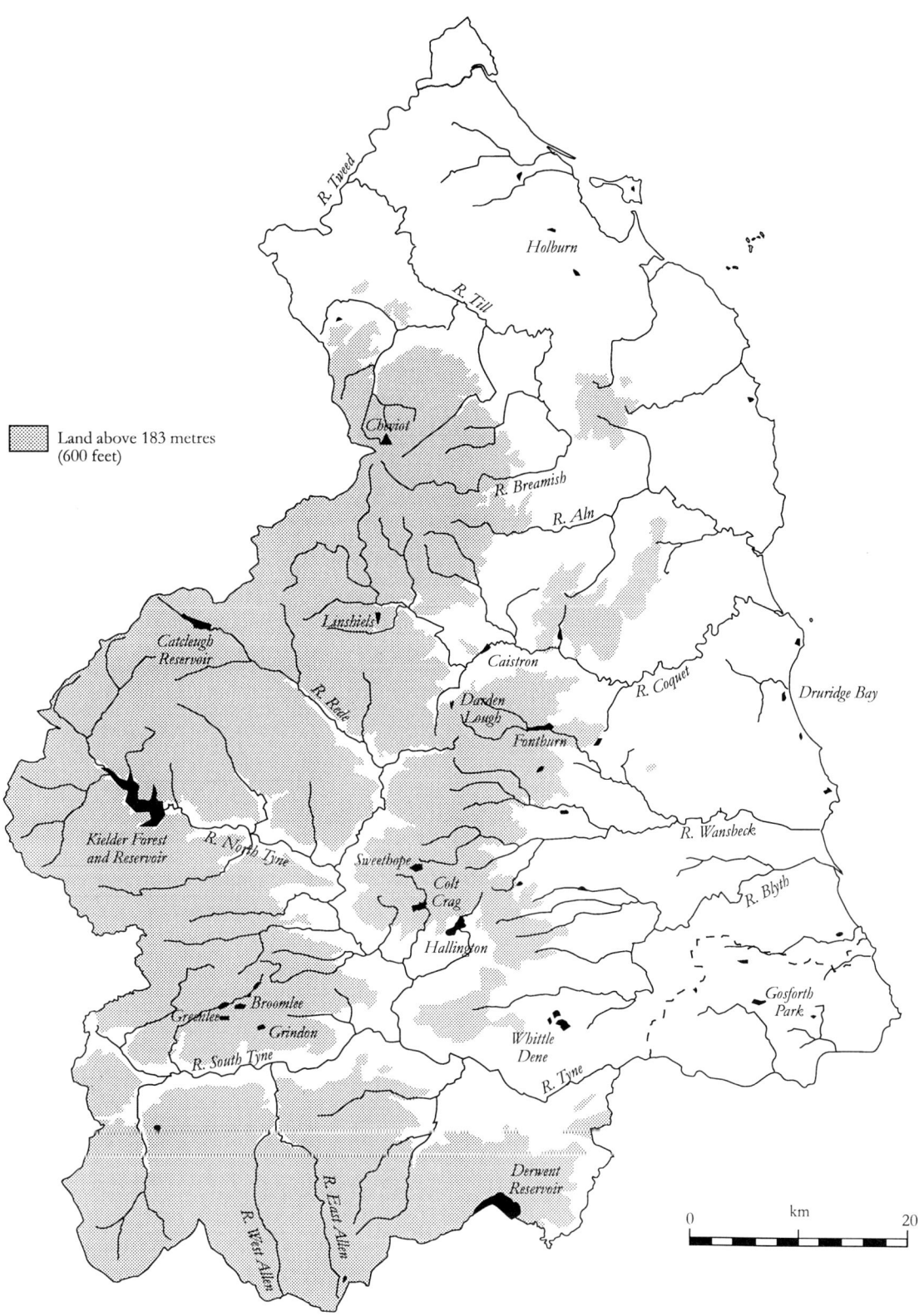

Land above 183 metres
(600 feet)

R. Tweed

Holburn

R. Till

Cheviot

R. Breamish

R. Aln

Lanshiels

Caistron

R. Coquet

Druridge Bay

Catcleugh
Reservoir

R. Rede

Darden
Lough

Fontburn

R. Wansbeck

Kielder Forest
and Reservoir

R. North Tyne

Sweethope

Colt
Crag

R. Blyth

Hallington

Gosforth
Park

Greenlee

Broomlee

Grindon

R. South Tyne

Whittle
Dene

R. Tyne

Derwent
Reservoir

R. East Allen

R. West Allen

0   km   20

Map 4 Rivers and standing water

Much of the North East lies in the rain-shadow created by the hills to the west with the driest areas around Bamburgh and Holy Island receiving on average less than 625 mm (25 inches) precipitation annually. Not surprisingly the wettest areas are in the west in the upland zones and here 1,000 - 1,250 mm (40 - 50 inches) is nearer the average. Snowfall and frosts are further factors which often delay the return of breeding species. Snow on the coast rarely lies more than seven or eight days each year but further inland this may increase to ten or 15 days and on the highest summits of the Cheviots and Pennines 100 or more days is not uncommon. Snow may fall in the hills between September and April, with rare instances even recorded in June and July.

Temperatures are therefore varied and affected by a range of factors. For example the coastal strip may experience an ameliorating effect from the North Sea which is not apparent further inland but is subject to damp seasonal sea-fogs (known as haars or frets) particularly between late spring and early autumn, together with raw north or easterly winds again in spring. Essentially July and August are the warmest months and January and February the coldest. Some average temperatures are tabulated below (after Swan, 1993).

General area	January °C	April °C	July °C	October °C
Berwick/Alnwick plain	2.9	7.0	14.2	9.6
Hexhamshire (lowlands)	2.8	7.2	14.4	9.6
Marginal uplands (183m; 600 feet)	1.4	6.3	13.7	8.2
Uplands (over 305m; 1000 feet)	0.9	6.2	13.5	8.5

Mean average monthly temperatures for broad regions in Northumberland

THE SURVEY PERIOD

Initially the fieldwork for the breeding atlas survey was intended to be carried out and completed during the years 1988 to 1990 inclusive, and while the bulk of the timed visits to tetrads were contained within the period, this had to be extended into 1991 and 1992 to ensure that full coverage of the county was obtained. In addition, for a small number of species whose status was considered to be changing rapidly, some breeding data for 1993 have also been included.

The 'breeding season' in which the timed visits to tetrads were to be undertaken was defined as 1st April to 31st July inclusive.

FIELDWORK METHODS

General

Survey co-ordinators were appointed for each of the four 100 kilometre grid squares falling across the recording area. The then BTO local representative, B. N. Rossiter acted as the senior co-ordinator and also had responsibility for the squares NT and NU while J. M. Macfarlane looked after NY and M. L. & T. A. Cadwallender undertook NZ. These last three also acted as additional BTO co-ordinators for the national survey data.

The co-ordinators recruited fieldworkers to take responsibility for each individual ten kilometre square in their designated area. In practice groups of observers and occasionally single observers covered several ten kilometre squares throughout the survey period. At the end of each breeding season the co-ordinators were additionally responsible for collecting and collating all of the records from fieldworkers. Of course, in their dual role, other duties included performing the administrative tasks allied to the data collation for the national atlas survey in addition to the local survey.

Timed Visits

Fieldworkers were asked to visit every tetrad in their designated ten kilometre square(s), with a minimum of eight tetrads to be visited in each of the first two years of the survey (and the remainder to be visited in the third year), to achieve two timed visits of one hour each. The first visit was to be made between 1st April and 31st May and the second between 1st June and 31st July. If two visits of one hour were not practicable then one visit of two hours was allowed after mid May. Any other variations on timed visits were discouraged to ensure uniformity of coverage.

Fieldworkers were also asked to refer to the appropriate 1:50,000 scale Ordnance map to determine the exact boundaries of the tetrads that they intended to visit and were provided with a transparent overlay showing a grid with each of the tetrad letters in a ten kilometre square to facilitate correct tetrad identification. If any visit to a tetrad resulted in more than one (or occasionally two) hour(s) of observation then records outside the timed period were recorded on supplementary record cards (see below). During the timed visits they were to record each species encountered in the appropriate breeding category, either confirmed, probable or possible. In addition they were asked to count or estimate the number of pairs of each species seen or heard in each breeding category during the visit.

For the three breeding categories detailed keys were used to show the alternative ways in which each observation could be recorded. The categories and keys, based on those used in the first national breeding atlas, are given overleaf.

Breeding Category	Key	Definition
POSSIBLE	S	Species seen in the breeding season in possible nesting habitat but no other indication of breeding. Do not include summering non-breeding birds e.g. gulls, herons or seabirds away from known colonies but hirundines feeding overhead can be included.
PROBABLE	H	Singing male(s) heard (or breeding calls heard) in the breeding season.
	P	Pairs of birds observed in suitable nesting habitat in breeding season.
	T	A permanent territory presumed from the registration of territorial behaviour (song, etc.) on at least two different days at the same place at least one week apart.
	D	Displays or courtship seen (including copulation).
	A	Agitated behaviour or anxiety calls from adults suggesting a nest or young nearby.
	I	Incubation patch present on adult.
	N	Birds visiting a probable nest site.
CONFIRMED	B	Birds seen building a nest, carrying material or excavating a nest-hole. Such evidence should be used in conjunction with caution for species such as Wren and some warblers which build trial nests.
	DD	Distraction display or injury feigning.
	UN	Used nest which has been occupied, or egg shells which have been laid during the period of the survey.
	FL	Recently fledged young (nidicolus species e.g. passerines) or downy young (nidifugous species e.g. waders). Such evidence should be used with caution for species such as Starling and Rook whose young may move some distance from the nest very soon after fledging.
	ON	Adults seen entering or leaving a potential nest-site in circumstances suggesting an occupied nest. This would include high nests, nest in holes or an adult seen incubating.
	FY	Adults seen carrying food for young or a faecal sac away from a nest. Such evidence should be used with caution for species which continue to feed their young long after they have left their nest (e.g. Starling) or species which collect food a long way from their nests (e.g. some seabirds).
	NE	Nest containing eggs.
	NY	Nest with young seen or heard.

Special instructions were given for the recording of colonial species as these were to be counted 'outside' the timed visit. Ideally colony counts should have been of nests but it was accepted that this was not always possible without undue disturbance and estimates of the number of breeding pairs at the colony were to be recorded instead.

When the timed visit(s) had been undertaken observers were asked to complete a specially designed recording card to summarise and present their counts of breeding species in a standard format. If counts for a species were different for two one-hour visits then the higher count only was to be entered. These cards were then submitted to the appropriate atlas co-ordinator. Occasionally, either by design or accident, a tetrad received more than one timed visit but the results were adjusted accordingly in the final collation of the recording cards.

The records of species listed in Schedule 1 of the Wildlife and Countryside Act were not to be entered on the card even though some of these species were named specifically. This was to alert observers to the possibility of accidentally coming across the species during the course of their fieldwork and the entries were highlighted by grey shading. All observers were reminded of the need to hold the appropriate licence for such species and any sightings were to be reported, under separate cover, direct to the County Recorder.

Supplementary records

The timed visits to tetrads were designed to collect the bulk of the data required on the breeding species present but it was recognised that some would be overlooked. To cater for this all fieldworkers were encouraged to submit supplementary breeding records, made outside the timed visits, for any tetrad that they happened to visit or pass through, at any time of the year. It was hoped that this would reveal any species that may have been missed on a timed visit and also to allow for any higher counts of numbers of a particular species depending on the timing during the breeding season.

The instructions for the recording of supplementary records in terms of breeding categories, counts, etc., were identical to those for timed visits. A further recording card was provided for fieldworkers to record these observations and return to their atlas co-ordinator.

Other records

The Bird Club has a large number of members who contribute their observations throughout the year for publication in a monthly bulletin and also in the county annual bird report *Birds in Northumbria*. These records include a relatively wide selection of breeding observations. Various individuals and groups of members are also heavily involved in ongoing breeding studies of a number of species (including birds of prey, owls, seabirds and nest-box studies). The records received for the years covering the atlas period were therefore searched carefully for any that would add to the details of species and/or areas that were perhaps poorly represented through the timed visits and supplementary records. These records were then used to supplement and enhance those specifically received as a result of the atlas survey.

	10 Klm. Sq.	Large Town or Village in Square	TETRAD	YEAR
	Nu 13	BELFORD	K	1988

DATE OF FIRST VISIT : (1 hour)	15TH APRIL
DATE OF SECOND VISIT : (1 hour)	19TH JUNE

Northumberland & Tyneside **Bird Club**

BREEDING BIRD SURVEY RECORD CARD

OBSERVER(S) ADDRESS   M. S. HODGSON

TEL. NO.

GENERAL COMMENTS

SCHEDULE 1 SPECIES NOT TO BE COMPLETED ON THIS CARD. See Notes

SPECIES	POSSI-BLE	PROB-ABLE	CONF-IRMED	TOTAL PAIRS	SPECIES	POSSI-BLE	PROB-ABLE	CONF-IRMED	TOTAL PAIRS	SPECIES	POSSI-BLE	PROB-ABLE	CONF-IRMED	TOTAL PAIRS
Little Grebe					Red-legged Partridge					Razorbill				
Gt. Crested Grebe					Grey Partridge					Puffin				
Black-necked Grebe					Quail					Stock Dove	1	–	–	1
Fulmar					Pheasant					Wood Pigeon	5	1	–	6
Cormorant					Water Rail					Collared Dove	–	4	–	4
Shag					Corncrake					Turtle Dove				
Grey Heron					Moorhen	5	–	1	6	Cuckoo				
Mute Swan					Coot					Barn Owl				
Canada Goose					Oystercatcher					Little Owl				
Shelduck	–	–	1	1	Little Ringed Plover					Tawny Owl				
Wigeon					Ringed Plover					Long-eared Owl				
Gadwall					Golden Plover					Short-eared Owl				
Teal	1	–	–	1	Lapwing	4	–	–	4	Nightjar				
Mallard	3	4		7	Dunlin					Swift				
Shoveler					Snipe	–	1	–	1	Kingfisher				
Pochard					Woodcock					Green Woodpecker				
Tufted Duck	–	2	–	2	Curlew					Gt. Spotted Woodp.				
Eider					Redshank	–	2	–	2	Less. Spotted Woodp.				
Goosander					Common Sandpiper					Skylark	–	8	–	8
Hen Harrier					Black-headed Gull					Sand Martin	–	15	–	15
Montagu's Harrier					Common Gull					Swallow	–	4	1	5
Goshawk					Less. Black B. Gull					House Martin	–	–	6	6
Sparrow Hawk					Herring Gull					Tree Pipit				
Buzzard					Kittiwake					Meadow Pipit				
Kestrel					Sandwich Turn					Rock Pipit				
Merlin					Roseate Tern					Yellow Wagtail				
Hobby					Common Tern					Grey Wagtail				
Peregrine					Artic Tern					Pied Wagtail	2	1	–	3
Red Grouse					Little Tern					Dipper	–	1	–	1
Black Grouse					Guillemot					Wren	–	9	–	9

An example of the card used to record observations for timed visits to tetrads

BREEDING ATLAS SURVEY

Supplementary Record Card for

CASUAL SIGHTINGS

Northumberland & Tyneside **Bird Club**

OBSERVER: B. N. ROSSITER   ADDRESS:

SPECIES	10 KLM. SQ.	TETRAD	DATE	POSSI-BLE	PROB-ABLE	CONF-IRMED	TOTAL	SPECIES	10 KLM. SQ.	TETRAD	DATE	POSSI-BLE	PROB-ABLE	CONF-IRMED	TOTAL
GREY HERON	NY84	N	23/6/90	1	–	–	1								
OYSTERCATCHER	NY84	N	,,	–	1	–	1								
BLACK-HEADED GULL	NY84	C	,,	–	–	12	12								
COOT	NY84	S	,,	–	1	–	1								
RING OUZEL	NY84	U	15/7/90	–	1	–	1								

An example of the card used to record supplementary breeding observations in tetrads

DATA COLLATION

Computerisation

The Breeding Atlas Committee recognised at an early stage the need to hold the data collected from the survey in a format that would allow easy analysis and it was obvious that some computer facilities would be required. The club was fortunate to have access to an IBM compatible personal computer with packaged database software. The software (dBase III Plus) used was of the semi-relational database type and a degree of redundant duplication of certain 'header' information was inevitable as a number of different files were used to hold the data.

Each card for a timed visit to a tetrad was allocated a unique reference number and the 'header' information, including observers' initials, date of visits, and ten kilometre square identifier and tetrad letter, was entered into a file. The main data on the card, comprising a species code and counts in each of the possible, probable and confirmed breeding categories, were then entered into a second file along with the unique card number, ten kilometre square identifier and tetrad letter. Checks were made that the ten kilometre square and tetrad data were consistent across these two files. A third file, containing the species codes and numbers indicating each species' position in the Voous order, was used to validate species names from the record cards.

Supplementary record cards were given a similar treatment for the 'header' information and the main species data from these cards were entered into the second file exactly as that from timed visits. A fourth file was created to hold those additional breeding records gleaned from all other sources (principally the club's monthly bulletins and annual reports) and data was entered as for timed visits with the addition of a locality field to allow guidance if there was any doubt about exact tetrad assignment.

The three files containing species breeding data were then merged and although the resultant file contained some duplication due to the various sources, a total count (i.e. possible + probable + confirmed pairs) was calculated. To rationalise this file the records were indexed on a combination of certain fields (ten kilometre square, tetrad, species and total count) and sorted into descending order of total count. A final version of the species data file, to remove any duplicate records, was created by re-indexing the records by ten kilometre square, tetrad and species and selecting only the record with the highest count in each ten kilometre square/tetrad group.

This final computer file was used to produce printed reports for cross-checking with manual records (see below) and also as an aid, along with the distribution maps, to authors of the individual species accounts. It also allowed overall statistics to be produced easily and quickly. During the course of map production and the accuracy checks any anomalies identified were corrected on the computer file.

Manual records

In addition to the summation of the breeding records in an easily accessible computer database it was necessary to carry out a similar exercise in a manual format to allow accurate cross-checking of all data received. To this end a 'master' tetrad card was designed on which the species and numbers could be entered after the rationalisation of any duplication of timed counts and supplementary records had been made. The rules for creating final counts on the 'master' cards were the same as for the computerised files and in this way two independent sets of data were made available to assist with the inevitable checking that was necessary.

Accuracy checks

The 'master' tetrad cards were used to compare species and totals produced from the computer database. This was carried out on a tetrad basis and also by individual species. The use of the two data sets, although very time consuming, allowed immediate identification of any anomalies in data entry and/or misinterpretation of figures, etc. Both sets of data were updated as necessary and a complete match was achieved. This, of course, meant that the production of statistics and distribution maps could be carried out with confidence.

Statistics

The project generated a total of 52,144 species-tetrad records. These included records from timed visits, supplementary sightings, and extracts from both monthly club bulletins and various reserve reports systematically acquired by the club. A breakdown of the totals by the main OS grid areas of the county is given below :

Area	Number of records	Number of unique records	Number of ten km squares	Number of tetrads
NT	8,013	6,465	15	254
NU	11,947	9,157	15	284
NZ	14,784	11,263	19	343
NY	17,400	13,494	26	529
Totals	52,144	40,379	75	1,410

The number of records received is that submitted or obtained from all sources while the number of unique records is the number compiled after the removal of duplicate counts of species in a tetrad by the merging process to show maximised breeding category status.

A further analysis of the sources of the data shows the following distribution of records by year :

	Total	1988	1989	1990	1991	1992	1993
Atlas Cards - timed visits	1,620	596	564	357	64	39	-
Atlas Cards - supplementary	301	118	88	89	4	2	-
Other club records	2,731	6	51	1,171	1,453	30	20

It should be remembered, of course, that the records contained on atlas cards relate to multiple species while those on bird club record cards relate to only a single species. For the purposes of the survey, all counts of breeding birds on both the Farne Islands and Coquet Island made by the National Trust and RSPB wardens are treated as timed visits.

THE DISTRIBUTION MAPS - general

Draft distribution maps for every species recorded during the survey period were produced by hand from the 'master' tetrad cards when the data had been reconciled with the computer database. The maps were passed to a professional cartographer who computerised the data to allow the production of high quality maps utilising three different dot sizes to indicate breeding categories.

It is perhaps timely to say here that the maps have been produced in black and white as the editors feel that this gives a better visual impact.

In addition it should be pointed out that although the total number of tetrads included in the survey was 1,410 the grid on the maps in fact show 1,412 tetrads. The two additional tetrads are NU14A which is the tetrad covering the inter-tidal area of Fenham Flats in the Lindisfarne NNR and NY94C which was initially included in the survey area, but in fact lies just outside the defined boundaries, although no data from this square forms part of any species analysis.

The first run of computer produced maps was checked by the individual account authors and also by the editors. This was regarded as an essential further check of the data both in the positioning of each dot in the appropriate tetrad and also the overall number of dots on each species map.

A plain tetrad map was thought to be of limited value but the inclusion of too many physical features on each map would have detracted from its prime purpose of conveying a species distribution. A decision was made to include shading to indicate high ground, in the recording area, of over 183 metres a.s.l. (600 feet). This feature not only shows the high ground but also indicates the route of the major river valleys and coincides with blanket conifer afforestation and the areas of higher moorland.

The club was fortunate in having access to data, held in the archives of the late L. G. Macfarlane, for the breeding survey carried out in the county between 1967 - 1972. This was primarily information gathered for the first national breeding atlas survey organised by the BTO between 1968 - 1972. This data was converted into distribution maps for each of the species recorded. However, that survey was based on ten kilometre squares, and the area covered was slightly different on the periphery, so that a direct comparison with the newly produced tetrad maps was difficult. A second ten kilometre distribution map, based directly on the current tetrad map, was therefore produced for most species to allow immediate comparisons to be made.

It is fortunate that the shape of the county lends itself to the production of the three maps on one page! For some species only the ten kilometre maps have been published and for others, which may be sensitive to disturbance or have such a small breeding population as to render a distribution map of little significant use, none have been produced. It should also be noted that some species have had data included for 1993 and these are clearly indicated on the maps.

A key to the three distribution maps and the symbols used is provided on page xxxii.

THE SPECIES ACCOUNTS - general

The Atlas Committee was keen to include as many people as possible, who had taken part in the survey, in the production of this Atlas. As a result some 30 or so potential authors were approached and asked if they would be willing to write one or more of the species accounts. Only a few felt unable to do so but the majority accepted and, the editors feel sure, they began to wonder just what they had agreed to.

Although the authors were encouraged to write accounts as they felt best clearly a number of guidelines had to be given. Authors were asked therefore to include or consider including a brief historical statement of the breeding status of each species, perhaps comparing this with any national data/trends where this was relevant and utilise wherever possible previously published local survey data. Obviously the results of the current survey and any possible trends were to be highlighted. Each author was provided with a print-out of the appropriate species data, a draft distribution map and a number of references from local surveys and publications. The editors undertook to assist in the tracking down of more obscure references and were also available for advice and guidance.

For many years now the authors of the county annual bird reports, *Birds in Northumbria*, have used a classification table of the number of occurrences recorded in the county as an indication of abundance for each species in the club's recording area. Although this does not specifically relate to breeding records it has allowed a reasonably accurate assessment of a species abundance to be made albeit with much emphasis placed on the local knowledge of contributors and authors alike. Galloway and Meek in their work employed an identical table of abundance to denote the number of breeding pairs per year of each species. This table denoting abundance is as follows :

Term	Number of breeding pairs (after *Northumberland's birds*) or Number of occurrences per annum (after *Birds in Northumbria*)
Abundant	more than 10,000
Common	1,001 to 10,000
Well-represented	101 to 1,000
Uncommon	11 to 100
Rare	one to ten
Extremely rare	Up to ten in total

In keeping with the publications mentioned above, authors were asked to try and place each breeding species recorded during the atlas survey in one of the above categories to maintain the standardisation of descriptive terms used and also to assist the county bird report authors in assessing breeding status in future years.

The species accounts broadly follow the order compiled by Professor K.H. Voous in 1977 although a few are slightly out of sequence in order to facilitate the layout of text and maps. It should be noted that English bird names are those used in both the county annual reports and *Northumberland's birds*. The decision to use these names has been made in order to preserve continuity but they also reflect those which seem to generally remain in current usage by British birdwatchers. The editors feel that the situation regarding 'new' English bird names proposed for many species in the last few years is far from being satisfactorily resolved and it would have been inappropriate to employ them for a work of this kind.

continued overleaf

At the end of most of the species accounts a table of results obtained during the survey is included. A typical example is shown below :

Number of tetrads in which recorded	303	(22%)
Confirmed breeding	47	(16%)
Probable breeding	225	(74%)
Possible breeding	31	(10%)
Total number of pairs recorded	750	
Confirmed breeding	117	
Probably breeding	566	
Possibly breeding	67	

The figures quoted in parenthesis for the "Number of tetrads in which recorded" indicate that total as a percentage of the number of tetrads surveyed (i.e. in the example above, 303 = 22% of the total of 1,410 tetrads). For the three breeding categories however, the figures are the percentage of the total number of tetrads in which the species was recorded (e.g. in the example above, 47 = 16% of 303 tetrads). Where necessary, in these tables, percentage figures have been rounded.

Clearly the accurate counting of all breeding pairs of a particular species in a survey of the magnitude of this atlas is not possible for many species. Nevertheless the counts made during this exercise give, at least, base-line data for estimating current breeding populations and will also be of great use in comparisons with any future surveys. It should be noted that the totals of pairs are not accumulated rather they are the highest possible summation, in each breeding category, for the species during the atlas period. These figures should be used with caution as for some species, which may be mobile between different areas in different breeding seasons, the totals will be in excess of the true breeding population (e.g. Great Crested Grebe, Mute Swan, etc.).

The texts from so many authors could have resulted in an editorial nightmare but it is a tribute to all concerned that the quality of the completed accounts was not only high but, most importantly, readable and interesting!

Two appendices are also provided at the end of the species accounts and distribution map section. The first tabulates the number of breeding species, in all categories, recorded in each tetrad and the second attempts to outline the breeding population, abundance and any trends for each species.

In all a total of 165 species was recorded during the survey. Of these 149 were confirmed as breeding in the county, although for one species, Feral Pigeon, *Columba livia*, data was not collected systematically. Four further species were recorded as probably breeding with another two in the possible category. The remaining 10 could not be assigned to one of the breeding categories but have been included for completeness of the records.

LIST OF FIELDWORKERS

N. Anderson
E. Bagshaw
A. M. Bankier
M. Bell
G. A. Bentley
J. S. Booth
C. Bradshaw
F. Brady
the late J. Brogdon
K. V. Brooks
A. Brunt
L. Brunt
M. L. Cadwallender
T. A. Cadwallender
I. S. Chadwick
L. Charlton
E. Clark
T. R. Cleeves
J. Coleman
C. Cox
N. B. Cox
E. Crabtree
T. L. Crilley
I. S. Davidson
M. Davison
K. Dawson
J. C. Day
J. M. Day
W. Dickson
R. Dunn
J. Dutton
M. Eccles
G. Fenwick
I. Fisher
R. S. Forster
M. P. Frankis
M. A. Freeman
B. Galloway
P. J. Garson

N. Gartshore
J. Harrison
P. Hawkey
M. Henry
M. Hepple
D. Heward
C. Hewitt
L. Hewitt
S. J. Hingston
M. K. Hodgson
M. S. Hodgson
R. M. Holmes
A. Hutt
D. C. Jardine
J. A. Jardine
C. Jewitt
W. G. Johnson
A. J. Johnston
R. J. Johnstone
I. Kerr
I. Kerton
P. Knowles
D. Leat
B. Little
G. Linkleter
W. T. Logan
J. M. Macfarlane
P. Maguire
D. Malthouse
L. J. McDougall
D. McKeown
P. L. Mitchell
G. W. Moon
A. P. Mossop
R. S. Murray
S. Newman
G. Nicholson
D. C. Noble-Rollin
R. Norman

J. D. Parrack
S. Petty
A. B. Phillimore
M. Plenty
M. Richardson
K. Robson
L. Robson
B. N. Rossiter
A. F. Rossiter
W. M. Ruddock
L. Russell
K. Russell
W. G. Savage
R. C. Seeley
D. R. Shannon
J. Sharpe
M. B. Shaw
E. Slack
M. R. Smith
G. A. Sorrie
E. J. Steele
A. Stimpson
J. Strowger
P. Tankard
T. Thain
M. I. Thomas
M. Thomson
D. Walker
R. Walton
T. Watson
S. Westerberg
S. Winter
N. Wiseman
A. Woodhall
The National Trust
RSPB
English Nature

With apologies for any accidental omissions

ACKNOWLEDGEMENTS

The editors would like to extend their thanks to the following who have given additional assistance in bringing this publication to fruition including Mick Eyre and Ken Turner at the University of Newcastle who key-punched the vast majority of the data from the atlas cards into computer files. Bill Savage, Keith Brooks and Andrew Brunt who assisted with the manual merging of records on to master tetrad cards to facilitate checking. David Noble-Rollin at the Natural History Society of Northumbria helped with the loan of historical material, and Bryan Galloway who assisted with other information. Staff at the Riverside Early Years Training Centre and the Printing and Reprographics Section of North Tyneside Council helped enormously with the preparation of final drafts and camera-ready copy. Special thanks also go to Mike Smith who undertook to read the full draft of the species texts and improved the 'flow' in many ways. Gary Haley performed a magnificent feat in producing the maps and coped admirably with the many demands that we made of him. We are lucky to have such an array of talented local bird artists and Andy Booth, Colin Bradshaw, Mike Carr, Martin Eccles, Ian Fisher, Paul Galloway, Chris Gibbons, Alan Hart, Tony James, George Miller, and Stewart Sexton deserve thanks for providing (at times on very short notice!) such a diverse selection of illustrations to enhance the text. In addition thanks must also go to John Steele for capturing the whole breeding atlas ethos by producing such a magnificent painting for the cover and frontispiece. Last, but certainly not least, grateful thanks are extended to Joan Day, Ann Hodgson and Anna Rossiter who have endured several years of constant disruption to their lives due to the breeding birds of Northumbria!

Abbreviations

A number of standard abbreviations have been used throughout and to avoid any confusion their meanings are shown below :

BTO	British Trust for Ornithology
CBC	Common Bird Census
CES	Constant Effort Site
MOD	Ministry of Defence
NNR	National Nature Reserve
OS	Ordnance Survey
RSPB	Royal Society for the Protection of Birds
a.s.l.	above sea level
km	kilometres
m	metres

xxxi

Key to scales and symbols on the distribution maps

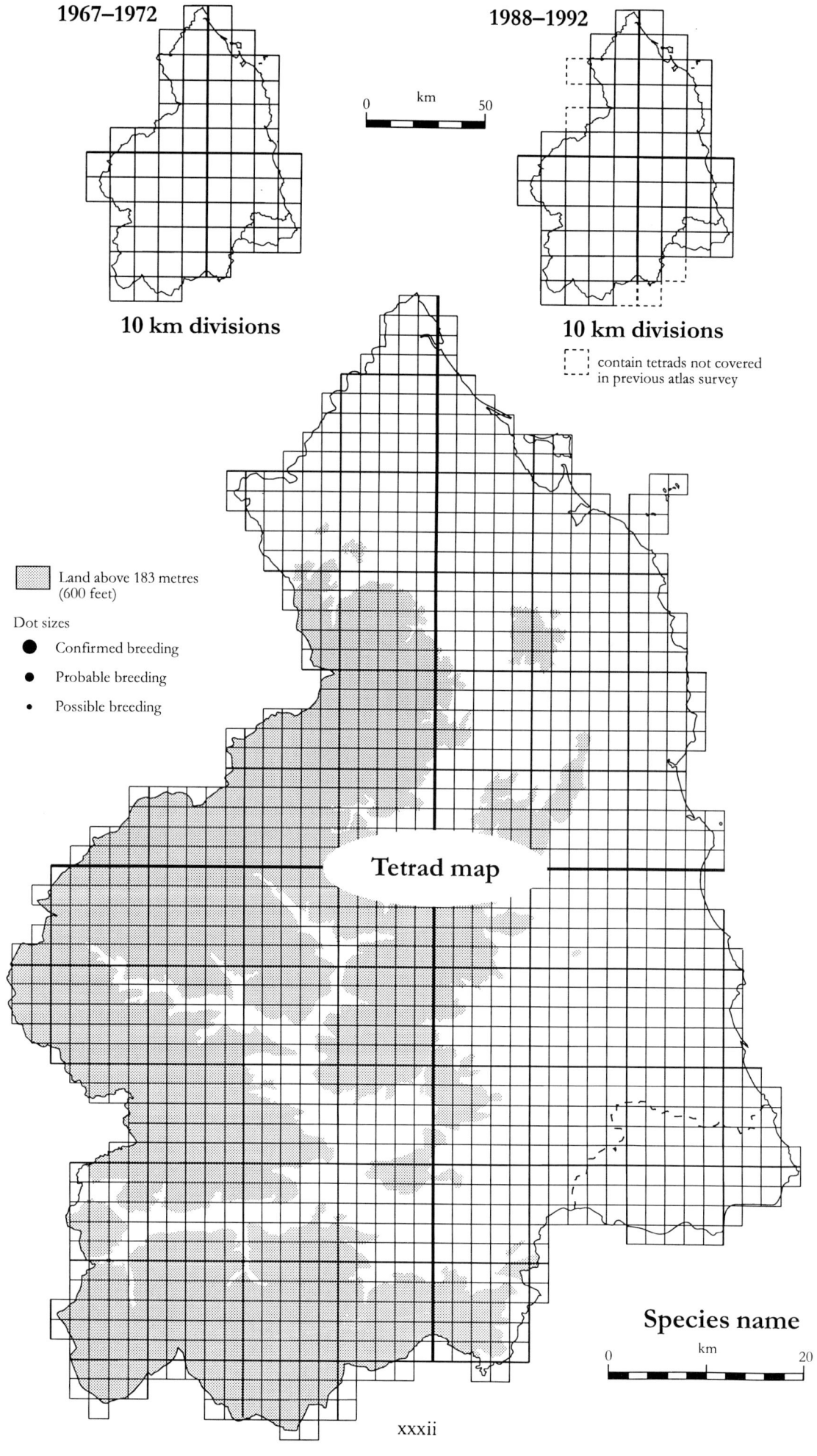

1967–1972

0 km 50

10 km divisions

1988–1992

10 km divisions

[dashed box] contain tetrads not covered
in previous atlas survey

[shaded box] Land above 183 metres
(600 feet)

Dot sizes

● Confirmed breeding

● Probable breeding

· Possible breeding

Tetrad map

Species name

0 km 20

SPECIES ACCOUNTS AND DISTRIBUTION MAPS

LITTLE GREBE *Tachybaptus ruficollis*

The Little Grebe was described by Hancock (1874) as an occasional breeder but, over 30 years later, Bolam (1912) was able to describe it as a common resident, breeding even by the margins of some of the stiller reaches of our rivers, a habit rarely reported these days. The species nevertheless appears to have declined since Bolam's statement as it is no longer as numerous in the north of the county as it seems to have been when he recorded not less than 20 pairs on the pond at Pallinsburn in 1878.

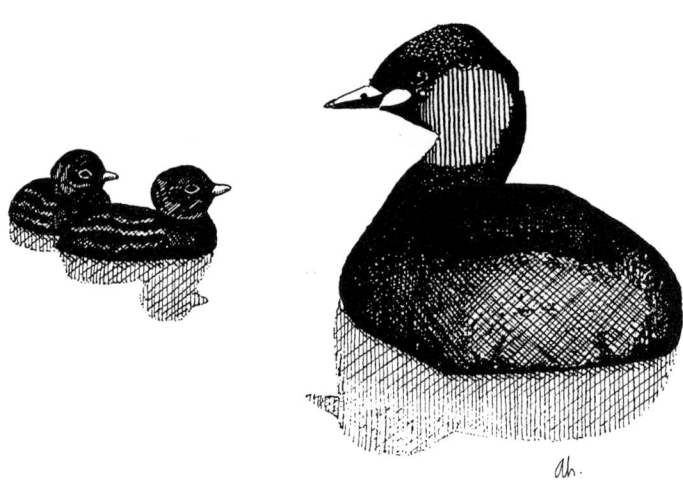

More recent surveys indicate a definite increase in the colonisation of several lowland waters, especially those caused by mining subsidence in the south east of the region. A survey in 1967 - 1968 by the then Tyneside Bird Club (Macfarlane, 1973) showed over one third of the breeding population of about 70 pairs occurred at these ponds. This increase was confirmed by Macfarlane (1976) who reported no real evidence of change in the species' breeding status with some 63 - 67 pairs, of which 42% were nesting below 75 metres a.s.l. In the last full breeding survey of the Little Grebe in 1986, Johnston (1987) again confirmed it as a lowland breeder in the county, with 53% of all records coming from below 75 metres a.s.l. Although only 19 confirmed broods were noted, a further 42 probable and 55 possible breeding pairs were located.

The distribution map for the current atlas survey reaffirms the species as a lowland breeder with suitable ponds in the south east and along the coastal strip being the main strongholds. The total of 72 pairs located compares favourably with previous surveys and the total of 46 tetrads in which they were recorded also compares well with the details that have been published in the county annual bird reports since 1976. This further confirms the preference for over ten sites which have been used regularly over the years. Fears expressed in earlier survey reports of a serious impact on breeding numbers, due to continual drainage of land and the lack of ponds forming due to the cessation of mining, seem unfounded. Indeed most records now come from protected ponds and reservoirs, many of which have been given nature reserve status and, consequently, at least some form of protection for the future. Perhaps the greatest danger to the species comes not from man and his activities, but from possible predation by Mink, *Mustela vison*. In the last decade this has spread to many of our ponds and river systems causing a halt to any expansion of Little Grebe, with only the more secretive pairs succeeding.

ALAN J. JOHNSTON

Number of tetrads in which recorded	46	(3%)
Confirmed breeding	23	(50%)
Probable breeding	17	(37%)
Possible breeding	6	(13%)
Total number of pairs recorded	72	
Confirmed breeding	40	
Probably breeding	24	
Possibly breeding	8	

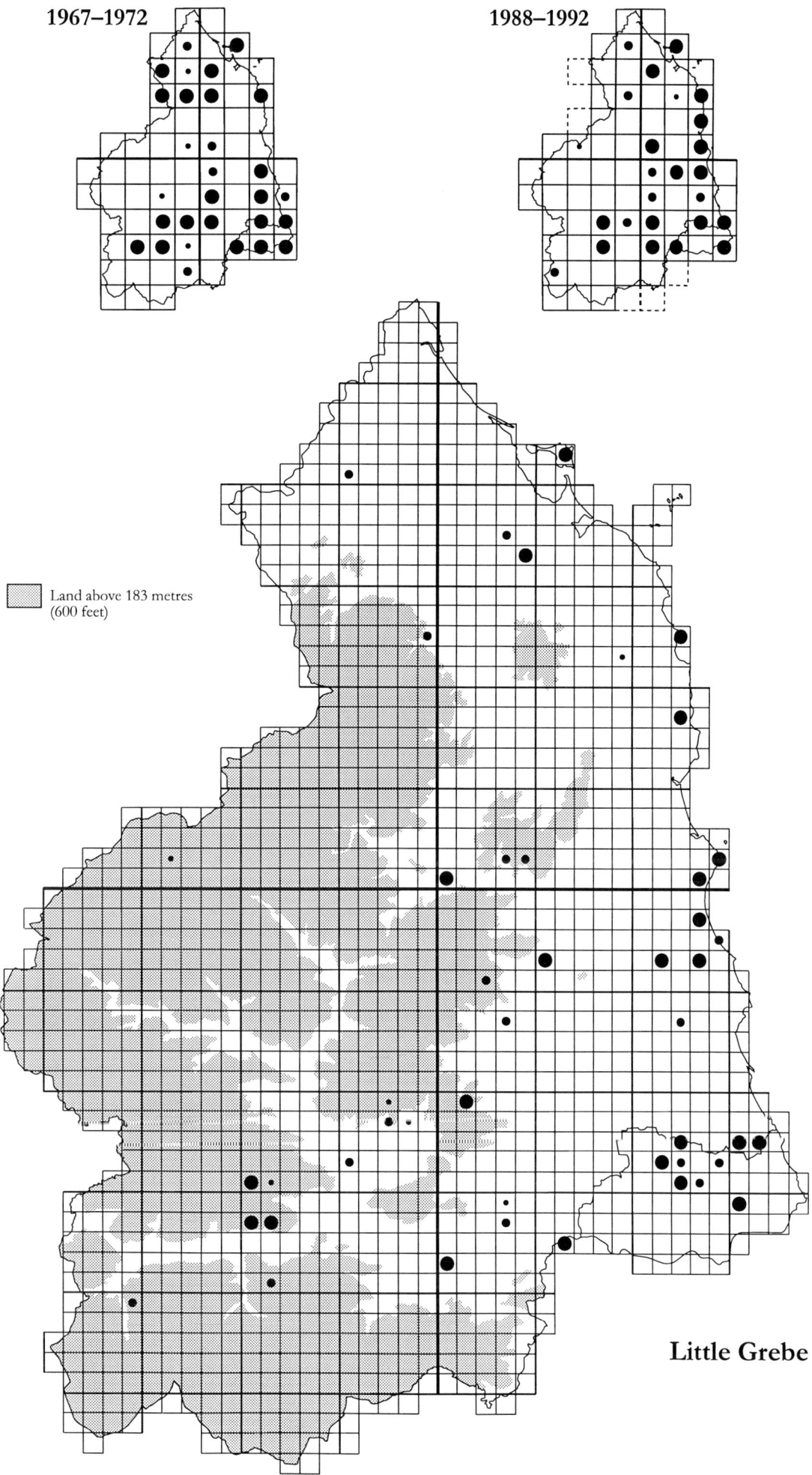

1967–1972

1988–1992

Land above 183 metres
(600 feet)

Little Grebe

GREAT CRESTED GREBE *Podiceps cristatus*

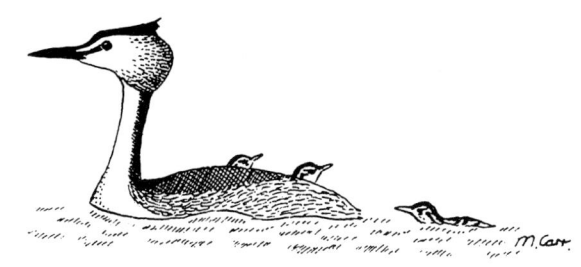

Bolam (1912) recorded the first proved breeding record in the county in 1911 at Hallington, but it was not until 1929 that breeding again occurred, this time on Sir Edward's Lake at Capheaton. Attempted breeding thereafter became more frequent but lower water levels in some summers, for example between 1945-1950, resulted in nesting being unsuccessful or not attempted. Since 1967 the numbers of breeding pairs increased from the one-two pairs that typified the previous two decades to up to five pairs breeding at four sites in 1972. A further increase led to seven successful pairs in 1975 with numbers continuing to rise until nine pairs bred in 1983 (Galloway & Meek, 1978; 1986). Reference to the county annual bird reports, *Birds in Northumbria,* for the years 1984 - 1992 shows a constant number of four to eight successful breeding pairs, except in 1990 when no young were reared.

Great Crested Grebes breed on shallow lakes usually less than three-four metres in depth with small ponds being less favoured due to the species' need for a long take-off run. Breeding generally occurs below 200 metres a.s.l. and this pattern is confirmed by the distribution map for the current atlas survey, with mining subsidence ponds and larger reservoirs being the stronghold for the species, although it is virtually absent from the north of the county. Despite continual success, albeit for relatively small numbers, in the 1970s and 1980s predation of young continues to be a problem and may be the reason for the species remaining a rare breeder in the region.

The total number of confirmed breeding pairs, as indicated below, relates to the whole period of the atlas survey and is higher than the annual average. Actual breeding success is much lower and predation of young by Lesser Black-backed Gulls, *Larus fuscus*, is widely reported. Like the Little Grebe, *Tachybaptus ruficollis*, the appearance of Mink, *Mustela vison*, on many of our river systems, and ultimately ponds, may be affecting a real chance of an increase in the population. The status of Great Crested Grebe remains as a rare breeder although records of non-breeding birds in the summer months indicate a much larger population which may ultimately lead to an increase in the breeding numbers.

ALAN J. JOHNSTON

Number of tetrads in which recorded	32	(2%)
Confirmed breeding	14	(44%)
Probable breeding	12	(37%)
Possible breeding	6	(19%)
Total number of pairs recorded	43	
Confirmed breeding	17	
Probably breeding	17	
Possibly breeding	9	

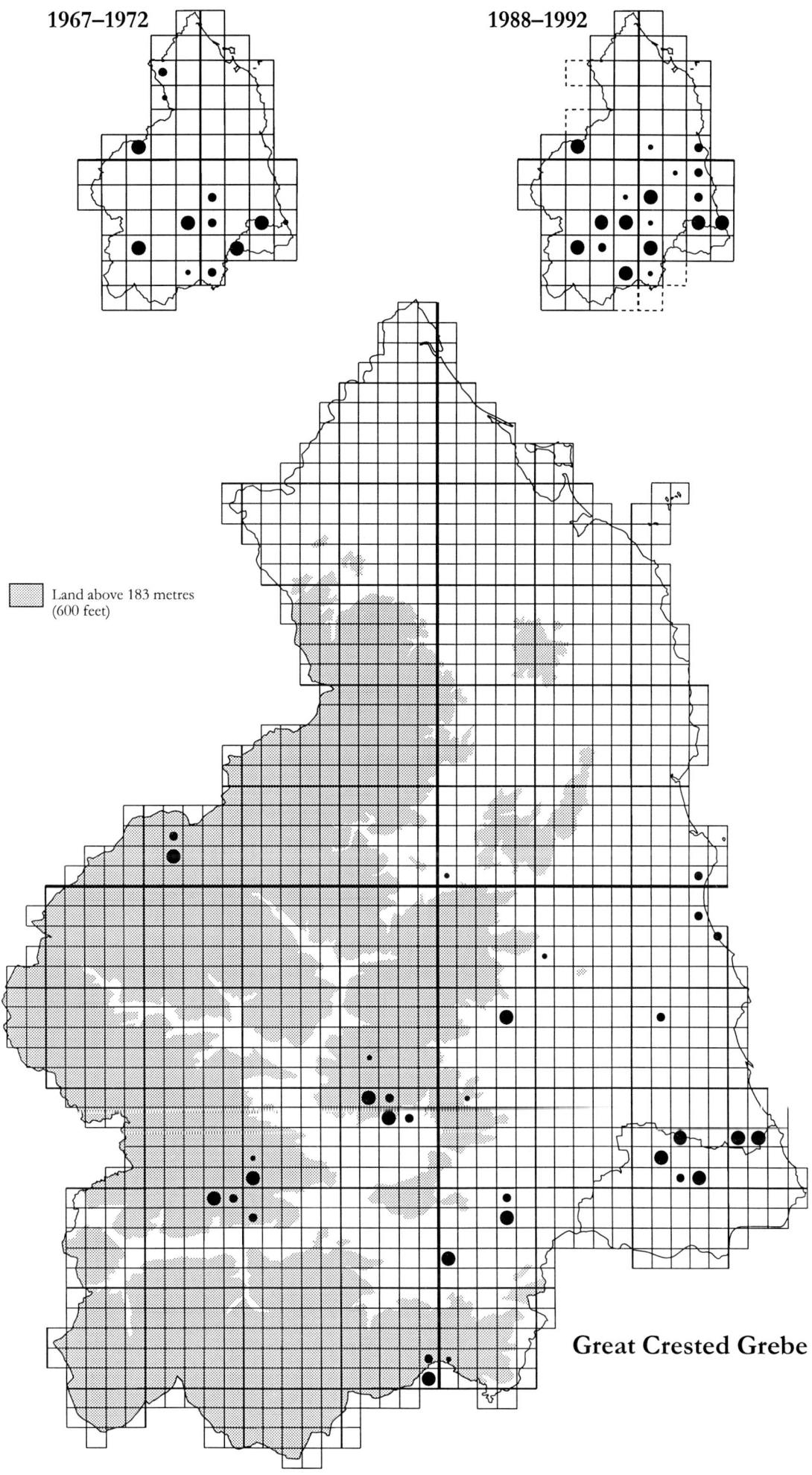

Land above 183 metres
(600 feet)

Great Crested Grebe

RED-NECKED GREBE *Podiceps grisegena*

As Gibbons et al. stated in the *New atlas* (1993), the successful breeding of this species has not been proved in Britain. In Northumberland it is a coastal passage and winter visitor and, whilst birds in breeding plumage can be seen in April and even May, they are nearly always absent in June and July. One was reported summering, however, at a lough in the south west of the county in June and July 1991 (Jardine, Johnston, Kerr, McKeown, & Rossiter, 1993) which appeared to show some indications of territorial behaviour.

JOHN C. DAY

BLACK-NECKED GREBE *Podiceps nigricollis*

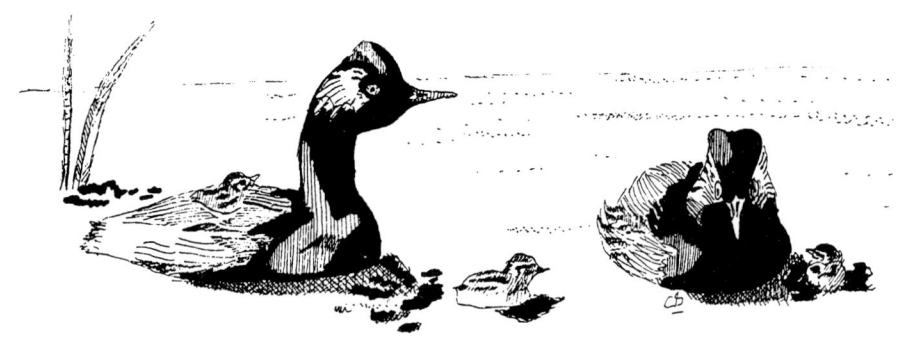

The Black-necked Grebe is the rarest of the genus occurring in Northumberland although it is only during the last 30 years that the species has established itself as a regular breeder. As long ago as 1932 Bolam had noted that 'it occasionally occurs inland, and an increasing tendency to tarry there into summer is significant'. By the late 1970s Galloway and Meek (1978) described it as 'a rare casual breeding species' with nesting first conclusively proved in the mid 1960s. From 1977 onward, however, the Black-necked Grebe has bred at one locality on a regular basis with the result that Northumberland now has the largest breeding population in Britain.

In addition to the breeding success at the main site it was apparent during the current atlas survey that colonisation was occurring at several other localities. In 1991 two - three pairs hatched four - five young at one new site but three pairs in the following year failed to rear any young. At two further sites four pairs reared a total of six young in 1992. During 1993 a total of six - seven young were reared at two of the above sites and a pair was present at yet another potential breeding locality.

The species is, of course, one of the rarest breeding birds in Britain and as such is afforded special protection under Schedule 1 of the Wildlife and Countryside Act. It has a preference for breeding on small, shallow, eutrophic lakes with floating, aquatic vegetation but, unfortunately, has a tendency to change breeding sites frequently on the edge of its range (Cramp et al., 1977). In *Population trends in British breeding birds* Marchant et al. (1990) estimated a national population of between 26 and 35 pairs. A comparison of the figures shown below, which tabulate both the Northumberland and British populations, demonstrates that the county holds nationally significant breeding numbers.

	Pairs breeding in Britain	Pairs breeding in Northumberland	Young reared in Northumberland
1977	11	1	2
1978	13	2	5
1979	12	4	9
1980	11	2	3
1981	5	4	7
1982	11	5	17
1983	11	9	33
1984	17	10	44
1985	9	5	13
1986	11	10	15 - 18
1987	27	13	27
1988	15	9 - 10	31
1989	25	9	20
1990	21	? 16	9
1991	19	? 16	4 - 5
1992	26	8	10
1993	No data available	8	12 - 13

Table 1   *Number of confirmed breeding pairs of Black-necked Grebe in Britain (data from Rare Breeding Birds Panel annual reports) and the number of breeding pairs and young reared in Northumberland during 1977 to 1993*

The reason for the sharp decline in the number of young reared in 1990 has not been identified (note, however, that a decline was also experienced in other parts of the UK in that year) and the limited success in 1991 could be attributed to a cool spring and the slow emergence of aquatic vegetation inhibiting breeding or food supplies. Although there seems to have been a partial recovery in 1992 and 1993, the situation requires further monitoring.

The numbers involved in breeding or attempting to breed in the county are quite remarkable and, with the hope of colonisation on even more waters, the future of the Black-necked Grebe, both locally and nationally, may now be more secure than for many years.

JOHN C. DAY & MIKE S. HODGSON

STORM PETREL *Hydrobates pelagicus*

The absence of breeding Storm Petrels on the east coast of the UK south of Caithness is very clearly shown in the *New atlas* (Gibbons et al., 1993). Nevertheless the occasional sightings in the North Sea during the summer months, noted by Galloway and Meek (1978) before the 1980s, have been amply supported by the large number of tape-lured birds trapped on the Northumberland coast, particularly at Tynemouth, between June and September since 1986. These refer presumably to non-breeding birds from the more northerly and westerly UK sites although there is a single record of a bird trapped without the use of a tape-lure on Coquet Island in August 1991 (Jardine, Johnston, Kerr & Rossiter, 1992), a breeding habitat which would be suitable for the species.

JOHN C. DAY

FULMAR *Fulmarus glacialis*

The Fulmar colonised Northumberland in the 1920s as part of a population spread that apparently began in Iceland in the early 1700s (Fisher, 1952). Birds were ashore at the Farne Islands from 1919 and breeding was confirmed in 1928 at Holy Island, Dunstanburgh and Cullernose Point. Inland sites and buildings, notably castles, have been occupied since the early days of colonisation and the continued spread in the county has encompassed every apparently suitable coastal site (Thomas, 1988).

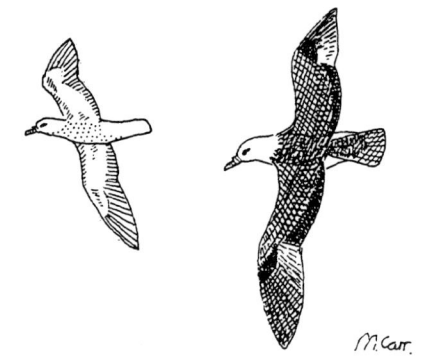

The distribution map for the current atlas survey confirms the extent of this spread although it omits an inland colony in the Ford area in north Northumberland which was recorded during the 1967-1972 atlas survey and is known to be still occupied. The two latest colonisations have been at Blyth Power Station (in 1991) and on the cliffs south of Newbiggin (in 1992). The nine largest coastal colonies accounted for more than 80% of the total population in a census in 1987 (Thomas, 1988). They appear to enjoy good breeding success with, for example, the Farne Islands birds rearing an average of 0.56 chicks per pair annually between 1986 and 1992, compared to the national figure of 0.45 chicks per pair (Walsh et al., 1993). On the other hand the smaller coastal colonies and all of the inland ones are usually much less successful. Nevertheless overall numbers continue to expand.

Fulmar populations should be easy to estimate, the ideal being to count occupied sites apparently suitable for nesting. The best time is from late May into July when all the breeding birds will be in attendance and failed breeders will not yet have quit the colony (Lloyd et al., 1991). The counts in the current atlas survey may not have conformed to this 'standard', although in 1987 the county population was estimated at 1,201 occupied sites (Thomas, 1988) and this agrees well with the 1,194 pairs reported during this latest survey. Recent estimates from the nine largest colonies suggest little change as shown in the table below :

	1987 (Occupied sites)	1992 ('Pairs')
Tynemouth	55	78
Coquet Island	32	57
Cullernose/Howick	146	150+
Dunstanburgh	41	36
Bamburgh Castle	67	20
Farne Islands	204	223
Coves Bay, Holy Island	69	28
Berwick to the border	353	356
Longhoughton Quarry	32	58
Totals	999	1,006

Table 2   *Fulmar occupation at the nine major breeding colonies*

Long term monitoring from 1986 to 1992 indicates that Fulmar populations in our part of the North Sea are still growing by 4% - 5% per annum (Walsh et al., 1993). At this rate a population of around 1,500 occupied sites is indicated for 1993. There is no reason to suppose that growth at this rate will decelerate in the foreseeable future which should mean that there will be a continued increase at existing colonies and a new presence at inland crags, buildings and on coastal cliffs throughout the county.

Number of tetrads in which recorded	40	(3%)
Confirmed breeding	21	(53%)
Probable breeding	13	(32%)
Possible breeding	6	(15%)
Total number of pairs recorded	1,194	
Confirmed breeding	706	
Probably breeding	460	
Possibly breeding	28	

MALCOLM I. THOMAS

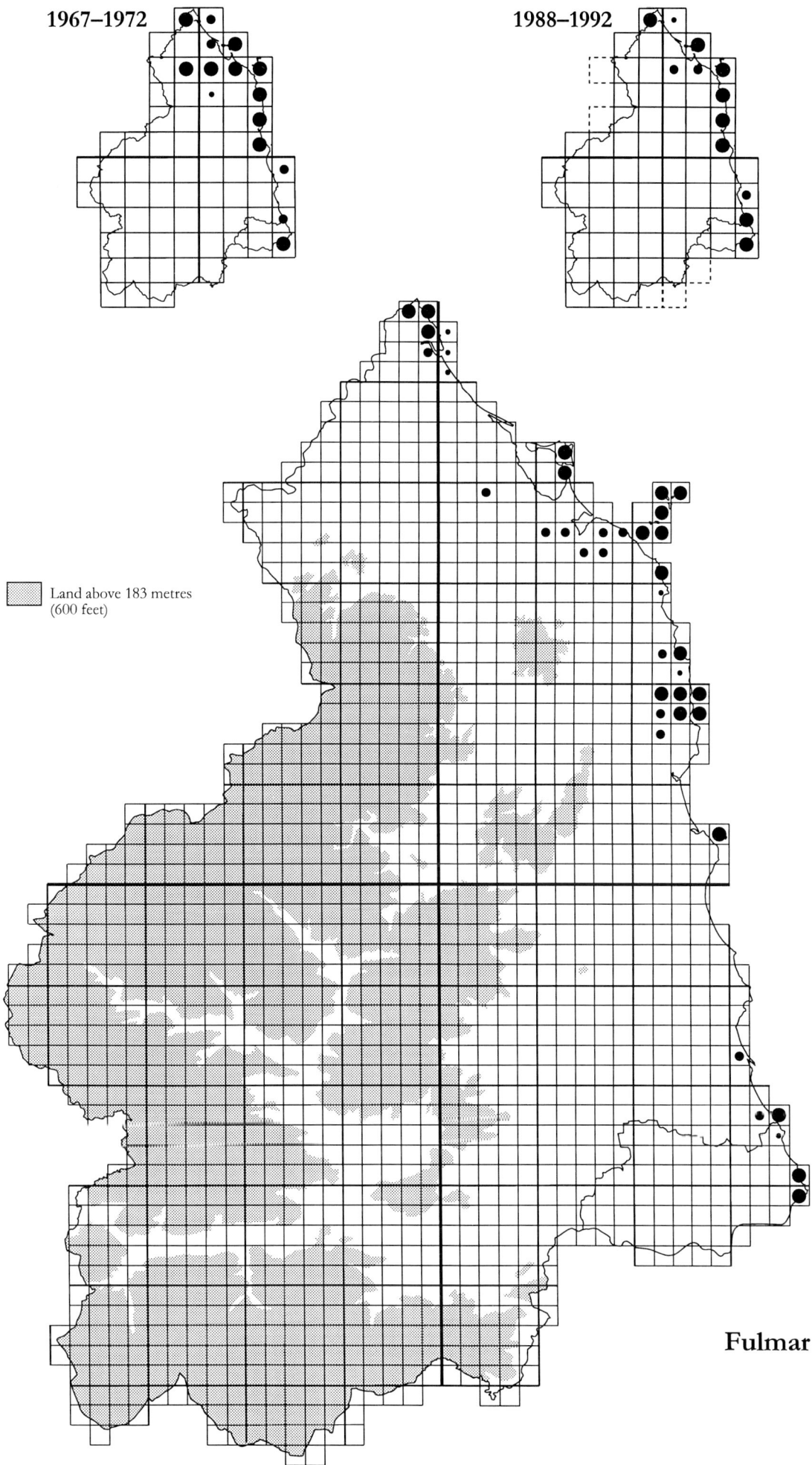

Land above 183 metres
(600 feet)

Fulmar

CORMORANT *Phalacrocorax carbo*

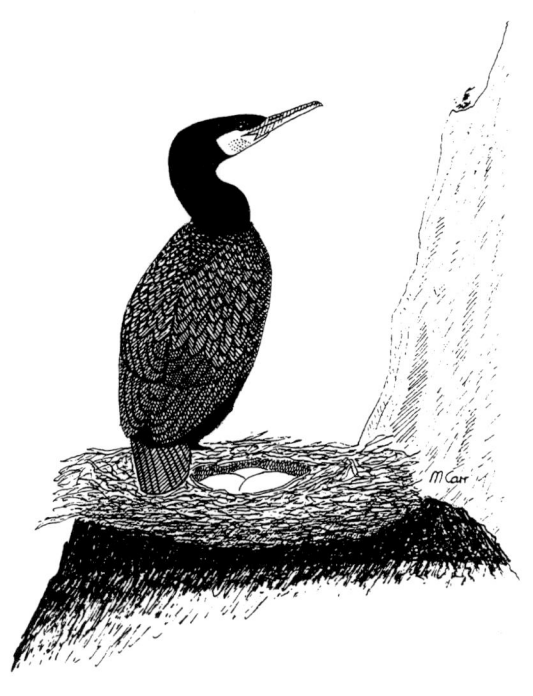

Although Bolam (1912) made reference to Cormorants breeding in historical times on the cliffs at the mouth of the Tyne and on Coquet Island, there are currently no nesting sites in the county other than on the Farne Islands where they have bred since at least the 18th century (Hawkey, 1991). A steady increase in numbers at this site, from 40 - 50 pairs in 1885 to about 300 pairs by 1949, was noted by Watt (1951) and Galloway and Meek (1978) stated that breeding numbers remained constant, between 250 - 300 pairs, in the 1970s. During the period 1980 - 1992 this level of breeding population has been maintained with the number of pairs fluctuating between a low of 238 in 1985 and a peak of 341 in 1982. The graph below shows the number of breeding Cormorants on the Farnes during 1971 - 1992.

Cormorants are known to move their breeding sites frequently and the Farnes birds are no exception as, on occasions, one island may be deserted in favour of another, the North Wamses and the East Wideopens currently being the regular breeding islands within the group. The species has been protected and undisturbed on the islands since 1973 and an increase in the number of breeding pairs was expected (Hawkey, 1991). This has not occurred with the population remaining fairly stable, and it would seem that other factors are limiting expansion at this site, perhaps including persecution when the birds are absent from the islands. Murray (1986) said that 'considerable numbers of Cormorants are shot by keepers and Tweed Salmon Commissioners. As many as 70 have been killed annually under Ministry licence, and many more unofficially' and there seems no doubt that some of the Farnes birds visit the River Tweed to feed and so fall foul of the guns. However, it should also be noted that Gibbons et al. (1993) have indicated that in Britain and Ireland most colonies are of ten - 300 pairs and the Farnes colony accords well with this range.

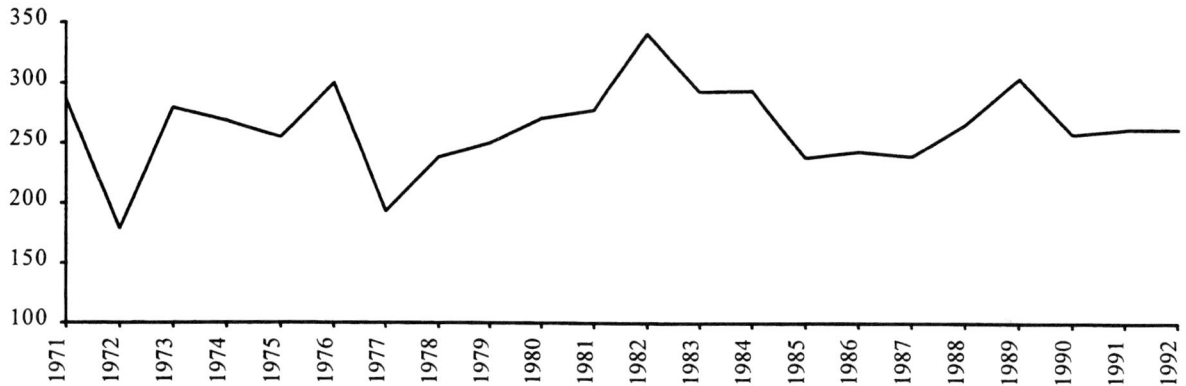

Figure 1   *Number of breeding pairs of Cormorant at the Farne Islands during 1971 - 1992*

During the current atlas survey period there were several reports of birds placed in the 'possible' breeding category, including some inland localities, but these almost certainly refer to immatures or non-breeders at feeding sites. Cormorants have established a number of inland colonies in England and Ireland and it is by no means inconceivable that inland nesting may at some future date take place in the county.

MIKE S. HODGSON

SHAG *Phalacrocorax aristotelis*

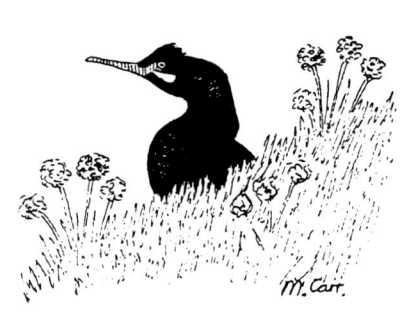

Shags have bred on the Farne Islands since at least the 17th century but were extremely rare (Hawkey, 1991). During the period 1760 to 1830 a few pairs bred at this site, but not in every year, and in the subsequent years up to the 1920s there appears to have been only a handful of definite breeding records (Watt, 1951). Regular breeding commenced in 1931 and by 1945 numbers had built up to 38 pairs. A steady increase in the population revealed 367 pairs in 1965 but a major setback occurred in 1968 as a result of an outbreak of paralytic shellfish poisoning. About 80% of the Farnes breeding birds died in this incident with only seven pairs continuing to nest. An amazing recovery took place however, with numbers increasing to as many as 368 pairs by 1974. Unfortunately another incident, also thought to be the result of paralytic shellfish poisoning, occurred in 1975 and the population was again reduced, this time to 192 pairs (Galloway & Meek, 1978).

Since then there have been no further major natural reductions and the protection afforded to Shags at this site has allowed them to expand very successfully on to various islands within the group. The graph below indicates the growth of the Farnes population since 1971 resulting in the current peak of 1,871 breeding pairs.

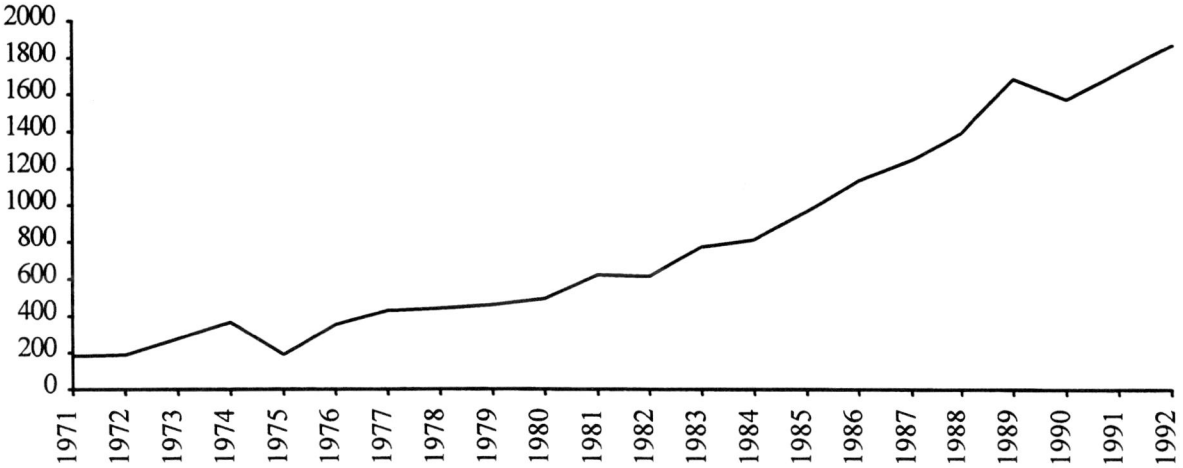

Figure 2   *Number of breeding pairs of Shag at the Farne Islands during 1971 - 1992*

Shags have also bred on the cliffs at Dunstanburgh, 'time out of mind' (Bolam, 1932), although seven nests counted in 1987 seems to be the maximum recorded. A third , new, breeding site on cliffs near Needles Eye, to the north of Berwick, was first reported in 1987 and between 1990 to 1992 three-five nests were found there.

The successful expansion witnessed at the Farne Islands has ensured that the Shag can be described as a common breeding species in the county and it will be interesting to see if and when a saturation level of breeding pairs is reached on the islands and if this results in increased breeding attempts at available mainland cliff sites.

MIKE S. HODGSON

GREY HERON *Ardea cinerea*

The Grey Heron has been the subject of the
BTO's longest running survey with a mass of
data now existing for the species despite some
difficulties in censusing over the years. In our
own area the Grey Heron was described by
Hancock (1874) as a common resident
although it was not as abundant as in earlier
times. Bolam (1932) also considered the
species to be a common resident whilst
acknowledging that some of the larger,
traditional, heronries were being disturbed by
tree-felling operations. Bolam's opinions were
not supported however by the results of a BTO
survey in 1928 which identified only sixty
nests in ten heronries in the county (Galloway
& Meek, 1978).

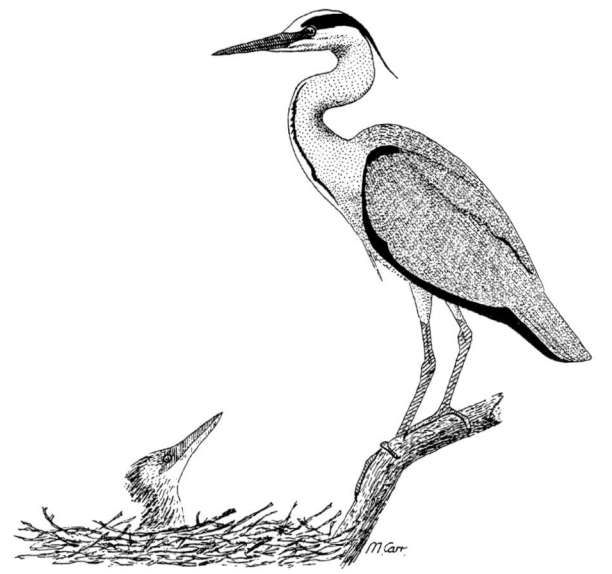

The UK population of Grey Herons has been
estimated in excess of 10,000 pairs following a
steady increase during this century although crashes in breeding numbers have regularly followed severe
winters (Marchant et al., 1990). As a result of intensive ringing studies of Northumbrian breeding
colonies in the 1980s, the species was discovered to be a prolific egg-layer with four being a regular
clutch size. This, together with an extended breeding season (the earliest laying date was 13th February
and young have been found in the nest in late July), helps to overcome the vagaries of the British weather
to which it is susceptible. High mortality of first winter birds and human persecution nevertheless
probably prevent further expansion of the population. Although many traditional heronries have been lost
to woodland management over the years, a number have reappeared close by as smaller, more
fragmented units.

During the current atlas period breeding birds were widely distributed across the county as is clearly
shown on the tetrad map. However, the maximum number in any ten kilometre square where they were
found was only 12 pairs with most holding between one and five pairs. A total of 234 pairs was located
during the survey but, because of the fragmented nature of their breeding sites and difficultly of access in
certain areas, some pairs may have been overlooked. The total population for the county is probably in
the range of 250 - 300 pairs and the Grey Heron should now be described as a well-represented rather
than an uncommon breeding species.

TOM A. CADWALLENDER

Number of tetrads in which recorded	176	(13%)
Confirmed breeding	22	(12%)
Probable breeding	28	(16%)
Possible breeding	126	(72%)
Total number of pairs recorded	234	
Confirmed breeding	57	
Probably breeding	35	
Possibly breeding	142	

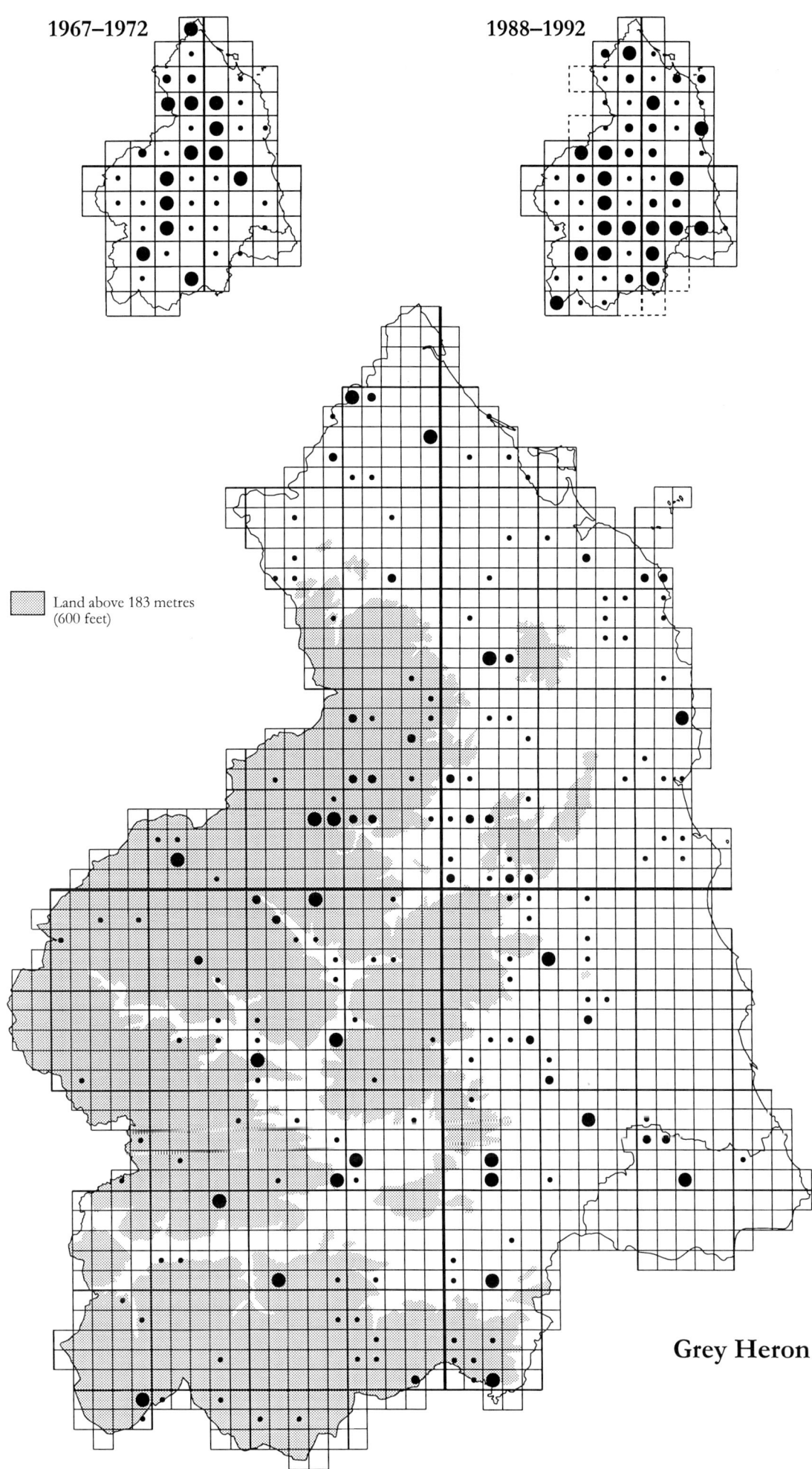

1967–1972

1988–1992

Land above 183 metres
(600 feet)

Grey Heron

MUTE SWAN *Cygnus olor*

The Mute Swan was described by Galloway and Meek (1978) as an uncommon breeding species, having been surveyed regularly in Northumberland since the 1950s. The breeding population has shown a steady increase from 29 pairs in 1957 (Macfarlane, 1979) to 75 breeding pairs in 1993 (pers. obs.), an increase of approximately 258%. A small decrease in the breeding population did, however, occur in the late 1960s which was reflected nationally and was attributed to a series of cold winters at the beginning of the decade. The 1990 national Mute Swan census revealed a large rise in the breeding population, representing a 37% increase since the previous national census in 1983 (Delaney et al., 1992).

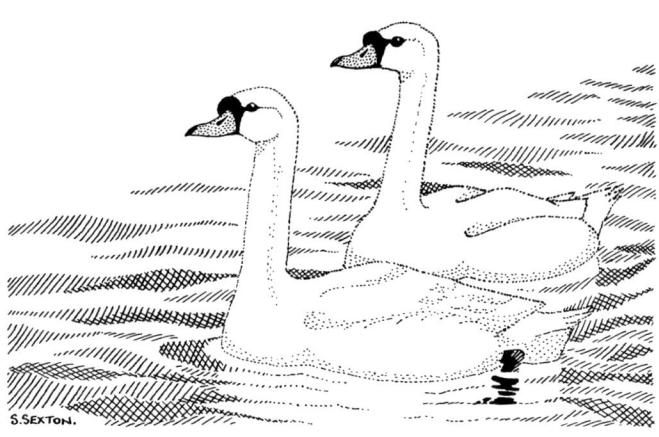

The tetrad distribution map from this current county survey shows that the species nests mainly in lowland areas. In the north of the county the distribution clearly follows the course of the rivers Tweed and Till and the associated pools, with the River Aln also providing much suitable habitat. South of a line from Warkworth to Alnwick standing pools predominate as significant breeding sites, with important areas around Druridge Bay and in the Tyneside conurbation. Further concentrations of breeding pairs are to be found on the Northumbrian Loughs in the west of the county and, although at an altitude exceeding 150 metres a.s.l., they are in close proximity to the Tyne Valley indicating that river valleys are important routes for some birds to reach their breeding sites. Since 1989 the population has been studied intensively and the still water habitats prove to be consistently the most successful sites, pairs on river habitats having a high clutch failure rate as a result of flooding. Although very few pairs in the county nest in estuarine habitats these are also often affected by flooding during incubation (pers. obs.).

Most still water sites are traditional with the same pair using them in consecutive years. The increase in the breeding population would therefore seem to be a result of new pairs establishing themselves in fresh territories. The annual breeding population appears to have increased each year since 1989 as a result of this expansion into new sites. Pairs nesting on the rivers however do not follow this trend as the sites are not traditional and frequently, in the north of the county, the evidence suggests that some pairs only breed once and separate after the end of the season. The large non-breeding herd in Berwick upon Tweed is therefore vital in maintaining this potential breeding population.

Since 1991 increasing numbers of pairs have been nesting on unsuitable territories where the cygnets starve each year and pairs attempting to establish themselves on still water territories are now being forced on to river and estuarine habitats. This all suggests that competition for high quality territories may now begin to limit the growth of the breeding population which may now be approaching saturation point.

The current population in the area covered by this atlas survey is about 75 breeding pairs although there are also an additional 300 to 400 non-breeding birds. In spite of the Mute Swan being widely distributed it remains an uncommon breeding species. It should be noted that the tetrad map implies a much larger breeding population but this is accounted for by some movement between adjacent tetrads in different years during the survey period.

JON COLEMAN

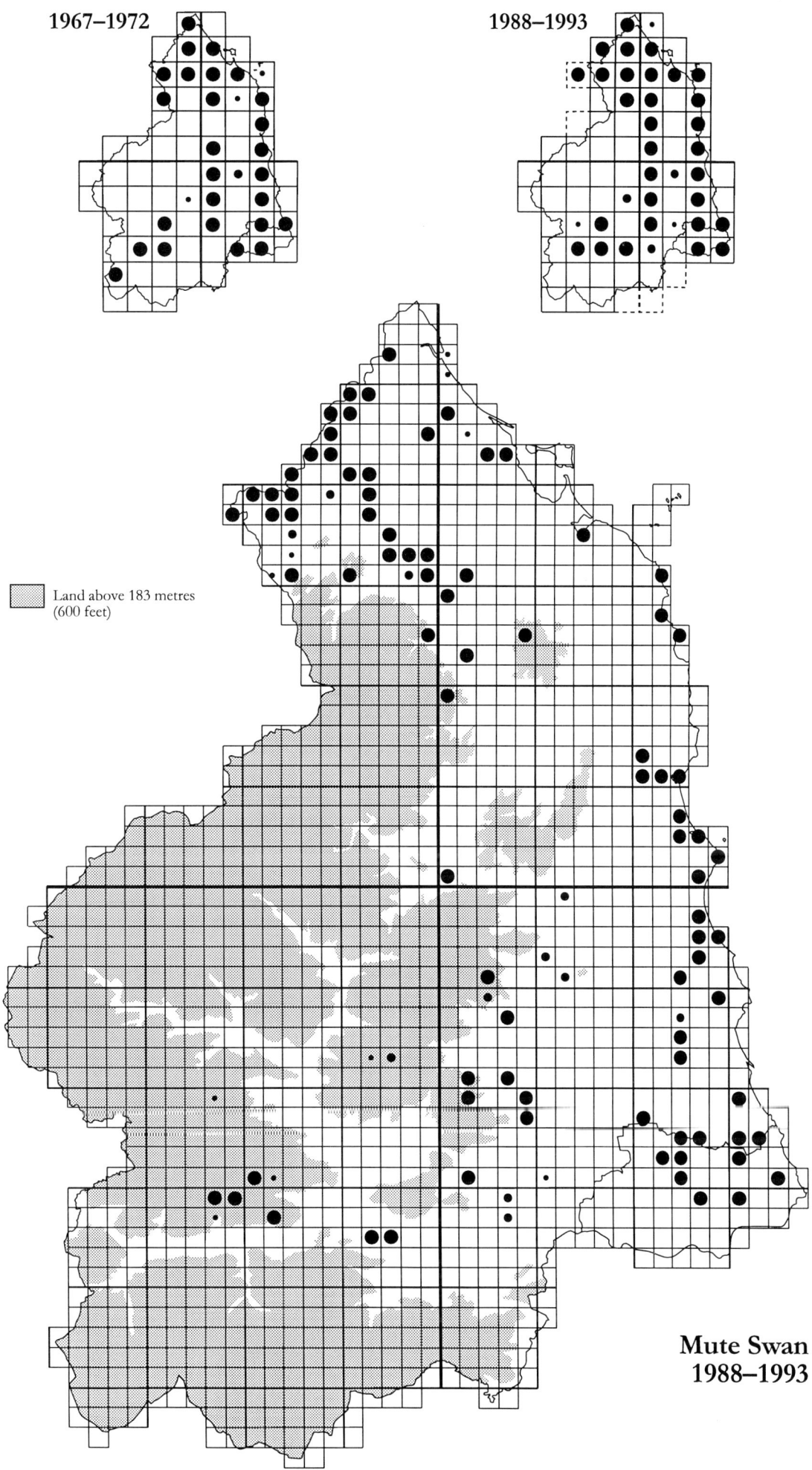

1967–1972

1988–1993

Land above 183 metres
(600 feet)

Mute Swan
1988–1993

GREYLAG GOOSE *Anser anser*

This species was described by Galloway and Meek (1978) as a common passage and winter visitor which had bred although, prior to this, Chapman (1924) described the species as a straggler. Bolam (1932) was perhaps more perceptive and predicted, based on winter counts from the Solway Firth, that the species would increase in occurrence on the North East coast. This was, in fact, noted from the late 1930s onwards and from 1949 to 1958 up to 20 birds spent the summer moult period on the Farne Islands (Galloway & Meek, 1978).

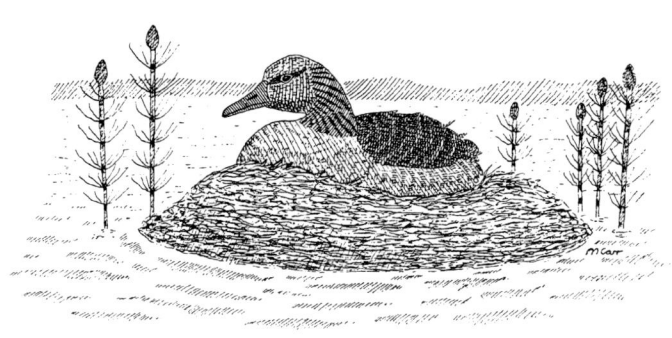

Despite this increase, breeding was not confirmed until 1974 when a pair at Sweethope Lough hatched five young (Galloway, Hodgson & Meek, 1975), and was again confirmed at this site in 1976 (Galloway, Hodgson & Meek, 1977) when a pair with 13 young was noted. A new breeding locality, at Holywell Pond, was recorded in 1978 (Galloway & Hodgson, 1979) and birds have bred in most subsequent years, with three pairs and 12 young in 1992 (Jardine, Johnston, McKeown & Rossiter, 1993). The other regular breeding site in the county is Caistron where breeding first occurred in 1986 (Hodgson, Johnston & Kerr, 1987). Numbers here increased in subsequent years with five pairs and 23 young noted in 1992 (Jardine, Johnston, McKeown & Rossiter, 1993). Breeding has also occurred sporadically at other sites within the county since 1984, but Holywell Pond and Caistron remain the two most important locations.

Marchant et al. (1990) have documented the decline of this species during the early 20th century as a result of human persecution and the only indigenous populations now occur in North West Scotland and the Western Isles. Reintroduction programmes by wildfowling institutions occurred from the 1930s onwards at various locations and it is therefore probable that the Northumberland population is feral in origin.

Cramp et al. (1977) indicated that the favoured breeding sites for Greylag Geese are open water eutrophic sites with ready access to suitable grazing land. This preference is reflected in the distribution map with the great majority of nesting localities being in the east of the county on lowland sites adjacent to well cultivated areas. With two notable exceptions in the west of the county, the other sites are on or adjacent to river valleys where again the land use is very intensive. Throughout the current atlas survey the breeding population has fluctuated between two and 13 pairs annually. With the large amount of suitable habitat in the county it is surprising that this species has only colonised so recently and remains an uncommon localised breeding species.

JON COLEMAN

Number of tetrads in which recorded	20	(1%)
Confirmed breeding	6	(30%)
Probable breeding	6	(30%)
Possible breeding	8	(40%)
Total number of pairs recorded	36	
Confirmed breeding	15	
Probably breeding	7	
Possibly breeding	14	

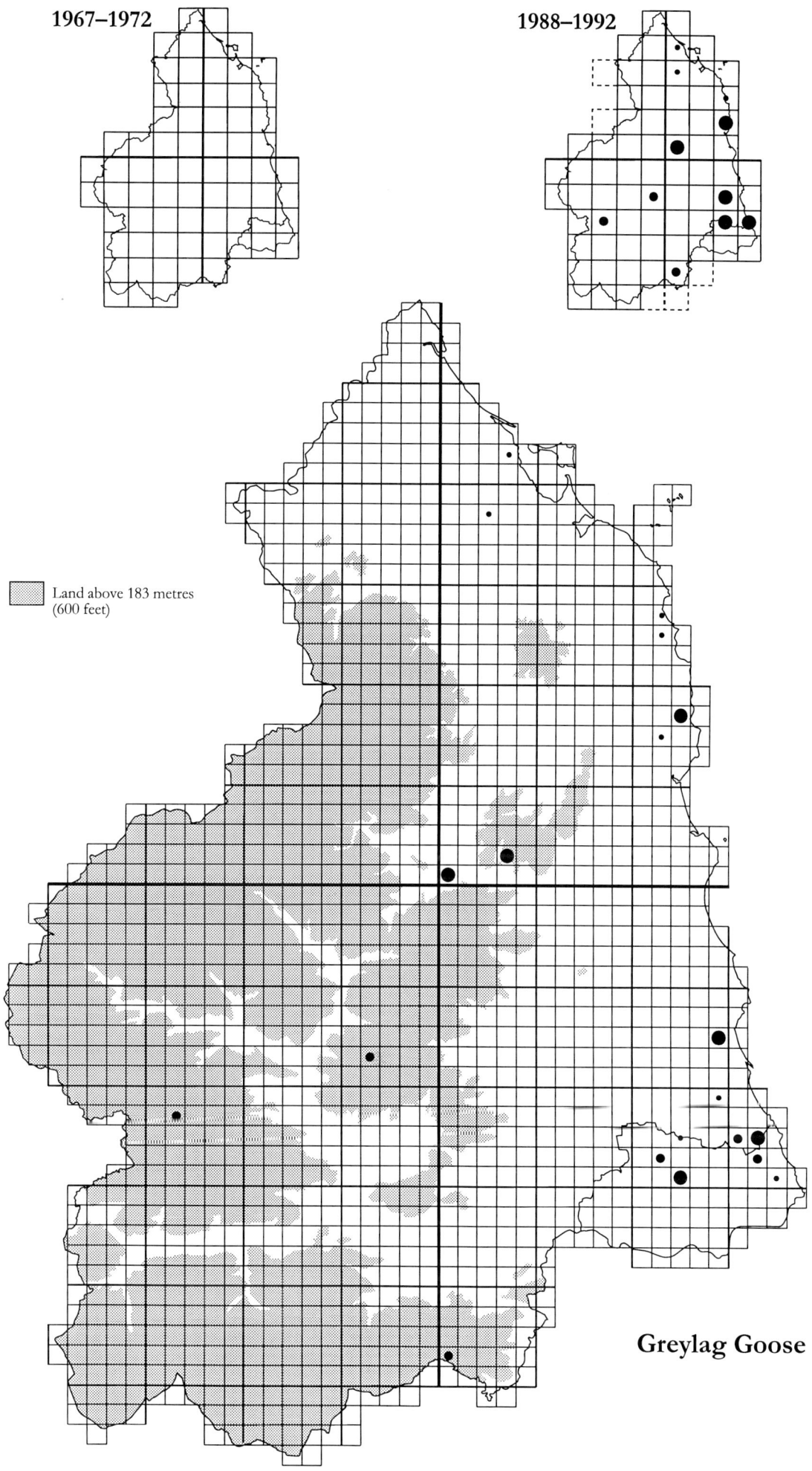

Land above 183 metres
(600 feet)

Greylag Goose

CANADA GOOSE *Branta canadensis*

The Canada Goose is an ornamental bird introduced into Britain from North America to adorn the parks and estates of wealthy landowners. Early knowledge of the species' status for the area is incomplete although Bolam (1912) quotes several examples of birds seen and frequently shot in the north of the county. By 1932, however, he had dropped the species from the county listing in his *Catalogue*.

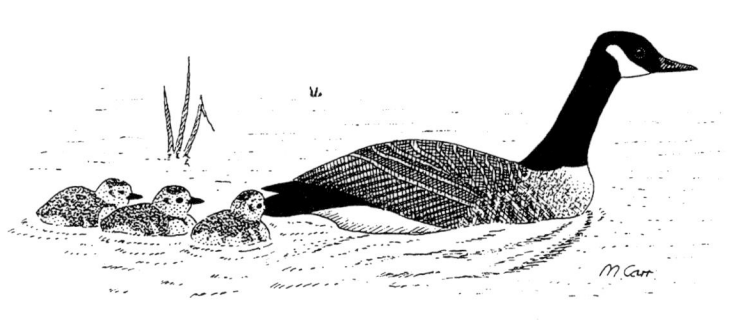

An early BTO survey of the national population in July 1953 noted that small sedentary populations fed over restricted areas and colonisation of new waters occurred only within the flocks' foraging range and this behaviour is one of the main factors limiting population growth. The increase in records in Northumberland since the late 1950s was mainly due to the introduction of 50 free-flying individuals to Sweethope Lough (Galloway & Meek, 1978) with breeding success in the mid 1960s in the Sweethope/Colt Crag/Hallington areas. Despite the well documented moult migration from Yorkshire to the Beauly Firth resulting in large parties passing through the region, this did not lead to an increase in the breeding population. In fact it was not until 1976 that a pair bred away from the traditional sites, when young were raised at Sir Edward's Lake, Capheaton.

The distribution map for the current atlas survey shows the species' reliance on its strongholds at Hallington, Colt Crag, Capheaton and Sweethope. Numbers of breeding pairs have remained remarkably constant at between two - ten per annum. Site fidelity is clearly demonstrated in these areas as they have all but three of the breeding records between 1977 and 1986. Since then the number of new sites has been restricted with only six new breeding locations noted. A limiting factor, along with the sedentary nature of the species, may also be the lack of suitable ponds which are not already occupied by Mute Swans, *Cygnus olor*.

In the current survey the number of 20 confirmed breeding pairs is a cumulative figure and therefore higher than the annual totals published in *Birds in Northumbria*. However, there is no doubt that the population is capable of expansion and, with numbers increasing south of our region, it seems likely that the Canada Goose will become a more familiar breeding species.

ALAN J. JOHNSTON

Number of tetrads in which recorded	21	(2%)
Confirmed breeding	14	(67%)
Probable breeding	3	(14%)
Possible breeding	4	(19%)
Total number of pairs recorded	47	
Confirmed breeding	20	
Probably breeding	18	
Possibly breeding	9	

1967–1972

1988–1992

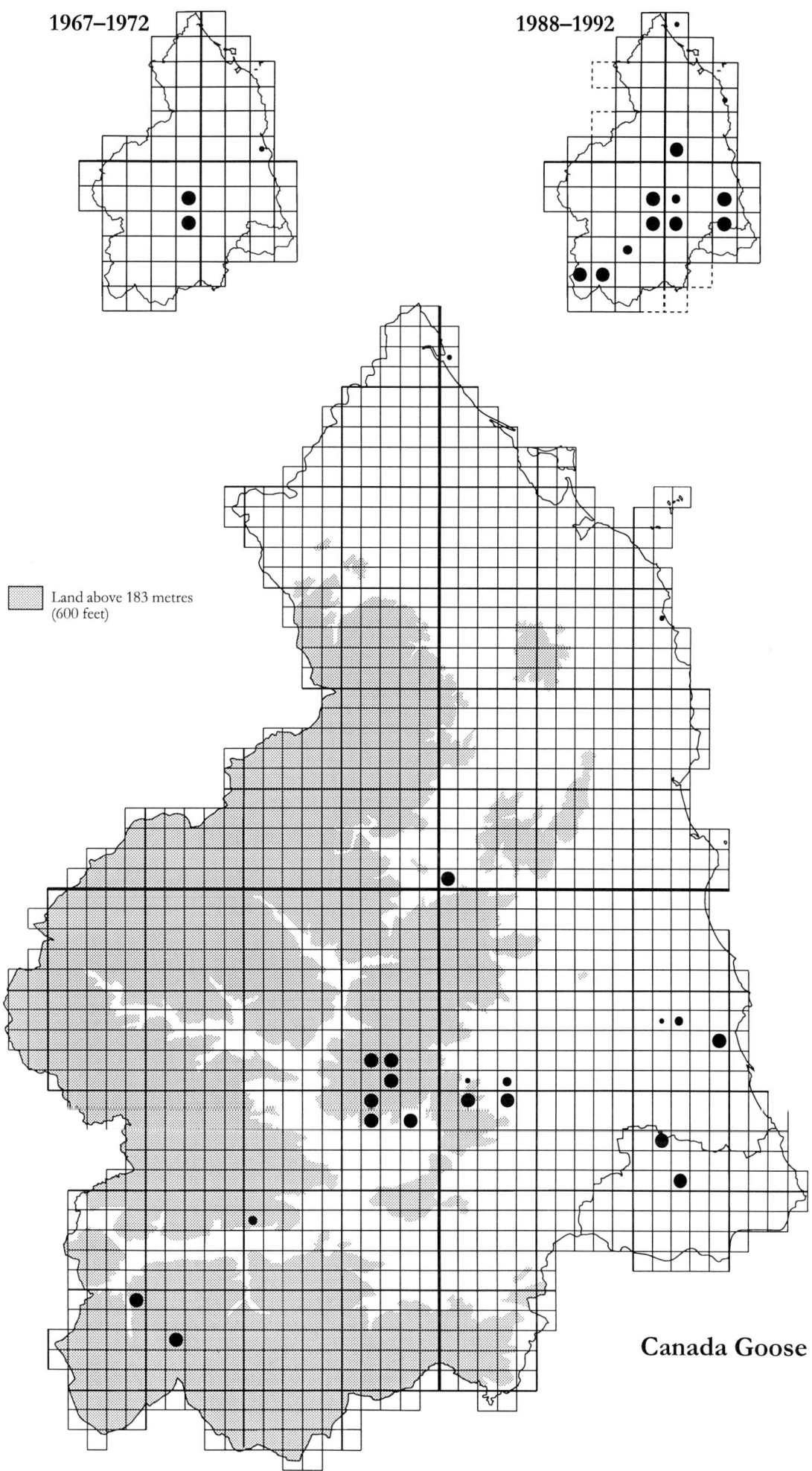

Land above 183 metres
(600 feet)

Canada Goose

SHELDUCK *Tadorna tadorna*

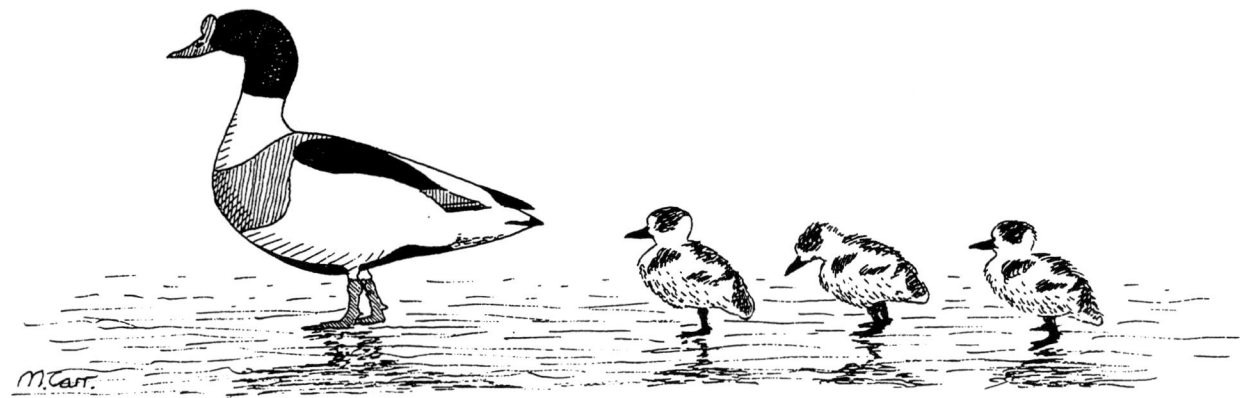

The population of these strikingly handsome maritime ducks appears to have undergone considerable fluctuations during the past 120 years. Hancock (1874) regarded it as uncommon, but after what appears to have been a slow but steady increase, Bolam (1932) was able to refer to it as 'breeding numerously'. The population seems to have reached a peak in the late 1940s when more than 100 pairs nested on or near Holy Island before numbers dwindled rapidly, predation by Red Fox, *Vulpes vulpes*, being blamed. Galloway and Meek (1978) reported that only about 30 pairs were breeding annually, most in dune systems with the occasional pair nesting inland near Belford. Further confirmation of this decline was provided by Heavisides and Hodgson (1980) who reported only 27 successful pairs in 1979.

The current atlas work indicates the species has made a recovery since that low point. There have also been some minor changes in the distribution of nesting birds with a few more pairs moving inland. A very small number still breed in the Holy Island area and an interesting recent observation involved a Red Fox stalking a pair prospecting a tumble of stones for a nest site near the Lough, indicating a continued local predation problem (Kerr, 1992). The main concentration of breeding pairs is now in the Druridge Bay area where reserves at Hauxley, Druridge Pools and Cresswell Pond have given much needed protection. A scattering of other pairs still manages to raise broods at other traditional coastal localities as far south as the River Wansbeck. However, Shelduck must be another species which faces problems from the increased recreational use of our coastline, indicating that they are likely to become even more dependent on reserves for breeding success.

The trend towards inland breeding was evident during the atlas survey with the reserve at the Caistron gravel workings on the River Coquet being regularly used by the species and breeding attempts are still regular at Holburn Moss where predation by Herring Gulls, *Larus argentatus*, usually leads to failure. The species' ability to adapt and use other inland nest sites when the opportunity arises is demonstrated on the tetrad map by the surprising discovery of an isolated pair north west of Wooler, the furthest inland breeding record.

A specific survey of breeding Shelduck during 1992 revealed a total of 34 successful pairs in the county (Hodgson, 1993) and this, together with the results from the atlas survey, confirms the species status as an uncommon breeder.

IAN KERR

Number of tetrads in which recorded	43	(3%)
Confirmed breeding	23	(53%)
Probable breeding	11	(26%)
Possible breeding	9	(21%)
Total number of pairs recorded	114	
Confirmed breeding	50	
Probably breeding	39	
Possibly breeding	25	

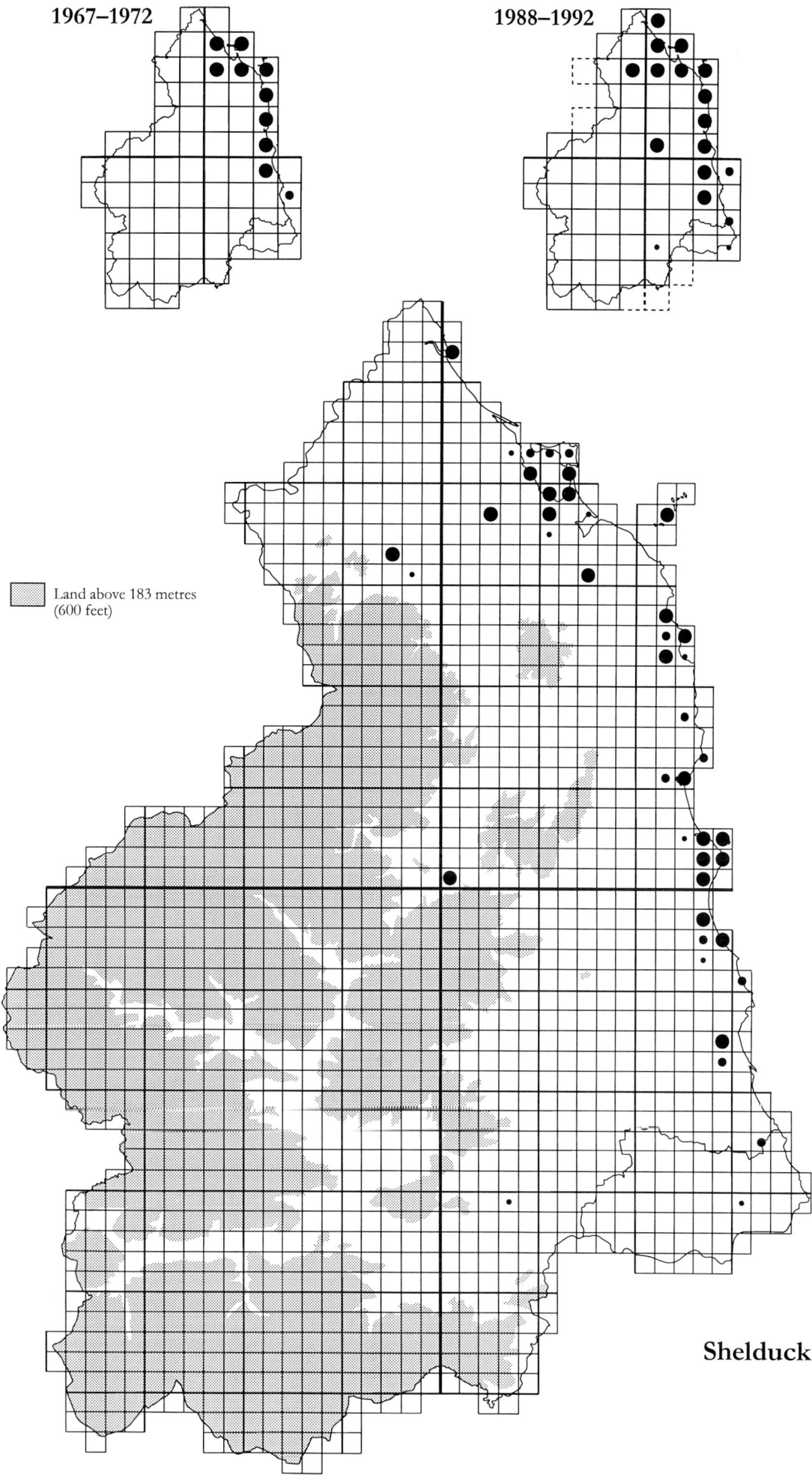

1967–1972

1988–1992

Land above 183 metres
(600 feet)

Shelduck

WIGEON *Anas penelope*

The Wigeon is a relatively scarce breeder in Britain with some 300 - 500 pairs estimated in the 1988 - 1991 national atlas (Gibbons et al., 1993). In Northumberland this species was gradually assuming the position of a resident at the start of this century (Bolam, 1912) and six breeding attempts are documented between 1912 - 1928 on the Northumbrian loughs and at Hallington (Galloway & Meek, 1978). They failed to become established however, and the next breeding record was in 1949 at Embleton. No more attempts were discovered until the latest and more successful colonisation started in 1978 when

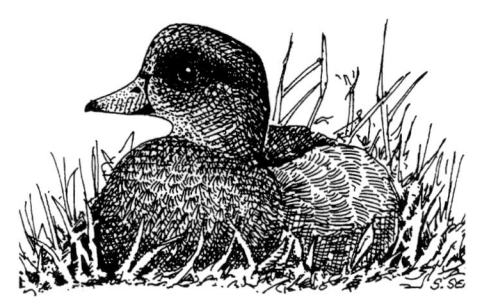

two broods totalling seven young were found at Whitfield Lough by the late L.G. Macfarlane. The viability of the small breeding population in the county was enhanced in 1987 with successful nesting at Derwent Reservoir which has overtaken Whitfield Lough in terms of numbers and success. The figure below shows the encouraging performance of breeding Wigeon in the county from 1978 - 1992, with a peak year in 1991 when there were 16 broods totalling 53 ducklings.

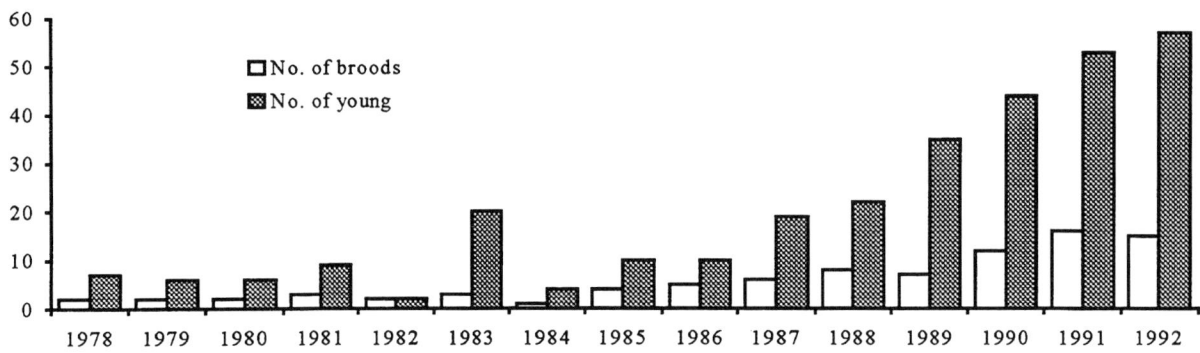

Figure 3   *Number of Wigeon broods and ducklings during 1978 -1992*

During the current atlas period, an accurate estimate was obtained of the total breeding population which reveals up to 20 pairs at Derwent Reservoir, ten at Whitfield Lough, three at Coanwood and single pairs at Caistron, Coatenhill, Grindon Lough and Shield Hall. In addition, birds were observed during the breeding season near Colt Crag Reservoir and at Druridge Pools, Holburn Moss and Plenmeller Common but there were no indications of breeding activity. The two main sites, Whitfield Lough (495 metres a.s.l.) and Derwent Reservoir (225 metres a.s.l.), are both actively keepered and this is likely to benefit the species through the reduction of predators. The Whitfield Lough site is at a considerable altitude but offers the advantages of further protection from predators provided by a large Black-headed Gull, *Larus ridibundus*, colony and also a plentiful supply of rich grass resulting from the nutrients released from the gulls' droppings. The earliest broods appear typically in the last week of May at Derwent Reservoir, indicating a laying date of around 1st May, and in mid-June at Whitfield Lough, indicating a laying date of mid-May. In poor spring weather, breeding can be delayed and broods of tiny ducklings have been seen as late as 26th July indicating a protracted breeding season, particularly at the moorland site.

Number of tetrads in which recorded	12	(1%)
Confirmed breeding	7	(59%)
Probable breeding	1	(8%)
Possible breeding	4	(33%)
Total number of pairs recorded	37	
Confirmed breeding	25	
Probably breeding	8	
Possibly breeding	4	

The county population in a typical year is now 20 - 25 pairs. It would appear that the two main sites are at maximum capacity and the species will need to adopt new sites if it is to continue its increase as a breeding species in Northumberland.

B. N. ROSSITER

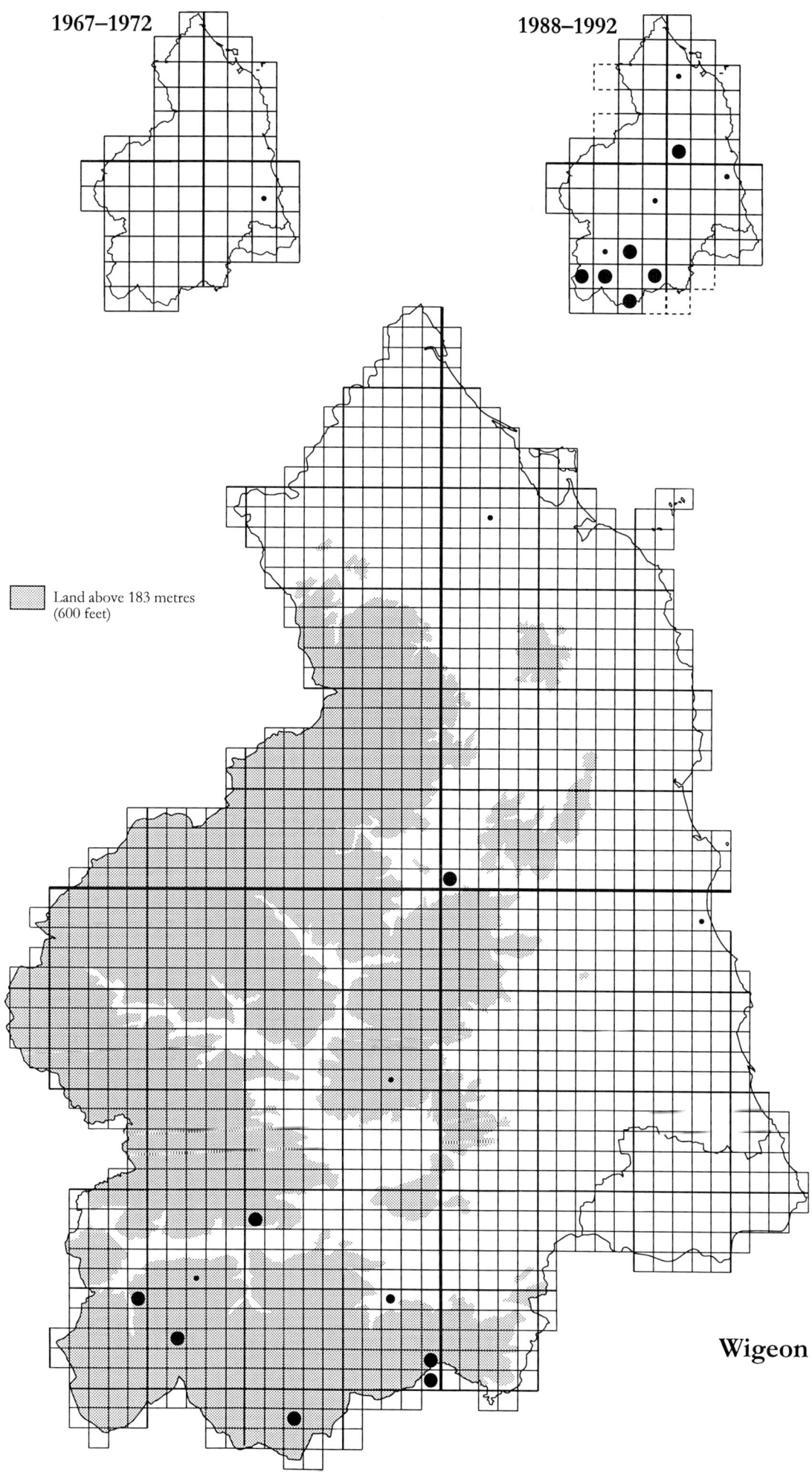

Land above 183 metres
(600 feet)

Wigeon

TEAL *Anas crecca*

Bolam (1912) thought the Teal was a 'common resident, breeding in limited numbers' with Galloway & Meek (1978) considering the small breeding population to be almost entirely confined to moorland mosses and the higher river valleys, much as it was in Bolam's time. There have, more recently, been a small number of breeding records from the coast with Newton Pool holding one-two broods in five years between 1978 to 1987 and one instance of breeding at Holy Island Lough in 1980.

The current atlas survey shows the sparse distribution of the species in Northumberland with only 78 tetrads occupied. The main concentrations are in areas with stretches of open water adjacent to mosses, bogs and streams on higher land where the broods can be raised. There are three main centres of population, the Caistron and upper Coquetdale area (with 25 pairs in all breeding categories between 1988 - 1992), around Kielder Reservoir (21 pairs) and the Derwent Reservoir area (ten pairs). These three areas accounted for 19 out of the 36 confirmed breeding pairs between 1988 - 1992. Minor concentrations are also found on the moors of the south west and in the Roman Wall area. The species has shown some ability to adapt to afforestation in the Border Forest but has suffered in some areas through the drainage of small upland reservoirs to satisfy government legislation.

The *New atlas* (Gibbons et al., 1993) shows a worrying decline in the fortunes of the species in Britain since the previous atlas survey between 1968 - 1972, but local trends are not so clear-cut with an increase in range in the west appearing to be slightly outweighed by a decline in the Simonside and Cheviot hills. Overall, breeding was confirmed in the current atlas survey in 19 ten kilometre squares and probable breeding was noted in a further 12 ten kilometre squares, comparing with 24 and nine ten kilometre squares respectively during the 1967 - 1972 local atlas survey. As many as 49 of the breeding pairs are in the possible category with a significant proportion of these at the coast, most of which refer to pairs which were present through the months of May and June. Although, as mentioned earlier, these occasionally breed, it is likely that most of the 20 pairs on the coast are simply over-summering in the county. Records in the possible category for less well-monitored inland sites are more likely to refer to breeding attempts as the species can be quite secretive while nesting and the season can be protracted with broods appearing from the end of May to late July.

The figure suggested by the current atlas for the county population is 140 pairs but, allowing for fluctuations from year to year at breeding sites (which inflate the atlas total) and for the number of records in the possible category discussed above, the annual breeding population is likely to be around 60 - 80 pairs, with a further 20 - 40 non-breeding pairs summering in the county. An increase in the number of small ponds on our moors would be of great benefit to Teal.

B. N. ROSSITER

Number of tetrads in which recorded	78	(6%)
Confirmed breeding	27	(35%)
Probable breeding	27	(35%)
Possible breeding	24	(30%)
Total number of pairs recorded	140	
Confirmed breeding	36	
Probably breeding	55	
Possibly breeding	49	

1967–1972

1988–1992

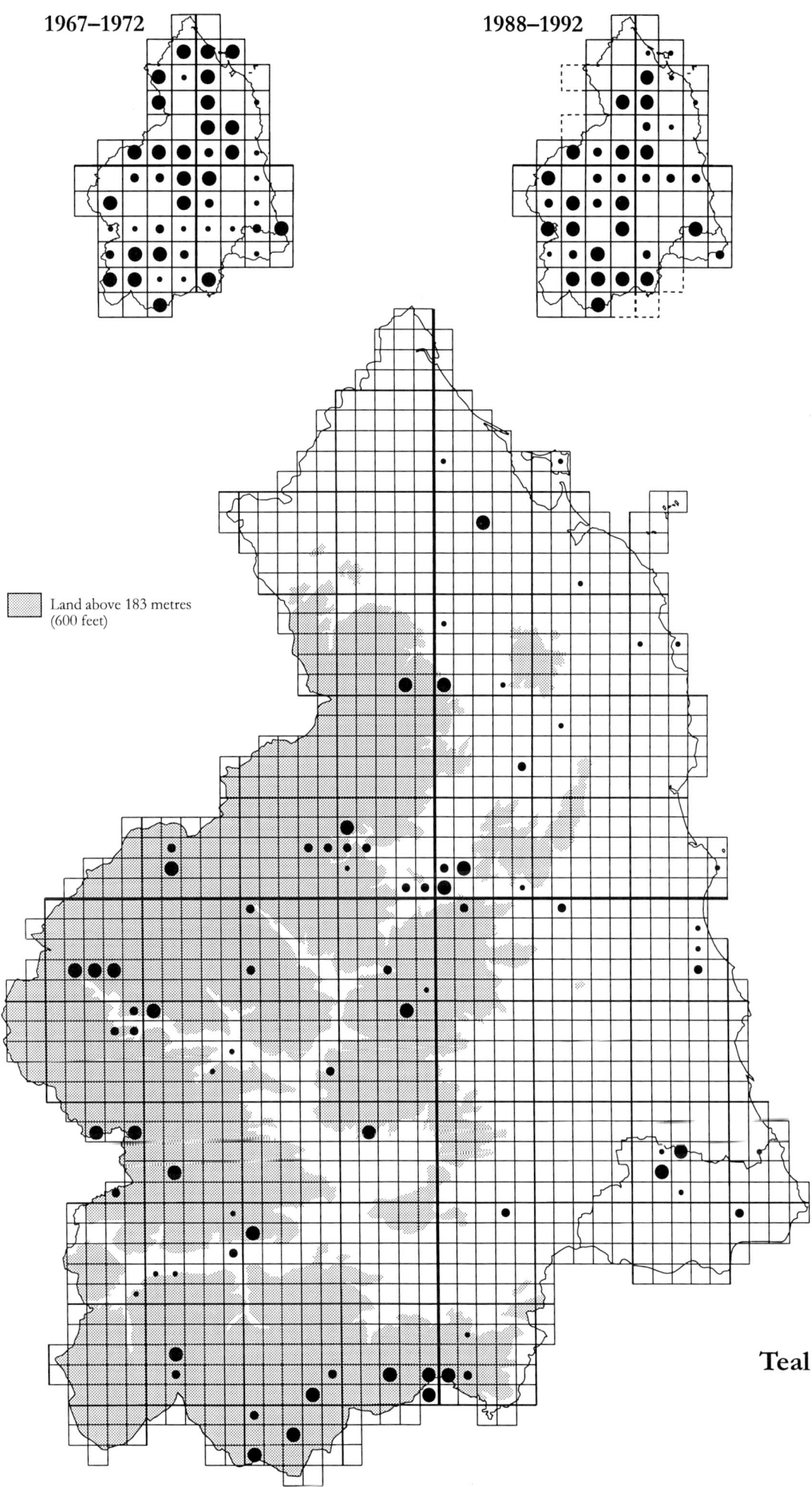

Land above 183 metres
(600 feet)

Teal

MALLARD *Anas platyrhynchos*

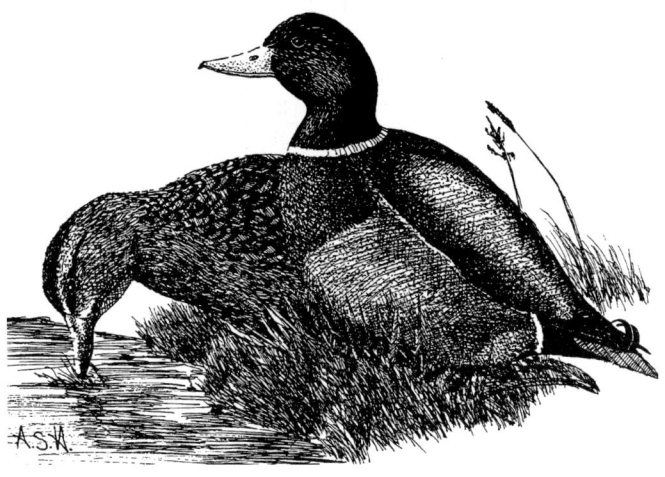

In early times, this species was known as the Common Wild Duck (Selby, 1831) and by the beginning of this century Bolam (1912) was able to describe it as 'a common resident', a status it has maintained through to the present time.

The current atlas survey shows that the Mallard remains the most widespread breeding duck in the county and the second most numerous (after Eider, *Somateria mollissima*) with 1,255 pairs being recorded in 521 tetrads. The map shows the ability of the species to adapt to a wide range of habitats from clearly suitable areas such as nature reserves or reservoirs to wetlands on the highest parts of moors in the south west up to 570 metres a.s.l., to river valleys and bogs within the Border Forest, rivers and ponds on the coastal plain and even offshore islands like the Farne Islands. The map does, however, identify two areas which are less favoured than elsewhere, in the arable lowlands in the east of the county where, outside a few nature reserves and ponds, the species is scarce through agricultural intensification and some areas of the Border Forest where afforestation has been too intensive. These changes have largely occurred since the 1967 - 1972 atlas survey but a comparison of the maps does not reveal any trend because Mallard have not become completely absent from any ten kilometre square in the county.

The highest breeding concentrations, as indicated by numbers of confirmed breeding pairs, are 26 in the ten kilometre square NZ27 (the Big Waters area), 20 in NT84 (River Tweed from Norham - Lennel), 18 in NU00 (Caistron area) and 17 each in NU23 (Farne Islands) and NY95 (Derwent Reservoir). The breeding season of Mallard can be extended, with the earliest broods noted between 14th - 26th April and the latest on 3rd August during the current atlas period, and a number of very early and very late attempts may therefore have been missed. It is likely that nearly all ponds and lakes will have been visited by observers, however, complete coverage of rivers and moors is more difficult to achieve and some pairs will have been missed in these areas. The county breeding population may therefore be as high as 1,500 pairs but the number of successful broods is clearly much lower at about 400 - 500 per annum although there are no exact figures available to verify this total. A further complication is that the county population is augmented each year, to an unknown extent, by releases from wildfowlers.

B. N. ROSSITER

Number of tetrads in which recorded	521	(37%)
Confirmed breeding	202	(39%)
Probable breeding	225	(43%)
Possible breeding	94	(18%)
Total number of pairs recorded	1,255	
Confirmed breeding	372	
Probably breeding	537	
Possibly breeding	346	

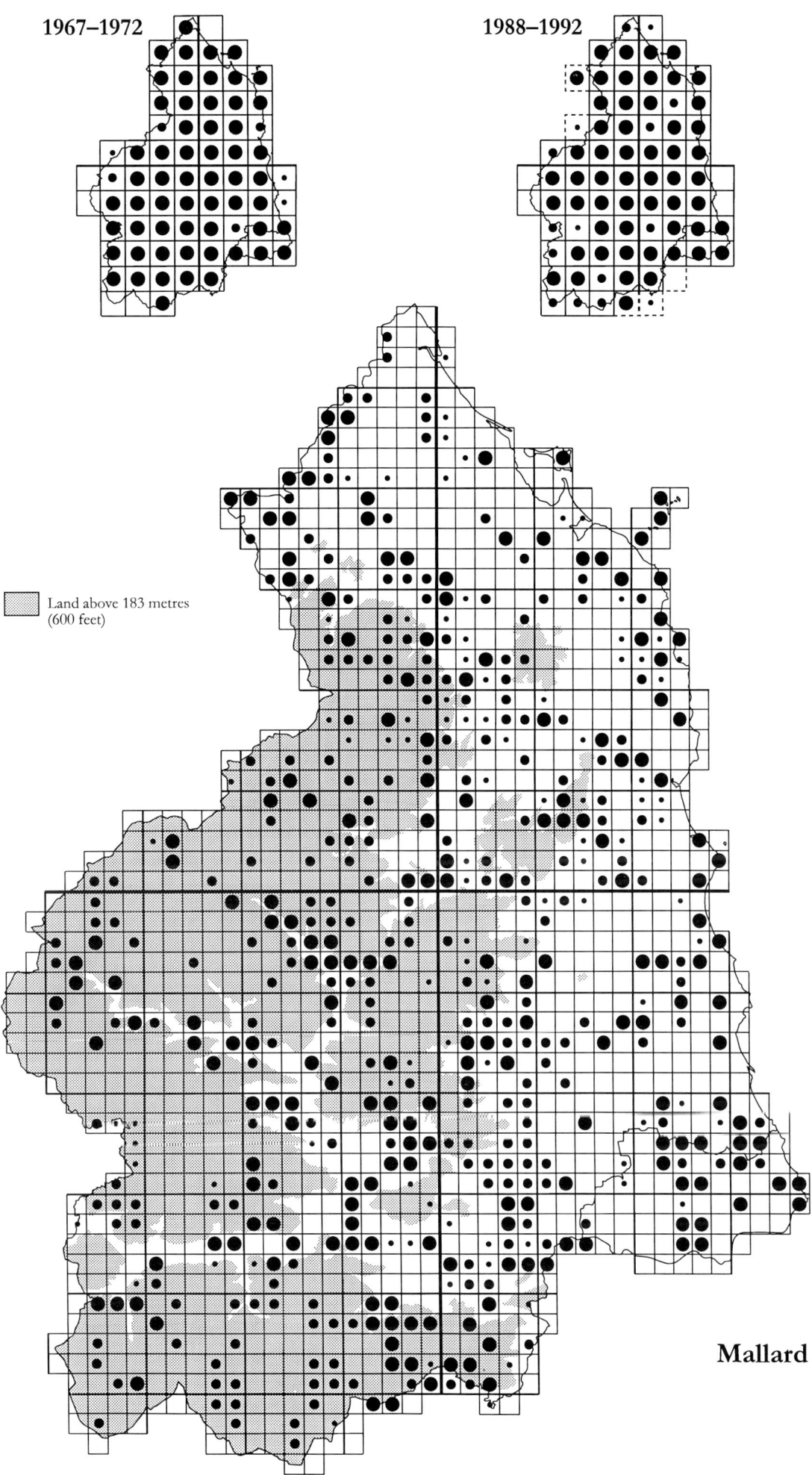

1967–1972

1988–1992

Land above 183 metres
(600 feet)

Mallard

GADWALL *Anas strepera*

The Gadwall was described by Chapman (1907) as 'one of the species that might conceivably nest here' although at that time it was a rare visitor. By the early 1930s the species was still 'a rare winter and spring visitant, which has not yet been proved to nest here' (Bolam, 1932), but since then sightings have increased steadily. The first breeding record was in 1965 when a brood of six young was reared at Havannah Pond (Galloway & Meek, 1978) with another pair successful in 1970 at Derwent Reservoir. Since then until this current atlas survey no successful breeding pairs have been reported.

The only confirmed breeding record in the early part of the atlas survey was at Grindon Lough in 1988. The status changed in 1992 when the Gadwall appeared to be, at last, becoming better established as a breeding species in the county with three broods, totalling 24 young, hatched at Caistron and a nest with ten eggs found near Grindon Lough. This trend has continued since the end of the atlas survey.

J. MARGARET MACFARLANE

Number of tetrads in which recorded	7	(0.5%)
Confirmed breeding	3	(17%)
Probable breeding	0	(0%)
Possible breeding	4	(83%)
Total number of pairs recorded	10	
Confirmed breeding	5	
Probably breeding	0	
Possibly breeding	5	

PINTAIL *Anas acuta*

The Pintail formerly bred in the county with Hancock (1874), Chapman (1924) and Bolam (1932) all referring to occasional breeding success. More recently, in 1945, there was a confirmed record of a female and four small young on one of the Northumbrian Loughs (Galloway & Meek, 1978). In the course of the current atlas survey essentially non-breeding birds summered at four sites in 1990 and six in 1991 (although one sighting was designated as a possible breeding pair). At best in Britain the Pintail is a sporadic nesting species with an estimated 30 - 40 pairs (Gibbons et al., 1993). The fact that it has bred recently in the neighbouring counties of Co. Durham and Cumbria, together with the increasing number of summering birds in this county, suggests that it may breed again in Northumberland in the very near future.

JOHN C. DAY

GARGANEY *Anas querquedula*

Apart from a few pairs in the Clyde - Forth region of Scotland, Northumberland is on the Garganey's northern breeding limit in Britain. Galloway and Meek (1978) described it as an uncommon passage migrant and rare breeding species, and recorded the first proven breeding in the county in 1965 at Cresswell. Each year small numbers of birds are sighted on suitable coastal ponds and inland waters from late March/April through to August and this was the case during the collection of data for the current atlas survey with no evidence for confirmed breeding during the period. Two probable breeding pairs were located however, with another possible breeding attempt at a further site. Apart from the 1965 record noted above, breeding has only been proved in the county in 1966 and 1983, with juvenile birds of unknown origin reported in July 1987 and September 1991. There seems to be no doubt that the Garganey will remain a rare breeding species in Northumberland.

JOHN C. DAY

1967–1972

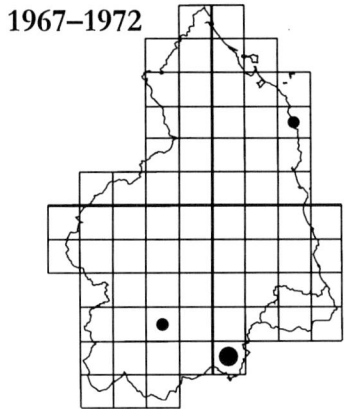

1988–1992

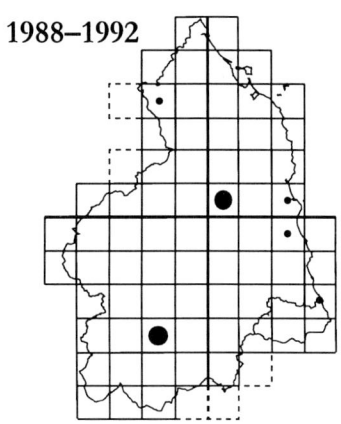

Gadwall

1967–1972

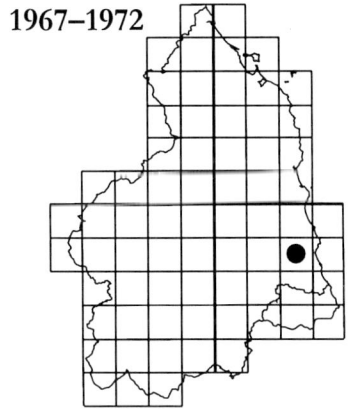

1988–1992

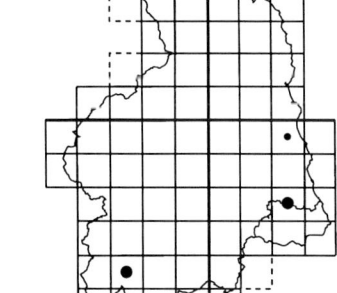

Garganey

SHOVELER *Anas clypeata*

The Shoveler became established as a breeding species in the county towards the end of the last century. It was described by Hancock (1874) as breeding regularly at Prestwick Carr and occasionally at other localities. From 1878 it was reported at Coldmartin Lough near Wooler with two nests in the following decade found at Holy Island Lough. By the beginning of the century the Shoveler was reported by Bolam (1912) as 'not uncommon in many parts of the district', but 20 years later he noted a decline in the species (Bolam, 1932). The number of breeding pairs reported

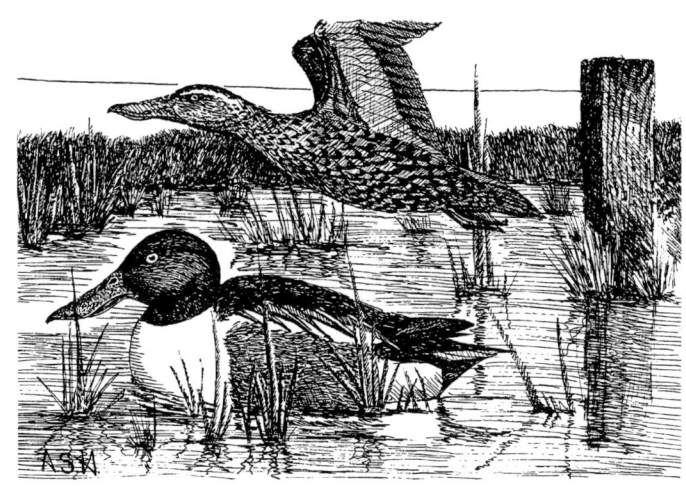

remained low until 1967 - 1972 when a slight increase was detected during the first atlas breeding survey undertaken by the then Tyneside Bird Club. Reports of breeding pairs declined from 1974 onwards, but, as a result of another survey in 1978, three confirmed breeding pairs and another three possible breeding pairs were located (Galloway & Hodgson, 1979). Since then there has been a steady increase of both confirmed and possible breeding pairs reported.

The current atlas survey, with a total of 31 pairs recorded, has confirmed this steady and welcome increase. Most of the birds were found on the coastal plain and the south east corner of the county and, apart from fewer pairs found in the north west of the county, the results show a similar pattern to the results obtained in both the 1967 - 1972 and 1978 surveys. As Shoveler prefer to breed on sheltered, low altitude waters with plenty of vegetation cover and are anyway secretive by nature, the results of the survey should come as no surprise. The total of seven confirmed breeding pairs out of 31 pairs recorded shows that the Shoveler is still a rare breeding species. If careful management of our waters is maintained there is no reason why the Shoveler should not continue its slow and steady increase in numbers of breeding pairs in the county.

J. MARGARET MACFARLANE

Number of tetrads in which recorded	20	(1%)
Confirmed breeding	6	(30%)
Probable breeding	7	(35%)
Possible breeding	7	(35%)
Total number of pairs recorded	31	
Confirmed breeding	7	
Probably breeding	13	
Possibly breeding	11	

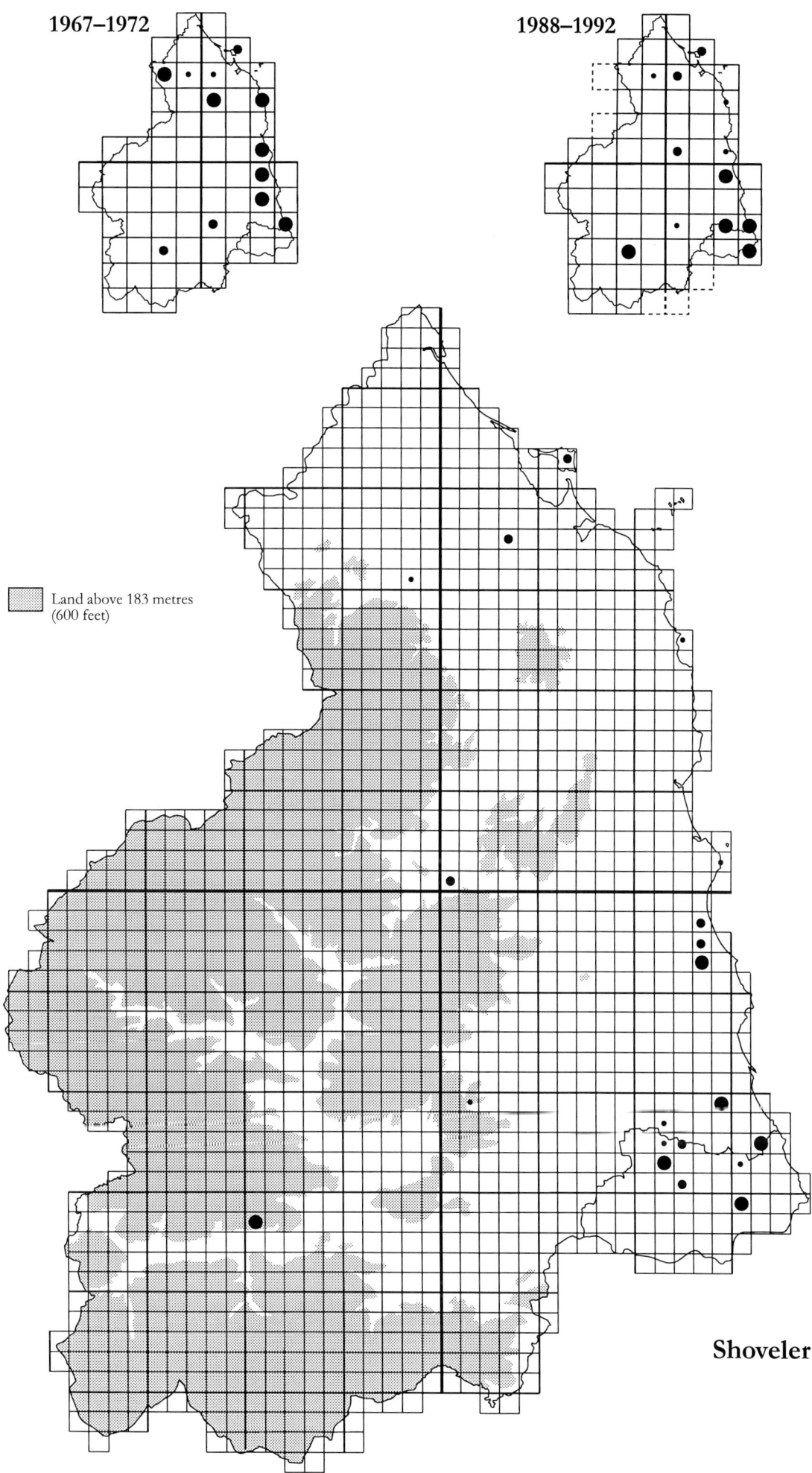

1967–1972

1988–1992

Land above 183 metres
(600 feet)

Shoveler

POCHARD *Aythya ferina*

The Pochard has only been breeding in Britain since the middle of the nineteenth century resulting from an expansion of its summer range from the shallow breeding lakes in Central Asia to Northern & Western Europe. Hancock writing in 1874 suspected that they had bred occasionally at Gosforth Park and Sir Edward's Lake, Capheaton but could not confirm this. Bolam (1912) indicated that Pochard bred 'in a considerable number of places' but had 'only become thoroughly

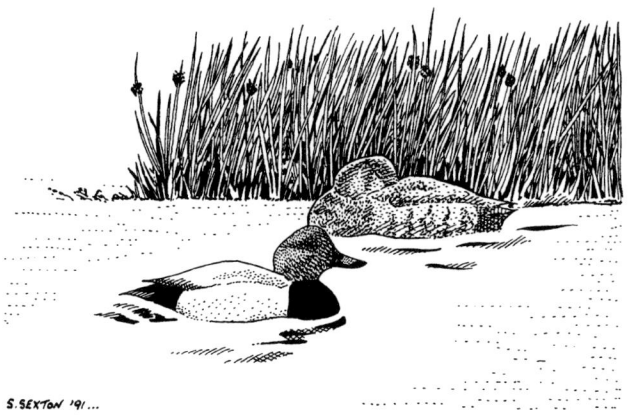

S.SEXTON '91...

established as a nesting species within the last twenty years'. However, nesting numbers fell away and, after 1945, breeding was not proved for a further 20 years until it was confirmed, in the 1960s, at Pallinsburn and Gosforth Park. Throughout the 1970s between two to four waters supported a small breeding population of Pochard and, since 1977, Holywell Pond has proved to be the most significant site with confirmed breeding in all years except 1982.

During the current atlas survey Holywell Pond continued to be the most consistent breeding site with between four to six broods seen annually, although nearby Arcot Pond has also produced broods in four of the last six years. Most of the other sites occupied by breeding Pochard in this period have also been mining subsidence ponds in the south east of the county. These ponds, with eutrophic water quality, dense submergent vegetation and emergent flora, are highly suitable breeding locations for Pochard and very similar in nature to the East Anglian nesting strongholds. The number of confirmed broods and locations used since 1988 are shown below :

	No. of broods	No. of locations
1988	9	3
1989	5	2
1990	6	2
1991	8	2
1992	11	3
1993	11	4

Table 3   *Number of broods and breeding sites of Pochard during 1988 - 1993*

The data in the table indicate a stabilisation in the local population, with the bulk centred on one or two important sites, and the suggestion of a possible slight upward trend. With Pochard tending to breed on well watched waters it is unlikely that any under-recording will have occurred. However, unsuccessful breeding attempts are difficult to confirm. Although its status as a breeding species in the county only just places the Pochard in the uncommon category it should be remembered that the total British and Irish breeding population is just in excess of 400 pairs (Gibbons et al., 1993).

LINDSAY J. McDOUGALL

Number of tetrads in which recorded	15	(1%)
Confirmed breeding	9	(60%)
Probable breeding	3	(20%)
Possible breeding	3	(20%)
Total number of pairs recorded	29	
Confirmed breeding	16	
Probably breeding	10	
Possibly breeding	3	

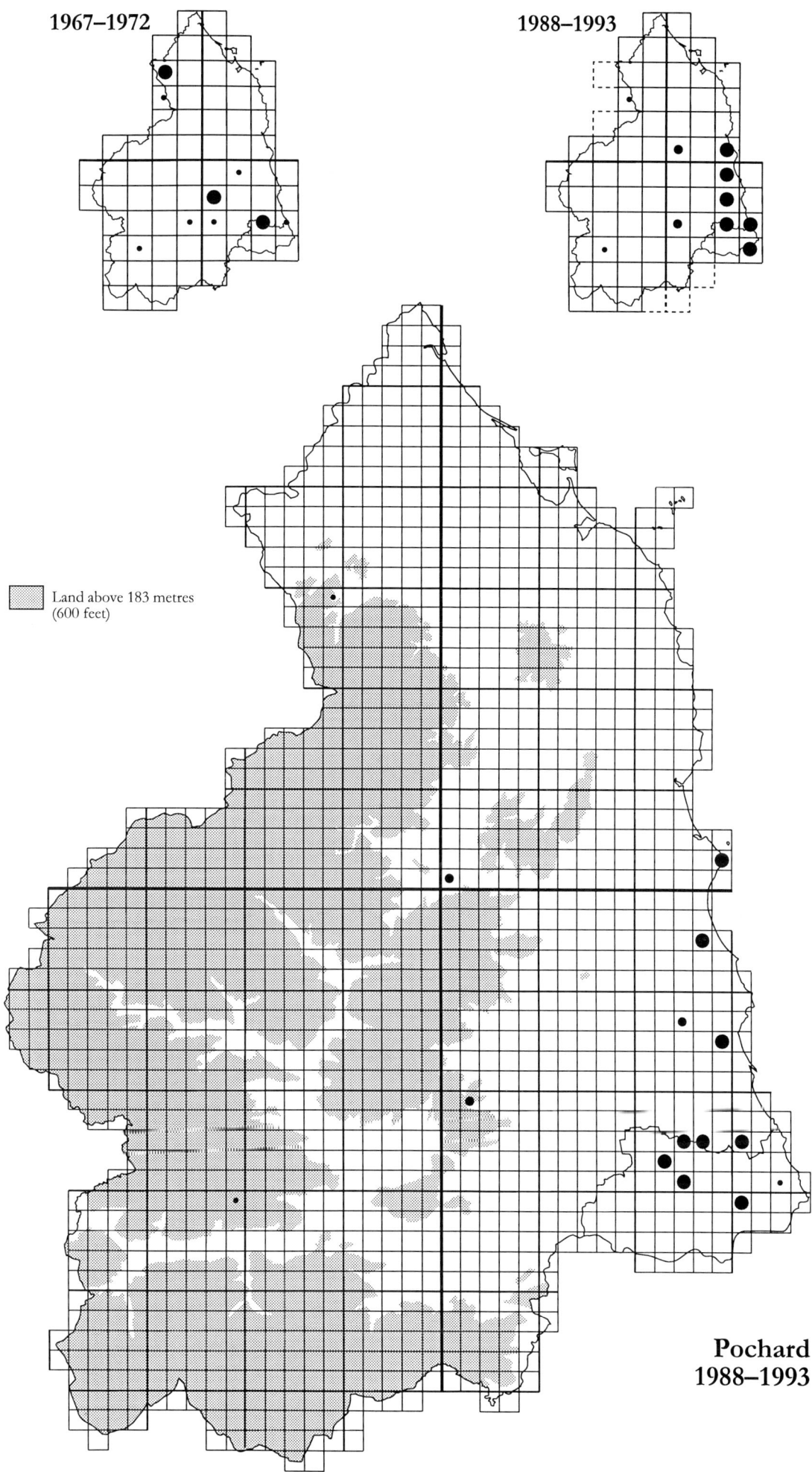

1967–1972

1988–1993

Land above 183 metres
(600 feet)

**Pochard
1988–1993**

TUFTED DUCK *Aythya fuligula*

The first Tufted Ducks breeding in Northumberland were recorded by Hancock at Wallington in 1858 and 1859 although, in compiling his *Catalogue* in 1874, he stated that he felt that these were isolated incidents. Bolam (1912), however, records a nest and eggs being taken in 1871, and later a pair on Holy Island in 1885 which probably bred successfully. Bolam also commented on the descriptive names the residents of the Northumberland coast had for the species, with Blue-neb being obvious but that of Golden-eye possibly sometimes leading to confusion.

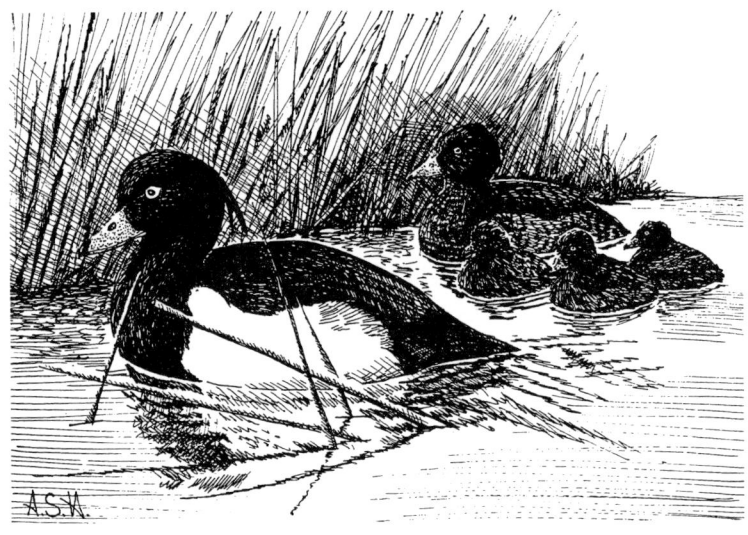

Inland waters like Rothley Lake and Pallinsburn Lake had breeding pairs from 1889, with Bolam Lake and Coldmartin Lough being colonised in 1892 and 1900 respectively. By 1924 Abel Chapman described the Tufted Duck as breeding ' abundantly at every loch and moss on both sides of the Border ', a situation which Bolam (1932) confirmed in stating that it bred regularly at most waters and on some rivers, and could be regarded as a common resident. After this period, however, a decline appears to have set in as Craigs (1947) mentioned Tufted Duck breeding in 1920 at Catcleugh Reservoir but as having ceased to do so by 1938, and from that time until the 1960s very few pairs were reported. Fieldwork undertaken in 1968 by the then Tyneside Bird Club (Macfarlane, 1973) resulted in 45 broods being found, and this showed a remarkable similarity to a later survey carried out in 1978 (Macfarlane, 1978b) in which 47 - 48 breeding pairs were located, 12 - 13 of which were at Holywell Pond.

The current atlas survey gives a total of 64 confirmed, 156 probable and 103 possible breeding pairs, with the majority of the confirmed pairs in the south east of the area. In comparing the present distribution pattern with previous survey findings it would seem that, if one excludes the Holywell numbers from the earlier survey figures, the species was more evenly distributed in the county than is now the case. Too strict an interpretation of this is, however, misleading as Macfarlane (1978b) made the point that Tufted Duck can be somewhat erratic in their occupation of a site, so direct comparison and analysis is not always advisable.

In *Northumberland's birds* (Galloway & Meek, 1978), the Tufted Duck is listed as an uncommon breeding species and the latest figure of 64 confirmed pairs supports this. The identification though of 156 probable and 103 possible breeding pairs suggests that in twenty or so years' time the Tufted Duck may again, as in Chapman's time, breed 'abundantly at every loch and moss'.

J. MARGARET MACFARLANE

Numbers of tetrads in which recorded	104	(7%)
Confirmed breeding	35	(34%
Probable breeding	42	(40%)
Possible breeding	27	(26%)
Total numbers of pairs recorded	323	
Confirmed breeding	64	
Probably breeding	156	
Possibly breeding	103	

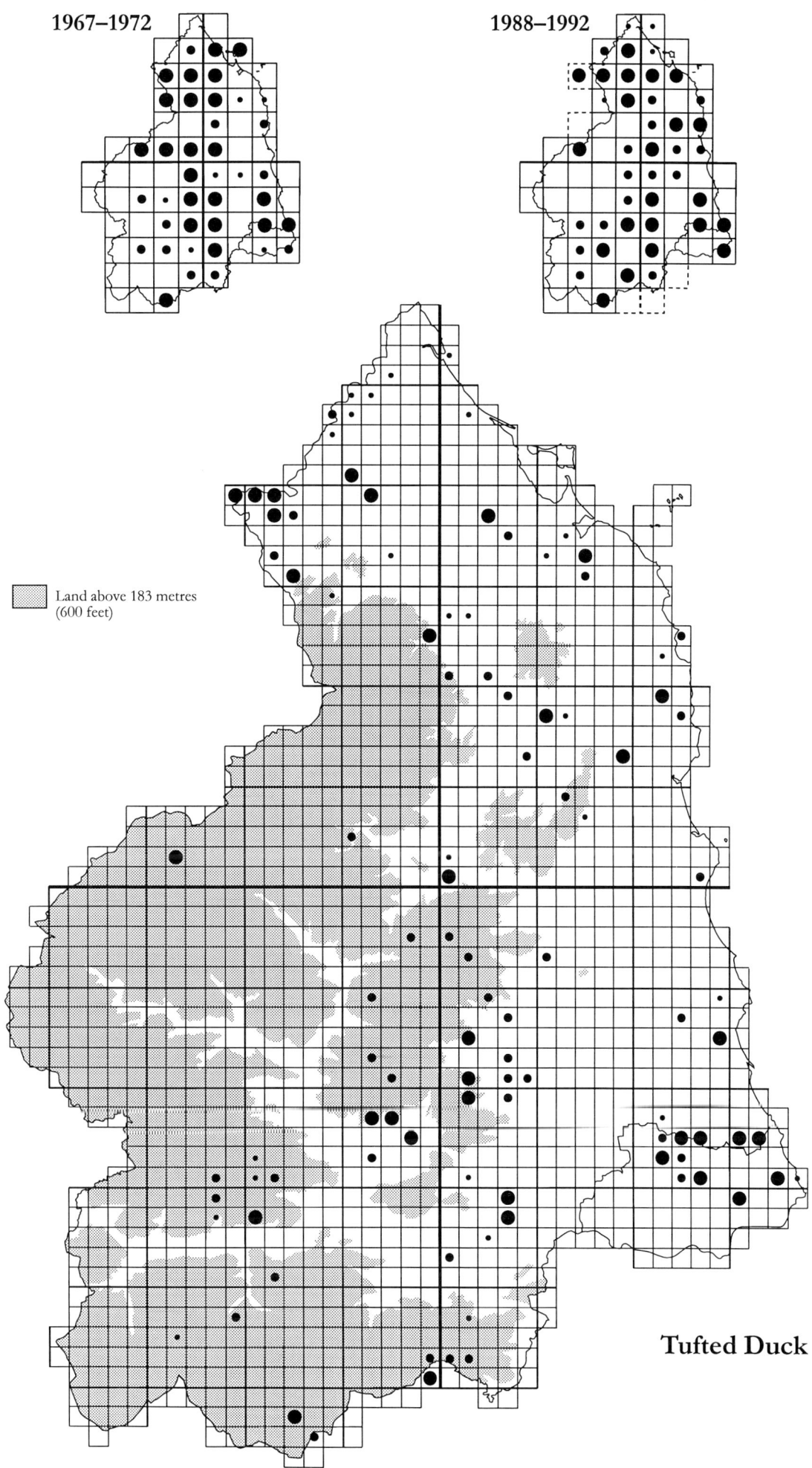

1967–1972

1988–1992

Land above 183 metres
(600 feet)

Tufted Duck

SCAUP *Aythya marila*

Marchant et al. (1990) estimated the UK breeding population of this species to be perhaps as many as three pairs, although Gibbons et al. (1993) state that there is no evidence for regular breeding attempts in Britain. This appears to be the case in Northumberland even though summering birds are seen annually in suitable habitat at both coastal pools and inland sites. In the first year of the current survey a pair was located at Whitfield Lough in June, but not seen thereafter, and was recorded therefore as a possible breeding attempt.

JOHN C. DAY

EIDER *Somateria mollissima*

The Eider has been a breeding species in the county since at least the 7th century when St. Cuthbert laid down rules for its protection on the island of Inner Farne. However, it would seem that egg collecting and persecution over the centuries resulted in a decline in the species until the late 19th century when further protection was granted (Galloway & Meek, 1978). In 1896 some 150 'pairs' bred on the Farne Islands and this number had increased to nearly 300 nesting ducks between 1932 - 1939 (Hawkey, 1991). A decline was evident during the years of the Second World War and by 1946 only about 132 breeding ducks were counted. The subsequent three decades saw a quite rapid and steady increase and in 1983 a

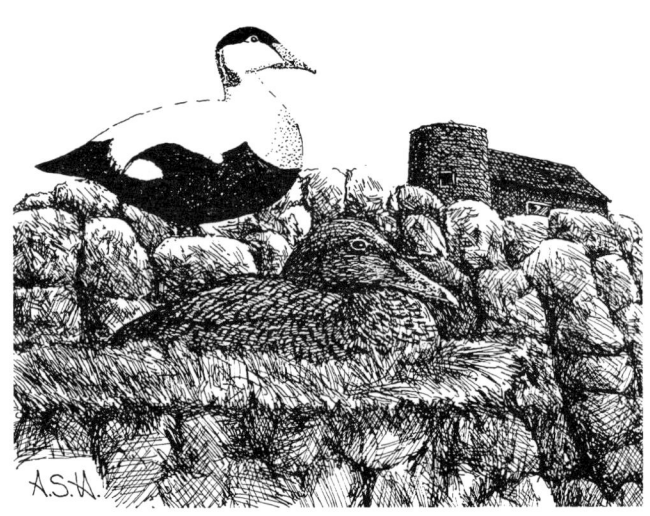

peak count of 1,952 nests was made. Since then numbers have fluctuated somewhat dropping as low as 1,074 in 1991.

Although the Farnes has apparently always been the main breeding site, small numbers bred on Coquet Island in Selby's time (1831) but ceased regular breeding about 1840. The species re-established itself here in the late 1920s and numbers increased during the post war years, with counts of nests ranging between 300 and 500 during the last 20 or so years. The mainland coastal strip, generally northwards from Alnmouth, and the Lindisfarne NNR also provide some breeding sites. The difficulty of determining whether the crèches of young seen along the coast are from mainland sites or the offshore islands perhaps clouds the true number of mainland breeders and it seems likely that only about 50 regularly nest in these areas. Disturbance, particularly by humans, is no doubt a limiting factor for the mainland breeders but, as already noted by Galloway and Meek, a shortfall of nesting sites on the Farnes and Coquet Island will result in a saturation level of the population there.

The graph opposite shows the numbers of nesting ducks at the two main sites for the last 21 years. A general peak is noticeable in the late 1970s and early 1980s with both locations showing some decline during the last few years. Hawkey (1991) indicated that birds need to be in good condition to breed successfully with much depending on feeding success prior to nesting, but other factors may be involved in this latest decline.

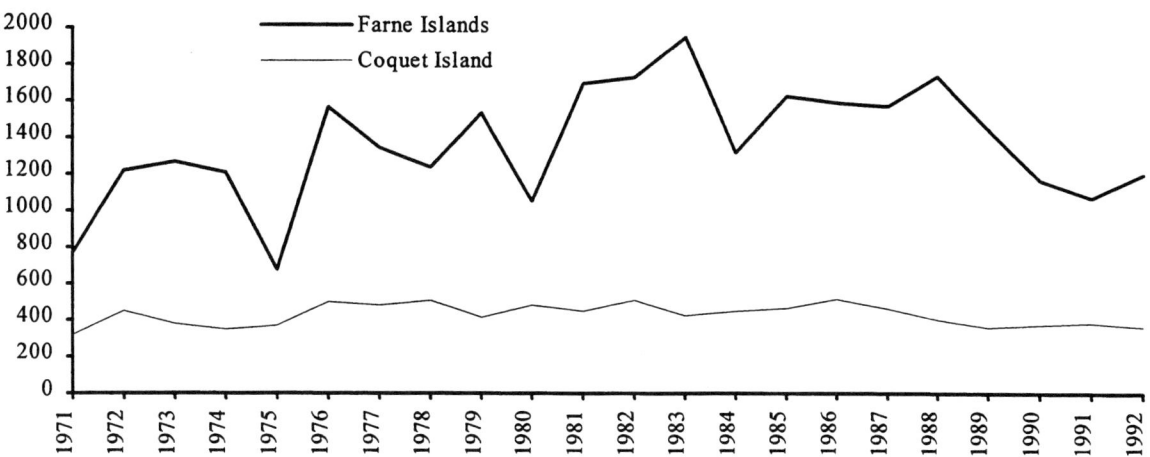

Figure 4   *Number of nesting Eider at the Farne Islands and Coquet Island*

Gibbons et al. (1993) report that an increase in the number of nesting Eiders in Britain has occurred between the two national breeding surveys of 1968 - 1972 and 1988 - 1991 and give an estimated national population of around 32,000 breeding ducks. The recent population level of between 1,500 to 2,000 nesting ducks in the county confirms the Eider's status as a common breeding species and is in fact our most numerous breeding duck with only the Mallard, *Anas platyrhynchos*, a close numerical rival.

MIKE S. HODGSON

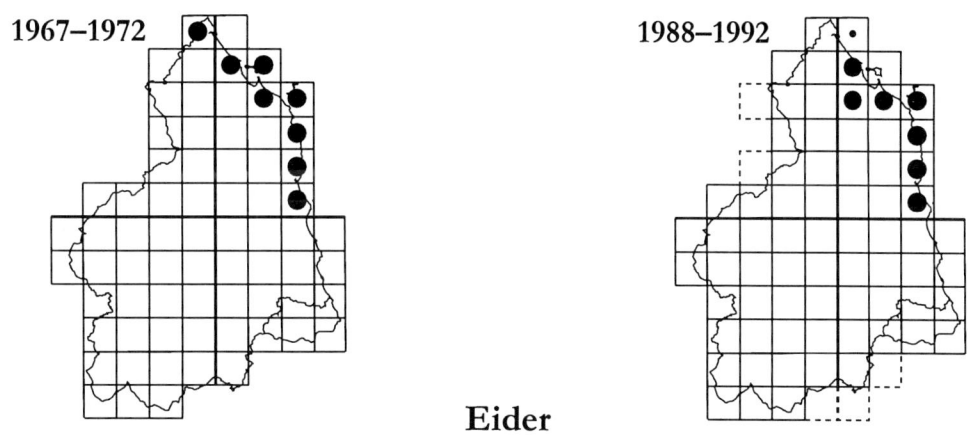

Eider

GOLDENEYE *Bucephala clangula*

The Goldeneye is a species for which summering records are increasingly reported in the county annual bird report *Birds in Northumbria*, with birds regularly seen in May and June and occasional sightings of males displaying in April. The presence of suitable nest-boxes could well encourage the species, as it has on Speyside, with evidence for breeding in Northumberland now beginning to emerge. During the current atlas survey two pairs were reported as having bred successfully, however, the exact locations of the nest sites were unknown. There was also the possibility of another two pairs having bred successfully.

JOHN C. DAY

GOOSANDER *Mergus merganser*

In the forty year period between Hancock writing in 1874 and the appearance of Bolam's *Birds of Northumberland* (1912) the status of the Goosander changed from being an occasional winter visitor to that of a regular visitor. By 1932 Bolam noted that birds were lingering over the summer months and the first breeding evidence for Northumberland was eventually recorded in 1941 at Harbottle on the River Coquet. Although the Harbottle clutch was destroyed, it was the first record of Goosander breeding in England. During the next decade breeding continued and by the 1950s the species had become established on both the North and South Tyne rivers. Since then it has steadily increased as a breeding species with Meek and Little (1977) suggesting a population of as many as 150 pairs by the mid 1970s.

The latter date unfortunately coincides with a period in which the Goosander began to face persecution from fishing interests, although there is now firm evidence that the species is not detrimental to salmonid stocks and does in fact take large numbers of predatory fish species, particularly the Common Eel, *Anguilla anguilla*. In spite of this persecution the birds have proved their ability to maintain their population levels in Northumberland and have now moved on to other river systems within the county.

The national picture is one of a species increasing and expanding, particularly in the rest of the North of England, Derbyshire, the Welsh uplands and Devon (Marchant et al., 1990). The *New atlas* (Gibbons et al., 1993) illustrates this expansion southwards most strikingly.

The local tetrad distribution map from the current atlas survey shows a clear bias to the western half of the county, concentrated on the valleys of the North and South Tyne, and also the valleys of the Cheviot foothills. A comparison between the two smaller ten kilometre distribution maps shows a slight increase in the later survey and this confirms an expansion of range for the Goosander and an increase from the estimated 150 pairs in 1975 (Meek & Little, 1977) to a current population total of about 180 pairs.

BRIAN LITTLE

Number of tetrads in which recorded	120	(9%)
Confirmed breeding	36	(30%)
Probable breeding	48	(40%)
Possible breeding	36	(30%)
Total number of pairs recorded	180	
Confirmed breeding	45	
Probably breeding	65	
Possibly breeding	70	

RED-BREASTED MERGANSER *Mergus serrator*

Whilst this is a species which expanded its range at the beginning of the century, and continues to do so in Wales and Northern England (Marchant et al., 1990), it is still Scotland that remains its stronghold in the UK. In Northumberland it is primarily a passage and winter visitor and a rare breeding species, although in recent years it has become recognised that the Lindisfarne NNR is an important moulting area in July and August. During the present breeding atlas survey Red-breasted Mergansers were recorded at three sites although confirmed breeding occurred only at Lindisfarne. This is not the first breeding record in the county nor at this site, as breeding took place in 1975 and 1977. Breeding also occurred at Caistron in each year between 1984 - 1986 and at another inland site in 1984.

JOHN C. DAY

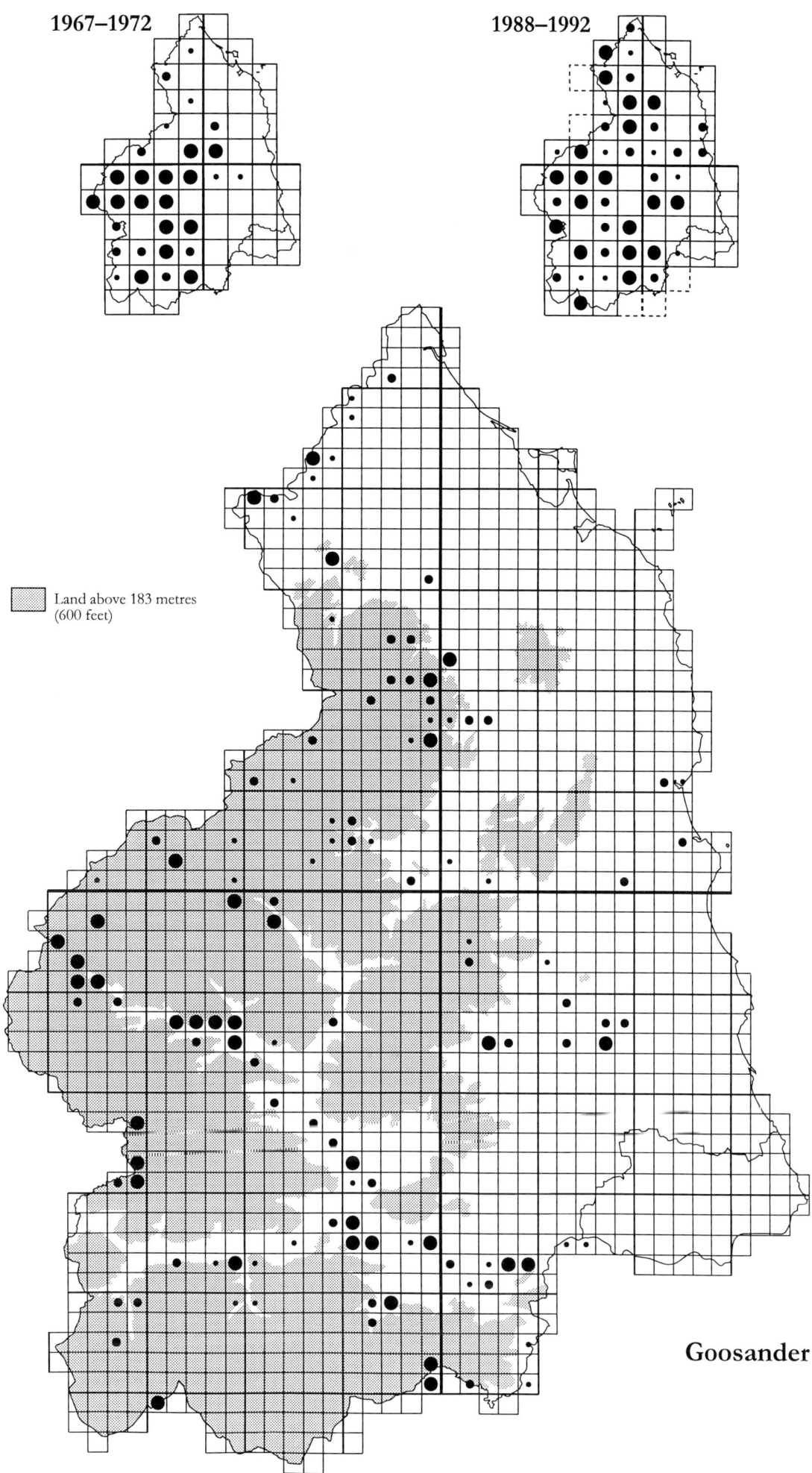

1967–1972   1988–1992

Land above 183 metres
(600 feet)

Goosander

RUDDY DUCK *Oxyura jamaicensis*

Although established as a breeding species in South West England since the 1960s, the Ruddy Duck did not arrive as a confirmed breeding bird in Northumberland until 1991 (McDougall, 1992), reflecting a continuing northward expansion. Indeed the first bird reported in the county was not until 1964 whilst the second, which over-summered in the Gosforth Park/Holywell Pond area did not appear until 1974 (Galloway & Meek, 1978). This pattern of occurrences in spring and early summer, especially on the mining subsidence ponds in the south east of the county, continued throughout the 1970s and 1980s until May - June 1989 when two pairs were seen displaying at Arcot Pond, with one pair being strongly suspected of nest building. Birds again over-summered

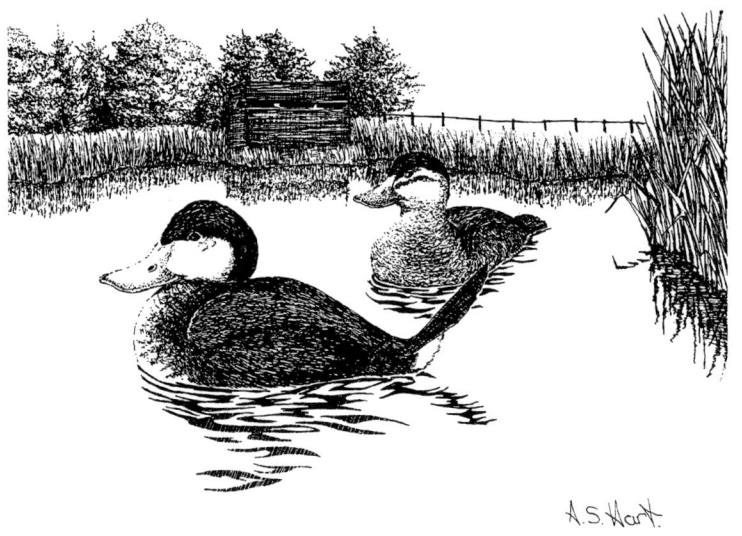

at several sites in 1990 and breeding was finally confirmed in July 1991 when broods were located on the same date at both Holywell and Annitsford ponds. At the latter site the presence of the species remained undetected until the brood had been seen. Also during that year two further broods were located at Annitsford Pond, with others at Holywell Pond and Caistron.

An increase in breeding numbers and range expansion was noted during 1992 with three broods at Holywell Pond, two broods at Annitsford Pond and single broods at Arcot Pond, Wallsend Swallow Pond and Hartburn. This expansion continued in 1993 with as many as 12 broods being seen at five locations including five broods at Arcot Pond. Although secretive during the incubation period, the obvious display of the males, along with a preference for using the well watched mining subsidence ponds in the south east corner of our region means that it is unlikely that any breeding has been overlooked. It will be interesting to see whether any control measures that may be introduced to prevent potential inter-breeding with the small population of White-headed Ducks, *Oxyura leucocophala,* on the Continent will have any impact on the continuing expansion of the species in Northumberland.

LINDSAY J. McDOUGALL

Number of tetrads in which recorded	9	(0.6%)
Confirmed breeding	7	(78%)
Probable breeding	2	(22%)
Possible breeding	0	(0%)
Total number of pairs recorded	18	
Confirmed breeding	14	
Probably breeding	3	
Possibly breeding	1	

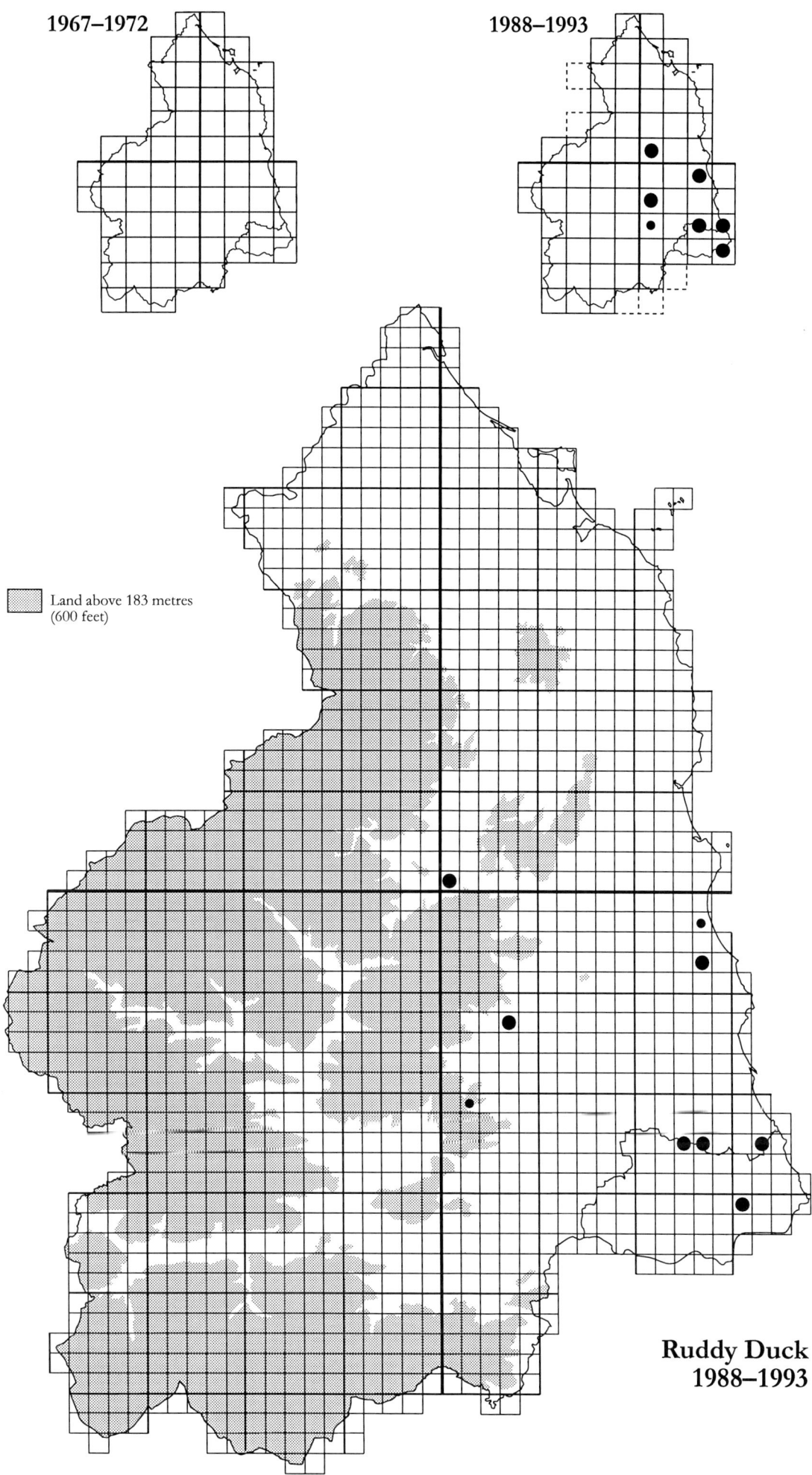

1967–1972

1988–1993

Land above 183 metres
(600 feet)

Ruddy Duck
1988–1993

HONEY BUZZARD *Pernis apivorus*

Whilst no reference was made to the Honey Buzzard in Northumberland in the *New atlas* (Gibbons et al., 1993) there were at least three late spring/early summer sightings between 1988 and 1992. The species had formerly been regarded as a regular migrant by Bolam (1912), although by the 1930s he could cite no additional records. Nesting was nevertheless suspected on a number of occasions in "parkland" habitat in the north of the county (Galloway & Meek, 1978). The small British population, estimated at between ten and 20 pairs (Marchant et al., 1990), and the erratic nesting habits of the species, makes it doubtful that anything other than occasional, sporadic breeding is likely to happen in Northumberland in the next two or three decades.

JOHN C. DAY & MIKE S. HODGSON

MARSH HARRIER *Circus aeruginosus*

In the *New atlas*, Gibbons et al. (1993) included a possible breeding sighting in Northumberland. There is, however, no evidence that breeding occurred, although nearly 50 sightings of the species were recorded during the current atlas survey period. Virtually all of these records relate to immature and female spring migrants on the coast, together with much less obvious return passage in the autumn. There has nevertheless been an increase in sightings in the county during the summer months since the mid 1980s and a number of these records relate to birds in suitable breeding terrain, although the last confirmed evidence for successful breeding of Marsh Harrier was in 1976 (Rossiter, 1993). The creation of more suitable habitat, including reedbeds, and the development of nature reserves which afford some element of protection may again encourage the species to breed successfully in the county in the near future. The national trend is one of steady expansion in recent years with a threefold increase in Britain in the last decade to a maximum of about 90 pairs (Gibbons et al., 1993).

JOHN C. DAY & MIKE S. HODGSON

HEN HARRIER *Circus cyaneus*

Northumberland was the first English county to be re-colonised by the Hen Harrier in the remarkable comeback painstakingly chronicled by Watson (1977). The Tyneside-Bird Club's *Preliminary report on the breeding birds of Northumberland* (Macfarlane et al., 1967) was optimistic 'since the first breeding record in 1957, ... , the species is extending its range over much of the Kielder Forest area, and since 1964 or 1965 breeding has been recorded from a site near Alnwick. In addition, quite a few non-breeders now summer in the county'.

The optimism seemed justified with Hen Harriers breeding for the first time this century in Co. Durham and Yorkshire in 1970 and 1971. However, in retrospect, the early 1970s represent a turning point in the bird's fortunes. *Birds in Northumbria 1971* reported 'an unexplained decline in the Border Forest breeding population' and after 1972 breeding ceased for well over a decade. Elsewhere in the North of England sudden and abrupt decline can be attributed specifically to persecution with one of the Co. Durham pair shot and the eggs destroyed in 1971. From the same year the *Yorkshire Bird Reports* contained repeated references to persecution, a position trenchantly summarised in Mather (1986).

In Northumberland Hen Harriers were occasionally seen in suitable breeding areas in summer but there was no confirmed breeding between 1972 and 1985 when two widely separated pairs nested successfully. One of these remarkably utilised restocked clearfell in the Border Forest raising hopes, so far unfulfilled, that this habitat might prove as attractive to harriers as to Short-eared Owls, *Asio flammeus,* (Petty & Anderson, 1986). Breeding was not recorded again until 1989 when two pairs nested on grouse moors and this remained the pattern during the other atlas survey years with between one and two pairs fledging young annually. Since then there have been signs of renewed decline as at least one estate which offered them grudging hospitality appears to have changed its policy.

The Hen Harrier is by no means firmly established as a breeding bird in this area since in spring it is attracted above all to heather moorland and this comes into conflict with sporting interests which seem determined in the North of England to prevent its establishment as a breeding bird. Bibby and Etheridge (1993) have

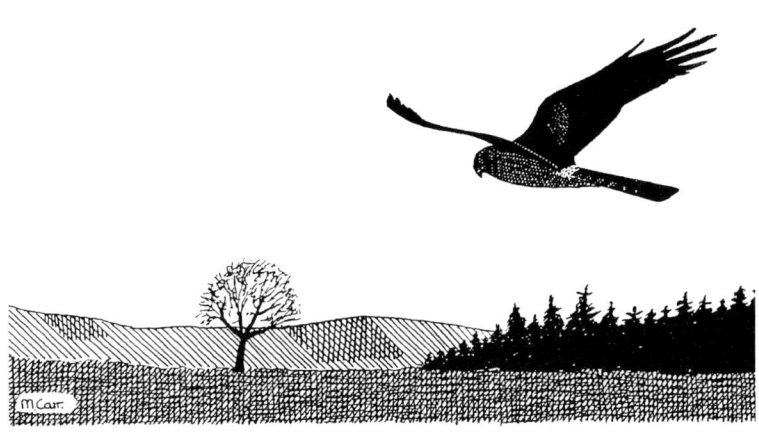

shown that in Scotland only 14% of harrier nests on grouse moors successfully raised young, as opposed to 40% on other non-sporting moors and 66% in young plantations. The *New atlas* (Gibbons et al., 1993) shows how rare the Hen Harrier is as a breeding bird in England with breeding confined to only nine 10 kilometre squares of which two are in Northumberland.

There has never been much evidence that Hen Harriers are attracted to plantations in Northumberland for breeding purposes, except in the early years at Kielder, and in any case they need to range over open moorland for hunting. The reason such areas are unforested is precisely because they are economic as grouse moors and owners are determined that they shall remain so. A Hen Harrier floating over the butts on the Glorious Twelfth is the last thing they want. Avery and Leslie (1990) have highlighted how effectively broad-winged hawks can be excluded from huge areas of upland, in this case the North Yorks moors, where the total thrust of land management and ownership is inimical to raptors.

The mystery remains as to why Hen Harriers do not nest in the miles of sheepwalk which predominate along the Roman Wall and in Upper Coquetdale for example, where they would be unmolested. They are capable of wintering there, although most avian prey has left for lower ground, so it seems unlikely that prey is the problem in spring when the air is full of Skylark, *Alauda arvensis*, and Meadow Pipit, *Anthus pratensis*, song. The conclusion which suggests itself is that the vital missing ingredient is rank heather for nesting. Juncus, in itself, does not seem to be enough, and significantly the Scottish survey during 1988 - 1989 found only two pairs on grass-dominated moors. Until such white moor is utilised, the "Blue Hawk", as Charlton of Hesleyside (Bolam, 1912) called the Hen Harrier in 1861, will enjoy only a precarious foothold in Northumberland because it is regarded as an unwelcome competitor on the black, heather, moors.

MIKE HENRY

MONTAGU'S HARRIER *Circus pygargus*

Montagu's Harrier has never been common in Northumberland though Selby (1833) said it bred 'upon moors and open lands' and Hancock (1874) considered it a 'casual visitant'.

A summer visitor, at the northern edge of its range in Britain, Montagu's Harrier showed an upsurge in numbers in the 1940s and 1950s and an extension of range as far north as Perthshire where it nested in 1952, 1953 and 1954 (Thom, 1986), and as far west as Ireland, nesting in Co. Wicklow in 1957 - 1961, Co. Cork in 1957 and Co. Kerry in 1971 (Hutchinson, 1989). As part of this extension it nested regularly on the Northumberland / Co. Durham border from 1947 until the mid 1950s, with a maximum of three pairs in 1948 (Temperley, 1951), and in the newly afforested upper reaches of the North Tyne Valley from 1959 until 1966 (Galloway & Meek, 1978). Again, however, numbers were very small, reaching only two pairs in 1966. Breeding petered out in both areas and no Montagu's Harriers were recorded at all in Northumberland from August 1968 until May 1987 when a coastal passage migrant was seen. This retreat from the heather moors was general and is reflected on the North Yorkshire Moors where a peak of five pairs in the 1940s crashed by the mid 1950s (Mather, 1986). Indeed the species became Britain's rarest diurnal raptor with a very real threat of becoming extinct as a breeder in the 1970s, although it rallied in the 1980s and no less than 12 pairs bred in 1990 (Gibbons et al., 1993) with most of them in arable fields in the south of England.

No Montagu's Harriers were recorded in the Northumberland uplands during the main period of the current atlas survey but the species is unpredictable, with a pair nesting successfully on heather moorland in 1992 and an adult female appearing briefly on grouse moors in May 1994. However, with the discouragement of Hen Harriers, *Circus cyaneus*, so widespread, it is difficult to be optimistic about the chances of the Montagu's Harrier being made welcome and able to re-establish itself in terrain which is hostile in more ways than one.

MIKE HENRY

GOSHAWK *Accipiter gentilis*

Goshawks must have declined nationally as a result of deforestation and by 1800 were already a scarce bird. The few that survived into the nineteenth century were confined to some of the large forests that remained but the rise in gamekeepering activities led to their final demise as a breeding bird in the 1880s (Marquiss & Newton, 1982; Petty, 1989).

There were around 14 confirmed records of Goshawks in Northumberland during 1832 - 1897 but then followed a lengthy period with no reports, until the 1950s and 1960s (Galloway & Meek, 1978). These latter records, of at least five birds, coincided with releases of Goshawks by falconers in widely scattered parts of the UK (Marquiss, 1981). Goshawks are extremely sedentary so it is unlikely that these reports originated from birds crossing the North Sea from Scandinavia. The number of sightings increased in the county following the release of birds in Northumberland and Roxburghshire by hawk keepers in the late 1960s and early 1970s. The exact number released is unknown but there must have been at least 15 - 20 birds because ten adults are known to have been killed or to have died in the Border area during 1971 - 1975.

Adult Goshawks in Europe exhibit a cline in colour and size, from relatively small brown birds in the south to large grey ones in the north. Based on size and colour, Goshawks in the Borders appear close to those from Scandinavia, and it was from Scandinavia that most falconry birds were imported in the 1970s (Marquiss, 1981).

Breeding was first confirmed in Northumberland in 1973 when a pair laid four eggs but unfortunately the adults were shot. A series of unsuccessful breeding attempts followed. By 1976 only one male could be located; he built a nest, provided food at the site and displayed but was unable to attract a mate. In the following year he attracted a female and they successfully reared three chicks. Subsequently, breeding numbers have slowly increased throughout the Borders. During the current atlas period the number of known occupied home ranges in Northumberland increased, from 20 in 1988 to 24 in 1991 (figure 5). At least 66% successfully fledged chicks, with a mean brood size of 3.1 (n = 51, se = 0.11). This is close to the productivity reported from successful nests elsewhere in Britain by Marquiss and Newton (1982).

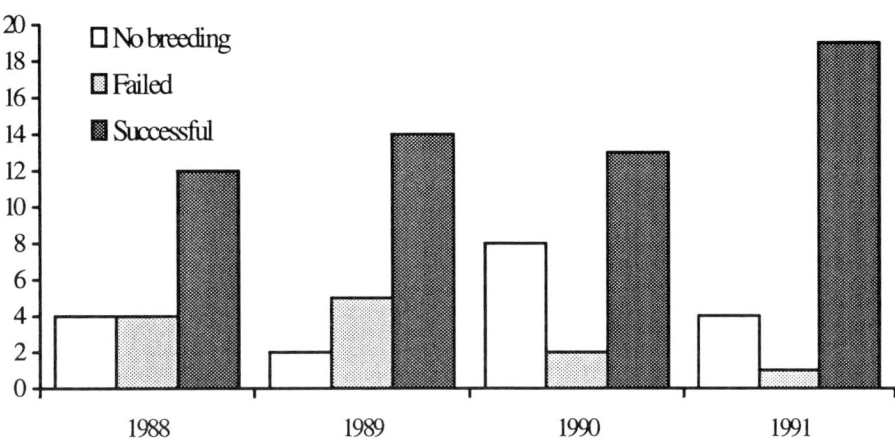

Figure 5   *The number of known occupied home ranges of Goshawk in Northumberland during 1988 - 1991*
[Occupancy categories;
No breeding = single bird or pair present without a nest being located in a home range where breeding had previously occurred;
Failed = nest built but no chicks reared;
Successful = at least one chick fledging]

Breeding is largely restricted to forests and woodlands that are not keepered, while foraging occurs in both wooded and open habitats with suitable prey. During the breeding season in the Borders, up to 70% of Goshawk diet comprises pigeons and corvids (particularly Carrion Crows, *Corvus corone corone*, Rooks, *C. frugilegus*, and Jays, *Garrulus glandarius*), with Rabbits, *Oryctolagus cuniculus*, the most frequently taken mammalian prey. The breeding population certainly has the capacity for further increase in range and numbers as neither food supply nor nesting habitat appears to be limiting. At present the main constraint on the population is the illegal killing of birds, which has greatest effect on dispersing juveniles attracted to Pheasant, *Phasianus colchicus*, release pens. The theft of eggs and chicks by egg collectors and falconers does occur but currently is not a serious problem.

STEVE J. PETTY & DAVID I. K. ANDERSON

SPARROWHAWK *Accipiter nisus*

There is no doubt that the Sparrowhawk has both suffered and benefited from the activities of man in the last 100 or so years. In the early years both Hancock (1874) and Bolam (1912) referred to gamekeeper interference as being significant and indicated that the population would be greater if it was not for their activities. Galloway and Meek (1978) stated that this continued to be the case until the mid 1950s when a further setback in the form of organochlorine pesticide poisoning caused a dramatic decline in numbers. In the early 1960s very few were seen and there were no breeding records. Restrictions, and the eventual ban, on the use of such chemicals together with legal protection gave the Sparrowhawk a chance to re-establish itself.

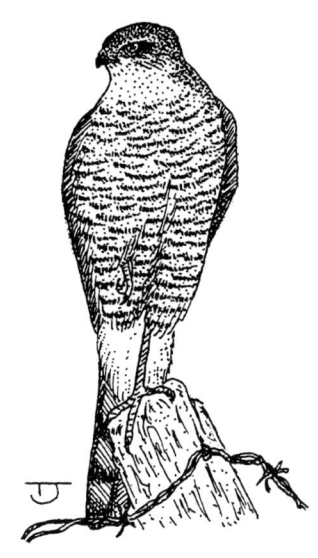

Its resilience was demonstrated by a count of 25 pairs nesting in an area of 91 square kilometres in the south west of the county in 1973. Similar numbers were found in the Border Forest and in south-central Northumberland during the late 1970s with the majority nesting in conifer plantations. It is probable that the new blood spread from South West Scotland where less concentrated use of pesticides caused only a small reduction in breeding success (Newton, 1986). Prior to the pesticide problem most pairs were reported nesting in deciduous woodland. Such nest sites gradually disappeared during the 1970s and were rare or non-existent through the 1980s and also through the period of this current atlas survey, confirming Newton's statement that 'the preference for conifers is so strong that when conifers are freely available you may not find a single nest in a broad-leaved tree'. Hence the national reafforestation programme, which is very evident in Northumberland, has encouraged the Sparrowhawk, providing increased breeding habitat especially in the higher parts of the region.

The distribution map contradicts the previous statements with an apparent absence in some potentially first class habitat in the Border Forest. This is best explained by the species' secretive habits and there is little doubt that it will have gone unnoticed in many areas. In fact most confirmed breeding reports came from those observers involved in specific long-term monitoring programmes. Petty (1979) described a four year study between 1975 - 1978 in Kielder Forest in which he established a breeding density of 18 to 21 pairs per ten kilometre square. There is little to suggest that its status has reduced since that time and hence it is likely that some 300 pairs occupy the afforested tracts in the west of our region. The current statistics probably understate the status of the Sparrowhawk for reasons already mentioned and it is likely that about 600 pairs are attempting to nest each year with every suggestion that the numbers are continuing to increase.

BRYAN GALLOWAY

Number of tetrads in which recorded	290	(21%)
Confirmed breeding	63	(22%)
Probable breeding	105	(36%)
Possible breeding	122	(42%)
Total number of pairs recorded	310	
Confirmed breeding	72	
Probably breeding	110	
Possibly breeding	128	

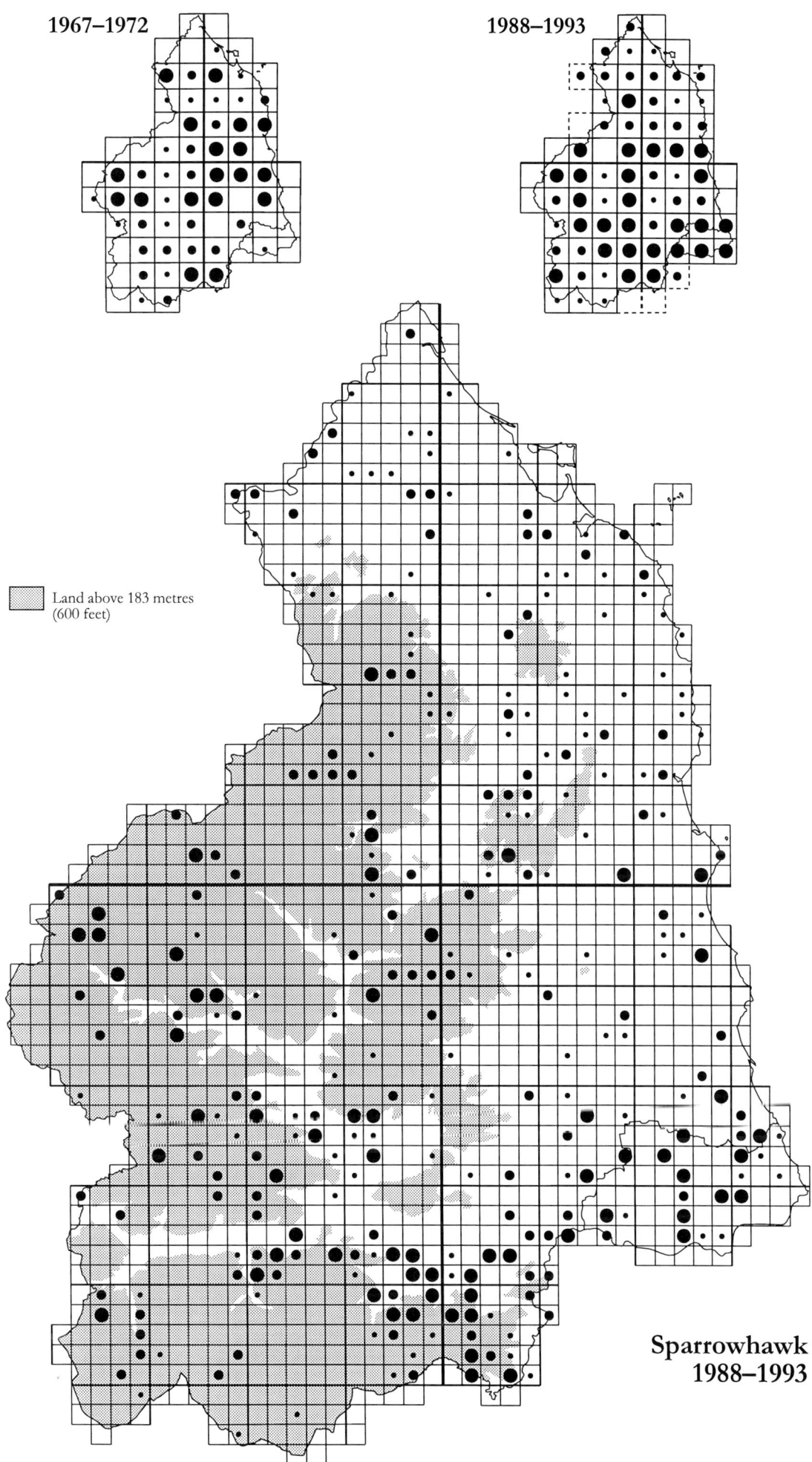

1967–1972

1988–1993

Land above 183 metres
(600 feet)

Sparrowhawk
1988–1993

BUZZARD *Buteo buteo*

The Buzzard is listed by Wallis (1769), in a group with the Honey Buzzard, *Pernis apivorus*, as an inhabitant of Northumberland. Sharrock (1976) considered that the species had been a widespread breeder over all of the British Isles up until about 1800. In the nineteenth century persecution took its toll with Selby (1831) writing 'in the northern counties of England, the Buzzard cannot be considered as a common species' and Hancock (1874) saying 'this species like all the larger birds of prey, is fast disappearing everywhere under the influence of the gamekeeper's guns and traps. Some years ago, it bred in the district; it is now a rare casual visitant here'. This status prevailed through to the time of the 1968 - 1972 national atlas survey except for the period during the 1914-18 war and immediately afterwards when breeding success increased due to gamekeeping activities being virtually suspended (Bolam, 1932).

The first county atlas survey from 1967 to 1972 coincided with a slight improvement in numbers with confirmed breeding in four 10 kilometre squares and probable breeding in two 10 kilometre squares, mainly in the north of the county. It was hoped that the 1983 national survey of breeding Buzzards would reveal an increase in the population but initial results revealed no pairs (Macfarlane & Rossiter, 1984a) with later, revised results showing three pairs probably breeding in the north of the county. The national report on the 1983 survey (Taylor, Hudson & Horne, 1988) also showed occupation of a further 14 sample ten kilometre squares but no documentary evidence could be produced by the authors to support the claimed presence in areas where our local observers had obtained nil returns. It is, therefore, considered that the national report produces a very misleading picture of the situation in Northumberland in 1983.

The current atlas survey commenced with numbers still at a low ebb during 1988 - 1991 when breeding was confirmed in only two 10 kilometre squares with probable breeding in a further four. However, following the amendment to the Wildlife and Countryside Act, which made landowners responsible for illegal actions of their employees, there has been a remarkable change in the status of the species. From one nesting pair in 1990 and two in 1991, there has been an increase to six in 1992 and 14 confirmed breeding pairs in 1993. The map shows all records for the period 1988 - 1993. Two main areas have been quickly colonised to date, the South Tyne Valley with six - seven pairs fledging eight young in 1993 and the Cheviot Hills and Kyloe area with four - five pairs also fledging eight young in the same year. A number of the possible breeding records, including seven in 1993 alone, refer to immature birds holding territory which may well become nesting sites in the future.

The co-operation of many landowners and gamekeepers in enabling this species to revive as a breeding species in the county is to be welcomed. There is much suitable habitat for range expansion in the county and, given freedom from persecution, it is not difficult to envisage a county population of over 100 pairs. The increased natural predation of that major agricultural pest, the Rabbit, *Oryctolagus cuniculus*, will be of undoubted benefit to farmers and other landowners alike.

B. N. ROSSITER

Number of tetrads in which recorded	47	(3%)
Confirmed breeding	14	(29%)
Probable breeding	11	(24%)
Possible breeding	22	(47%)
Total number of pairs recorded	47	
Confirmed breeding	14	
Probably breeding	11	
Possibly breeding	22	

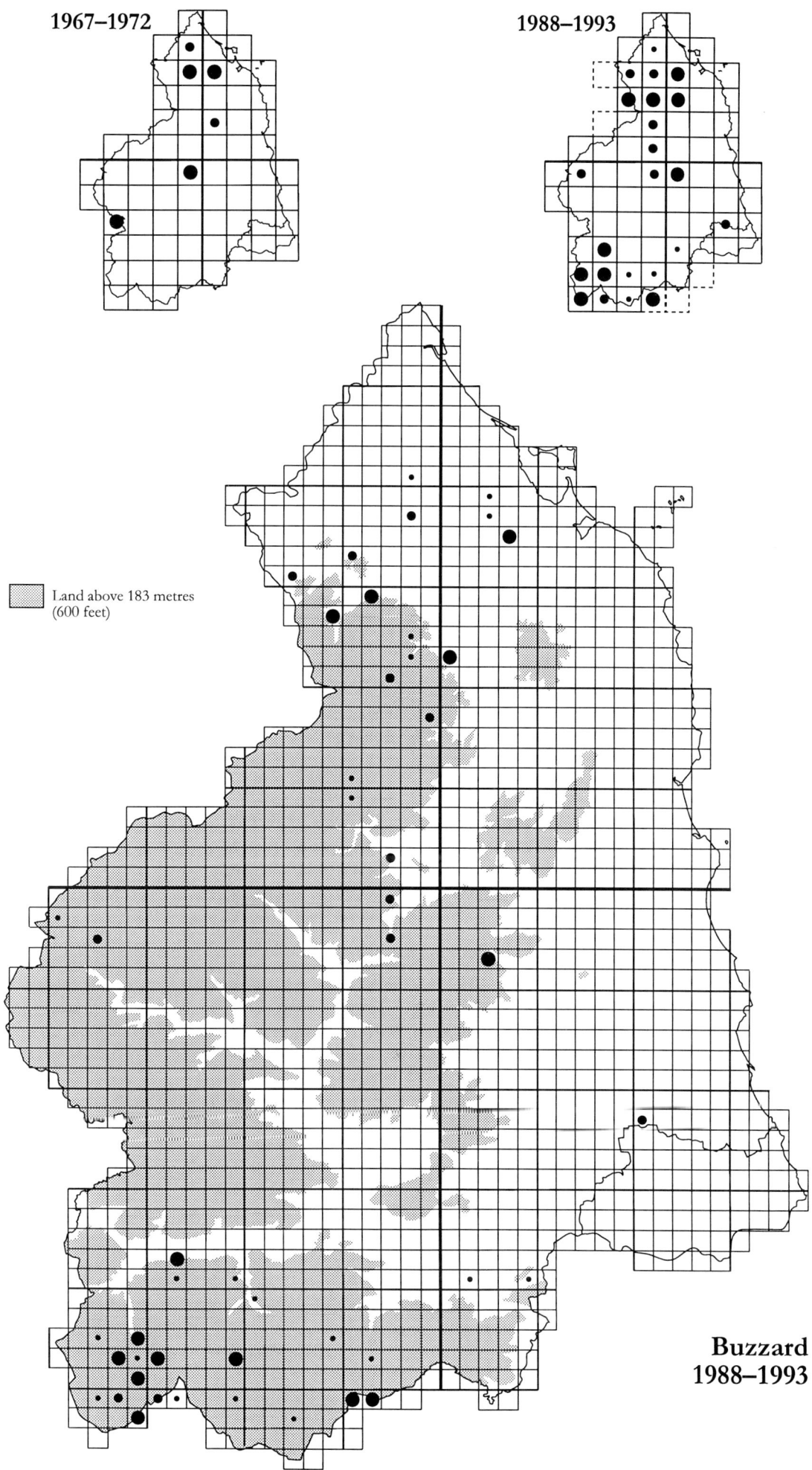

1967–1972

1988–1993

Land above 183 metres
(600 feet)

**Buzzard
1988–1993**

GOLDEN EAGLE *Aquila chrysaetos*

As with a number of other birds of prey in Northumberland and the Borders, like Peregrine, *Falco peregrinus,* and Hen Harrier, *Circus cyaneus*, the occurrence of Golden Eagle is probably related to the existence of small populations in adjacent areas. Since 1968 a number of individuals, usually immature birds, have been recorded annually, with some occasionally summering in suitable habitat (Galloway & Meek, 1978). During the current atlas survey years there were a number of April sightings in moorland areas continuing this 20 year pattern. As implied above, the success of the Lake District breeding Golden Eagles since 1969 and the proximity of those in Dumfries and Galloway show that where there is suitable habitat, an adequate food supply and where human interference is minimal, the species can survive (Gibbons et al., 1993). The Golden Eagle has attempted to breed in Northumberland in the last 25 years.

JOHN C. DAY & MIKE S. HODGSON

OSPREY *Pandion haliaetus*

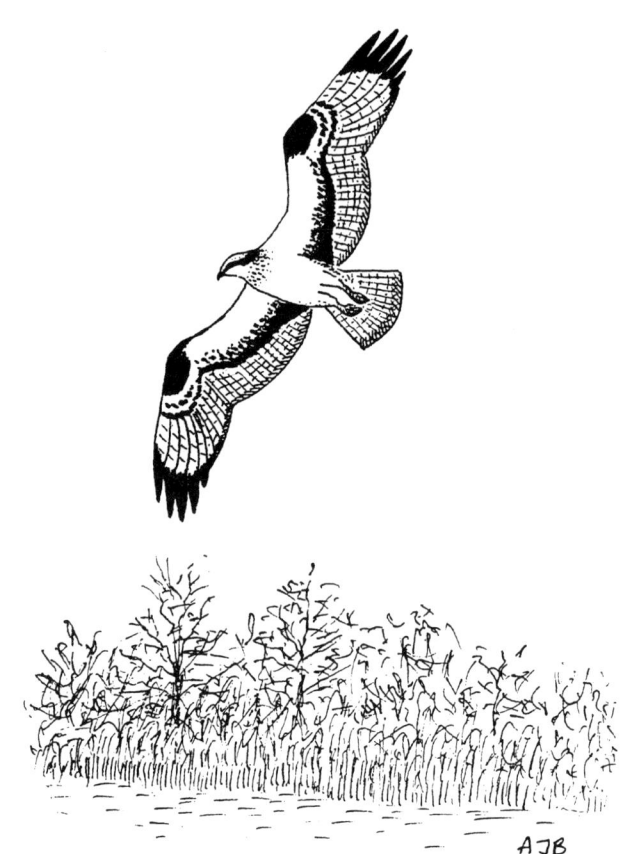

Galloway and Meek (1978) noted that the Osprey had been seen each year since 1965, but added that most were passage birds. This is still the case, sightings having increased substantially in the last few years, with an average of nine or ten each spring between 1988 and 1993. The existence of large areas of standing water in Northumberland, at for example Kielder, Derwent, Catcleugh, Hallington, Fontburn, Sweethope and Colt Crag comparatively close to the Scottish breeding population, suggests that it is only a matter of time before there is regular breeding in the county. Roy Dennis, in his account of the species in the *New atlas* (Gibbons et al., 1993), felt that the Osprey would soon colonise new areas and eventually become 're-established throughout suitable areas of Britain'. The annual reports of the Northumberland and Tyneside Bird Club, *Birds in Northumbria*, consistently record birds over-summering in the area, and this was certainly the case during the current atlas survey period between 1989 to 1991 inclusive.

JOHN C. DAY & MIKE S. HODGSON

HOBBY *Falco subbuteo*

Apart from a pair that fledged two young near Blagdon in 1966 and an unconfirmed report of a successful pair near Corbridge some years later, there are no other records of the Hobby having nested in Northumberland.

There are early references of single birds and of particular significance was an adult female that was shot at Cullercoats in June 1863 (Bolam, 1912). Galloway and Meek (1980) noted 20 observations between 1950 and 1978 but in later years there have been increased sightings of up to ten individuals per annum in varied locations. All have been reported between April and November and most are probably wandering immatures.

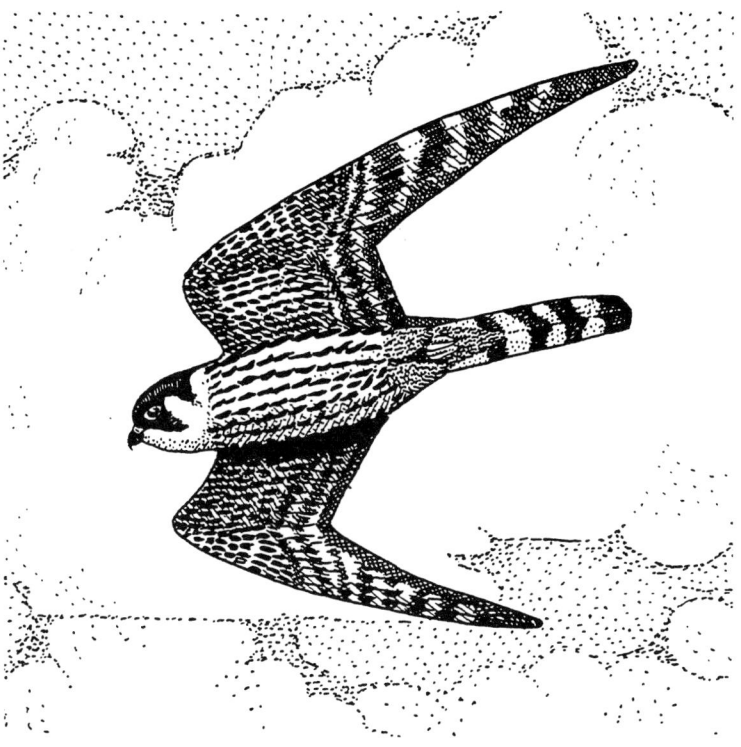

Nationally, the Hobby is increasing and spreading north west from its stronghold in the south. In the 1950s 60 - 90 pairs bred and for the period 1968 - 1972 Sharrock (1976) suggested a population of about 100 pairs. The current census revealed 625 occupied ten kilometre squares and Gibbons et al. (1993), indicated that there may be between 500 - 900 pairs. At this rate of increase we may soon see the Hobby in Northumberland as a regular nesting species in its favourite habitat, of lowland farms with pine clumps or mature broad-leaved hedgerow trees, where it uses disused stick nests in which to rear its young.

During the current atlas survey long staying individuals were noted at Marden Quarry, Holywell and Heaton inviting speculation as to possible breeding. Diligent searching may confirm the presence of a nesting pair or two throughout the remainder of the 1990s.

BRYAN GALLOWAY

KESTREL *Falco tinnunculus*

The status of the Kestrel in Northumberland has probably changed little since the time of Bolam (1912) who described the species as simply 'a common resident' adding in 1932 that it was 'always liable to fluctuate in numbers owing to the exigencies of game-preserving'. Galloway and Meek (1978) summarised its breeding distribution in the area which proved to be very similar to that established during the current atlas survey.

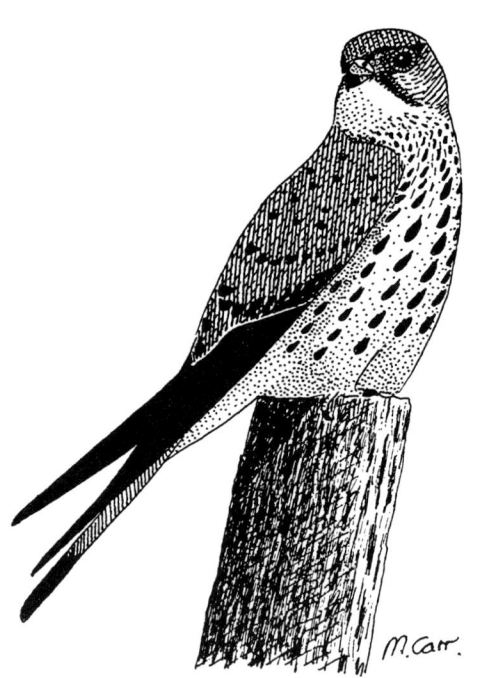

Village (1990) remarked that the Kestrel can live in most environments apart from dense forests and the results of this survey endorse his statement. There were, for example, no sightings from the heavily afforested ten kilometre square between Kielder and Paddaburn and this was the only full ten kilometre square in which it was not reported. Prior to afforestation, and also in the first few years of tree growth, this area, so typical of many in the Borders at that time, was very attractive to Kestrels, especially at times of high populations of the Short-tailed Vole, *Microtus agrestis*. In fact the relative presence of the Kestrel on higher ground is a function of vole density and parallel annual fluctuations of both species are well known.

In lowland areas, however, it is less dependent upon the vole and populations tend to be more stable. It is thus of very little surprise that the highest density occurs in the south east where not only is food plentiful but also nest sites, often in man-made structures, are many and varied.

A total of some 600 pairs recorded during the atlas survey seems a true reflection of the current status of this species which is readily located and therefore relatively easy to census.

BRYAN GALLOWAY

Number of tetrads in which recorded	546	(39%)
Confirmed breeding	111	(20%)
Probable breeding	188	(35%)
Possible breeding	247	(45%)
Total number of pairs recorded	581	
Confirmed breeding	113	
Probably breeding	203	
Possibly breeding	265	

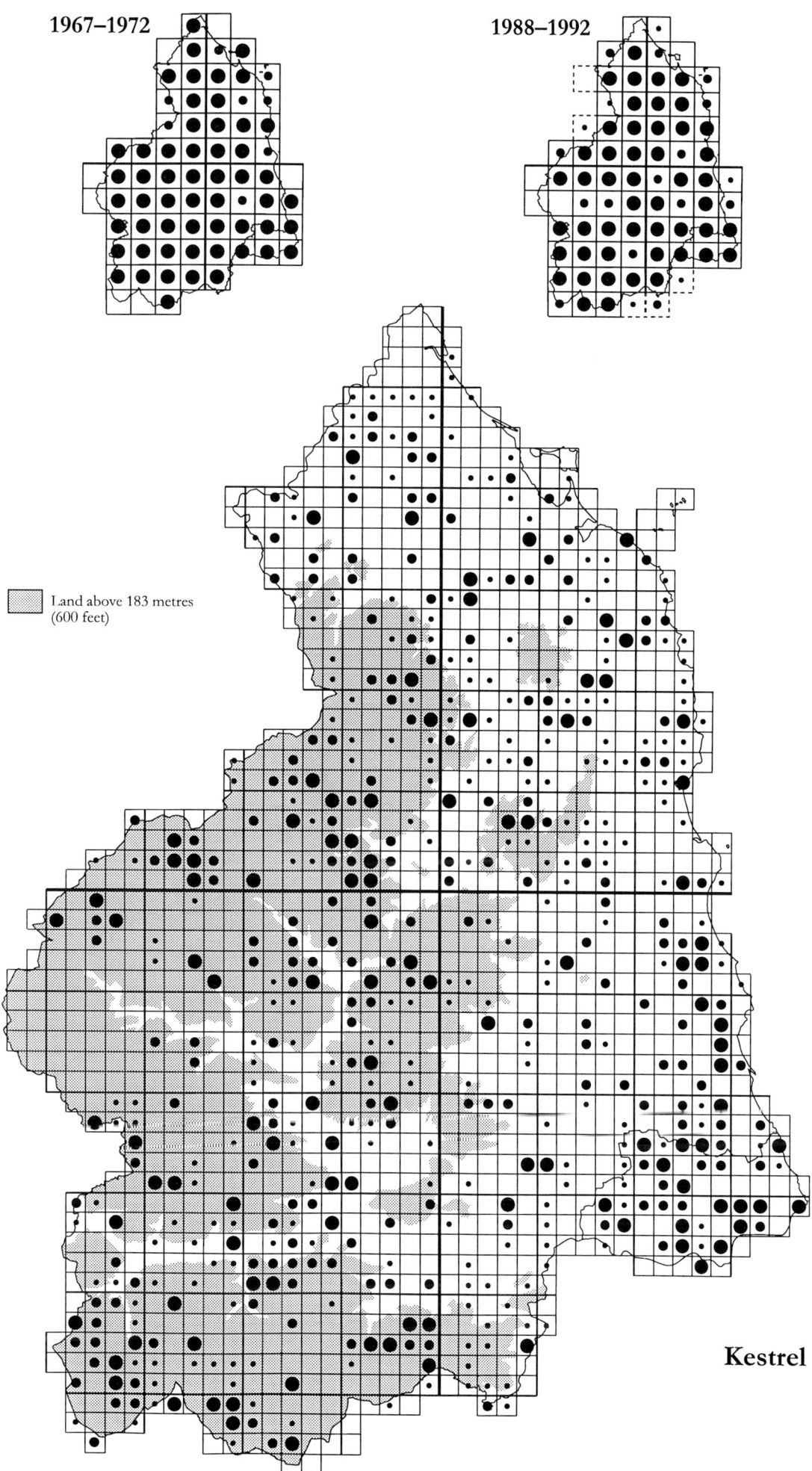

1967–1972

1988–1992

Land above 183 metres
(600 feet)

Kestrel

MERLIN *Falco columbarius*

The breeding status of the Merlin in Northumberland, and indeed Britain, did not become clear until the 1970s following a concerted effort by dedicated fieldworkers. Hancock (1874) stated that it bred on our moors amidst heather, preferring sloping ground where there are large stones. Reference to tree nesting was also made. He expressed concern at the activities of gamekeepers, pointing out that it was rapidly disappearing and would 'soon cease to give interest to our moorland rambles'. Bolam (1932) referred to the continued persecution but there was clearly a lack of meaningful data.

Census work by the Northumbria Ringing Group commenced in the 1960s and gathered momentum during the following decade. Galloway and Meek (1980) summarised the early results and concluded that some 40 pairs regularly bred in the county. The species faithfulness to nesting places is a feature as confirmed by the locating of 25 territories, in the 1970s, still occupied from a total of 37 that were documented between 1880 - 1940. A progressive reduction in numbers and nest success was charted by Newton, Meek and Little (1986). In 1974 27 nests out of 33 produced young declining to only four successful nests from 15 located in 1983. Site selection during this same period amounted to 54% on heather moor, 15% on sheepwalk, 14% on mixed forest/open land and 17% in forest from 230 nests located.

The Merlin will always be vulnerable to predation by mammals or other bird species. Such disturbance was the main reason given for the disastrous seasons of 1982 and 1983. Reference was also made to the effects of organochlorine pesticides that suppressed the national population in the 1960s, but its overall effect was not as clearly marked as in the Peregrine, *Falco peregrinus*, and the Sparrowhawk, *Accipiter nisus*. It can be speculated that the population would be higher if such influences did not prevail and to these could be added nest destruction by some gamekeepers, theft of both eggs and young and changes in land usage. However, the most significant factors which have become clearer during the 1980s and 1990s are the seasonal fluctuations in spring weather conditions (cold, wet springs can be disastrous) and the alarmingly high incidence of fledged juveniles colliding with human artefacts. This latter point was also made by Brown in 1976.

Bibby and Nattrass (1986) estimated a British population of 550 - 650 pairs in 1983 - 1984 and suggested that a decline had occurred from about the 1950s or even earlier. Reduced pesticide use did not result in a large increase in Merlin numbers. Although the loss of suitable habitat remains a continuing threat, increased adaptation to the use of forest margins has been witnessed in Wales as well as Northumberland and the 1988 - 1991 results suggest a recovery may be underway with almost 700 territories discovered.

In Northumberland the number of nests increased from 21 in 1988 to 33 - 35 in the other three years of the current atlas period, with higher proportions of birds using old stick nests on the forest margins. A total of 416 young fledged during this period but nest failures remain in evidence for reasons, other than chemical poisoning, already mentioned.

Despite pollution, habitat change, predation and disturbance the Merlin population in the county remains at 35 - 40 pairs. Given little prospect of immediate climatic changes and continued high mortality it is most unlikely that we will witness a significant increase in the foreseeable future.

BRYAN GALLOWAY

PEREGRINE *Falco peregrinus*

Wide open spaces, many potential nesting sites and an abundance of prey species makes Northumberland naturally attractive to the Peregrine but it would be an understatement to say that man, directly or indirectly, has done his utmost to deter it from rearing young. Egg collecting and falconers can be blamed for the suppression that has clearly taken place, but others have played their part. A selection of landowners, gamekeepers, shepherds, and more recently rock climbers and photographers have justifiably all been at the 'sharp end' of criticism. In addition a temporary removal of protection status during World War Two to eliminate predation of carrier pigeons, followed by the insidious effects of introducing organochlorine insecticides into agriculture in the 1950s almost exterminated the species from the county and caused disastrous reductions in the national population.

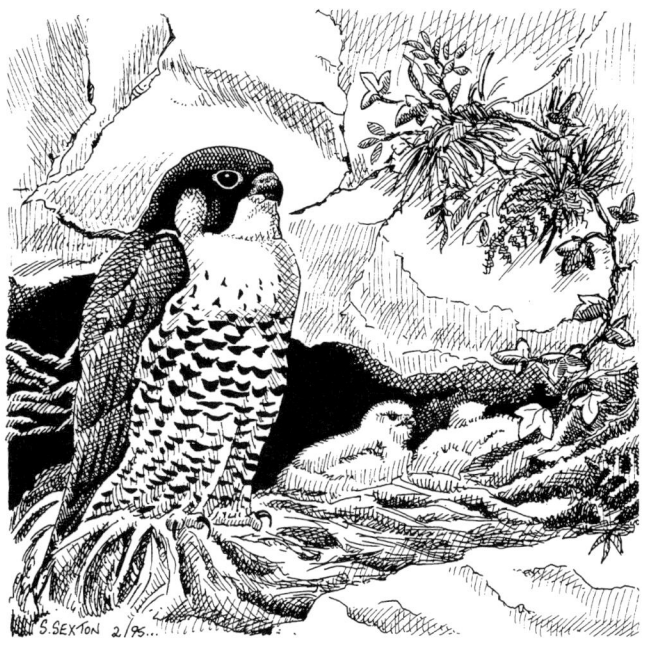

Hancock (1874) stated that it formerly 'bred every year ... but now it scarcely can be said to do so'. He referred to three sites, not always successful, in the early 1870s. Bolam (1912) described it as having many breeding places inland and coastal, but refers to Dunstanburgh Castle ruins as the only confirmed coastal site. He too noted a decline resulting from the collective or jealous activities of man. His hopes for the end of the 'blackest days' were not fulfilled and by 1932 he could still only identify 'some half-dozen breeding places'. Galloway and Meek (1980) made reference to the more recent problems of pigeon predation and chemical poisoning and stated that nesting was reported in only 21 years between 1933 - 1976. Ratcliffe (1980) confirmed a population of five pairs in the 1930s and estimated a total of 21 potential territories. The phased withdrawal of organochlorine pesticides throughout Europe in the 1960s and 1970s resulted in a gradual increase in nesting success in its former inland strongholds, especially in Scotland and North West England. Hence it was of little surprise that the 1980s saw a progressive recolonisation of some of its former haunts in Northumberland.

Ratcliffe (1980) comprehensively documents the history of the Peregrine in Britain and indicates that the unchecked use of pesticides could have caused national extinction as a breeding species by 1967. Instead the population bottomed at about 400 pairs in 1963 - 1964 and by 1979 over 600 territories were occupied. An active protection campaign driven by conservation bodies and assisted by law enforcement in the courts, as well as sympathetic attitudes of some enlightened landowners, gamekeepers and shepherds has seen the national population rise to an all time high of 1,100 pairs by 1991 (Gibbons et al., 1993).

The current Northumberland status is encouraging, although some sites continue to be robbed of their eggs or young despite round-the-clock wardening. Between nine and 15 pairs were present on inland crags during the atlas survey years with 1991 being the most successful as 20 young were reared from seven nests. In the same year, however, the contents of six nests were illegally taken. If the coastal cliff potential was ever realised, which is most unlikely as long as the Fulmar, *Fulmarus glacialis*, maintains its status, Northumberland could support some 40 breeding pairs. This will only be possible if we continue to enjoy a 'clean' environment and if the change in attitude of landowners and gamekeepers continues, but will we ever see an end to the illegal removal of eggs and young by collectors?

BRYAN GALLOWAY

RED GROUSE *Lagopus lagopus*

Bolam's (1912) description of the Red Grouse as a 'well known resident more or less plentiful on all our moors' needs some qualification today. Game Conservancy studies (Hudson, 1986; 1992) have shown a long-term decline, even on moors managed specifically for game, principally in the periods 1930 - 1950 and 1975 - 1985, and it would be surprising if Northumberland did not reflect these trends. Since Bolam's day large tracts of upland have been lost to commercial forestry while others are degraded by heavy grazing and at least two heather moors at opposite ends of the county were being opencast mined for coal during the current atlas survey period. On the other hand there

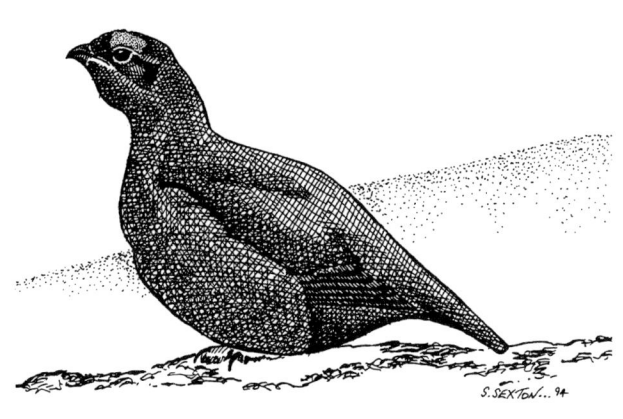

are moors where owners are attempting to restore the nutrient-rich heather mix so essential for Red Grouse, for example in the eastern Cheviot Hills and on the Otterburn MOD ranges. While it is possible to agree with Galloway and Meek (1980) and the annual county bird reports, *Birds in Northumbria*, that the Red Grouse is a common breeding resident, it is important to be aware of great variation. Isolated, scattered pairs still breed at very low density on the cross-leaved heath, *Erica tetralix*, mosses north of the Roman Wall at Scotchcoultard Waste, but they need much searching for, whereas in the Simonside Hills or on the south western moors with their classic mosaics of rotational burnt heather, observed densities can be high.

The current atlas survey work found evidence of Red Grouse in 260 tetrads, with a total of 1,102 pairs located although only 163 of these were confirmed as breeding. This, however, is not surprising as they are silent and secretive in the breeding season in contrast to their exhibitionism in winter and early spring. As might be expected breeding was confined to heather-clad uplands largely in the south and west with the greatest concentration of proved breeding coming from the mineral rich moors of Hexhamshire, the Allendales and the South Tyne Valley. Losses since the first national breeding atlas survey during 1968 - 1972 were registered most clearly along the ridge of low moor from Kyloe south to Eglingham and Alnwick in the coastal belt.

The highest post-breeding densities of Red Grouse have been recorded in North Yorkshire (Hudson, 1986). While no comparable data are available for Northumberland it is widely accepted that the county's moors are not so productive. Nevertheless, in two 10 kilometre squares timed visits revealed 166 and 152 pairs respectively which, by extrapolation, suggest a plentiful, potential harvest of this valuable economic crop. Given the number of sporting estates still committed to traditional rotational burning of heather, the quality of the heather being a determining factor for success, and control of corvids and mammalian predators by gamekeepers, it seems likely that the 'go-back, go-back' call of displaying Red Grouse will continue to be a familiar spring sound on the Northumbrian moors for many years to come. So much is invested that they can probably survive the odd lean year caused by 'grouse disease' (the nematode parasite, *Trichostrongylus tenuis*) or destructive May snowfalls that occasionally occur. While the heather moor habitat survives so will the Red Grouse.

MIKE HENRY

Number of tetrads in which recorded	260	(18%)
Confirmed breeding	86	(33%)
Probable breeding	145	(56%)
Possible breeding	29	(11%)
Total number of pairs recorded	1,102	
Confirmed breeding	163	
Probably breeding	693	
Possibly breeding	246	

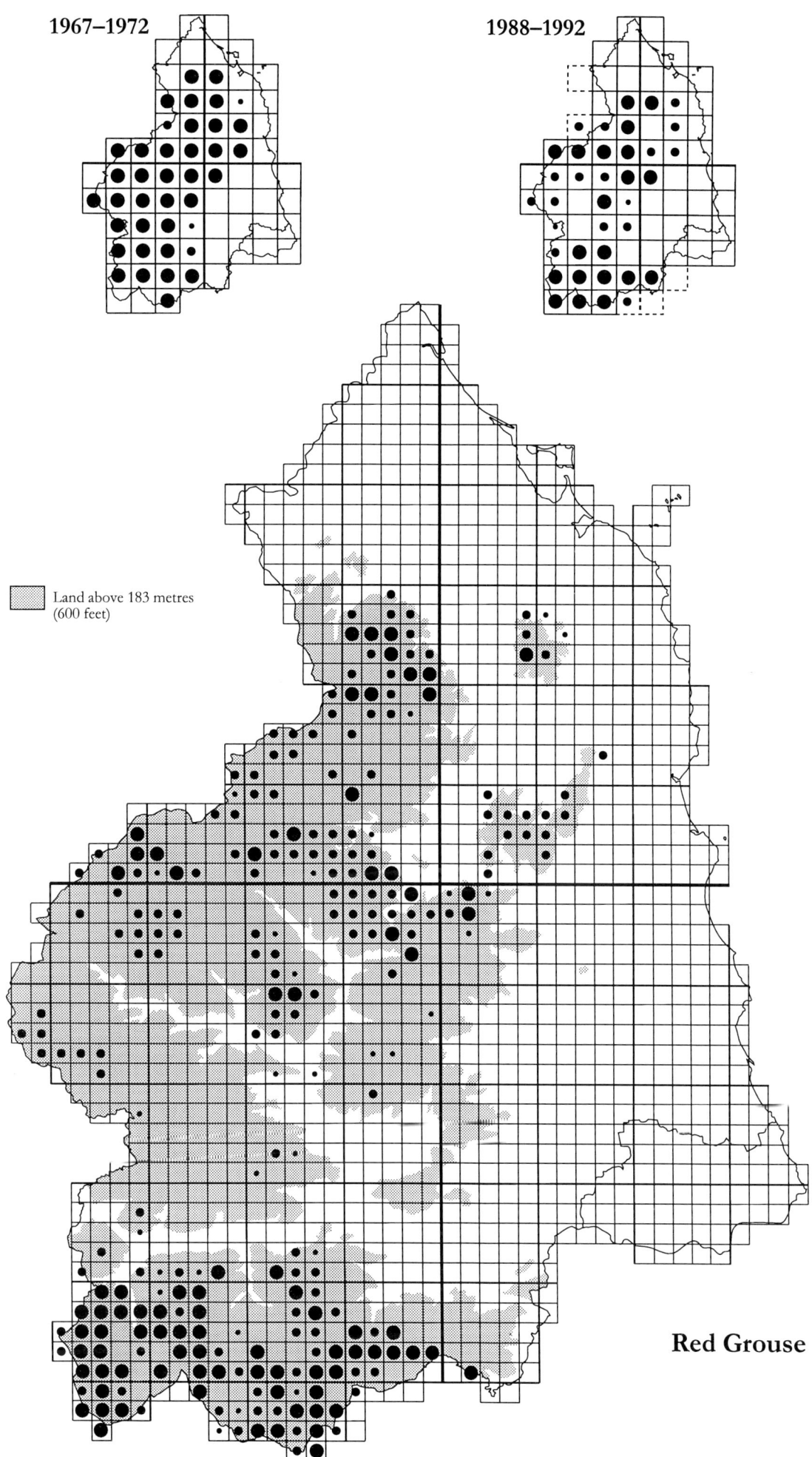

1967–1972

1988–1992

Land above 183 metres
(600 feet)

Red Grouse

BLACK GROUSE *Tetrao tetrix*

Black Grouse have long been synonymous with the Northumbrian uplands with Bolam (1912) describing it as 'a well known resident of the wilder parts...most numerous on "white" moors where the heather gives place to "sprat" (*Juncus acutiflorus*) and other rushes'. Black Grouse were evidently frequent casualties of the telegraph wires when they were first erected along the turnpike road over Ottercops Moor to Redesdale (the present A696), outnumbering Red Grouse, *Lagopus lagopus*, in mortality.

After some apparent decline between the wars, when Black Grouse were culled to prevent damage to new forestry plantations, the population was said by Galloway and Meek (1980) to have increased since the 1950s especially in the Kielder area where there were 12 leks in 1957. However, by the late 1980s there was a suspicion that Black Grouse were again declining in Northumberland. One major estate was so concerned that it put a moratorium on all shooting of black game to allow stocks to replenish. A lek at Harwood Forest which held 13 strutting and bubbling cocks in June 1981 had virtually disappeared by the late 1980s. Against this background, and the knowledge of documented range contraction elsewhere in Britain (Lack, 1986), a working party was set up in 1987 to survey the population in North East England. This survey was well underway by the first year of the current atlas survey and valuable experience gained enabled observers to find far more Black Grouse in the subsequent years.

Atlas workers recorded Black Grouse in 101 tetrads and found 331 pairs which corresponds well with the 144 cocks recorded at 43 leks in 1988, with an additional 40 cocks recorded elsewhere by opportunistic sightings, especially as the indications are that the population is currently expanding again. One well studied lek increased from 22 cocks in 1991 to 32 cocks in 1992 (Jardine, Johnston, Kerr, McKeown & Rossiter, 1993) and since the atlas survey was completed birds have appeared on fells where they were not recorded during 1988 - 1991 (M.Henry, pers.obs.).

Distribution of the 331 pairs has changed significantly since the 1968 - 1972 national breeding atlas survey with far fewer records from the Border Forest and the Northumberland National Park in general (Garson, 1991) than from the shooting estates of south west Northumberland where Plenmeller, the Whitfield moors and the Allendales hold the bulk of the population. Among other factors, two independent studies, one locally by Garson (1991), have suggested a correlation between Black Grouse numbers and the absence or presence of Carrion Crows, *Corvus corone corone*. North of the Tyne gap, Black Grouse can be said to be scarce or rare except on the Otterburn MOD Ranges where the population was calculated at 23 cocks in 1991. The ranges contain perhaps the most bizarre lek in Britain where cocks joust and strut at each other amidst waterlogged shell holes and shattered tanks on an artillery impact area strongly suggestive of Flanders fields!

In Bolam's day there were Black Grouse on the moors of north Northumberland and as near to Berwick-upon-Tweed as Scremerston. As late as the 1968 - 1972 national atlas survey birds were still present on the moorland ridge from Belford to Alnwick, but observers found no trace of them there in this latest survey. The picture therefore is mixed, of range contraction in the north and east, and to some extent in the Border Forest especially between the rivers North Tyne and Irthing, and of consolidation and a very healthy population in the North Pennines.

MIKE HENRY

Number of tetrads in which recorded	101	(7%)
Confirmed breeding	7	(7%)
Probable breeding	81	(80%)
Possible breeding	13	(13%)
Total number of pairs recorded	331	
Confirmed breeding	8	
Probably breeding	304	
Possibly breeding	19	

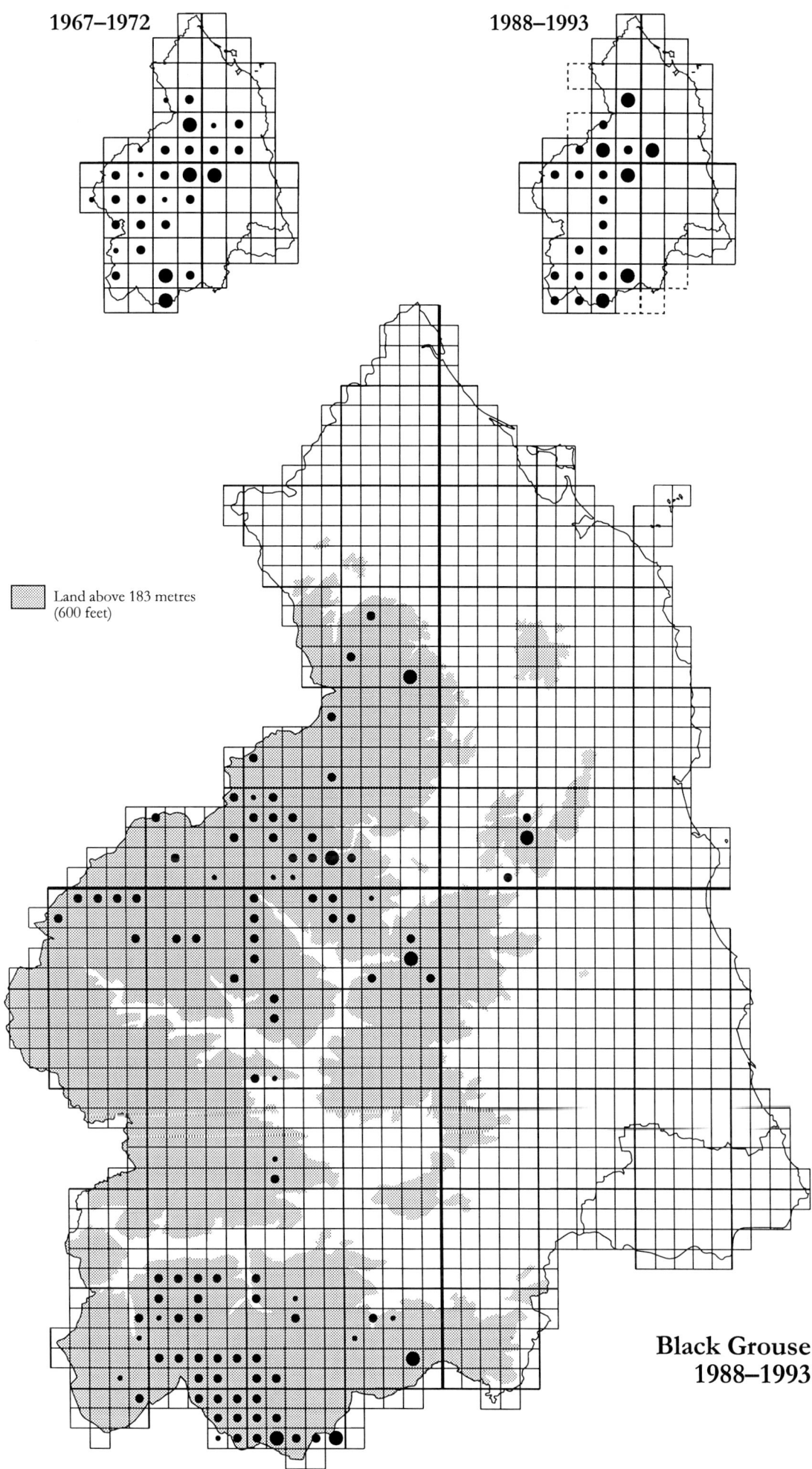

1967–1972

1988–1993

Land above 183 metres
(600 feet)

**Black Grouse
1988–1993**

RED-LEGGED PARTRIDGE *Alectoris rufa*

This species was described by Galloway and Meek (1980) and in the county annual bird reports, *Birds in Northumbria*, as 'an uncommon breeding resident', numbers of which are released sporadically by those with shooting interests. According to Bolam (1912) the species was first introduced into the Borders in the 1870s, but only on a limited number of estates, and never seemed to breed successfully. This would still appear to be the situation today with occasional releases in a number of localities. For two or three seasons after the release of a few hand-reared birds on an estate there may be regular sightings in that vicinity, but this is often short-lived, and reflects on the survival rates of a species which has an aversion to a damp climate and areas of high rainfall. Whilst the Red-legged Partridge may be increasing nationally, as the Grey Partridge, *Perdix perdix*, declines (Marchant et al., 1990), this is more a reflection on the practice of artificial stocking than of a flourishing and expanding wild stock.

The 1968 - 1972 data in the first national breeding atlas (Sharrock, 1976) show no breeding records in Northumberland for the species although the annual county reports refer to released birds during the period. The current distribution is concentrated in the north of the county in an area where there are active lowland shooting estates, large open fields, and rather better drained soils. The four tetrads in central Northumberland where there were seven probable breeding pairs, and those in the North Tyne Valley where there was confirmed breeding, all relate to previously released birds. It would appear that unless a programme of large and continuing releases of Red-legged Partridge is undertaken by those with vested interests, it will remain an uncommon breeder in the county.

JOHN C. DAY

Number of tetrads in which recorded	36	(3%)
Confirmed breeding	3	(8%)
Probable breeding	15	(42%)
Possible breeding	18	(50%)
Total number of pairs recorded	52	
Confirmed breeding	3	
Probably breeding	22	
Possibly breeding	27	

CHUKAR *Alectoris chukar*

Chukar were first released near Elwick, in Northumberland, in 1975 (Galloway & Meek, 1980), and hybrid Red-legged Partridge, *Alectoris rufa*, x Chukar have featured in the county annual bird reports, co-incidentally, since the first year of the current atlas survey. The release of both Chukar and hybrids is governed by the 1981 Wildlife and Countryside Act and the licences which were previously required prior to releasing birds are, from 1992, no longer available (Gibbons et al., 1993). Fortunately the problems faced elsewhere in the country of pure Red-legged Partridge breeding with hybrids does not appear to have manifested itself in the area, largely because the latter have not become an established breeding species. During the current atlas survey period only very small numbers of Chukar or hybrids were noted and in the table below the figures for the latter are placed in square brackets.

JOHN C. DAY

Number of tetrads in which recorded	5	(0.4%)	[2]	(0.1%)
Confirmed breeding	0	(0%)	[0]	(0%)
Probable breeding	1	(20%)	[1]	(50%)
Possible breeding	4	(80%)	[1]	(50%)
Total number of pairs recorded	6		[2]	
Confirmed breeding	0		[0]	
Probably breeding	1		[1]	
Possibly breeding	5		[1]	

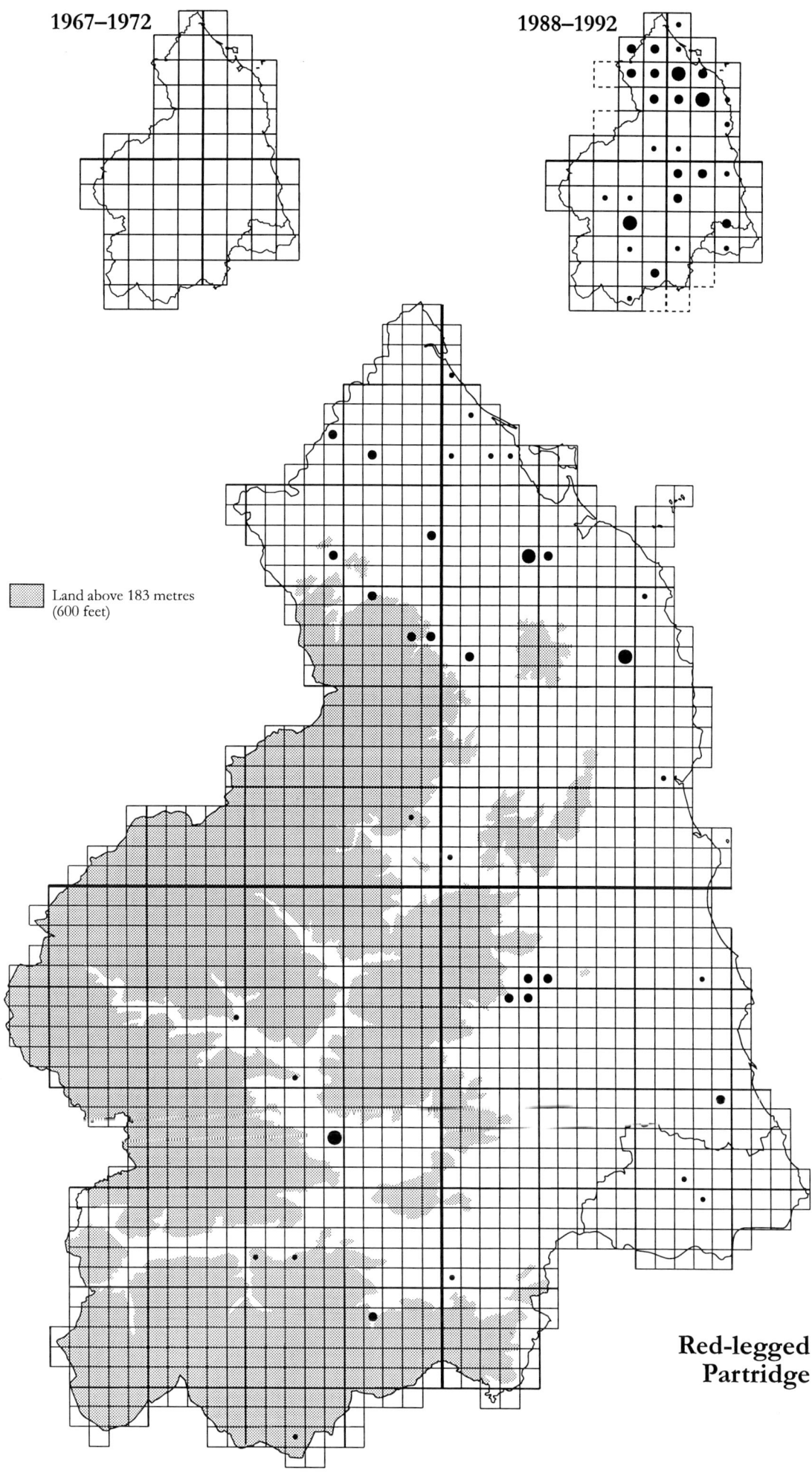

1967–1972

1988–1992

Land above 183 metres
(600 feet)

**Red-legged
Partridge**

GREY PARTRIDGE *Perdix perdix*

Nineteenth and twentieth century reports of game-bags by Bolam (1912) refer to the abundance of the Grey Partridge in the lowland Border districts and agricultural areas of the county but by 1932 he regarded it as much less numerous. All the later evidence for the Grey Partridge population in the agricultural areas throughout the country now indicate that new farming methods and pesticides have seriously effected the national population. This is certainly the case in Northumberland (Galloway & Meek, 1980), although there are more stable populations on marginal farmland and moorland, and a somewhat smaller population inhabiting coastal dunes.

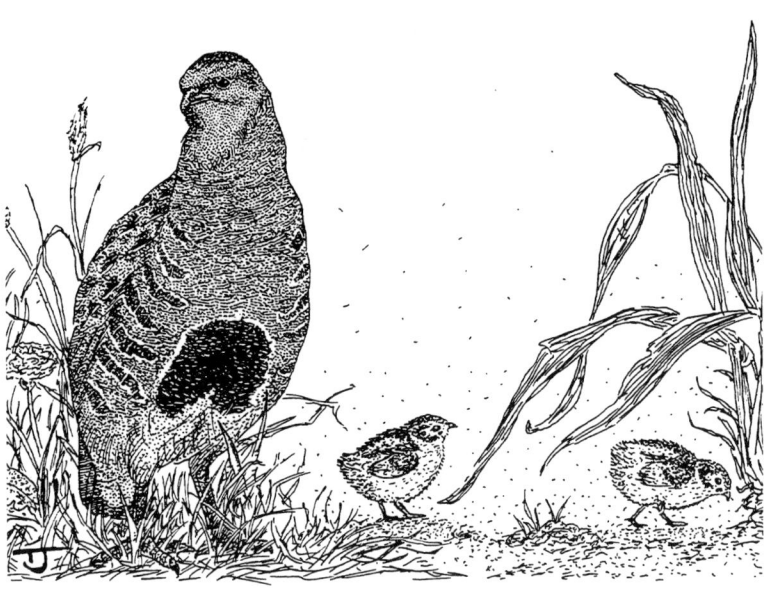

Nevertheless, with a minimum of 620 pairs recorded in Northumberland during the current atlas survey, the status of common breeder is probably just attained (even if at the lower end of the numerical scale used), as the species is not an easy one to census accurately. The number of birds in the agricultural plain has been commented upon already with the heaviest concentration not surprisingly being in the south east of the region. The map also shows Grey Partridge on the moorland fringes in the south of the county and in the Cheviot Hills, but a marked absence from land over 350 metres a.s.l. and also from the vast coniferous tracts of Kielder, Redesdale and Harwood. What changes there are in the distribution pattern for this area between the 1967 - 1972 county atlas survey data and that for the current atlas are primarily in the marginal hill pasture / moorland areas and in the opencast areas adjacent to the Druridge Bay section. In addition, whilst Grey Partridge almost certainly do breed in the most northerly ten kilometre square in the county, they were presumably not seen or heard during the latest survey period.

The national pattern is of long-term decline and, from what limited evidence exists for Northumberland, this would also seem to be the case in the agricultural areas although there is perhaps some hope as farming policies and practices change yet again and more hedges and areas of rough grazing are created and wider field margins left.

JOHN C. DAY

Number of tetrads in which recorded	398	(28%)
Confirmed breeding	100	(25%)
Probable breeding	239	(60%)
Possible breeding	59	(15%)
Total number of pairs recorded	620	
Confirmed breeding	132	
Probably breeding	385	
Possibly breeding	103	

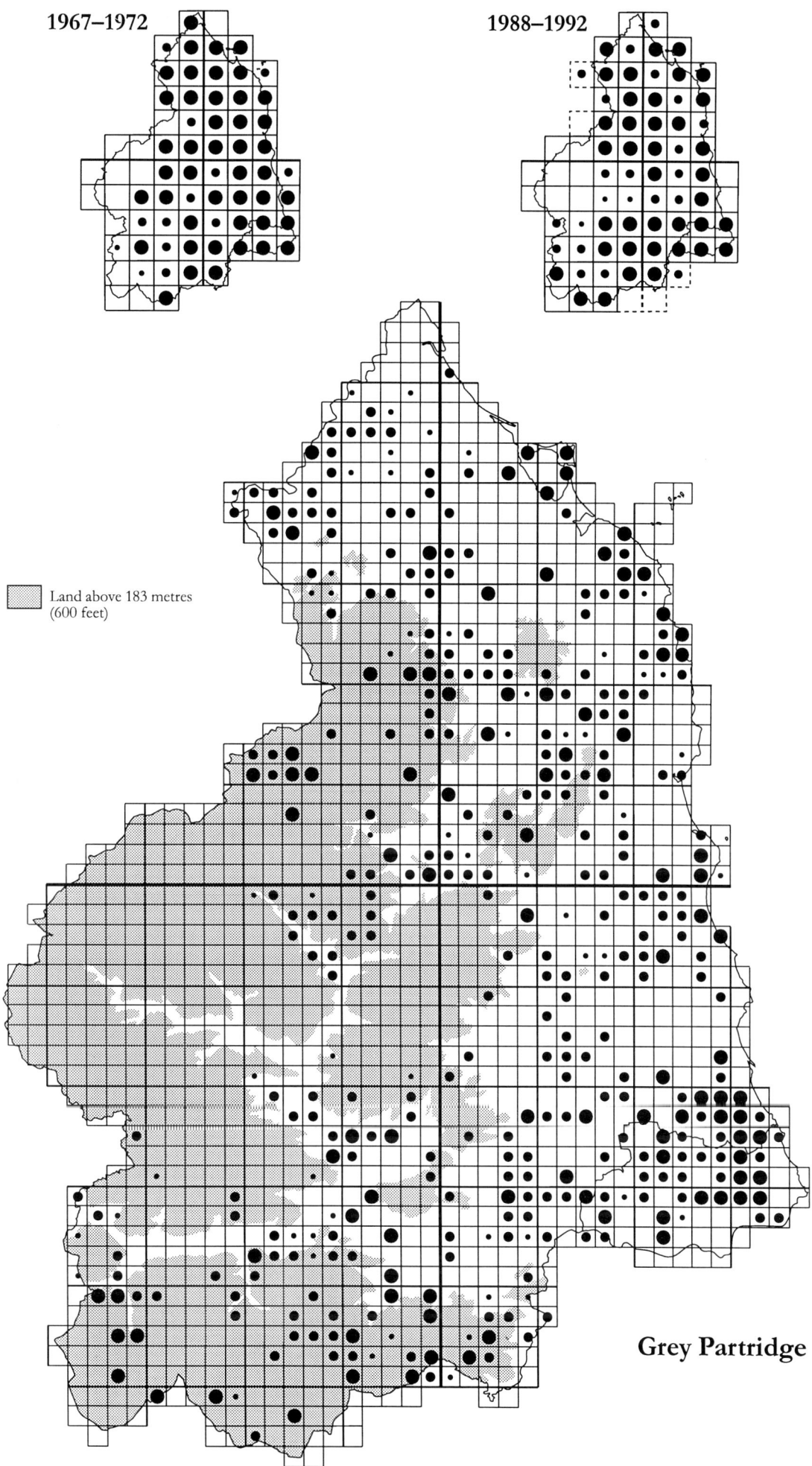

Land above 183 metres
(600 feet)

Grey Partridge

QUAIL *Coturnix coturnix*

The Quail has certainly been an uncommon summer visitor for the last 160 years as even Selby (1831) regarded the species as 'of rather rare occurrence'. Bolam (1912) also considered it to be 'seldom numerous' and felt by 1932 that it had become even scarcer. National studies of the Quail have not really determined the reasons for the decline of the species in the UK, as the advent of earlier grass cutting is counter-balanced by the increased acreage of cereal crops and oil-seed rape, but the national distribution pattern still shows that the species is decidedly 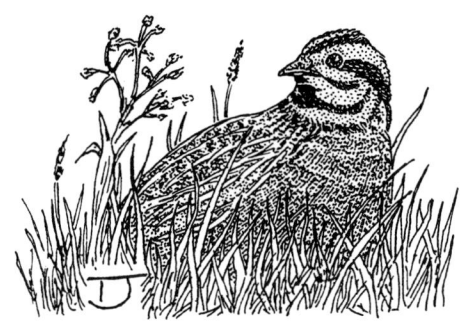 uncommon north of a line from the River Tees to the Solway Firth. Marchant et al. (1990) estimated a national population of between 50 and 600 pairs, concentrated in the south east of the country, but the figures quoted by Gibbons et al. (1993) suggest a British population in excess of 2,500 calling males, although this does include the invasion year of 1989. A more realistic annual population figure of 100 - 300 pairs is probably the norm.

It is a little unfortunate that Quail invasions, or Quail years, have coincided with both the first county atlas survey in 1967 - 1972 and the current exercise in 1989, but this does not wholly account for the remarkable change in the distribution pattern of the species in Northumberland. Galloway and Meek (1980) recorded a peak of seven pairs breeding or suspected of breeding in the mid 1960s, but the current number of 54 recorded birds far exceeds all earlier figures. In the earlier 1967 - 1972 survey, Quail were limited to six 10 kilometre squares in the north of the county but, in the current survey were found in 24 ten kilometre squares with concentrations in the Wooler and Belford areas, and in the lower North Tyne Valley. Even if all the Northumberland coastal records are dismissed as purely migrants rather than breeders, this only reduces the figure of 54 by 12 birds. Hodgson (1990) calculated that as many as 60 - 70 birds were located during 1989 and this was a conservative figure.

The distribution map does include the 1989 invasion year and the largest such influx this century would appear to skew the true breeding figures in the county, with perhaps five - 20 being a more realistic figure. A further complication may be the release of hand-reared birds in the Belford area, a practice which certainly took place in the 1970s.

JOHN C. DAY

Number of tetrads in which recorded	54	(4%)
Confirmed breeding	5	(9%)
Probable breeding	4	(7%)
Possible breeding	45	(84%)
Total number of pairs recorded	54	
Confirmed breeding	5	
Probably breeding	4	
Possibly breeding	45	

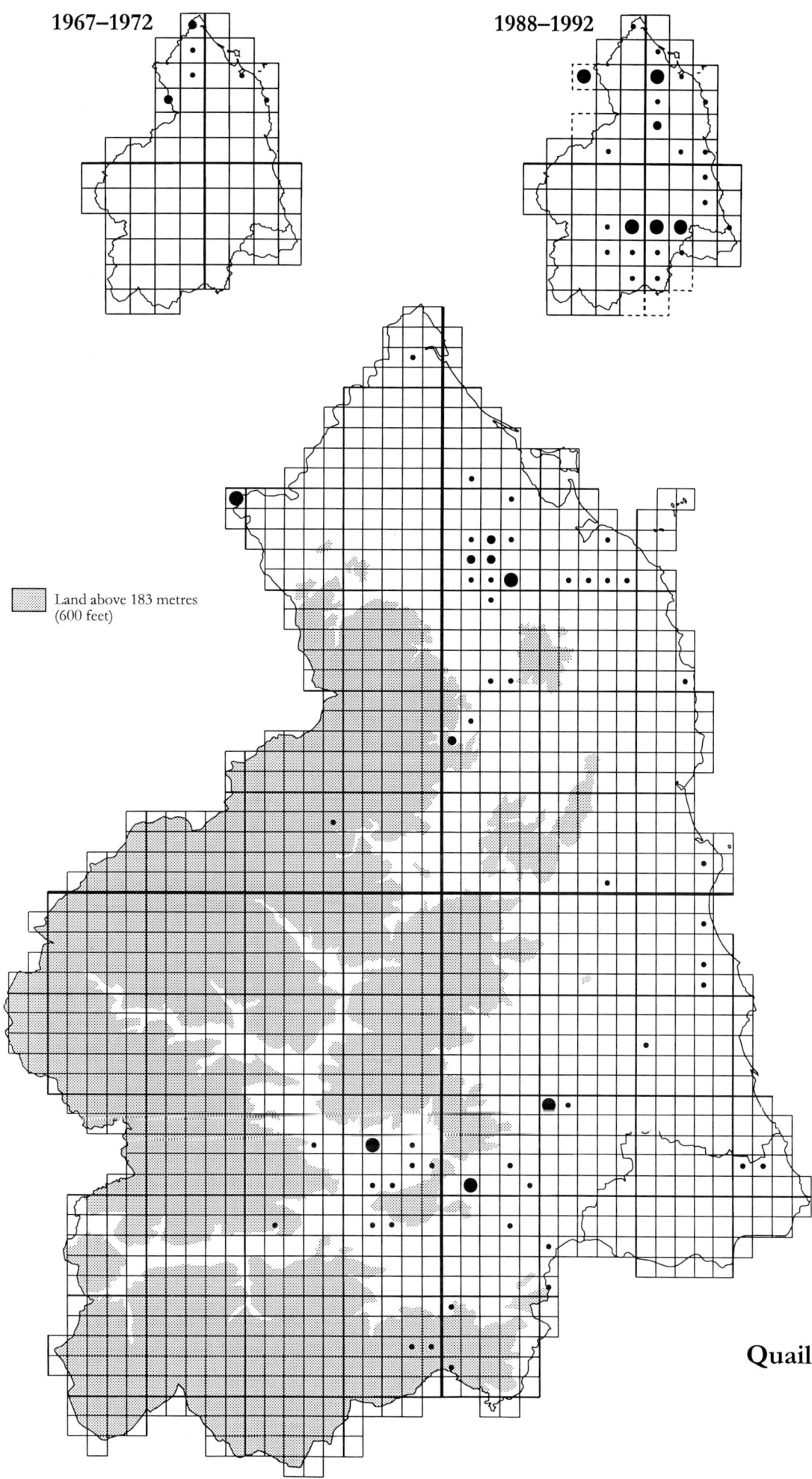

1967–1972

1988–1992

Land above 183 metres
(600 feet)

Quail

PHEASANT *Phasianus colchicus*

Although Galloway and Meek (1980) described the species as abundant and in excess of 10,000 breeding pairs in the county, the more conservative descriptor used in the annual bird report, *Birds in Northumbria 1992*, as a widespread common resident relates more closely to the current atlas survey figures. The species has always been numerous, with Bolam (1932) describing it as a 'well-known resident' and referring to the release of hand-reared birds for shooting. Large fluctuations over the last 40 years can be directly attributed to released birds with Galloway and Meek (1980) quoting a 50% increase in the wild stock between 1956 and 1965, and a 400% increase in released hand-reared birds in the same period.

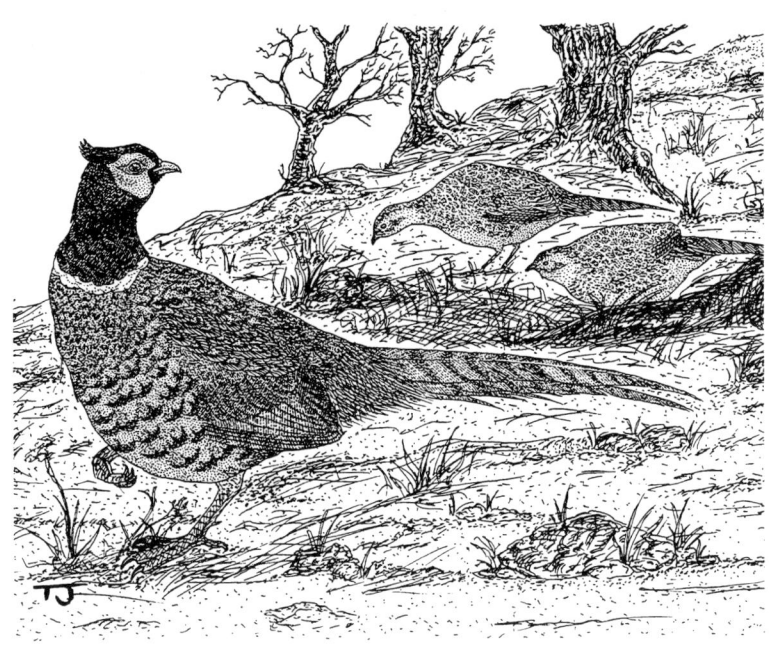

Nationally the species is stable, although this would appear to be due to the release of birds for shooting as the wild population seems to be on the decline, and it has been suggested that, in areas where there is no release of birds, the species has reached optimum population densities (Marchant et al., 1990).

The picture is still far from clear although in Northumberland continued release of birds appears to be fostering expansion. Arriving at precise figures is further complicated as the Pheasant is polygynous, with usually one male to two or three females, and therefore estimating numbers of pairs is difficult. The current distribution map clearly shows a concentration of birds in the lowland agricultural areas and along the fertile river valleys. They are also found in both coniferous and mixed plantations on higher ground, particularly to the south of the Tyne-Irthing gap, although this is usually the result of gamekeepers releasing hand-reared birds. The Pheasant does have an aversion to moorland areas and the broad expanse of dense conifers in the west of the county. There is little difference in distribution between the earlier national atlas survey (Sharrock, 1976) and the current survey for this county, with the absence of birds in the coastal tetrads in the south east attributable to opencast activities, although the lack of records for the most northerly ten kilometre square is perhaps an unexplained aberration.

JOHN C. DAY

Number of tetrads in which recorded	788	(56%)
Confirmed breeding	110	(14%)
Probable breeding	572	(73%)
Possible breeding	106	(13%)
Total number of "pairs" recorded	2,505	
Confirmed breeding	161	
Probably breeding	1,814	
Possibly breeding	530	

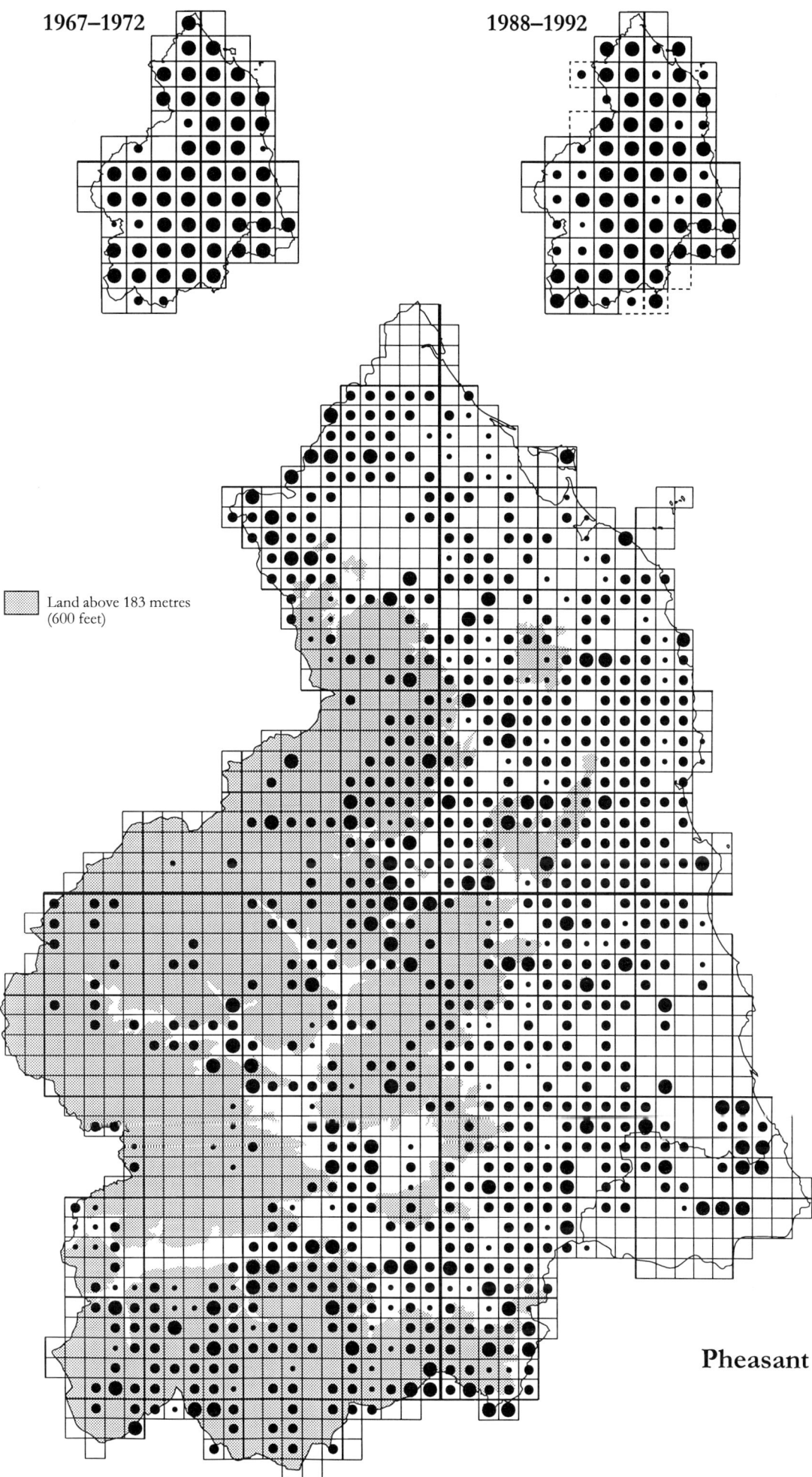

1967–1972

1988–1992

Land above 183 metres
(600 feet)

Pheasant

WATER RAIL *Rallus aquaticus*

Since accurate records have been maintained from the mid-nineteenth century the Water Rail has always been regarded as a rare breeding species in the county. Few nests were known to Bolam (1912) at the beginning of the century although he felt that there may have been an increase by the time his *Supplement* appeared in the 1930s (Bolam, 1932), but this does not seem to have continued. The situation appears to be reflected by the national picture in which the population trend is basically unknown (Marchant et al., 1990), with a tentative estimate of only 1,500 to 3,000 pairs being made for Britain, and a suggestion in the 1968 - 1972 national atlas survey (Sharrock, 1976) that the British (including Irish) distribution may be as extensive now as at anytime in the century, even though there has been a dramatic decrease in suitable fresh water habitat. The latest national atlas estimate (Gibbons et al., 1993) is at the lower end of the previous calculation with between 450 and 900 breeding pairs in Britain, but double that number in Ireland.

Its marshland habitat and tendency to remain silent once the breeding season is underway makes the species very difficult to census. Although more obvious in the harsher winter months when ponds and ditches may freeze over, it is dangerous to attempt any correlation between breeding pairs and the winter sightings which include a large proportion of immigrants. Undoubtedly hard winters may affect the size of the breeding population and the considerable reduction, nationally as well as locally, of suitable freshwater habitat has further retarded the expansion of the species in many areas.

In Northumberland and the northern half of Tyne and Wear the Water Rail was recorded in four 10 kilometre squares in the earlier national atlas (Sharrock, 1976), although it was not confirmed as a breeding bird at any of the sites. The pattern from the current atlas survey is similar with evidence from seven tetrads in six 10 kilometre squares. The species is best represented in the south east of the county where there are mining subsidence ponds, many of which have now become nature reserves.

Conceivably the small population in this region may increase in the near future as more protected areas are created, for there is still much suitable habitat. There seems to be no doubt that a degree of under-recording is responsible for the low number of pairs located but even so the Water Rail is probably, at best, only an uncommon breeder in the county.

JOHN C. DAY

Number of tetrads in which recorded	7	(0.5%)
Confirmed breeding	1	(14%)
Probable breeding	3	(43%)
Possible breeding	3	(43%)
Total number of pairs recorded	8	
Confirmed breeding	1	
Probably breeding	4	
Possibly breeding	3	

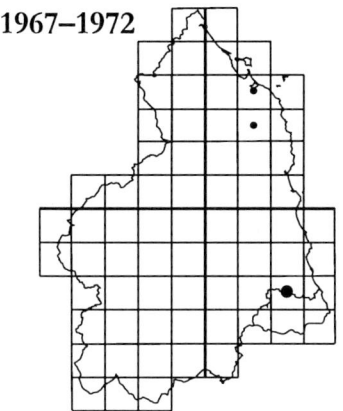

1967–1972

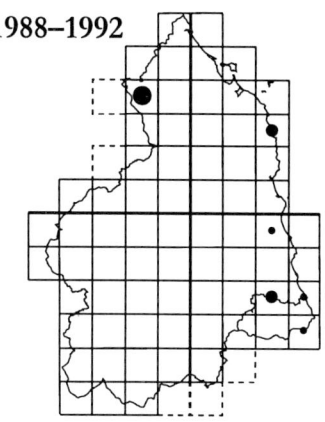

1988–1992

Water Rail

CORNCRAKE *Crex crex*

Bolam (1912) says of the Land Rail that 'the familiar Corn Crake is a common summer visitor to all parts of the Border'. He was essentially repeating findings for the mid-nineteenth century, but by the time his *Supplement* appeared (Bolam,1932) stated that it had very much decreased in numbers. Galloway and Meek (1980) noted this continued decline, although there were a few good seasons in the 1950s, with the most recent records noted by them being in the west and south west of the county where hay harvesting tended to be slightly later in the year.

Nationally the picture is one of very severe decline, largely as a result of mechanisation of many agricultural activities and the cutting of grass much earlier for silage. Sharrock (1976) quoted an estimate of 2,640 pairs in Britain, but later surveys (Marchant et al., 1990) quote a much lower figure of 700 - 746 pairs in 1978 - 1979, all but 12 birds being in Scotland. A repeat survey in 1988 found only 551 - 596 pairs, with all but five of these in Scotland. Gibbons et al. (1993) in the *New atlas* add little more to this other than confirming the dramatic decline in both England and mainland Scotland.

Only single calling birds were usually recorded in the county each year during this current atlas survey which, as the figures below indicate, is now the norm. The only specific evidence for breeding was in 1992 and interestingly came from a farm in the main agricultural belt of the county, from which Corncrake were also reported in 1981 and in the 1960s. This, however, is the only coincidence as the other county sightings are widely distributed with no obvious pattern. Spring and summer sightings, inevitably of single birds, for the last ten years are tabulated below :

Year	Locality
1984	Harthope Valley
1985	Coquetdale
1986	Beadnell
	Budle Bay
1987	Felton
1988	Low Newton
1989	Morpeth
1990	*No records*
1991	Thropton
1992	Craster plus breeding at one inland site
1993	Blyth

Table 4   *Sightings of Corncrake in Northumbria during 1984 to 1993*

JOHN C. DAY

MOORHEN *Gallinula chloropus*

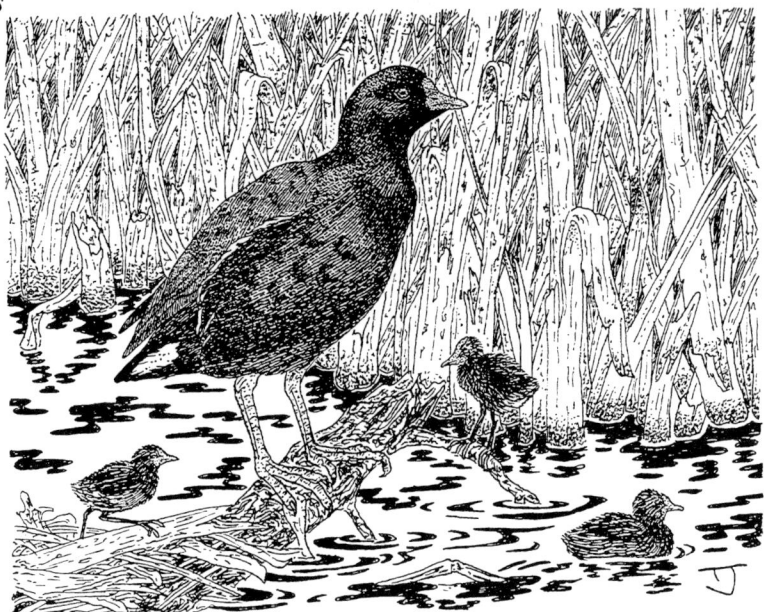

The Moorhen is a well-represented resident breeding in suitable waterside habitat, usually below 350 metres a.s.l. In the late nineteenth century Hancock (1874) described Moorhen as being 'common everywhere in ponds and streams that abound with aquatic plants' and that situation apparently remained unchanged throughout the period when Bolam was recording (1912; 1932). Indeed by the 1930s Bolam implied that there may have been some expansion as there were now pairs breeding 'on many a hill tarn at considerable elevation'.

In the first national atlas survey Sharrock (1976) described the Moorhen as much the commonest riparian species in lowland Britain with a thriving UK population between 100,000 and 1,000,000 pairs. A more recent estimate by Marchant et al. (1990) concluded that the British population was now probably stable with between 200,000 and 225,000 pairs. The latest national atlas survey (Gibbons et al., 1993) confirmed Marchant's findings with an overall estimate of 240,000 pairs in Britain and reiterated that, apart from isolated pockets, the species was more or less stable.

For Northumberland comparison between the 1967 - 1972 county atlas data and the current distribution map clearly shows that the breeding range has contracted with the species no longer present in some western areas of the county. This coincides not only with the higher and less favoured ground but, more significantly, with the spread of afforestation and the maturing of coniferous plantations. Forestry drainage channels and small, steep-sided, fire-fighting "reservoirs" are not attractive to the Moorhen and, as the wet inbye fields and farmyard ponds have disappeared, so too have some of the breeding Moorhen. Like the Coot, *Fulica atra*, the Moorhen is widely distributed in the county and the total number of pairs recorded is very similar (Coot 442 pairs; Moorhen 457 pairs), but there the similarities end. Whilst seven or eight pairs of Coot may occupy one sizeable area of standing water, the Moorhen, which tends to favour the protection of bankside vegetation and reeds, may be found in much smaller ponds and feeder streams. This is also clearly shown by a comparison of the tetrad figures, with Coot in 135 tetrads but Moorhen in some 258, and this in spite of the fact that the latter is much more secretive during the breeding season. The current county breeding population is probably in the range of 450 - 700 pairs.

JOHN C. DAY

Number of tetrads in which recorded	258	(18%)
Confirmed breeding	122	(47%)
Probable breeding	81	(32%)
Possible breeding	55	(21%)
Total number of pairs recorded	457	
Confirmed breeding	183	
Probably breeding	149	
Possibly breeding	125	

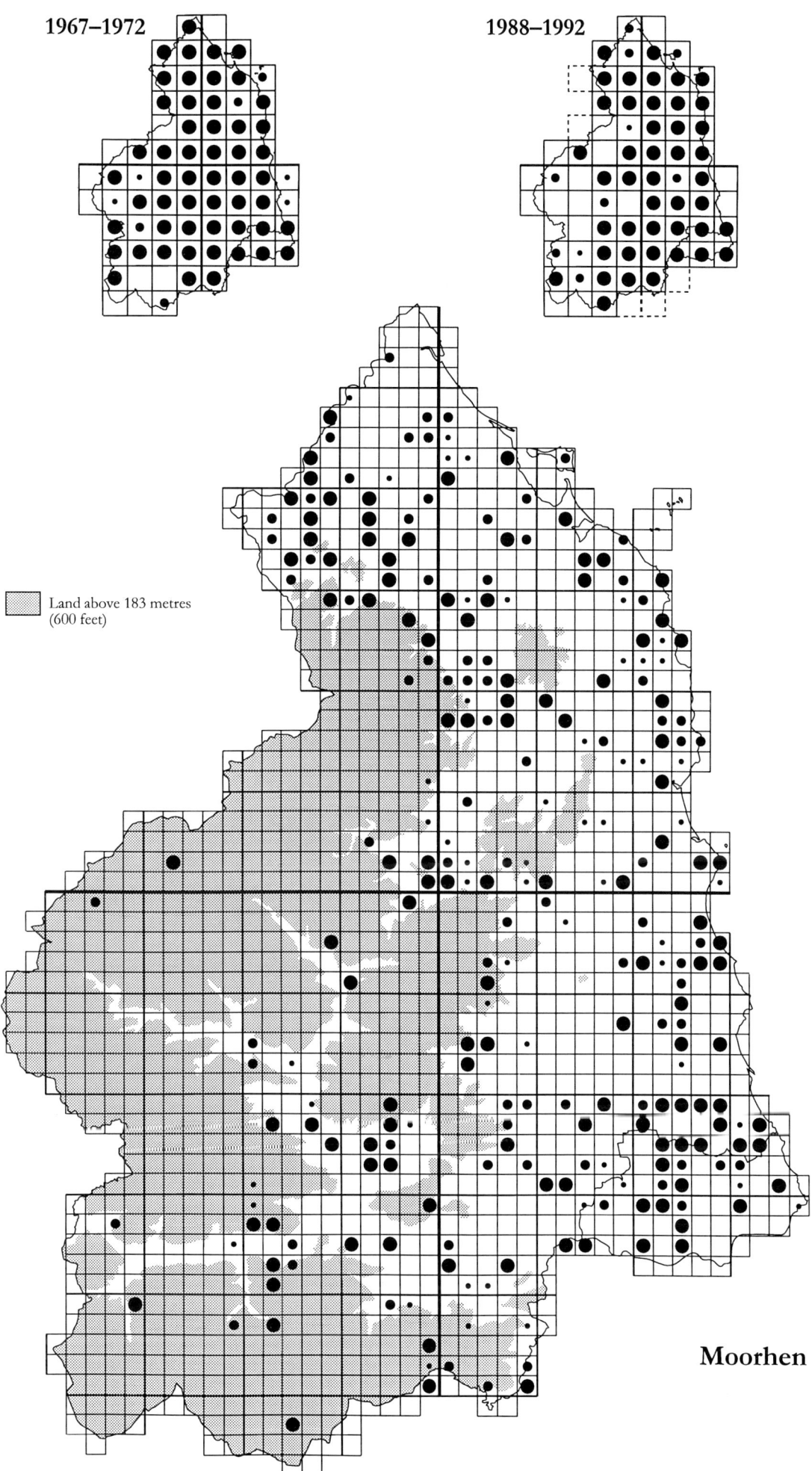

1967–1972

1988–1992

Land above 183 metres
(600 feet)

Moorhen

COOT *Fulica atra*

Writing in 1912 Bolam was able to state that the Coot nested 'numerously on most of our larger sheets of water' and that it had increased considerably within the last twenty years. Certainly since then the number of reservoirs opened by local water authorities in the county has encouraged the species particularly where the water depth has not been excessive. Galloway and Meek (1980) described it as a well-represented breeding species in the range 101 - 1,000 pairs and the current minimum figure of 442 pairs, which is probably a conservative count, confirms this status for the species.

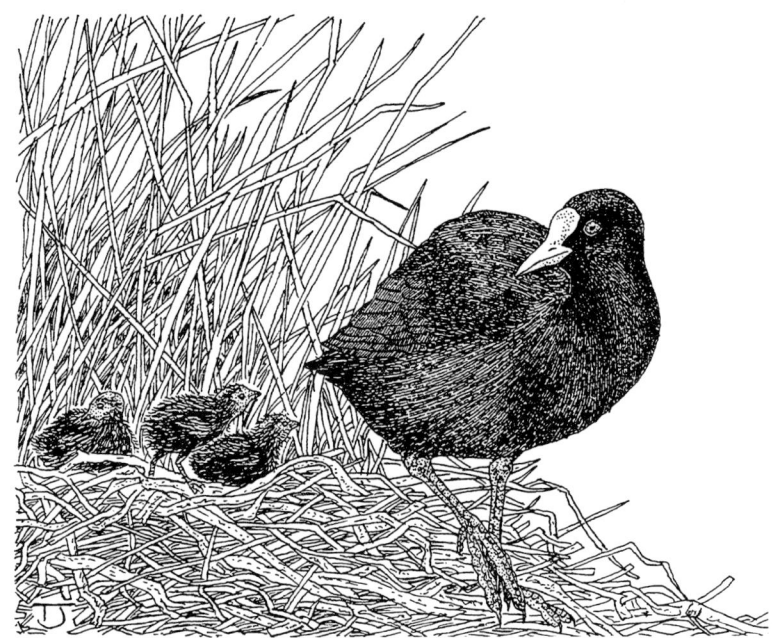

The national picture for this gregarious bird appears to be of a reasonably stable population in the UK, with perhaps some increase continuing in England (Marchant et al., 1990), and this seems to be true of the area surveyed here. Indeed the distribution of breeding pairs between the 1968 - 1972 national breeding atlas (Sharrock, 1976) and the current project in Northumberland is very similar, even though fewer ten kilometre squares have confirmed pairs in this present analysis. The Coot favours shallow lakes and large areas of standing fresh water where there is aquatic vegetation and avoids fast-flowing rivers and brackish standing water. Its distribution in the county reflects this most accurately as well as its tendency to nest normally below 250 metres a.s.l.

Breeding Coot must be one of the easiest birds to survey as their large, often prominent, nests and growing broods are reasonably easy to count. This is undoubtedly why the figures for confirmed pairs account for nearly half the total recorded. The overall distribution in the west of the county is on reservoirs and lakes, and in the south east of the area on mining subsidence ponds and artificially-created pools, many of which have now become nature reserves. It is also on these mining subsidence ponds and artificially-created waters in the south east of the area that sizeable numbers of post-breeding and moulting birds gather in July and August. The current population in the county appears to be stable, in keeping with the national trend and, provided that there is no large scale loss of suitable breeding waters, should remain so in the future.

JOHN C. DAY

Number of tetrads in which recorded	135	(10%)
Confirmed breeding	74	(55%)
Probable breeding	37	(27%)
Possible breeding	24	(18%)
Total number of pairs recorded	442	
Confirmed breeding	216	
Probably breeding	159	
Possibly breeding	67	

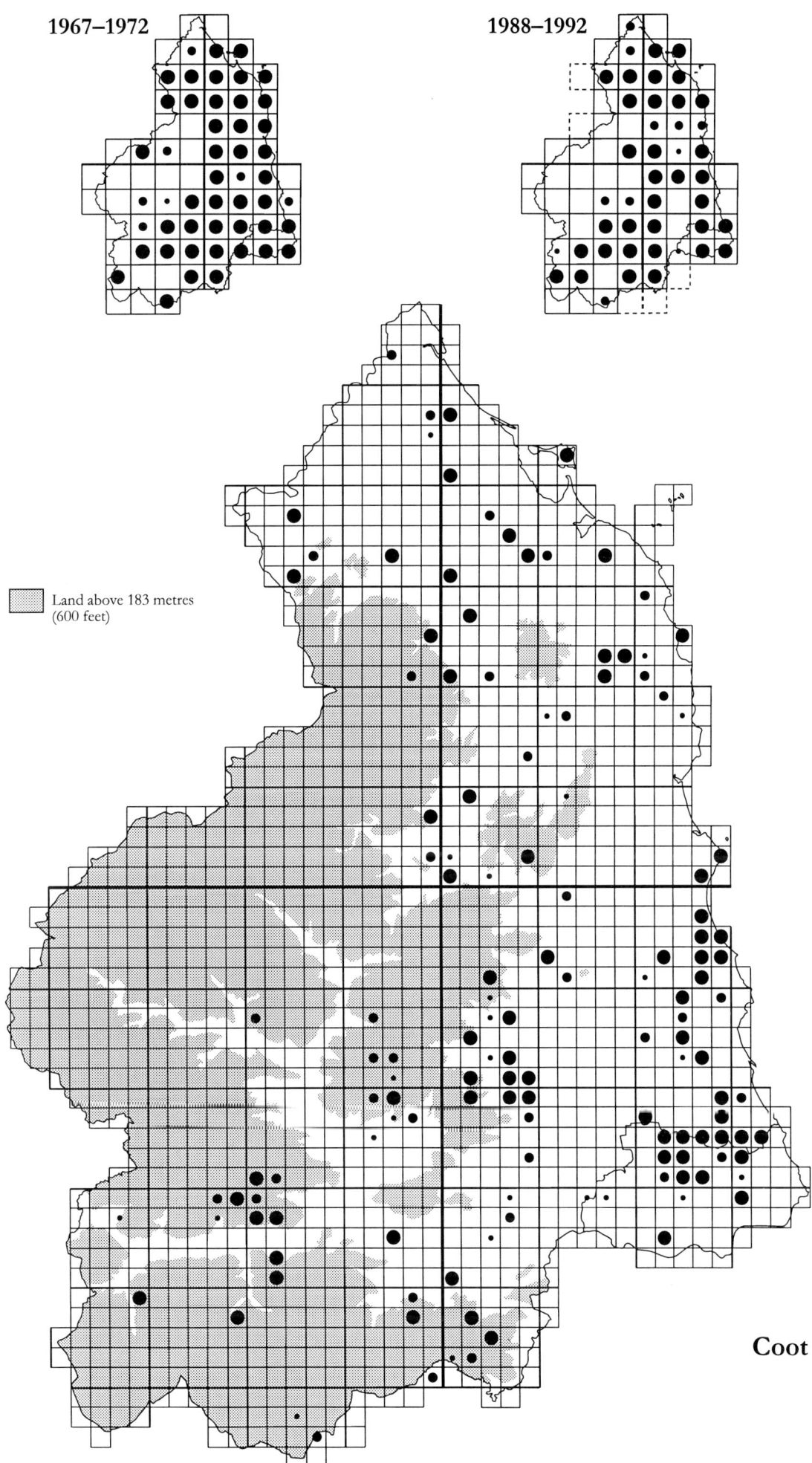

1967–1972

1988–1992

Land above 183 metres
(600 feet)

Coot

OYSTERCATCHER *Haematopus ostralegus*

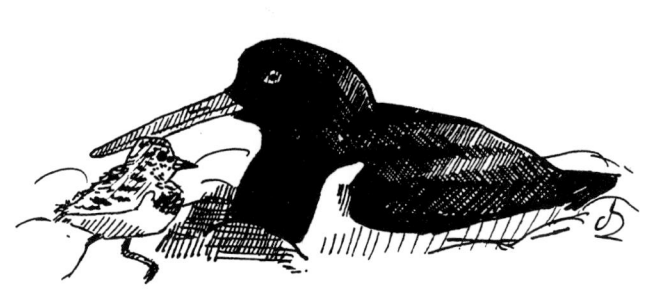

The Oystercatcher was described by Hancock (1874) as being abundant on the coast and offshore islands but rarely seen inland. Bolam (1912) agreed with this assessment, adding that he considered it had never been a numerous breeding species. However, by 1932 he reported that this noisy and conspicuous species had started to colonise inland sites and was breeding on gravel beds and similar bare habitats along the river systems of the Tyne, Rede, Coquet and Tweed.

A comprehensive survey by the then Tyneside Bird Club, co-ordinated by Macfarlane (1978a), confirmed that this inland expansion had continued. He reported a total of around 260 breeding pairs in Northumberland, 185 - 186 inland, with a further 75 pairs in coastal habitats most of which were comparatively safe from human interference on the Farne Islands and Coquet Island, with small numbers on the Lindisfarne NNR and very few elsewhere. Rossiter (1988), summarising a survey of breeding waders, calculated a county total of around 740 pairs. This indicated a dramatic spread from the main river systems to a much wider range of habitat, including occasional pairs on high grassland and heather moorland well away from traditional breeding sites. This trend may have resulted from pressure of the increasing population on the limited suitable riverside habitat available.

The current atlas survey work indicates that the expansion in inland localities appears to have continued with some particularly high concentrations in favoured areas. For example, confirmed breeding showed 27 pairs on the River Till, 25 on the River Coquet upstream from Rothbury and 16 pairs on the River Glen. Other high concentrations also occurred in similar suitable habitats on the county's other rivers, as shown by the distribution map. The most interesting feature was, however, the continued expansion into new and 'dry' habitats, including pairs at over 300 metres a.s.l. on sheepwalk on the Otterburn MOD ranges and on heather moorland at Blanchland. The map shows clearly how other high ground is also being regularly used by this dynamic species. In addition, pairs have moved on to lowland arable fields, again well away from rivers and other watercourses.

While the total of 671 pairs recorded in the current atlas survey is slightly less than Rossiter's estimate of 740, it certainly confirms the Oystercatcher's present status as a well-represented breeding species. Its ability to colonise new habitats and districts appears to indicate that the total population will continue to rise. Coastal numbers, however, seem to be reducing, indicating that with an ever-increasing use of our beaches and other coastal areas, there is little prospect of any expansion away from the sanctuary of strongholds like the Farne Islands.

IAN KERR

Number of tetrads in which recorded	301	(21%)
Confirmed breeding	84	(28%)
Probable breeding	146	(48%)
Possible breeding	71	(24%)
Total number of pairs recorded	671	
Confirmed breeding	198	
Probably breeding	320	
Possibly breeding	153	

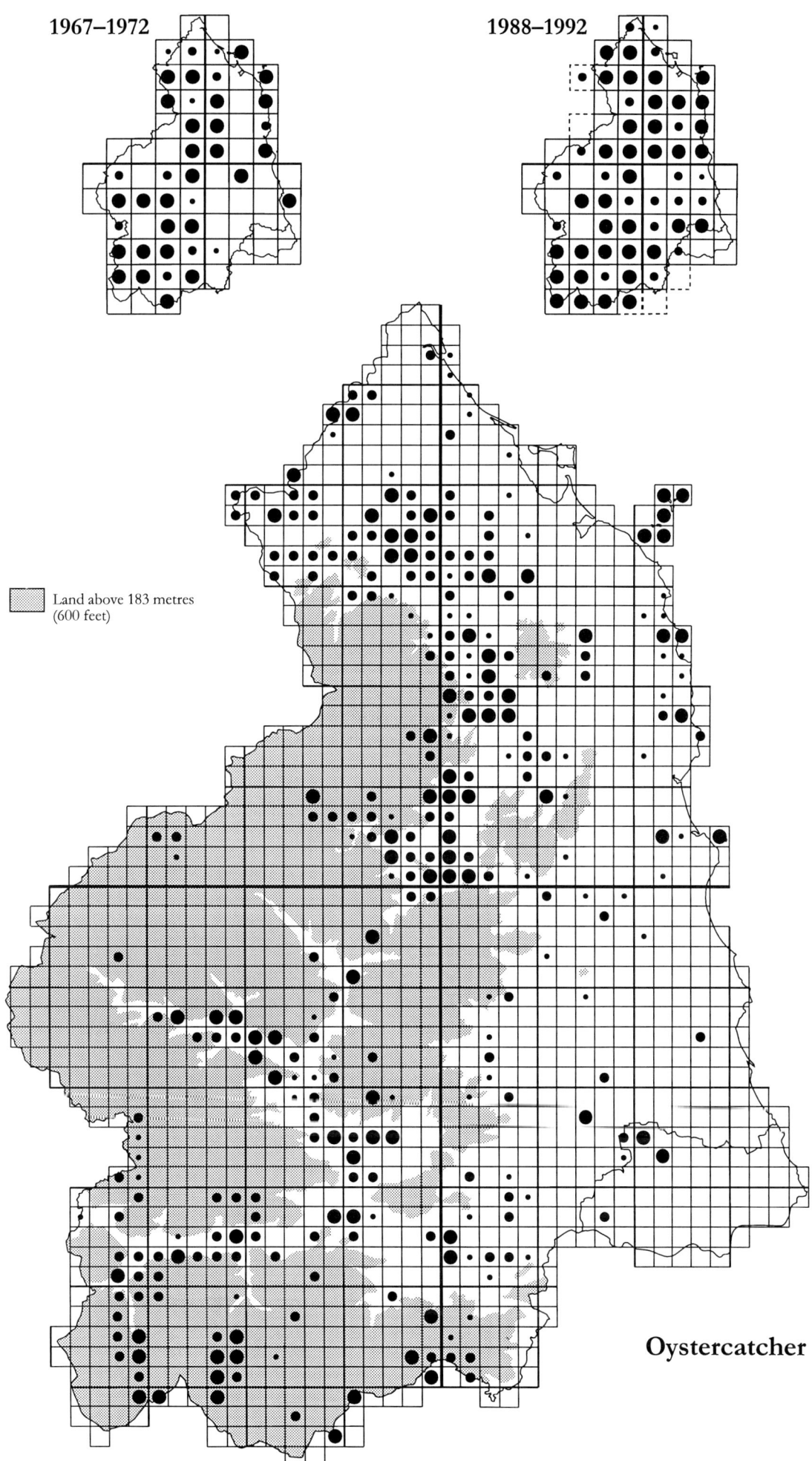

1967–1972

1988–1992

Land above 183 metres
(600 feet)

Oystercatcher

RINGED PLOVER *Charadrius hiaticula*

The Ringed Plover was described by Hancock (1874) as a common resident, confined to the coast as a breeding species. Bolam (1912) wrote that the first inland breeding occurrences were on the River Breamish in 1886 and the River Coquet the following year. Breeding also took place at Sweethope and Broomlee loughs from the late 1890s while, by 1932, Bolam spoke of 'ever increasing numbers' at inland sites.

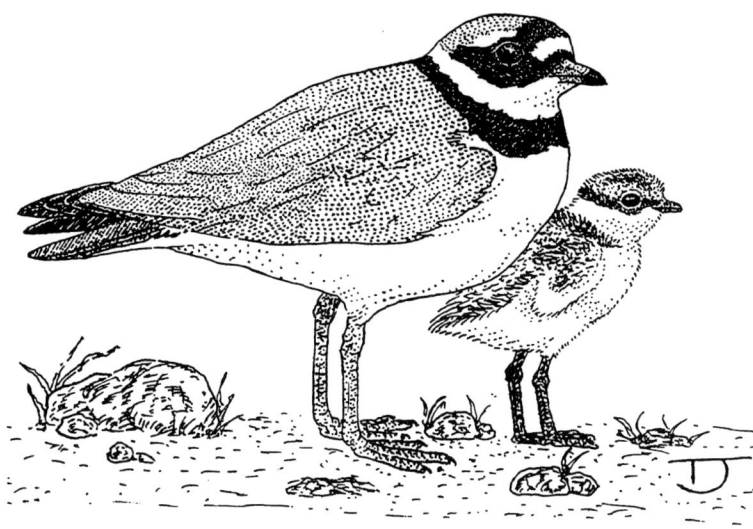

A survey conducted by the then Tyneside Bird Club in 1973 (Macfarlane, 1973a) revealed a county total of at least 120 breeding pairs. This included 85 pairs on the coast, 33 of which were in the traditional stronghold of the Lindisfarne NNR, where in 1972 as many as 62 pairs had attempted to breed. The 35 pairs noted inland included at least 16 pairs in the favoured area on the River Coquet upstream from Thropton. In a further survey in 1984, Macfarlane & Rossiter (1984b) indicated a slight decline to 106 pairs with 81 on the coast and 25 inland. They commented that coastal numbers had remained virtually static and the overall reduction in the total was almost entirely due to a definite reduction inland. They quoted, for example, a decline in the traditional stronghold of the River Coquet from 22 pairs in 1952 (Temperley, 1953) to 16 found in 1973 and only eight in 1984.

Work for the current atlas survey would seem to indicate that numbers have stabilised at around their 1984 levels and the general distribution of breeding pairs has remained much the same. The map shows clearly how the main inland concentration is still centred on the River Coquet, particularly where the extensive gravel workings and reserve at Caistron have created ideal habitat. The other confirmed inland breeding records are widely scattered, showing where rather isolated pairs have taken advantage of nesting opportunities provided by river gravels and by the edges of reservoirs. On the coast breeding is mainly confined to the more secure areas with little disturbance or to reserves where some degree of protection can be assured. Lindisfarne NNR, despite attracting an ever-growing number of holidaymakers and other visitors, is large enough to continue to provide undisturbed areas and remains an important centre for the species. The same is true of another mainland site, which is roped off and wardened during the spring and early summer mainly for the benefit of nesting terns, where there were 14 confirmed breeding pairs of Ringed Plover. Elsewhere along the coast only scattered pairs appear to maintain a toehold in areas which are perhaps a little less frequented than so many of our beaches. The Farne Islands, in particular, also provide an important refuge for coastal nesting with up to 16 pairs noted in recent years. The ever-increasing use of the coastline for leisure will obviously make it even more difficult for Ringed Plover to nest successfully, although they seem willing to attempt to cling to traditional sites against all the odds.

IAN KERR

Number of tetrads in which recorded	49	(4%)
Confirmed breeding	22	(45%)
Probable breeding	16	(33%)
Possible breeding	11	(22%)
Total number of pairs recorded	113	
Confirmed breeding	68	
Probably breeding	28	
Possibly breeding	17	

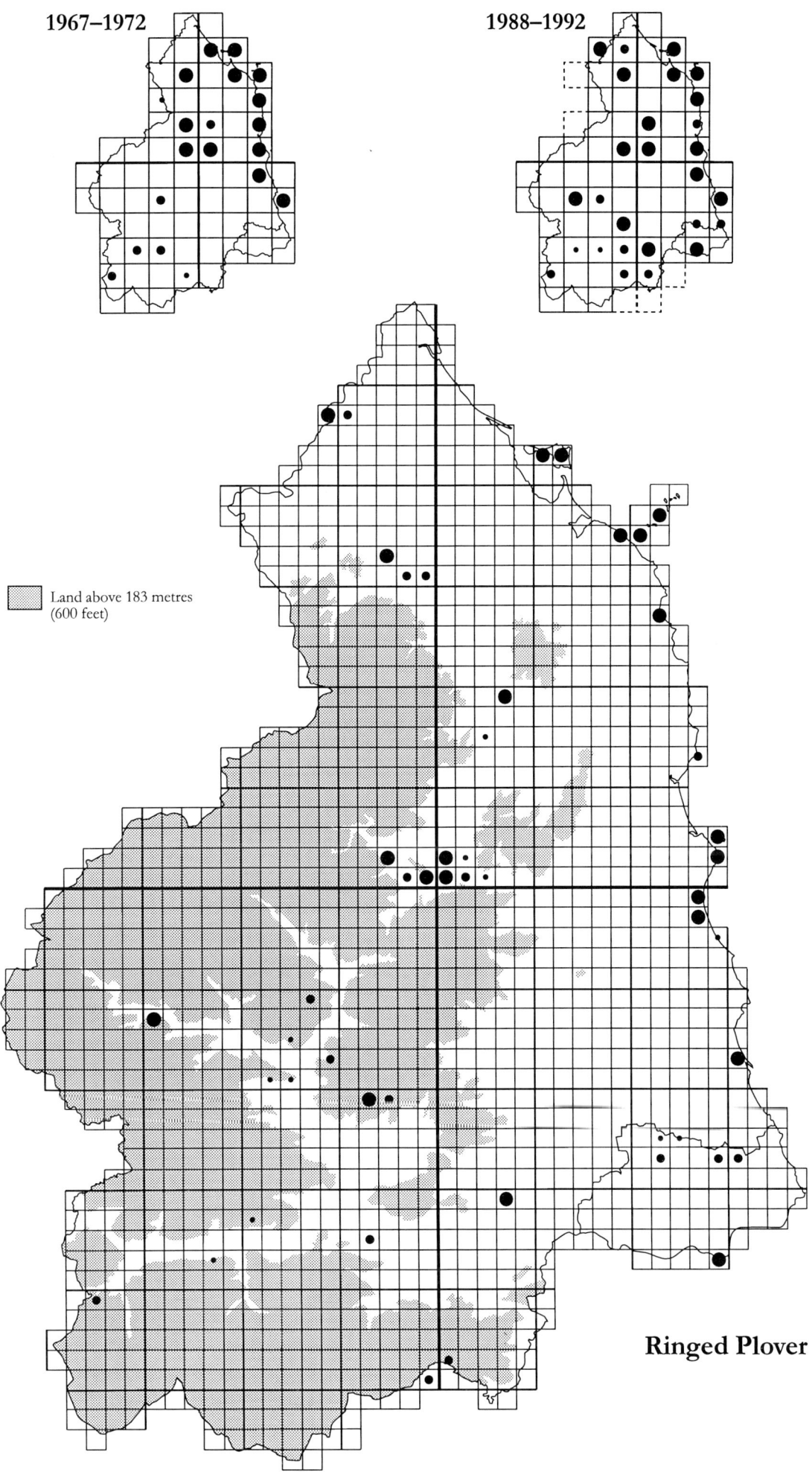

1967–1972

1988–1992

Land above 183 metres
(600 feet)

Ringed Plover

GOLDEN PLOVER *Pluvialis apricaria*

The Golden Plover was described by Hancock (1874) as a common breeding species in the county and by Bolam (1912) as widely, though sparingly, distributed over all the higher moors and fells. There is no doubt that afforestation of the uplands has destroyed large areas of former breeding habitat over the last fifty or more years, but the Golden Plover's response to the intensification of high altitude sheep and cattle grazing is less certain.

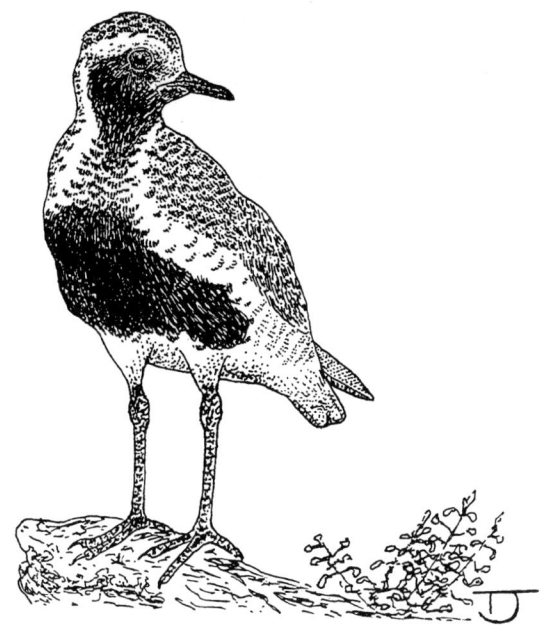

Countrywide, the data collected for the two national breeding atlases and a series of more local surveys show that the Golden Plover breeding population is declining in proportion to the loss of its breeding habitat. This is most marked in comparing the distribution maps in the *Atlas of breeding birds* (Sharrock, 1976) with those of the *New atlas* (Gibbons et al., 1993) which clearly shows that there has been a considerable reduction in the hinterland of the Scottish border and in the Southern Uplands. Marchant et al. (1990) collate a number of attempts to quantify this decline, comparing a breeding population of 30,000 pairs in England and Wales in 1976 with that of only 23,000 in 1989.

Recent indications of the breeding density in the county come from two sources. The first, a survey of an area of 16 - 17 square kilometres of Hexhamshire Common, revealed a population of 56 breeding pairs in 1985 (Hodgson, Johnston & Kerr, 1986) and 63 pairs in 1990 (Hodgson, Johnston, Kerr & Rossiter, 1991). The second was a survey of Lapwings, *Vanellus vanellus*, and other breeding waders during 1987 based on randomly selected tetrads in each ten kilometre square and showed a density of 3.48 pairs of Golden Plover per occupied tetrad with the highest densities in areas of recently burnt heather moor (Rossiter, 1988). From this latter survey an estimate of 510 breeding pairs was proffered for the county population.

The westerly distribution shown by the current atlas survey is not surprising and is easily explained for an upland species rarely nesting below 300 metres a.s.l. Its preference for the south west corner of the county coincides not only with less intense afforestation but also with a base-rich substrate and a consequent higher density of invertebrate fauna. The total of 484 pairs recorded compares very favourably with the estimated population given above. This indicates that the actual county population is about 500 pairs and the species can confidently be described as a well-represented breeder. As for the future, there is no doubt that moorland management and further afforestation will have a significant influence on the status of Golden Plover in the county whilst other influences could include possible disturbance, and consequent re-distribution, from fell walkers and other outdoor leisure pursuits.

BRYAN GALLOWAY & MIKE S. HODGSON

Number of tetrads in which recorded	159	(11%)
Confirmed breeding	47	(29%)
Probable breeding	103	(65%)
Possible breeding	9	(6%)
Total number of pairs recorded	484	
Confirmed breeding	94	
Probably breeding	354	
Possibly breeding	36	

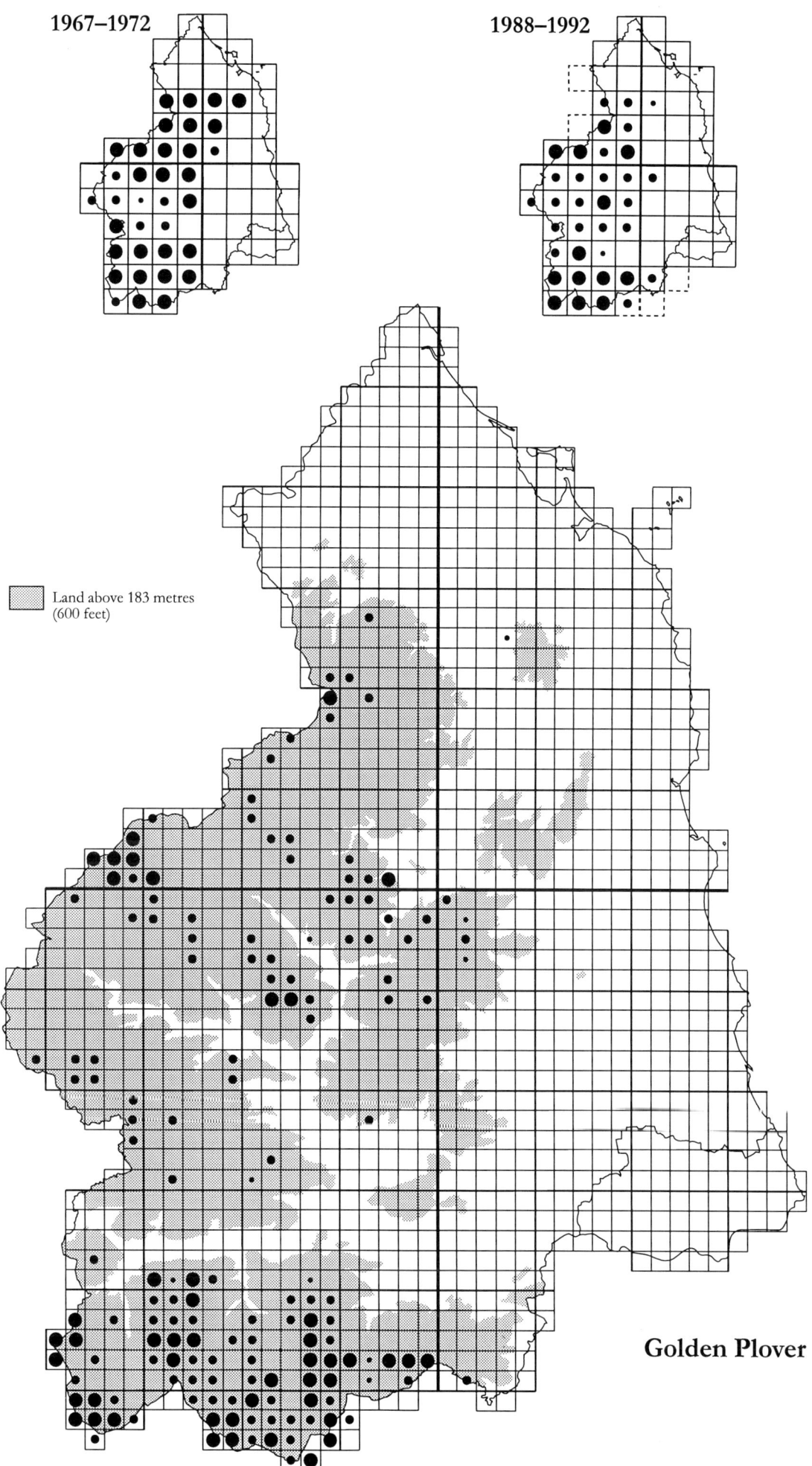

1967–1972

1988–1992

Land above 183 metres
(600 feet)

Golden Plover

LAPWING *Vanellus vanellus*

Hancock (1874) noted the Lapwing as being most plentiful in uncultivated districts but, as the present century progressed, Bolam (1912) observed a population shift from hill pastures to lower-lying cultivated land, largely due to increased drainage of the high grazing areas. Galloway and Meek (1980) stated that early nests are often destroyed by farming operations but that there was no good evidence to confirm a population decline in recent years.

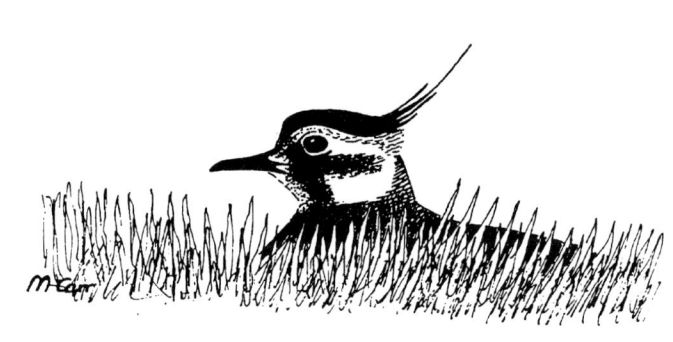

A survey in 1953 of the Blagdon estate revealed 102 pairs in 1,631 hectares of farmland with eight pairs in 77 hectares in the same area found during a CBC survey in 1976 and 1977 (Galloway & Meek, 1980). A survey of breeding Lapwings in 55 selected tetrads in 1987 was reported by Rossiter (1988) and showed they were present in 69% of the squares visited. Over half of the pairs used rough grass and moorland, confirming the species' liking for the same areas identified by Hancock, with 12 - 14% on each of permanent grass, spring-sown cereals and bare tilled or ploughed land. Only 1% were in autumn-sown cereals.

The national picture for the Lapwing according to Marchant et al. (1990) is one of decline, particularly in the south of the country, although in the north the population is more stable. This trend has largely been attributed to the changes in agricultural practices with cereal crops now dominating in some areas, together with autumn sowing as opposed to spring sowing, which results in crops the following year being too high for Lapwings to nest. Earlier cutting of grass for silage and an increase in livestock numbers are also factors impinging on the Lapwing's success. The North of England however, has perhaps suffered less from these agricultural changes and maintained a better balance between spring tillage and a grassland regime. The Lapwing population has not only managed to maintain its numbers in the northern region, but is possibly helping to replace falling populations elsewhere.

The present atlas survey does not identify land use in the county but the Lapwing continues to be a widespread, easily censused species, with the south west (where rough grass and moorland predominate) being particularly well populated. It is only really absent from the afforested western parts. A count of 3,291 breeding pairs falls short of Rossiter's 1987 estimate of 5,510 pairs. As there is unlikely to have been such a dramatic decline over such a short period, and the earlier survey may have indicated too high a figure through the inclusion in the sample of one particularly attractive square, it is probable that the true population is in the order of 4,000 pairs. Further drainage of its preferred habitat will no doubt cause a continued decline.

BRYAN GALLOWAY

Number of tetrads in which recorded	713	(51%)
Confirmed breeding	252	(35%)
Probable breeding	383	(54%)
Possible breeding	78	(11%)
Total number of pairs recorded	3,291	
Confirmed breeding	615	
Probably breeding	1,998	
Possibly breeding	678	

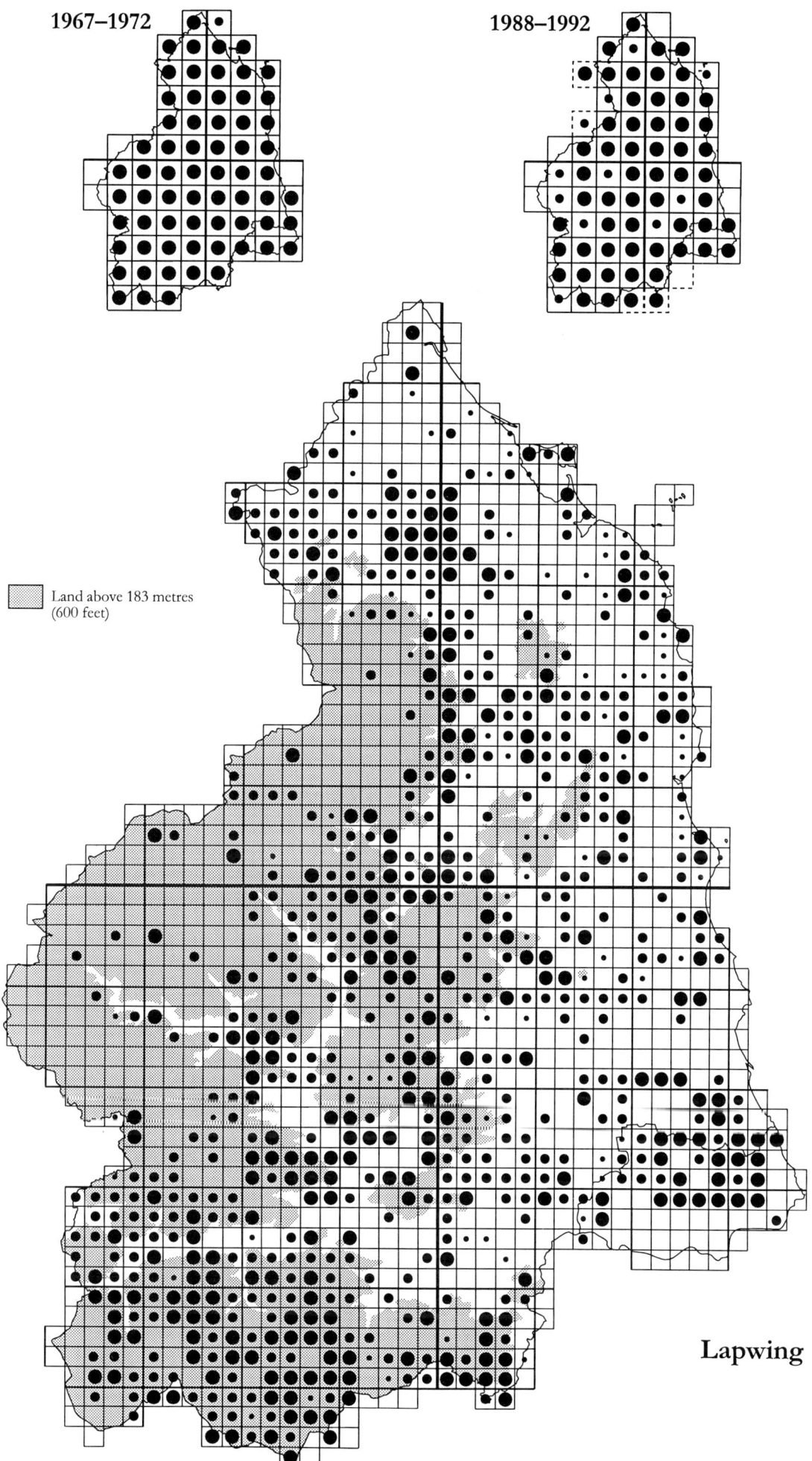

Land above 183 metres
(600 feet)

Lapwing

DUNLIN *Calidris alpina*

The Dunlin, rarest of our regular breeding waders on the moors, has a distinct preference for high wet areas in the west of the region, often close to the county boundary with Cumbria and Co. Durham. Coastal breeding, although suspected on a number of occasions, has only been confirmed twice, both at Lindisfarne NNR in 1953 and 1978.

The first quantitative measure of the county's breeding population of 85 - 90 pairs was made by the late L.G. Macfarlane and published in *Birds in Northumbria 1975* (Galloway, Hodgson & Meek, 1976). The full data have not been published before but, by examining his log book, it has been possible to create a tetrad breeding map for Dunlin from 1973 - 1982 (see page 84). This map shows that a total of 54 tetrads were occupied, with confirmed breeding in 11 tetrads, probable breeding in 28 and possible breeding in the remaining 15. Detailed habitat recording by Macfarlane showed that in 1973 91% of the pairs were found in areas with surface water with the remaining 9% in very wet boggy areas. 54% of the pairs favoured areas with tussocks and the remaining 46% selected areas with very short vegetation. The average altitude of breeding pairs was high at 475 metres a.s.l. but, given the right habitat as described above, Dunlin will breed on moors whether on the summit of Cheviot at 815 metres a.s.l. or in the Roman Wall area at 210 metres a.s.l. According to Bolam (1912), the Dunlin's breeding season appears to be protracted with the first nests found in the last few days of April although very small young could still be found in early July.

The results of the current atlas survey are shown in the second tetrad map (see page 85). Comparison between the two tetrad maps shows an apparent major range contraction in the Cheviots, Kielder Head, Irthing/Wou and Glendue Moor areas. However, Dunlin is a notoriously difficult species to census and, unless it is the specific target of moorland surveys, will often go undetected. The decline shown in these areas therefore needs to be confirmed before too much emphasis is placed upon the evidence obtained so far.

Comparison of the totals obtained in the 1973 - 1982 period and in the current atlas survey suggests a decline in breeding numbers from 85 - 90 pairs to 72 pairs. Nevertheless, in the stronghold area of the south west, for example, the species has held its own since the 1973 - 1982 survey on moors such as Whitfield Moor (NY75), Allenheads (NY84) and Grey Nag (NY64) which were intensively monitored in both periods. The moors to the south of Haltwhistle held 36 of the 72 pairs recorded in the 1988 - 1992 atlas survey period.

It should be borne in mind, when considering the apparent range contraction and decline in numbers, that overall observer effort for this species will have been less in the 1988 - 1992 survey and the number of tetrads shown for the earlier survey is probably slightly exaggerated by the longer period of fieldwork. The county population is, therefore, probably fairly stable in the range of 75 - 90 pairs.

B. N. ROSSITER

Number of tetrads in which recorded	43	(3%)
Confirmed breeding	10	(23%)
Probable breeding	22	(51%)
Possible breeding	11	(26%)
Total number of pairs recorded	72	
Confirmed breeding	10	
Probably breeding	42	
Possibly breeding	20	

LITTLE RINGED PLOVER *Charadrius dubius*

This delightful small plover was first recorded in the county in 1968 when, after two coastal sightings, a pair raised young at Seaton Burn (Parrack & Bell, 1970). Since then it has become a rare but regular spring and summer visitor but has remained an irregular and very rare breeder, mainly using reservoir and riverside gravel-working sites. During the period 1974 - 1987 confirmed breeding was recorded in only three years. Following a survey of Little Ringed Plover in 1984 (Macfarlane & Rossiter, 1984b) the comment was made that Northumberland was clearly at the very northern limits of its range and this situation remains today.

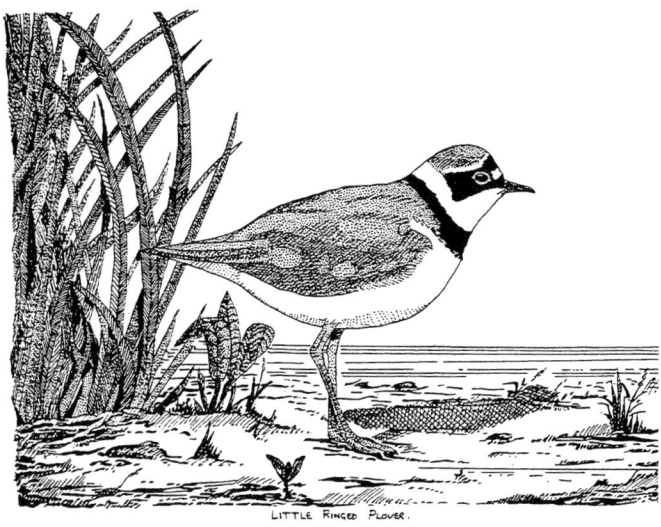

LITTLE RINGED PLOVER.

During the current atlas work the Little Ringed Plover was noted in only nine tetrads in the county and, as expected, maintained its status as a very rare and sporadic nesting species.

IAN KERR

Number of tetrads in which recorded	9	(0.6%)
Confirmed breeding	3	(33.3%)
Probable breeding	3	(33.3%)
Possible breeding	3	(33.3%)
Total number of pairs recorded	12	
Confirmed breeding	4	
Probably breeding	5	
Possibly breeding	3	

RUFF *Philomachus pugnax*

Historical records refer to Ruff breeding at Prestwick Carr near Newcastle but, by the time Bolam was writing in 1912, the species was regarded solely as a bird of passage (Galloway & Meek, 1980). The situation appears to be changing slowly as, whilst spring and autumn movement was particularly noticeable on the coast throughout the 1980s and 1990s and is well recorded in the annual county birds reports, *Birds in Northumbria*, some birds have overwintered in the last few years. Spring lekking has also been observed in suitable habitat and Gibbons et al. (1993) in the *New atlas* specifically refer to 'recent breeding in Northumberland'. As the estimated Ruff population in the UK is less than five breeding females in any given year (Gibbons et al., 1993) the potential importance of the Northumberland breeding is obvious.

JOHN C. DAY

Dunlin distribution 1973–1982
based on data collected by
L. G. Macfarlane

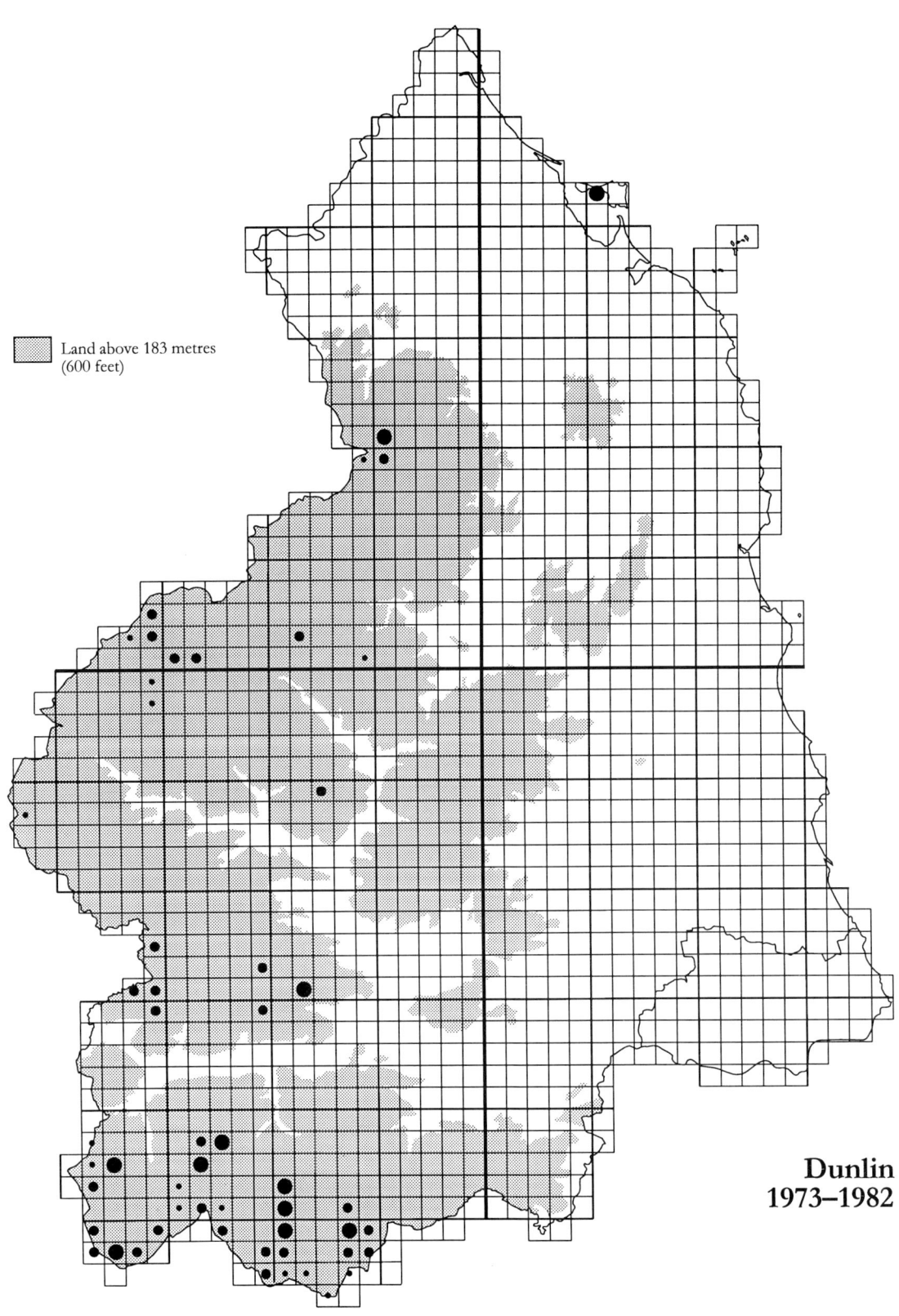

Land above 183 metres
(600 feet)

Dunlin
1973–1982

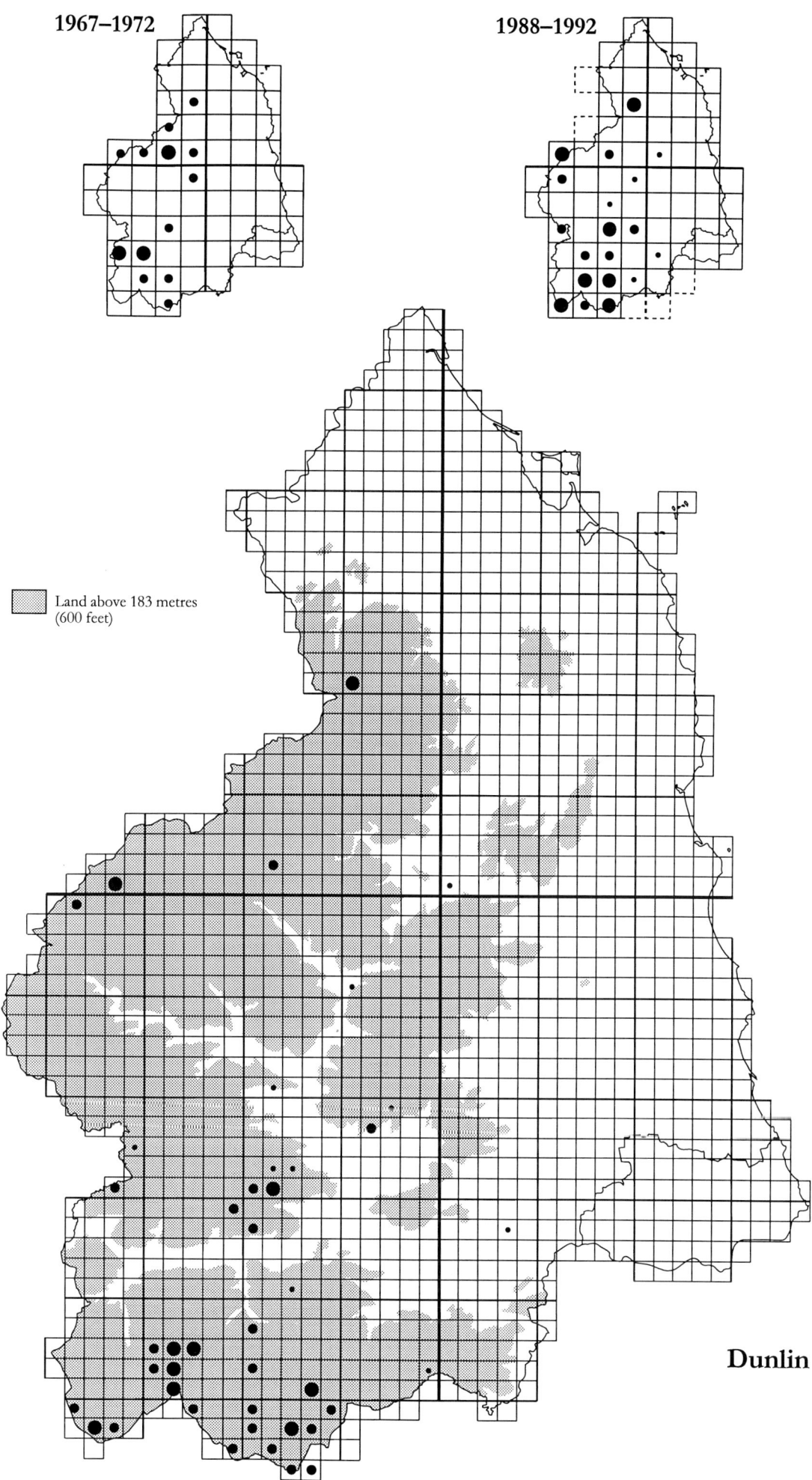

1967–1972

1988–1992

Land above 183 metres
(600 feet)

Dunlin

SNIPE *Gallinago gallinago*

Bolam (1912) described the Snipe as 'breeding commonly in all the wilder parts of the district wherever the land is wet enough, especially on the moor edges and on boggy fields on many of the lowland farms'. In 1932 the same author commented that it was 'nesting in suitable places throughout the county, from little above sea-level up to at least 2,000 feet on the western hills'. More recently, Galloway and Meek (1980) indicated that the status of the species was virtually unaltered and confirmed that the lower moorlands of the west of the county continued to be the breeding stronghold.

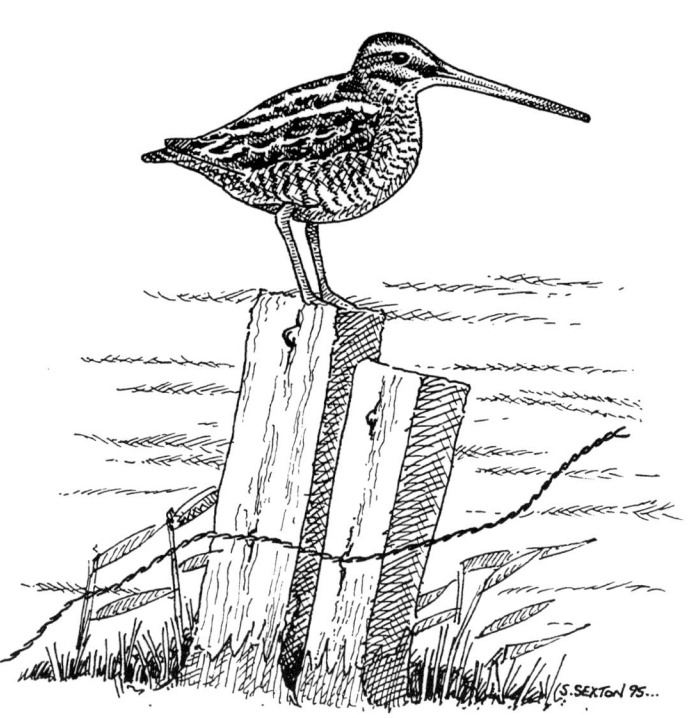

Nationally the population trend in lowland areas is downward and improved land drainage shortens the species' breeding season and also allows earlier grazing of potential breeding areas by livestock, so increasing nest losses by trampling (Marchant et al., 1990). However, the position in upland areas is currently not accurately known. Gibbons et al. (1993) indicated that estimates of total population are subject to a large margin of error because of censusing difficulties and lack of information from upland areas but it would seem that there are, according to Piersma (1986), probably about 30,000 pairs in Britain alone with a probable underestimate of 10,000 pairs in Ireland.

Increased land drainage on the lowland farms in Northumberland has caused a significant decline in the east since the last atlas survey during 1967 - 1972 and a comparison of the distribution maps clearly illustrates the change. Rossiter (1988), reporting on a survey of Lapwings, *Vanellus vanellus*, and other waders in 55 randomly selected tetrads in both lowland and upland districts during 1987, concluded that the Snipe was found mainly in wet areas over 250 metres a.s.l. It was found at a relatively low density of 1.88 pairs per occupied tetrad and the county population, at that time, was estimated at between 790 and 1,370 pairs.

The tetrad distribution map for the current survey confirms that the species' stronghold is still in the south west of the county although the moorlands of the central west contain a significant population. The total of 769 pairs located compares favourably with the results from the 1987 wader survey but there is no doubt that the Snipe can be overlooked, even in its favoured habitat of the west and south west, due to the brevity of 'drumming' periods and a great deal of variability between birds in the amount of time spent 'drumming', a point made by Marchant et al. (1990). Hence, a more realistic estimate of some 1,300 pairs is probably closer to the true county population.

BRYAN GALLOWAY

Number of tetrads in which recorded	352	(25%)
Confirmed breeding	34	(10%)
Probable breeding	272	(77%)
Possible breeding	46	(13%)
Total number of pairs recorded	769	
Confirmed breeding	57	
Probably breeding	612	
Possibly breeding	100	

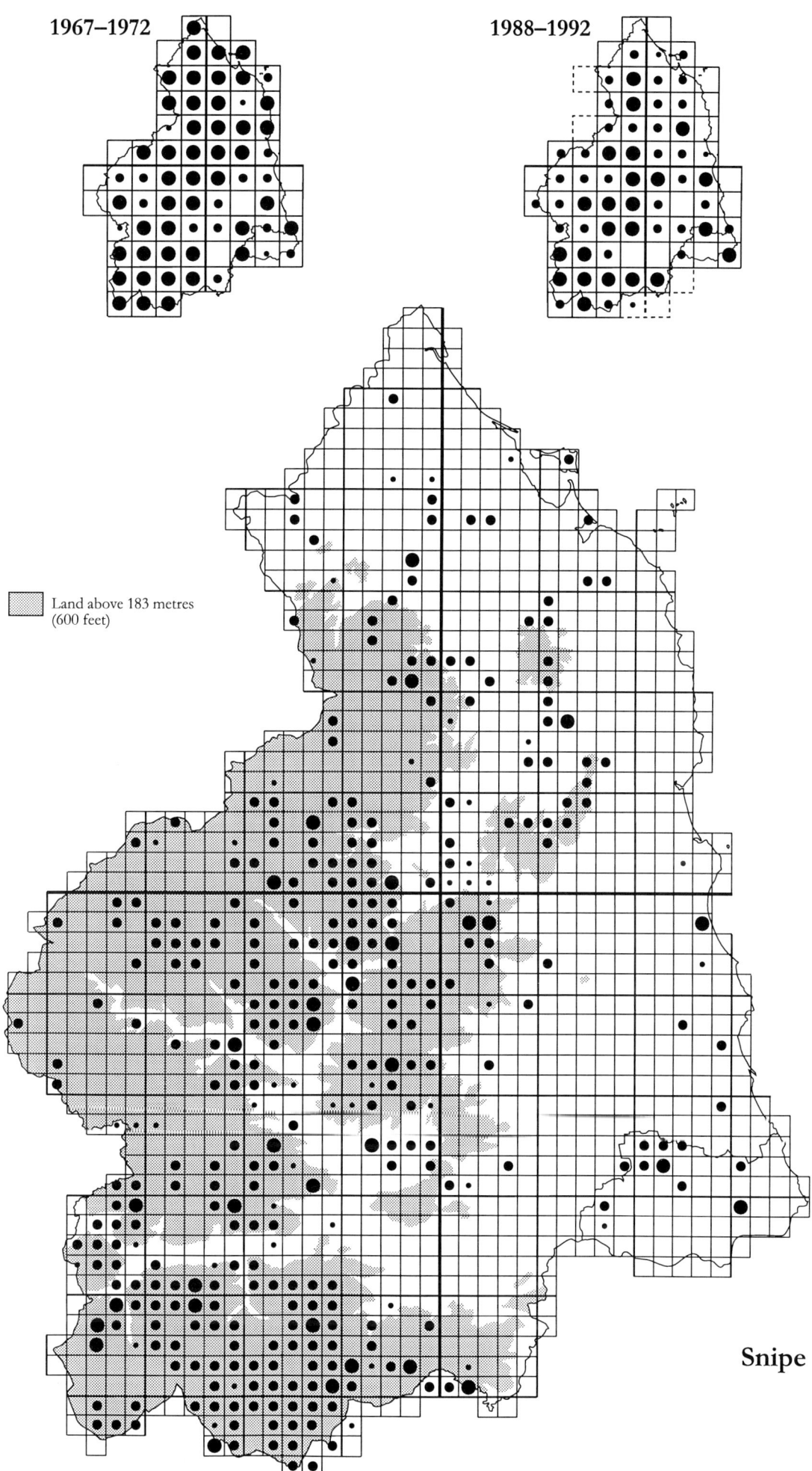

Land above 183 metres
(600 feet)

Snipe

WOODCOCK *Scolopax rusticola*

The Woodcock is currently regarded as a well-represented breeding species in Northumberland, although this was not always the case. Selby (1831) said he knew of very few breeding records and Hancock (1874) remarked on seven nests 'found on the banks of the Tyne', between 1868 - 1872. Bolam (1912) reported it was 'breeding, in considerable numbers, in many parts of the district' and by 1932 was able to say that it was 'much more abundant now than used formerly to be the case, nesting in suitable places throughout the county'. The continued expansion was commented on by Galloway and Meek (1980) who stated that

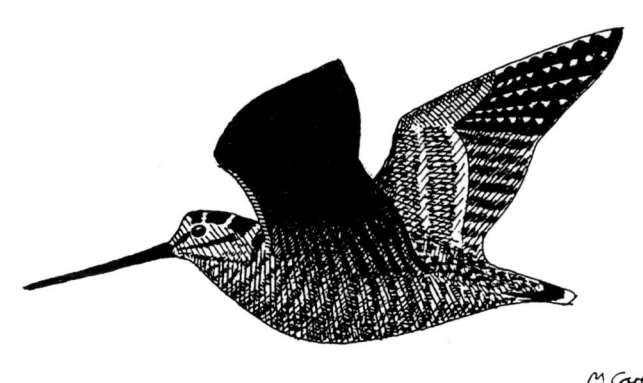

M. Carr.

'this improvement in status has been maintained, largely as a result of the great increase in habitat provided by the border forests'. Though the felling of old woodlands will have produced some local decreases, afforestation in the west will have more than compensated for this and Woodcock must now occur in many places where there was little or no suitable habitat a few decades ago.

The 1967 - 1972 county atlas survey indicated 50 occupied ten kilometre squares with confirmed or probable breeding in 48 of these, compared to 39 occupied ten kilometre squares in the current atlas survey with confirmed or probable breeding in 36 of these. This would seem to indicate a 20% drop in numbers but may well be due to the techniques used in this survey which were not particularly geared to the recording of Woodcock. Observers may have missed some as 'the breeding season is extensive and eggs may be found from early March to mid July, with the peak between mid March and early April, (Morgan & Shorten, 1974). The population appears to be less than 150 pairs in the county, even allowing for birds missed, and a more thorough survey of this species would seem to be needed to confirm the status of the Woodcock. Perhaps watchers of the Nightjar, *Camprimulgus europaeus*, who probably see more Woodcock than most, would disagree?

KEITH ROBSON

Number of tetrads in which recorded	97	(7%)
Confirmed breeding	10	(10%)
Probable breeding	69	(71%)
Possible breeding	18	(19%)
Total number of pairs recorded	136	
Confirmed breeding	12	
Probably breeding	94	
Possibly breeding	30	

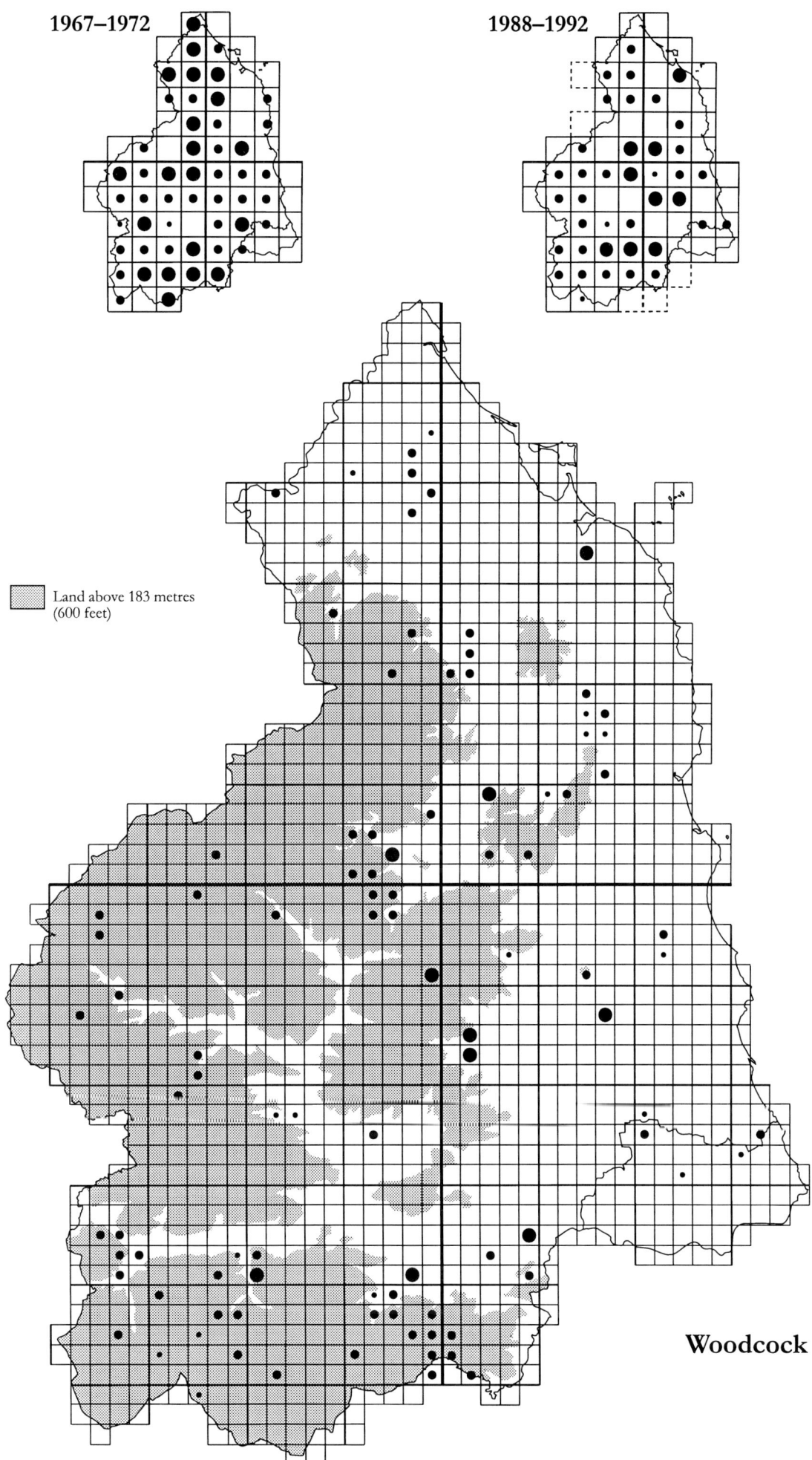

Land above 183 metres
(600 feet)

Woodcock

CURLEW *Numenius arquata*

The Curlew was described by Hancock (1874) as a 'resident, common on all marshy moorlands and grassy wastes' while in 1932 Bolam stated that there were more breeding Curlews 'at the present day than there were fifty years ago, and the number seems to be steadily increasing'. Galloway and Meek (1980) noted that the species' stronghold was the acid grassland type of moorland but that it was also common on farmlands of the river valleys and was widely distributed on the coastal plain.

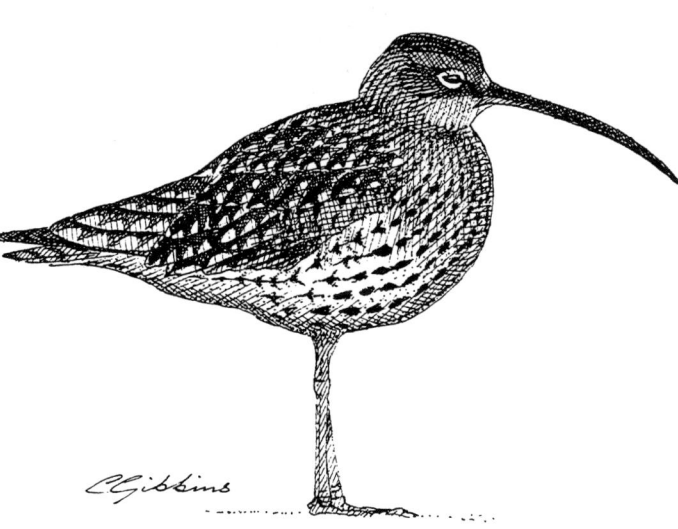

This expansion into new habitats has been noted nationally during the first half of this century although the reasons for these distributional changes are not known (Marchant et al., 1990). A few years later Gibbons et al. (1993), discussing the results of the last national breeding atlas survey, confirmed that there had been no further expansion of the Curlew's breeding range during the last 20 years and indeed, in some areas noted that there had been declines. Agricultural improvements such as land drainage and re-seeding of moorland together with increased afforestation are probable causes of this recent decline.

In Northumberland there are some data to indicate breeding densities with, for example, a census of 2,023 hectares on the low-lying Blagdon Estate in 1953 revealing 22 pairs and another in 1977 at nearby Brenkley showing four pairs in 77 hectares (Galloway & Meek, 1980). Rossiter (1988) reported that it was present in 54% of 55 randomly selected tetrads surveyed in 1987 with an average density of 3.57 pairs per tetrad. He estimated a county population of 2,630 pairs, showing that the county held 7 - 8% of the British population at that time. The highest breeding densities were found at over 200 metres a.s.l.

The current distribution map suggests that some decline has taken place in the coastal plain since the first county atlas survey between 1967 - 1972, but it is still clearly well distributed throughout central and western parts, being especially attracted to the south west of the county. The total of 2,916 pairs located during the current survey obviously exceeds Rossiter's earlier estimate although to what extent this reflects a true increase in population is uncertain. Provided that there are no major losses of current breeding habitats in the county, which holds a significant proportion of the UK population, there is no apparent reason for the Curlew to change its breeding status.

BRYAN GALLOWAY

Number of tetrads in which recorded	767	(54%)
Confirmed breeding	145	(19%)
Probable breeding	539	(70%)
Possible breeding	83	(11%)
Total number of pairs recorded	2,916	
Confirmed breeding	280	
Probably breeding	2,154	
Possibly breeding	482	

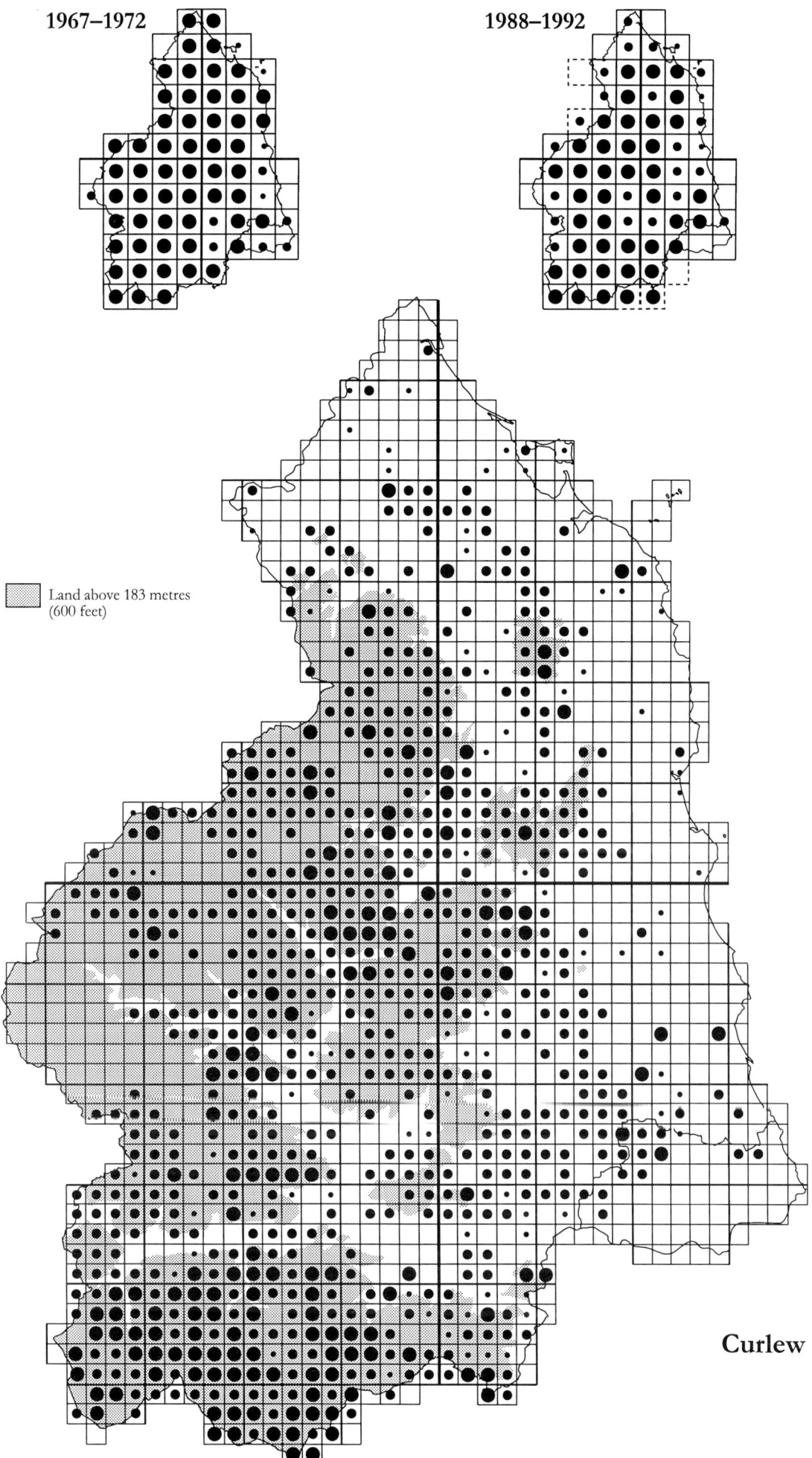

1967–1972

1988–1992

Land above 183 metres
(600 feet)

Curlew

REDSHANK *Tringa totanus*

Bolam (1912) noted that the Redshank was 'a common resident' and added 'which, during the last fifty years, has been steadily increasing as a breeding species'. By 1932 he observed that it was breeding in 'almost every suitable spot throughout the county'. Nearly 50 years later Galloway and Meek (1980) showed that it was still a widespread breeding species whose strongholds were 'in open river valleys and on the lower hill slopes'. There appears to have been very little census work undertaken on this species in the county although Galloway and Meek quoted a count of 16 pairs along the River Coquet between Rothbury and Alwinton in 1977, while Rossiter (1988), reporting on a survey of Lapwings, *Vanellus vanellus*, and other waders in 55 randomly selected tetrads, said that Redshanks were a comparatively local breeding species being found in just 25% of the tetrads surveyed. The last author calculated the county breeding population, based on 2.81 pairs per occupied tetrad, to be 970 pairs.

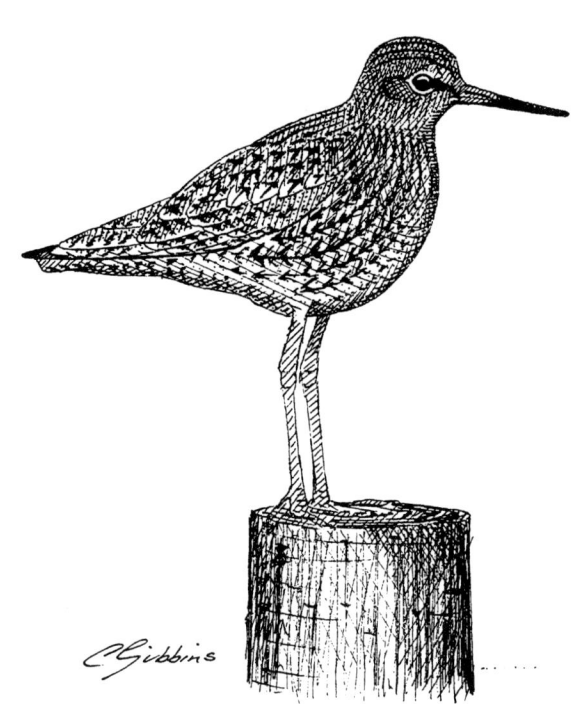

Marchant et al. (1990) said that no clear national trend has been identified since 1940 but a downward trend was strongly suspected. Drainage of the Redshank's favoured breeding habitat and changes in land usage are implicated as factors that may affect the population, this being confirmed by Gibbons et al. (1993) who cited the large reductions in north east and central Scotland, inland southern England and in central Ireland.

There has certainly been a considerable loss of suitable breeding habitat in Northumberland and the present decline of wetlands in the lower parts of the county seem to have resulted in a significant reduction in numbers since the first county atlas survey during 1967 - 1972, as indicated on the distribution maps. Some range contraction is also apparent in the uplands of the west which may be due to increased afforestation.

Occupying a variety of wetland habitats from marginal ground in the uplands to flood plains, wet meadows, coastal grazing marshes and salt marshes in the lowlands the Redshank is fairly easy to census but the total of 500 pairs found during the current survey falls a long way short of Rossiter's estimate of the county population. The current breeding population is probably somewhere between 500 and 1,000 pairs but it would appear that the Redshank is still continuing to decline and any further loss of habitat will only accelerate the process.

BRYAN GALLOWAY

Number of tetrads in which recorded	243	(17%)
Confirmed breeding	46	(19%)
Probable breeding	152	(63%)
Possible breeding	45	(18%)
Total number of pairs recorded	498	
Confirmed breeding	60	
Probably breeding	335	
Possibly breeding	103	

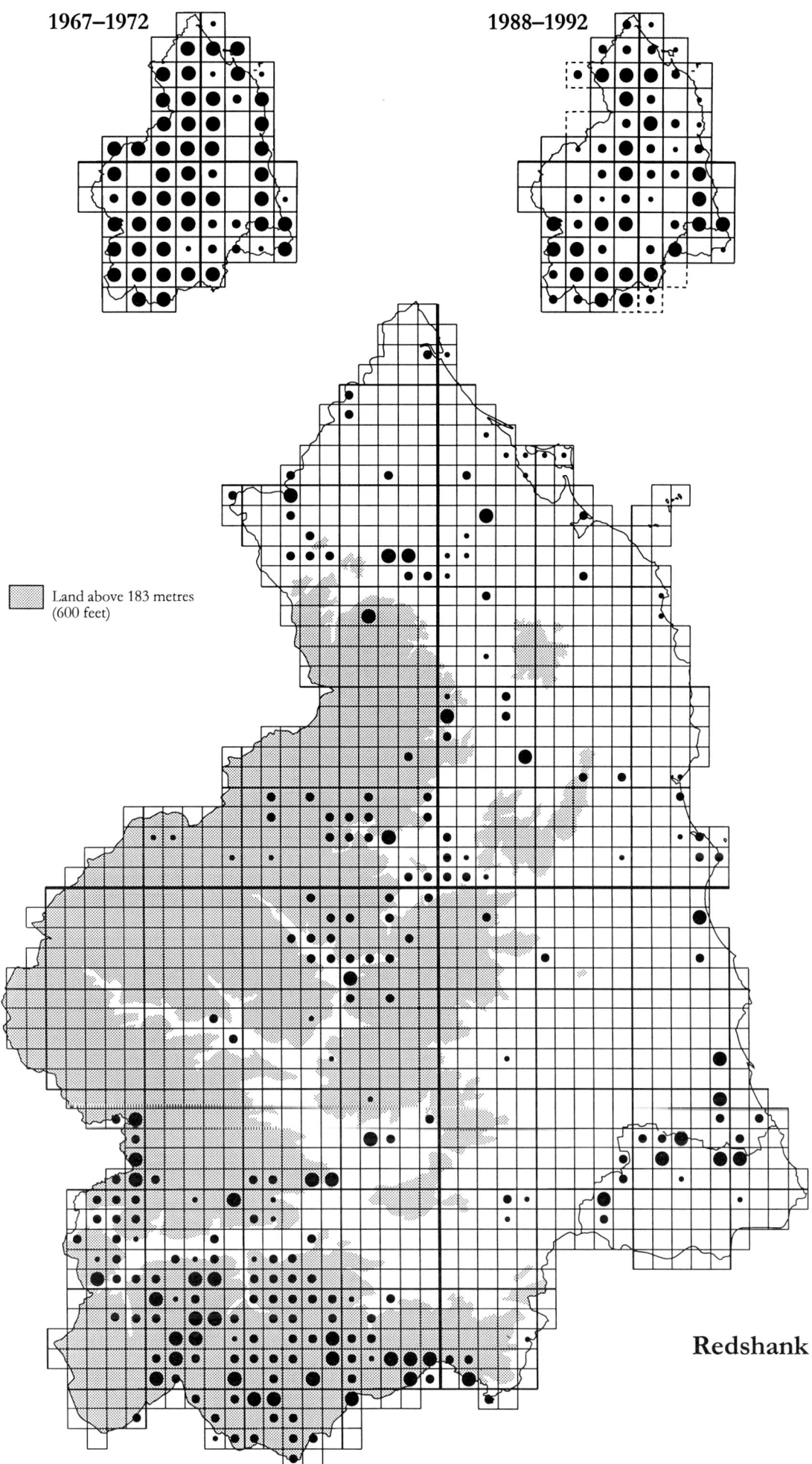

1967–1972

1988–1992

Land above 183 metres
(600 feet)

Redshank

COMMON SANDPIPER *Actitis hypoleucos*

Galloway and Meek (1980) described the Common Sandpiper as a common breeding species and considered the status to have remain unchanged from that described by Bolam (1932) who said it was 'a well known and always welcome summer visitant to the banks of most of our rivers and burns, as well as to many of our loughs'. The species arrives in the county mainly during April and has a hectic breeding season raising two, three or even four chicks against many odds before disappearing again by mid July.

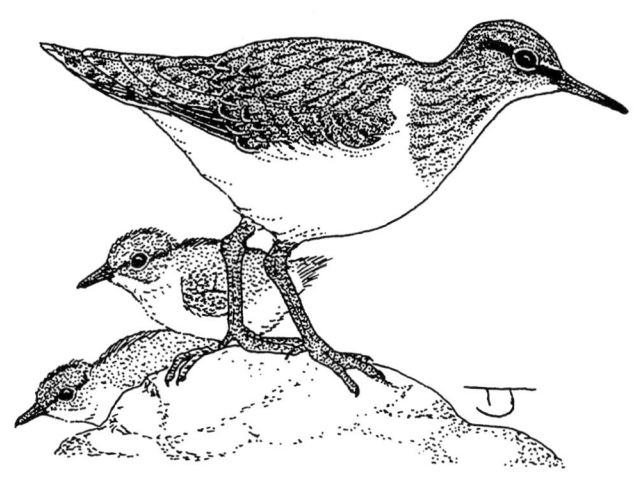

With between 17,100 and 20,100 pairs, the national population is considered to be stable (Marchant et al., 1990), although some contraction appears to have taken place and the breeding numbers may now be down to 15,800 pairs (Gibbons et al., 1993).

In Northumberland, as elsewhere, the shingle banks of rivers and streams are the preferred habitat of the species and this is clearly shown on the distribution map, with most records from the middle and upper reaches of the major river systems. The pattern shows little change over the 20 year period since the first county atlas survey between 1967 - 1972. Nevertheless the nature of their linear breeding habitat is susceptible to disturbance from hikers and anglers as well as flash flooding and these can have an effect on nest productivity.

Detailed breeding studies in Upper Coquetdale during the early 1980s implied a high adult mortality but the incidence of natal fidelity, with up to 25% of the previous years young returning, may have accounted for some territories being as small as 200 metres in length and with a constant, stable population within the study area (pers. obs.). Similar findings were revealed by studies in the Peak District (Holland et al., 1982) with a highest density of 4.7 pairs per kilometre being noted.

A total of 403 pairs was recorded in the county during the current survey period and, as the species is relatively easy to census due to the open aspects of its breeding habitat, this total is likely to be reasonably accurate. Allowing for some limitations of the survey techniques in locating the species, the total county population is probably in the range of 400 - 600 pairs.

TOM A. CADWALLENDER

Number of tetrads in which recorded	214	(15%)
Confirmed breeding	56	(26%)
Probable breeding	126	(59%)
Possible breeding	32	(15%)
Total number of pairs recorded	403	
Confirmed breeding	84	
Probably breeding	258	
Possibly breeding	61	

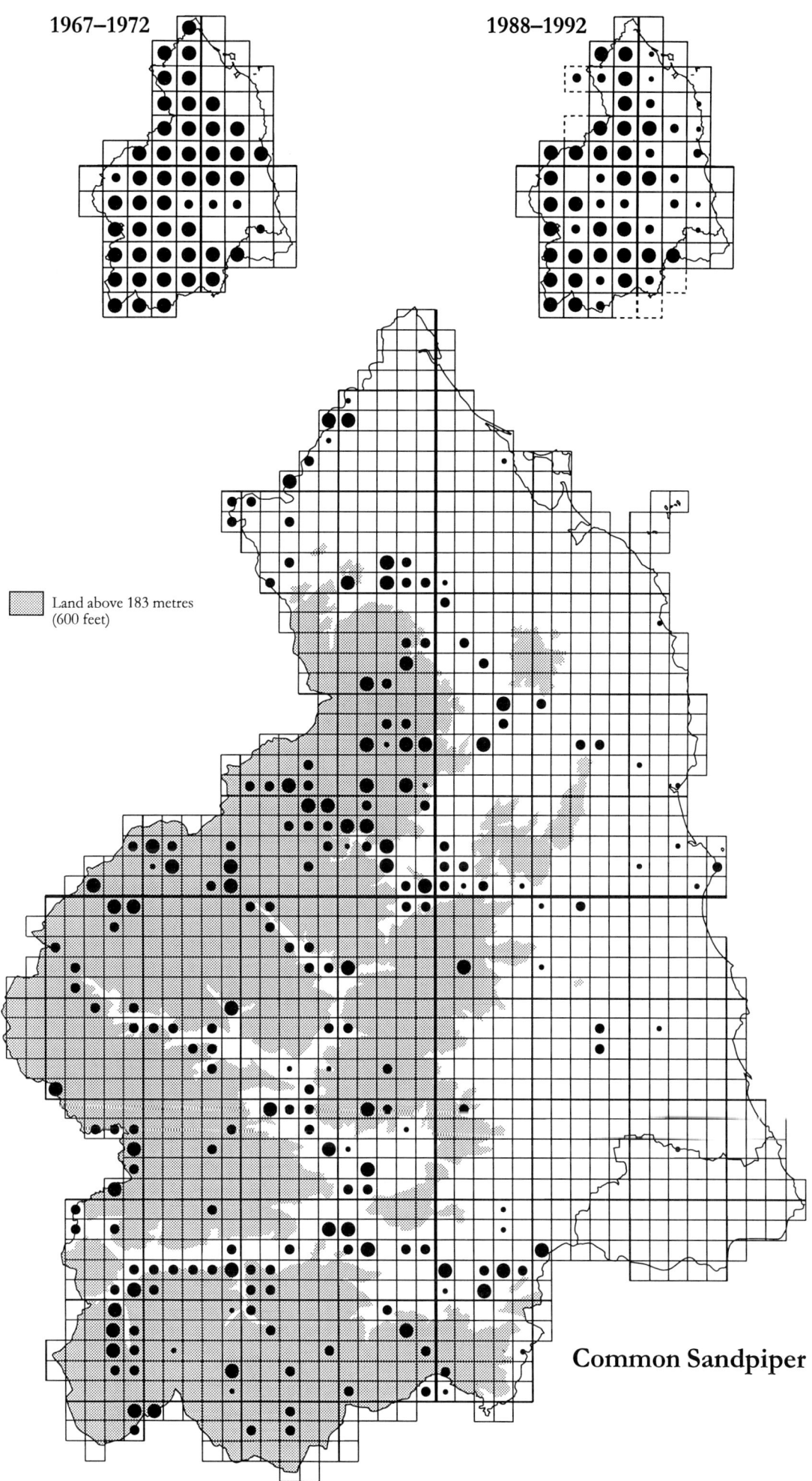

Land above 183 metres
(600 feet)

Common Sandpiper

BLACK-HEADED GULL *Larus ridibundus*

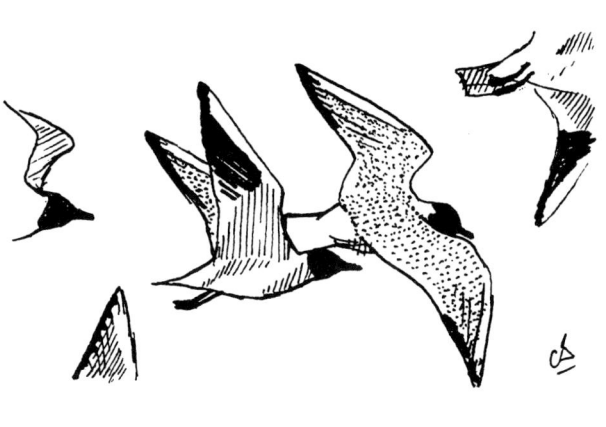

Although Hancock (1874) knew the Black-headed Gull as 'common' and Bolam (1932) described it as 'an abundant resident', the lack of any early definitive counts makes it impossible to outline any historical breeding numbers. Even Temperley (in Hollom, 1939 - 1940), who reported 15 nesting localities for the BTO's 1938 survey, was unable to quote definite figures due to discrepancies in observers' estimates and egg collecting. In 1973 a full census was attempted in the county and a population of between 6,500 and 7,500 pairs was revealed. The largest colonies were Linshiels Lake and Coquet Island with 2,000 and 1,200 pairs respectively (Macfarlane, 1973b).

Galloway and Meek (1980) noted that some colonies vary greatly in size from year to year and others are deserted, sometimes as a reaction to changing water levels but also for no apparent reason. It is probable that in the past, and to a degree at present, egg collecting will have affected colony occupancy. This state of flux of colonies has continued with, for example, the Linnshiels colony, which peaked at 4,000 pairs in 1980, now deserted and a new colony formed a few miles down the Coquet Valley at Caistron where 1,200 pairs were counted in 1987. Moorland colonies continue to be widespread and, particularly in the south west of the county, can hold significant numbers. There were, for example, a total of 2,200 pairs at three colonies on these moors in 1987. The coastal colonies, in terms of both sites and numbers, have also fluctuated to some degree but the one on Coquet Island held 5,300 pairs in 1987, making it the largest colony in the North of England.

The current atlas survey map shows well the distribution of colonies inland particularly in the favoured south west. During the fieldwork period approximately 58% of the total of confirmed breeding pairs were found inland, but it should be noted that these were in 77% of the tetrads with confirmed breeding. The overall total of 11,458 pairs counted indicates that a substantial population increase has taken place since the 1973 census and means that the Black-headed Gull is now best described as an abundant breeder in Northumberland.

MIKE S. HODGSON

Number of tetrads in which recorded	76	(5%)
Confirmed breeding	31	(41%)
Probable breeding	14	(18%)
Possible breeding	31	(41%)
Total number of pairs recorded	11,458	
Confirmed breeding	9,595	
Probably breeding	1,496	
Possibly breeding	367	

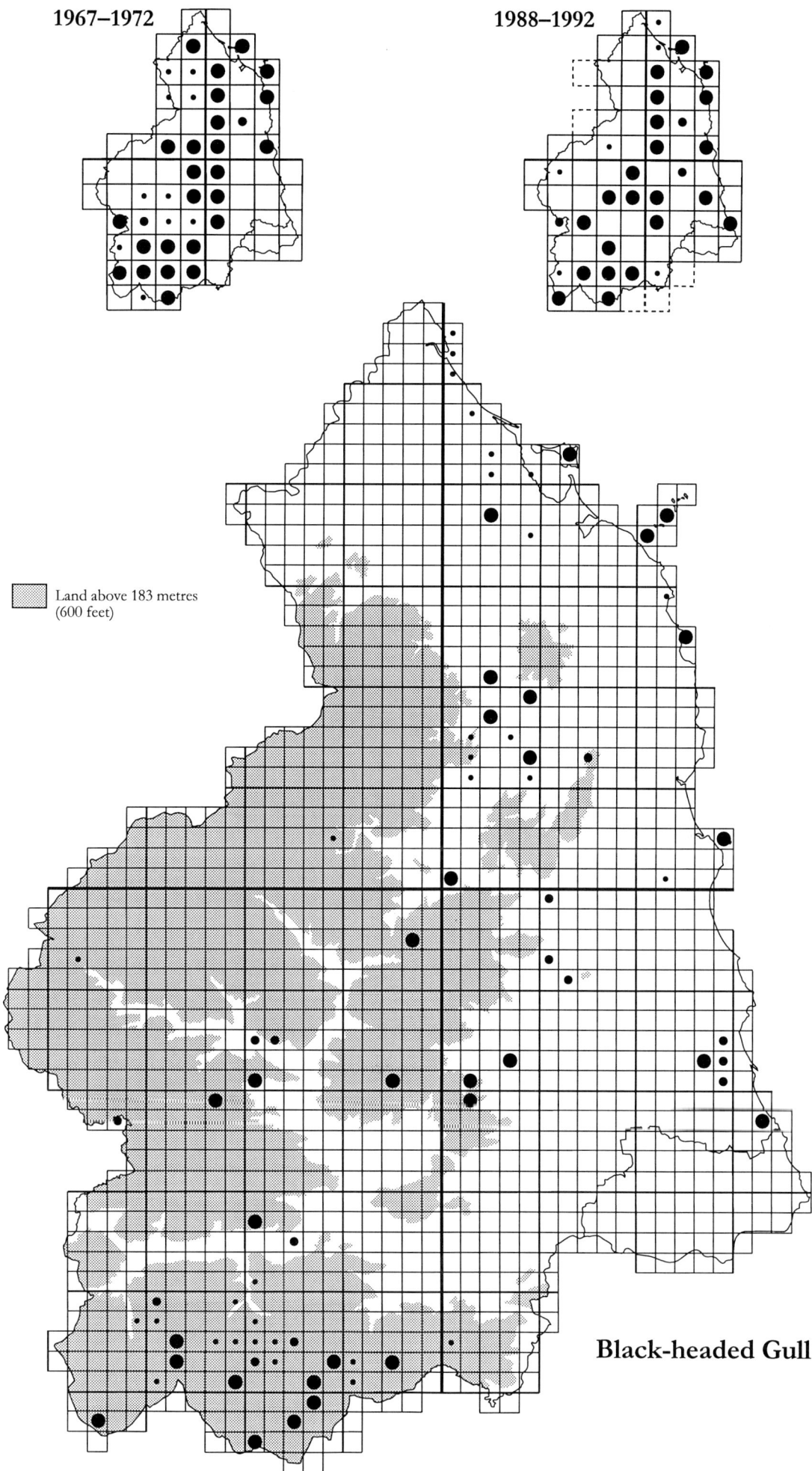

1967–1972

1988–1992

Land above 183 metres
(600 feet)

Black-headed Gull

COMMON GULL *Larus canus*

The Common Gull is an abundant passage and winter visitor to Northumberland with counts showing between 60,000 and 90,000 birds at roosts in September and March in the last few years. However, until recently, this gull has been a very scarce breeder in England, nesting at a few sites on a mainly casual basis. During this century there has been a movement south in the species' range with the colonisation first of Dumfries and Galloway and then, in the 1960s, a small number of sites in the Borders Region of Scotland (Thom, 1986) and northern England. The colonisation of Northumberland and north west Co. Durham from 1967, when breeding was confirmed at a moorland site, until 1990, when a total of 15 pairs bred, has already been documented (Rossiter, 1991).

The current atlas survey shows that the species has consolidated its status as a breeding bird in Northumberland with small numbers now regularly breeding in the vicinity of all the main winter roost sites. The number of confirmed breeding pairs during 1988 - 1992 in various types of habitat shows an increase as summarised below :

	1988	1989	1990	1991	1992
Heather Moors	6	3	4	5	3
Loughs	2	2	2	2	0
Gravel Pits	2	1	7	6	8
Rivers (gravel beds)	0	0	0	1	1
Opencast sites	0	0	0	0	5
Totals	10	6	13	14	17

Table 5   *Number of breeding pairs of Common Gull in various habitats during 1988 - 1992*

Recent increases have occurred in industrial sites probably because regular control measures by gamekeepers have made it difficult to establish permanent colonies on heather moorland. The ability of the species to use industrial sites to emulate natural sites has been observed elsewhere, for example in Belgium where decantation basins have been used (Jacob & Loly, 1986) and also in Scotland (Gibbons et al., 1993).

In all habitats, the first clutches are usually laid between 15th and 25th May although a few pairs occasionally commence laying as early as the end of April. In the event of failure, up to two replacement clutches will be laid until about 20th June which means that the last juveniles may not fledge until mid August. Productivity data for 1984 - 1990 (Rossiter, 1991) shows a high breeding success rate in the county with 60% of pairs nesting successfully and 2.03 juveniles fledged per successful pair. The local increase is therefore underpinned by a high rate of breeding success. The increasing number of large-scale mineral extraction sites is likely to continue to benefit the Common Gull and further expansion in range and numbers can be expected. The number of tetrads given below is higher than the actual number in which breeding takes place in any one year because of the mobility of the species between breeding sites from year to year.

B. N. ROSSITER

Number of tetrads in which recorded	25	(2%)
Confirmed breeding	18	(72%)
Probable breeding	3	(12%)
Possible breeding	4	(16%)

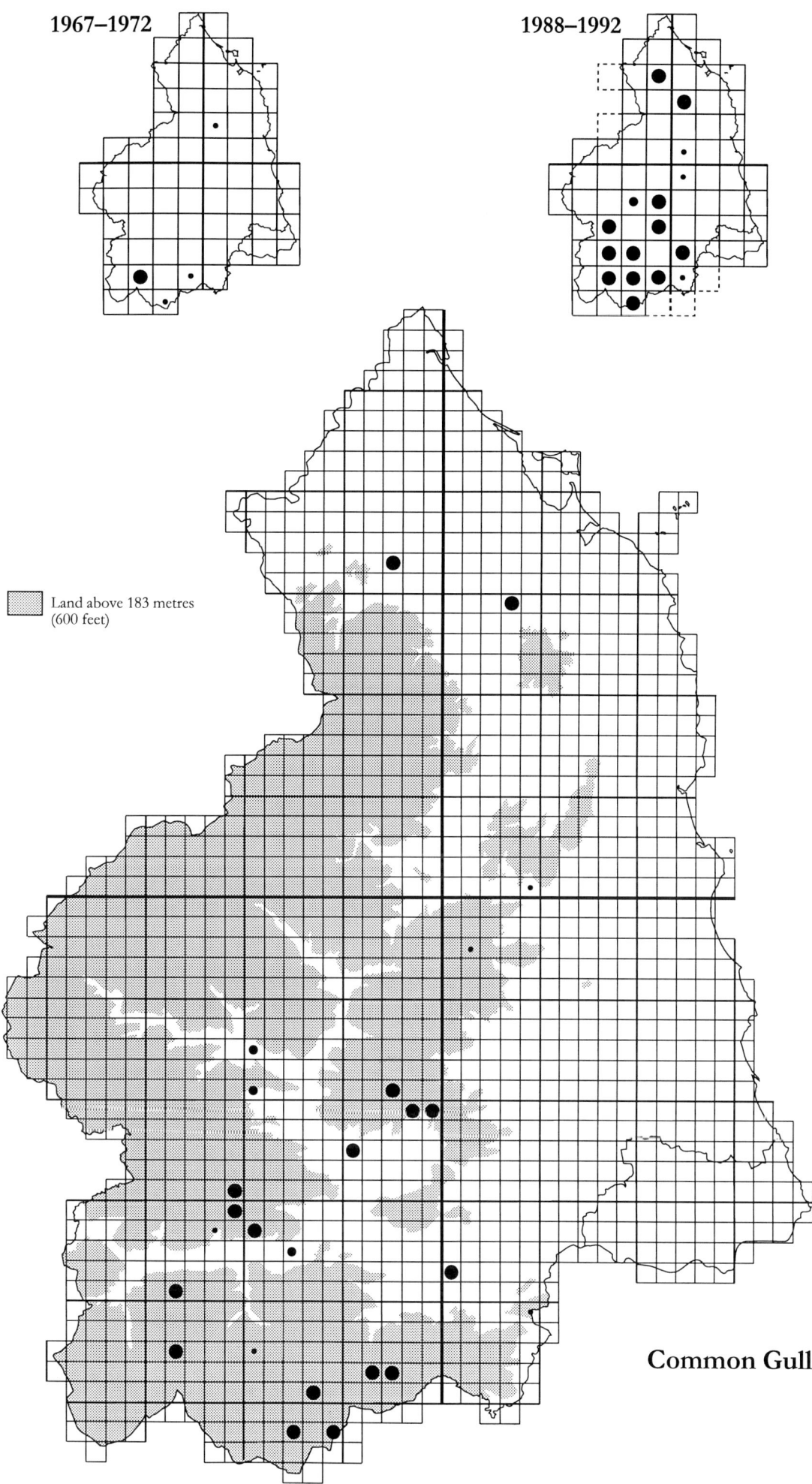

1967–1972

1988–1992

Land above 183 metres
(600 feet)

Common Gull

LESSER BLACK-BACKED GULL *Larus fuscus graellsii*

There appears always to have been a large colony of Lesser Black-backed Gulls on the Farne Islands but breeding apparently did not commence on Coquet Island until 1973 (Galloway & Meek, 1980). The highest count for the Farne Islands colony was of 5,284 pairs in 1974 for this species and Herring Gull, *Larus argentatus*, combined, following which control measures were introduced in 1975. The aim of these measures was to reduce the colony level to a more acceptable size of about 1,000 pairs and thus reduce predation on other breeding species (Hawkey, 1991). Inland, the species was a frequent breeder on moors but Hancock (1874) observed that the colonies were 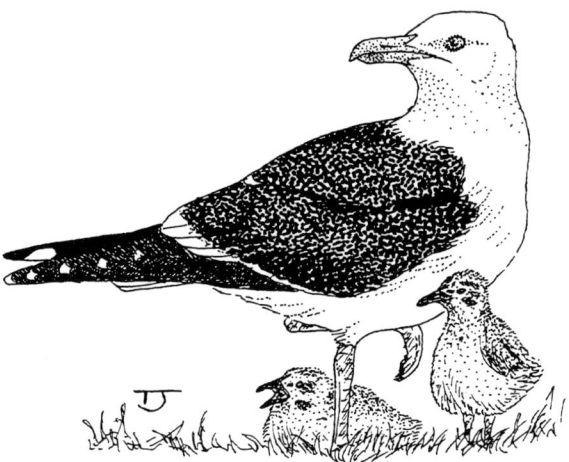 fast disappearing, as gulls were accused of destroying the eggs of the grouse, and breeding had virtually ceased in traditional inland sites by the 1920s (Bolam, 1932). In 1971, breeding commenced again on Whitfield Moor where the colony increased to 35 pairs by 1981 before control measures were also introduced. Pairs were first noted probably breeding on rooftops in Newcastle in 1980.

The current atlas survey confirms that by far the largest numbers of this species are found on the Farne Islands with small numbers regularly at Coquet Island, Whitfield Moor and in Newcastle. The table below gives the numbers of probable and confirmed breeding pairs as reported in *Birds in Northumbria* and also from the atlas project during 1988 - 1992. The annual reports for the Farne Islands give the total count of breeding pairs of Lesser Black-backed and Herring Gulls, although it is assumed that 80% of the breeding population refers to this species (following Lloyd et al., 1991)

	1988	1989	1990	1991	1992
Farne Islands	1,008	1,104	894	998	656
Coquet Island	44	-	-	20	56
Moorland sites	15	15	10	31	7
Newcastle	4	-	13	7+	1+
Other sites	0	0	1	1	3
Total	1,071	1,119	918	1,057	723

Table 6   *Number of confirmed and probable breeding pairs of Lesser Black-backed Gull during 1988 - 1992*

Total breeding numbers recorded in any one year in the county fluctuate in a narrow band around 1,000 pairs, except for a drop in 1992 when many species had a poor breeding season on the Farne Islands.

The Lesser Black-backed Gull faces an uncertain future in the county. On the moors, it is constantly under threat from gamekeepers and, even in the city, it now faces a cull to reduce the number of large gulls. Only on the Farne Islands is there a colony of any significant size and it is hoped, in view of the alarming decline of this species in part of its European range, that culling pressures will not increase.

B. N. ROSSITER

Number of tetrads in which recorded	29	(2%)
Confirmed breeding	17	(59%)
Probable breeding	4	(14%)
Possible breeding	8	(27%)

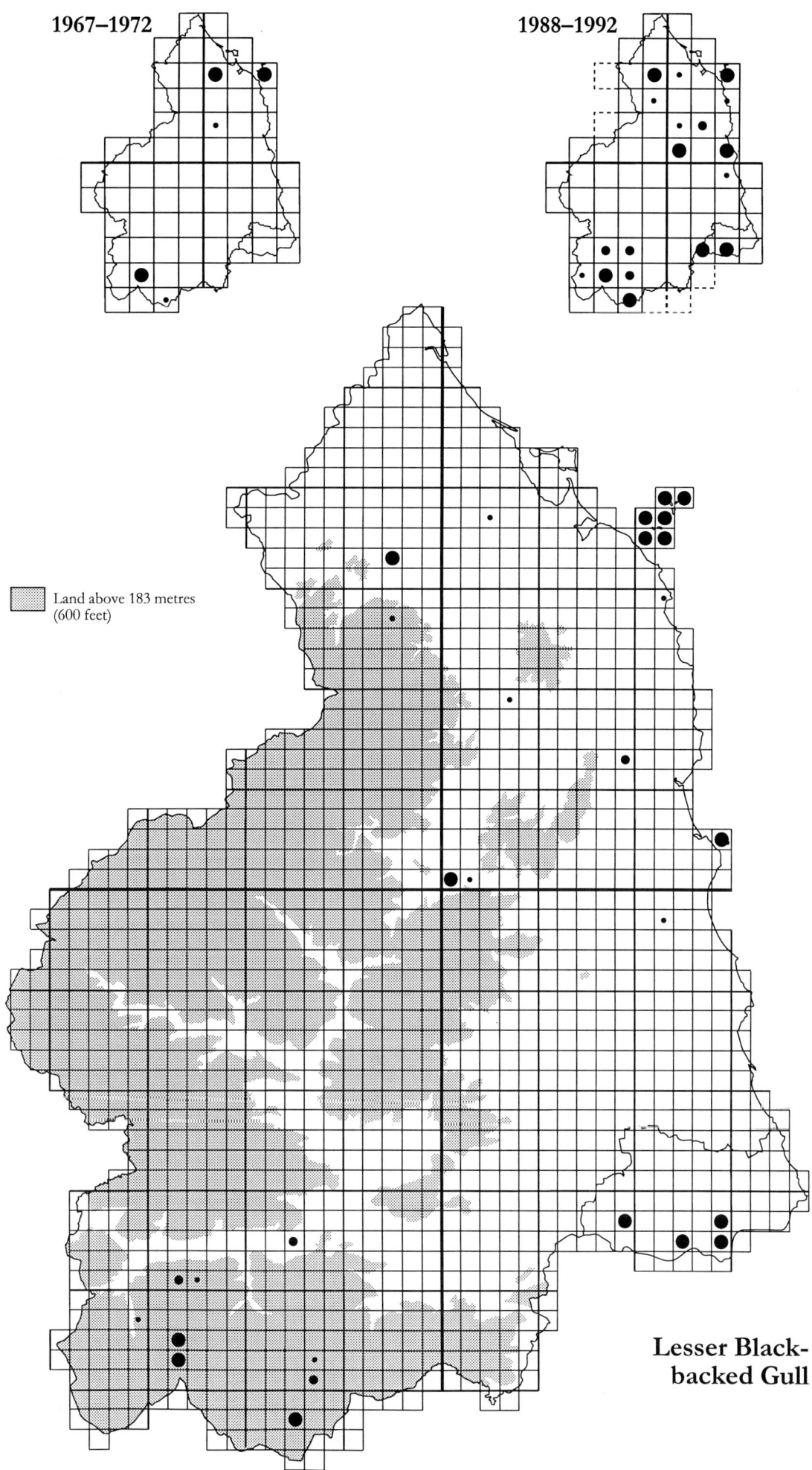

1967–1972

1988–1992

Land above 183 metres
(600 feet)

**Lesser Black-
backed Gull**

HERRING GULL *Larus argentatus*

The history of the Herring Gull as a breeding species on the Farne Islands was outlined by Hawkey (1991) who showed that it was certainly present from the late 1700s, although apparently never in large numbers and always fewer than the Lesser Black-backed Gull, *Larus fuscus graellsii*. Historically, the counts of the large mixed colonies on these islands have nearly always been combined but, as indicated in the account for Lesser Black-backed Gull, it is assumed that about 20% of the totals refer to Herring Gull. The fortunes of this species mirrors, as expected, those of the Lesser Black-backed Gull, as control measures on the Farnes have indeed had an impact upon the population.

Breeding was first noted on Coquet Island in 1970 but, following a rapid increase to 350 pairs by 1976, control measures were also introduced here (Galloway & Meek, 1980) and have served to keep the population at a lower level. There is also a relatively large colony on the cliffs between Berwick and the Scottish border which now rivals, in numbers, the Farnes colonies. Elsewhere along the coast much smaller numbers of Herring Gulls utilise several different types of breeding site including a road bridge at Berwick upon Tweed, where 14 pairs fledged 28 young in 1991, and a disused quarry at Little Mill with 40 pairs in the same year. One of this species' more successful breeding strategies, however, has been nesting on roof tops, mainly in coastal towns, although even the city centre of Newcastle has a flourishing population.

Galloway and Meek (1980) said that breeding inland was proved only in 1906, when Chapman found two or three pairs at Hindleysteel but, by 1932, Bolam reported that this site was no longer occupied. During the period of the current atlas survey breeding occurred, or was at least attempted, in a few moorland sites with perhaps as many as 26 pairs at Holburn Moss in 1992. The table below gives the details of breeding pairs in some of the main localities during 1988 - 1992.

	1988	1989	1990	1991	1992
Farne Islands	252	276	224	250	164
Berwick to Scottish border	-	-	91	200	122
Coquet Island	-	-	-	5	20
Holburn Moss	-	-	-	13	20 - 26
Newcastle	10	-	50 - 60	-	-
Westerhope	-	6	15	20	25

Table 7   *Number of breeding pairs of Herring Gull at some of the main Northumbrian breeding sites during 1988 - 1992*

Lloyd et al. (1991) reported that about 181,000 pairs of Herring Gulls bred in coastal colonies in Britain and Ireland during 1985 - 1987 compared with over 335,000 pairs found during Operation Seafarer in 1969 - 1970, with the most marked decreases having taken place in north and west Scotland, south east and south west Ireland, Wales and south west England. In Northumberland numbers at the Farne Islands and Coquet Island colonies have been kept at a low level by the control measures introduced to aid the protection of other seabird species, while at the few moorland sites breeding success can be severely limited by gamekeepering activities or fluctuating water levels. Herring Gulls also come into conflict with humans where roof-top nesting occurs with the, quite natural, display and defence mechanisms exhibited around nest sites and young.

Number of tetrads in which recorded	31	(2%)
Confirmed breeding	19	(61%)
Probable breeding	1	(3%)
Possible breeding	11	(36%)
Total number of pairs recorded	832	
Confirmed breeding	742	
Probably breeding	22	
Possibly breeding	68	

The total breeding population in the county is probably between 500 and 800 pairs in any one year which places the Herring Gull in the category of a well-represented breeder.

MIKE S. HODGSON

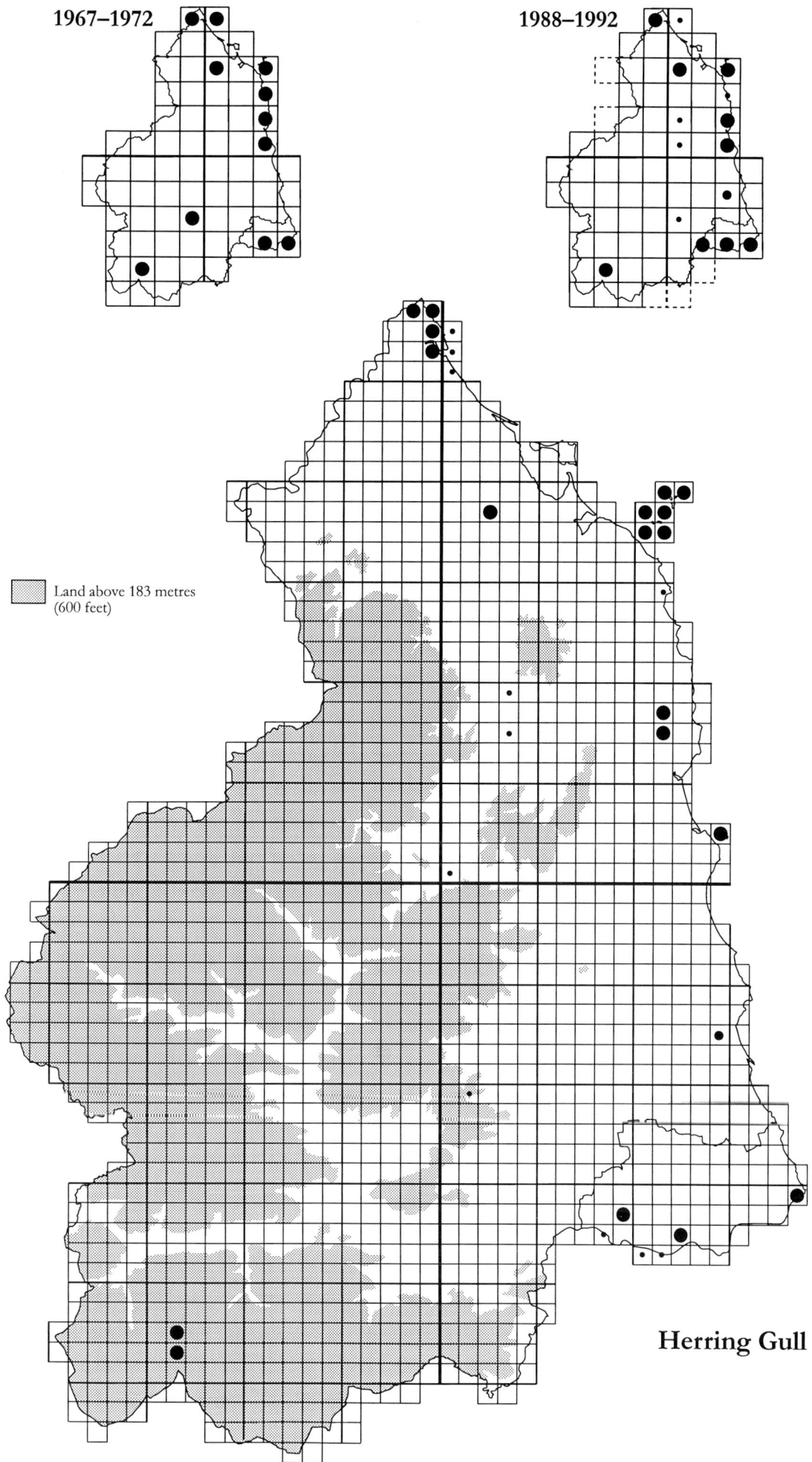

1967–1972

1988–1992

Land above 183 metres
(600 feet)

Herring Gull

GREAT BLACK-BACKED GULL *Larus marinus*

Described in local ornithological literature as a common passage and winter visitor, the species has nevertheless bred successfully in the area. Galloway and Meek (1980) quoted Bolam who stated that three young were reared on Carter Fell in 1923 and that a nest was destroyed the following year by a gamekeeper. They also noted that a pair had nested on the Farne Islands in 1975 but the eggs were destroyed in the course of carrying out control measures on predatory gull populations. During the current atlas survey period a pair attempted to breed on the Farne Islands in 1991 and, in the following year, two pairs bred at this site (Jardine, Johnston, Kerr & Rossiter, 1992; 1993). However, the Great Black-backed Gull can only be described as a rare and irregular breeding species at the present time.

JOHN C. DAY

KITTIWAKE *Rissa tridactyla*

Hawkey (1991) showed that the Kittiwake had been described as a breeding species on the Farne Islands in the second half of the 1600s. This was confirmed by both Selby (1826) and Gurney (1894) but it appears that they were confined to Staple Island and Bolam (1912) said 'large numbers breed on the Pinnacles and adjacent cliffs on the Farne Islands'. Expansion on to the other islands in the group followed but the first full count was not undertaken until 1969 when 2,244 pairs nested on five islands (Hawkey, 1991). Since then birds have colonised more of the islands and, on Staple Island now also nest in two 'inland' gullies. The increase in breeding numbers reached a peak of 6,393 pairs in 1990, falling slightly to 6,178 pairs in 1992.

Breeding on the cliff at Dunstanburgh was first noted in 1943 with 472 pairs by 1975 (Galloway & Meek, 1980). A peak of 900 pairs nested in 1980 but since then, and during the years of the current atlas survey, seem to have stabilised at between 500 - 600 pairs. A few kilometres to the south, the outcrop at Cullernose Point has been colonised, quite likely as a result of overflow from Dunstanburgh, with 16 pairs in 1982 rapidly increasing to 358 pairs by 1989. Here the birds have also spread slightly southwards on to the neighbouring cliffs at Howick, resulting in a combined total of 589 pairs in 1992. A colony has also existed on the cliffs just south of Seahouses for a number of years and 126 pairs bred here in 1992. Coquet Island has recently been occupied with seven nests built in 1986 but confirmation of breeding was not made until 1991. The cliffs at Tynemouth held five pairs in 1957 but numbers here have remained small and breeding attempts somewhat erratic. Perhaps the most surprising aspect of Kittiwakes breeding in the county was the large colony on cliffs north of Berwick which was apparently counted for the first time only in 1987 when it held 930 nests. Since then counts in each year between 1990 - 1992 revealed between 1,550 and 1,680 pairs indicating that the colony is still expanding rapidly.

The species has also made use of man-made structures for nesting sites in the county, particularly along the River Tyne where the first five nests were found on a building at North Shields in 1949. This colony held 141 pairs in 1970 and 101 in 1978 (Galloway & Meek, 1980) but has decreased in recent years. Elsewhere birds, in smaller numbers, have utilised other riverside buildings and structures as far west as Newcastle Quayside where as many as 70 pairs bred on the CWS building in 1992. Other man-made sites have, in the past, been used at Berwick and Cambois.

The British and Irish population of Kittiwakes was over half a million pairs during 1985 - 1987, an increase of 22% since the Operation Seafarer data were collected during 1969 - 1970 (Lloyd et al., 1991). This expansion is quite obvious at a local level in the county and numbers seem to continue to increase. It will be fascinating to see if a saturation level for the population will be reached and what other sites, some of which must be sub-optimal from the point of view of successful breeding, will be occupied. There may well be some competition from other species as Hawkey (1991) has already reported that expanding numbers of Shags, *Phalacrocorax aristotelis*, and Guillemots, *Uria aalge*, have invaded traditional Kittiwake sites on the Farne Islands.

The population during the survey period exceeded 10,000 pairs, confirming the Kittiwake as an abundant breeder in the county.

MIKE S. HODGSON

Number of tetrads in which recorded	15	(1%)
Confirmed breeding	15	(100%)
Probable breeding	0	(0%)
Possible breeding	0	(0%)
Total number of pairs recorded	10,442	
Confirmed breeding	10,442	
Probably breeding	0	
Possibly breeding	0	

1967–1972

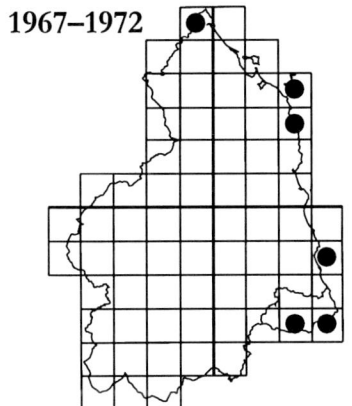

1988–1992

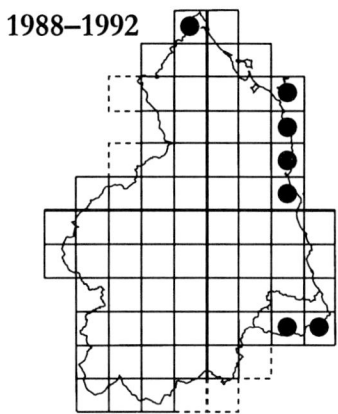

Kittiwake

LESSER CRESTED TERN *Sterna bengalensis*

In August 1984 a single bird of this rare vagrant to Britain appeared on the Farne Islands and remained for ten days during which time it was seen to be socialising, posturing and food-begging among Sandwich Terns, *Sterna sandvicensis*. What is almost certainly the same bird has returned to the Farne Islands in May of each year since and has regularly exhibited breeding behaviour with Sandwich Terns. In 1985 it attempted to form an association with a Sandwich Tern but was unsuccessful while, in 1986, it appeared to be associating with a chick in the Sandwich Tern colony. It apparently paired with a Sandwich Tern in 1987, eventually laying and incubating two eggs, but unfortunately the nest was subsequently flooded and deserted. During 1988 no nesting attempt was made but, in 1989, a single chick was hatched and reared, providing the first successful breeding record, albeit as a result of hybridisation, for Britain. A single egg was also hatched in 1990 but the chick perished and during 1991 an egg was probably laid but poor weather prevented obtaining proof of breeding. Successful breeding occured again in 1992 when a single hybrid chick was reared.

MIKE S. HODGSON

SANDWICH TERN *Sterna sandvicensis*

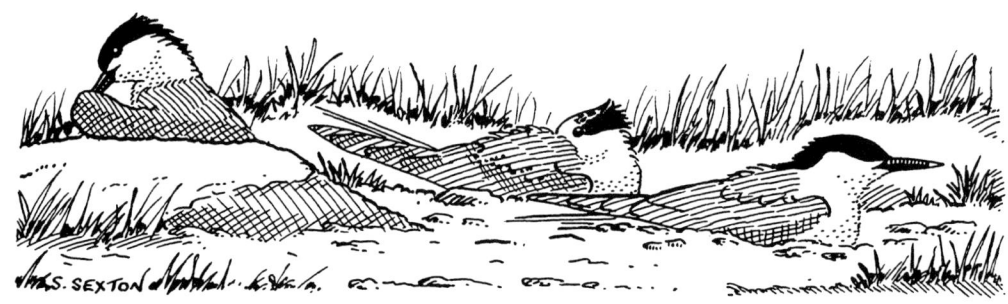

The Sandwich Tern breeds at only two main localities in Northumberland. They were first recorded at the Farne Islands in July 1802 when a pair was shot and sent to Thomas Bewick (Hawkey, 1991) although, by 1831, Selby reported that the species had been driven from the islands and had colonised the county's other main site on Coquet Island.

The Farne Islands colonies seem to have undergone a series of fluctuations in numbers since the mid 1800s and Hawkey (1991) reported that regular nesting commenced in 1925. Peaks of over 2,000 pairs in 1932 and 1939 were followed by much lower numbers in the post Second World War years up to 1950, when over 1,000 pairs were present, increasing to 2,200 pairs in 1956 (Galloway & Meek, 1980; Hawkey, 1991). During the period 1970 - 1981 breeding numbers fluctuated between 1,500 and 3,500 pairs and in 1982 some 4,086 pairs bred, probably as a result of desertions from another more northern breeding site (Hawkey, 1991). Since 1983 up to the end of the current atlas survey, numbers have varied between 2,126 and 3,502 pairs. Bolam (1912) noted that 'it formerly bred in large numbers on Coquet Island ... but had ceased to do so more than thirty years ago'. A pair bred here in 1945 (Galloway & Meek, 1980) and the annual county bird reports show some 700 pairs by 1970. Since then numbers have fluctuated at this site between about 700 pairs and a peak of 2,131 pairs in 1992. The graph opposite shows well the fluctuating population levels at the two main sites since 1970.

Small numbers have also nested in the Lindisfarne NNR area, although apparently not annually, since at least the early part of this century with, for example, four pairs rearing young in 1988.

The healthy Northumbrian population of between 3,898 and 4,861 pairs at the two main sites represents just under 25 % of the total population recorded during 1985 - 1987 in Britain and Ireland (Lloyd et al., 1991) and maintains the Sandwich Tern's county status as a common breeding summer visitor.

MIKE S. HODGSON

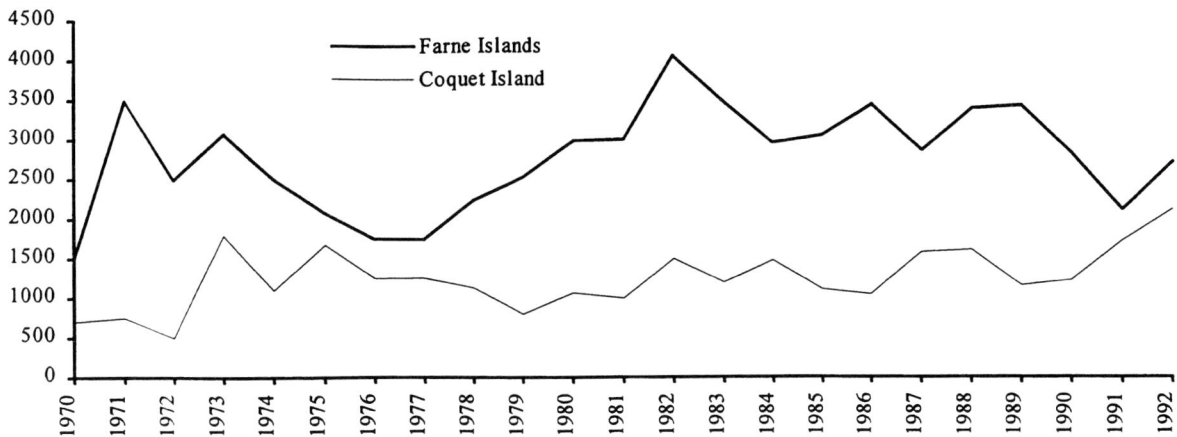

Figure 6   *Number of breeding pairs of Sandwich Tern at the two main sites between 1970 - 1992*

ROSEATE TERN   *Sterna dougallii*

The Roseate Tern was first described as a species in its own right in 1812 when specimens were obtained in the Firth of Clyde by Dr. Peter McDougall (Mearns & Mearns, 1988). In Northumberland the early picture appears to be slightly confused, Selby (1833) writing that it had been plentiful for the past 15 years on the Farne Islands but Hancock (1874) noting that only a few pairs bred annually. Adamson (1880 - 1881) stated that many years ago Coquet Island was covered with tern eggs, including Roseate, but writing in 1912, Bolam thought that no terns had nested there since at least the 1850s although each year one or two pairs nested on the Farnes. The situation was confirmed in 1932 when he commented that 'seven pairs on the Farne Islands in 1914 were the most he had ever known' (Galloway & Meek, 1980). Earlier observers were perhaps either witnessing a very mobile breeding population or suffering the vagaries of early bird identification. During the late 1940s and early 1950s the status of the species appeared to be much improved on the Farne Islands with as many as 99 nests in 1953 but unfortunately, following that peak, a steady decline has taken place. Coquet Island also experienced an improvement in population with a peak of 150 pairs in 1968 (Galloway & Meek, 1980). Interestingly, a small mainland colony has existed over a number of years but it has not reached more than ten pairs in any given year. By 1970 the county population was considered to be in the order of 200 pairs (Galloway & Meek, 1980).

The species' decline in Northumberland since the 1970s is a reflection, by and large, of the national situation. In 1979 the UK population had deteriorated to about 976 pairs and by 1984 it had dropped even further to 455, centred mainly on six large colonies around the Irish Sea. Since that time these colonies have dramatically declined or disappeared altogether leaving Northumberland with a stronghold of two - three valuable sites (Everett et al., 1987). The Roseate Tern now has the dubious honour of being the rarest breeding seabird in Britain and Ireland and a 'Red Data Species' (Batten et al., 1990).

Returning from their winter quarters in the Gulf of Guinea on the west coast of Africa during mid to late May, Roseate Terns are much later arriving in the area than the other terns. Their nests are often hidden by overhanging vegetation or are close by the nesting burrow of a Puffin, *Fratercula arctica*, with the chicks of both species using the entrance for security. The clutch size is normally two eggs; quite often both successfully hatch and the young fledge about the second week of July. In recent years Roseate Terns breeding in the county have enjoyed a high productivity and fledging rate (pers. obs.).

continued overleaf

During the current atlas period between 1988 - 1992 only the three traditional colonies were noted; the mainland site with five pairs in attendance, and a maximum of 23 pairs each at Coquet Island and the Farne Islands. More recent work on the Coquet Island population revealed 30 pairs in 1993 out of a national population of not more than 100 pairs, making this site the largest breeding colony in the UK.

TOM A. CADWALLENDER

COMMON TERN *Sterna hirundo*

Hawkey (1991) notes that the Common Tern was probably breeding on the Farne Islands some time during the 1700s as recorded by Ray (in Scott, 1760) and Pennant (1771). Certainly this site and Coquet Island have had a long association with terns and they remain today the main breeding sites in the county. Selby (1831) considered Common Terns 'rare' while Hancock (1874) said that they bred 'abundantly at the Farne Islands' and also 'some time ago on Coquet Island' and in 1932 Bolam described them as 'breeding in considerable numbers on the Farne Islands, Holy Island and elsewhere along the coast'.

Galloway and Meek (1980) stated that Coquet Island is now the species' stronghold in the county and re-colonisation had taken place in 1958. They quoted a peak of some 2,000 pairs breeding in 1971 but since then numbers have declined alarmingly reaching a low of only 422 pairs in 1984. The colony has recovered to some extent and during the current atlas survey breeding numbers ranged between 557 and 920 pairs, with the island remaining the major breeding site in the county. On the Farne Islands about 100 pairs bred annually between 1955 - 1970 with a gradual increase taking place over the next two decades (Hawkey, 1991). During the survey period the number of breeding pairs varied between 191 and 352 pairs. The graph below shows the fluctuations of numbers of breeding pairs at the two sites since 1970.

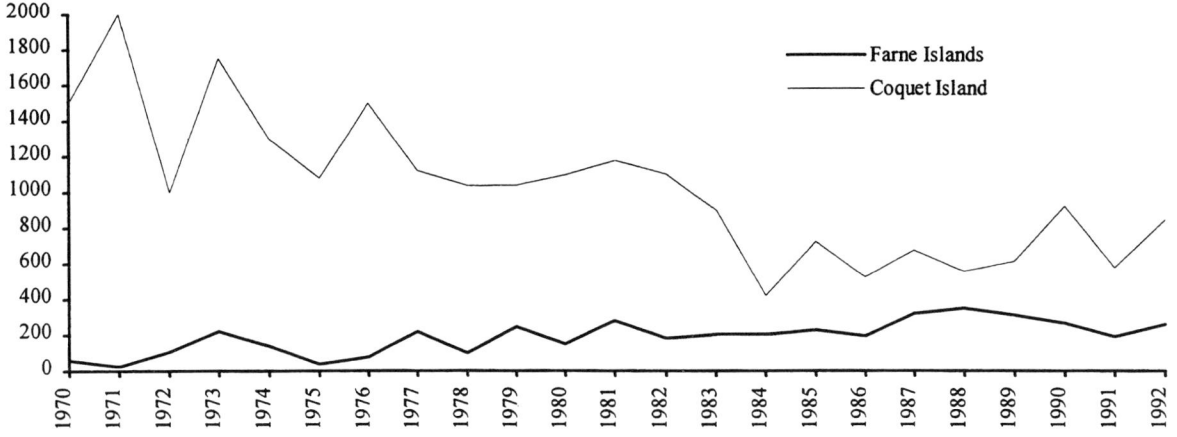

Figure 7   *Number of breeding pairs of Common Tern at the two main sites between 1970 - 1992*

Common Tern has also bred, almost annually, at Lindisfarne NNR although numbers appear not to have been great during the last 20 or so years and several factors have affected the success of this colony with, for example, in 1980 only eight young fledging from 153 eggs, due to predation by rats. During the atlas period up to 65 pairs attempted to breed at this site.

Early authors in the county have shown that the Common Tern may have bred at Prestwick Carr (Hancock, 1874) and also in marshy fields near the coast and occasionally by the margins of loughs and rivers (Bolam, 1932). Galloway and Meek (1980) cited one or two pairs in the South Tyne Valley between 1962 to 1965 as the only inland breeding since 1932. In 1986 breeding commenced at Wallsend Swallow Pond and two pairs nested in 1987. During the period 1988 to 1992, between one and five pairs have attempted to breed here and, Big Waters a few miles to the west has also been colonised, where the birds utilise man-made rafts. In addition a pair may have bred at Castle Island on the River Wansbeck in

1991. With breeding numbers fluctuating around 1,000 pairs the Common Tern is perhaps best described as a well-represented breeding species in the county.

MIKE S. HODGSON

ARCTIC TERN *Sterna paradisaea*

Hawkey (1991) has shown that Arctic Terns have probably nested on the Farne Islands since the 1700s but the problem of separation of this species from Common Tern, *Sterna hirundo*, by early authors means that it was not until Selby (1826) described it as the most numerous of all the terns that we have definite records in the county. In 1831 the same author said that they were 'very numerous in summer upon the Fern Islands' and Hancock (1874) said that it bred 'some years ago on Coquet Island'. Bolam (1912) commented that they were the most abundant of our terns and in that year over 1,100 nests were counted on the Farne Islands. He also mentioned that breeding took place at Holy Island from 1900.

Numbers on the Farne Islands increased in the years immediately after the Second World War and 3,500 pairs were breeding there in 1956 (Hawkey, 1991). A decline in breeding numbers was noted during the 1960s (Galloway & Meek,1980) and between 1970 - 1979 there were between 1,137 and 2,672 pairs annually. Since 1980 there has been a marked increase in numbers reaching a peak of some 4,470 pairs in 1983. During the years of the current atlas survey, numbers were around 3,500 pairs each year, except in 1991 when many of the early breeders failed and re-laid later in the season, resulting in the count of 1,848 pairs being an underestimate, although numbers had certainly reduced since 1990.

Coquet Island was re-colonised in about 1962, quite probably by birds from the Farne Islands colonies (Galloway & Meek, 1980). Numbers here, as expected, have never been as great as at the Farnes but peaks of up to 800 pairs were recorded in 1970, 1980 and 1983. Since then a slight decline has been noted with between 440 - 570 pairs breeding annually. The graph below shows the numbers of breeding pairs at both the Farne Islands and Coquet Island since 1970 :

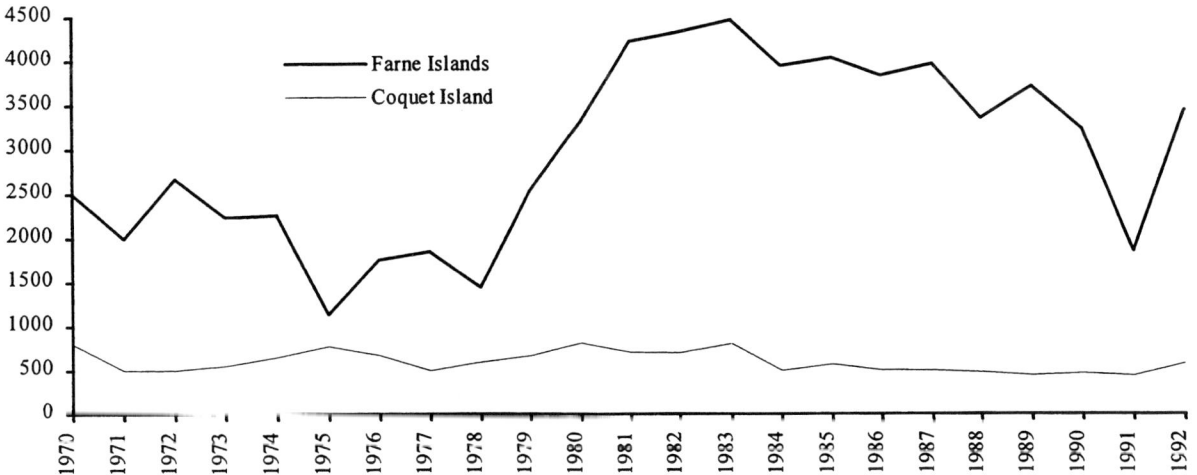

Figure 8   *Number of breeding pairs of Arctic Tern at the two main sites between 1970 - 1992*

Mainland breeding has been confined to only one or two regular sites, mainly in the Lindisfarne NNR where up to 50 pairs have been reported. At a developing sand spit further south which is wardened for the protection of Little Terns, *Sterna albifrons*, a pair first bred in 1980 and numbers have gradually risen until as many as 170 pairs nested in 1992, thereby far outnumbering the original species for which protection was initiated.

Although the counts of the number of pairs of Arctic Terns from the main colonies in the county each summer, shown in the graph above, do not relate in any way to breeding productivity, it should be noted that occasional losses of clutches and chicks do occur and are mainly due to natural causes. We are fortunate that the huge reductions in numbers noted in Shetland and Orkney since 1990 have not occurred here. The county breeding population of around 4,000 pairs will hopefully remain at this healthy level and allow the Arctic Tern to continue to hold the status of a common breeding species.

MIKE S. HODGSON

LITTLE TERN *Sterna albifrons*

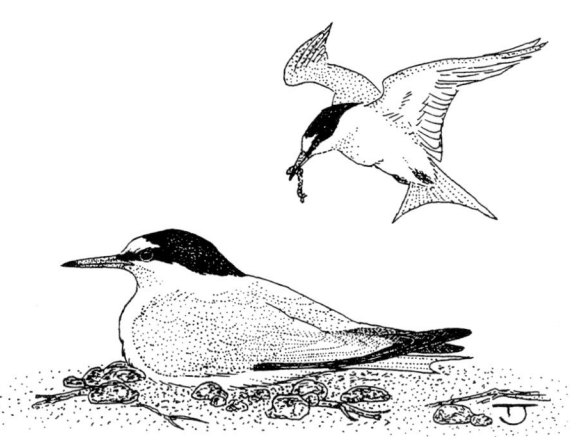

In 1932 Bolam outlined a history of Little Terns breeding in the county from the 1830s when a colony of about 12 pairs was to be found on Old Law at Ross Back Sands. This colony was deserted by the early 1860s and only occasional records exist for the county during the following 50 years. He indicated that they became more numerous during the years of the First World War and nesting certainly occurred in 1915, 1923, 1926 and 1928 but with a maximum of only five pairs. Galloway and Meek (1980) have shown that there was no further reference to breeding Little Terns until 1945 when the statement 'bred again on the Northumberland coast' was made in the county annual bird report. They also indicated that in 1947 there were colonies of 25 pairs and five pairs but subsequent published information was scanty, probably in an attempt to minimise disturbance. The count of 35 pairs in 1977 was described as 'the most encouraging yet made'.

Since then, there have been further improvements in the number of breeding pairs although published data in the county annual reports is sometimes confusing, with references made to the number of young reared without the actual numbers of pairs of breeding adults, making it impossible to calculate the total population. However, the Lindisfarne NNR still supports one - two breeding colonies and another colony, which was probably established in the early 1950s, has been successfully wardened at the Long Nanny since 1977. Numbers increased from 20 - 22 pairs during 1982 - 1984, 38 pairs in 1985, more than 50 pairs in 1986 to a peak of 76 pairs/clutches in 1987, this representing probably the largest breeding population ever in the county. During the years of the current atlas survey numbers at the two sites fluctuated between 41 and 70 pairs.

Despite the apparently high number of pairs, Little Terns in the county can, in common with other tern colonies, have disastrous breeding results with the species having to endure a wide range of setbacks including high tides washing nests out, predation by Kestrels, *Falco tinnunculus*, or Stoats, *Mustela erminea*, disturbance by dogs, egg collectors and other humans. There is no doubt that the very intensive protection afforded to Little Terns in Northumberland has been very successful, particularly in the last ten - 15 years, and there is some satisfaction in the knowledge that Bolam's statement that 'the complete restoration of the Little Tern to its ancient status of a regular breeding species on our coast is only a question of time - and forbearance' has, at least partly, become a fact. It must be hoped that protection for this very vulnerable tern will continue and that its status can be improved from that of an uncommon breeding species.

MIKE S. HODGSON

GUILLEMOT *Uria aalge*

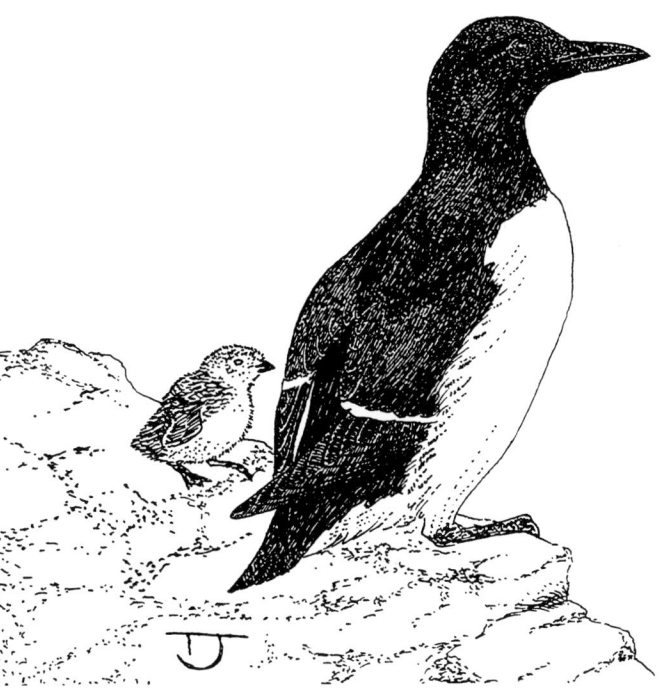

Hawkey (1991) mentions references to Guillemots breeding on the Farne Islands in 1678 and it seems likely that this group of islands, the only breeding site in the county, has held breeding Guillemots for a good number of centuries. Selby (1833; 1857) mentioned a large colony on the Pinnacles at Staple Island, as did Hancock (1874), while Bolam (1932) said that they were 'nesting abundantly on the Farnes'. No systematic counts appear to have been made until 1971 when the number of birds appearing to be sitting on eggs was counted giving a total of 1,686 pairs. This method of counting was employed for the next 12 years and the population showed a steady increase in numbers reaching 7,873 pairs by 1982. In 1983 a standard counting method was introduced which gives a far more reliable indication of the population (Hawkey, 1991). Numbers continued to increase during the 1980s and reached an all-time high during the current atlas period of 14,063 pairs in 1991 more than confirming its status as an abundant breeding species in the county. The graph below demonstrates the rising breeding population at this site since 1971 :

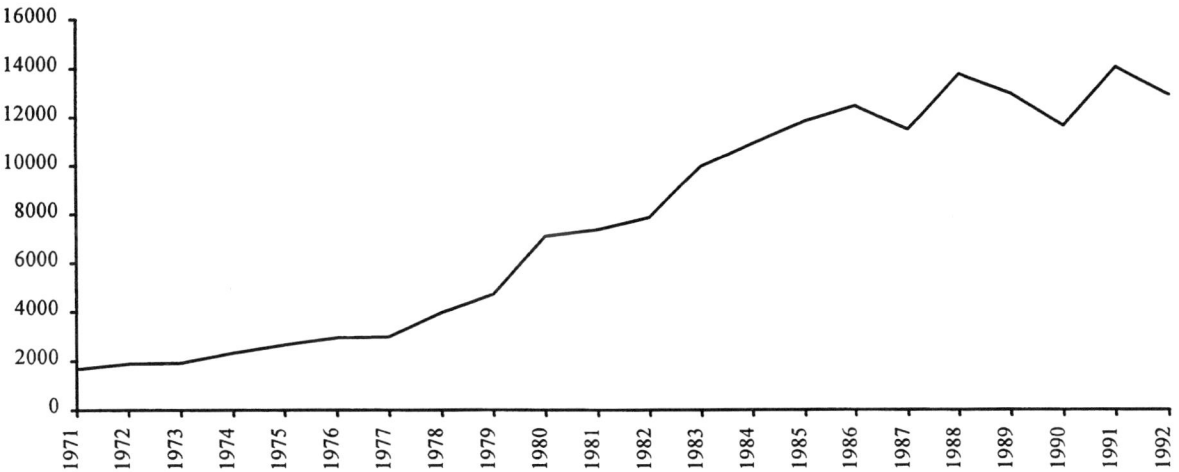

Figure 9   *Number of breeding pairs of Guillemot at the Farne Islands between 1971 - 1992*

This pleasing and constant increase of breeding numbers of a species often mentioned as a large scale victim of oil pollution will presumably level off as the number of birds trying to occupy the actual nest sites available must, at some point, reach saturation level. By the second half of the 1980s, breeding numbers had doubled nationally since the Operation Seafarer estimates in 1969 - 1970, but decreases have been noted at some colonies (Gibbons et al., 1993). Although the Farne Islands are the only breeding site in the county, birds are often seen in the summer months on the sea below Dunstanburgh cliffs and ledges there have occasionally been occupied by small numbers of Guillemots since 1988, but no breeding proved. Similarly, small numbers have occupied ledges at Needles Eye, north of Berwick-upon-Tweed, since 1990 and it seems likely that colonisation may eventually occur at these two sites at some future date.

MIKE S. HODGSON

RAZORBILL *Alca torda*

Although the Razorbill is the least numerous of the auks breeding in the county it has almost certainly bred on the Farne Islands since the 1700s. Numbers appear to have been very small and in some years it was likely that none at all bred. The first definite figures involved 20 pairs reported in 1934 and between then and 1978 numbers seem not to have exceeded this count (Hawkey, 1991). Since 1979, a year when Galloway and Meek (1980) reported that the 29 pairs breeding was the highest total ever recorded, numbers have gradually increased to a peak of 110 pairs in 1991. The graph below shows the gradual population increase that has taken place since 1970.

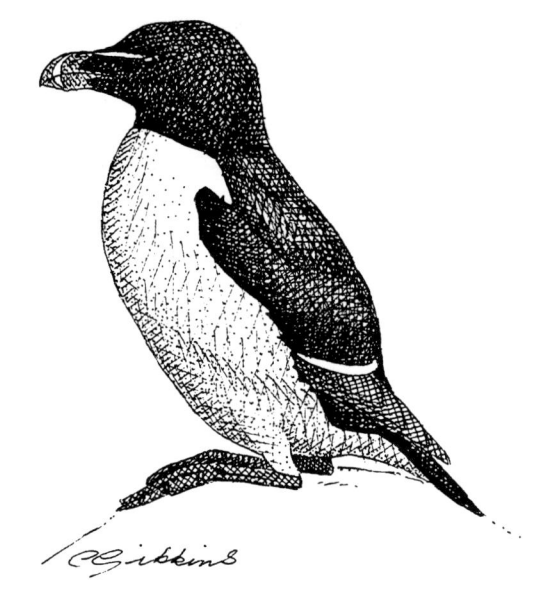

Although the Farnes is the main breeding site, in 1987 a total of 13 birds was noted on cliff ledges to the north of Berwick-upon-Tweed and the hoped for colonisation was confirmed in 1988 when three young were discovered there. Further observations at this site produced 12 birds occupying ledges, and one egg seen, in 1990, 12 pairs with young in 1991 increasing to 16 pairs in 1992. Razorbills have also been regularly seen on the sea below Dunstanburgh cliffs during the summer months but, despite two - three ledges being occupied between 1990 - 1992, there has been, as yet, no confirmation of breeding.

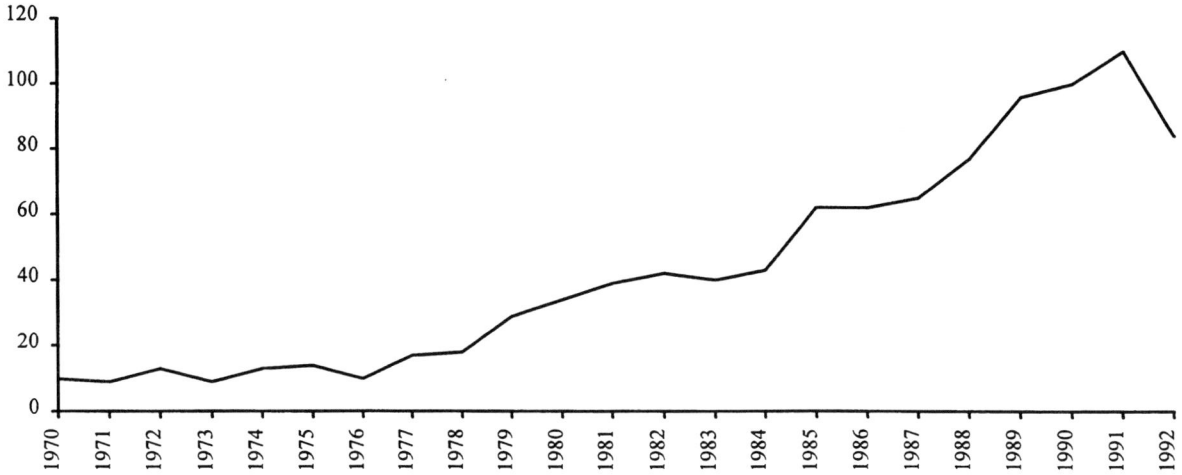

Figure 10   *Number of breeding pairs of Razorbill at the Farne Islands between 1970 - 1992*

The increases in breeding numbers on the Farne Islands and the newly colonised mainland cliffs are encouraging and it is to be hoped that further expansion will consolidate the Razorbill's status of a well-represented breeding species.

MIKE S. HODGSON

PUFFIN *Fratercula arctica*

An indication of how long Puffins have bred on the Farne Islands, the county's main colony, was given by Hawkey (1991) who mentions a reference to birds being sent to Durham Priory in 1532. Hancock (1874) said, of a visit to the islands in 1831, that although they bred it was 'in no great numbers'. He also reported that by 1870 there was 'a colony of considerable size' and this was confirmed by Bolam (1912) who considered that the species bred in 'large numbers'.

By 1953 there was an estimated 10,000 pairs at the colony but the first full count of occupied burrows was not made until 1971 when there were some 11,336 pairs. Numbers increased during the next decade or so and a full survey in 1984 revealed a population of 20,732 pairs. This last survey utilised mapping grids to enable random sampling to be carried out at future dates without the need for a full survey (Hawkey, 1991). Using this method the estimates for the colony reached 26,329 pairs in 1989.

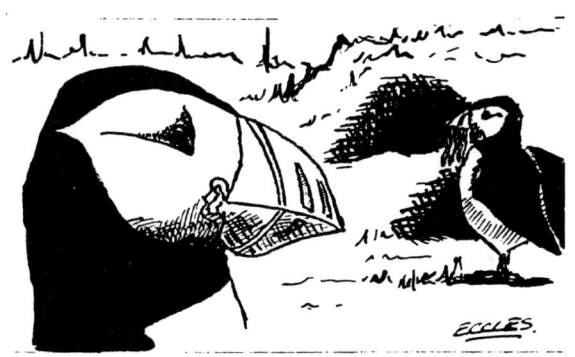

Galloway and Meek (1980) said that a new colony on Coquet Island, presumably formed during the late 1960s, held at least 50 pairs by 1971. This colony gradually increased in size reaching 1,000 pairs by 1981 and about 4,000 pairs by 1988. Estimates during the later years of the current atlas survey gave 6,460 pairs in 1990, 7,564 pairs in 1991 and apparently between 12,000 and 16,000 pairs during 1992, showing that the colony is still rapidly expanding.

A potential third breeding site in the county was found in 1988 when a bird was seen entering a burrow on the cliffs north of Berwick-upon-Tweed. Although none was reported in 1989, up to four pairs were seen at burrows between 1990 - 1992 and it seems likely that breeding is taking place at this locality.

Nationally there would appear to have been little change in the distribution of the Puffin since the fieldwork carried out in Operation Seafarer during 1969 - 1970. The total British and Irish population during 1985 - 1987 was estimated at 512,000 pairs (Lloyd et al., 1991). Some declines have been noted at specific colonies but obviously not at the Farnes or on Coquet Island which, together with Bempton Cliffs in Yorkshire, are the largest in England (Gibbons et al., 1993; Lloyd et al., 1991).

The invaluable monitoring work by wardens of the National Trust and RSPB on both the Farne Islands and Coquet Island show that the current breeding population of the Puffin in Northumberland is still increasing. It will be interesting to see if and when saturation point is reached in terms of nesting burrows available and whether there will be further colonisation of mainland sites. The counts made during the atlas period indicate that the Puffin is the most numerous breeding seabird in the county.

MIKE S. HODGSON

FERAL PIGEON *Columba livia*

This species was not surveyed consistently during the current atlas survey, with some observers religiously recording numbers but others studiously ignoring them. It is often very difficult, in an area where there is a long tradition of pigeon racing, to distinguish in the field between feral and semi-feral stock and tired racing birds, even though the latter should be close ringed. Sufficient to say that feral and semi-feral pigeons are widespread in urban, semi-rural, rural, moorland and coastal areas throughout the region. The cartographic data in the latest national atlas (Gibbons et al., 1993) is therefore only partially complete and a little mis-leading for this area. It is to be hoped that any future breeding atlas surveys carried out in the county can include this often under-watched bird.

JOHN C. DAY

STOCK DOVE *Columba oenas*

The Stock Dove is a well-represented breeding resident in the county but, whilst it has a scattered distribution with records in nearly all areas, there are also some unoccupied ten kilometre squares. Bolam (1912) said that it was a 'common resident all over the district' and by 1932 reported that it was 'breeding in most places, often quite numerously'. Galloway and Meek (1980) indicated that it was still a widespread resident and that Bolam's assessment of its status continued to hold good.

A wide range of nest sites are used by the species in Northumberland including tree holes, crags, caves, river and sea cliffs, ruined buildings and, in the past, even rabbit burrows in sand dunes. In some urban areas they overlap in habitat with Feral Pigeons, *Columba livia*, and, confirming the wide distribution, also breed on the high, remote moors. The dense coniferous forests and some areas of the north west are, however, avoided.

The most favoured areas found during the current atlas survey were around Alnwick (NU11) with 32 pairs, Slaley (NY95) with 26 and Stamfordham (NZ07) with 22. The highest density was in tetrad NZ17N (Kirkley Hall) with 12 pairs, but small pockets exist even at high altitude, with four pairs in NY74X (Coalcleugh Dodd), a tetrad with no ground below 440 metres.

Stock Doves are unobtrusive and it is probable that a degree of under-recording during the timed visits to tetrads occurred. Confirmation of breeding is also difficult to establish, as the nest holes are often well-concealed, and juveniles do not have a distinct plumage to distinguish them as recently fledged birds. As expected therefore breeding was confirmed in only 17% of the tetrads in which the species was found and also implies that the total of 415 pairs in 264 tetrads is an underestimate. The British population is about 240,000 pairs (Gibbons et al., 1993), or 130 pairs per occupied ten kilometre square, but their abundance map shows that densities in Northumberland, near the northern limit of the species' range, are lower than the national average. A conservative figure of 10 - twenty pairs per occupied ten kilometre square would indicate a county population in the region of 1,000 pairs, perhaps even placing the species in the higher category of a common breeding resident.

JOHN C. DAY & MIKE S. HODGSON

Number of tetrads in which recorded	264	(19%)
Confirmed breeding	44	(17%)
Probable breeding	152	(57%)
Possible breeding	68	(26%)
Total number of pairs recorded	415	
Confirmed breeding	61	
Probably breeding	232	
Possibly breeding	122	

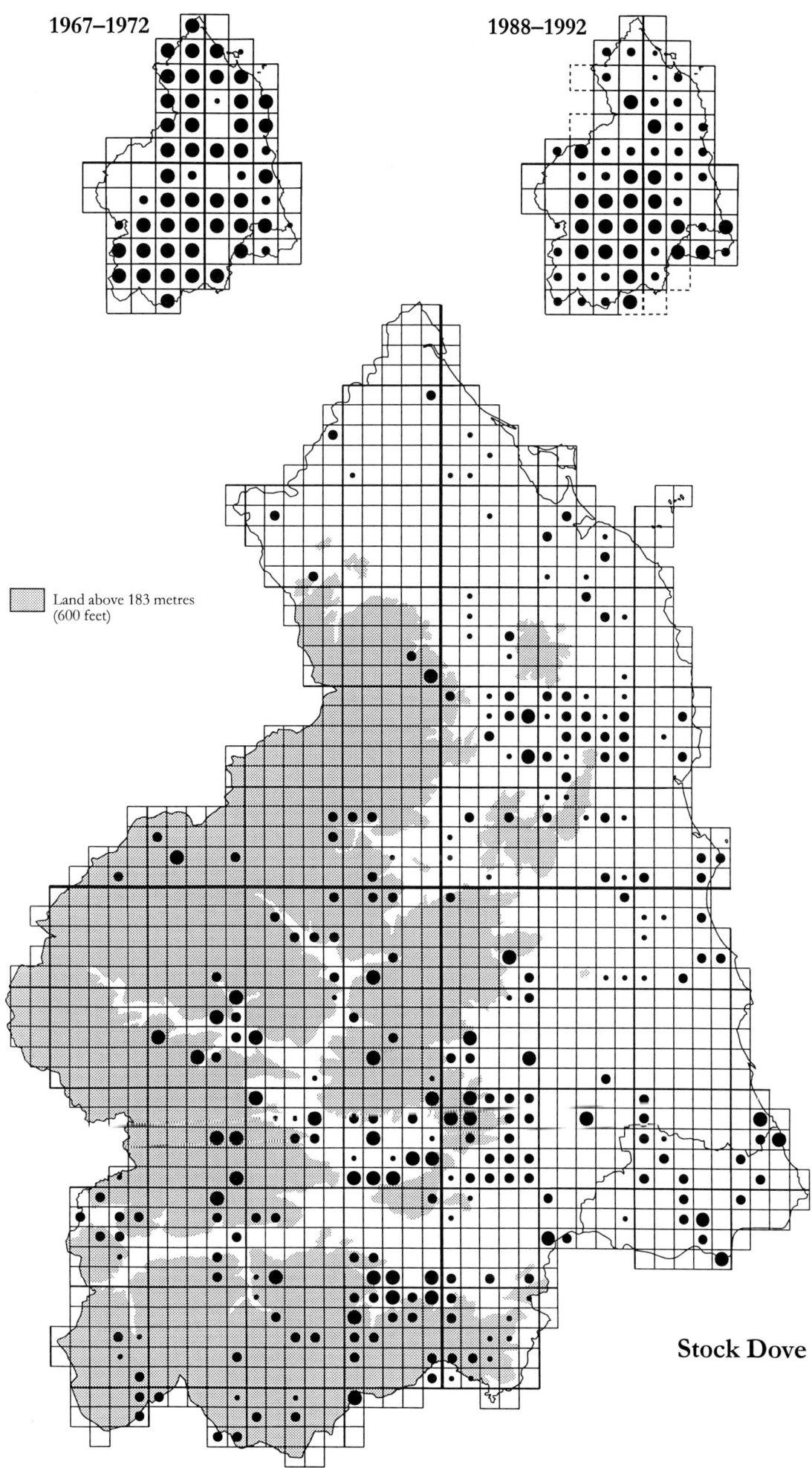

1967–1972

1988–1992

Land above 183 metres
(600 feet)

Stock Dove

WOODPIGEON *Columba palumbus*

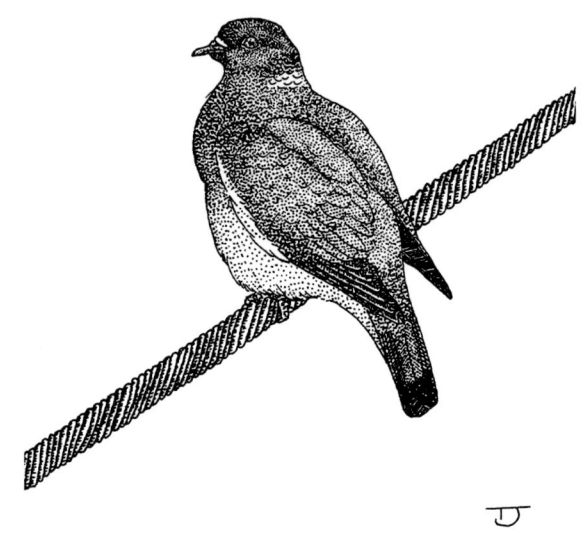

The Woodpigeon is an abundant and widespread species in the county and numbers have probably always been high. There appears to be no conclusive evidence for any change in the population, with Bolam (1912) citing it as abundant even in the mid 1700s. The species is clearly very well adapted to modern agriculture, to the extent of being a pest species in the eyes of many farmers. Damage can be severe on oil-seed rape, heavily grazed by Woodpigeons in winter and spring, and on grain crops eaten in the summer months. This is despite the high and continuing level of hunting with several Northumbrian estates each shooting thousands every year in an apparently hopeless task of trying to control numbers. No concern is currently expressed for the stability of the population which appears well able to tolerate the current level of shooting pressure.

The map for the current atlas survey shows a nearly universal distribution in the region, being missing only from two habitats. Woodpigeons do not occur on the highest ground above about 350 metres a.s.l. where feeding is too poor for survival, and they are also absent from the most treeless, heavily urbanised parts of west Newcastle and the Blyth-Ashington-Newbiggin conurbation, here being replaced by Feral Pigeons, *Columba livia*. They are present in urban areas elsewhere, whenever there are parks with mature trees, as in east Newcastle. The most uniform distribution and largest numbers are on the intensively farmed lowlands up to about 150 metres a.s.l. where they nest in any trees available. Although Woodpigeons can fly substantial distances to feed and can utilise ground where no trees are present, the few apparently unoccupied tetrads in the arable lowlands do contain small woods. Thus birds were possibly overlooked there rather than being truly absent. While still widespread at middle altitudes the densities found there are significantly lower.

The Woodpigeon can be a difficult species to census, as many broods are timed to coincide with the grain harvest, somewhat later than most of the current atlas fieldwork and also CBC work (Sharrock, 1976). In recent years, nesting has become earlier due to improved spring feeding on autumn-sown crops, particularly oil-seed rape, which may be responsible for the apparent twofold increase in the CBC index (Marchant et al., 1990). No historical population estimates exist for the county but cited densities from special studies in other areas (Sharrock, 1976; Marchant et al., 1990) suggest that the population is likely to be in the 40,000 - 80,000 pairs range - a figure which makes allowance for the lower density on high ground. This is considerably higher than the total of just under 10,000 pairs actually counted for this atlas, but many pairs may have been missed on the timed counts.

MICHAEL FRANKIS

Number of tetrads in which recorded	1,124	(80%)
Confirmed breeding	231	(21%)
Probable breeding	768	(68%)
Possible breeding	125	(11%)
Total number of pairs recorded	9,519	
Confirmed breeding	540	
Probably breeding	5,469	
Possibly breeding	3,510	

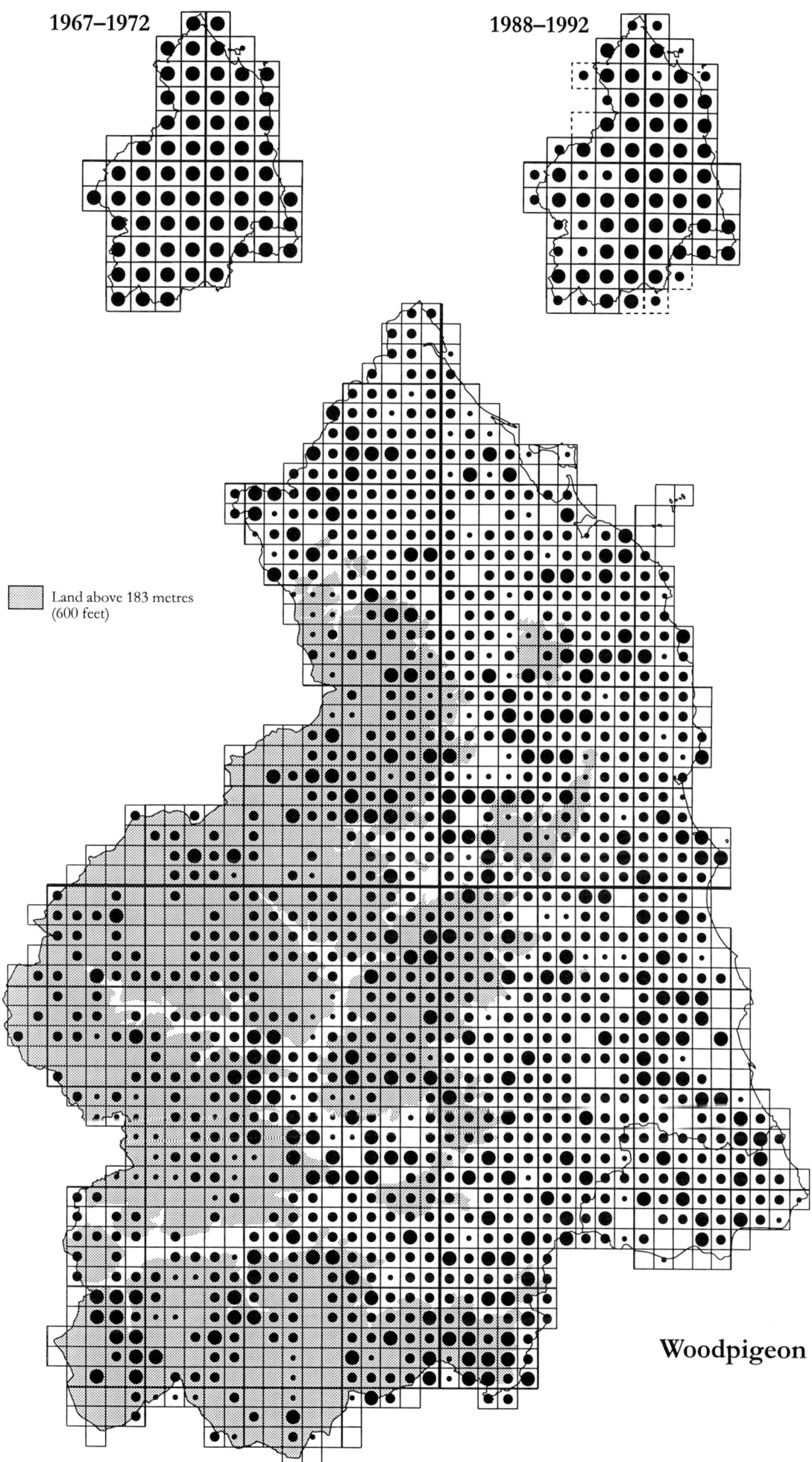

1967–1972

1988–1992

Land above 183 metres (600 feet)

Woodpigeon

COLLARED DOVE *Streptopelia decaocto*

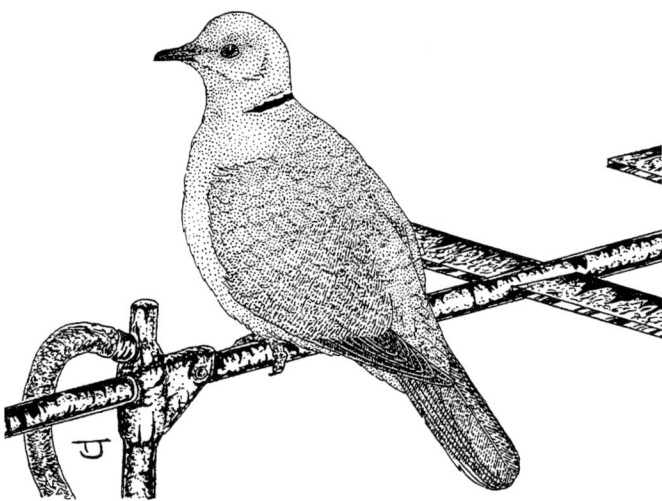

The Collared Dove first arrived and bred in Britain in 1955 with the first known pair to breed in Northumberland being at Ponteland in June 1958. A steady expansion took place from that time, northwards up the coast and westwards towards the centre of the county, and some twenty years on from the arrival of the first pair, the species was described by Galloway and Meek (1980) as a common breeding resident.

The current atlas survey has shown that the bird is now breeding all over the eastern half of the county with over a quarter of all tetrads in the recording area being occupied. The land in the west is generally avoided, most of which is at 180 metres a.s.l. or higher, the only exceptions in the western side being along the wooded and cultivated river valleys. The expansion of the species within the county has been typical of its occupation of the rest of Britain, coastal areas usually being occupied first before a move up and out from river valleys. For successful breeding the bird requires a steady food supply, especially grain, and mainly medium-sized trees in which to nest. As a result arable farmland, parkland and large gardens are highly favoured areas; the farmland provides grain, parkland and gardens provide additional food supplies and all such areas have adequate nesting sites. The success of the bird must be attributable to its ability to exploit the food sources and breed for a protracted period. Egg laying has been noted in the county as early as the end of February and as late as mid October. Fledging has been recorded for mid November and one pair was seen nest building in early December. It is possible that the number of confirmed breeding pairs has been restricted because of problems associated with finding nests in a limited timed visit to a particular area. This may account for the seemingly low count of only 81 pairs confirmed breeding in such a common and conspicuous bird.

Most food sources are indirectly supplied by man's activities, so further range expansion of the Collared Dove seems unlikely as the upland areas are not suitable for arable farming, being mainly given over to blanket conifer forests or sheep grazing. The total number of pairs recorded suggests that the county breeding population is in the range 750 to at least 1,500 pairs.

PETER W. WEST

Number of tetrads in which recorded	368	(26%)
Confirmed breeding	49	(13%)
Probable breeding	265	(72%)
Possible breeding	54	(15%)
Total number of pairs recorded	773	
Confirmed breeding	81	
Probably breeding	554	
Possibly breeding	138	

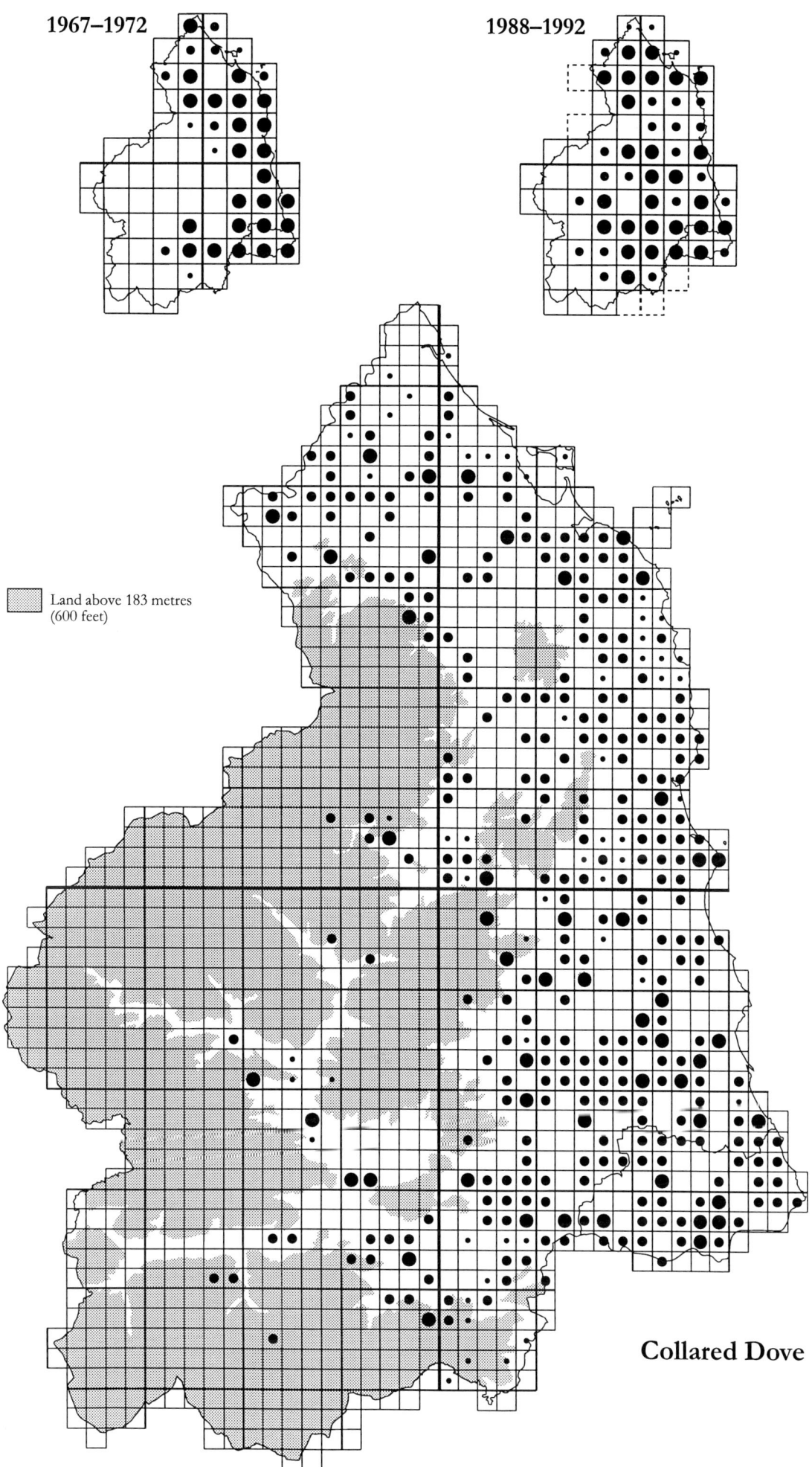

Land above 183 metres
(600 feet)

Collared Dove

TURTLE DOVE *Streptopelia turtur*

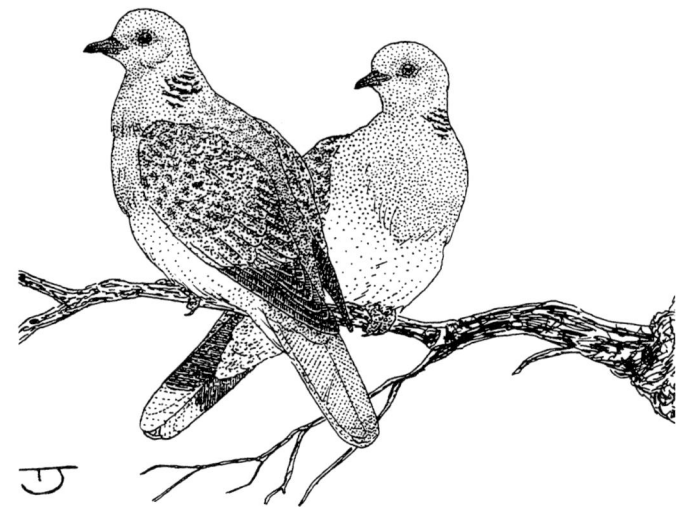

Bolam (1932) claimed that the Turtle Dove had 'established itself as a more or less regular breeding species in several districts' although no quantitative data exist to confirm his opinion. Galloway and Meek (1980) stated that by the late 1970s only occasional nests were found in the north east of the county, especially around Bamburgh and Waren Mill, and in the south east in the Corbridge, Stocksfield, Dipton and Slaley areas and 'it is unlikely that more than five to ten pairs have bred in any one year'.

The results of the current atlas survey confirm that the Turtle Dove continues to have only a very tenuous hold as a regular breeding species in the county. Very little appears to have changed since the data collected in the first county breeding atlas during 1967 - 1972 with a pitiful few pairs being recorded. It appears that it is only just managing to continue as a breeding species in the area, which is, admittedly, on the very northern edge of its range in Britain, and any adverse conditions could easily lead to its extinction as a breeding species in the county. The current survey indicates that there are less than ten pairs breeding in the region, thus confirming its local status as a rare casual breeding species.

MICHAEL BELL

Number of tetrads in which recorded	6	(0.4%)
Confirmed breeding	1	(17%)
Probable breeding	2	(33%)
Possible breeding	3	(50%)
Total number of pairs recorded	7	
Confirmed breeding	2	
Probably breeding	2	
Possibly breeding	3	

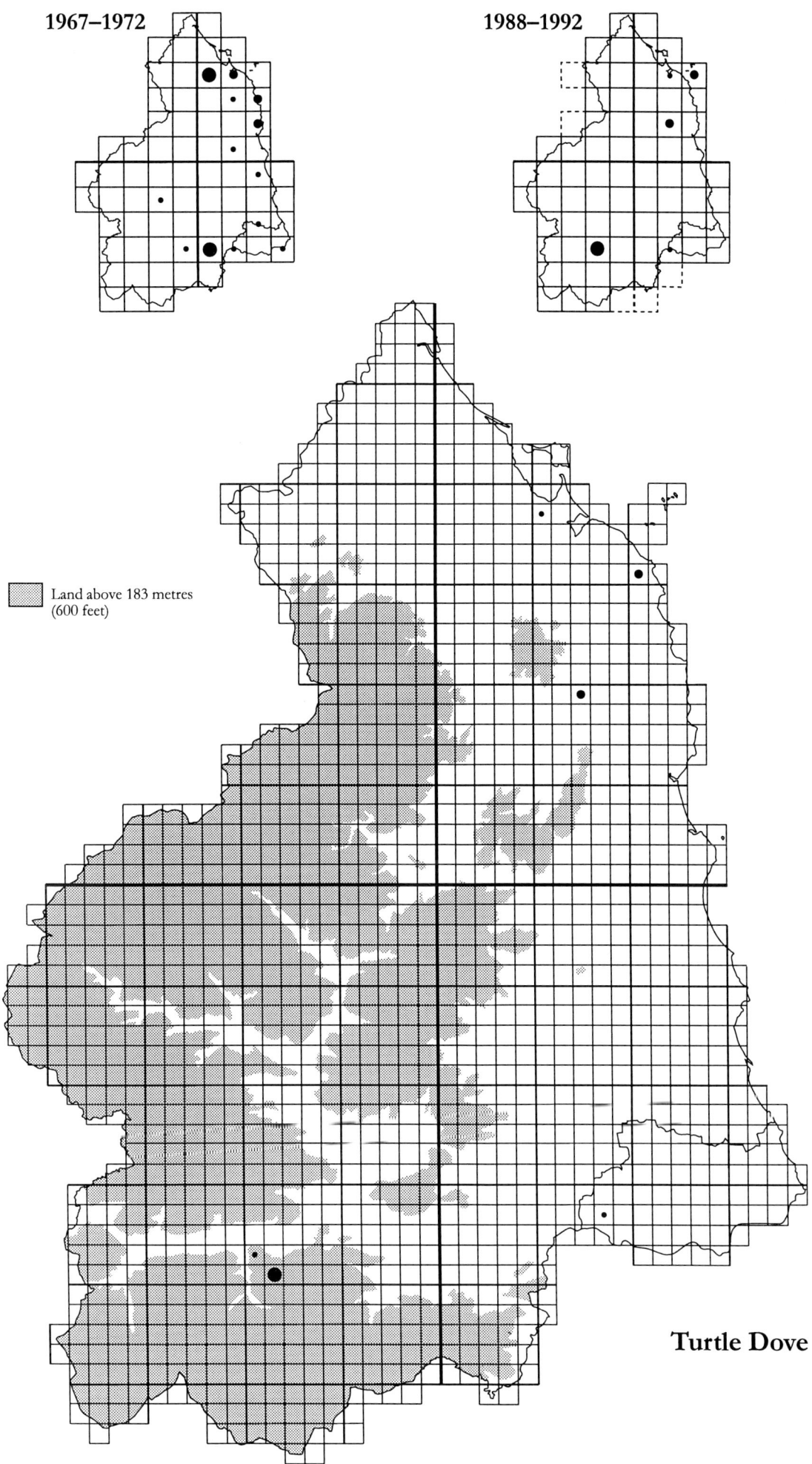

1967–1972

1988–1992

Land above 183 metres
(600 feet)

Turtle Dove

CUCKOO *Cuculus canorus*

Since the days of Selby (1831) and Bolam (1912) the Cuckoo has always been a bird of the upland moors within Northumberland, a fact also verified by Galloway and Meek (1980). The upland areas are well suited to the Cuckoo in the county as there is an adequate food supply and there are large numbers of Meadow Pipits, *Anthus pratensis*, present to act as hosts.

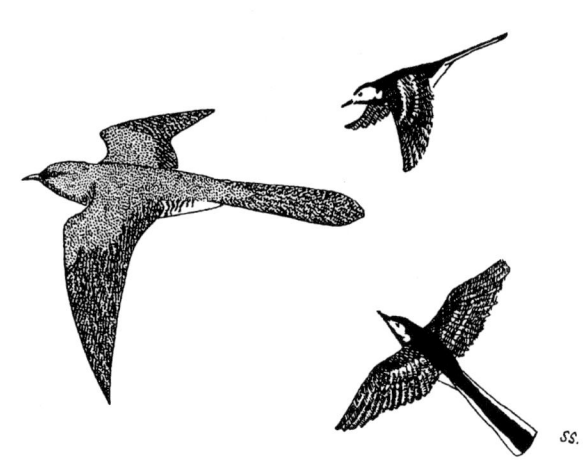

The continued preference for the Northumberland moors has been confirmed by the current atlas survey and is clearly shown on the distribution map and further highlighted by the fact that, of the number of tetrads in which the bird was found, only 30% of them fall below 180 metres a.s.l. The Cuckoo loudly proclaims its presence in an area, so it is quite easy to locate, but obtaining confirmation of breeding is much more difficult. The restricted time spent by observers in a tetrad also means that they are only likely to confirm breeding by chance and therefore it is not surprising that there are only eight confirmed breeding records, accounting for less than 3% of the total returns.

Despite the lack of confirmed breeding records, and because of the ease with which Cuckoos can be located, the number of records is probably reasonably accurate. The figures quoted below suggest that the total breeding population in the county falls within the range of 250 to 400 birds (the term pairs being somewhat inappropriate for this species). The results of this latest survey indicate that there has been some retraction in breeding numbers when compared with the first national breeding atlas during 1968 - 1972. The latter indicates greater densities for the intensively farmed lowland areas at that time, suggesting that modern agricultural practices have reduced the availability of insects thereby reducing both food and insectivorous hosts.

PETER W. WEST

Number of tetrads in which recorded	256	(18%)
Confirmed breeding	8	(3%)
Probable breeding	199	(78%)
Possible breeding	49	(19%)
Total number of "pairs" recorded	290	
Confirmed breeding	8	
Probably breeding	227	
Possibly breeding	55	

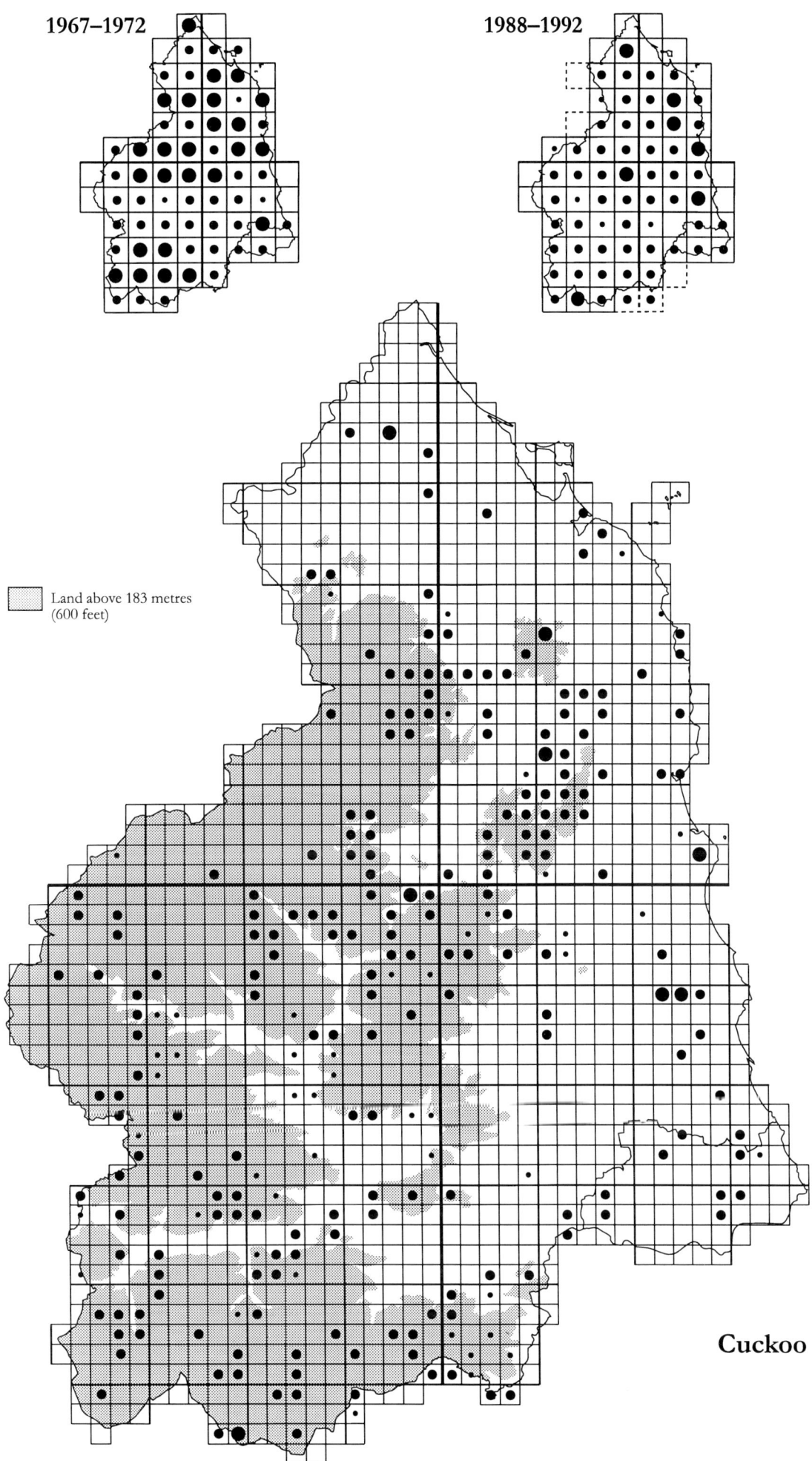

1967–1972

1988–1992

Land above 183 metres
(600 feet)

Cuckoo

BARN OWL *Tyto alba*

At the beginning of this century Bolam (1912) was able to imply that, although the Barn Owl was formerly widespread throughout the district up to the time of his writing, it was no longer a common species. This was not the case by 1932, however, as he was able to record that there had been a recovery in its fortunes and that it now nested over a considerable area. This trend was further encouraged during the Second World War as the decline in gamekeepers' activities also resulted in a continued increase in owl numbers.

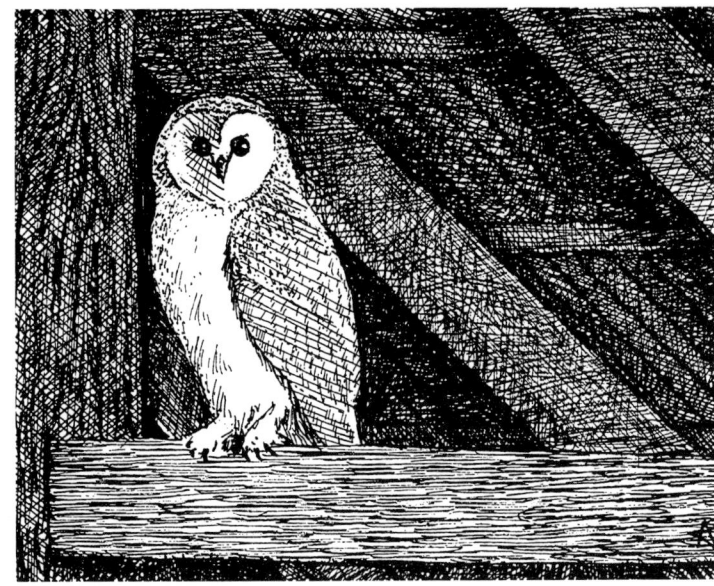

However, since the 1970s there has been a very marked decline in breeding numbers, particularly in the upland areas of the county (Galloway & Meek, 1980). This decline has been attributed to a combination of factors, not least the planting of large tracts of spruce forest, so changing the open country habitat which the Barn Owl requires. Allied to this, the destruction of traditional nest sites either by refurbishment of ancient dwellings or the removal of old buildings altogether, and the loss of many hollow trees with the outbreak of Dutch elm disease, has exacerbated the problem. A further feature has been the hard winters of 1946/47, 1962/63 and 1978/79 which killed so many owls by starvation that, combined with the other factors, the species has been unable to maintain its numbers.

With the exception perhaps of the extensive conifer planting, the above causes have not been unique to Northumberland for the status of the Barn Owl in the rest of the country is also endangered. As Marchant et al. (1990) noted, 'densities are now very low almost everywhere'. He quotes estimates of breeding pairs in England and Wales at 12,000 in 1932 reduced to between 4,500 and 9,000 pairs by 1976 and down to about 3,750 pairs by the mid 1980s. A comparison of the two national atlas findings (Sharrock, 1976; Gibbons et al., 1993) for the species clearly confirms Marchant's interpretation, but at the same time indicates that the North East of England has never been a particular stronghold for the Barn Owl.

At the local level, the current distribution map shows that the species is restricted to the very north of the county and to the narrow eastern coastal strip. Both of these areas are away from the major tracts of conifers and have perhaps seen least destruction of farmyard buildings and isolated cottages. The greatest contrast, however, is between the two ten kilometre distribution maps which highlight very clearly the demise of the Barn Owl in the last 20 years. The species is possibly now on the path to extinction, with the current atlas survey for this area suggesting a population of less than 30 pairs.

BRIAN LITTLE

Number of tetrads in which recorded	18	(1%)
Confirmed breeding	2	(11%)
Probable breeding	1	(6%)
Possible breeding	15	(83%)
Total number of pairs recorded	18	
Confirmed breeding	2	
Probably breeding	1	
Possibly breeding	15	

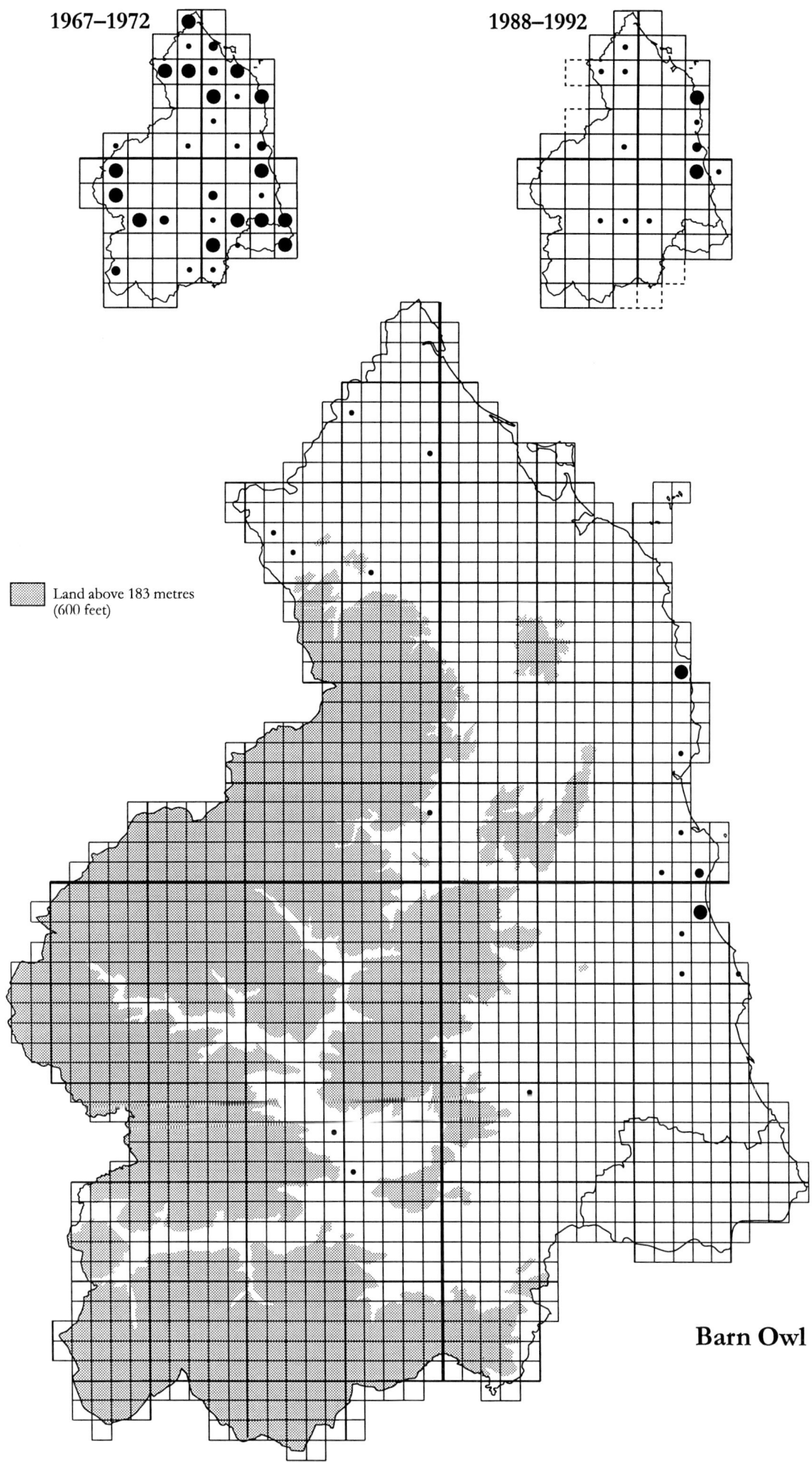

1967–1972

1988–1992

Land above 183 metres
(600 feet)

Barn Owl

LITTLE OWL *Athene noctua*

The Little Owl, which is not indigenous to Britain, was successfully introduced into Kent and Northamptonshire in 1888 and 1890 by Lord Lilford. Aided by further introductions up to 1930, a regular breeding population slowly spread northwards with the first breeding record for Northumberland being in 1935. During the next decade the species spread over an area bounded roughly by Newcastle, Corbridge and Warkworth with an extension north 'along a fairly narrow coastal strip as far as Bamburgh' (Galloway & Meek, 1980). By 1972 the favoured areas were still the south eastern part of the county, though some spread inland from the coastal strip to the Till basin was evident.

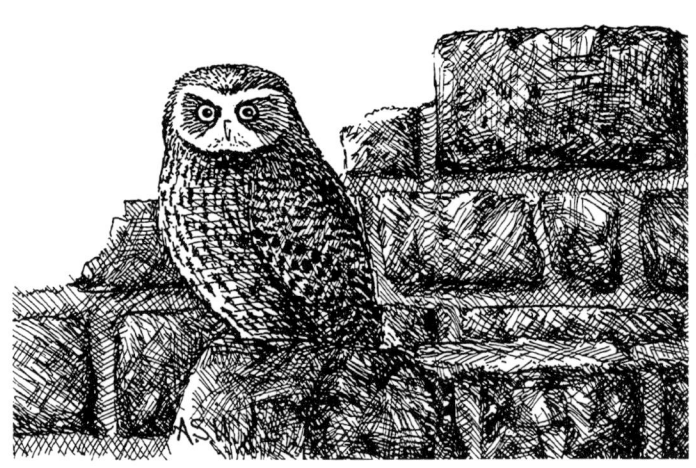

The current atlas survey shows continued exploitation of its preferred habitat, namely agricultural countryside well endowed with hedgerow trees, parkland and farm buildings, leading in the last two decades to expansion into the lower reaches of the valleys of the North and South Tyne and to further colonisation of the Till Valley. However, 22 occupied ten kilometre squares during the first county atlas survey between 1967 - 1972, increasing to 26 occupied ten kilometre squares now, hardly suggests a major expansion. As in the south of England, most breeding sites are below 125 metres a.s.l. and almost none are above 185 metres a.s.l., so that colonisation of higher ground is unlikely.

Vulnerable as it is to severe frosts and snow cover, the Little Owl's further expansion would seem to be largely weather-dependent and the population may be near its optimum level. Marchant et al. (1990) stated that the population increase in the late 1970s and early 1980s occurred despite the two very cold winters of 1978/79 and 1981/82, so there may be additional factors influencing population levels. The 56 pairs recorded in 26 ten kilometre squares in the current survey is a significantly lower level than the five to ten pairs per occupied ten kilometre square proposed by Sharrock (1976) and by Gibbons et al. (1993). Nevertheless, with a bird so readily observed, it seems unlikely that a major proportion of the breeding birds has escaped detection and a breeding population in the county of about 50 to 100 pairs is suggested.

A. M. BANKIER

Number of tetrads in which recorded	54	(4%)
Confirmed breeding	13	(24%)
Probable breeding	22	(41%)
Possible breeding	19	(35%)
Total number of pairs recorded	56	
Confirmed breeding	14	
Probably breeding	22	
Possibly breeding	20	

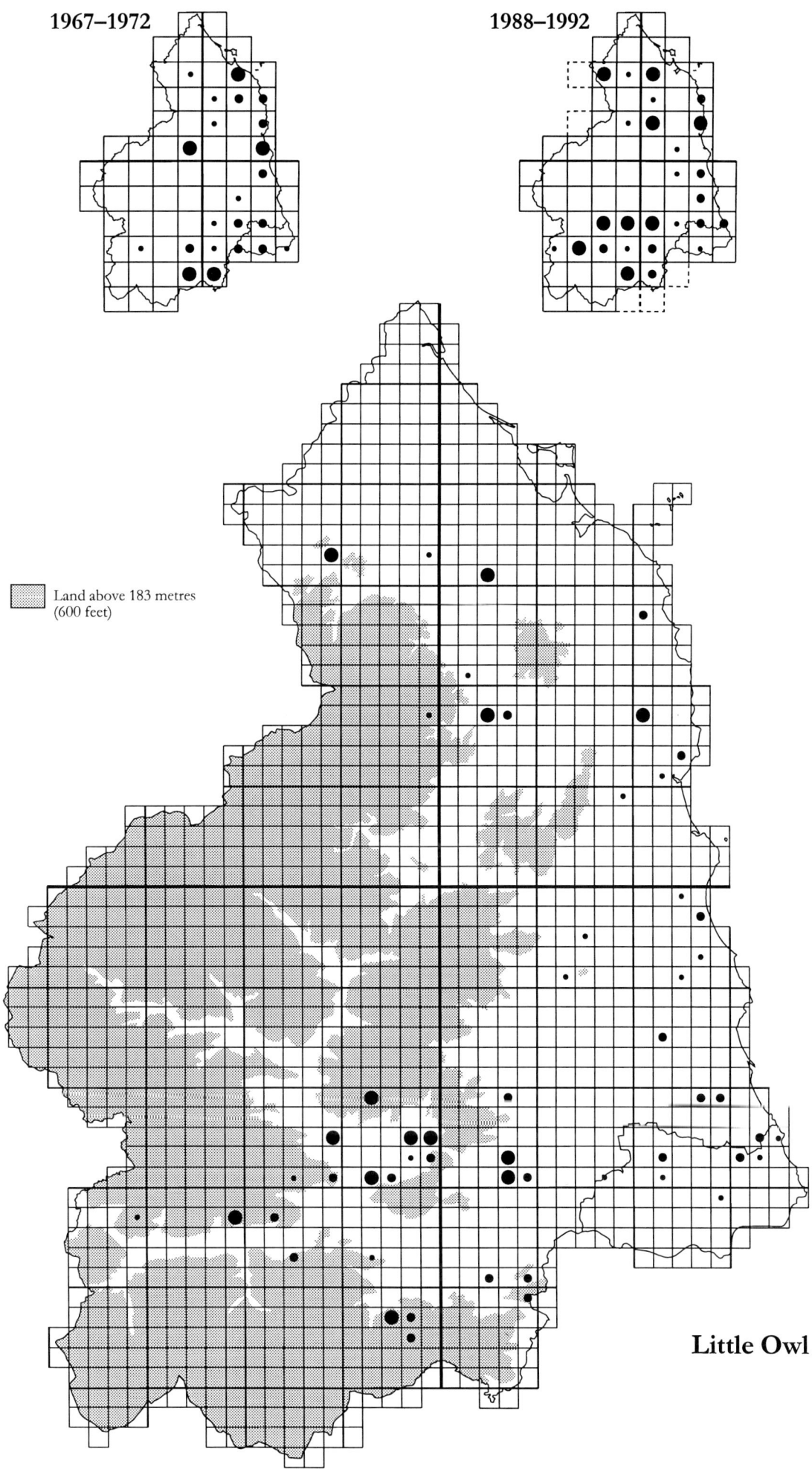

1967–1972

1988–1992

Land above 183 metres
(600 feet)

Little Owl

127

TAWNY OWL *Strix aluco*

The Tawny Owl was described as being 'common in all wooded districts' by Selby in 1831 and this situation was reaffirmed by Hancock (1874) and Bolam (1912) who stated that it was 'the most numerous of the family over a large portion of the lowland country'.

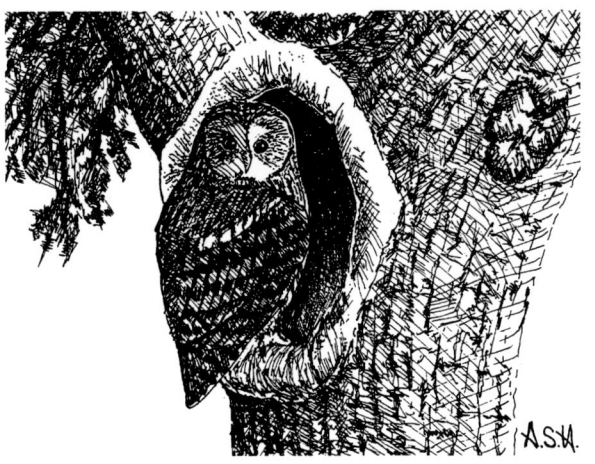

The current atlas survey map shows a good overall distribution although it appears more common away from the coastal belt where there is less suitable wooded habitat. The two major nest-box study areas in the county, in the Kielder/Tarset and Dipton/Hexhamshire areas, perhaps not surprisingly, show a higher recorded density of breeding birds. That other areas of similar, suitable habitat show a disparity in both distribution and especially density, can be seen as an indication of the difficulties of surveying a nocturnal species by the methods employed during daylight timed visits.

The Tawny Owl population, as in the rest of the country, seems to be quite stable with no obvious changes. It is possible, however, that the population may have increased since Bolam (1912) wrote that 'amongst the hills it is generally less numerous, though still well known' with the increase in afforestation of the uplands. A further complication of surveying Tawny Owls is that, as nest-box studies show, big differences in breeding attempts occur from year to year depending on the population of small mammals, particularly voles, *microtus* sp., which fluctuates in all areas, although this effect is more pronounced in the uplands as can be seen in the table below. This should be taken into account when attempting to interpret long-term population trends.

	Kielder	Slaley
1979	8	no data
1980	19	no data
1981	43	no data
1982	40	no data
1983	12	no data
1984	43	18
1985	45	25
1986	4	8
1987	47	25
1988	50	23
1989	15	28
1990	51	11
1991	64	25

Table 8   *Number of Tawny Owl nests in the two main study areas at Kielder and Slaley during 1979 - 1991.*

Number of tetrads in which recorded	233	(17%)
Confirmed breeding	99	(42%)
Probable breeding	83	(36%)
Possible breeding	51	(22%)
Total number of pairs recorded	304	
Confirmed breeding	148	
Probably breeding	100	
Possibly breeding	56	

The current survey recorded a total of 304 pairs, whilst the BTO Tawny Owl survey produced a figure of ten pairs in each occupied ten kilometre square. Using this figure, combined with data from nest-box study schemes, the county breeding population may be as high as 500 - 900 pairs.

MARTIN DAVISON

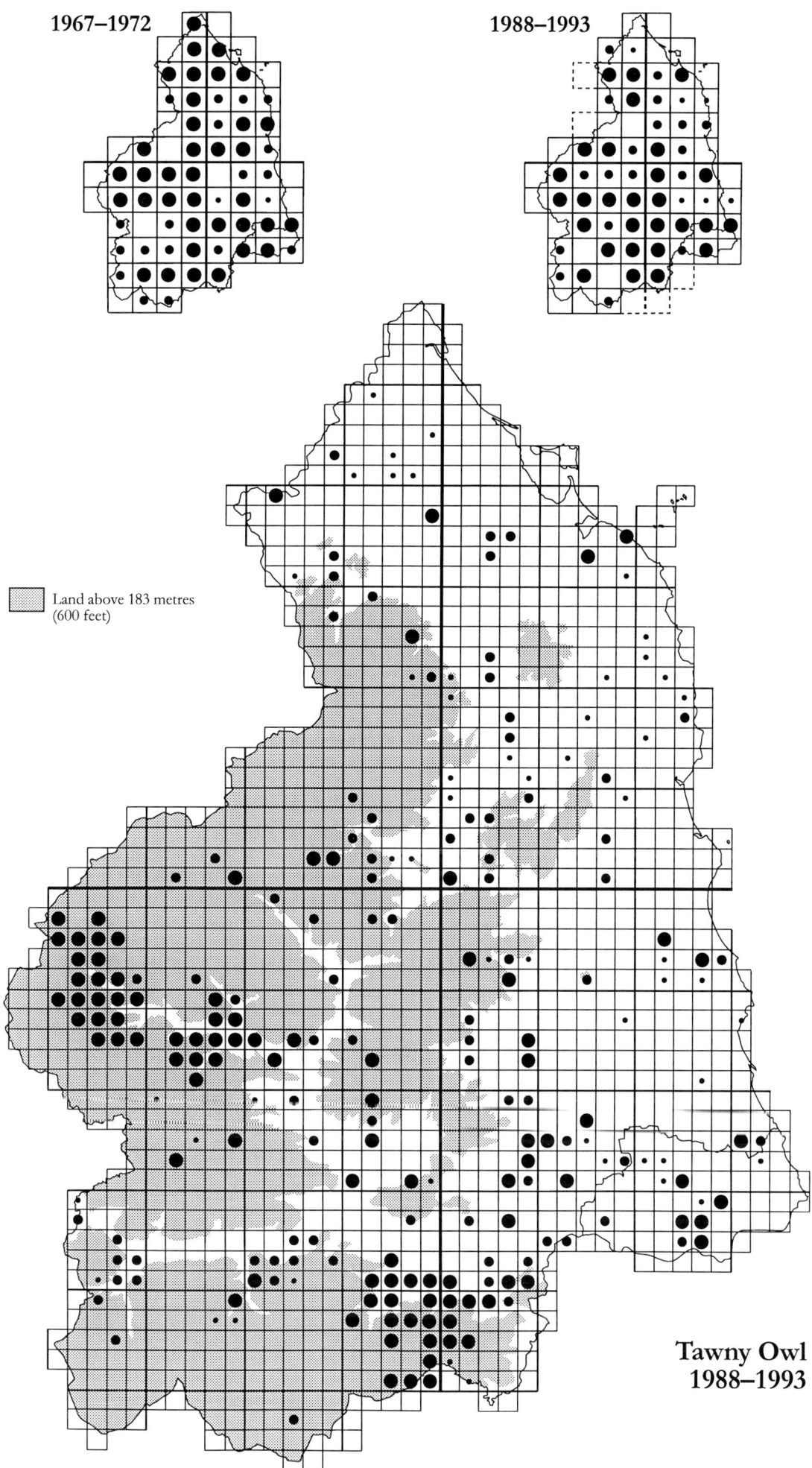

1967–1972   1988–1993

Land above 183 metres
(600 feet)

Tawny Owl
1988–1993

LONG-EARED OWL *Asio otus*

Selby (1831) described the Long-eared Owl as being common and 'generally dispersed in all wooded districts', however, by 1874 Hancock noted that, although still common, the species was 'becoming less abundant every year'. Bolam (1912) was nevertheless able to describe it as being 'pretty common where large fir woods occur, also nesting in most of the strips and clumps of pine so frequent about the edges of our moors', but by 1932 felt that, although still common, it had by this time been 'elbowed out of some of its ancient haunts by the Brown Owl' and 'was nowhere as common as it used to be'. In the last 25 years Long-eared Owls have been found nesting in an array of sites in the county, principally old Carrion Crow, *Corvus corone corone*, nests but also in old Sparrowhawk, *Accipiter nisus*, nests and squirrel, *sciurus* sp., dreys. Occasionally they have been found nesting in more unusual sites including on the ground under brashings or log piles, in an old Merlin, *Falco columbarius*, scrape and even 20 feet up a crag in an old Kestrel, *Falco tinnunculus*, nest site.

The population of Long-eared Owls located in the current atlas survey appears to be very much concentrated on land over 180 metres a.s.l. Confirmed breeding was recorded in 11 ten kilometre squares compared with breeding proved in seven 10 kilometre squares during the earlier county breeding atlas in 1967 - 1972.

Certain difficulties present themselves in surveying Long-eared Owls and the situation with regard to the upland/lowland distribution may not be as clear cut as would seem to be indicated. Using the standard survey techniques, it is easy to overlook breeding Long-eared Owls and in fact most of the confirmed breeding records, 19 out of the 24, were nests found by intensive searching in the Border Forest, thus giving an obvious bias to the upland areas. A further complication is that Long-eared Owl breeding numbers are known to be influenced by vole, *microtus* sp., abundance as shown by a study of recently afforested areas of Eskdalemuir (Village, 1981). This could further add to the bias of the upland areas during atlas fieldwork, as 1991 was a year of high vole abundance in the Border Forest with 15 pairs being located compared with none during 1992. This highlights the difficulties in attempting to interpret density and distribution patterns of this little-understood species from the information available from limited surveys.

Records from the late 1950s and early 1960s indicate that, in addition to the upland sites, Long-eared Owls were breeding in coastal pine plantations and occasionally large hedges in the north of the county. They also appeared to be commoner in the lowlands in Bolam's time while he, and others since (Gibbons et al., 1993), have claimed that Long-eared Owls have been displaced by competition from Tawny Owls, *Strix aluco*. Although the possibility of this cannot be eliminated at present, it may be that changes in lowland habitat, with the intensification of arable farming, have also had an impact on the breeding behaviour of the species. It is also suggested that Long-eared Owls may be more numerous in the uplands as a result of the increase in suitable habitat due to afforestation, but unfortunately there are no numerical data to support this claim. This latest survey recorded a total of 29 occupied tetrads in which 24 pairs were confirmed breeding but it is impossible to give a more accurate estimate of the total population in the county due to the limitations of the data available as outlined above.

MARTIN DAVISON

Number of tetrads in which recorded	29	(2%)
Confirmed breeding	24	(83%)
Probable breeding	2	(7%)
Possible breeding	3	(10%)
Total number of pairs recorded	29	
Confirmed breeding	24	
Probably breeding	2	
Possibly breeding	3	

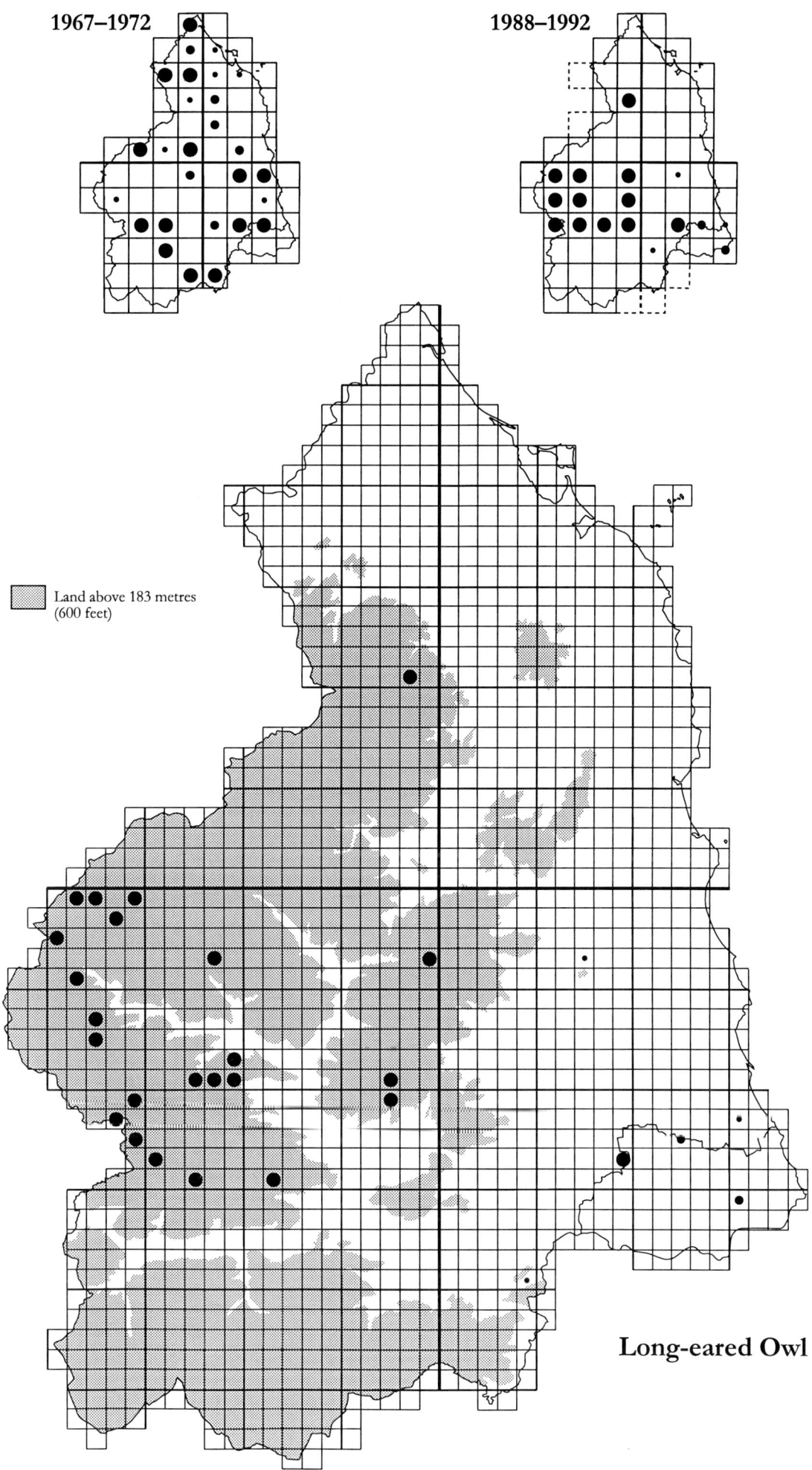

1967–1972

1988–1992

Land above 183 metres
(600 feet)

Long-eared Owl

SHORT-EARED OWL *Asio flammeus*

In the time of Selby (1831) and Hancock (1874) the Short-eared Owl was considered to be only an occasional breeder and even now, in years of vole, *microtus* sp., shortage, it could still be regarded as a rare breeder. In most years, however, vole populations support a greater breeding number of Short-eared Owl and 'uncommon breeder' would be a more appropriate classification. Vole plagues in some years cause considerable increases in the population though generally not county-wide,

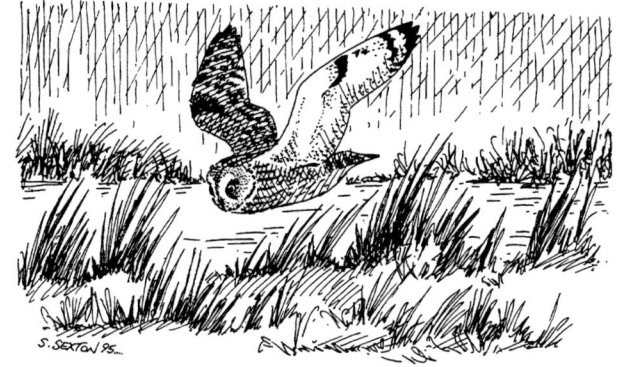

that of 1893 giving rise to about 12 pairs in the Cheviot area and 'dozens' on Alnwick Moor when the game shooting started (Bolam, 1912). The vole plague of 1972 resulted in 'unprecedented numbers of owls in the Kielder-Wark-Redesdale area', and as far north as Alwinton and Kyloe, yet in the following year only three breeding pairs were recorded (Galloway & Meek, 1980). Only occasionally, as in 1967, do any numbers breed in the coastal areas.

The distribution map for the current atlas survey confirms the preference the Short-eared Owl has for undisturbed open country and moorland areas, almost always at altitudes of over 180 metres a.s.l., although the remarkable concentration in the south west of the county, south of the Tyne, where over 60% of the county's breeding population was recorded, may be partly due to vole abundance during the survey period. To what extent this is a reflection on the intensive grouse management of these moors is uncertain.

In using the survey data to assess the breeding population level in the county, consideration must be given to the wide fluctuations which occur and a population range of five to 100 pairs seems probable. This is a somewhat lower estimate than that of Parslow (1973) and more in line with Gibbons et al. (1993) whose suggested British population of 1,000 - 3,000 pairs would equate to a Northumberland population of roughly 20 - 70 pairs.

A. M. BANKIER

Number of tetrads in which recorded	70	(5%)
Confirmed breeding	17	(24%)
Probable breeding	28	(40%)
Possible breeding	25	(36%)
Total number of pairs recorded	78	
Confirmed breeding	18	
Probably breeding	33	
Possibly breeding	27	

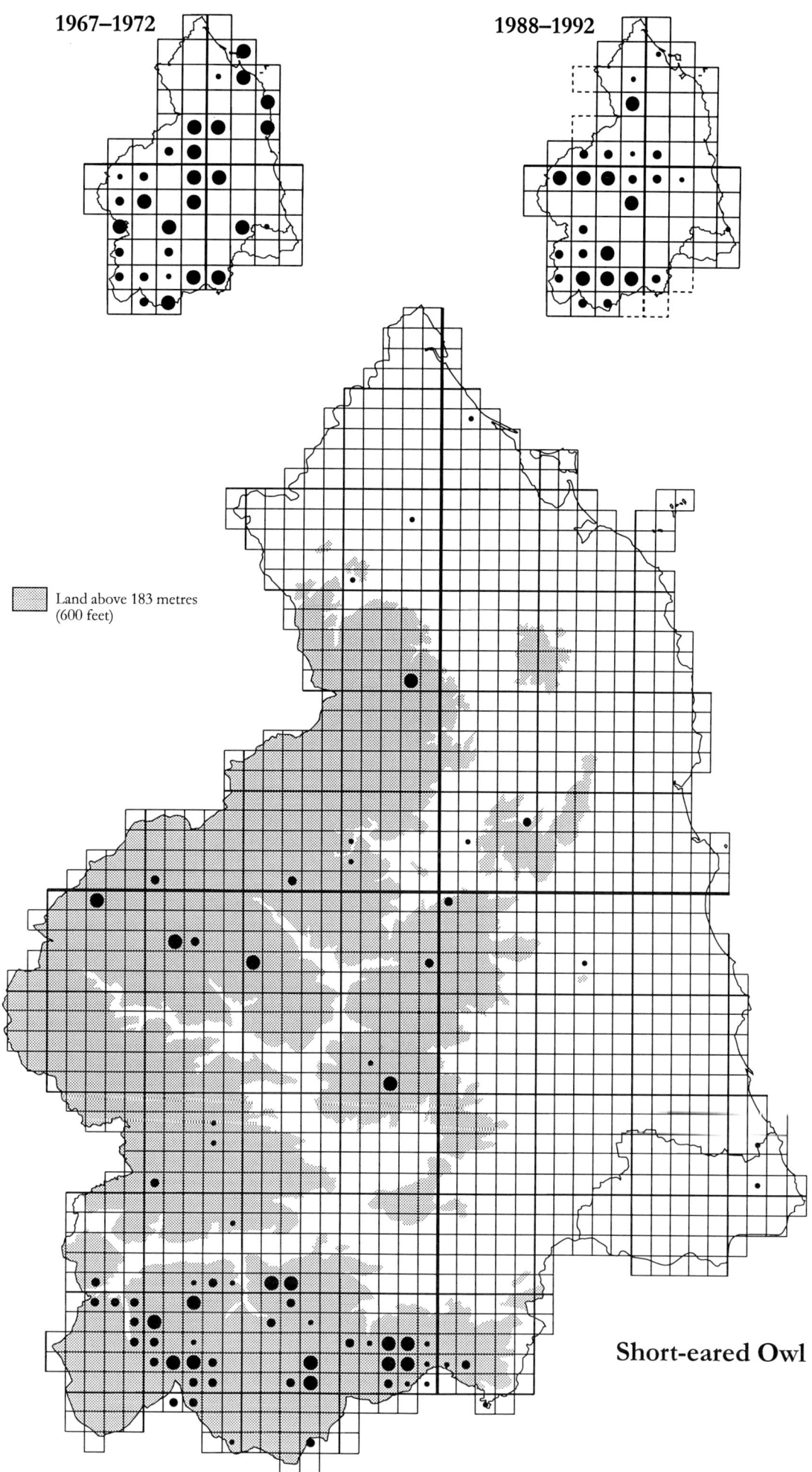

1967–1972

1988–1992

Land above 183 metres
(600 feet)

Short-eared Owl

NIGHTJAR *Caprimulgus europaeus*

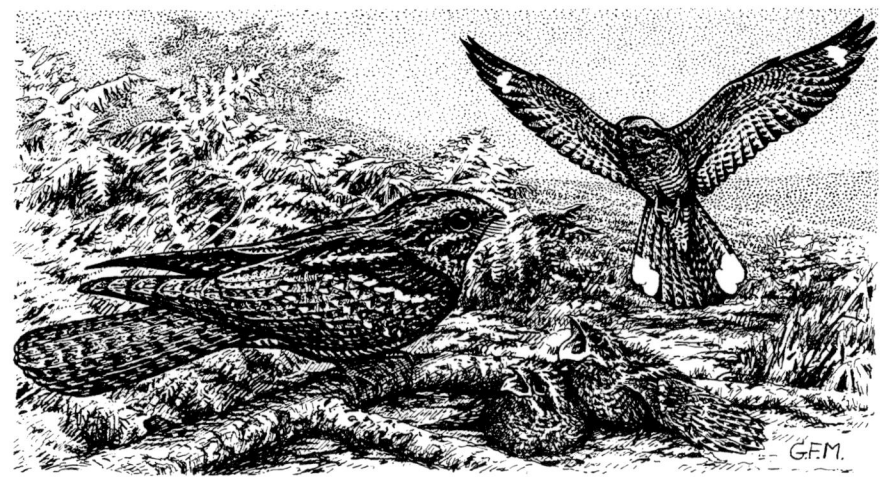

The Nightjar has probably always been on the northern periphery of its breeding range in Northumberland although Chapman (1889), writing at the end of the nineteenth century, suspected that because of its nocturnal habits the species was more common than was perhaps thought. His near contemporary, the ornithologist George Bolam (1912), described the species as occurring sparingly in the region, a situation which seems to have continued after the First World War (Bolam, 1932). In each of the surveys undertaken in the region in 1957 and 1981 (Stafford, 1962; Macfarlane, 1982), and during the earlier national atlas survey (Sharrock, 1976), no more than eight to ten churring males were reported in the county, which resulted in Galloway and Meek (1980) rightly referring to the Nightjar as a rare breeding species.

Nationally it has been known for sometime that the species was in decline between 1930 and the late 1960s (Marchant et al., 1990) but the recent felling of maturing conifer plantations may well have stimulated some expansion as the *New atlas* (Gibbons et al., 1993) implies an increase in Britain from 2,100 churring males in the early 1980s to about 3,400 in 1992 (Morris et al., 1994).

Habitat is obviously very important to every species, but for the specialised requirements of the Nightjar this needs to be exactly right. Modern forestry techniques and the policy of creating smaller forest compartments and trying to maintain age, class and species diversity seems to have benefited the population in Northumberland and the adjoining areas. In the first county breeding atlas survey between 1967 and 1972, Nightjars were located in eight of the ten kilometre squares in Northumberland but this figure was reduced to seven in the current survey (which comprised five confirmed, eight probable and five possible breeding pairs). However, in 1992, after the final year for the collection of data for the national atlas, a detailed survey concentrating on the Nightjar was undertaken by the BTO and RSPB. Dusk and dawn visits by observers revealed a substantial population in the county of between 43 and 45 churring males in suitable habitat, many more than had been expected (Cadwallender & Jewitt, 1993), but confirming the national trends noted in recently felled forestry areas in other parts of the country. As the accompanying tetrad map shows, the bulk of the breeding population was found in the south west of Northumberland and in the Tyne Valley. Hexhamshire, with 18 males, proved to have the highest concentration, although pockets containing between one and five pairs were found in upper and middle Coquetdale, Thrunton Woods, Kyloe and Holburn Moss. Surprisingly, there was no confirmed breeding in the expanses of suitable habitat in the Kielder Forest in spite of extensive observer coverage.

Combined Breeding Atlas & BTO/RSPB 1992 Survey data		
Number of tetrads in which recorded	23	(2%)
Confirmed breeding	5	(22%)
Probable breeding	13	(56%)
Possible breeding	5	(22%)
Total number of pairs recorded	51	
Confirmed breeding	5	
Probably breeding	41	
Possibly breeding	5	

continued on page 136

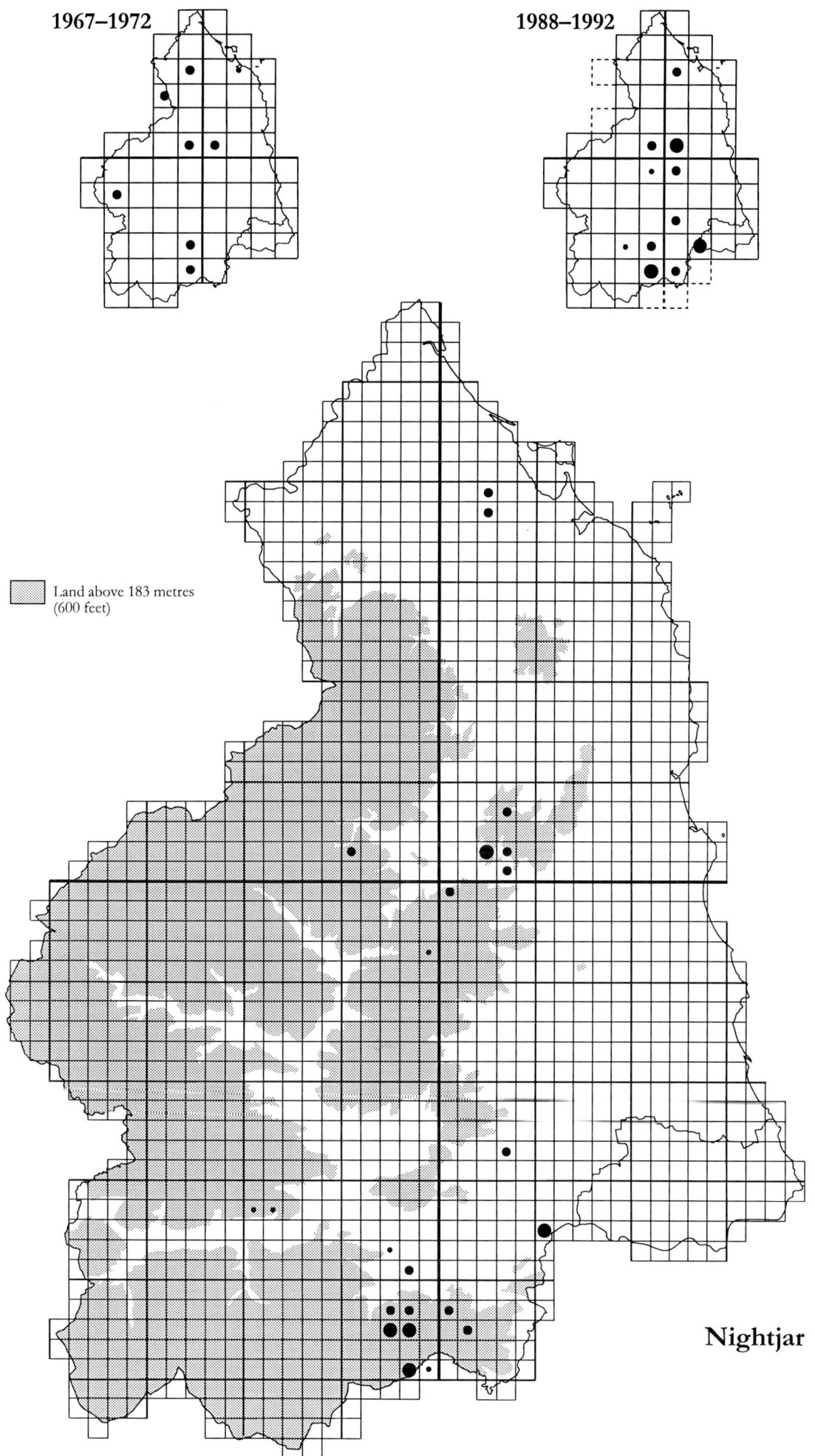

Land above 183 metres
(600 feet)

Nightjar

All of the pairs recorded in the 1992 survey were classified as probable breeding pairs and, if the tetrads and suspected breeding pairs discovered during the atlas survey are added, then a much more accurate picture emerges for the county. Based on these combined data the status of the Nightjar should be increased to that of an uncommon breeding species in Northumberland.

TOM A. CADWALLENDER

SWIFT *Apus apus*

The Swift has been a well-known summer visitor in Northumberland for well over a hundred years (Bolam, 1932), if not even longer, as Hancock (1874) mentioned that the species had 'nested, thirty or forty years ago, ... , in the midst of Newcastle' but was now 'rarely' seen there. In 1967 Macfarlane et al., summarising impressions of breeding species in Northumberland, said that it was 'fairly plentiful in suitable suburban localities, but there seems to be some evidence for a decrease. It may be that modern buildings do not provide a sufficiency of suitable nesting sites'. More recently Galloway and Meek (1980) described the Swift as 'still a common summer visitor, the breeding strongholds being the suburbs of Tyneside and the market towns and larger villages of the county'.

The latter authors also gave the opinion that the species generally nests under the eaves of pre-1939 houses but also quoted a variety of other nest sites including Lindisfarne Priory, Dunstanburgh and Edlingham castles (as recorded by Bolam, 1912), an old lime kiln, a bridge over the River Coquet, a derelict farmhouse and an old iron foundry. During the course of the current atlas survey similar nest sites were noted in several areas of the county.

Despite the fact that the Swift is one of our best known summer visitors, there appear to be no reliable sources of information concerning the population trends nationally, due in the main to the difficulties of censusing this species which often nests in a semi-colonial manner and has an unpredictable presence of non-breeding immature birds (Marchant et al., 1990). This was confirmed by Gibbons et al. (1993) in the *New atlas*, where, since there was no reason to dispute an earlier estimate of the population by Sharrock (1976) and no evidence to suggest that breeding numbers had changed significantly since then, the British and Irish population was given as approximately 100,000 pairs.

The distribution map for the current county atlas survey confirms the earlier statements made by Galloway and Meek concerning the strongholds of the species as shown by the clusters of records in suburban localities and the various county towns and villages. It is only relatively thinly distributed in the uplands of the west and south west, and to a lesser extent in the north, where the lack of suitable nesting sites limits its range. There appears to have been some range contraction since the first atlas survey during 1967 - 1972, as a comparison of the ten kilometre square distribution maps shows an absence in a few squares during the latest survey that were previously occupied. The low totals of the number of tetrads and the number of pairs recorded as confirmed breeding highlights the difficulties of surveying this species. It is difficult to comment on the overall total of 1,719 pairs located during the survey, due to the possible presence of non-breeding birds, but it seems likely that the total county population of the Swift may well be in the range of 2,000 - 3,000 pairs at the present time.

MIKE S. HODGSON

Number of tetrads in which recorded	386	(27%)
Confirmed breeding	36	(9%)
Probable breeding	159	(41%)
Possible breeding	191	(50%)
Total number of pairs recorded	1,719	
Confirmed breeding	113	
Probably breeding	793	
Possibly breeding	813	

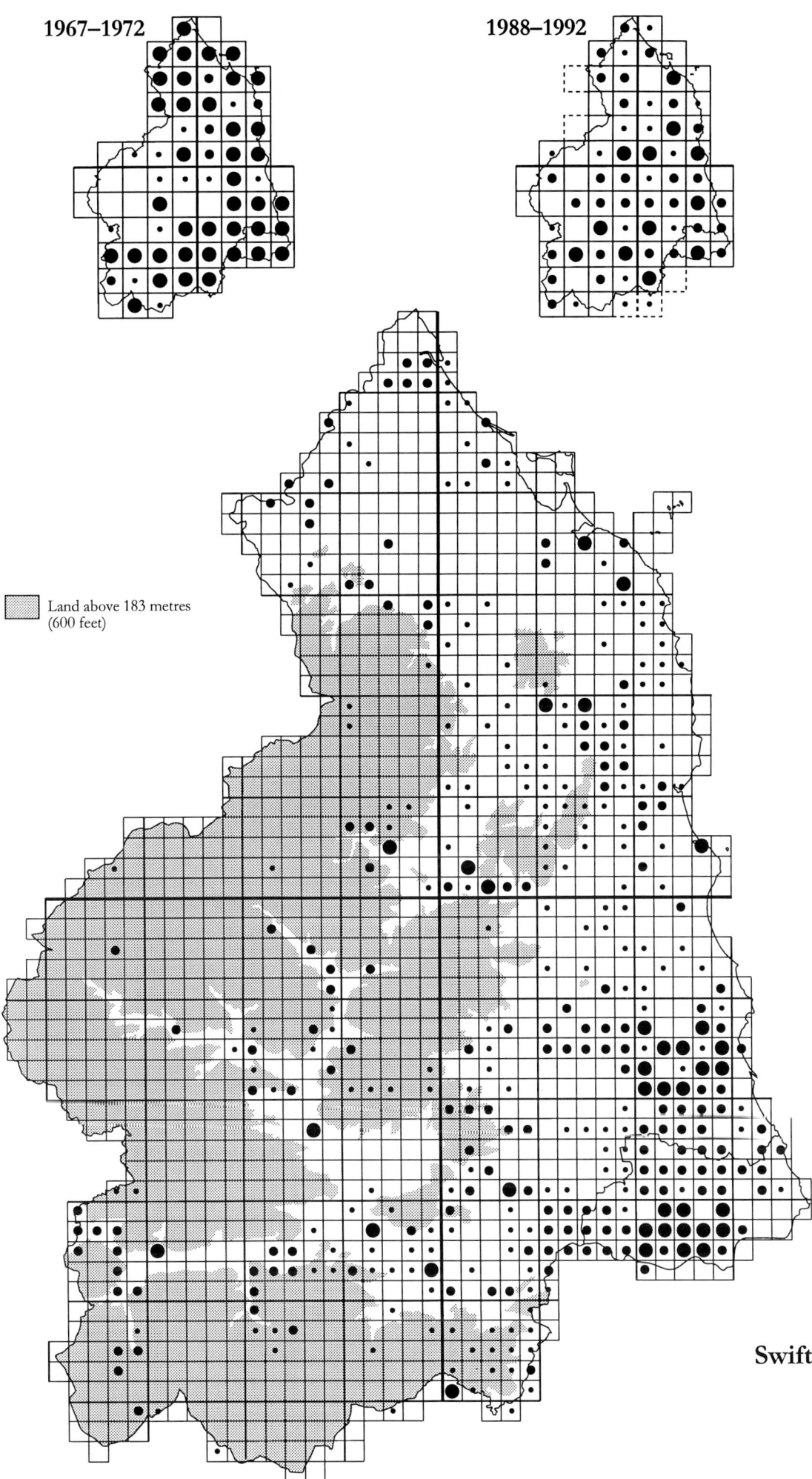

1967–1972

1988–1992

Land above 183 metres
(600 feet)

Swift

KINGFISHER *Alcedo atthis*

The Kingfisher is an uncommon breeding resident in Northumberland, near the northern limit of its range. The main limiting factor nationally is severe winter cold which causes major declines in some years. The coastal lowlands of Northumberland, however, have relatively less extreme winters than the hinterland, as the North Sea ameliorates conditions considerably up to ten - 25 kilometres inland and the number of occasions when temperatures fall low enough to cause the rivers to freeze over is much lower than in other areas of the country. Here the species' scarcity is probably related to a lack of suitable nesting habitat. Kingfishers dig their own nests of deep tunnels in riverbanks but they can only do this where banksides are of light, sandy, stone-free material. The coastal lowlands are mostly heavy, sticky, wet boulder clay, which is often stony and Kingfishers are unable to dig in this or, if they can, the burrow is damp and may chill the eggs. Where erosion has cut through the clay, the base is rock and this is also unsuitable. Inland, riverine sands are more common but here winter cold is significant, for example on the River Till, which is cut off from warm sea air by the Bewick and Kyloe Hills, and rivers freeze over more often. Thus the distribution in the county is low both inland and near the coast but with different limiting factors in each case. The maximum density is shown on the distribution map where these zones overlap some ten - 25 kilometres inland in the south east of the county.

There is no evidence that pollution or water abstraction affects Kingfishers in Northumberland, unlike some other parts of Britain. Acid rain only affects hill streams that are generally not used by Kingfishers and other pollution severe enough to limit feeding is confined to the lower Tyne where no suitable nest sites exist. Water abstraction has not resulted in rivers drying out, the area being well supplied with resources. The clearance of waterside shrub cover on farmland may be a problem but has not been adequately researched to determine effects. Bolam (1912) also cited summer floods as a limiting factor, but Kingfishers, like Dippers, *Cinclus cinclus*, usually select sites above the likely highest flood levels (pers. obs.).

The Kingfisher is on Schedule 1 of the Wildlife and Countryside Act and is therefore protected by special penalties. Despite this, some illegal persecution still occurs, mainly egg theft and vandalism. Earlier persecution by fishing interests noted by Bolam (1932) is probably no longer significant, with a more enlightened attitude now prevailing. The species can be remarkably elusive and it seems likely that some pairs would be missed during timed visits to tetrads although some records were given to atlas workers by landowners. The total of only six confirmed pairs over the current atlas survey will be an underestimate and it is likely that most of the probable and possible records will refer to breeding birds. Some breeding sites are used regularly while other breeding pairs may move between tetrads from year to year giving a possibility of over-recording. The true breeding population is therefore likely to be between ten - 15 pairs but may be as high as 20 pairs.

MICHAEL FRANKIS

Number of tetrads in which recorded	31	(2%)
Confirmed breeding	5	(16%)
Probable breeding	12	(39%)
Possible breeding	14	(45%)
Total number of pairs recorded	33	
Confirmed breeding	6	
Probably breeding	13	
Possibly breeding	14	

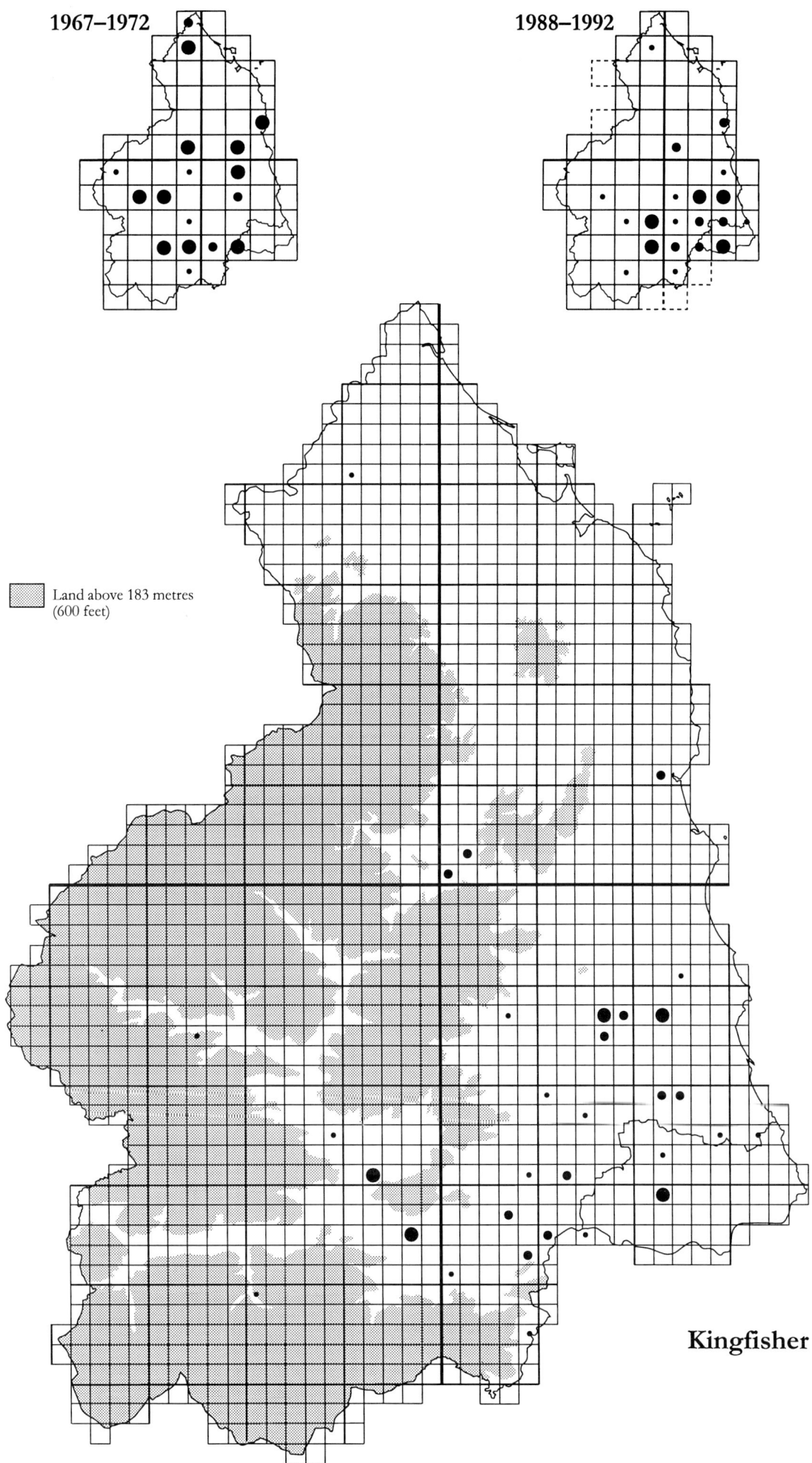

1967–1972

1988–1992

Land above 183 metres
(600 feet)

Kingfisher

GREEN WOODPECKER *Picus viridis*

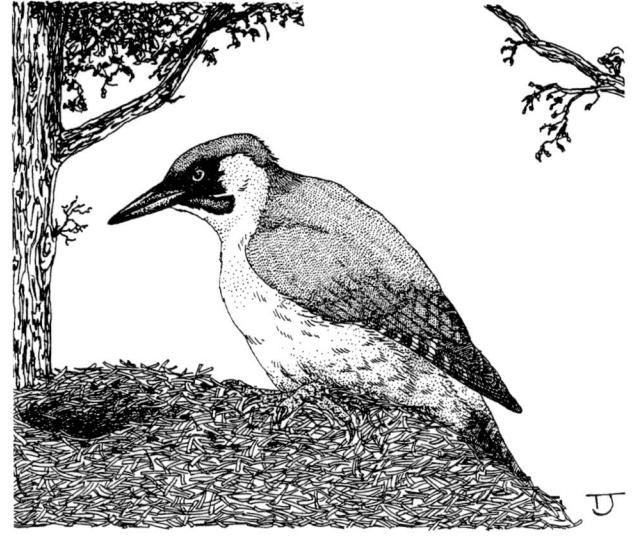

Galloway and Meek (1983) described the species as a well-represented breeding resident although they recalled that George Temperley (1951), in his survey of both Co. Durham and Northumberland some thirty years earlier, had remarked on the recent change of status from uncommon to one which expanded dramatically in the 1940s. Certainly in Bolam's day, at the turn of the century, it was a bird rarely encountered in the north of the county and very infrequently seen elsewhere, with Northumberland being the most northerly outpost in the UK.

Nationally the species appears to be in slight decline (Marchant et al., 1990) which is attributed to changes in farming techniques, particularly with regard to grassland management, as the Green Woodpecker spends much of its time feeding on the ground. In Northumberland its distribution is a clear reflection of the species' preference for mature, mixed woodland and for the more open parkland habitat of the minor stately home. Consequently, with the exception of a few large estates in the coastal hinterland of the county, the Green Woodpecker is concentrated in the wooded valleys that flank the upland marginal land. Here, in these areas, extensive tracts of suitable mature trees have survived, particularly in the valleys of the rivers Allen, Tyne, Coquet, Wansbeck and Till, and their main tributaries, with the current distribution showing a close similarity to the findings of the first national breeding atlas (Sharrock, 1976). The species is also noticeably absent from the coniferous plantations in the west of the county where the more extreme weather conditions are not conducive to its ground-feeding habits.

The present estimate of a minimum of 113 pairs in 39 separate ten kilometre squares compares favourably with 103 occupied sites in 32 ten kilometre squares in the survey undertaken of the area and reported by Rossiter (1987), and also in 31 ten kilometre squares in the first county atlas exercise. Rossiter felt that 103 pairs was an over-estimate, as all yaffling birds are not necessarily breeding birds, but countered this by commenting on the species' rather secretive and silent behaviour outside the breeding season. The higher number in the current survey is probably a reflection on the more thorough coverage by the present atlas workers and the population would now seem to be stable in the county, having recovered from the decline caused by several hard winters during the 1960s and 1980s.

JOHN C. DAY

Number of tetrads in which recorded	99	(7%)
Confirmed breeding	11	(11%)
Probable breeding	65	(66%)
Possible breeding	23	(23%)
Total number of pairs recorded	113	
Confirmed breeding	11	
Probably breeding	76	
Possibly breeding	26	

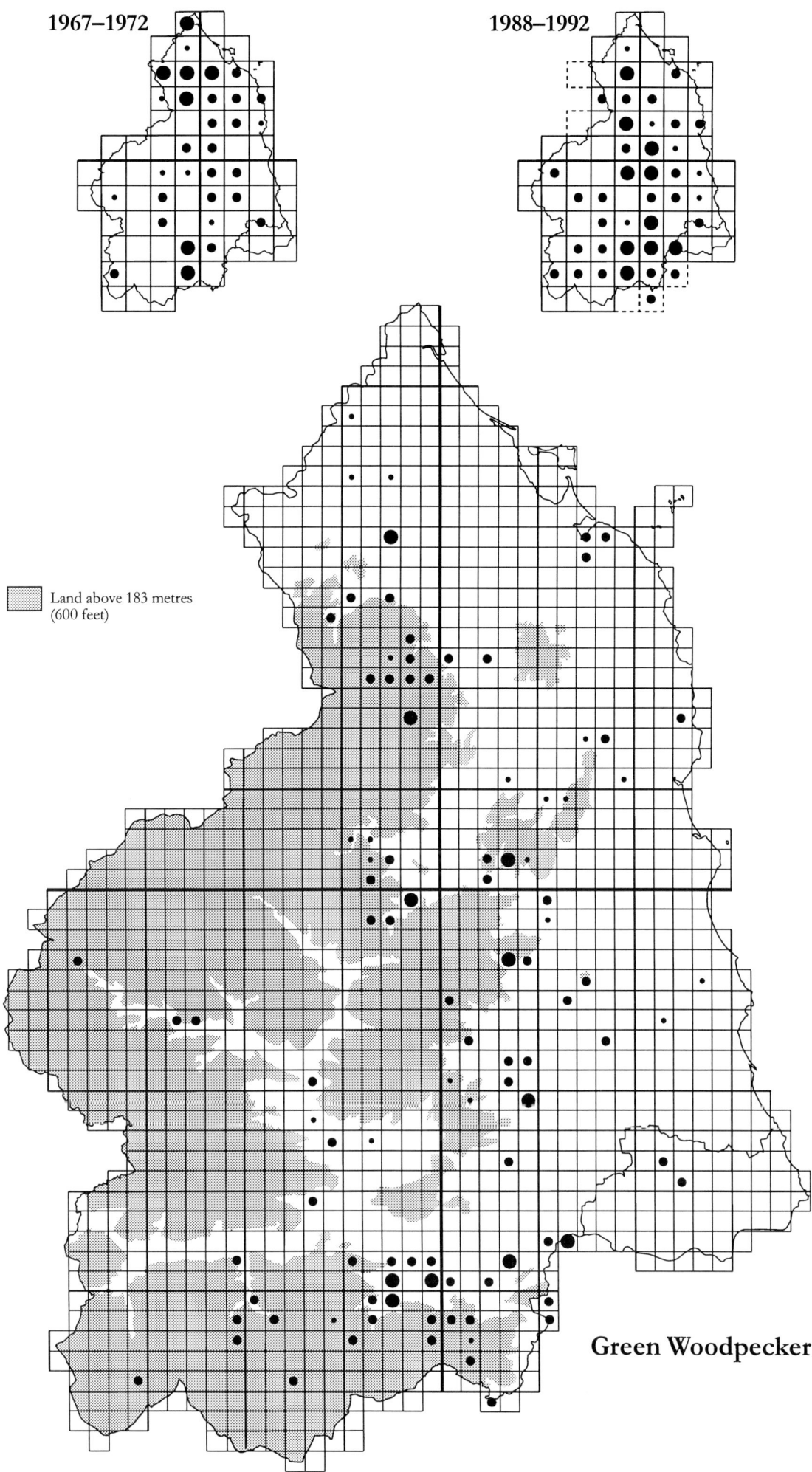

1967–1972

1988–1992

Land above 183 metres
(600 feet)

Green Woodpecker

GREAT SPOTTED WOODPECKER *Dendrocopos major*

Historical records collected by Bolam (1912) suggest that the species suffered a dramatic decline during the first 50 years of the nineteenth century in both the North of England and Scotland, but began to recover in the 1860s. He was therefore able, by 1912, to say that they had increased and become reasonably common in areas with suitable habitat. It is now regarded as a well-represented breeding species, a fact confirmed by Galloway and Meek (1983) who stated that it is found in areas of mixed woodland throughout the county, although nowhere in high density.

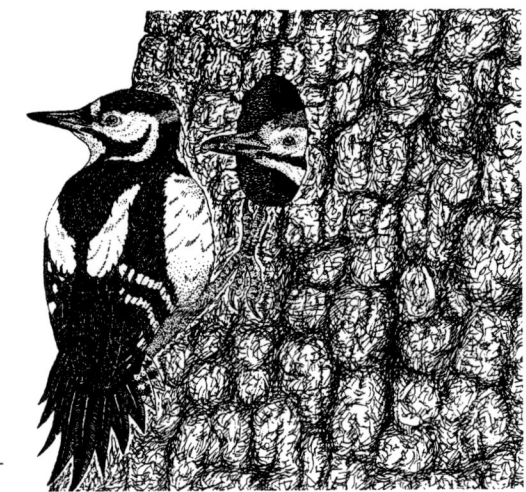

Nationally, the species probably peaked in the late 1970s and early 1980s, largely as a result of the abundant food supply provided by the larvae of *scolytid* beetles as Dutch elm disease became rampant. Although this was less disastrous in the North East than elsewhere, the presence of maturing coniferous plantations may also be responsible for the wider dispersal of the species (Marchant et al., 1990).

Overall in Northumberland, the Great Spotted Woodpecker appears to occupy the same areas as found during the first county atlas survey between 1967 - 1972, with a concentration in the south east and a clear pattern of distribution along the main river valleys. Mature deciduous woodland in the south east, the parkland habitat of country seats in the middle of the county and the relict mixed woodland in the upper valleys, all support populations of Great Spotted Woodpecker, although rarely are there more than three or four pairs per ten kilometre square. Exceptions are to be found along the Tyne Valley and in the Rothbury area where large nineteenth century estates have preserved suitable habitat and an average of 12 pairs per ten kilometre square is recorded. The total number of ten kilometre squares from which the species was reported during the 1967 - 1972 survey was 48 and the slight increase indicated by the current survey confirms that the population is relatively stable. A total of 254 pairs was found during the atlas period but, as some birds may have been missed in some of their preferred breeding habitat, the current breeding population in the county is probably in the range 250 - 300 pairs.

JOHN C. DAY

Number of tetrads in which recorded	213	(15%)
Confirmed breeding	56	(26%)
Probable breeding	111	(52%)
Possible breeding	46	(22%)
Total number of pairs recorded	254	
Confirmed breeding	64	
Probably breeding	132	
Possibly breeding	58	

1967–1972   1988–1992

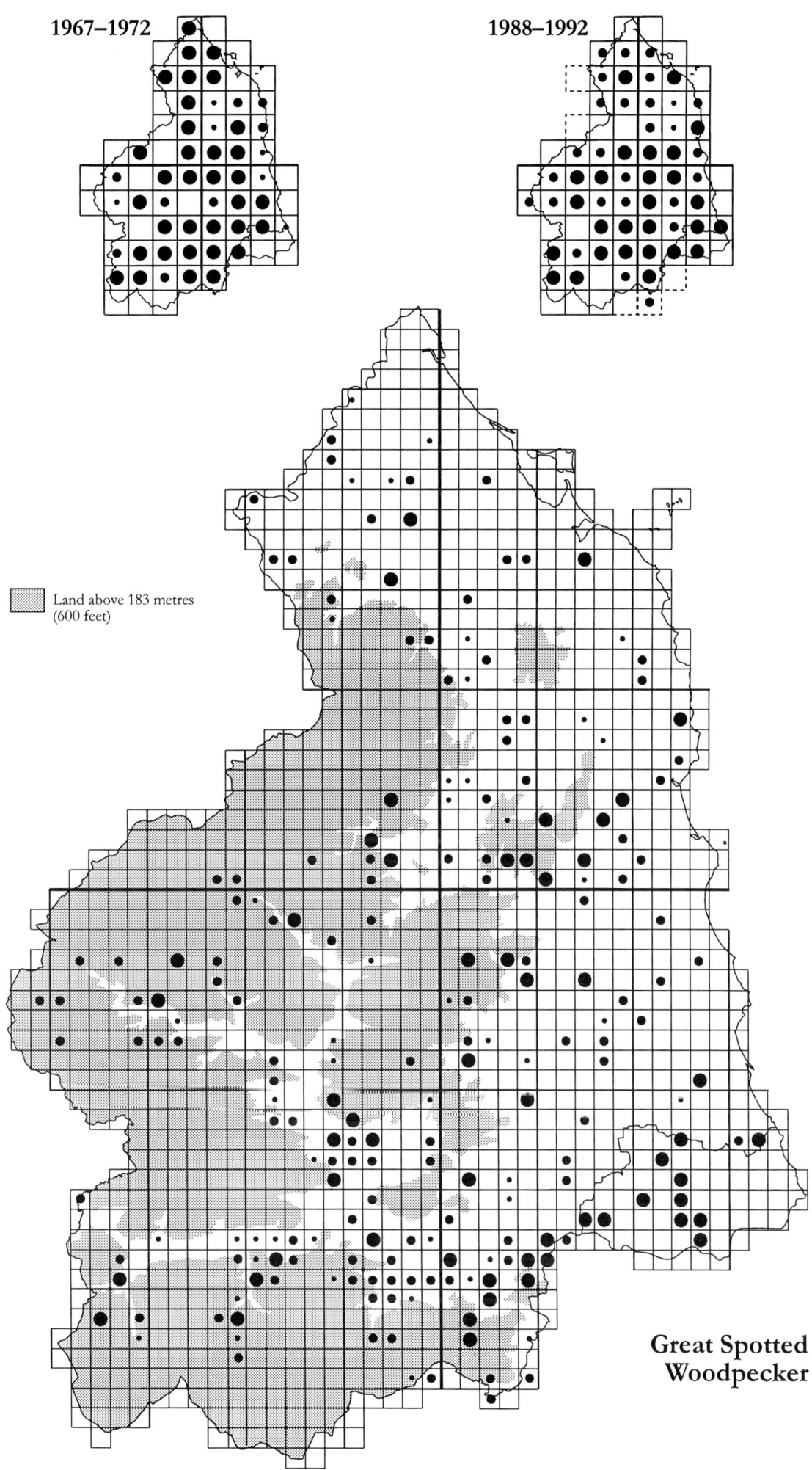

Land above 183 metres
(600 feet)

**Great Spotted
Woodpecker**

LESSER SPOTTED WOODPECKER *Dendrocopos minor*

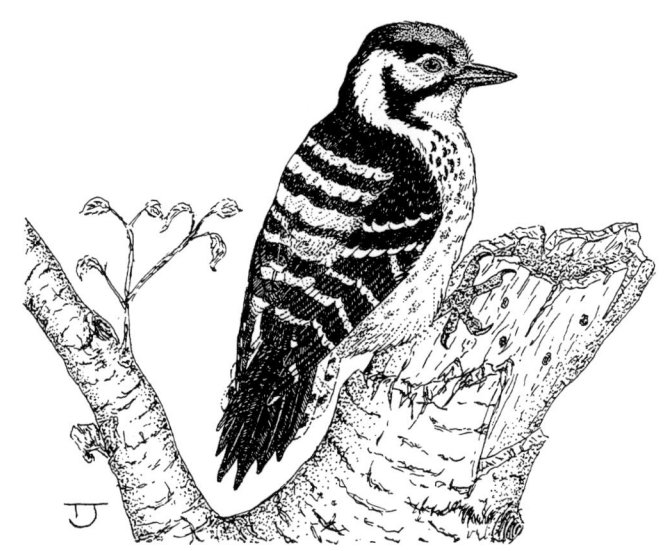

During the period covered by the first national atlas survey between 1968 - 1972 (Sharrock, 1976), it was clearly demonstrated that Lesser Spotted Woodpecker did not breed at all in Northumberland and there was only one positive report from Co. Durham. The species is largely sedentary and, even though it likes the same habitat as that occupied by the Great Spotted Woodpecker, *Dendrocopos major*, it is more susceptible to prolonged severe winters. Nevertheless, Bolam (1912) provided evidence for a number of nineteenth century records in suitable parkland habitat and Galloway and Meek (1983) commented that it had been seen with increasing frequency in the Tyne Valley in recent years.

The distribution map from the current atlas survey certainly supports this claim although no confirmed breeding was reported. In all, seven pairs were located in the Tyne Valley and two others in suitable parkland habitat on the coastal plain.

Nationally the species appears to have increased with the outbreak of Dutch elm disease and the resultant additional food supply, and then gone into decline as the disease waned (Marchant et al., 1990). This trend is probably reflected in Northumberland where the numbers reported annually increased during the early 1980s but as the epidemic abated sightings of the species, since the beginning of the 1990s, have declined with the result that the Lesser Spotted Woodpecker remains a rare occasional breeder in the county.

JOHN C. DAY

Number of tetrads in which recorded	9	(0.6%)
Confirmed breeding	0	(0%)
Probable breeding	4	(44%)
Possible breeding	5	(56%)
Total number of pairs recorded	9	
Confirmed breeding	0	
Probably breeding	4	
Possibly breeding	5	

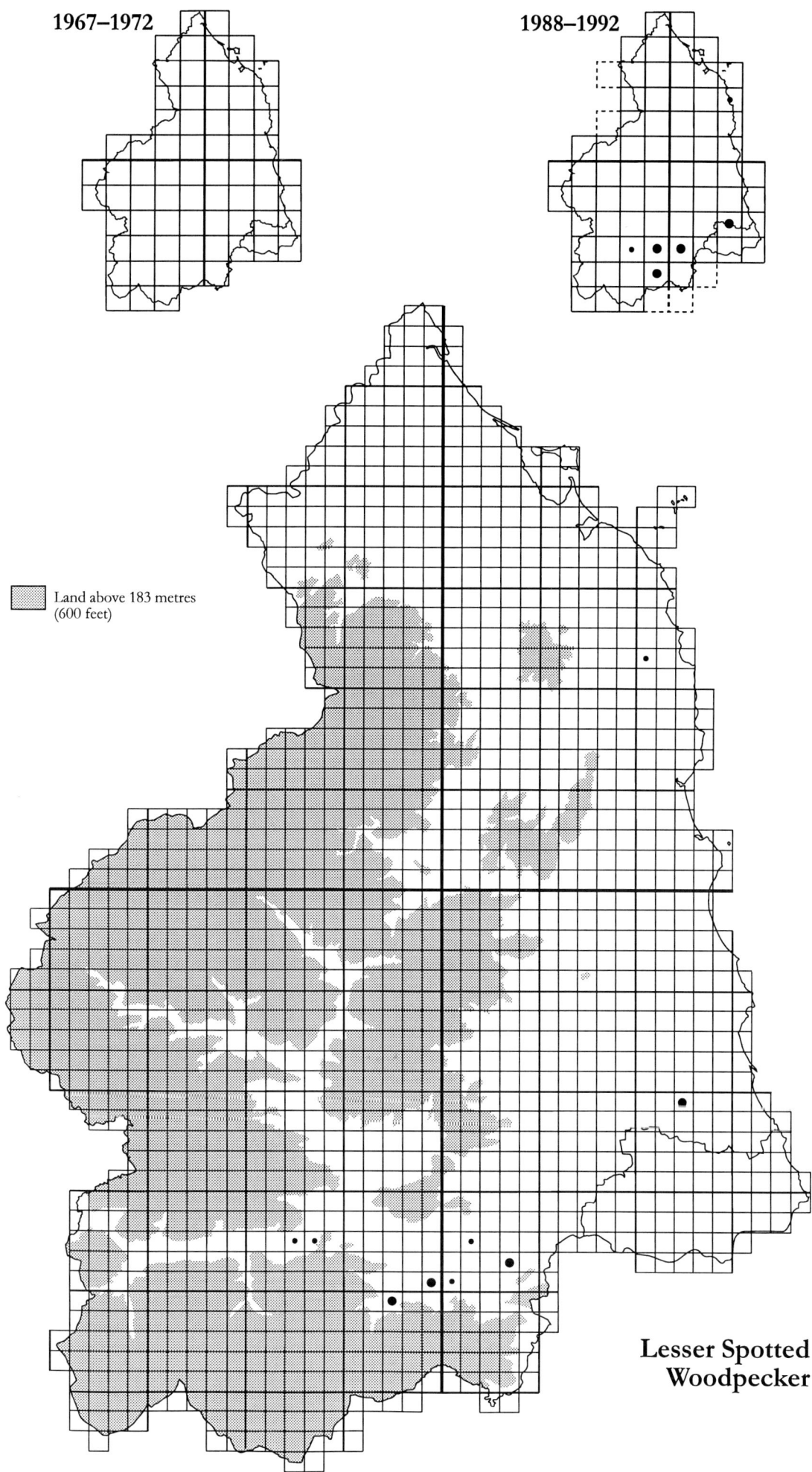

1967–1972

1988–1992

Land above 183 metres
(600 feet)

**Lesser Spotted
Woodpecker**

SKYLARK *Alauda arvensis*

Bolam (1912) described the Skylark as 'an abundant resident all over the district'. Since then the species has shown a decline in the county, resulting partly from the afforestation of grassy moorland and partly from the expansion of suburbia which has reduced the number of suitable breeding sites. Despite a decline nationally, especially since about 1981 (Marchant et al., 1990), the Skylark is still regarded as an abundant breeding species in the county.

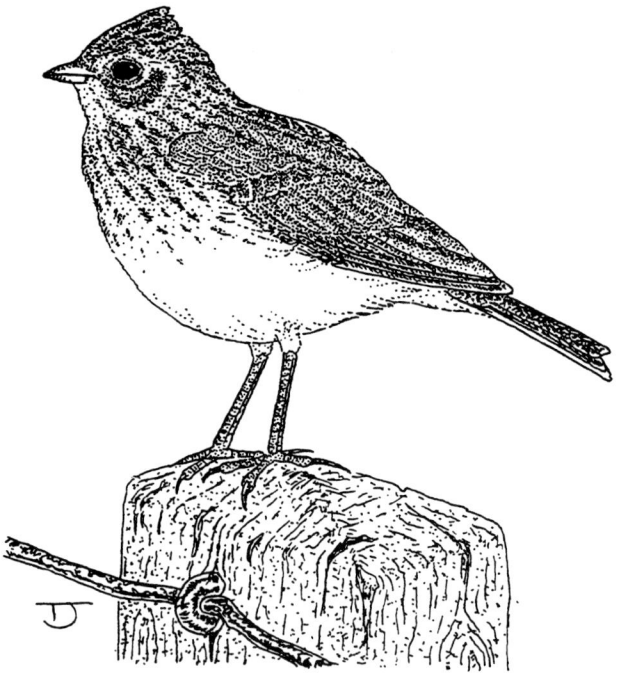

Although widespread throughout the area, with no significant changes in distribution since the first county atlas survey during 1967 - 1972, there is an absence of records from the upland forested areas of the west and, more surprisingly, from much of the western Tyne Valley. Skylarks are essentially inhabitants of farmland, whether mixed, arable or pastoral, and of coastal dunes. The highest concentrations during the current atlas survey were found in Coquetdale, the Cheviot foothills and the north Northumberland coastal plain.

However, nationally, the *New atlas* (Gibbons et al., 1993) shows Skylarks to be most numerous in areas of mixed and arable farming. Whilst it is currently in decline as a breeding species, especially in the intensive farming areas of eastern England, the recent set-aside policy may help to reverse this, particularly if weeds are allowed to flourish during the spring and early summer. The first indications are, unfortunately, not too optimistic.

Locating Skylarks during the breeding season is very easy, with their loud prominent song flight being so obvious, but without extensive and time-consuming searching, their nests are difficult to locate. It is not surprising, therefore, that only 357 confirmed breeding pairs were located, especially with the constraints imposed by the timed visits, and the total number counted during the survey fieldwork would indicate that the current breeding population in the county is probably between 7,000 and 12,000 pairs.

LINDSAY J. McDOUGALL

Number of tetrads in which recorded	1,045	(74%)
Confirmed breeding	173	(16%)
Probable breeding	832	(80%)
Possible breeding	40	(4%)
Total number of pairs recorded	7,017	
Confirmed breeding	357	
Probably breeding	6,288	
Possibly breeding	372	

1967–1972

1988–1992

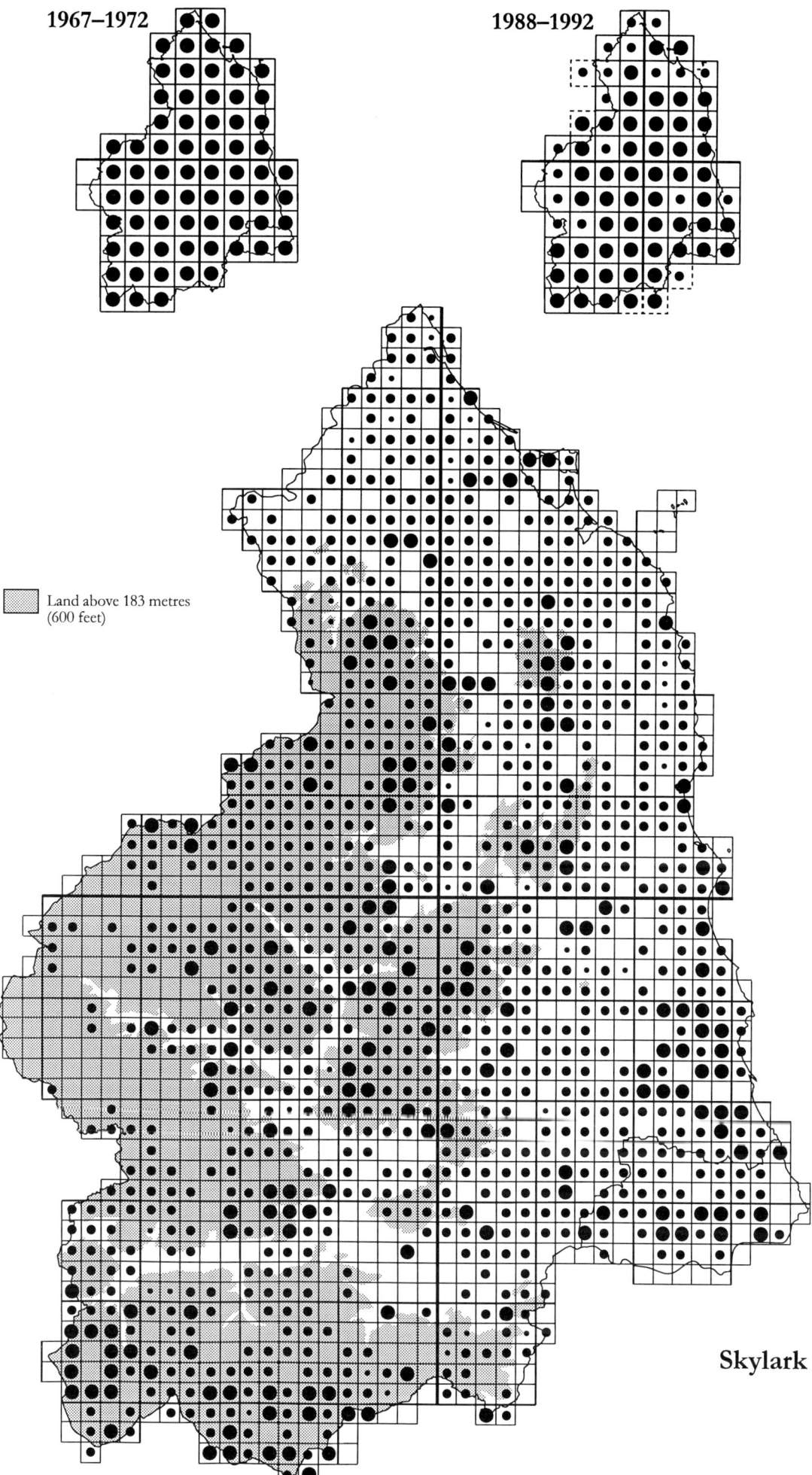

Land above 183 metres
(600 feet)

Skylark

SAND MARTIN *Riparia riparia*

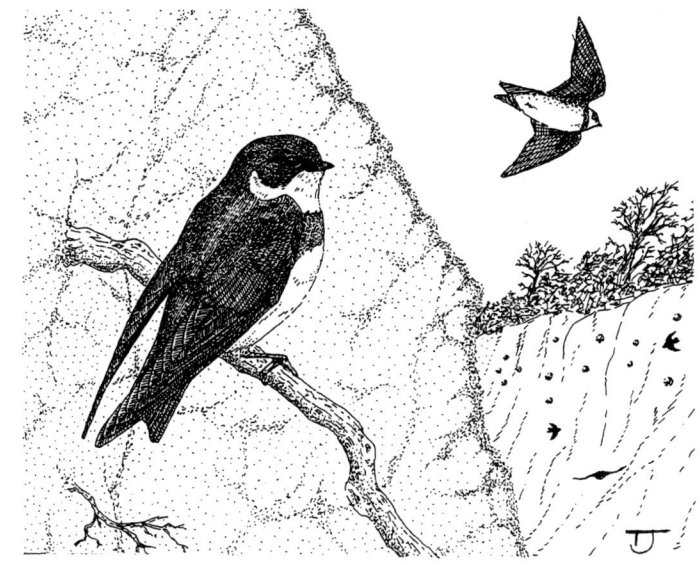

Galloway and Meek (1983) referred to a decline in the number of Sand Martins during the 1970s prior to which the species had nested commonly throughout rural Northumberland in sand quarries, railway cuttings, river embankments and on coastal sites. Colonies exceeding 1,000 pairs were not unusual and even industrial spoil heaps at Prudhoe and in Allendale, in the south of the region, were used as nest sites. This decline, which was apparent both nationally and throughout Europe, was thought to be a result of food shortages in the wintering area in West Africa with Marchant et al. (1990) referring to 'a serious population crash' and quoting falls in some areas in Britain in excess of 70% of the mid 1960s totals. Those same areas were, however, able to report a steady recovery by the mid 1980s and this would also seem to be the case for Northumberland and Tyne and Wear.

A comparison of the two local ten kilometre maps nevertheless shows that this recovery is slow and far from complete for, whilst the species had been present in 57 ten kilometre squares in the 1967 - 1972, survey it was only recorded in 47 (old), and two (new), squares in this current survey. Recent colony counts are somewhat smaller than the pre 1970 numbers with reports of 150 - 300 nests located at Corbridge, Etal Bridge and in the sand dunes at Togston. Its distribution is clearly restricted to the aforementioned habitats, especially the river systems, with the rivers North and South Tyne, Rede, Till and Tweed being particularly important. Nor should the significance of coastal sites be overlooked and, with the creation of artificial embankments on selected nature reserves in its early days of experimentation, it will be interesting to observe the Sand Martin's reaction to such habitats as time progresses.

The present assessment of some 2,500 - 3,500 pairs is probably a true reflection of its numbers in the county, confirming the Sand Martin as a common breeding summer visitor.

BRYAN GALLOWAY

Number of tetrads in which recorded	179	(13%)
Confirmed breeding	73	(41%)
Probable breeding	61	(34%)
Possible breeding	45	(25%)
Total number of pairs recorded	3,381	
Confirmed breeding	2,838	
Probably breeding	369	
Possibly breeding	174	

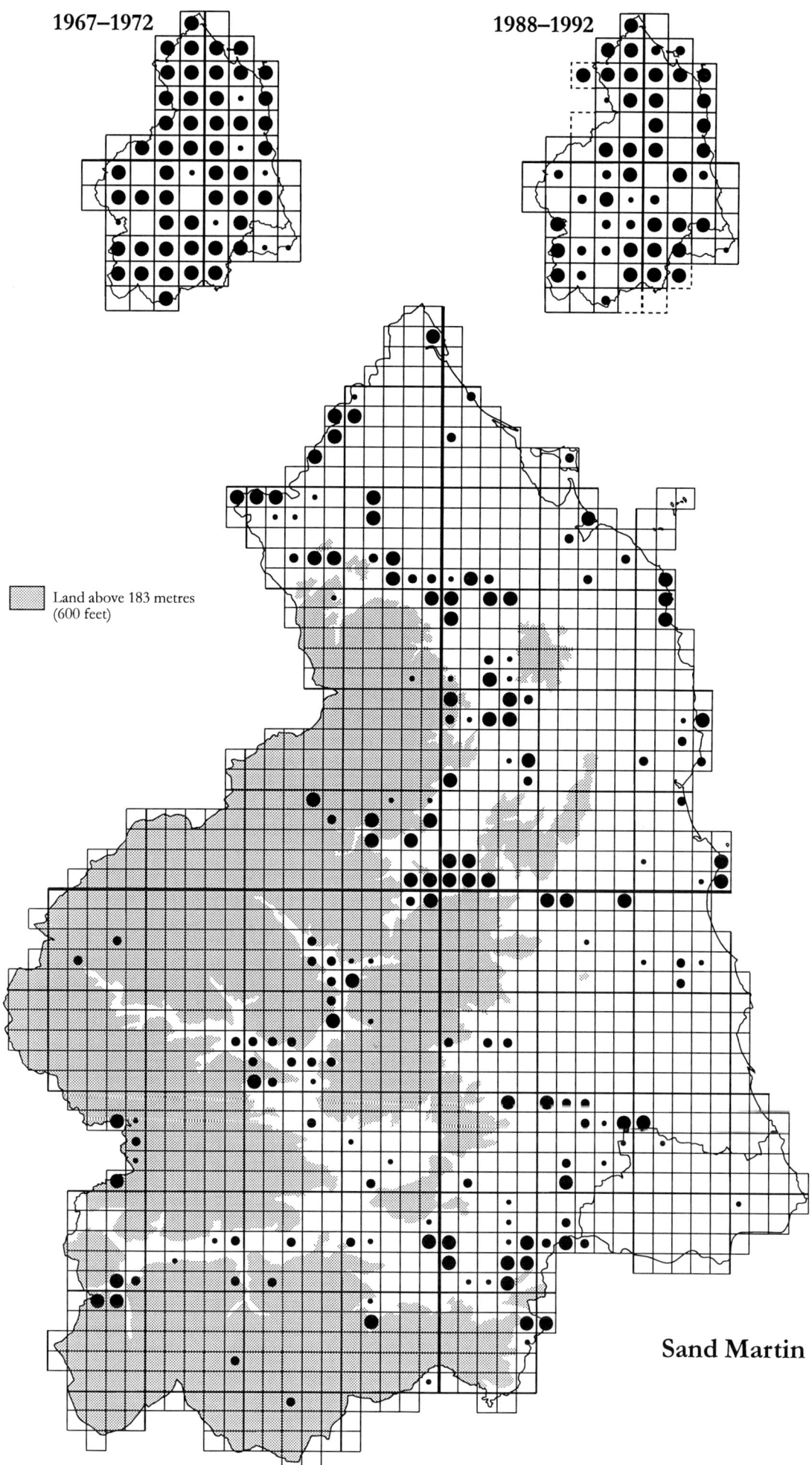

1967–1972

1988–1992

Land above 183 metres
(600 feet)

Sand Martin

SWALLOW *Hirundo rustica*

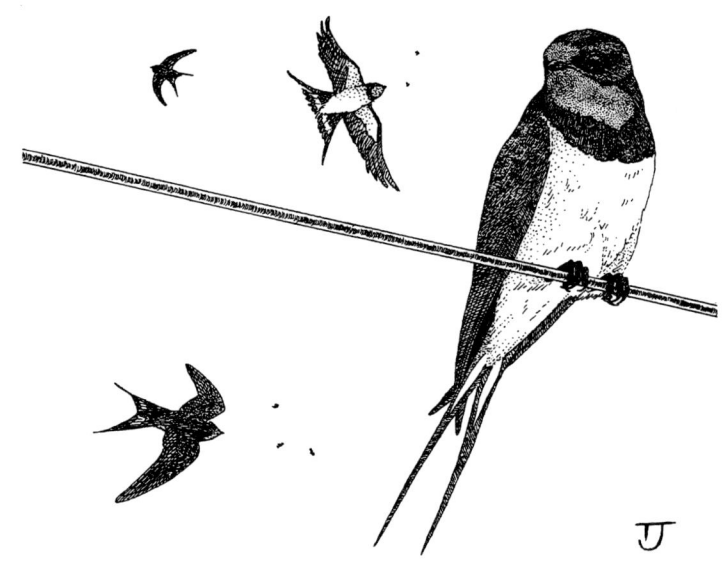

Apart from the expected annual fluctuations in numbers of this trans-Saharan migrant, it is probable that the population has changed little since the times of Hancock and Bolam who both implied that the species was common and widespread. Such fluctuations as those mentioned above were amply demonstrated in an annual monitoring programme in the Riding Mill - Slaley area in the Tyne Valley, between 1967 and 1983, when numbers varied from 15 to 43 breeding pairs, with the highest numbers in the later years (Northumbria Ringing Group, unpublished data).

The overall national population trend for the species is, nevertheless, one of slow decline (Marchant et al., 1990), even allowing for the continual annual fluctuations. This gradual fall in numbers is variously attributed to the 'improvement' of farm buildings and changes in agricultural practices affecting the abundance of insect food. It is difficult to compare this national picture with the current situation in Northumberland, with virtually the same number of ten kilometre squares having confirmed breeding birds in both the 1967 - 1972 and 1988 - 1992 surveys.

Indeed the Swallow's liking for farmsteads and open buildings makes Northumberland an attractive nesting area and even recent structures such as a bus shelter in Coquetdale, a road bridge at Mitford, the Tyneside Metro Station at Shiremoor and several bird watching hides at nature reserves around the region, have all proved to be desirable nest sites. Even the upturned herring boats now used as storage sheds on Holy Island, the isolated buildings on the Farne Islands and various cattle shelters at altitudes up to 500 metres a.s.l. are regularly used.

Needless to say, the Swallow has a widespread distribution, being absent only from Newcastle City and other large town centres, the highest tracts of open moorland and the heavily afforested areas in the west of the county. The total of about 6,000 pairs which emerged from the present survey would seem to be a reasonably accurate assessment of the current numbers.

BRYAN GALLOWAY

Number of tetrads in which recorded	1,012	(72%)
Confirmed breeding	405	(40%)
Probable breeding	457	(45%)
Possible breeding	150	(15%)
Total number of pairs recorded	5,825	
Confirmed breeding	1,272	
Probably breeding	3,040	
Possibly breeding	1,513	

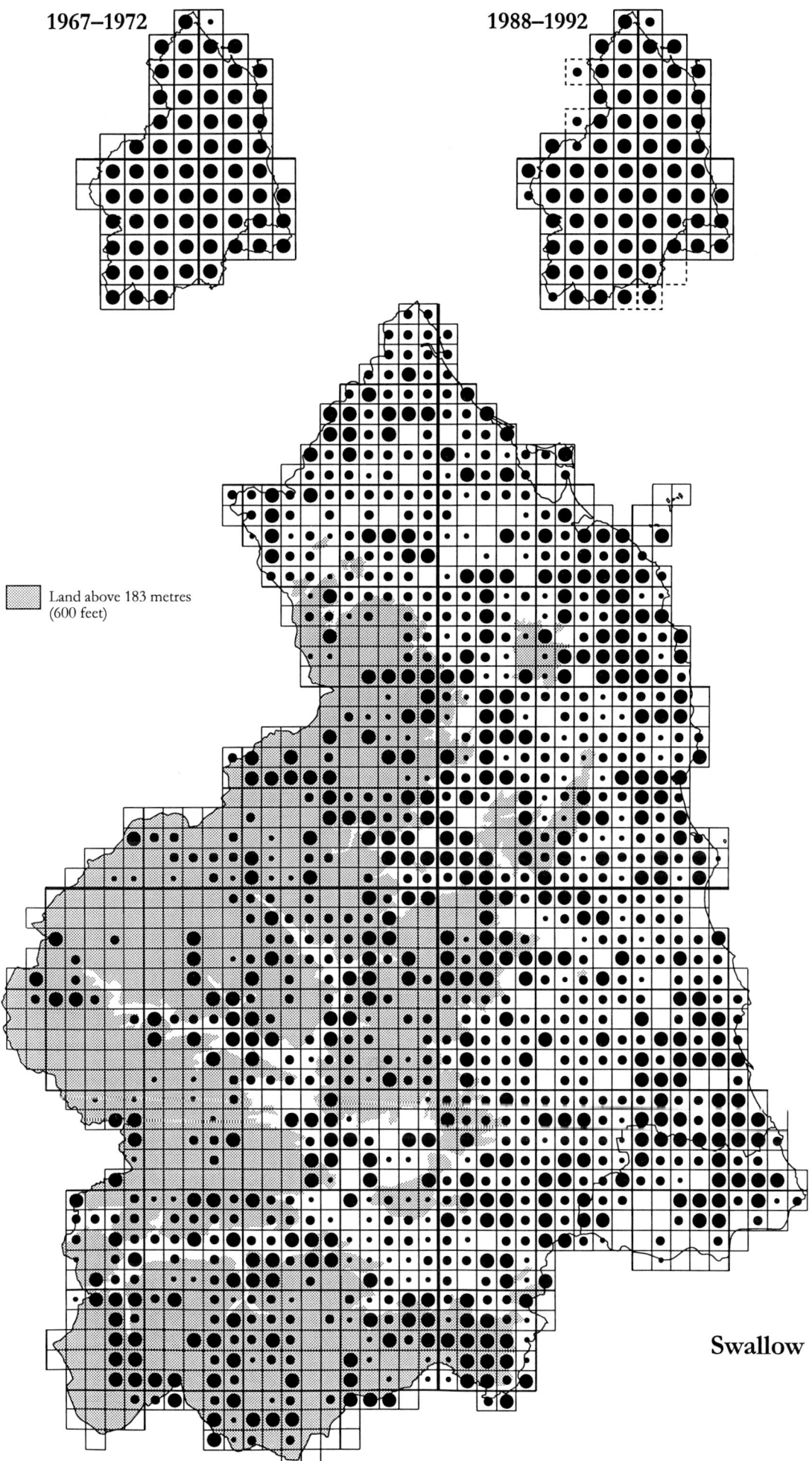

Land above 183 metres
(600 feet)

Swallow

HOUSE MARTIN *Delichon urbica*

The 'Window Swallow' or 'Black Martin' was described by Bolam (1912) as more numerically abundant in Northumberland although not so universally distributed as the Swallow, *Hirundo rustica*. Like other authors, Bolam commented on the faithfulness to breeding sites year after year of the species and of its colonial nesting habits. Some of the sites mentioned by him were still being occupied each breeding season over 70 years later. Galloway and Meek (1983) in particular noted this wide diversity of nesting habitat with colonies of up to 300 pairs at sites as widespread as the

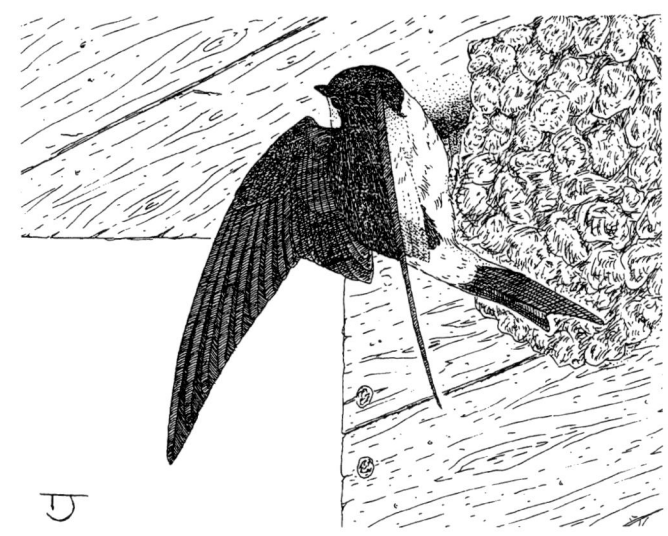

cliffs at Cullernose Point and Needles Eye to remote buildings, both occupied and deserted, high on the Cumbrian and Scottish borders. Bridges and viaducts were also singled out as favourite nest sites as well as boat houses beside lakes and reservoirs, with the attraction to relatively new housing estates continuing to be a feature.

The current status nationally of the species is one of little numeric change during the last 30 years, even though the development of new housing estates, noted above, has created many potential nest sites (Marchant et al., 1990). The *New atlas* (Gibbons et al., 1993) reinforces Marchant's statements and estimates the British population in the region of 250,000 - 500,000 pairs.

The situation in Northumberland parallels that of the national trend. The present atlas survey suggests a change has taken place, especially in the south east where an increase is evident, perhaps relating to the building of new housing estates and the creation of a number of wetland nature reserves. Conversely, fewer pairs seem to have been reported from the west, which is of little surprise with the continued maturing of the Border conifer forests. Although the House Martin's distribution has changed, there is probably little overall numerical difference in the population and the present assessment of some 3,000 pairs seems fairly accurate. It is nevertheless interesting to note that there were 5,825 pairs of Swallows recorded during the survey and this conflicts somewhat with the initial statement by Bolam about the relative abundance of the two species.

BRYAN GALLOWAY

Number of tetrads in which recorded	462	(33%)
Confirmed breeding	181	(39%)
Probable breeding	193	(42%)
Possible breeding	88	(19%)
Total number of pairs recorded	2,737	
Confirmed breeding	1,156	
Probably breeding	991	
Possibly breeding	590	

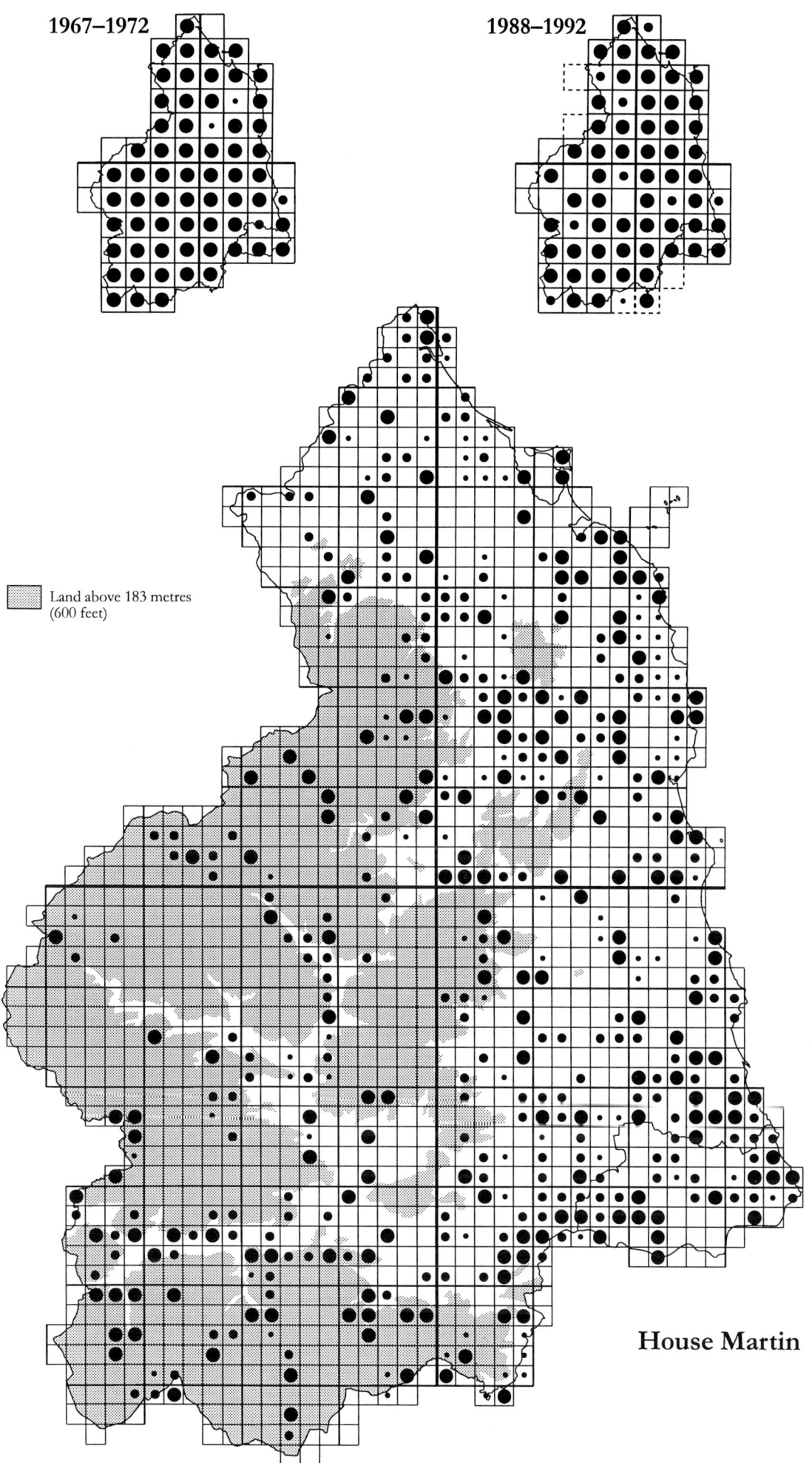

1967–1972

1988–1992

Land above 183 metres
(600 feet)

House Martin

TREE PIPIT *Anthus trivialis*

'A summer visitor, well know throughout the district, and numerous in many places, especially favouring well-wooded parks and the lower portions of our upland glens' wrote Bolam in 1912, a description which holds true today. Bolam might, however, be surprised at how successfully Tree Pipits have colonised new plantations. The parachuting song flight is as likely today to be to the top of a Sitka spruce or a Lodge Pole pine in Kidland or Thrunton forest as to a birch or alder in the Harthope Valley or the College Burn. Indeed, Avery and Leslie (1990) argue that conifer plantations hold important fractions of the Tree Pipit population and suggest that in the Breckland, East Anglia, Tree Pipits are possibly the most common species on re-stocked sites.

The earliest Tree Pipits arrive in April, or exceptionally in late March, and take up breeding territories inland in April and May. For example at Slaggyford, on the South Tyne, 25 territories were located by 29th April 1989 (Bradshaw, Hodgson, Johnston & Kerr, 1990). By late July and August, the birds have stopped singing and become harder to detect as they leave their breeding haunts.

The current atlas survey results closely mirror the national picture for the species. The Tree Pipit is an upland species which largely avoids agricultural land since it does not provide the bird with its requirements of prominent song posts, open ground for foraging and suitable tussocks or brash under which to conceal the nest. All of these are admirably supplied by a mixture of clearfell, new planting and mature trees (to cite the new environment) or relict birch and alder woods in upland valleys. It is therefore hardly surprising that the Tree Pipit was recorded much more commonly in the uplands than along the coastal, intensively-farmed lowlands. Some high densities were found in the North Tyne Valley where one 10 kilometre square (NY78) contained 70 territories including one tetrad holding 19 pairs. Smaller concentrations were reported from such diverse places as Redesdale, the Kidland Forest, Cragside (Rothbury) and the March Burn (Hexhamshire).

Fieldworkers found Tree Pipits in 303 tetrads and located a breeding population of 750 pairs. The decline noted in South and East England (Gibbons et al., 1993) is reflected in Northumberland, with birds absent from six 10 kilometre squares along the coast and in agricultural north Northumberland, where they were present in the late 1960s. On the other hand, pairs were located at Berwick and on the coast south of the Tweed where none were recorded during the first county atlas survey between 1967 - 1972. In all, 117 pairs were confirmed as breeding, a figure consistent with the nature of the terrain in which Tree Pipits nest. Although conspicuous and easily detectable as songsters, they are less easy and time-consuming to follow back to the nest. Some pairs were undoubtedly overlooked in the vast areas of afforested upland which can contain hundreds of miles of forest edge, clearfell breaks, windthrow and other features conducive to breeding Tree Pipits, so perhaps 1,000 pairs is not an over-optimistic estimate. As the Border Forest continues to be cropped and re-stocked, more and more habitat will become available, so the future of the Tree Pipit in the county seems assured.

MIKE HENRY

Number of tetrads in which recorded	303	(22%)
Confirmed breeding	47	(16%)
Probable breeding	225	(74%)
Possible breeding	31	(10%)
Total number of pairs recorded	750	
Confirmed breeding	117	
Probably breeding	566	
Possibly breeding	67	

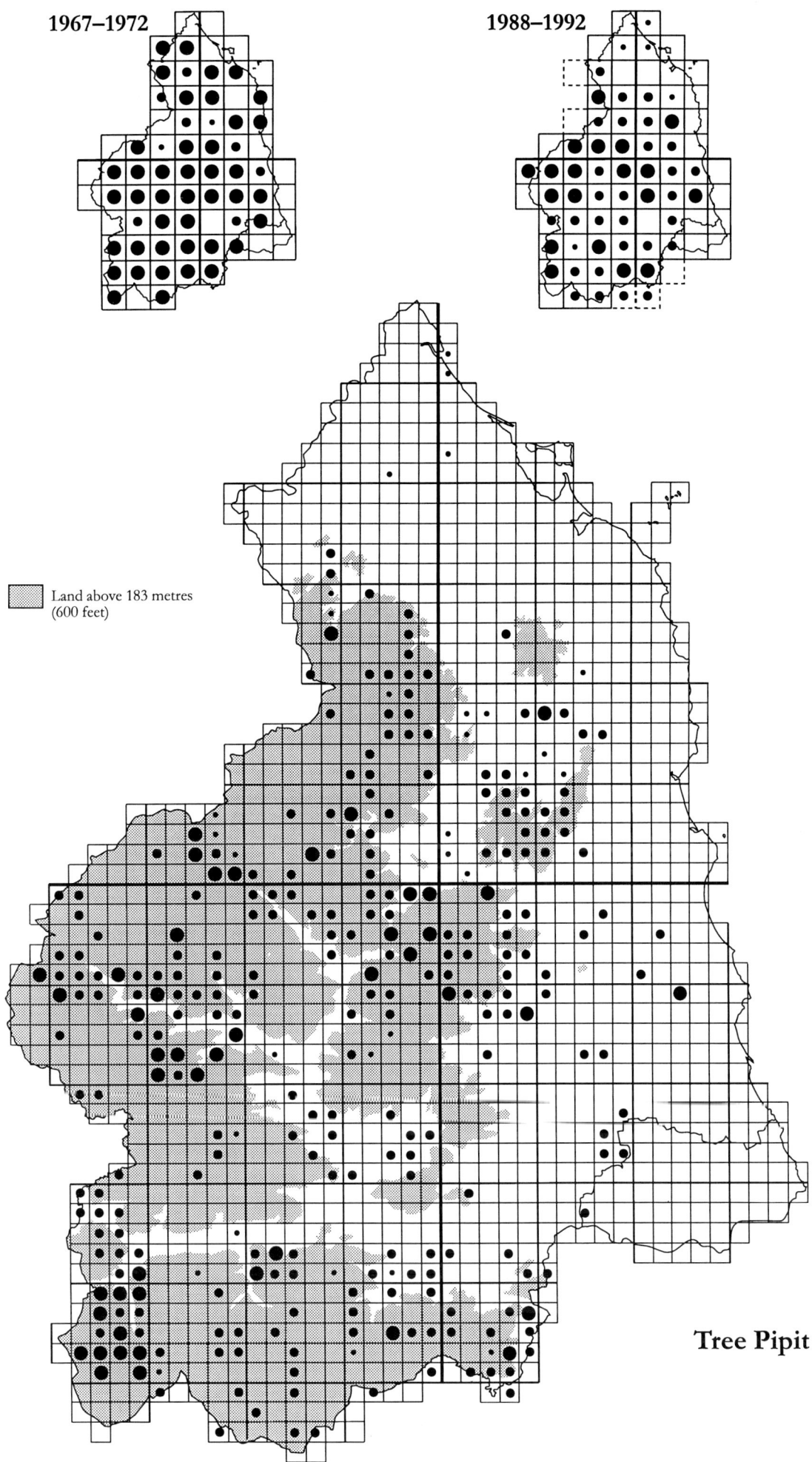

1967–1972

1988–1992

Land above 183 metres
(600 feet)

Tree Pipit

MEADOW PIPIT *Anthus pratensis*

Galloway and Meek (1983) reported that 'as in Bolam's time it is the commonest breeding bird of open moors, but it also breeds freely among coastal dunes and lowland pasture. It nests occasionally on the Farne Islands and as recently as 1972 three pairs were on Inner Farne'. In Northumberland this species is the commonest host to the Cuckoo, *Cuculus canorus*.

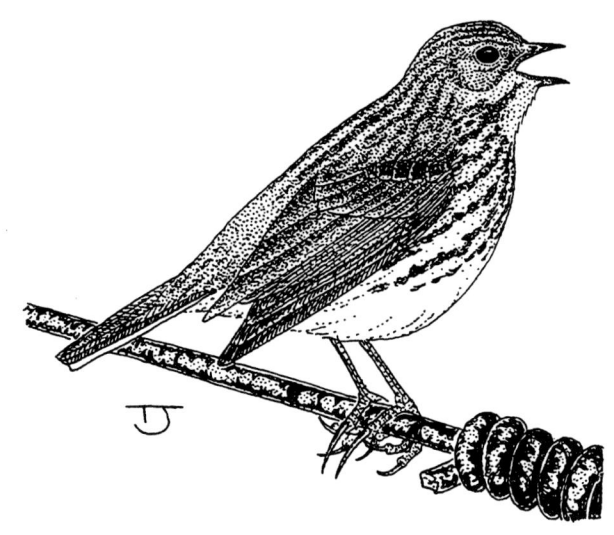

Sharrock (1976) commented that the species tends to avoid active cultivation when nesting and avoids the heavier farmland clays of Britain. Marchant et al. (1990) reported a population decline since the early 1980s, the main influence being perhaps climate, although Stroud and Glue (1991) noted a significant increase following the mild winter of 1988/89.

The current county atlas survey significantly supports these earlier findings, the area where there are lowland boulder clays being much less densely populated than the coastal dunes and upland moors. It is evident that young forestry plantations lead to an increase in the numbers of breeding Meadow Pipits initially, although after about 15 years this habitat ceases to be attractive to the species (Sharrock, 1976). In ideal moorland habitat in the south west and north west of the county, the survey has indicated densities of up to 21 pairs per square kilometre which compares favourably with the 18 pairs per square kilometre which Sharrock (1976) estimated for unplanted moorland. It is in this habitat, of course, that the most accurate counts can be made, whereas in the more heavily vegetated areas a considerable proportion of the birds may be overlooked. Despite its very evident song flighting displays this is not an easy species to census (Marchant et al., 1990). Although Sharrock (1976) quotes 52 pairs per square kilometre on one-year-old planted moorland, no counts have approached this density in Northumberland.

Nevertheless, with a total county breeding population probably in the range of 15,000 to 30,000 pairs giving a figure of about 270 - 550 per ten kilometre square, the breeding density is not inconsistent with Hudson and Marchant's (1984) estimate of 350 - 500 pairs per ten kilometre square. With an apparently healthy population of this size, the Meadow Pipit should continue to be an abundant breeder in our region.

A. M. BANKIER

Number of tetrads in which recorded	1,013	(72%)
Confirmed breeding	453	(45%)
Probable breeding	499	(49%)
Possible breeding	61	(6%)
Total number of pairs recorded	11,083	
Confirmed breeding	1,415	
Probably breeding	7,583	
Possibly breeding	2,085	

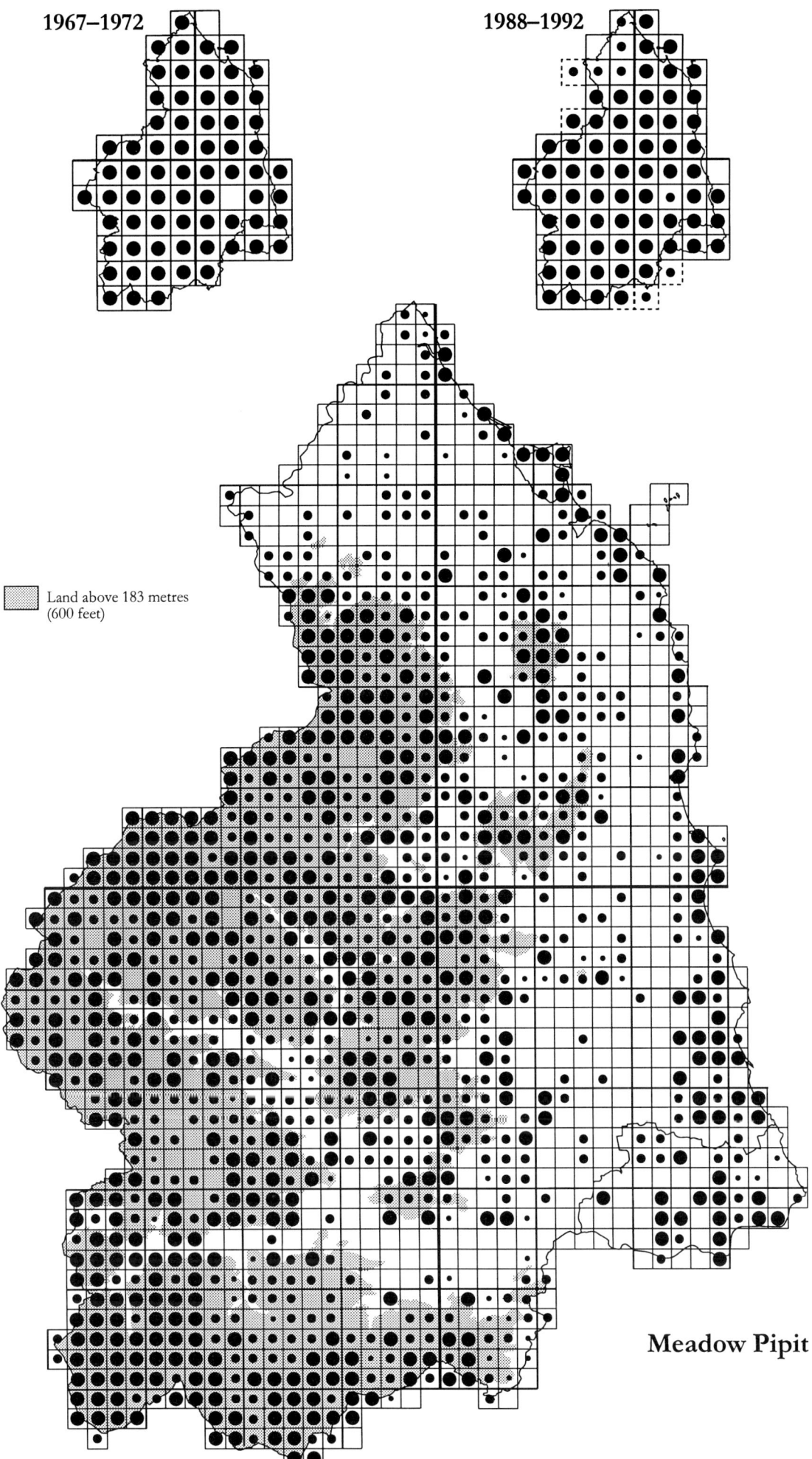

1967–1972

1988–1992

Land above 183 metres
(600 feet)

Meadow Pipit

ROCK PIPIT *Anthus petrosus*

In his earlier work, Bolam (1912) described the Rock Pipit as 'a common resident on all rocky portions of the coast, but strictly confined thereto and rarely straying more than a fields breadth from the shore'. Nesting usually in holes in rocky banks or cliffs and feeding on the shoreline, the Rock Pipit is a strictly coastal breeding species. In 1971 - 1972 an enquiry was undertaken by the then Tyneside Bird Club covering the entire length of the Northumberland coast from the Scottish border specifically to locate breeding Rock Pipits (Macfarlane, 1973c). Between the Scottish border and the River Tyne there are relatively few stretches of really rocky coastline backed by cliffs of any significance and the results of this survey showed the breeding population to be fragmented and confined to areas of this type. However, the species was notably missing from a number of apparently suitable areas and was only numerous on the rocky offshore islands. The conclusion drawn from this enquiry suggested that the Rock Pipit's status was very much as it had been 60 years previously and that older records of higher numbers were probably exaggerated as they included records of birds from parts of the coastline which would now be considered unsuitable habitat. This conclusion is, to some extent, in contrast with the results of the 1988 - 1991 national breeding atlas survey which suggests a population decline for Rock Pipits on the east coast of Scotland (Gibbons et al., 1993).

The distribution map for the current county atlas survey shows breeding pairs confined to coastal tetrads where the shoreline is rocky and backed by low cliffs, in particular at Tynemouth, St. Mary's Island, between Amble and Seahouses and the Lindisfarne NNR to the Scottish border. The figures below show that breeding numbers are not high in occupied tetrads, although this is not surprising as the linear nature of the habitat and the territorial breeding behaviour of the birds limit the number of available sites even in suitable areas. However, this is still below the typical levels of between five - ten pairs per tetrad quoted by Cramp et al. (1988), probably indicating a lack of ideal habitat even within many occupied tetrads. The notable exception to this is in the ten kilometre square NU23 which includes the Farne Islands. These provide a large number of ideal territories in a small area and contain almost 50% of the county's breeding population.

The 1971 - 1972 *Rock Pipit enquiry* put the breeding population of the county at 72 - 75 pairs, whilst the total number of breeding pairs in all categories identified during the present survey was 56. In view of the distinctive nature and open breeding habitat of this species it would be expected that a high percentage of breeding pairs would be recorded. However, the time constraints imposed by the atlas methodology would inevitably result in a small number being missed. The breeding population of the county is therefore suggested to be in the range of 60 - 70 pairs, with about 50% of these nesting on the offshore islands indicating a slight decline since 1971 - 1972 as noted elsewhere by Gibbons et al. (1993).

GEOFF LINKLETER

Number of tetrads in which recorded	26	(2%)
Confirmed breeding	11	(42%)
Probable breeding	6	(23%)
Possible breeding	9	(35%)
Total number of pairs recorded	56	
Confirmed breeding	31	
Probably breeding	7	
Possibly breeding	18	

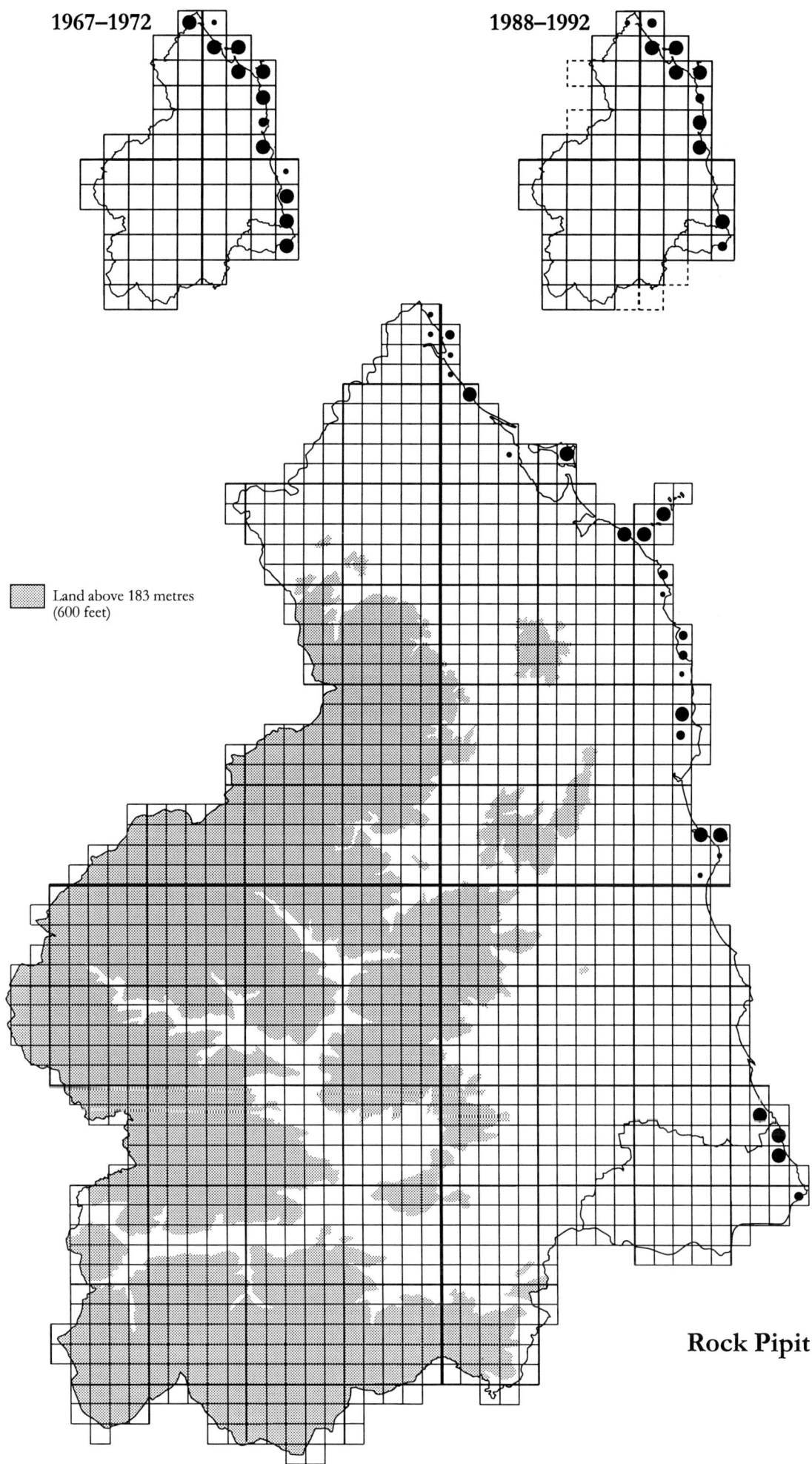

1967–1972

1988–1992

Land above 183 metres
(600 feet)

Rock Pipit

YELLOW WAGTAIL *Motacilla flava flavissima*

Breeding numbers of Yellow Wagtail have always tended to fluctuate in the county, a fact noted by Bolam writing in 1932 when he also made reference to similar observations made by Selby and Hancock, which were reiterated by Galloway and Meek (1983). The latter authors also noted a decline in breeding numbers in south east Northumberland in the fifteen years prior to the publication of their work.

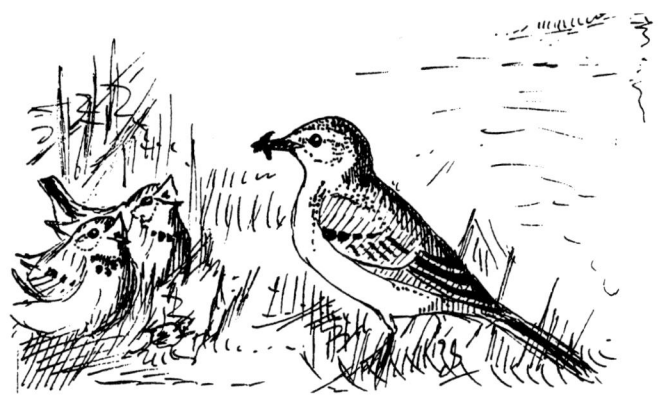

This decline seems to reflect the national situation as Yellow Wagtail appears to have suffered a range contraction in Britain during the last 20 or so years. In Northumberland, the species is approaching the northern limits of its range within Britain as it breeds only sparsely in southern Scotland (Gibbons et al., 1993).

Unlike the Grey Wagtail, *Motacilla cinerea*, which prefers rushing streams, the Yellow Wagtail chooses water meadows, marshy fields and coastal freshwater marshes for its breeding territory. The current atlas survey shows this preference quite clearly with recorded breeding along the North and South Tyne valleys, Coquetdale, the Allendales and the River Rede and also good numbers in the damper coastal regions especially in the areas around the lower reaches of the Coquet and Wansbeck rivers. The distribution map shows a good density of birds in south east Northumberland which indicates that, at least during the time of the survey, there has been a recovery in that area since the 1970s, once again confirming the fluctuating fortunes of this delightful summer migrant and well-represented breeding bird.

The current survey also shows fidelity to the traditional breeding areas, numbers fluctuating from time to time but probably averaging out at a fairly stable level over a number of years. The total of 167 pairs includes two confirmed records of Blue-headed Wagtails, *Motacilla flava flava*, making the total confirmed breeding records 48 pairs. These figures suggest that the total breeding population in the county will be in the range of 150 to 250 pairs. The future prospects for the bird should prove to be favourable, as an increasing awareness of the need to preserve, and even recreate, wetlands can only help maintain suitable habitat.

PETER W. WEST

Number of tetrads in which recorded	122	(9%)
Confirmed breeding	39	(31%)
Probable breeding	53	(44%)
Possible breeding	30	(25%)
Total number of pairs recorded	167	
Confirmed breeding	48	
Probably breeding	72	
Possibly breeding	47	

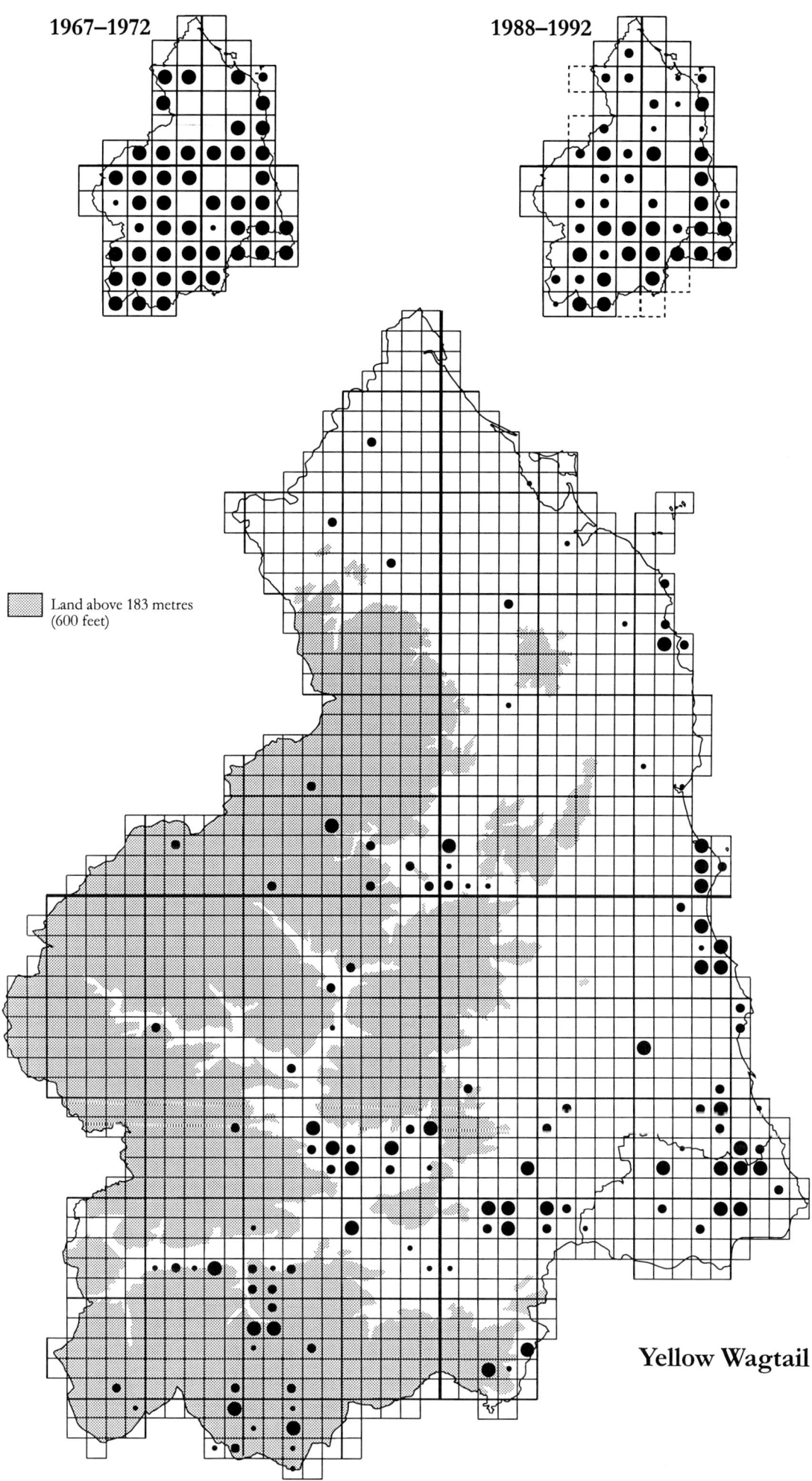

1967–1972

1988–1992

Land above 183 metres
(600 feet)

Yellow Wagtail

GREY WAGTAIL *Motacilla cinerea*

The Grey Wagtail was described by Bolam (1932) as 'a common resident, in limited numbers, throughout the county, our hill-burns being seldom without the presence of a pair or two ... It nests from the sources of the Cheviot burns down to sea-level'. Macfarlane (1968) stated that it was 'a local species but widespread except in the coastal plain' and he indicated that the rapid stretches of rivers with wooded or tree-lined banks were important, at least in some areas of the county, as other stretches without tree 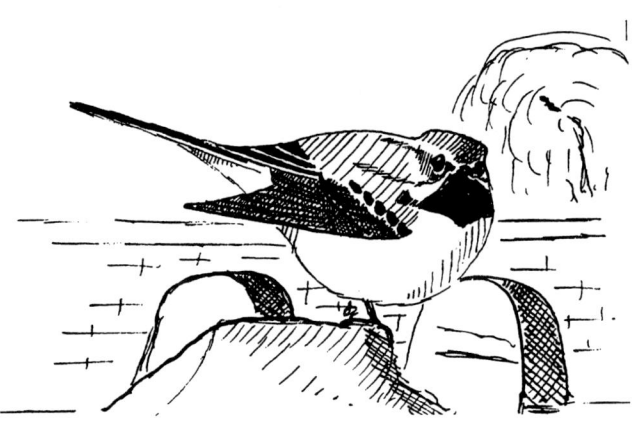 cover were frequently uncolonised. Galloway and Meek (1983) concluded that the status of the species was largely unchanged since Bolam's time.

The population trend of the Grey Wagtail nationally seems to be one of decline since the mid 1970s, probably attributable to the influence of severe winter weather with habitat degradation being cited as a possible secondary cause (Marchant et al., 1990). The British and Irish breeding populations, based on an average of 20 pairs per occupied ten kilometre square, were estimated at 34,000 and 22,000 pairs respectively during the period 1988 - 1991 (Gibbons et al., 1993).

The tetrad distribution map for the current county atlas survey shows that the strongholds of the species are along the waterways flowing from and through the western uplands, although a not inconsiderable population extends down through the eastern lowlands and in scattered localities along the coast. In the Cheviot Hills pairs often nest on bridge structures in nest-boxes provided for Dippers, *Cinclus cinclus*, (E.J.Steele, pers. comm.), and indeed the two species show great similarities in distribution in the west of the county as could reasonably be expected. Comparison of the two 10 kilometre square distribution maps indicates that the Grey Wagtail has experienced some successful expansion as it was found in a further 12 squares since the first county atlas survey in 1967 - 1972. It is, however, likely that breeding numbers during the earlier survey had not fully recovered from the effects of the very severe winter of 1962/63 since national data indicates that recovery was still taking place in 1967 (Marchant et al., 1990).

Grey Wagtails are easy to census if their breeding rivers and burns are investigated fully. In Northumberland a proportion of the population appears to be at least double-brooded and the extended breeding season should have assisted in locating pairs during later visits to tetrads. The total of 596 pairs found during the survey may, therefore, be reasonably accurate, although a small number of pairs could have been missed on some of the more remote and inaccessible streams and burns, and the total county population might now be as high as 700 pairs.

MIKE S. HODGSON

Number of tetrads in which recorded	397	(28%)
Confirmed breeding	163	(41%)
Probable breeding	191	(48%)
Possible breeding	43	(11%)
Total number of pairs recorded	596	
Confirmed breeding	199	
Probably breeding	306	
Possibly breeding	91	

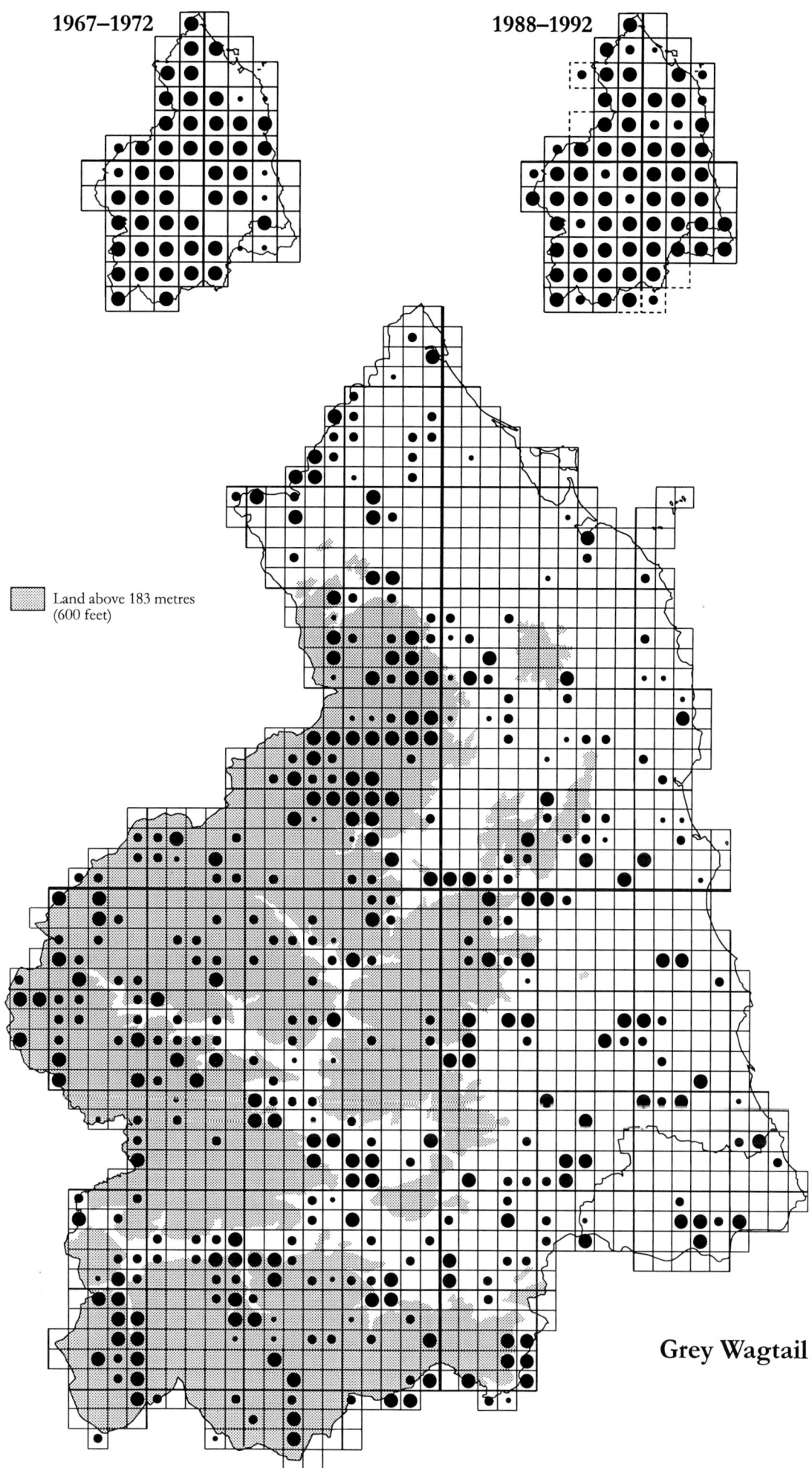

1967–1972

1988–1992

Land above 183 metres
(600 feet)

Grey Wagtail

PIED WAGTAIL *Motacilla alba yarrellii*

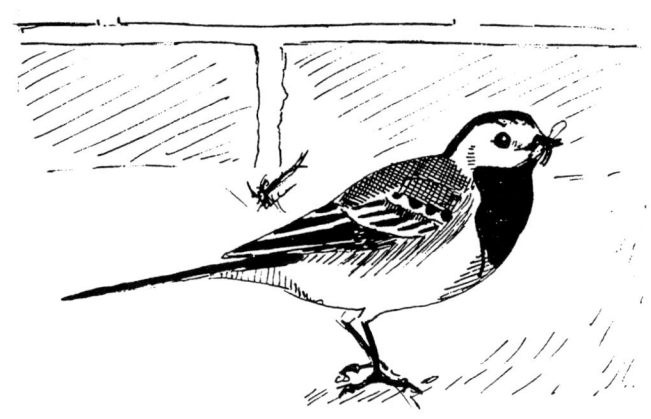

During the first national breeding atlas survey between 1968 - 1972, the Pied Wagtail was found to be breeding in Northumberland, as in the rest of the British Isles, in every habitat except in woods and on exposed moor and mountain (Sharrock, 1976). Bolam (1912) referred to it as 'a common resident, though most of those which pass the summer with us depart in the autumn', a situation which Galloway and Meek (1983) confirmed, noting that 'those that breed in the uplands are particularly liable to leave the area in winter'. Pied Wagtails prefer areas which are bare or have low vegetation and often associate with grazing animals. Galloway and Meek (1983) further reported that 'a combination of drystone walls and running water provides the ideal breeding habitat ... nevertheless, breeding takes place throughout Northumberland and nests are occasionally found on the offshore islands as well as in urban localities'.

On a national scale 'population levels rose during the 1970s, a decade of mainly mild winters' (Williamson & Batten, 1977), and then fell in the early 1980s and have since remained steady. There is, however, little positive evidence of major fluctuations in the Northumberland population. The decrease in eastern England noted by Sharrock (1976) and by Cramp et al. (1988) has not occurred in Northumberland, not even locally in the coastal areas, with the species being especially numerous in the upper reaches of the county's rivers (Galloway & Meek, 1983).

The current atlas survey recorded a total of 1,861 pairs in the county. The 1968 - 1972 national survey resulted in an estimated 500,000 pairs in Britain and Ireland or approximately 130 per ten kilometre square which would have suggested, had there been an even spread, a Northumberland total of about 7,000 pairs, almost four times that of the results of the present survey. Considering the Pied Wagtails' preference for open habitats, it seems unlikely that a major proportion of the population was overlooked and a breeding population of 2,500 to 4,000 pairs is estimated, equating more closely with Hudson and Marchant's (1984) assessment of a British total of 300,000 pairs.

The fieldwork for the current survey also revealed one confirmed and two possible breeding pairs of White Wagtail, *Motacilla alba alba*, which have been included in the totals below. Sharrock (1976) concluded that only a handful of this race breed in Britain annually.

A. M. BANKIER

Number of tetrads in which recorded	891	(63%)
Confirmed breeding	357	(40%)
Probable breeding	377	(42%)
Possible breeding	157	(18%)
Total number of pairs recorded	1,861	
Confirmed breeding	507	
Probably breeding	918	
Possibly breeding	436	

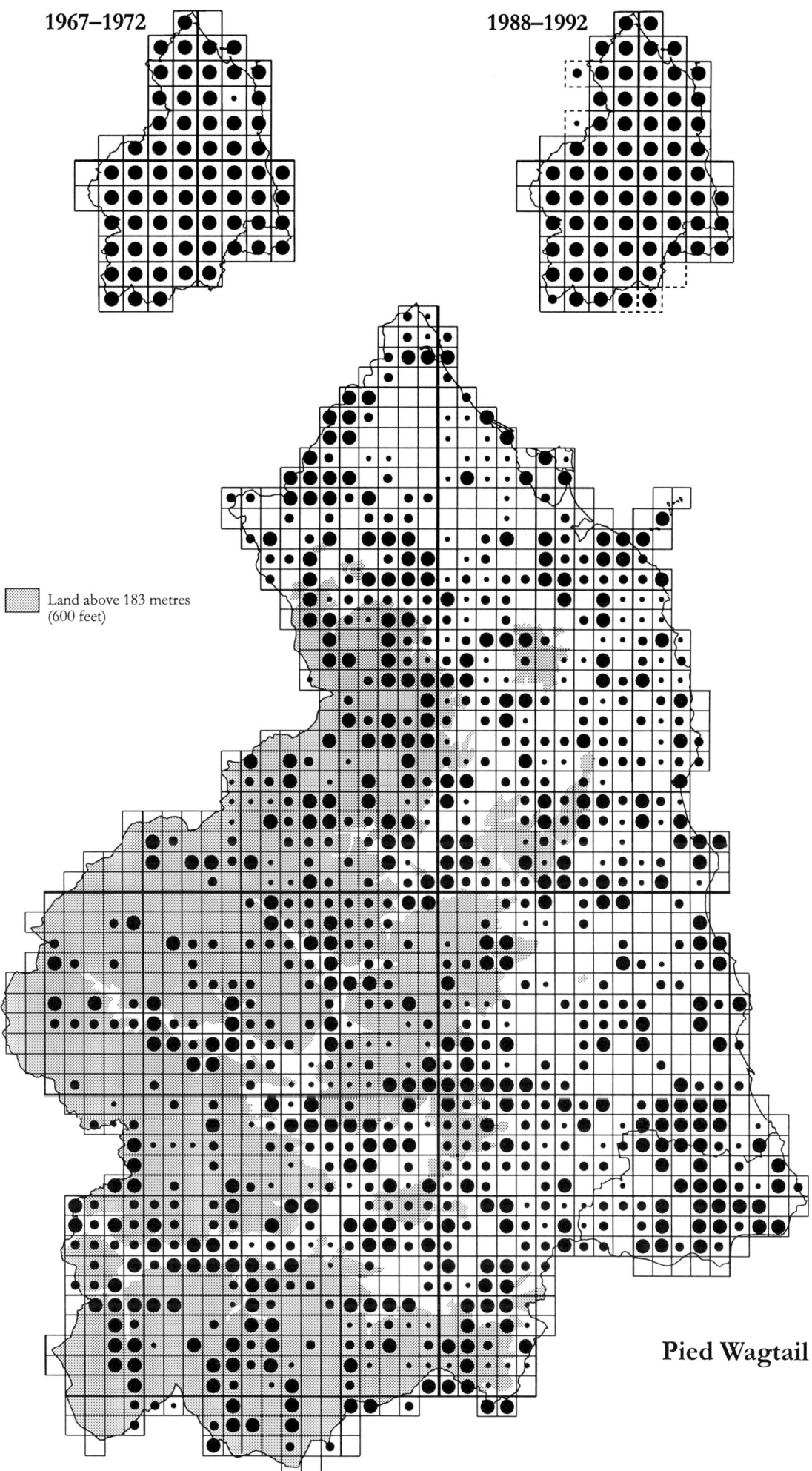

1967–1972

1988–1992

Land above 183 metres
(600 feet)

Pied Wagtail

DIPPER *Cinclus cinclus*

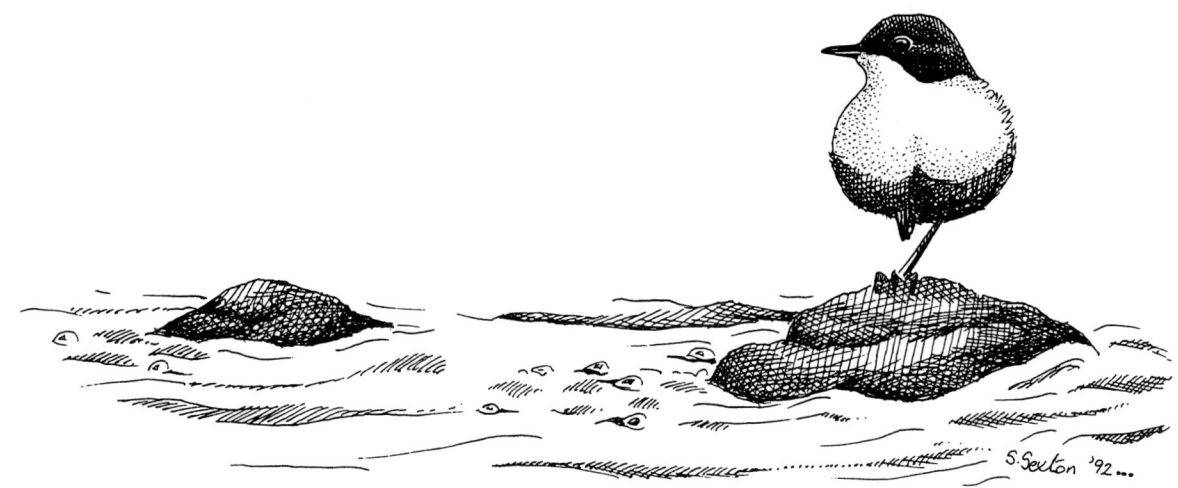

Hancock (1874) described the Dipper as 'a constant resident, delighting in our rocky burns that abound in little cascades and have lively running streams'. The local name, Water Craw, was still in use in the Morpeth area when Bolam (1912) added that 'few of our burns are without it'. Those remarks remain as true now as they were then. Found mainly in the upper reaches of the county's rivers, it has been and still is seen in areas of broken water in lowland situations like Spindlestone, Lesbury and Bedlington. In addition, occasional sightings have been made around reservoirs such as Whittle Dene and Hallington.

Recent counts have indicated some local variation in population. In 1985 the Dipper population in the Devil's Water, South Tyne, for example, had declined over the previous 20 years (Hodgson, Johnston & Kerr, 1986) where a perceived increase in domestic and farm pollutants and the then recent appearance of Mink, *Mustela vison*, have both been implicated. However, in other areas, density was established at significantly high levels, for example, 21 pairs located on 40 kilometres of the River Coquet in the base-rich Cheviot Hills (Jardine, Johnston, Kerr & Rossiter, 1992).

The westerly distribution of pairs recorded in the current survey clearly confirms the preference of the species for upland tributaries and headwaters of the county's rivers. A glance at the 1967 - 1972 county atlas map shows only a slight distribution change from the current survey in the loss of three low-density, lowland ten kilometre squares. With reference to the second national atlas survey between 1988 - 1991 (Gibbons et al., 1993), Northumberland, along with the southern uplands of Scotland and the Pennines, forms the largest area of highest population density in the UK.

Being restricted to a linear territory, the Dipper is a comparatively easy species to observe, making a reasonably accurate assessment of numbers possible. Of the total of 347 pairs recorded, a high proportion reflected this situation, returning 147 confirmed and 143 probable breeding pairs. Clearly, the predictability of nesting locations under bridges and on traditionally used rocky outcrops, together with the conspicuousness of newly fledged juveniles, has aided observer records. Overall, the numbers located in the atlas period would seem to indicate a current county population of between 250 and 350 pairs.

E. JOHN STEELE

Number of tetrads in which recorded	267	(19%)
Confirmed breeding	126	(47%)
Probable breeding	109	(41%)
Possible breeding	32	(12%)
Total number of pairs recorded	347	
Confirmed breeding	147	
Probably breeding	143	
Possibly breeding	57	

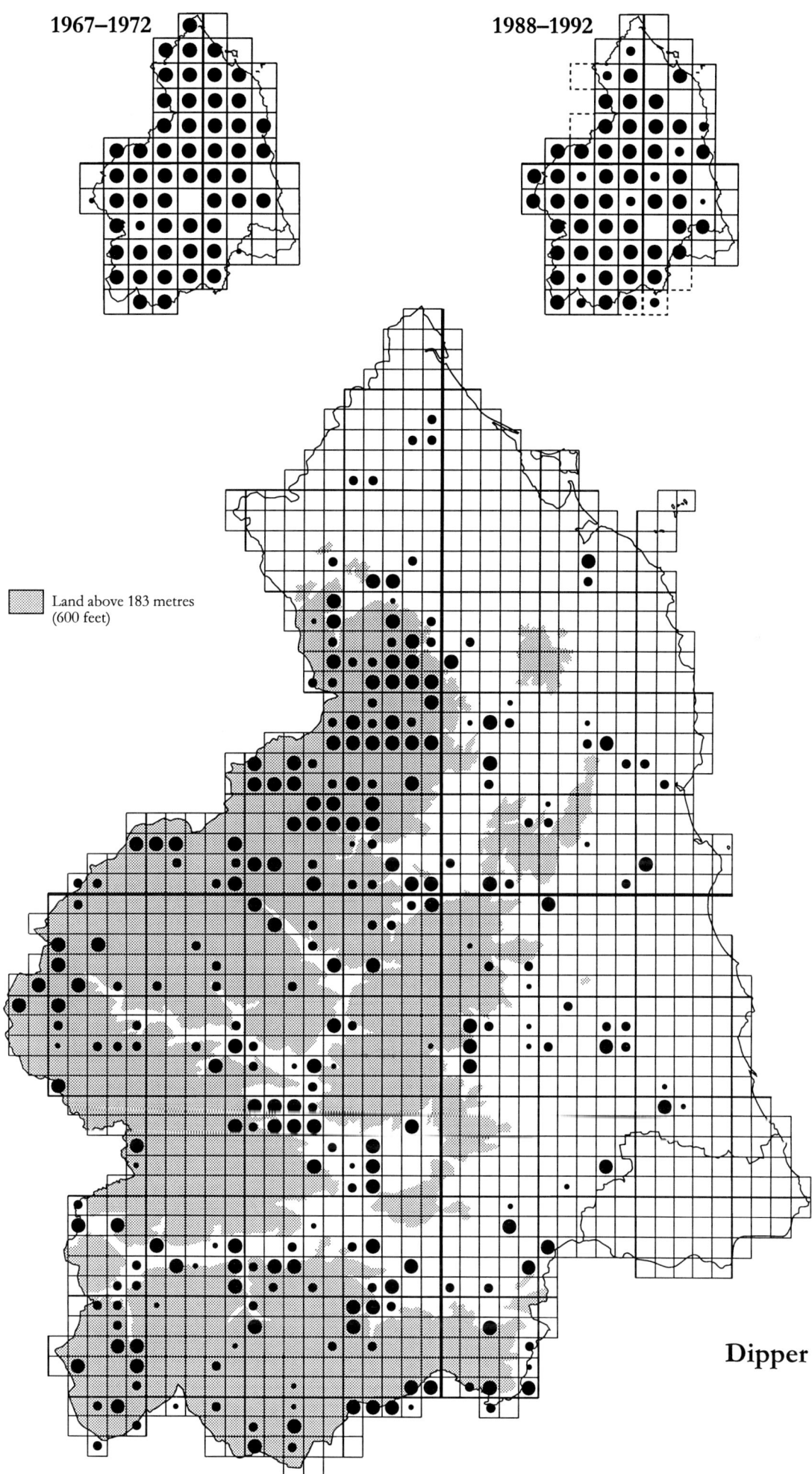

1967–1972

1988–1992

Land above 183 metres
(600 feet)

Dipper

WREN *Troglodytes troglodytes*

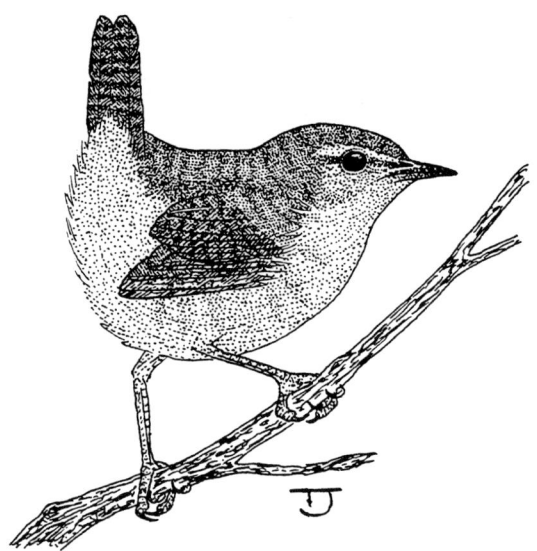

Described as 'everywhere a common resident' by Bolam (1912), the present atlas survey confirms that this generally still applies, with Wrens found from the coast to the Cheviots. It is well known that winter weather determines the fortunes of this tiny resident, and the large population fluctuations following severe and mild winters are well documented by Marchant et al. (1990).

The tetrad distribution map for the current survey shows that Wrens are very widespread, as expected and, although generally considered a lowland bird in the North, relatively large numbers were found in the coniferous forest areas of Kielder and the Cheviot Hills. The species likes thick undergrowth in which to move around unobtrusively but birds are easily overlooked unless they burst forth into their surprisingly loud song or scolding alarm. Woodland and waterside vegetation are the preferred habitats but gardens, farmland and hedgerows are all used, and cliffs and sand dunes also provide nest sites. Rank heather and scrubby gullies on the higher moors give shelter to a few hardy pairs, as proved by confirmed breeding at 430 and 480 metres a.s.l. in the south west of the county. Nests within or against a tree trunk are the most common, with scrub/herbs and buildings preferred next. Unusual nest sites have been used including old House Martin, *Delichon urbica*, and Swallow, *Hirundo rustica*, nests.

There are some gaps in the distribution, generally in the higher ground to the west where sheep farming prevents undergrowth developing over large areas or the hills are too exposed, although isolated pairs may find some sheltered spot. On lowland farmland too, some large areas hold few Wrens, noticeably in the north of the county. The overall total of birds counted during this survey period shows that the cooler North East is sub-optimal Wren habitat, when compared to the *New atlas* estimate of over seven million pairs for Britain (Gibbons et al., 1993), and confirms the regional density ranking indicated by Marchant et al. (1990). Some quite high breeding densities were found in woodland with, for example, 40 pairs each in Jesmond Dene and the Kidland Forest and allowing for its unassuming habits when silent, the total county population may well be in excess of 10,000 pairs.

KEITH V. BROOKS

Number of tetrads in which recorded	1,169	(83%)
Confirmed breeding	347	(30%)
Probable breeding	761	(65%)
Possible breeding	61	(5%)
Total number of pairs recorded	5,784	
Confirmed breeding	646	
Probably breeding	4,724	
Possibly breeding	414	

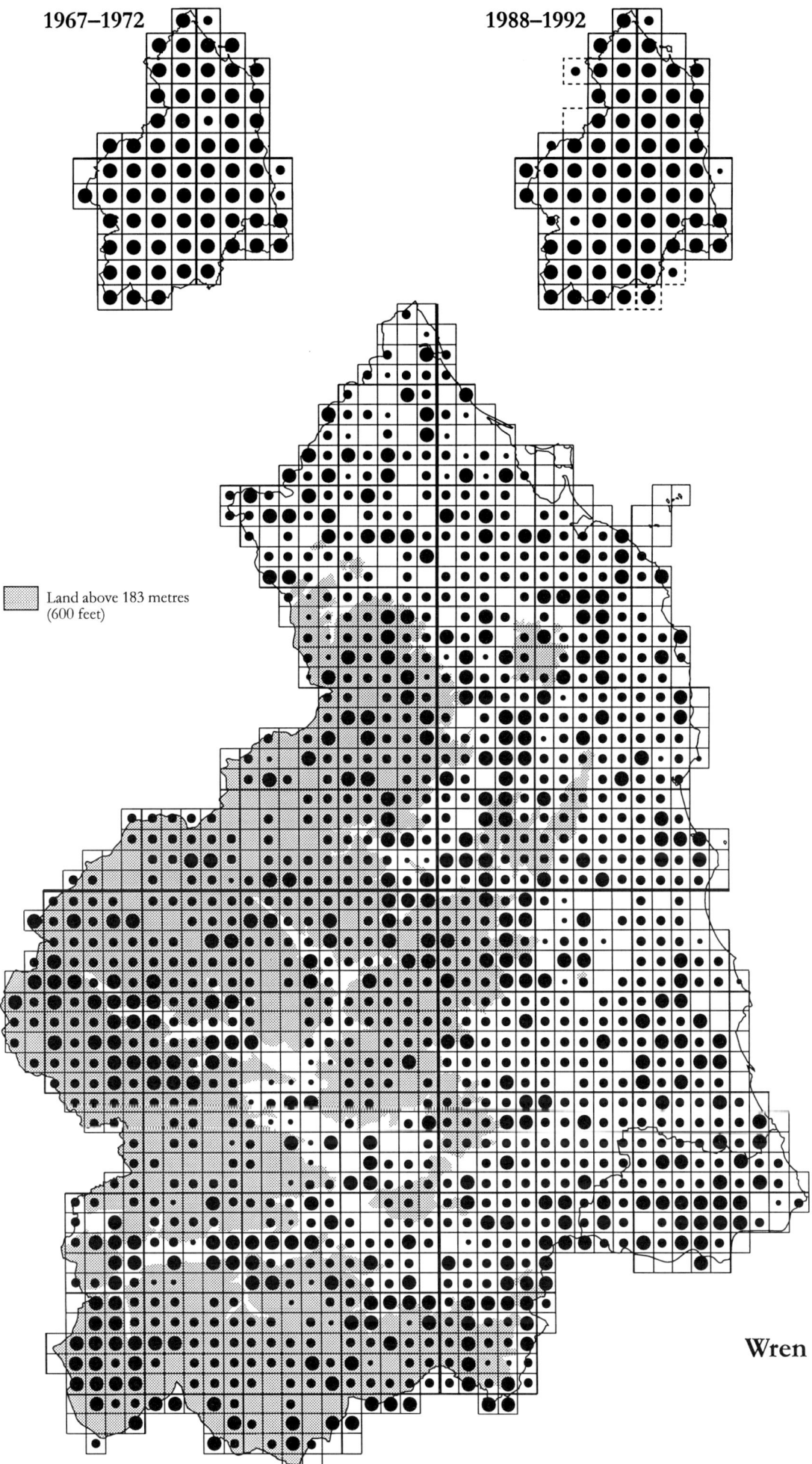

1967–1972

1988–1992

Land above 183 metres
(600 feet)

Wren

DUNNOCK *Prunella modularis*

The Dunnock is one of our most self-effacing species and yet in 1912 Bolam commented that 'our birds are resident throughout the year, being never absent from their accustomed haunts, even during the severest weather, or in the remotest glens amongst the hills'. More recently, a census carried out over 37 hectares in Gosforth Park between 1965 and 1969 revealed an annual population of 21 pairs (Galloway & Meek, 1983). Nationwide, according to BTO data from the Common Bird Census, the Dunnock has been in a slow but shallow decline since 1975, though the causes of this downturn are not entirely clear (Marchant et al., 1990).

Censusing Dunnocks is not easy as they have recently been found to have a rather complicated social system. While many pairs are monogamous, this bird also commonly practices polyandry (where one female has two males), is regularly polygynous (where one male shares two or three females) and, more occasionally, it also displays polygynandry where the independent territories of two or three males overlap those separate territories of two, three or even four females. Thus it is almost impossible to estimate pairs and it also makes comparisons with previous surveys somewhat meaningless.

The present atlas survey shows the Dunnock to be fairly widespread in the northern and eastern part of the county but more sparsely distributed in the west and particularly on higher ground over 180 metres a.s.l., despite Bolam's previous statement, although he does not quantify how many he found on high ground. The Dunnock is a bird of farmland and, during the national survey for the *Atlas of breeding birds of Britain and Ireland* (Sharrock, 1976), it was found to be the second commonest bird of this habitat, outranked only by the Blackbird, *Turdus merula*. In addition, it is commonly found in suburbia. Due to its rather secretive nature and undistinguished warbling song, it is likely that some birds will have been missed during the current survey. The tetrad showing the highest density with 16 "pairs" was that embracing Heaton, a highly built-up area of Newcastle, closely followed by a more rural tetrad to the south east of Bardon Mill containing some woodland, with 15 "pairs". In all, a total of 272 "pairs" was confirmed breeding but, with the overall total of "pairs" counted amounting to 2,168 and given the censusing problems, it seems likely that the present county population amounts to between 5,000 and 6,000 breeding birds.

WENDY DICKSON

Number of tetrads in which recorded	815	(58%)
Confirmed breeding	191	(23%)
Probable breeding	550	(68%)
Possible breeding	74	(9%)
Total number of "pairs" recorded	2,168	
Confirmed breeding	272	
Probably breeding	1,614	
Possibly breeding	282	

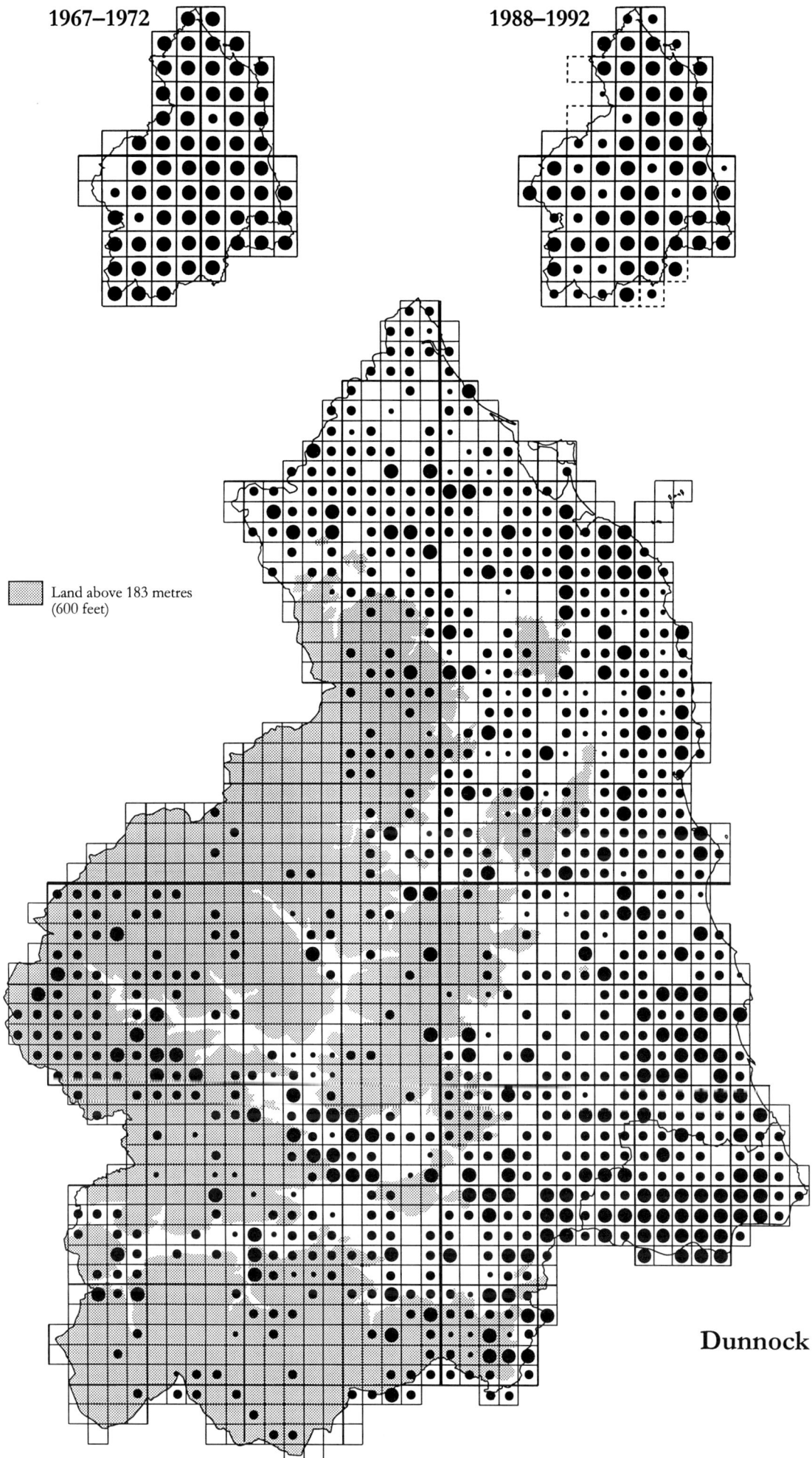

Land above 183 metres
(600 feet)

Dunnock

ROBIN *Erithacus rubecula*

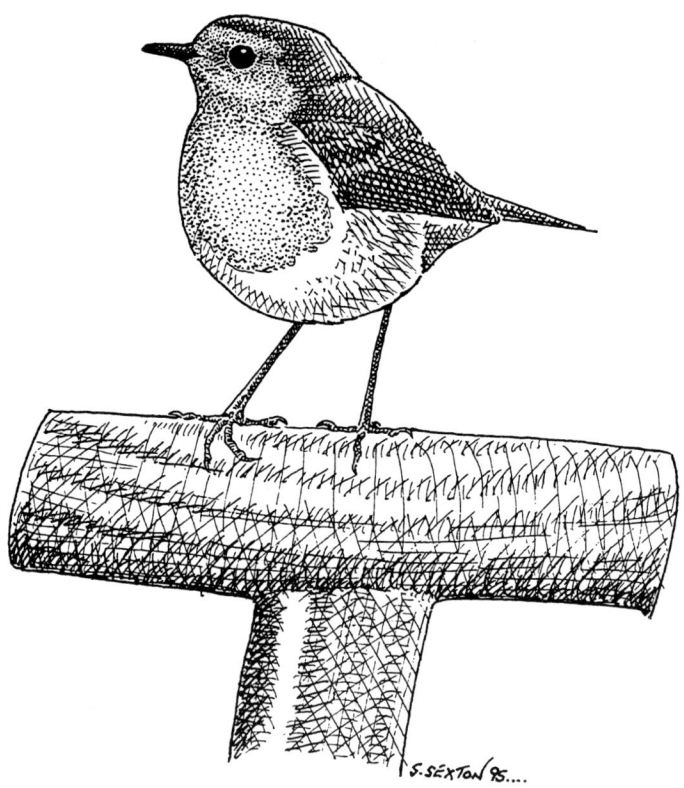

Our national bird, and one known to just about everybody, the Robin is still today, as Bolam (1912) commented, 'a common resident throughout the district'. In fact, the Robin has maintained a remarkably stable population over the last one hundred years, with just the occasional short term decline following harsh winters (Marchant et al., 1990).

The distribution of the Robin mapped during this current county atlas survey shows it to be liberally spread across the region in a wide range of habitats, with perhaps a slight bias to the eastern half. Originally a bird of deciduous forest, it is today found in a variety of types and sizes of woodland, where it may be the dominant species, as well as most urban and rural habitats including farmland, parkland, hedgerows and, of course, gardens. As shown by the tetrad distribution map, many of the records of Robin were on land over 180 metres a.s.l. According to Hoelzel, quoted in the *New atlas* (Gibbons et al., 1993), dense vegetation is very important to the Robin, though exactly what benefits this bestows upon it is not entirely clear.

The Robin's distinctive 'bitter-sweet' song is well-known and easily distinguished, so, along with its bold manner, it is unlikely that many birds will have been missed during the survey. The tetrad with the highest breeding density, at 30 pairs, was NY75Y, an area containing some woodland through which the River West Allen flows. The tetrad with the second highest density was NY79R, producing 28 pairs, an area within Kielder Forest. Even though some tetrads seemed to hold only a single pair, there were no ten kilometre squares with a nil return. However, while only 610 pairs were confirmed breeding, a fact that probably reflects the difficulty of finding Robins' nests, the overall total of 4,273 pairs suggests that the present breeding population in Northumberland is somewhere in the region of 5,000 pairs. It would therefore appear that the Robin population in the county is fairly healthy at the present time.

WENDY DICKSON

Number of tetrads in which recorded	1,064	(76%)
Confirmed breeding	390	(37%)
Probable breeding	606	(57%)
Possible breeding	68	(6%)
Total number of pairs recorded	4,273	
Confirmed breeding	610	
Probably breeding	3,260	
Possibly breeding	403	

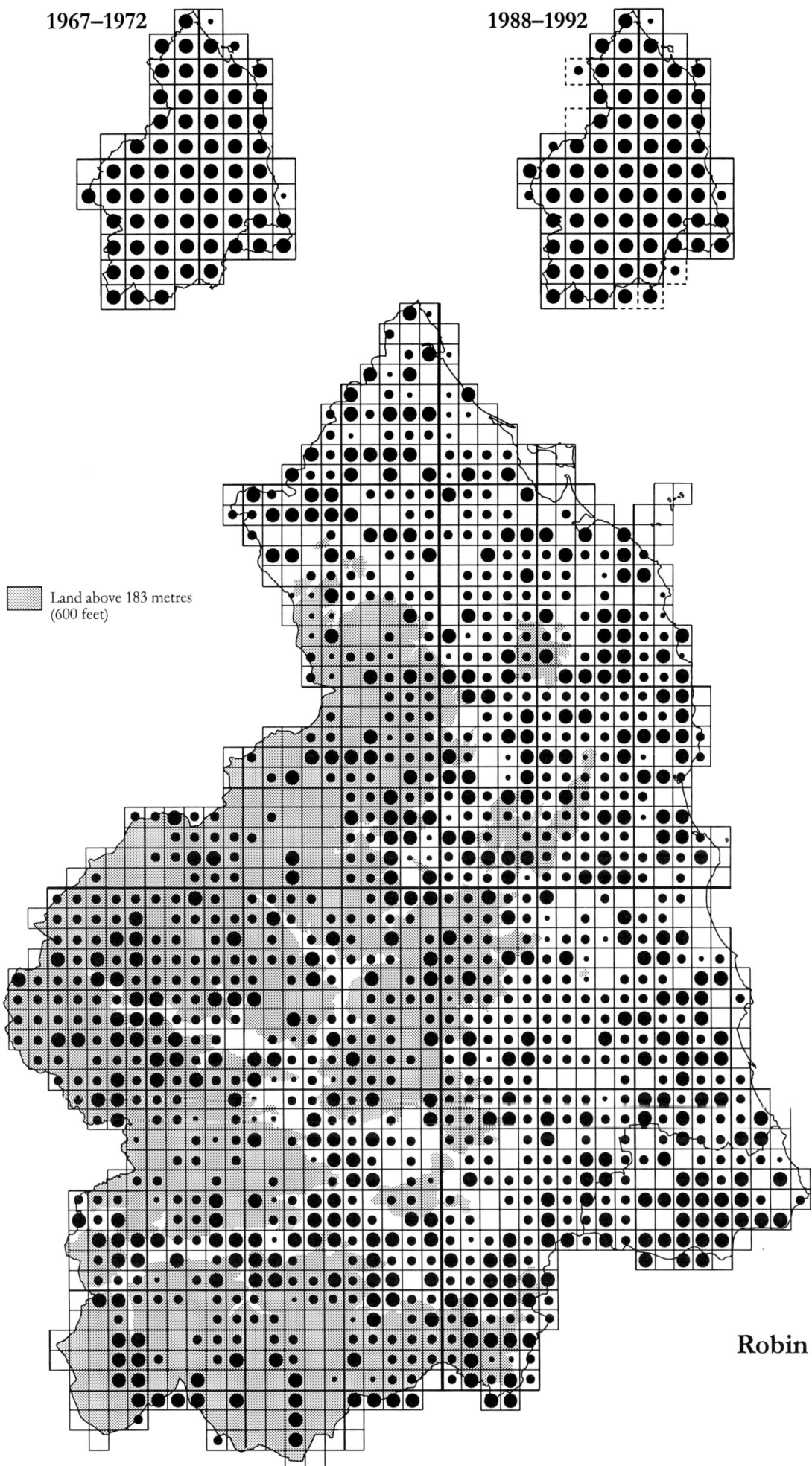

1967–1972

1988–1992

Land above 183 metres
(600 feet)

Robin

REDSTART *Phoenicurus phoenicurus*

The Redstart is a well-represented breeding species in Northumberland and probably always has been. Bolam (1912), for instance, recognised it as 'a well-known summer visitor' to the whole of the county, although he could not understand why some birds 'begrimed with soot out of all recognition' seemed often to choose the area around Newcastle and its 'neighbouring villages' rather than the more open country. More recently, Galloway and Meek (1983) stated 'it prefers to breed in mature, and frequently decaying, deciduous or mixed woodland, usually on the edge of moorland, and is particularly plentiful in the upper reaches of the North Tyne between Redesmouth and Kielder, the Wansbeck Valley and Billsmoor Park, near Elsdon'. The species has been helped by a number of nest-box schemes in the county, the first record of nest-box breeding in the Border Forest occurring in 1950.

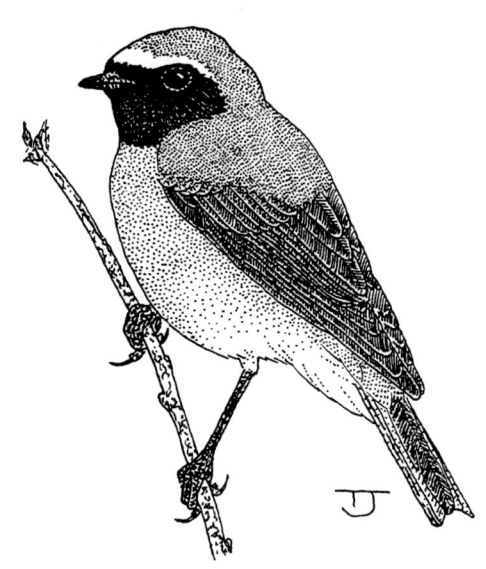

Sharrock (1976) thought that there was an average of 30 - 60 pairs per occupied ten kilometre square nationally, with the highest densities of 49 pairs per one kilometre square being in oak/hazel/birch coppice and 20 pairs per one kilometre square in alder woodland. More recently Marchant et al. (1990) have shown that a national decline occurred from 1969, in common with other trans-Saharan migrants, although there has since been some recovery which is by no means complete as yet.

This current survey resulted in a total of 529 pairs found in 296 occupied tetrads. Redstarts were found in 55 ten kilometre squares during the first county atlas survey between 1967 - 1972 which is very close to the 53 occupied ten kilometre squares located in this survey. This shows that Northumberland has an average of about ten pairs per occupied ten kilometre square which is much lower than the national average as this is probably boosted by high densities in Wales. Although the tetrad with the highest density (NY86A), in the south west, held 13 pairs. Even so, the county currently has a healthy population of about 500 - 600 breeding pairs of Redstarts which may, hopefully, continue to increase.

KEITH ROBSON

Number of tetrads in which recorded	296	(21%)
Confirmed breeding	105	(36%)
Probable breeding	152	(51%)
Possible breeding	39	(13%)
Total number of pairs recorded	529	
Confirmed breeding	143	
Probably breeding	317	
Possibly breeding	69	

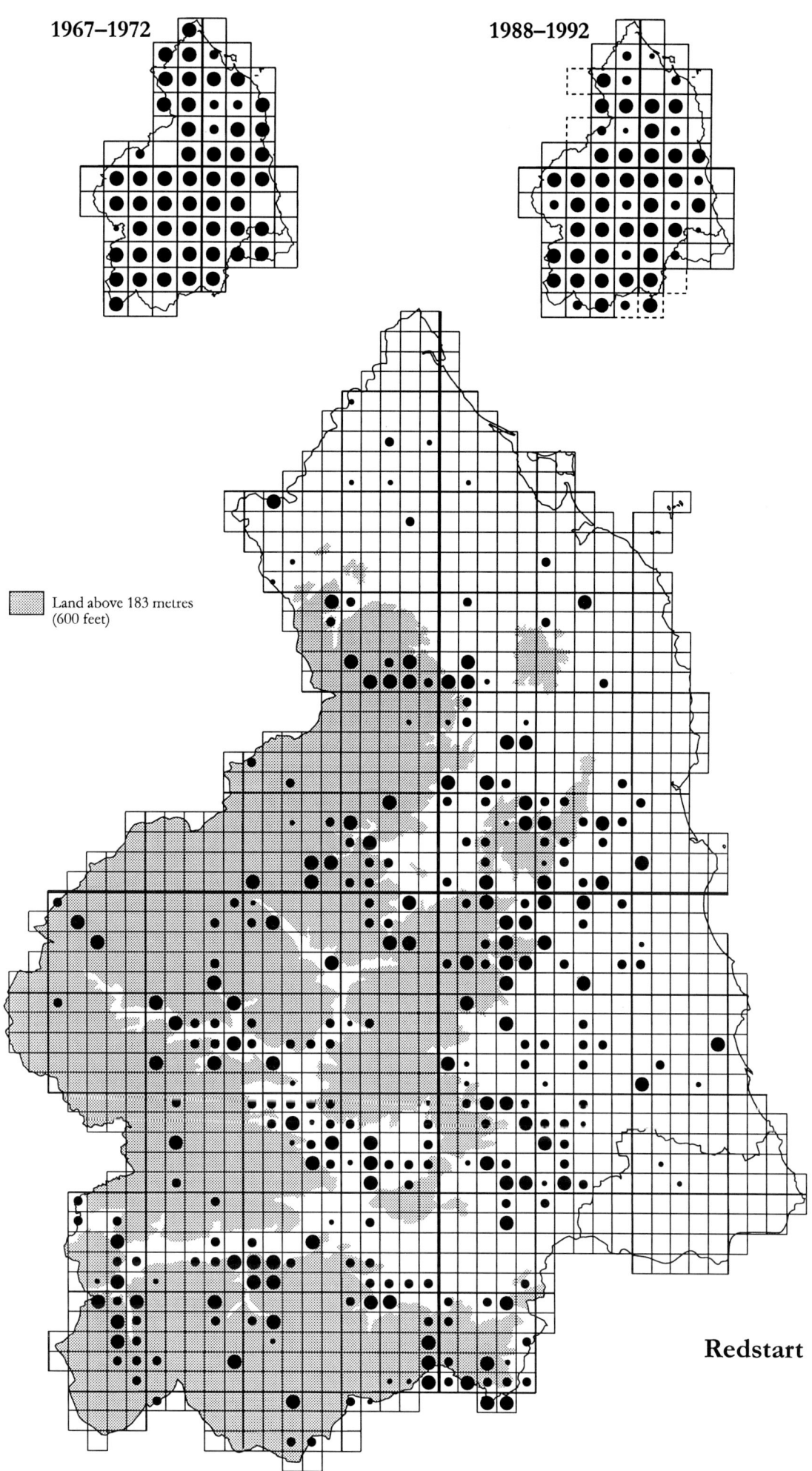

1967–1972

1988–1992

Land above 183 metres
(600 feet)

Redstart

WHINCHAT *Saxicola rubetra*

Bolam (1912) regarded the Whinchat as 'a common summer visitor' and gave a detailed list of the habitats occupied in the county including uncultivated grassy tracts, bracken in the more sheltered valleys in the hills, railway embankments, young plantations and coastal sand dunes. Galloway and Meek (1983) thought that these were comparable descriptions at the time of their writing and also added coal tips with developing vegetation and young fir trees.

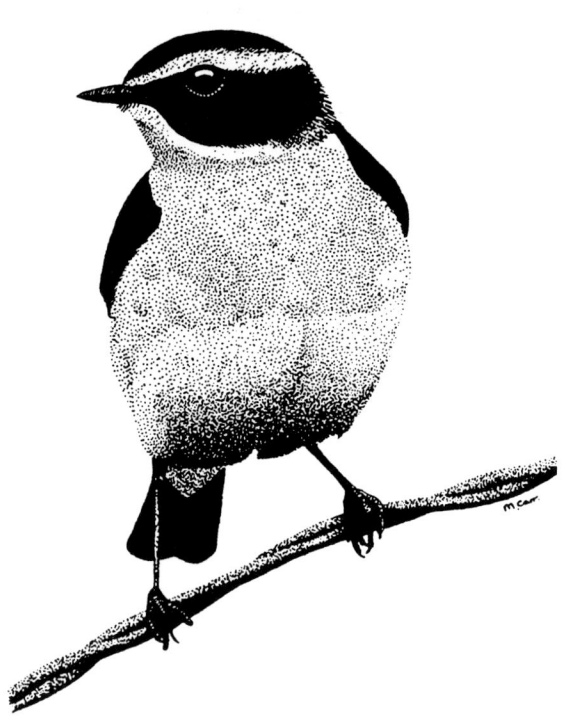

The Whinchat has been declining in England since the 1950s and, in addition, as a trans-Saharan migrant, might well have been expected to suffer from the effects of drought in the Sahel region, as have so many other passerine summer visitors. However, there has been no evidence of a marked effect due to those conditions, although it is difficult to separate the effects of its wintering climate from the undoubted deterioration of its habitats on the breeding grounds (Marchant et al., 1990).

In Northumberland the western uplands, particularly in the north Cheviot Hills, are the main stronghold of the Whinchat as confirmed by the tetrad distribution map. Here they are mainly associated, as noted by Bolam, with bracken beds on the sides of the valley systems, with the largest concentrations in the deep extensive areas of bracken in the sheltered tributary burns running off the main valleys (per E.J.Steele). They are more thinly distributed in the south west of the county while the coastal strip still holds some of the population. There has been some range contraction in the years between the two county atlas surveys. The coal tip habitats mentioned by Galloway and Meek have by now changed and become unsuitable for nesting areas as the trees develop. Afforestation no doubt benefits the Whinchat in the early years following planting but again these areas become unsuitable for nesting as time goes by. The coastal population has disappeared from some areas, possibly as a result of excessive disturbance due to human recreational activities. The distribution of the Whinchat is, as expected, not dis-similar to that of the Wheatear, *Oenanthe oenanthe*, but, although they overlap in general areas, they occupy distinct and separate niches.

Usually obvious on its breeding territories, but being widespread in the more remote upland areas, the Whinchat will almost certainly have been under-recorded during this survey. The total of 811 pairs is therefore probably an underestimate and a more realistic county population of perhaps 1,000 to 1,500 pairs, remarkably similar to the Wheatear, is more likely.

MIKE S. HODGSON

Number of tetrads in which recorded	340	(24%)
Confirmed breeding	122	(36%)
Probable breeding	179	(53%)
Possible breeding	39	(11%)
Total number of pairs recorded	811	
Confirmed breeding	217	
Probably breeding	512	
Possibly breeding	82	

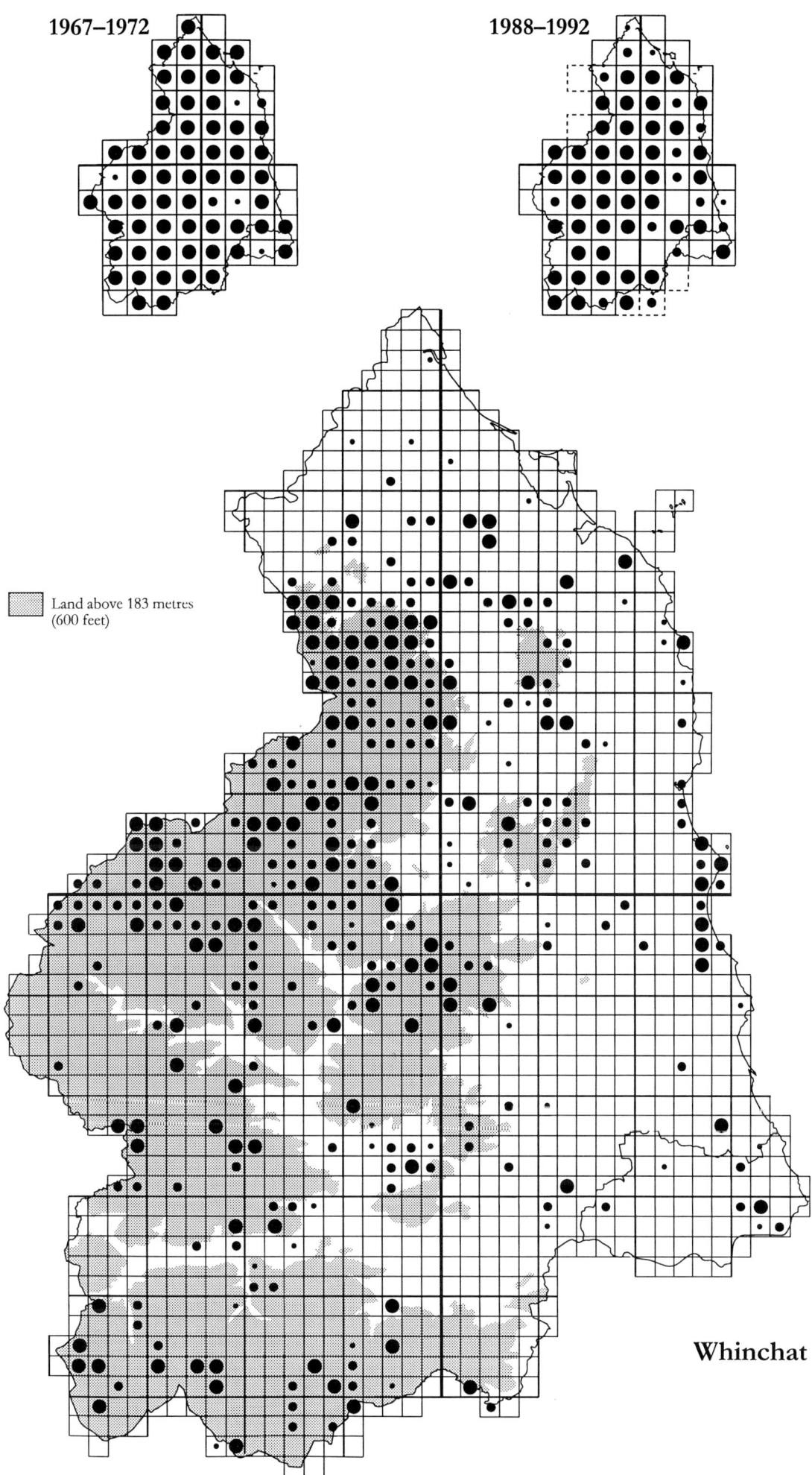

Land above 183 metres
(600 feet)

Whinchat

STONECHAT *Saxicola torquata*

The Stonechat at the beginning of this century was said to be widely distributed in the county, breeding wherever there was suitable habitat (Bolam, 1912). The same author by 1932 had noted a steady decline in numbers which persisted during the following two decades. Breeding areas inland became fewer and by 1950 the coastal strip had become the main refuge for the species (Galloway & Meek, 1983). The reduction of suitable habitat and some very hard winters were cited as probable factors in the decline.

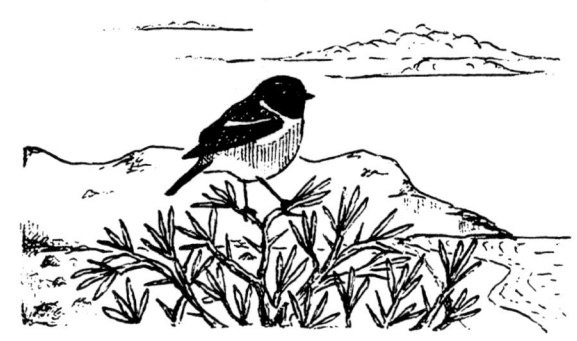

Small numbers continued to breed in most years during the 1950s and the first half of the 1960s but a survey of coastal areas in 1967 and 1968 revealed a total of 19 breeding pairs for the two years and another two pairs were found inland (Macfarlane, 1973). Numbers probably reverted to a lower level in the next few years but an increase occurred again during the early 1970s, including some pairs located in other inland sites. A survey in 1976 produced a total of 31 - 32 pairs in coastal locations and 18 pairs inland although to the latter total a further 17 pairs, all located in the Wark Forest and reported after the survey results were published, should be added to complete the picture for that year (Galloway, Hodgson & Meek, 1977; Macfarlane, 1976). Macfarlane, in his report of that survey, was hopeful that a real increase in the population inland was underway as many of the birds had been found in young conifer plantations in moorland areas, a habitat niche that was evident in many areas in and around the Border Forest.

Sadly, this does not appear to have been the case as numbers have since declined again with Galloway & Meek (1983) reporting that they were down to post-1945 status following the cold winters of 1978/79 and 1981/82. The annual county bird reports for the years 1983 - 1987 reaffirmed this position with only two - four pairs breeding in the county. Northumbria is not alone in having declining numbers of breeding Stonechat as Gibbons et al. (1993) report that there has been a general withdrawal by the species from eastern areas of Britain since the 1968 - 1972 national atlas breeding survey.

The current county atlas survey has confirmed that there is little or no cause for optimism concerning the breeding status of Stonechat in the county. It was found in only 13 tetrads, eight along the coast and five inland. The nature of the fieldwork for this survey was such that large areas of the interior as well as the more intensively watched coastal strip were searched and the results must accurately reflect the Stonechat's true status as an uncommon if not rare breeder.

MIKE S. HODGSON

Number of tetrads in which recorded	13	(1%)
Confirmed breeding	3	(23%)
Probable breeding	4	(31%)
Possible breeding	6	(46%)
Total number of pairs recorded	13	
Confirmed breeding	3	
Probably breeding	4	
Possibly breeding	6	

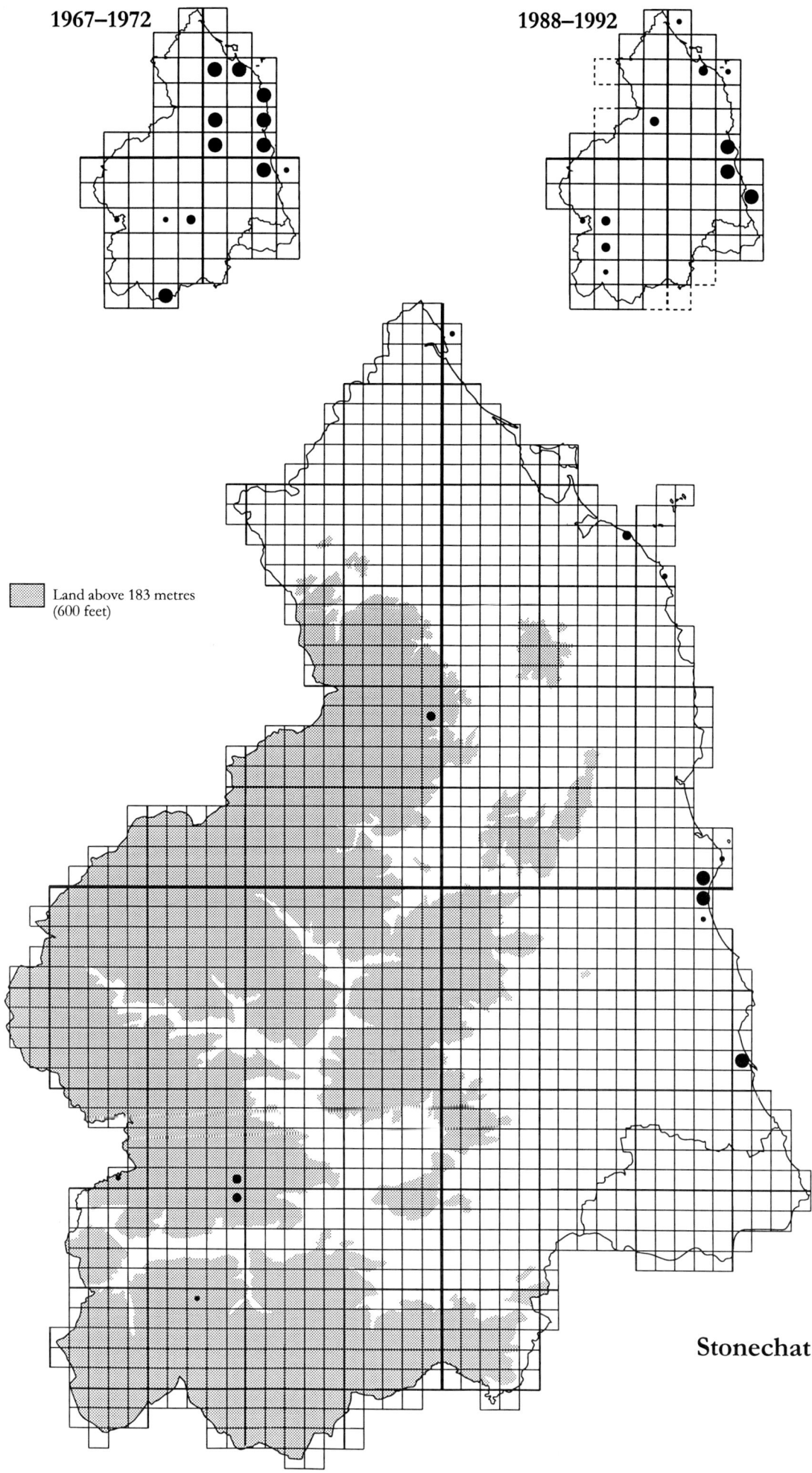

Land above 183 metres
(600 feet)

Stonechat

WHEATEAR *Oenanthe oenanthe*

The Wheatear was described by Bolam (1912) as a 'common summer bird, most addicted to the sandy links of the coast and wide stretches of open moorland on the lower hills'. Galloway and Meek (1983) reaffirmed this and added that they thought the increase in sheep grazing over some moors was helping to counteract the effects of afforestation.

The species appears to have suffered a long term decline, at least in England, since before the beginning of the present century. The southern half of England has been affected the most although population trends are harder to detect in other areas. Changes in agricultural practices and heavy afforestation would seem to be implicated as some of the causes of the decline (Marchant et al., 1990).

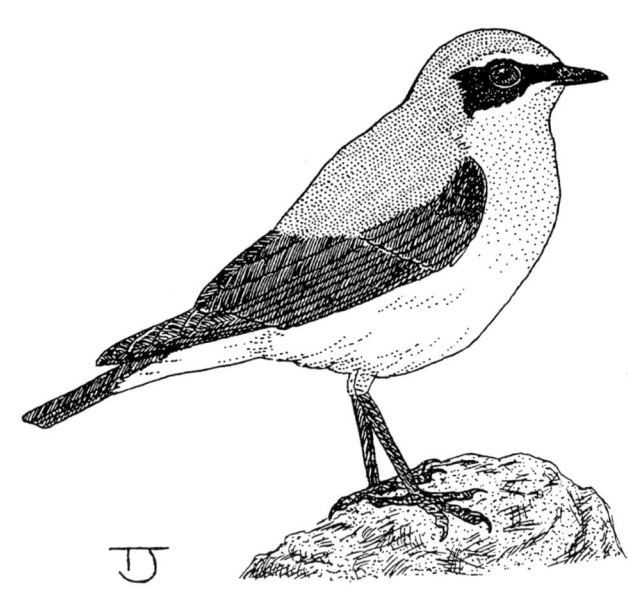

In the favoured Cheviot Hills, the Wheatear is a typical inhabitant of the steep valley sides where screes provide ideal nesting sites. They also use a variety of other sites such as Rabbit, *Oryctolagus cuniculus*, holes and cavities under boulders in grassy areas and in the thick, dry-stone walls of sheep stells. There can be several pairs concentrated in a small area of suitable habitat with, for example, six pairs in an area of 300 metres by 300 metres in the College Valley (per E.J.Steele). During a detailed ringing study in the south Cheviots in the 1970s, it was found that a proportion of the population was normally double-brooded with the first broods fledging in early June and the second in early to mid July. Replacement clutches would often be laid if the first was lost. In addition, poor weather conditions early in the season including snow falls in some years would, as expected, reduce the successful breeding population (pers. obs.).

The distribution map for the current atlas survey demonstrates the species' preference for upland areas in the county, with a thin distribution along the coast where numbers have probably declined since Bolam's time. Comparison of the ten kilometre square maps shows that there has been some range contraction in the period between the two county atlas surveys, particularly in the far west and also in the south east. In the former region, the effects of afforestation have caused the loss of breeding habitat while, in the latter area for example, there are now fewer nest sites available on the ever-diminishing number of coal waste heaps, many of which have been planted with trees. Although Wheatears are conspicuous in their breeding areas, they do nest in some remote and open areas of the hills and so some under-recording of numbers will be inevitable in the timed visits carried out in the present survey. The total of 748 pairs therefore will be an underestimate and the county population is more likely to be in the range of 1,000 to 1,500 pairs at present.

MIKE S. HODGSON

Number of tetrads in which recorded	348	(25%)
Confirmed breeding	107	(31%)
Probable breeding	182	(52%)
Possible breeding	59	(17%)
Total number of pairs recorded	748	
Confirmed breeding	190	
Probably breeding	391	
Possibly breeding	167	

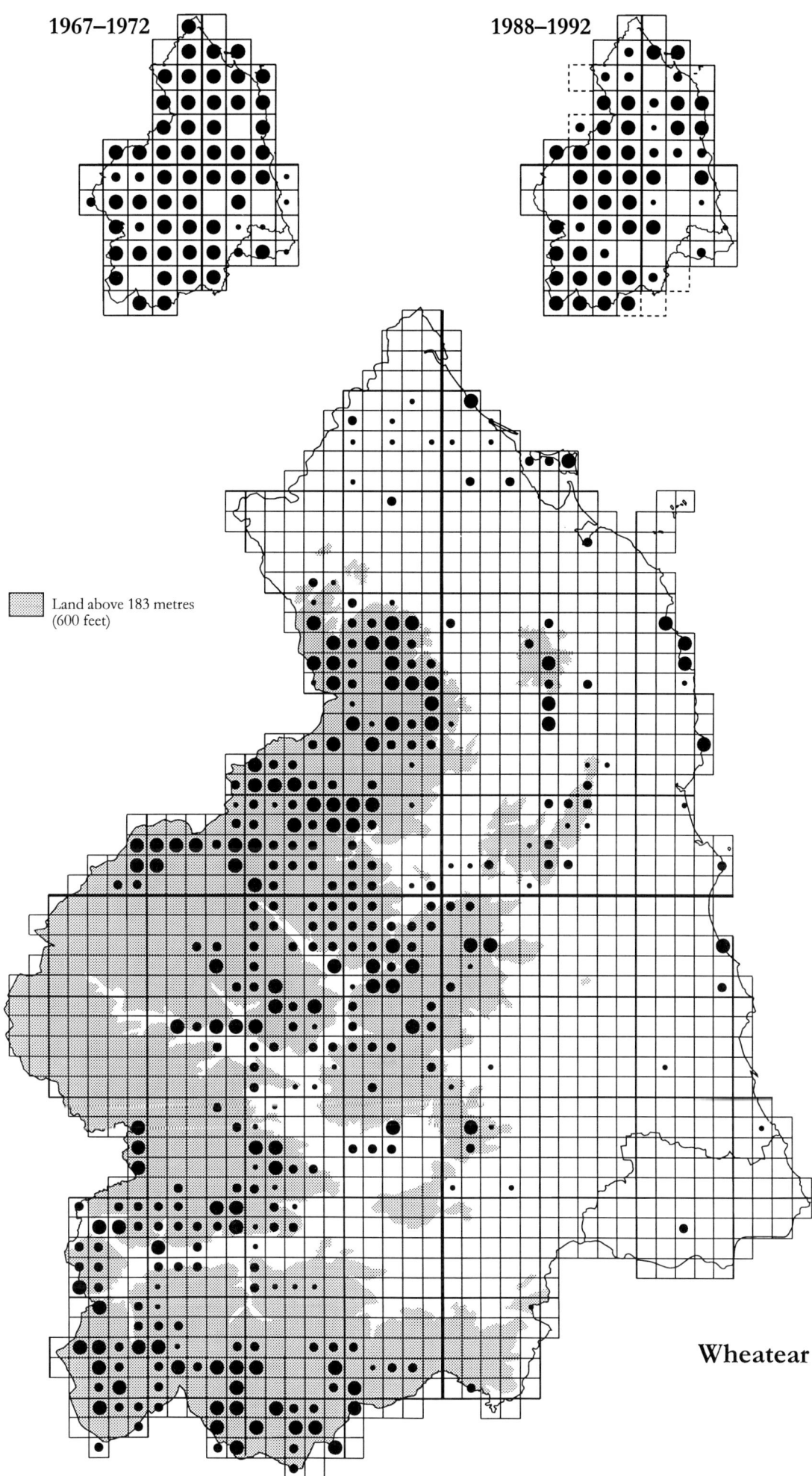

1967–1972

1988–1992

Land above 183 metres
(600 feet)

Wheatear

RING OUZEL *Turdus torquatus*

'Sparingly distributed over the higher parts of the county' was the description used by Bolam (1932) for the Ring Ouzel in Northumberland. Whilst this statement remains fundamentally correct, subsequent records imply some change in this rather universal distribution. Galloway and Meek (1983) specifically mention Ring Ouzel presence around Bellingham and the Cumbrian border hills together with the Cheviot and Simonside Hills and the Allendales.

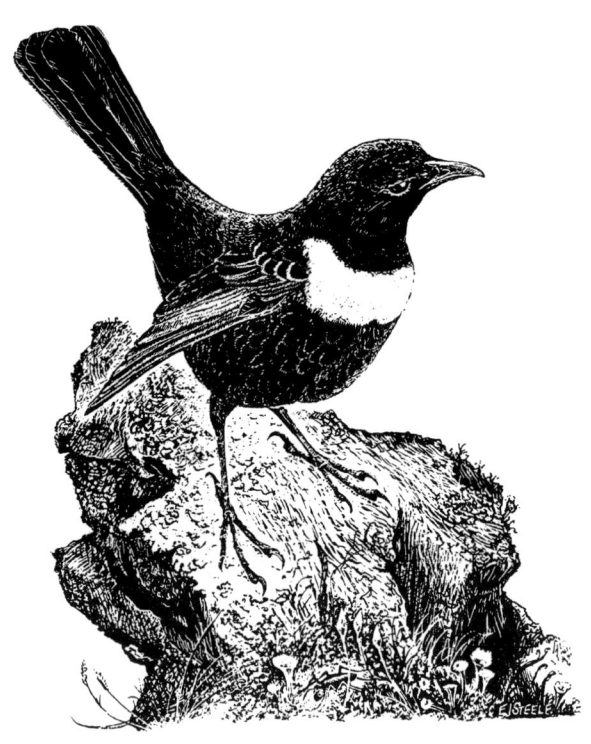

The north westerly and south westerly distribution of the species during the current atlas survey confirms its dependence on the highest upland areas in the county, ranging from 180 metres a.s.l., but with most nesting between 300 and 460 metres a.s.l. The maps, however, show a significant change in distribution since the first atlas survey during 1967 - 1972, with the apparent abandonment of the lower-lying squares in the east and virtually all of the previously occupied squares in the water catchment areas of the Rivers Rede and North Tyne. Clearly then, the Bellingham and Cumbrian border breeding populations identified by Galloway and Meek have apparently been markedly reduced, whilst the remaining areas mentioned above still retain the bulk of the breeding population. This trend is indicated in *Birds in Scotland* (Thom, 1986) and more recently in the *New atlas* (Gibbons et al., 1993) where a 27% loss is shown to have occurred since the fieldwork for the national atlas survey. However, it is known that Ring Ouzel numbers fluctuate naturally by up to 20% from year to year and therefore the available data would suggest no long-term change in population nationally (Marchant et al., 1990). Some suggested reasons for variation in distribution have included warming of the climate, thereby assisting its conspecific rival the Blackbird, *Turdus merula*, to spread on to higher ground and compete with the Ring Ouzel. Land use changes, including the possible negative effect of afforestation on the availability of suitable sheep-grazed grassland much used by the species for food collection, and increased recreational pressures are also implicated.

In assessing the results of the present survey, it seems likely that Ring Ouzel presence may have been overlooked in some areas, due partly to its retiring nature. Misidentification, particularly in marginal and overlapping territories with the Blackbird is also a possible source of under-counting. The combined totals of confirmed and probable breeding pairs represents a high proportion of the overall total of 140 and lends weight to an approximate population of between 130 and 180 pairs in the county.

E. JOHN STEELE

Number of tetrads in which recorded	100	(7%)
Confirmed breeding	35	(35%)
Probable breeding	53	(53%)
Possible breeding	12	(12%)
Total number of pairs recorded	140	
Confirmed breeding	38	
Probably breeding	85	
Possibly breeding	17	

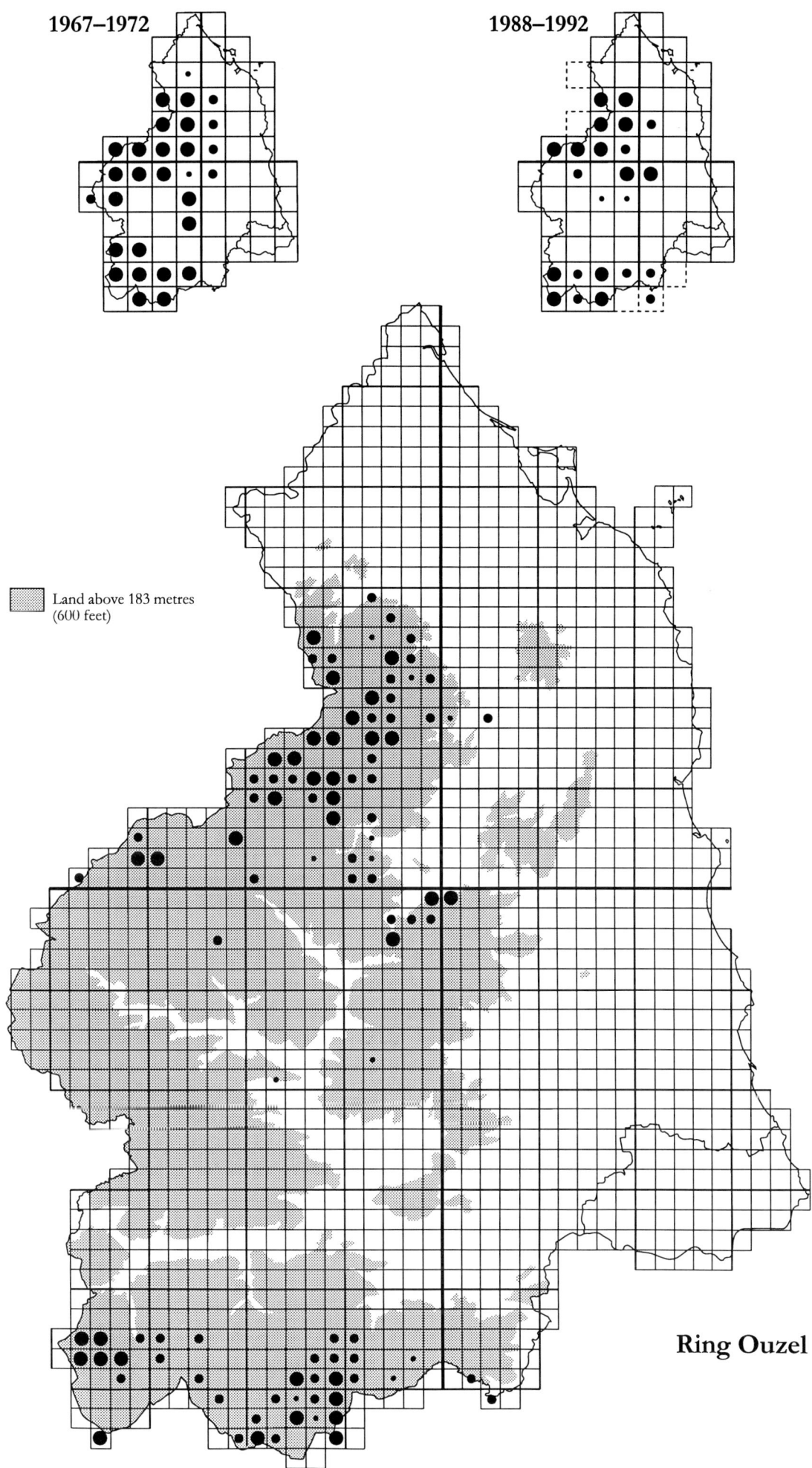

1967–1972

1988–1992

Land above 183 metres
(600 feet)

Ring Ouzel

BLACKBIRD *Turdus merula*

The Blackbird was described by Hancock (1874) as a common resident and by Bolam (1912) as an abundant breeding species that nests in a wide variety of situations with its range overlapping that of the Ring Ouzel, *Turdus torquatus*. By the late 1970s Galloway and Meek (1983) were still able to describe it as an abundant breeding species, implying no great change in its status in the county. Stroud and Glue (1991), in the conservation and monitoring review, stated that the present national population trend was one of some decline since the mid 1970s following an earlier major increase. This is supported by comparison between the first national atlas survey (Sharrock, 1976), where Blackbirds were recorded in 3,712 ten kilometre squares, and the new national atlas survey (Gibbons et al., 1993) where they occurred in 3,654 ten kilometre squares.

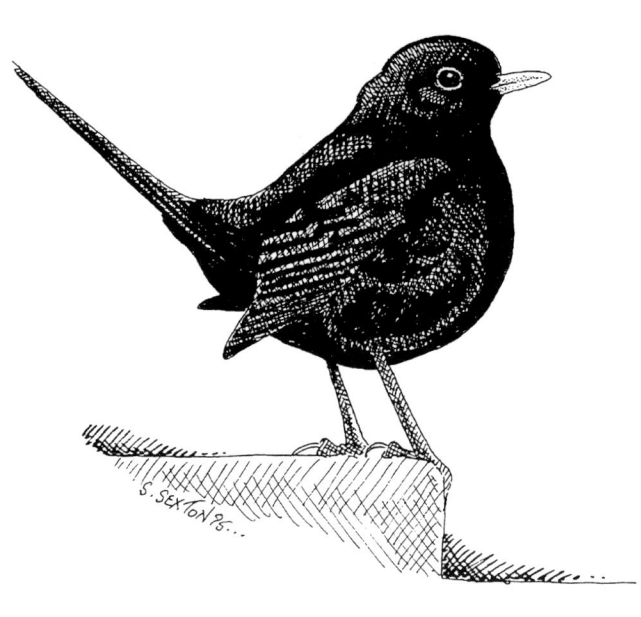

The success of the Blackbird has been assisted by an effective breeding strategy which can include a prolonged breeding season, two or three and sometimes four broods being reared, and a willingness to use a wide variety of nest sites. This, coupled to being less susceptible to decline because of hard winters, unlike, for example the Song Thrush *Turdus philomelos*, ensures its rating as a common widespread breeder. During the current atlas survey examples of the adaptability of the species were frequently noted. At Lynemouth in 1988 young were being fed in the nest on the 10th January and in the same year a recently fledged bird was found at Killingworth on the 9th November. In 1989, a nest with four eggs was found in Newcastle City Centre on the 2nd January and, in both 1988 and 1990, a pair successfully reared young on Coquet Island.

The tetrad distribution map shows a greater density of pairs in the lowland agricultural and woodland areas although a general county-wide distribution is clearly shown. Not surprisingly, in the higher, more windswept western areas of the county and those tracts where conifers dominate, the Blackbird is more thinly distributed. It is interesting to note the mass of confirmed breeding dots in and around Newcastle, again demonstrating the adaptability of this once predominantly woodland-edge species. Devoid of any records is the area of land to the west of Druridge Bay possibly indicating the ravages of opencast mining! The total number of 6,035 pairs recorded confirms that the Blackbird is a common breeding species. Given that this is also a relatively easy species to census, the figures obtained should be reasonably accurate.

IAN S. DAVIDSON

Number of tetrads in which recorded	1,057	(75%)
Confirmed breeding	473	(45%)
Probable breeding	529	(50%)
Possible breeding	55	(5%)
Total number of pairs recorded	6,035	
Confirmed breeding	978	
Probably breeding	4,112	
Possibly breeding	945	

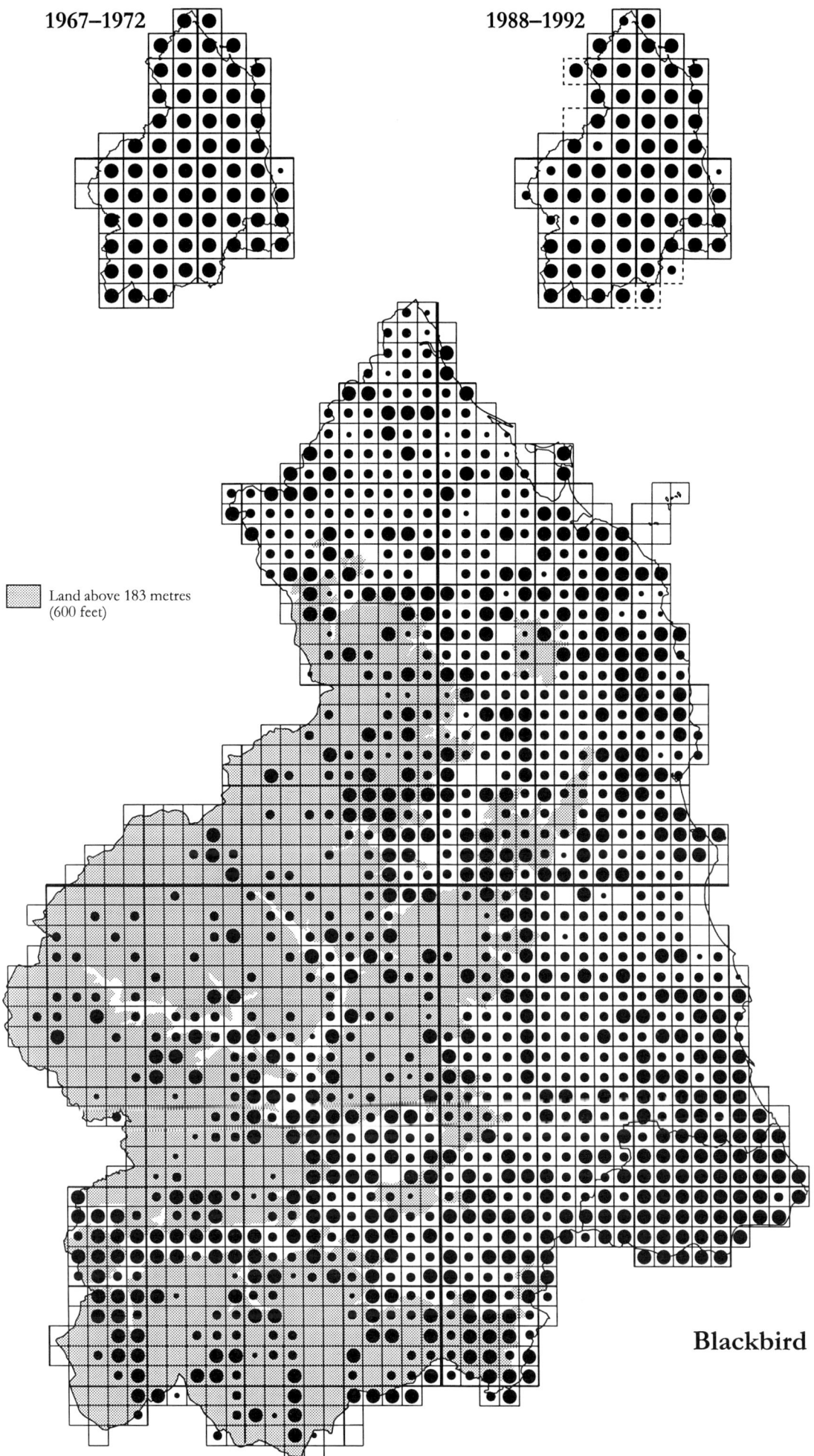

1967–1972

1988–1992

Land above 183 metres
(600 feet)

Blackbird

FIELDFARE *Turdus pilaris*

Galloway and Meek (1983) recorded that whilst the Fieldfare is a passage and winter visitor in considerable numbers, usually between late August and the beginning of May, there were about 20 reports of summering birds up to the early 1980s. These latter reports included birds seen displaying and adult birds carrying food and this type of evidence has occurred with increasing frequency to date. The findings during the current atlas survey of one confirmed pair, one probable pair and two possible pairs is consistent with earlier data and the known spread of the species in the UK. Prior to the present study, summering birds were seen in 1985 and 1986 and during the survey breeding was confirmed in 1988 (Rossiter, 1989); adults carrying food were seen in 1989, and there was successful breeding reported from Druridge Bay Country Park in 1990. Since then, birds have been seen at another coastal location in July 1992. It is interesting that the estimated figure of one to seven breeding pairs in the UK given by Marchant et al. (1990) was increased by Gibbons et al. (1993) to a maximum of 25 pairs in the comparatively brief time span of two or three years. It is perhaps not out of place to note here that Redwing, *Turdus iliacus*, also bred in Northumberland in 1968, 1977 and 1985.

JOHN C. DAY

SONG THRUSH *Turdus philomelos*

Bolam (1912) considered it to be a well-known resident and nearly 70 years later Galloway and Meek (1983) reiterated that it was a common breeding species being widespread throughout the county. The present national population trend according to Stroud and Glue (1991) shows that there appears to have been a long-term decline since the mid 1970s. This change is indicated by comparing the earlier national atlas survey record of occupation in 3,655 ten kilometre squares (Sharrock, 1976) with the 3,581 occupied ten kilometre squares in the new national atlas survey (Gibbons et al., 1993). This species, however, is vulnerable to hard weather causing fluctuations in population levels, for example after the 1962/63 winter, numbers declined to 59% of their pre-winter level and took three to four years to recover.

Song Thrushes breed in almost any type of habitat with trees or bushes, be they woodland edges, farms, hedgerows, suburban gardens or parks in city centres, and this is one of the few species that has gained some benefit from the increased afforestation, particularly in the west of the county. The breeding season starts early and is protracted so that two or three broods may be reared. During the current atlas survey, a nest was completed at Threestoneburn by 19th March in 1988 and in the following year young were being fed in the nest at Charlton Mires on 24th March, with fledged young in Jesmond Dene by the 31st. In 1992 two birds were in full song on the 8th January in Exhibition Park, Newcastle and during February and March birds were also noted returning to several inland breeding areas.

The distribution map shows a county-wide presence, with Newcastle and the surrounding areas having the highest densities of confirmed breeding, and all but the most barren upland and moorland terrain in the west occupied by some birds. The lowest densities were in the north east of the region which is subjected to fairly intensive farming with cereals and oil-seed rape being predominant. The Song Thrush is an easy bird to census, with singing males being particularly prominent as are birds collecting food for young. The total of 2,659 pairs is nevertheless possibly an underestimate when the difficulties of undertaking census counts in extensive coniferous habitat is considered.

Number of tetrads in which recorded	963	(68%)
Confirmed breeding	293	(30%)
Probable breeding	575	(60%)
Possible breeding	95	(10%)
Total number of pairs recorded	2,659	
Confirmed breeding	452	
Probably breeding	1,830	
Possibly breeding	377	

IAN S. DAVIDSON

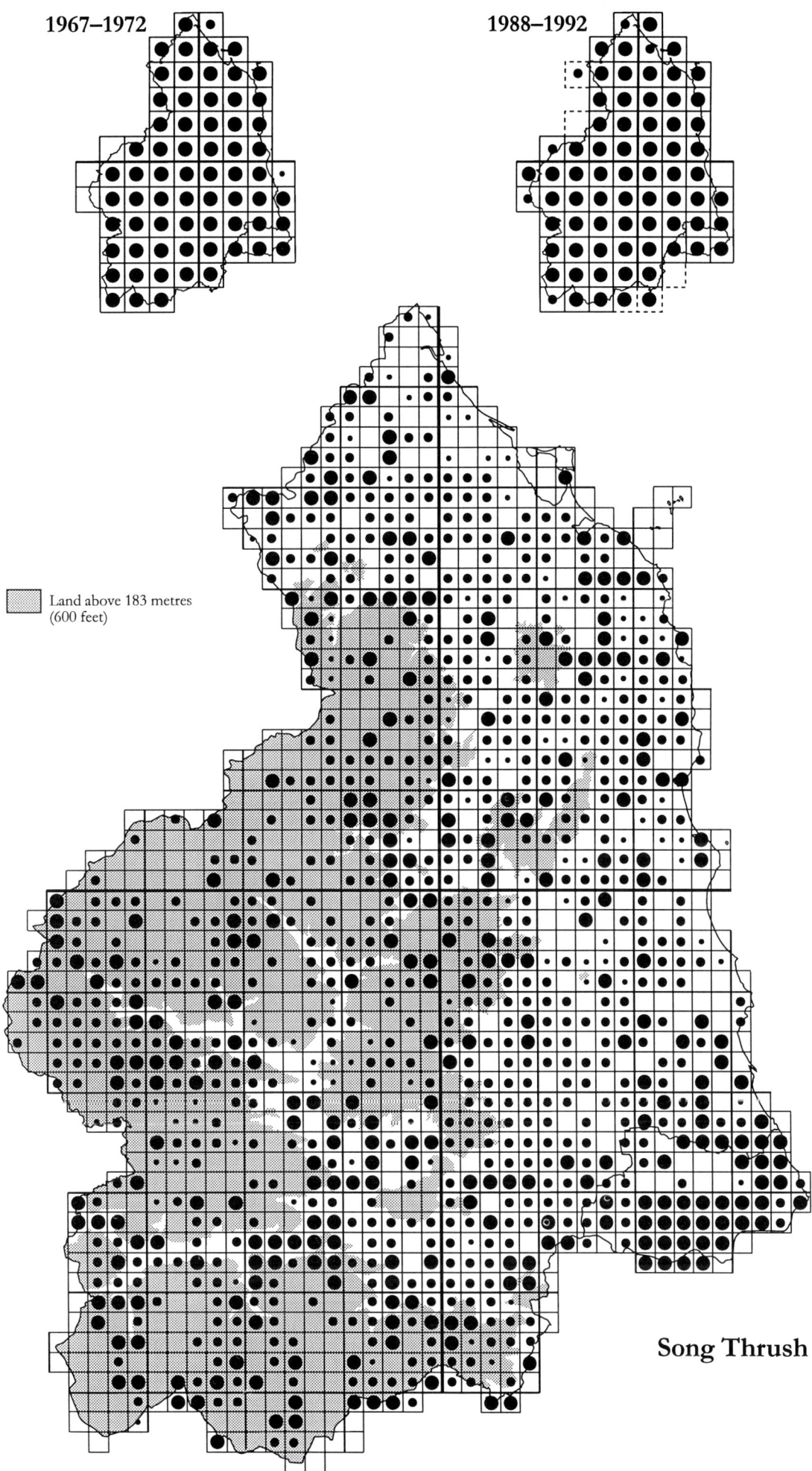

1967–1972

1988–1992

Land above 183 metres
(600 feet)

Song Thrush

MISTLE THRUSH *Turdus viscivorus*

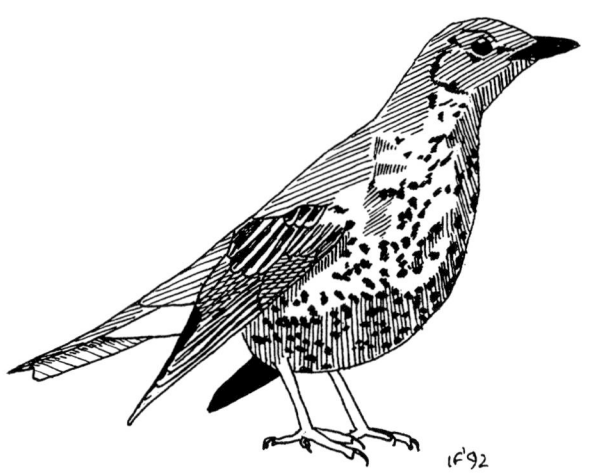

In 1831 Selby stated that the Mistle Thrush had lately become very common and by the 1870s Hancock was able to describe it as a resident species that he had 'known to nest in the district for upwards of forty years'. It maintained that status and in 1932 Bolam referred to it as 'a resident, common and well known throughout the county', whilst Galloway and Meek (1983) regarded it as a common breeding resident.

Nationally, Stroud and Glue (1991) suggested a recent population decline which is to some extent borne out by comparing the findings of the two national breeding atlas surveys. In the earlier one, between 1968 - 1972, Mistle Thrushes were noted in 3,394 ten kilometre squares (Sharrock, 1976) while in the latest survey, between 1988 - 1991, they were located in 3,264 ten kilometre squares (Gibbons et al., 1993), a fall of four percent during the intervening years.

Mistle Thrushes are birds of woodland edges or open country with scattered trees or bushes, although they also flourish in suburban parks and large gardens and even city centres. In moorland regions where trees are absent, they have been known to nest in walls, rocks or even on the ground, with the breeding season starting early, often at the end of March with two, sometimes three, broods being reared. This species is very badly affected by severe winters and, following that of 1962/63, the population was reduced to less than one quarter of the pre-winter level and took several years to regain its former level. In the area covered by the current county atlas survey, the extended breeding season was indicated by fledged broods at Hauxley by 15th April and in the Harthope Valley on 29th April, while a probable third brood was in a nest at Morpeth in July. The species also breeds regularly around the Hancock Museum, on Newcastle University Precinct, and at the Royal Victoria Infirmary, all near Newcastle City Centre. In more favourable sites, concentrations of six pairs were found in the Matfen tetrad in 1990 with 12 pairs located in Hulne Park, Alnwick in 1991.

The tetrad distribution map shows a county-wide presence with the exception of the north of the region where few pairs are recorded and, while this would seem to indicate a decline in population in some areas since the earlier county atlas survey between 1967 - 1972, the central moorland areas show an increase in numbers. The song and display of the Mistle Thrush makes it relatively easy to locate, with the best time to do this being in March or early April. Some pairs, however, may have been overlooked as many people preferred the "summer" months in which to make the bulk of their census visits. Consequently, the total number of pairs will probably be rather conservative although still allowing the Mistle Thrush to be confidently described as a common breeding species in Northumberland.

IAN S. DAVIDSON

Number of tetrads in which recorded	756	(54%)
Confirmed breeding	289	(38%)
Probable breeding	362	(48%)
Possible breeding	105	(14%)
Total number of pairs recorded	1,315	
Confirmed breeding	368	
Probably breeding	663	
Possibly breeding	284	

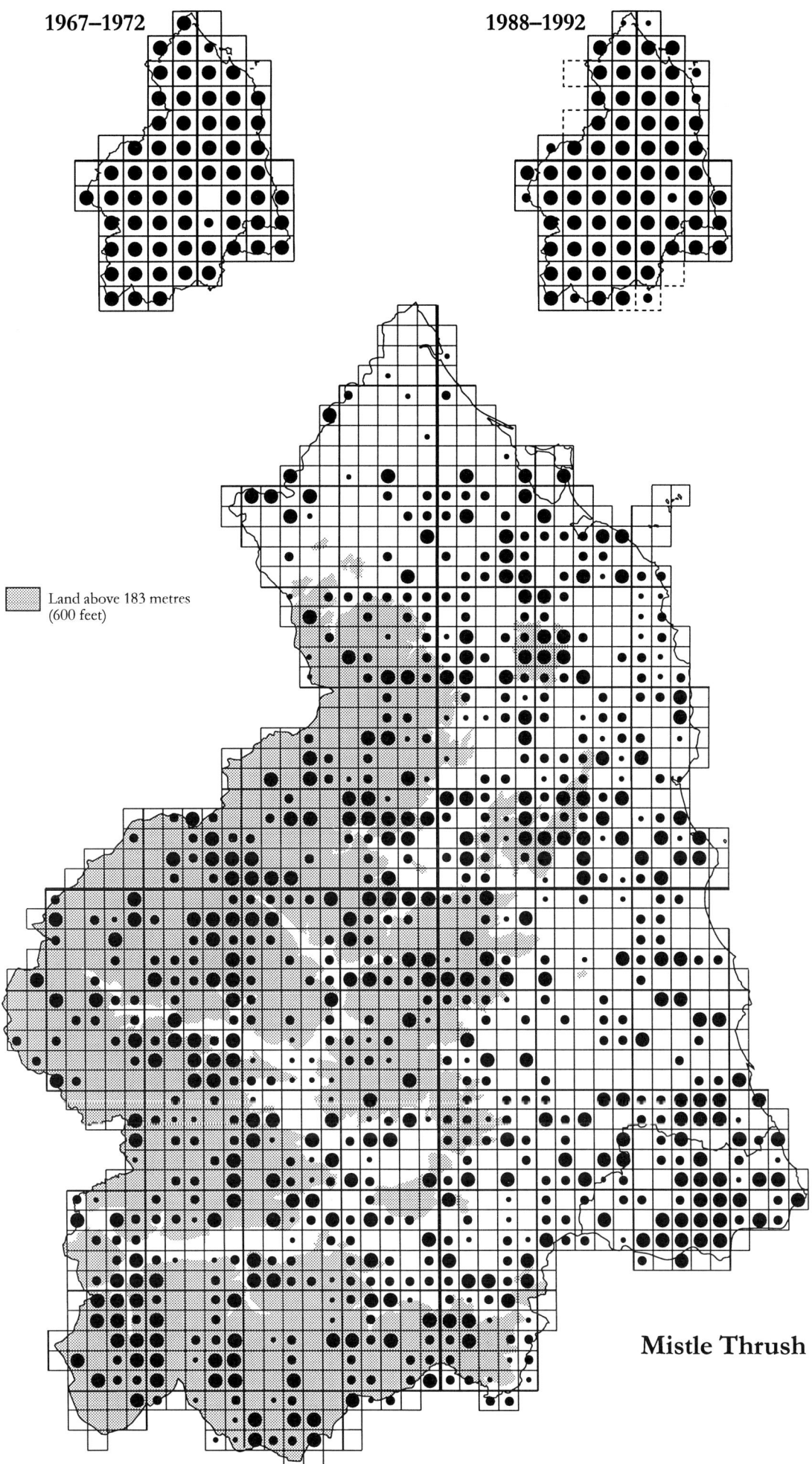

1967–1972

1988–1992

Land above 183 metres
(600 feet)

Mistle Thrush

GRASSHOPPER WARBLER *Locustella naevia*

The Grasshopper Warbler has always had a reputation as a somewhat enigmatic bird. Although relatively widespread in our area, its distribution has been patchy and birds can breed regularly in one site for a number of years, only to abandon it completely. Bolam (1932) commented that it was 'not uncommon, but very erratic in its occupation of many districts' while Selby (1831) indicated a similar pattern a century earlier. Although a decrease in the numbers of Grasshopper Warblers may have been expected, due to the loss of wetlands, the species has shown an ability to diversify in its choice of breeding habitats into recently afforested areas, thereby compensating for loss of traditional sites (Williamson, 1974). Nationally, this has not

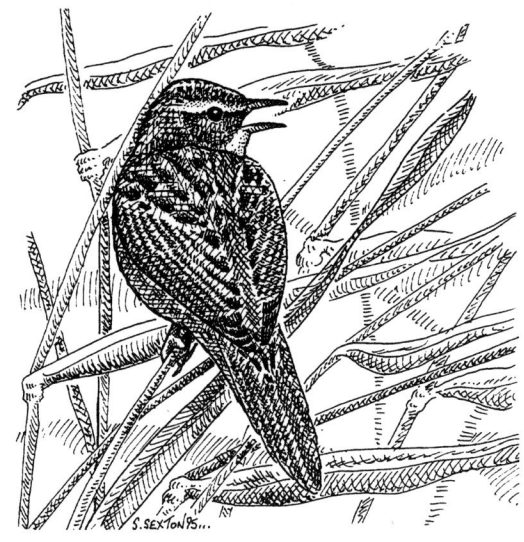

proved sufficient to prevent the catastrophic 37% loss of breeding birds throughout Britain which cannot be wholly due to habitat destruction (Gibbons et al., 1993) but is similar to that shown by other warblers wintering in sub-Saharan Africa.

Given the Grasshopper Warbler's propensity for the rank vegetation of heathland, carr and fen, its distribution along the coastal belt and the Tyne Valley is no surprise. The extension onto higher ground, especially around the North Tyne Valley, must be related to the ready availability of suitable new habitat in the Border Forest with birds shifting to adjacent areas when required. What is slightly more surprising is its relative absence from those areas of forested moorlands in the north of the county where, compared to the first county atlas survey between 1967 - 1972, there has also been a slight decrease in distribution although the height of the growing conifers is a limiting factor for breeding sites. These changes, perhaps, mirror the shrinking population nationally. Even in those ten kilometre squares where it was relatively common, less than one third of the tetrads were occupied, although a density of up to ten pairs in tetrads around Big Waters and Ponteland was higher than may have been expected.

Observers familiar with the Grasshopper Warbler only as a migrant could be excused for thinking it remarkable that any were found as it is an inveterate skulker when on passage. Fortunately, it is rather easier to census on its breeding grounds when the distinctive dry reeling song can announce its presence from a considerable distance, although the singer can still be extremely difficult to see. The number of pairs recorded during the current atlas survey is, however, probably somewhat conservative. Whether further habitat and climatic change will affect this secretive but adaptable species remains to be seen.

COLIN BRADSHAW

Number of tetrads in which recorded	96	(7%)
Confirmed Breeding	5	(5%)
Probable breeding	83	(87%)
Possible breeding	8	(8%)
Total number of pairs recorded	134	
Confirmed breeding	5	
Probably breeding	121	
Possibly breeding	8	

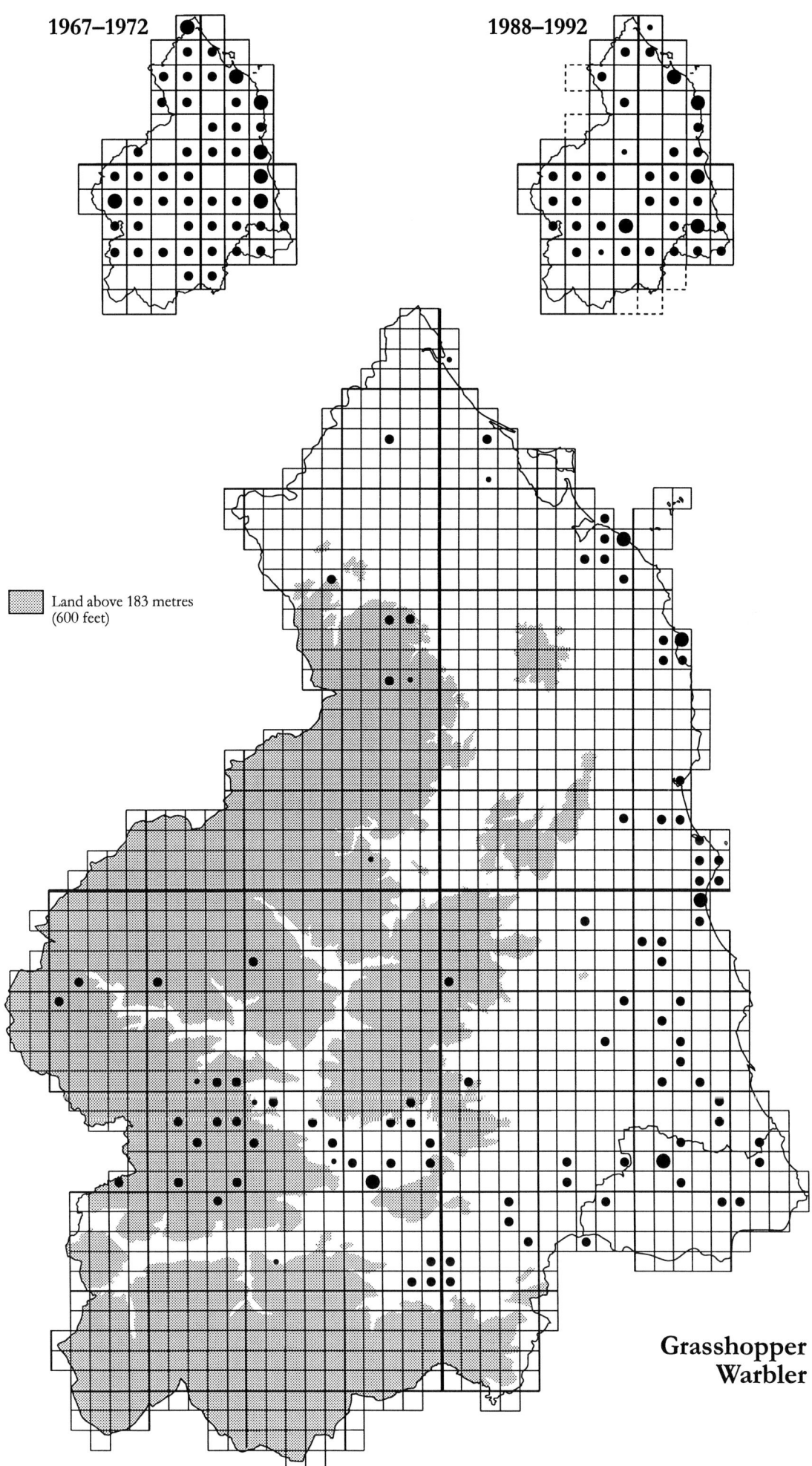

1967–1972

1988–1992

Land above 183 metres
(600 feet)

**Grasshopper
Warbler**

SEDGE WARBLER *Acrocephalus schoenobaenus*

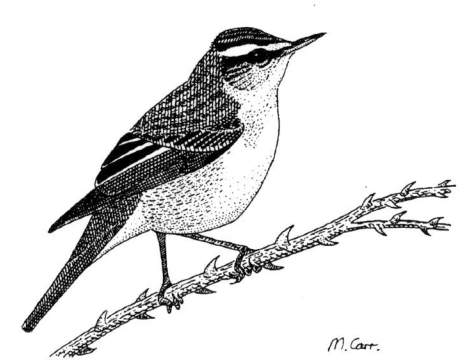

Bolam's (1912) description of the Sedge Warbler as 'a common summer visitor, nesting in most suitable places' is still largely true today in the county. It breeds in a variety of low vegetation although not always near water which, at times, can be 500 metres or more away from the nest site. Perhaps, with increasing frequency, there is now a tendency to breed in many dry areas with suitable dense cover. Hedgerows, young conifer plantations and crops of corn and oil-seed rape are all potential breeding sites.

Sharrock (1976), in discussing the results of the first national atlas survey, stated that the Sedge Warbler was predominately a lowland and valley bird, breeding up to 350 metres a.s.l. The distribution map for the current county survey supports this statement as there is a clear bias to the eastern half of the region, with little of the area over 180 metres a.s.l. being occupied by the species, and the coastal strip holding the bulk of the confirmed breeding sites. It is more widespread and less restricted to particular habitats than may previously have been supposed and appears often to benefit from man's use of the land. Loss of breeding habitat, due to drainage or improvement of marginal areas, can be offset by the provision of new sites through subsidence caused by mining, abandoned gravel pits and open-cast mining and the often resultant lush vegetation on the edges of these areas.

Sedge Warblers are relatively easy to find during the breeding season as they have a conspicuous song flight and the song is loud and far-carrying. It seems therefore, unlikely that the species would be overlooked despite the constraints of timed visits and, consequently, they were found in 268 tetrads. In some of these only a few pairs held territory or bred. However, in more suitable habitats as many as 20 or more pairs were present. These more heavily populated sites are largely on or near the coast, stressing the importance of the nature reserves and other suitable locations which are present in these areas. The total number of 676 pairs recorded during the current survey puts the Sedge Warbler firmly in the category of a well-represented breeding species in the county. Although only 111 pairs were noted as confirmed breeders, this is perhaps not unexpected due to the difficulty in finding nests which are usually well down in low vegetation. Adults, as already described, are rarely secretive and the total of 512 probable breeding pairs reflects this. The overall total of pairs counted would seem to indicate a breeding population in the region of between 400 - 800 pairs.

ALAN J. JOHNSTON

Number of tetrads in which recorded	268	(19%)
Confirmed breeding	66	(24%)
Probable breeding	179	(67%)
Possible breeding	23	(9%)
Total number of pairs recorded	676	
Confirmed breeding	111	
Probably breeding	512	
Possibly breeding	53	

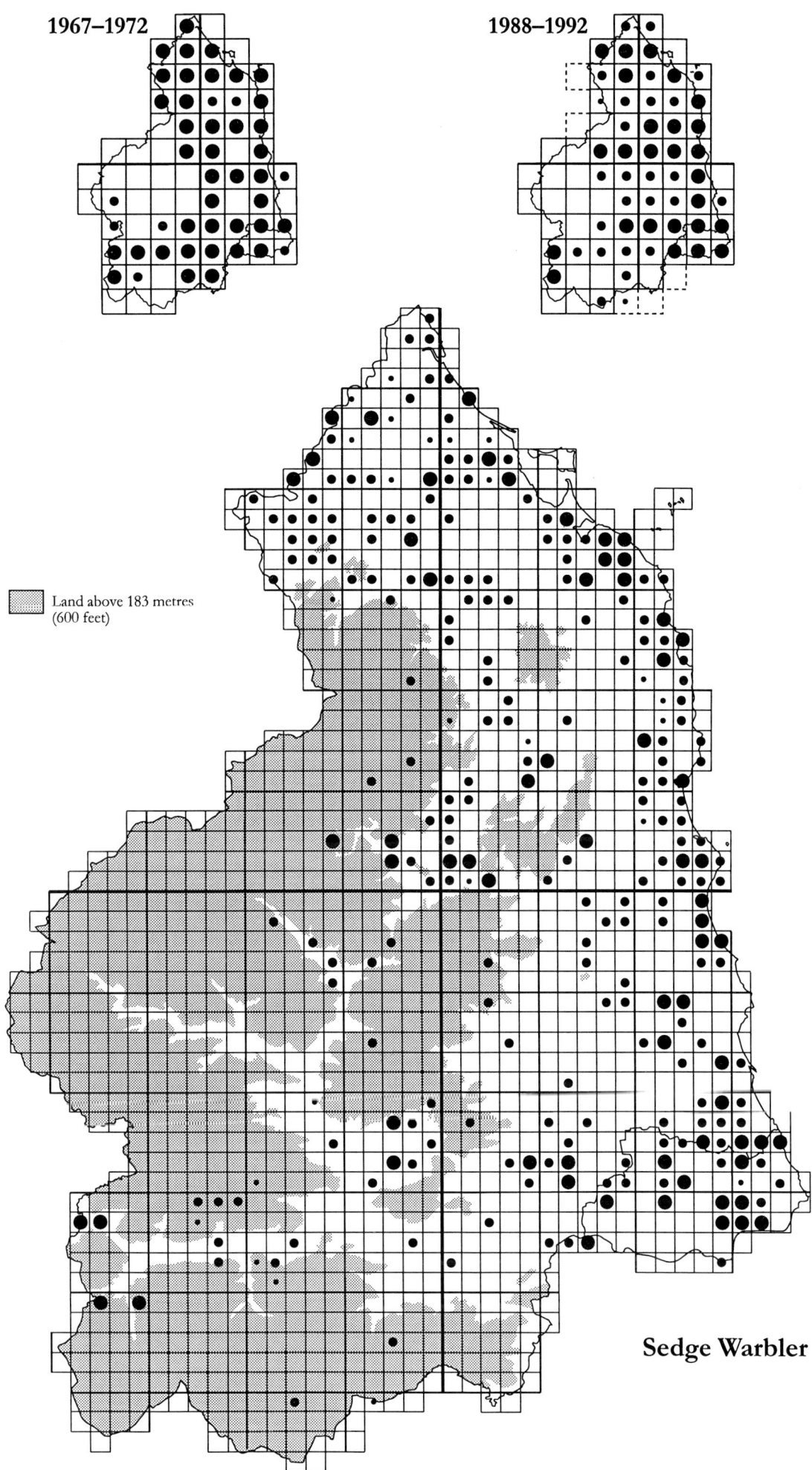

1967–1972

1988–1992

Land above 183 metres
(600 feet)

Sedge Warbler

REED WARBLER *Acrocephalus scirpaceus*

Within Britain the Reed Warbler is predominantly a bird of southern and eastern England, but extends northwards to Lancashire, and has important populations in the west and south west (Gibbons et al., 1993). In Northumberland it is rare as a breeding bird and was first positively identified in 1955 with successful breeding confirmed in 1958 in Gosforth Park Nature Reserve (Galloway & Meek, 1983). This site, which has one of the largest *Phragmites* reedbeds in the county, has remained the stronghold of the species in Northumberland and, until the mid 1970s, up to four pairs were thought to have bred annually (Galloway & Meek, 1983). Apart from sporadic breeding at some Scottish sites (Sharrock, 1976; Thom, 1986; Gibbons et al., 1993), Gosforth Park Nature Reserve now holds the largest breeding population of Reed Warblers this far north in the UK. In Northumberland, breeding has also occurred or been suspected at Chevington Burn, Whittle Dene and Seaton Burn (Galloway & Meek, 1983).

This picture has changed little as a result of the 1988 - 1992 county atlas fieldwork. Apart from confirmed breeding near Capheaton and the probable breeding of single pairs at Holywell Pond and near Corbridge, the population of four confirmed and nine probable breeding pairs was centred on Gosforth Park Nature Reserve and Big Waters (i.e. Seaton Burn), a Northumberland Wildlife Trust reserve some four kilometres away. Although up to three singing birds have been recorded at Big Waters, Gosforth Park is still the stronghold of the species in the region. In recent years, there have been at least six singing males each breeding season in the Gosforth Park reedbeds (Jardine, Johnston, Kerr, McKeown & Rossiter, 1992; Jardine, Johnston, Kerr & Rossiter, 1993). Nationally, the Reed Warbler population may have doubled between 1976 and 1988 (Marchant et al., 1990) and the present numbers in Northumberland as a whole may reflect that trend.

Obtaining accurate counts of the number of breeding pairs is notoriously difficult by virtue of the habitat and semi-colonial nature of Reed Warblers (Bell et al., 1973; Marchant et al., 1990). In each year between 1988 to 1992, some eight - 20 adult Reed Warblers have been individually identified in Gosforth Park Nature Reserve as part of ringing studies (Hammock and Noble-Rollin, 1991; C. Redfern, unpublished data), and the number breeding there may, in some years at least, have been larger than estimated from the number of singing birds. These studies have also shown that Reed Warblers move between Gosforth Park and Big Waters, both within and between years. Continued breeding at Gosforth Park is likely to be an important factor in maintaining the Reed Warbler as a regular breeder in Northumberland and allowing colonisation of other sites. Although Reed Warblers are well known for their close association with *Phragmites* reedbeds, large areas alone may be less important than diverse habitats where stands grow in proximity to wetland scrub and carr in which the birds can feed (cf. Catchpole, 1973). With careful management of existing habitat and the creation of new reedbeds, there is every prospect that the number of Reed Warblers breeding in Northumberland can be increased.

CHRIS REDFERN

Number of tetrads in which recorded	6	(0.4%)
Confirmed breeding	3	(50%)
Probable breeding	3	(50%)
Possible breeding	0	(0%)
Total number of pairs recorded	13	
Confirmed breeding	4	
Probably breeding	9	
Possibly breeding	0	

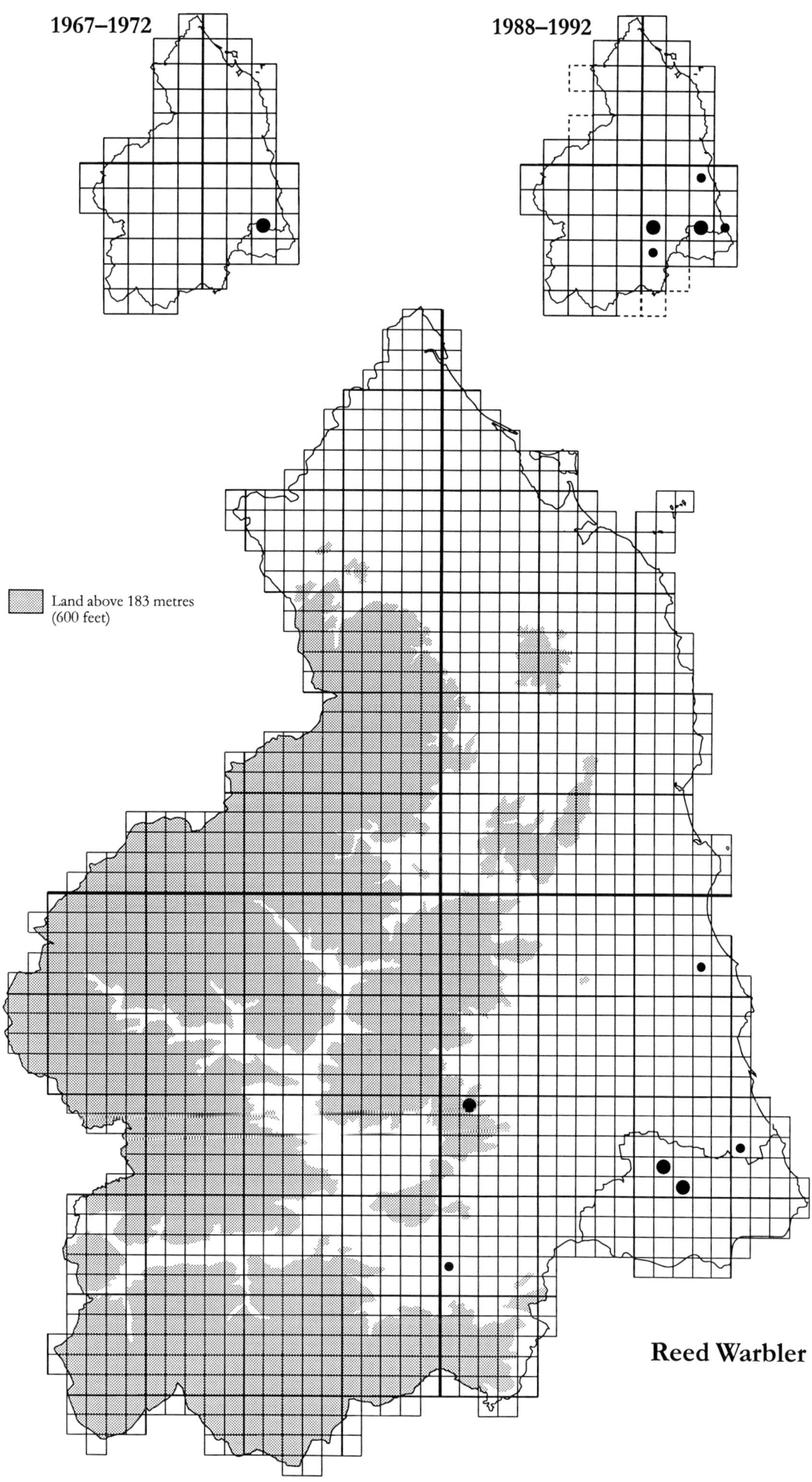

Land above 183 metres
(600 feet)

Reed Warbler

GREAT REED WARBLER *Acrocephalus arundinaceus*

The record of the presence of a singing bird in suitable habitat at Caistron Nature Reserve during June 1990 is noted solely for the completeness of the county data. No evidence for breeding was forthcoming, although it is interesting that another bird was trapped in October of the same year at Big Waters (Steele & Johnston, 1991). A much earlier record of a sighting of a bird which was probably a Great Reed Warbler 'at the mouth of the Whitadder' in June 1899 was also quoted by Galloway and Meek (1983).

JOHN C. DAY

LESSER WHITETHROAT *Sylvia curruca*

The Lesser Whitethroat is an uncommon summer migrant and breeding species in the county, being very localised and spending much of its time skulking in thickets. Galloway and Meek (1983) quoted Bolam (1912) as saying that the bird is 'only a very partial summer visitor to south Northumberland, becoming much rarer as we advance northwards' but by 1932 this situation had changed and it was breeding in widespread localities.

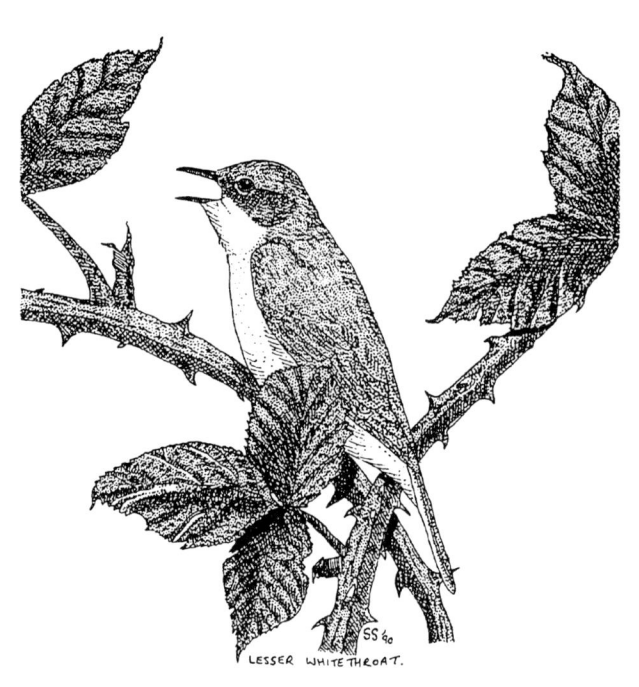

LESSER WHITETHROAT.

Great Britain represents the western limit of the bird's range, there being but few records from Scotland. The present atlas survey indicates, as in Bolam's day, that the bird is still more widespread in the south east of the county, but there are now reasonable numbers on the coastal strip spreading some ten kilometres inland. The preferred habitat is tallish thickets of blackthorn or, more infrequently, hawthorn. Male birds usually sing from within the thickets, except early in the season when they may perch in more open, high positions. Later in the season, when there are large young in the nest, the adults can become very noisy and agitated, so making breeding confirmation easier at that time. One fifth of the total pairs recorded in the present survey were confirmed breeding records. The results of this current fieldwork suggest that the total breeding population lies between 75 and 150 pairs, the great majority of them in the south east and east of the county.

Modern farming methods and hedge management techniques seem to preclude the chances of much regeneration of suitable habitat in the future. This factor, combined with the bird being on the very western and northern edges of its range, makes it unlikely that the Lesser Whitethroat will become more numerous as a breeding species in the county in the foreseeable future.

PETER W. WEST

Number of tetrads in which recorded	68	(5%)
Confirmed breeding	17	(25%)
Probable breeding	44	(65%)
Possible breeding	7	(10%)
Total number of pairs recorded	90	
Confirmed breeding	18	
Probably breeding	63	
Possibly breeding	9	

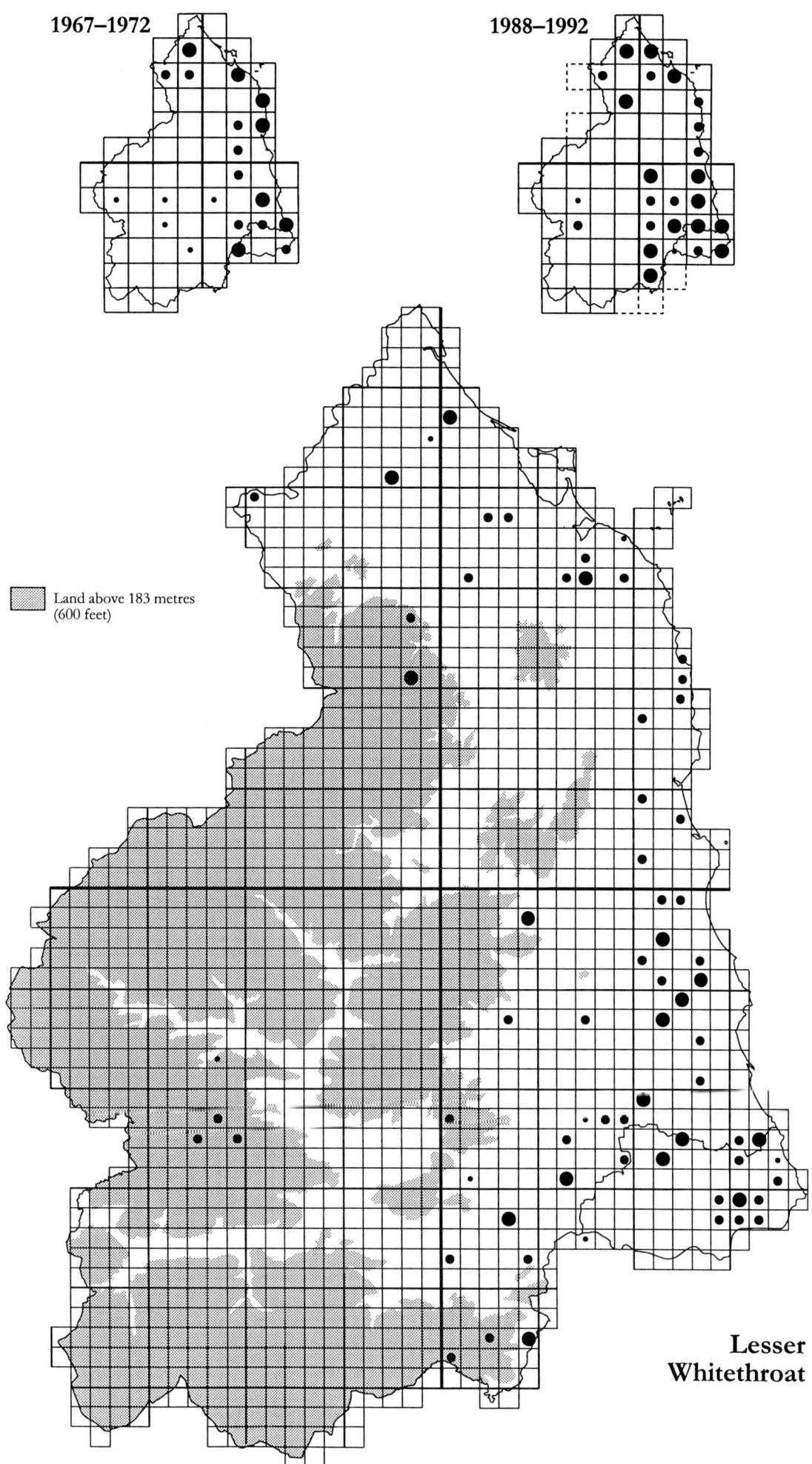

1967–1972

1988–1992

Land above 183 metres
(600 feet)

**Lesser
Whitethroat**

WHITETHROAT *Sylvia communis*

Bolam (1912) said that the Whitethroat was 'one of the commonest and most generally distributed of our summer visitants, frequenting hedges and thickets in all the lowland country', and this statement probably remained true until the late 1960s. It was from this latter period though that Galloway and Meek (1983) indicated the Whitethroat was becoming noticeably scarce and absent from many of its traditional localities in the North East. This coincided with the species' now widely documented calamitous sojourn in its wintering quarters in the Sahel region of Africa with the series of persistent droughts (Marchant et al., 1990). The present national trend suggests that the Whitethroat appears to be recovering slowly, a situation similar to that of the Garden Warbler, *Sylvia borin*, although it has still not attained its pre-1969 status.

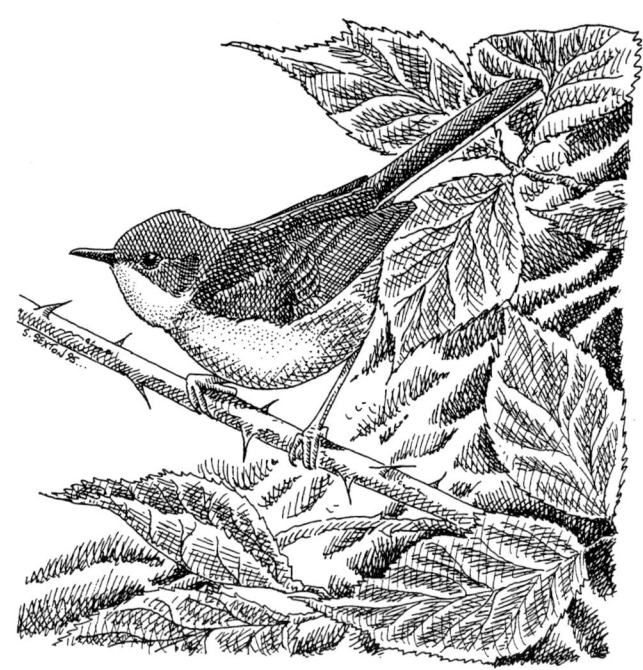

The national pattern is directly reflected in this area by the distribution maps on the opposite page. Afforestation and land reclamation have led to the destruction of many thickets and hedgerows favoured by this species with very few pairs being located on land over 180 metres a.s.l. The most successful breeding areas, as shown by the current atlas survey, are in the north east (around Belford) and in the Tyne Valley. A direct comparison between the earlier 1967 - 1972 county atlas survey map shows the Whitethroat occupying all but three coastal and seven upland squares, making a total of 55 occupied ten kilometre squares, as opposed to breeding occupancy in 52 old and one new 10 kilometre square in this current exercise. The species has clearly not yet regained its former standing in the North East.

It will be interesting to see if the present policy of 'set aside' now in force will lead to a recovery and even some range expansion of the species. It would appear from the current atlas survey findings that the population in the county is probably in the order of 1,000 to 2,000 pairs, confirming its status as a common breeding species.

MICHAEL BELL

Number of tetrads in which recorded	428	(30%)
Confirmed breeding	124	(29%)
Probable breeding	269	(63%)
Possible breeding	35	(8%)
Total number of pairs recorded	915	
Confirmed breeding	168	
Probably breeding	672	
Possibly breeding	75	

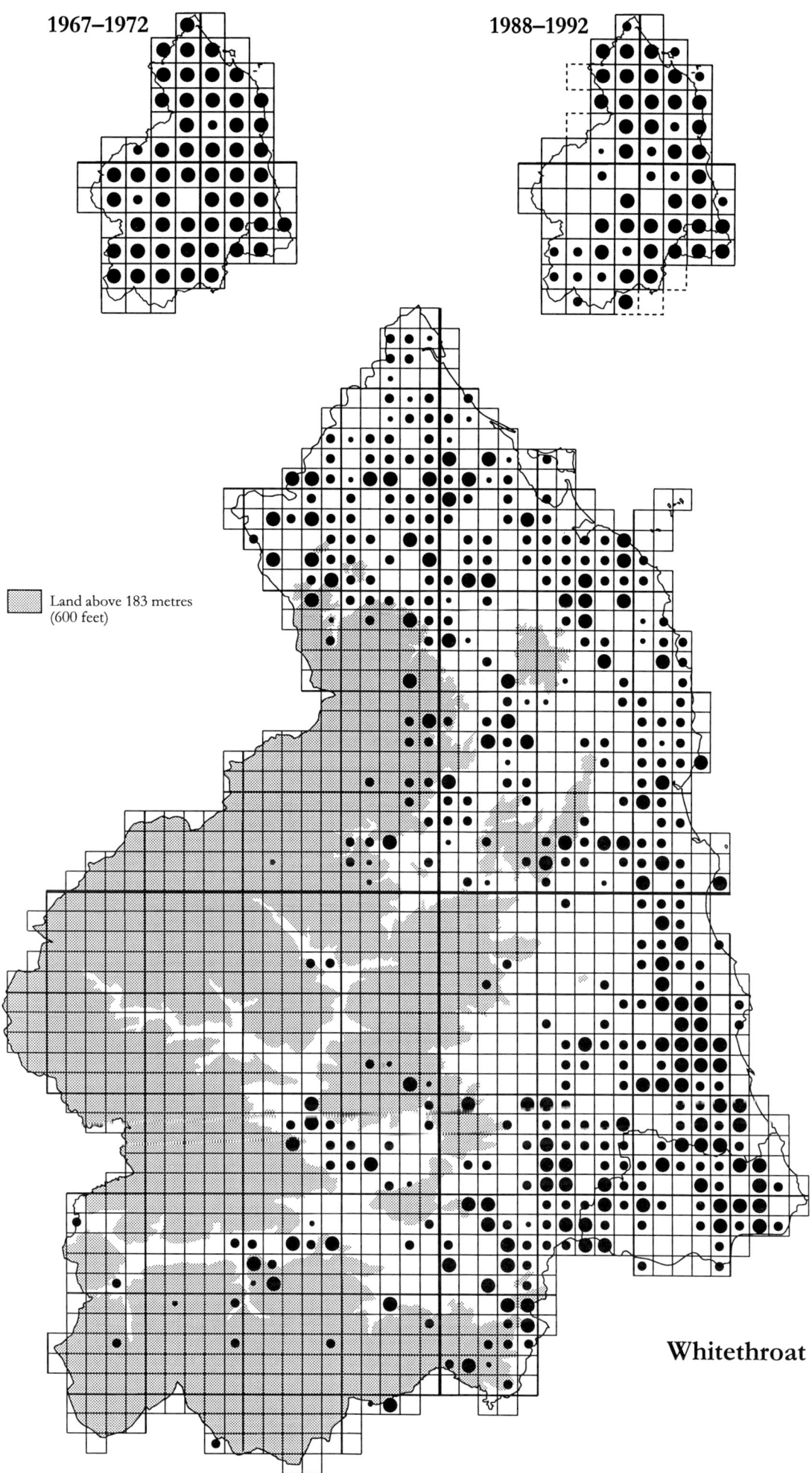

1967–1972

1988–1992

Land above 183 metres
(600 feet)

Whitethroat

GARDEN WARBLER *Sylvia borin*

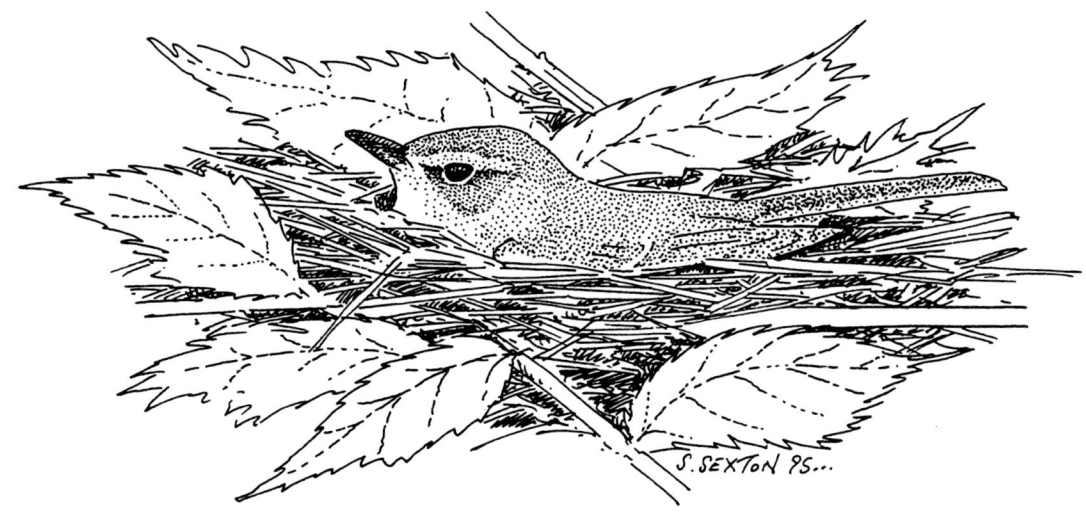

Galloway and Meek (1983) agreed with Bolam's earlier statement (1932) that the Garden Warbler is 'a summer visitant, common and well distributed over the county in moderate numbers'. Since 1983, however, there may have been a local decline with fewer birds arriving in this area to breed. The Garden Warbler is, of course, (like the Whitethroat, *Sylvia communis*, Spotted Flycatcher, *Muscicapa striata*, Sand Martin, *Riparia riparia,* etc.) one of those species which has suffered setbacks in recent years due to high mortality during migration and on its wintering grounds, although Marchant et al. (1990) stated that, of those species which winter south of the Sahara, it appears to have suffered less from the drought conditions of the 1980s than most. Poor summers and the loss of mixed woodland with good secondary cover may also have contributed to the reduction in the species' numbers in the last two decades.

Nevertheless, the statement in *Population trends in British breeding birds* (Marchant et al., 1990) about the decline and gradual recovery of the Garden Warbler is perhaps less apparent in the North of England than it is elsewhere in the country when comparing the data from the two breeding atlas surveys. For Northumberland, in the earlier survey (Sharrock, 1976), the species was recorded in 48 ten kilometre squares which is an identical total to that of 47 old and one new 10 kilometre square recorded during the 1988 - 1992 fieldwork. The current survey findings would therefore seem to suggest that the status of the population is reasonably static in the area, at least on distribution pattern. In this latest survey, breeding was confirmed in 23 tetrads, probable breeding in 163 tetrads with possible breeding in a further 30. The tetrad map clearly indicates the wide but thin distribution of this species with the highest breeding density recorded in the area between Haltwhistle and Hexham and smaller numbers in the Belsay/Morpeth region. The total population in the county is probably between 350 and 1,000 pairs, indicating that it is a well-represented breeding species.

MICHAEL BELL

Number of tetrads in which recorded	216	(15%)
Confirmed breeding	23	(11%)
Probable breeding	163	(75%)
Possible breeding	30	(14%)
Total number of pairs recorded	333	
Confirmed breeding	24	
Probably breeding	267	
Possibly breeding	42	

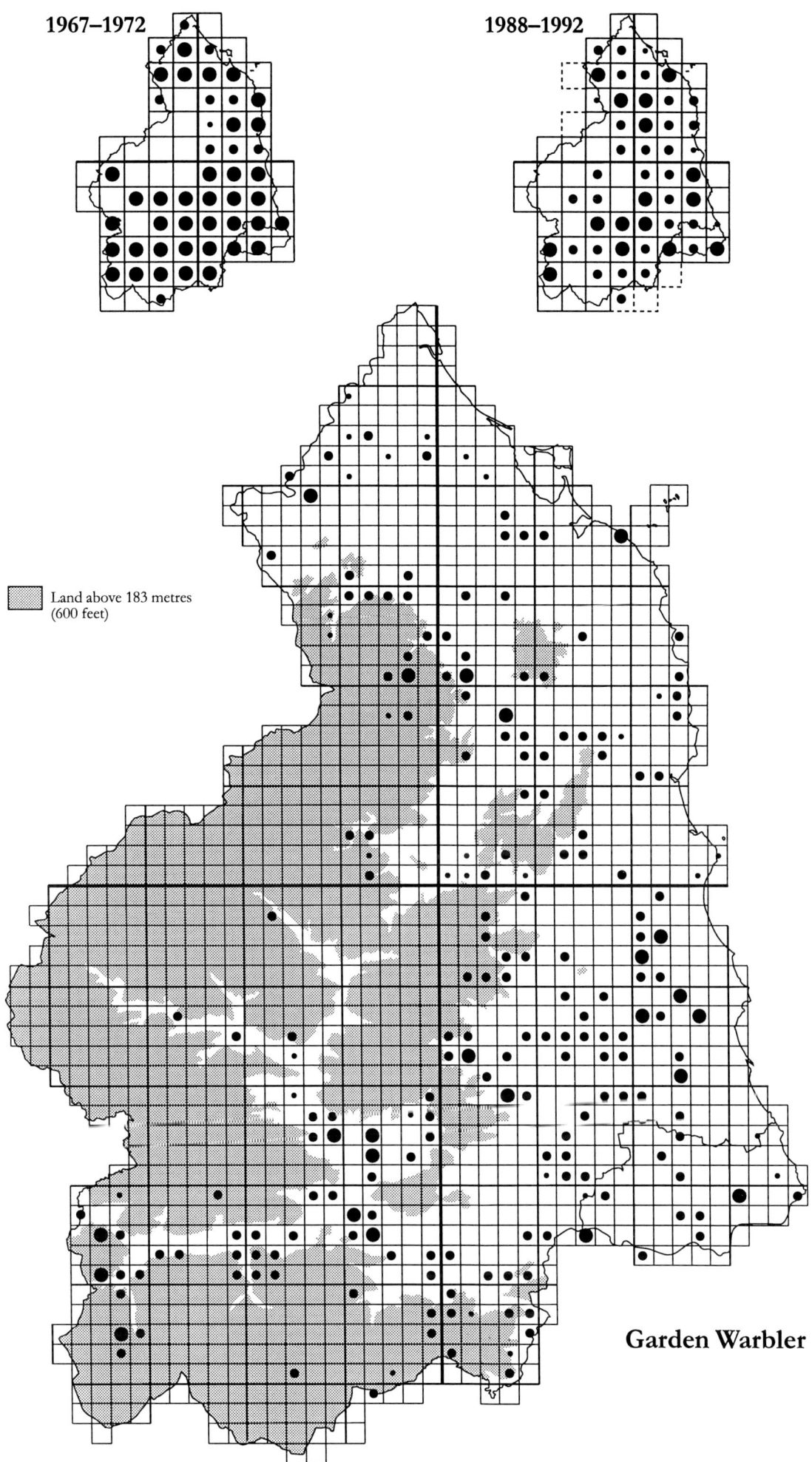

Land above 183 metres
(600 feet)

Garden Warbler

BLACKCAP *Sylvia atricapilla*

Selby (1831) and Bolam (1912) both regarded the Blackcap as fairly common and well distributed, although the latter commented that by the 1930s it had begun to decrease in certain areas (Bolam 1932). Some 50 years later, Galloway and Meek (1983) were still able to regard it as a well-represented passage visitor and a common breeding species.

Nationally, over the last 30 years, the Blackcap has shown a steady increase in numbers, indeed, it has been the most successful of the warblers (Marchant et al., 1990). As the migrant warbler least affected by the recent droughts in the Sahel region, favouring more northerly wintering grounds, its steady increase must be a reflection of factors other than climatological. CBC, ringing studies and CES findings all indicate this general upward trend, its success being a European-wide feature, not simply a UK phenomenon.

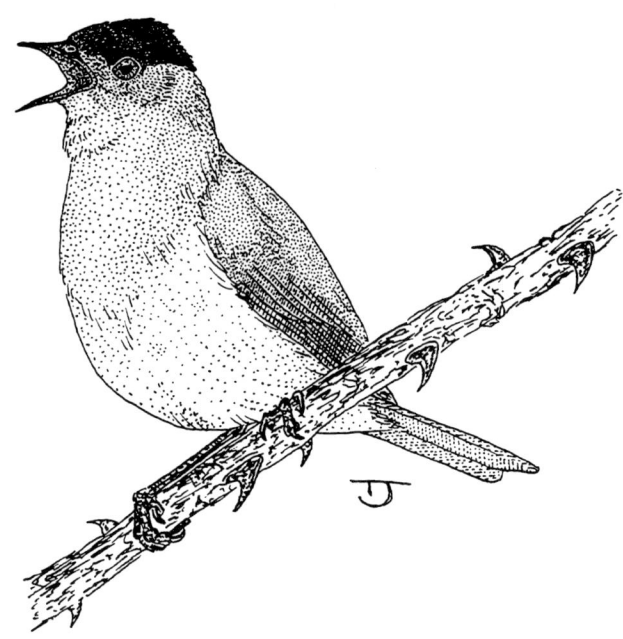

In the *New atlas* (Gibbons et al., 1993) it is stated that the increase in numbers is more noticeable in Scotland and the north of England and this is confirmed for our local area, over a twenty year period, by comparing the data from the two atlas surveys. Information collected in the earlier survey, between 1967 and 1972, produced breeding evidence for Blackcaps in 49 ten kilometre squares (36 confirmed, 12 probable, one possible), which is less than the number recorded in the current survey between 1988 and 1992. In this latest exercise evidence was found for breeding in 53 (51 old and two new) ten kilometre squares, 29 of which held confirmed breeding pairs, the rest probable breeding pairs.

The accompanying tetrad map indicates that the Blackcap is widely distributed, although very few breed on land above 180 metres a.s.l., with most confined to areas of mixed woodland. As with the related Garden Warbler, *Sylvia borin*, however, difficulty is experienced in proving whether breeding has taken place as nests of these birds are not easy to discover. The findings nevertheless indicate that the south east lowland area of the county is the species' stronghold as it contains ideal habitat in places such as Belsay, Bolam and Jesmond Dene. The breeding total of Blackcaps in this area is probably between 1,000 and 2,000 pairs and indicates that there has been a slight increase in recent years which could be due to the species filling the niche vacated by the Garden Warbler.

MICHAEL BELL

Number of tetrads in which recorded	356	(25%)
Confirmed breeding	57	(16%)
Probable breeding	262	(74%)
Possible breeding	37	(10%)
Total number of pairs recorded	712	
Confirmed breeding	67	
Probably breeding	568	
Possibly breeding	77	

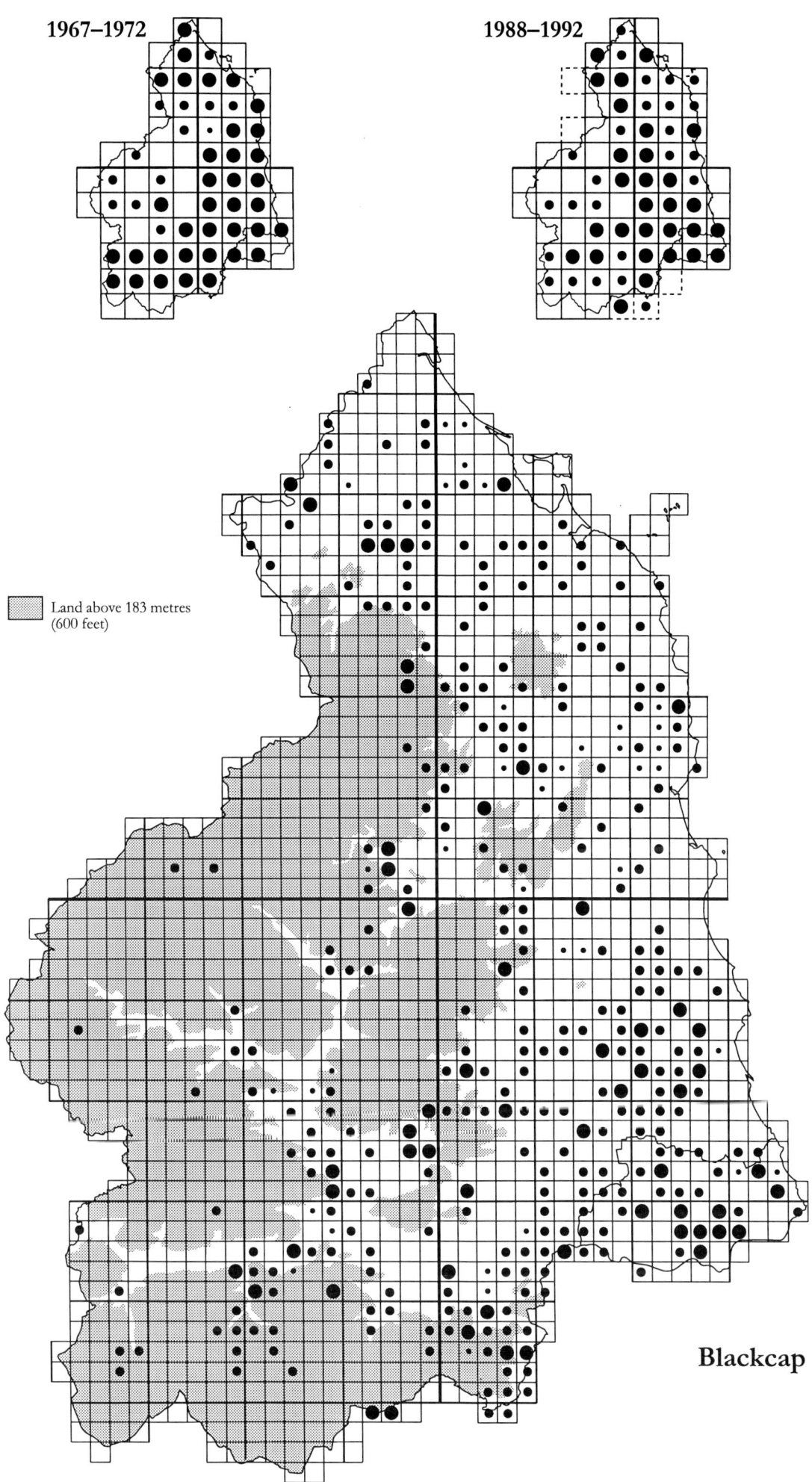

1967–1972

1988–1992

Land above 183 metres
(600 feet)

Blackcap

WOOD WARBLER *Phylloscopus sibilatrix*

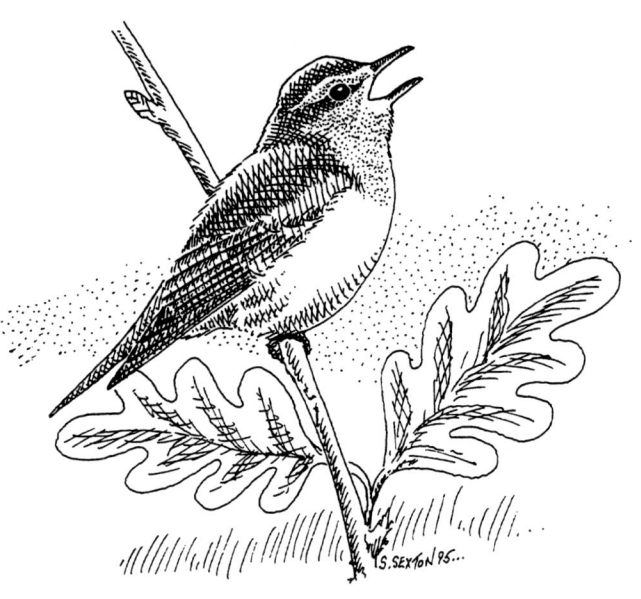

For many years the Wood Warbler has been a welcome summer visitor. Abel Chapman (1907) noted that it arrived in late April/early May, with the first week in June being the average date for completing clutch laying. Bolam (1912) regarded it as 'somewhat local, evincing strong predilections for certain woods and shunning others, but is well distributed over the district and numerous in many places'. The species does appear to fluctuate from year to year with Bolam (1916; 1934) reporting that both 1916 and 1933 were poor years, although this was also the case with some other long distance migrants. Other authors, like Craigs (1947), writing about Upper Coquetdale, also referred to the species' fluctuations. More recent survey work in 1967 found that the Wood Warbler was more numerous in the south west of the county with, for example, 48 singing males near Allen Banks (Galloway & Meek, 1983). This area was also highlighted by the BTO Wood Warbler surveys of the 1980s (Macfarlane, 1986) with a high proportion of the county total of 125 singing males being here in 1984. In the following year, the survey concentrated on those areas missed in the previous survey and a further 40 males were located in territory in Northumberland.

A total of 20 confirmed breeding pairs of Wood Warbler was recorded in this current atlas survey together with 211 probable and 34 possible breeding pairs. The high number of probable pairs against the few confirmed breeding birds can be attributed to the limited amount of time allowed for collecting complete data in the field, as the general instruction was to place records of singing males in the probable category. The actual number of breeding pairs is probably in the range of 250 - 300 pairs which is somewhat greater than the BTO survey figures noted above. As in both the BTO and the previous atlas survey (Sharrock, 1976), the stronghold for the species was proved to be the south west although birds are now found over most of the county.

In *Northumberland's birds* (Galloway & Meek, 1983), the status of the Wood Warbler is given as a well-represented breeding species. It still remains widely distributed throughout Northumberland, with the possible exception of the far north, and if the present figures for the confirmed, probable and possible pairs are combined then the Wood Warbler would seem to be in little danger of falling into the lower classification band of an uncommon breeding species.

J. MARGARET MACFARLANE

Number of tetrads in which recorded	120	(9%)
Confirmed breeding	10	(8%)
Probable breeding	93	(78%)
Possible breeding	17	(14%)
Total number of pairs recorded	265	
Confirmed breeding	20	
Probably breeding	211	
Possibly breeding	34	

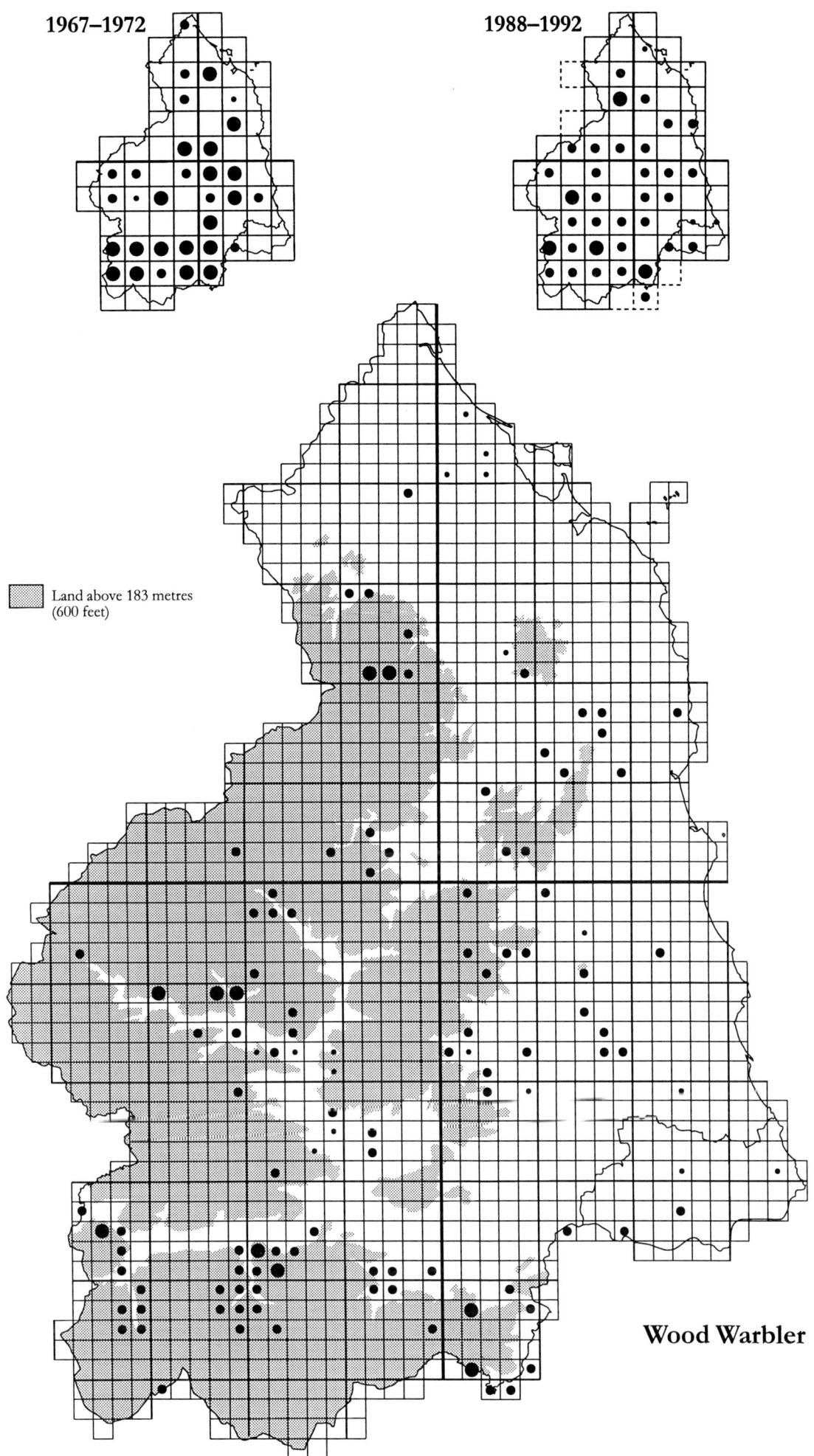

1967–1972

1988–1992

Land above 183 metres
(600 feet)

Wood Warbler

CHIFFCHAFF *Phylloscopus collybita*

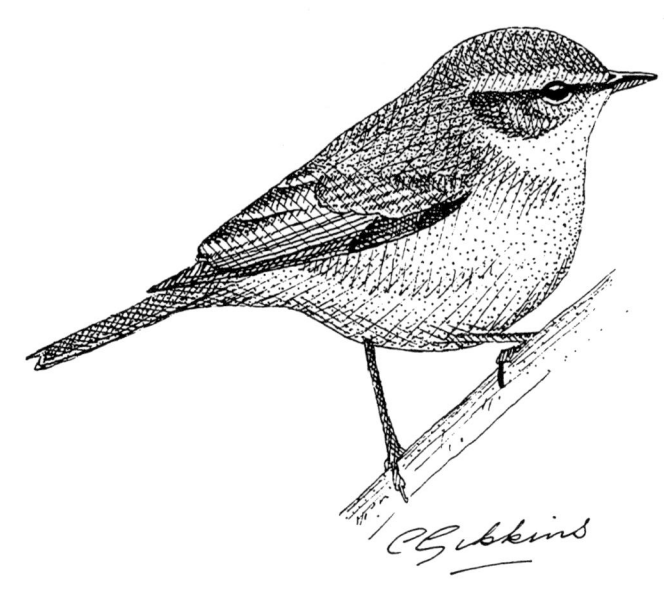

As one of the harbingers of spring in Northumberland, the Chiffchaff has, over the years, been well recorded. Bolam (1932) described it as 'locally dispersed over the county but numerous in some places' while Galloway and Meek (1983) felt that it was still widespread but perhaps no longer numerous. The Chiffchaff requires tall trees for songposts and rough undergrowth for nesting, making commons, parks and well-grown broad-leaved woodlands the preferred habitats (Sharrock, 1976). The species appears to have been less affected by the recent crash in passerine populations than many of its congeners. This is presumably because, unlike many of our summer migrants, a proportion of the population spends the winter north of the Sahara and has consequently been less affected by drought and deforestation.

The distribution map for the current survey shows a distinct concentration in the south and east of the county, particularly along the Coquet, Tyne and Wansbeck valleys, although there are sightings scattered across all of the coastal plain south of Alnwick. Those comparatively few records from land over 180 metres a.s.l. are all in the headwaters of the rivers including the North Tyne, Harthope and Breamish valleys. This is hardly surprising as it is in these same valleys that most stands of mature broad-leaved trees occur. The change from deciduous to coniferous woodlands in Northumberland seems not to have had too significant an impact on the population. This perhaps arises as the Chiffchaff is fairly tolerant of such change as long as there are small islands of deciduous trees among or on the edge of the plantations (Williamson, 1972). There are isolated areas where the Chiffchaff does seem to be numerous, with maximum counts of 16 in a tetrad near Rothbury and 11 in another northern valley at Roddam.

The total of 471 pairs counted during this survey is likely to be fairly accurate as birds sing for long periods during the day from early spring to late summer and the song is very distinctive. The fact that the species tends to become less common further north in Britain generally, and has more specialised habitat requirements, may account for the lower numbers in comparison to the Willow Warbler, *Phylloscopus trochilus*.

COLIN BRADSHAW

Number of tetrads in which recorded	248	(18%)
Confirmed breeding	18	(7%)
Probable breeding	203	(82%)
Possible breeding	27	(11%)
Total number of pairs recorded	471	
Confirmed breeding	20	
Probably breeding	407	
Possibly breeding	44	

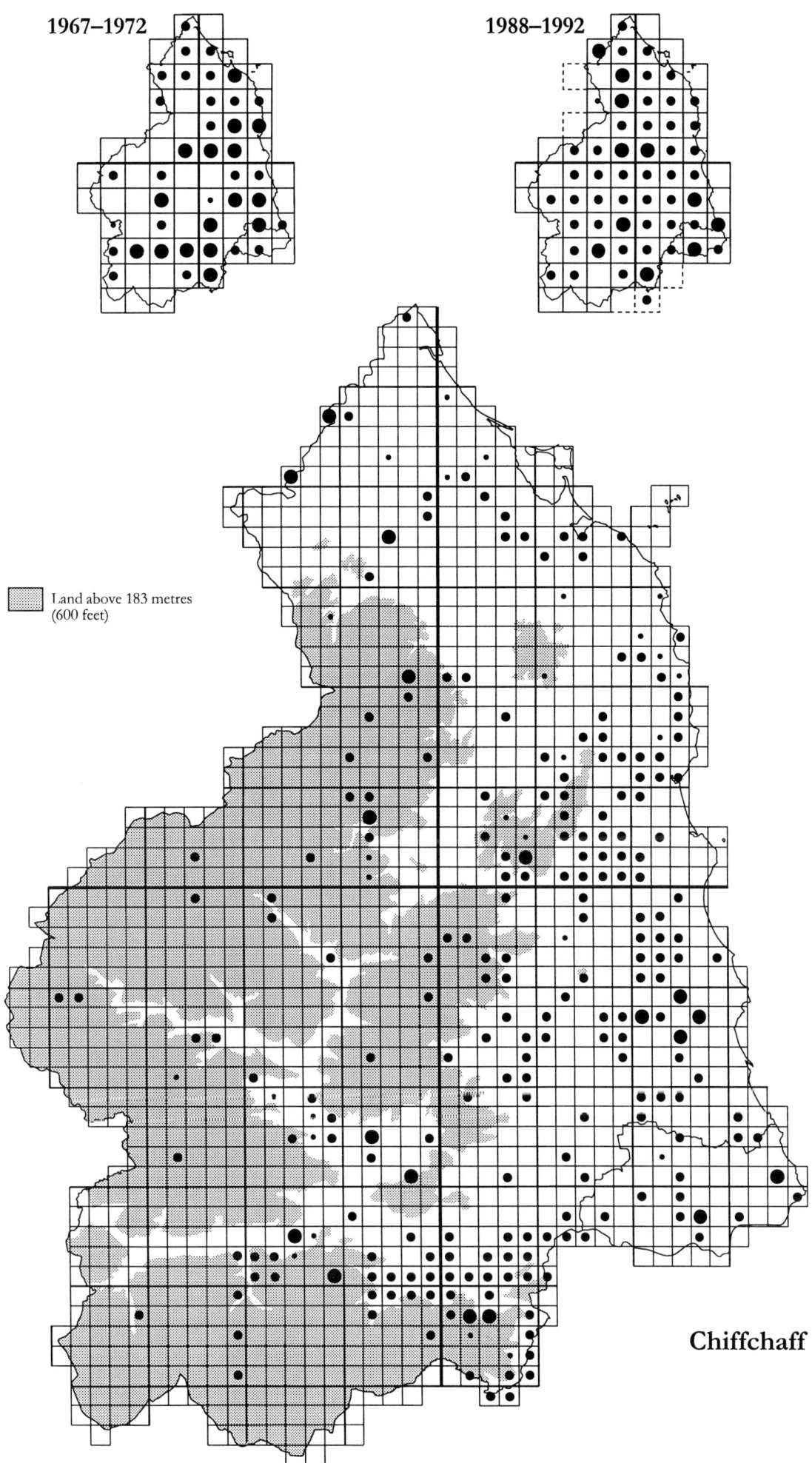

1967–1972

1988–1992

Land above 183 metres
(600 feet)

Chiffchaff

WILLOW WARBLER *Phylloscopus trochilus*

The silvery cadence of the Willow Warbler's song is one of the characteristic sounds of the Northumbrian summer. It was described by Bolam (1912) as 'by far the commonest of all our summer warblers'. This is still true today although whether it is as common is debatable. Census work in the early 1970s found a population density of between 25 and 35 pairs in a 65 hectare area at Hexham and from 23 to 45 pairs along some six kilometres of the North Tyne Valley below Chollerford (Galloway & Meek, 1983). These areas seem to be less heavily populated in the current county atlas survey, but national figures suggest that there has been no significant change in overall numbers, although these differing local figures can probably be attributed to the time limitations imposed by the tetrad survey.

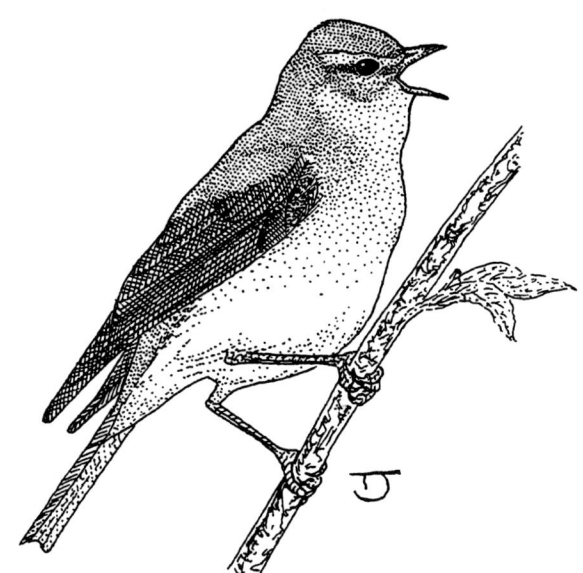

The results from this current survey show that Bolam's words are still applicable, as it is far and away the commonest breeding warbler in Northumberland, with birds present in 78% of the tetrads within the county. It is only absent from the most exposed ground especially on the tops of the Cheviot Hills, Redesdale, Hexhamshire and Allendale Common. There were some areas of high population density with, for example, 60 pairs in a tetrad near Kirkley, 48 pairs in the College Valley and 43 at Allen Banks.

The Willow Warbler is most numerous in scrub and young woods, particularly birch woods, and also in young conifer plantations where it is often the commonest breeding bird until the canopy closes over (Avery & Leslie, 1990). Because of the familiarity of the song, and the fact that birds sing over long periods of time during the breeding season, the Willow Warbler is easy to census. However, the 7,955 pairs found during the current survey is likely to be an underestimate and the county population may well be as many as 10,000 breeding pairs. With the lack of effect of the African drought on the species plus its ability to utilise non-specialised habitats, it is unlikely that the Willow Warbler will show a significant decline in the forthcoming years.

COLIN BRADSHAW

Number of tetrads in which recorded	1,106	(78%)
Confirmed breeding	299	(27%)
Probable breeding	773	(70%)
Possible breeding	34	(3%)
Total number of pairs recorded	7,955	
Confirmed breeding	692	
Probably breeding	6,813	
Possibly breeding	450	

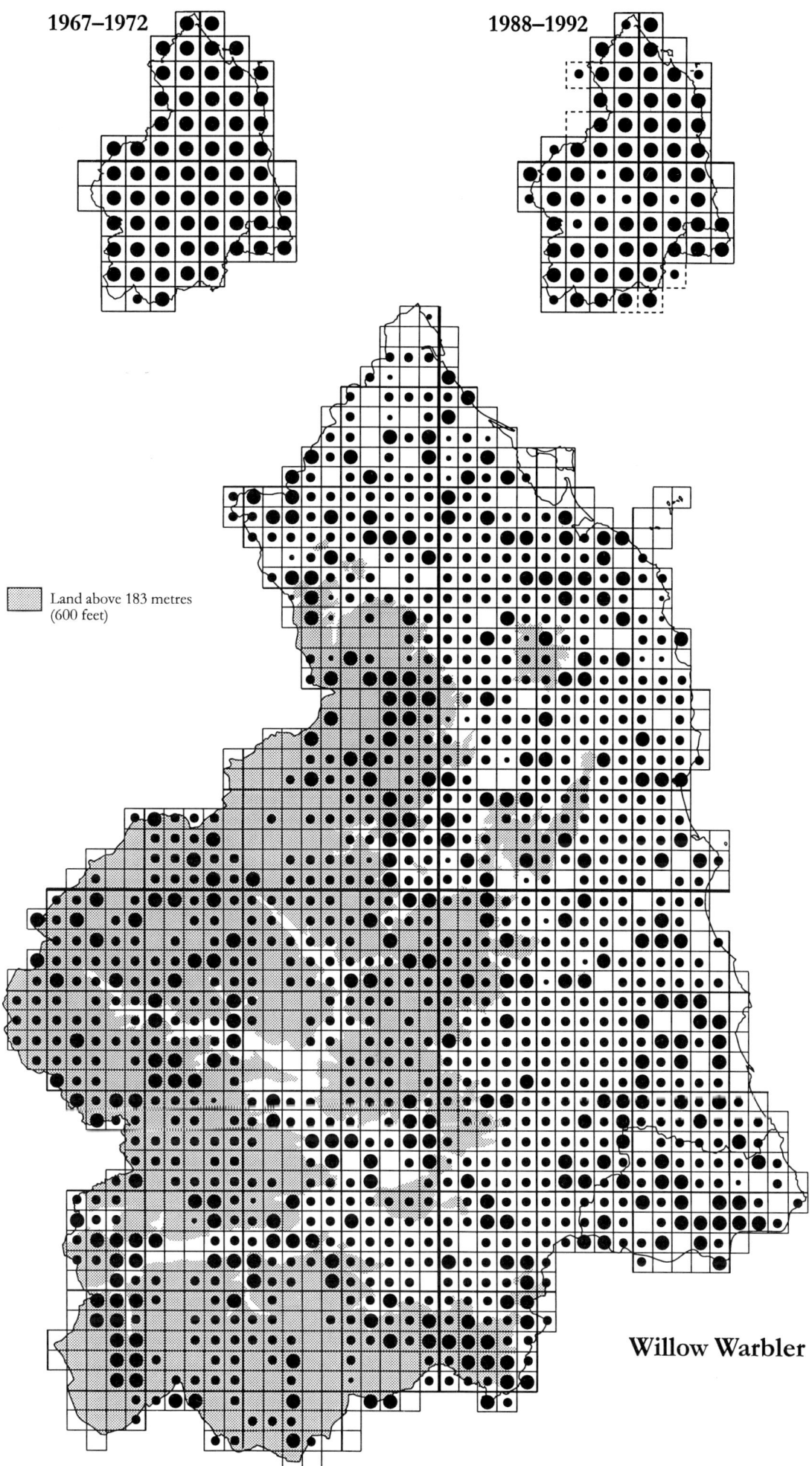

1967–1972

1988–1992

Land above 183 metres
(600 feet)

Willow Warbler

GOLDCREST *Regulus regulus*

The description of the status and distribution of the Goldcrest provided by Selby (1831) is still valid in the county today. Over 150 years ago he wrote that it was 'common in all our plantations, particularly abounding in larch and fir' and since then significant afforestation of the uplands of the region has taken place and the population of Britain's smallest bird has grown in Northumberland to its present status of abundant breeding resident (Galloway & Meek, 1983).

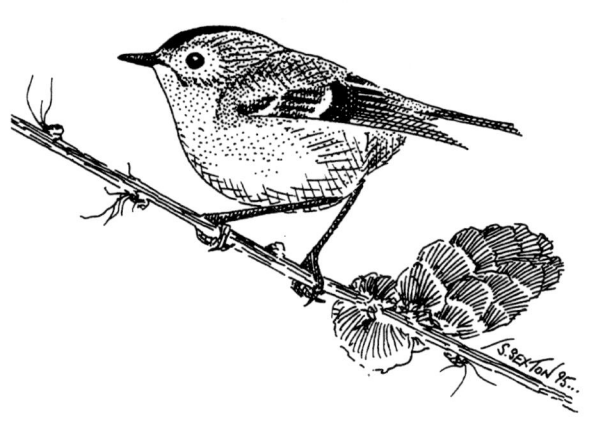

There has been a slight expansion in the range of the Goldcrest in the county over the last 20 years as a comparison of the ten kilometre square distribution maps shows 56 occupied squares located during the first county atlas survey between 1967 - 1972, against 61 noted during this latest survey. Goldcrests are now widespread but the highest concentrations occur in the conifer forests at Thrunton, Harwood, Kidland, Dipton and around the North Tyne Valley. They are less common in the low-lying agricultural areas in the east and north east of the county and are absent, as expected, from moorland areas where there are no woodlands or shelterbelts.

There have been no detailed studies of the Goldcrest in Northumberland but national data and results from a study of forest birds at Kielder (Patterson & Ollason, 1991; 1992) allow a population estimate to be made. Conifer forests are not an easy habitat in which to census birds and consequently many Goldcrests would not be counted during the timed visits allocated during the latest survey in this habitat. The total count of 3,713 pairs found during the fieldwork is well below the population estimate calculated using an average breeding density of one pair per hectare and an area of 66,000 hectares of suitable habitat available. This method would suggest a much larger breeding population of Goldcrest in the county with probably between 50,000 and 75,000 pairs.

DAVID C. JARDINE

Number of tetrads in which recorded	723	(51%)
Confirmed breeding	155	(22%)
Probable breeding	515	(71%)
Possible breeding	53	(7%)
Total number of pairs recorded	3,713	
Confirmed breeding	407	
Probably breeding	2,917	
Possibly breeding	389	

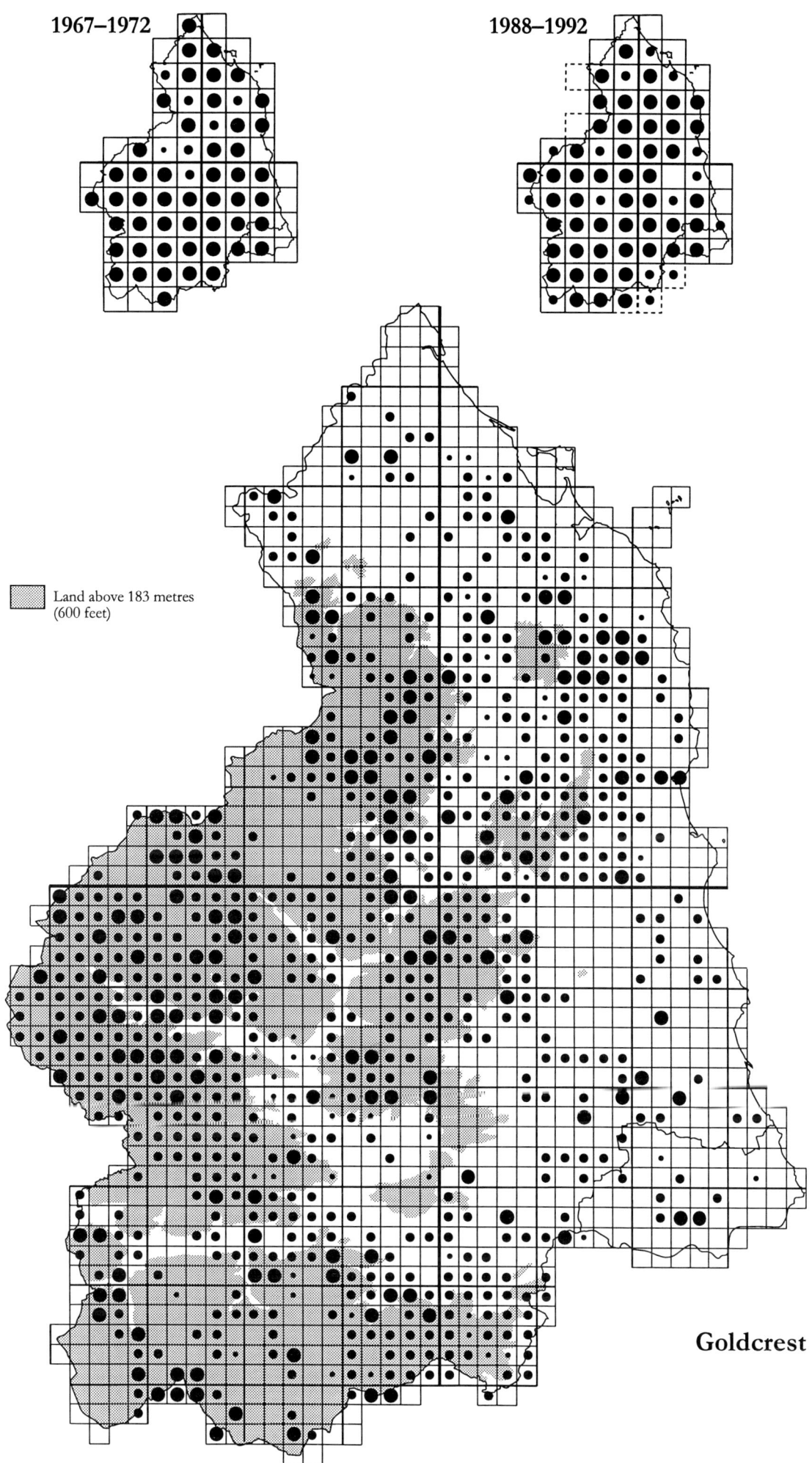

1967–1972

1988–1992

Land above 183 metres
(600 feet)

Goldcrest

SPOTTED FLYCATCHER *Muscicapa striata*

Bolam (1912) described the Spotted Flycatcher as a 'common summer visitant to the whole of the district, nowhere more abundant than in the neighbourhood of quiet country houses' and 20 years later was able to confirm this status although he did add that it occurred in 'somewhat fluctuating numbers' (Bolam, 1932). More recently Galloway and Meek (1983) believed that the species' status had changed very little and added that it preferred deciduous woodland.

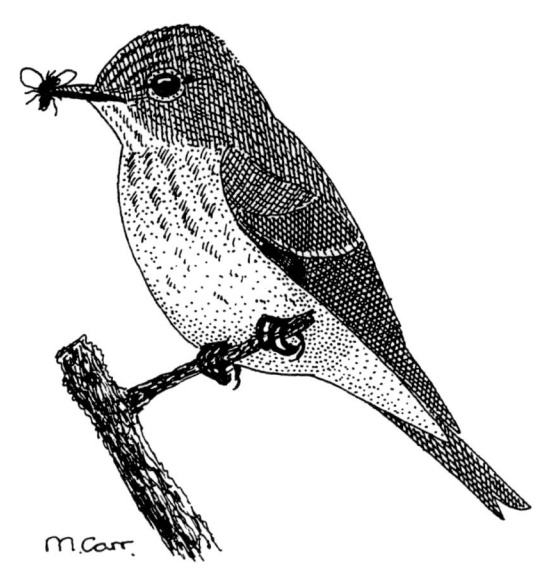

This current atlas survey shows that the Spotted Flycatcher is well distributed across the county and that some population 'pockets' do occur. During the period of the survey, 16 pairs were found in the Harthope Valley, ten - 15 pairs in Jesmond Dene and 11 pairs at Matfen. At this last site the provision of open fronted nest-boxes has not only assisted in increasing the population but has also provided an opportunity to study nesting behaviour and it seems that two broods are more regularly raised than was suggested by Galloway and Meek (1983). Colonisation of coniferous forest also takes place, as can be seen from the tetrad distribution map, and, for example, in 1990 six pairs were located in a small 'windblow' in a spruce plantation on the Otterburn MOD Training Area.

Marchant et al. (1990) said that the present population trend nationally is one of fluctuation but, in the long-term, is probably downwards. The species winters in Africa south of the drought-affected sub-Saharan region but may still be experiencing some problems on its wintering grounds, while the recent cooler and wetter spring and early summer weather in Britain also appears to have had an impact on breeding success.

Galloway and Meek (1983) assessed the status of the Spotted Flycatcher as more than 1,000 breeding pairs in the county and, although the current survey results apparently fall short of that level, it seems likely that in some years approximately 1,000 pairs may well be present, especially since the species is so widespread in its distribution and therefore requires a considerable effort in time to census fully.

BRYAN GALLOWAY

Number of tetrads in which found	452	(32%)
Confirmed breeding	184	(41%)
Probable breeding	191	(42%)
Possible breeding	77	(17%)
Total number of pairs recorded	780	
Confirmed breeding	260	
Probably breeding	381	
Possibly breeding	139	

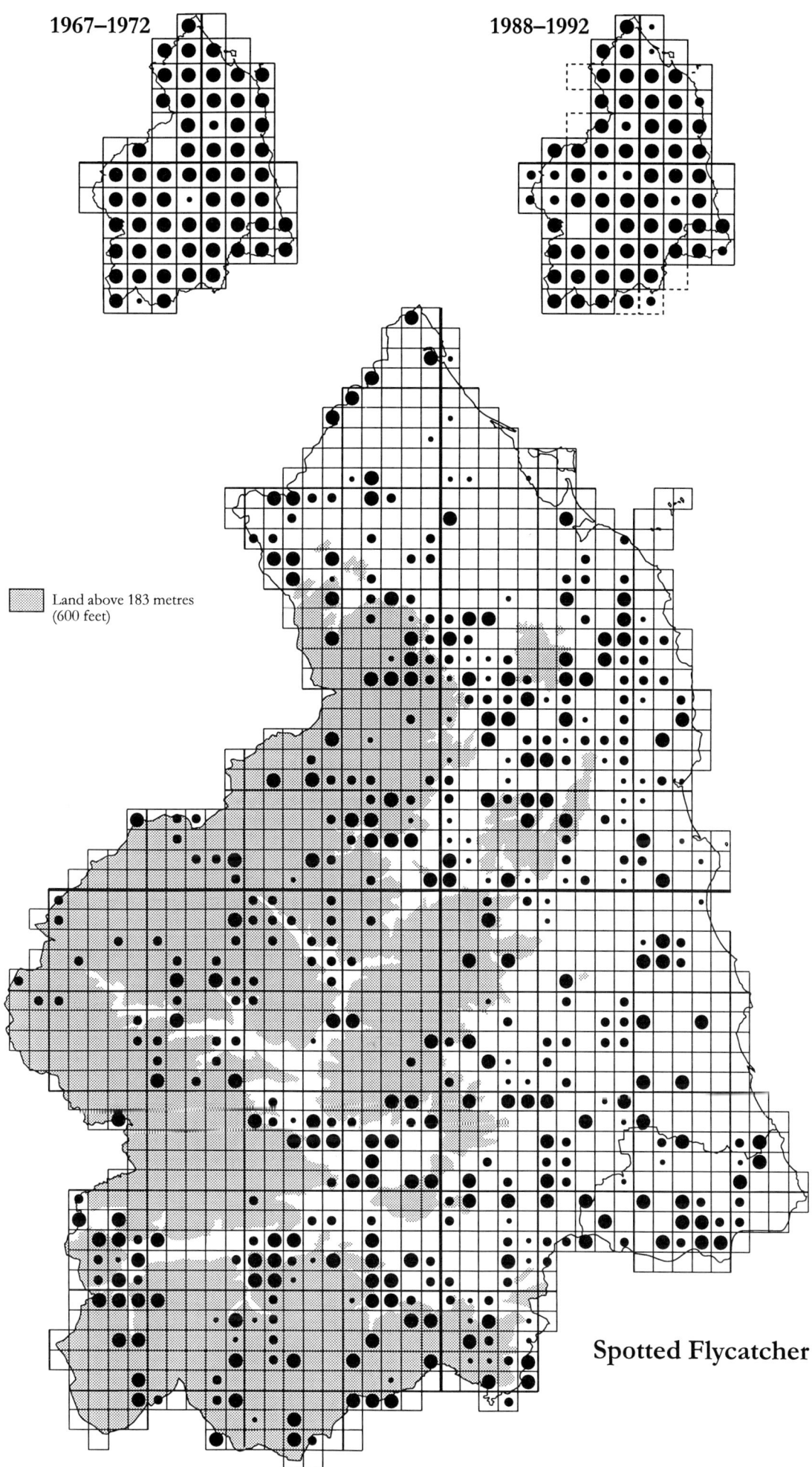

1967–1972

1988–1992

Land above 183 metres
(600 feet)

Spotted Flycatcher

PIED FLYCATCHER *Ficedula hypoleuca*

It was not until 1872 that the Pied Flycatcher was first recorded nesting in the county but, within a comparatively short period of time, Bolam (1912) writing about the mid 1880s, was able to state that it had become established. A steady increase then took place which was noted in 1946 (Temperley, 1947), and later, with large-scale provision of nest-boxes in the 1970s and 1980s in suitable habitat, there was a further expansion (Galloway & Meek, 1983). The population probably now stands in excess of 300 pairs with at least half using nest-boxes.

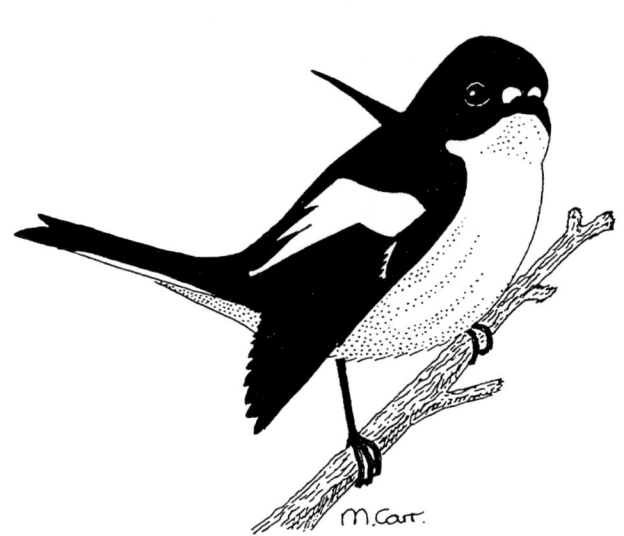

Lundberg and Alatalo (1992), from their observations in Scandinavia, stated that the Pied Flycatcher breeds in most types of forest habitats, provided nest sites are available, and remarked that in areas containing nest-boxes breeding densities can rise well above the level in 'natural' habitats. This is also certainly the case in Britain for the national status of the species is now unclear due to the provision of artificial nest sites, although it is probably safe to say that the present trend is one of stability with an estimated 35,000 - 40,000 breeding pairs (Gibbons et al., 1993).

In Northumberland the prime habitat for Pied Flycatcher is deciduous woodland, especially in the valleys of the middle and upper reaches of the river systems, and there is no doubt that nest-boxes have greatly assisted the population growth. Very few birds, however, occur in the large expanses of coniferous forest in the county. The tetrad distribution map for this area shows the majority of the birds occupying territory on lower ground along the waters of the North and South Tyne, the Allendales, the Dipton and March burns, the Blyth, Wansbeck and Coquet, and in the valleys around the Cheviot. A decline in some areas is suggested since the first county atlas survey of 1967 - 1972, with the disappearance from some ten kilometre squares although other squares appear to have been colonised. Most of the losses are in the west where maturing dense conifer forest has made the area less attractive. Until such time as more deciduous plantations or more open coniferous areas become available, it is most unlikely that a further significant increase in numbers will take place. With a breeding population in excess of 300 pairs, the Pied Flycatcher can be safely described as a well-represented breeding species in Northumberland.

BRYAN GALLOWAY

Number of tetrads in which recorded	112	(8%)
Confirmed breeding	55	(49%)
Probable breeding	48	(43%)
Possible breeding	9	(8%)
Total number of pairs recorded	334	
Confirmed breeding	196	
Probably breeding	112	
Possibly breeding	26	

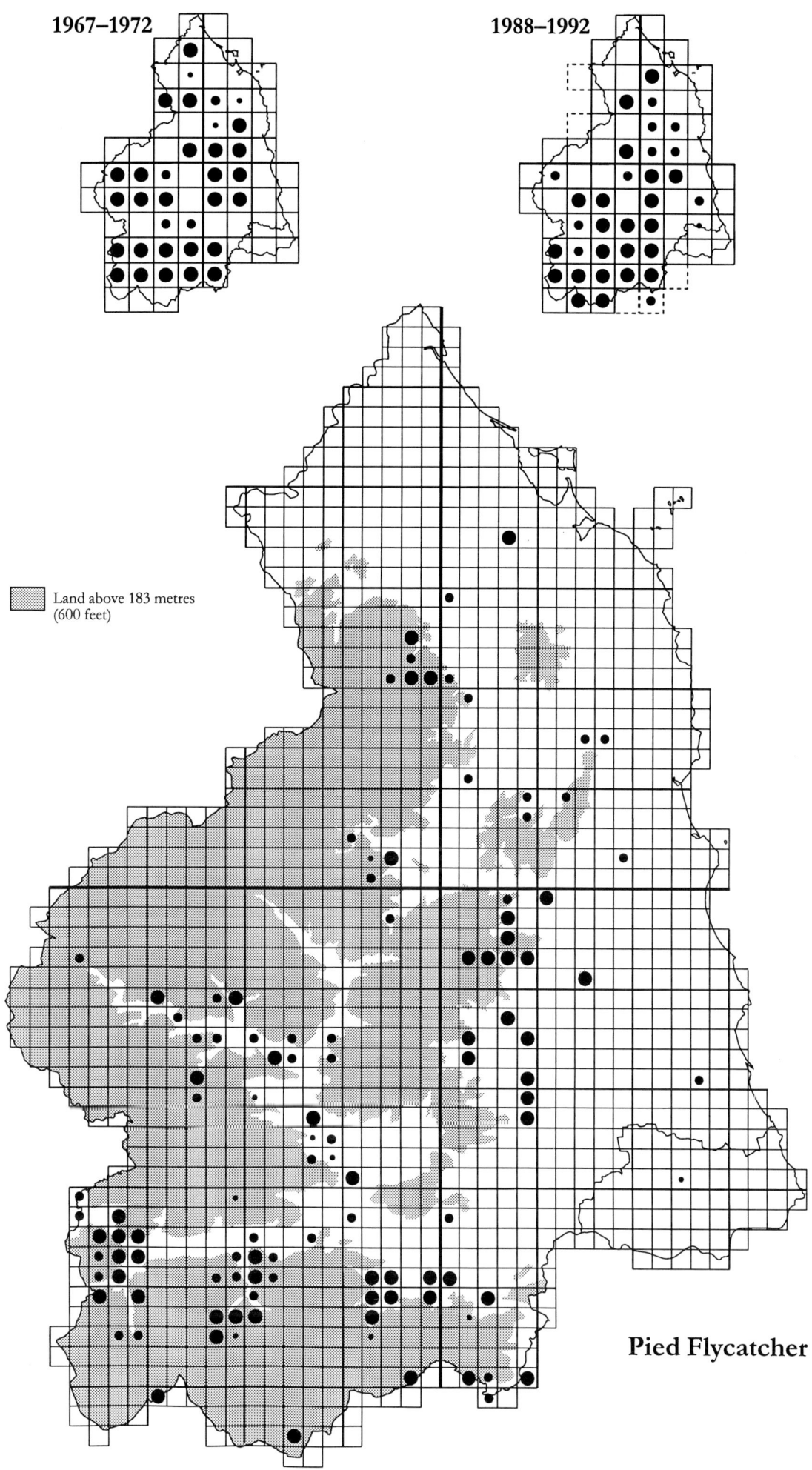

1967–1972

1988–1992

Land above 183 metres
(600 feet)

Pied Flycatcher

LONG-TAILED TIT *Aegithalos caudatus*

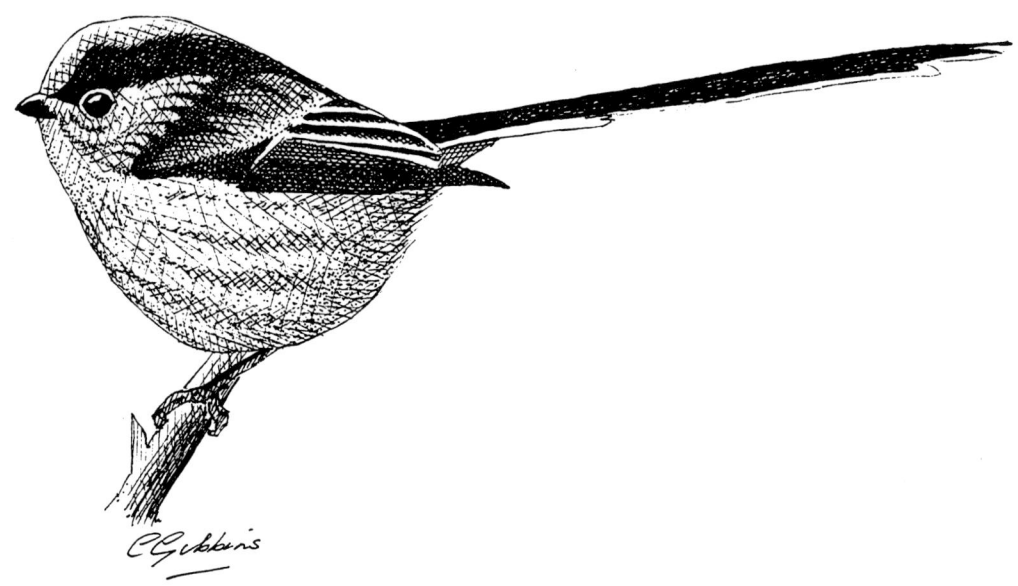

The Long-tailed Tit was described as 'a well known resident' by Bolam (1932) although 'seldom numerous, but nesting in many places throughout the county, and found during the cold months in roving bands of a score or two together'. Over three decades later Macfarlane (1973) said that it was 'still found in small numbers over much of the county with the probable exception of the north' while, in 1983, Galloway and Meek classified the species as a 'common breeding resident'.

As is to be expected for such a small bird weighing less than ten grams, there are marked fluctuations in the national population levels associated with winter weather conditions, severe winters resulting in heavy mortality, although there is no long-term trend apparent (Marchant et al., 1990). The breeding population of Long-tailed Tits in Britain was estimated at 200,000 territories by Hudson and Marchant (1984) which shows a remarkable similarity to the 210,000 territories estimated by Gibbons et al. (1993) during the second national breeding atlas survey.

From recent records and the results of the current county atlas survey, it would appear that there has been no dramatic change in either population levels or distribution in the last thirty years. The consistency of the national population is reflected in the species' distribution in Northumberland. Birds were located in some 50 ten kilometre squares during the first county atlas survey between 1967 - 1972 with a comparable 51 occupied ten kilometre squares during the latest survey period. The tetrad map confirms Macfarlane's earlier findings with the Long-tailed Tit widely distributed over the county but noticeably absent from some areas in the north and west.

Long-tailed Tits can be remarkably inconspicuous on breeding territories, particularly in large tracts of woodland, and so the total of 272 pairs is almost certainly an underestimate. It seems likely that the true breeding population in Northumberland is in the range 300 - 500 pairs and the species would now be best described as a well-represented breeding resident.

Number of tetrads in which recorded	188	(13%)
Confirmed breeding	89	(47%)
Probable breeding	67	(36%)
Possible breeding	32	(17%)
Total number of pairs recorded	272	
Confirmed breeding	119	
Probably breeding	98	
Possibly breeding	55	

WILLIAM G. SAVAGE

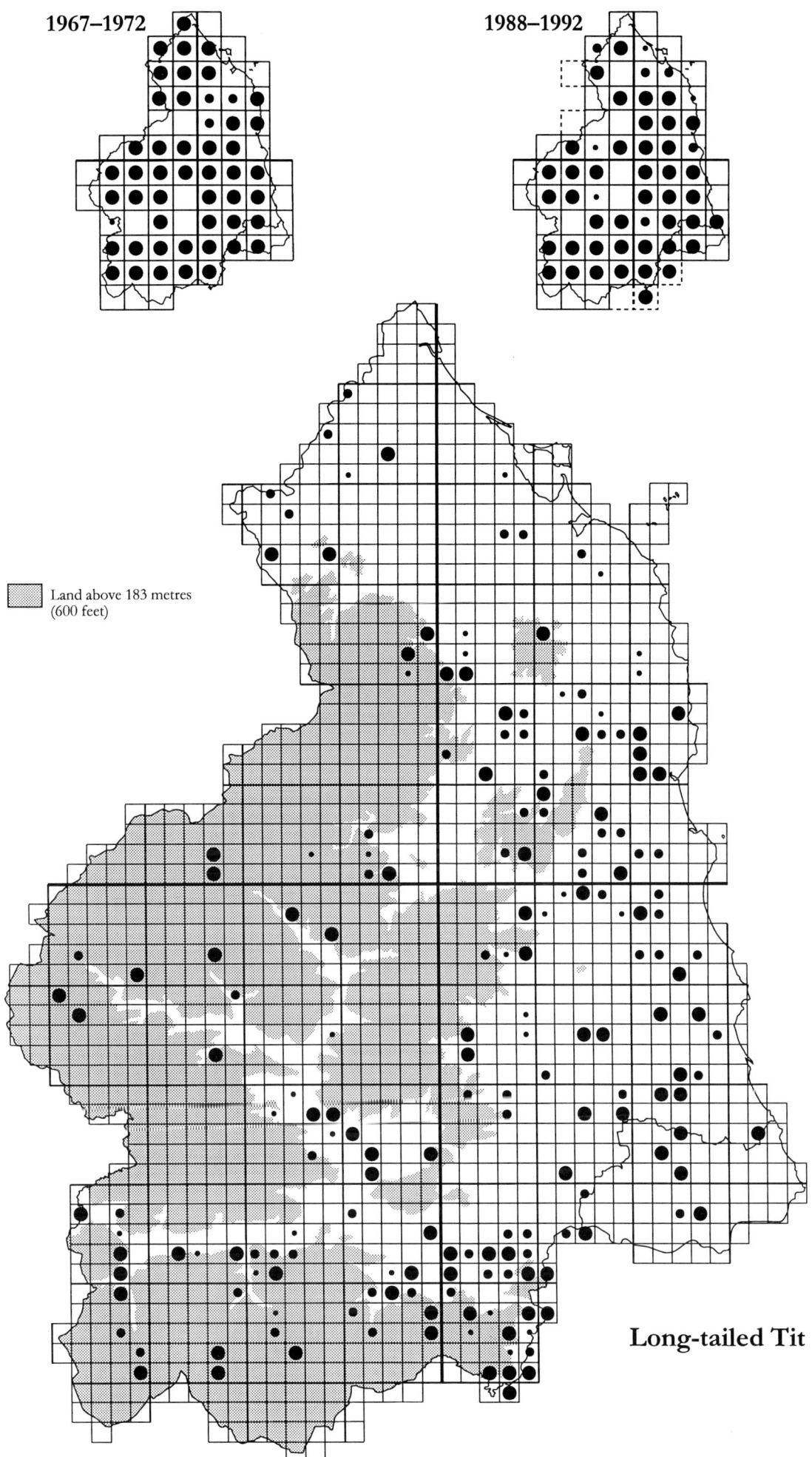

1967–1972

1988–1992

Land above 183 metres
(600 feet)

Long-tailed Tit

MARSH TIT *Parus palustris*

Whilst described by Hancock (1874) and Bolam (1912) as a 'resident' and 'generally distributed', a distinction between the Marsh Tit and the very similar Willow Tit, *Parus montanus*, was not accepted until after the turn of the century and Bolam's later statement (1932) that the Marsh Tit was 'common enough but local' was likely to be more accurate. Macfarlane (1973), in describing the status of breeding birds in Northumberland in 1967 - 1968, said that it was a 'somewhat scarce and local breeding species but perhaps rather more widespread than the Willow Tit ... virtually absent from the southeast'. Galloway and Meek (1983) indicated that there had been little change in the species' status in the intervening period.

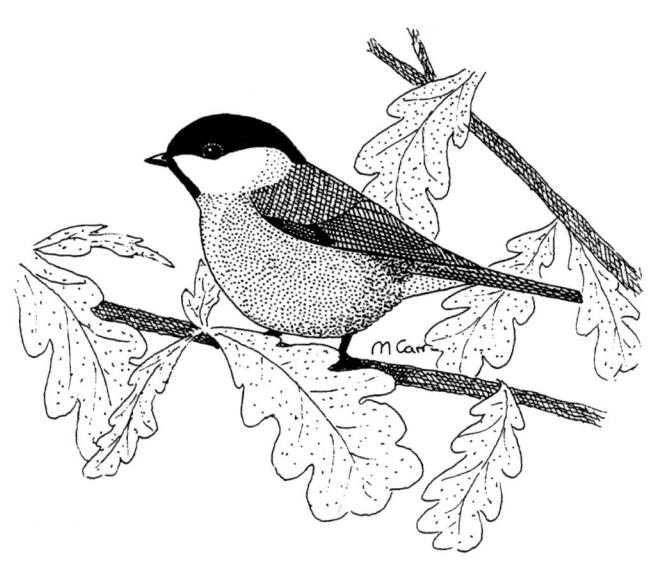

The results of the current atlas survey show that there has been some range contraction by the Marsh Tit in Northumberland. This is particularly noticeable in both the north and west of the region and a comparison of the two 10 kilometre square maps shows that they were found in 42 squares during the period 1967 - 1972 but only 34 during the current survey. It would be tempting to speculate that the withdrawal in the west could be attributed to the spread of afforestation, but Marchant et al. (1990) stated that there is, as yet, no convincing evidence that British Marsh Tits have been affected adversely by habitat deterioration. The maturing conifers, and possibly competition from other titmice whose populations are increasing, may have contributed to the decline here but the losses in the north of the county are perhaps more puzzling. It should be remembered, however, that Northumberland is on the northern limit of the species' range in the UK.

During the survey period observers could have been faced with identification problems between Marsh and Willow Tit or the former could have been overlooked. Even so, the total of 108 pairs counted places the Marsh Tit in the category of a well-represented breeding species in the county which is likely to be a fairly accurate assessment. It will be interesting to see if any future surveys reveal further losses in distribution and numbers of this species.

WILLIAM G. SAVAGE

Number of tetrads in which recorded	85	(6%)
Confirmed breeding	11	(13%)
Probable breeding	55	(65%)
Possible breeding	19	(22%)
Total number of pairs recorded	108	
Confirmed breeding	12	
Probably breeding	73	
Possibly breeding	23	

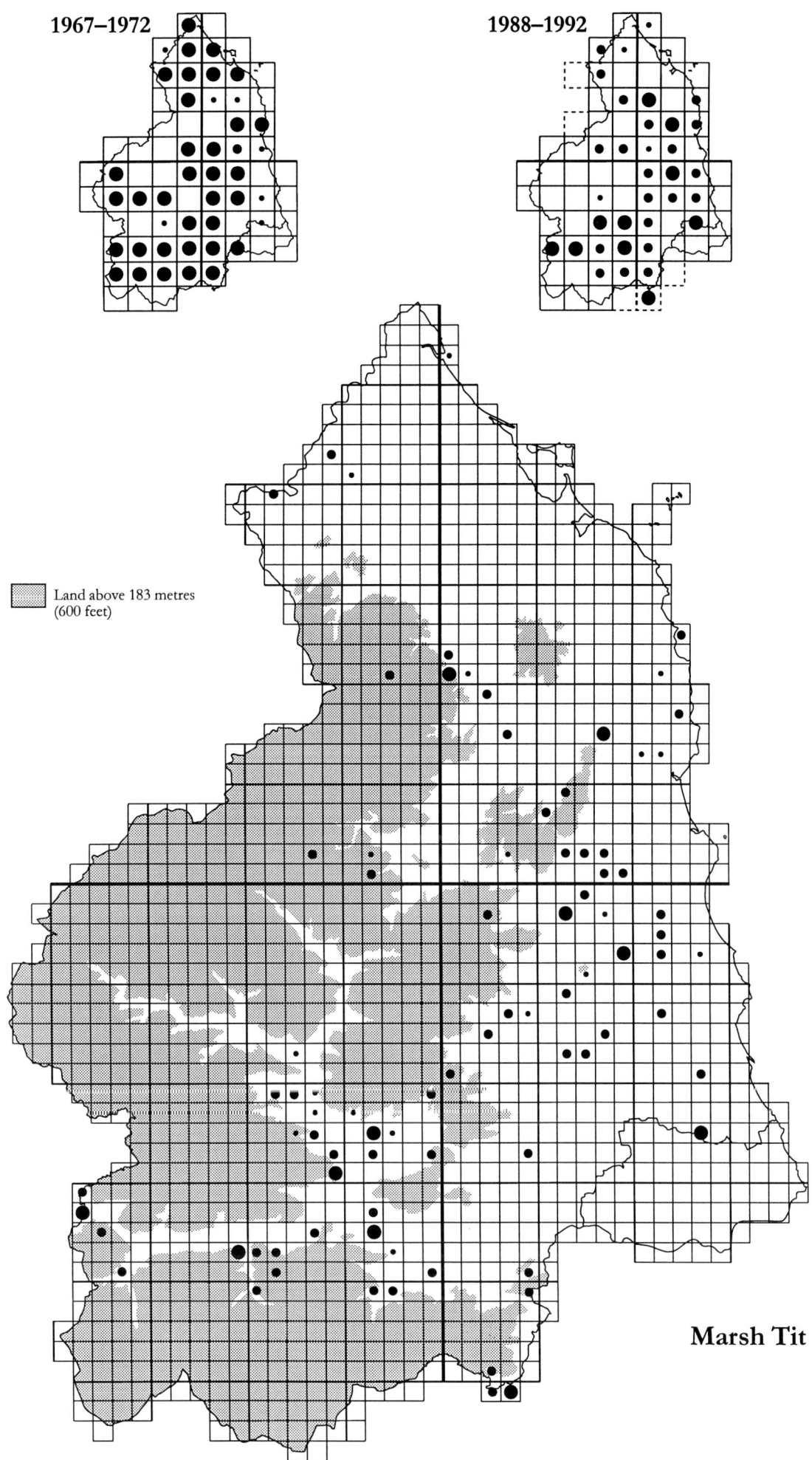

1967–1972

1988–1992

Land above 183 metres
(600 feet)

Marsh Tit

WILLOW TIT *Parus montanus*

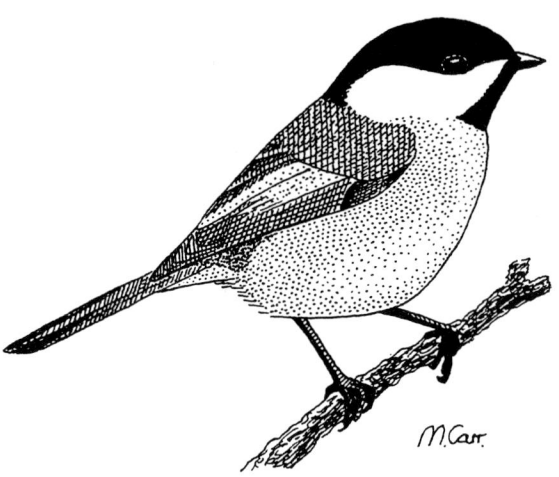

After separation of the two species, *Parus montanus* and *Parus palustris,* at the turn of the century in the UK, it was to take a few decades before the population numbers and distribution were known in this region. Bolam, writing in 1912, distinguished between the two species and was able to quote an early record of a tit shot in 1888 in the north of the county which was definitely identified as being a typical *montanus*. As observers increased in numbers, they became more familiar with its characteristics and Macfarlane (1973) some thirty years later was able to summarise the status of the species as 'rather scarce and local, apparently not as widespread as the Marsh Tit, occuring principally in the south east, coastal regions and in the south west of the county'. He added that the habitats of the two species did not differ materially although the Willow Tit 'showed a greater preference for decayed woodland'. By the late 1970s, Galloway and Meek (1983), the authors of *Northumberland's birds*, regarded it as a well-represented breeding species.

Like its close relative the Marsh Tit, the species in Northumberland is on the northern periphery of its breeding range in the UK (Gibbons et al., 1993). It is, however, difficult to ascertain accurately for the two species the current population trend, although national data, largely based on CBC plots, imply regional fluctuations for the Willow Tit but a steady long-term decline in the Marsh Tit population (Marchant et al., 1990).

In Northumberland the Willow Tit is concentrated in the lower-lying agricultural plain from Newcastle northwards to Rothbury and Alnwick, and along the Tyne Valley. This distribution pattern is similar to that of the earlier survey undertaken between 1967 and 1972 with 31 occupied ten kilometre squares compared to 27 in this current survey. Its total absence from the upland areas in the west of the county and the extensive conifer plantations is most marked. Numerically the population of Willow Tit recorded at 95 pairs is very similar to that for Marsh Tit with 108 pairs, both only just achieving the status designated by Galloway and Meek of well-represented breeding species; indeed, the lower category of uncommon breeding species could almost apply to the Willow Tit. A cause for concern is also the retraction of the Willow Tit from the Scottish lowlands (Gibbons et al., 1993) which may perhaps place a question mark over the long term survival of the species in Northumberland.

WILLIAM G. SAVAGE

Number of tetrads in which recorded	79	(6%)
Confirmed breeding	16	(20%)
Probable breeding	35	(44%)
Possible breeding	28	(36%)
Total number of pairs recorded	95	
Confirmed breeding	17	
Probably breeding	43	
Possibly breeding	35	

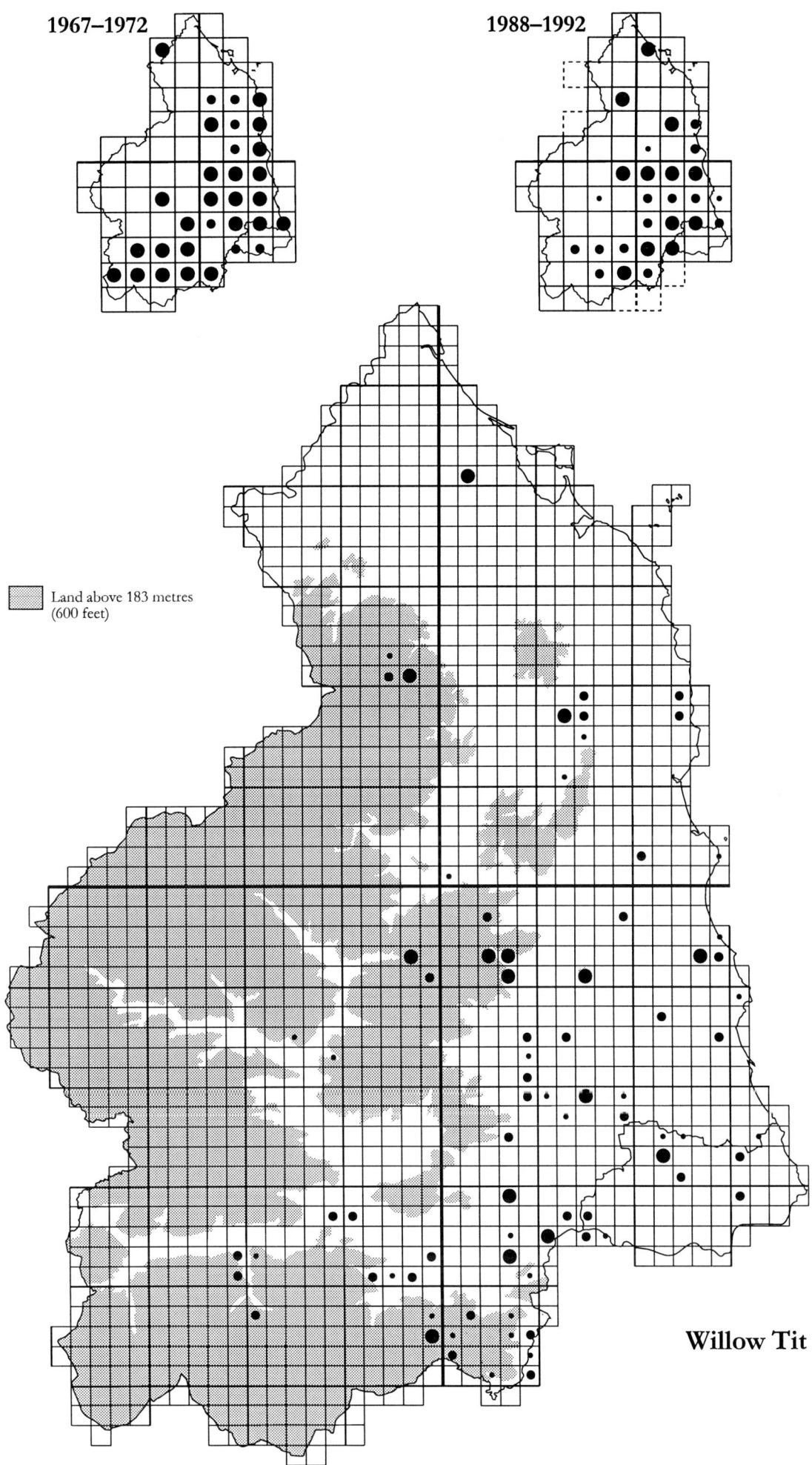

1967–1972

1988–1992

Land above 183 metres
(600 feet)

Willow Tit

COAL TIT *Parus ater*

When Selby (1831) stated that the Coal Tit 'was now a very common bird in Northumberland' he would not have envisaged its even greater abundance today. As the Coal Tit is mainly a bird of coniferous forest, its numbers have increased steadily within the county as the spruce forests planted since the Second World War have matured.

There is a good correlation in the distribution of the Coal Tit recorded during the current tetrad atlas survey with the major conifer areas within the county as shown by the concentrations in Harwood, Thrunton, Dipton, Slaley and the Kielder forests. It is less common on the lower ground, reflecting the

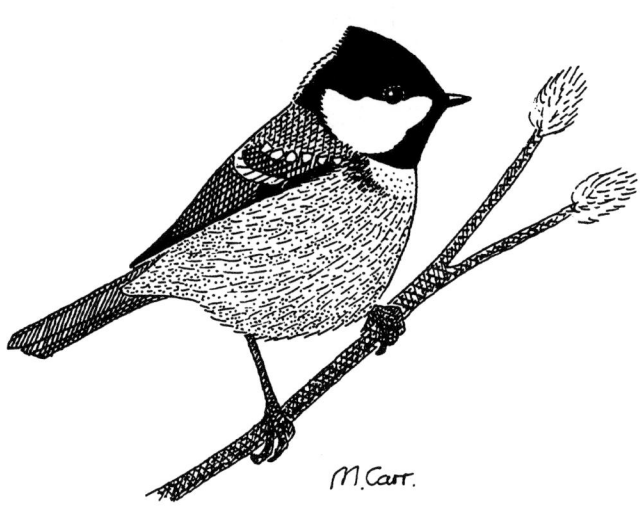

prevalence of broad-leaved woodland at these lower altitudes, and remains a scarce breeding species on the coast. There has been little change in its distribution since the 1967 - 1972 county atlas as it is now found in 62 ten kilometre squares when previously it was located in 60 ten kilometre squares.

The Coal Tit is a little-studied bird in the county but Galloway and Meek (1983) categorised it as a common resident. In 1980 there were about 66,000 hectares of coniferous forest in Northumberland, which suggests that these authors estimated a breeding density for Coal Tits of between 0.016 and 0.16 pairs per hectare. The *New atlas* (Gibbons et al., 1993) indicates that these densities are at the level found in farmland and other non-woodland CBC studies. In woodland CBC studies, densities were found at an average of 0.27 territories per hectare, suggesting that Galloway and Meek were conservative in their population estimate. Marchant et al. (1990) indicate that Coal Tit breeding densities in woodlands are at their greatest in the North of England and so it is not surprising that recent population studies in Kielder Forest (Patterson & Ollason, 1991; 1992) have found up to 4.7 birds per hectare.

The total of 2,580 pairs recorded during fieldwork under-represents the true breeding population of Coal Tits in Northumberland. This is to be expected as only a small proportion of the breeding pairs is likely to be detected during a two hour visit in the favoured habitat, conifer forest. An estimate based on average breeding densities and habitat area would suggest a population between 30,000 and 90,000 pairs although this is likely to fluctuate in response to available food resources and the effects of severe winters.

DAVID C. JARDINE

Number of tetrads in which recorded	658	(47%)
Confirmed breeding	188	(28%)
Probable breeding	419	(64%)
Possible breeding	51	(8%)
Total number of pairs recorded	2,580	
Confirmed breeding	329	
Probably breeding	1,922	
Possibly breeding	329	

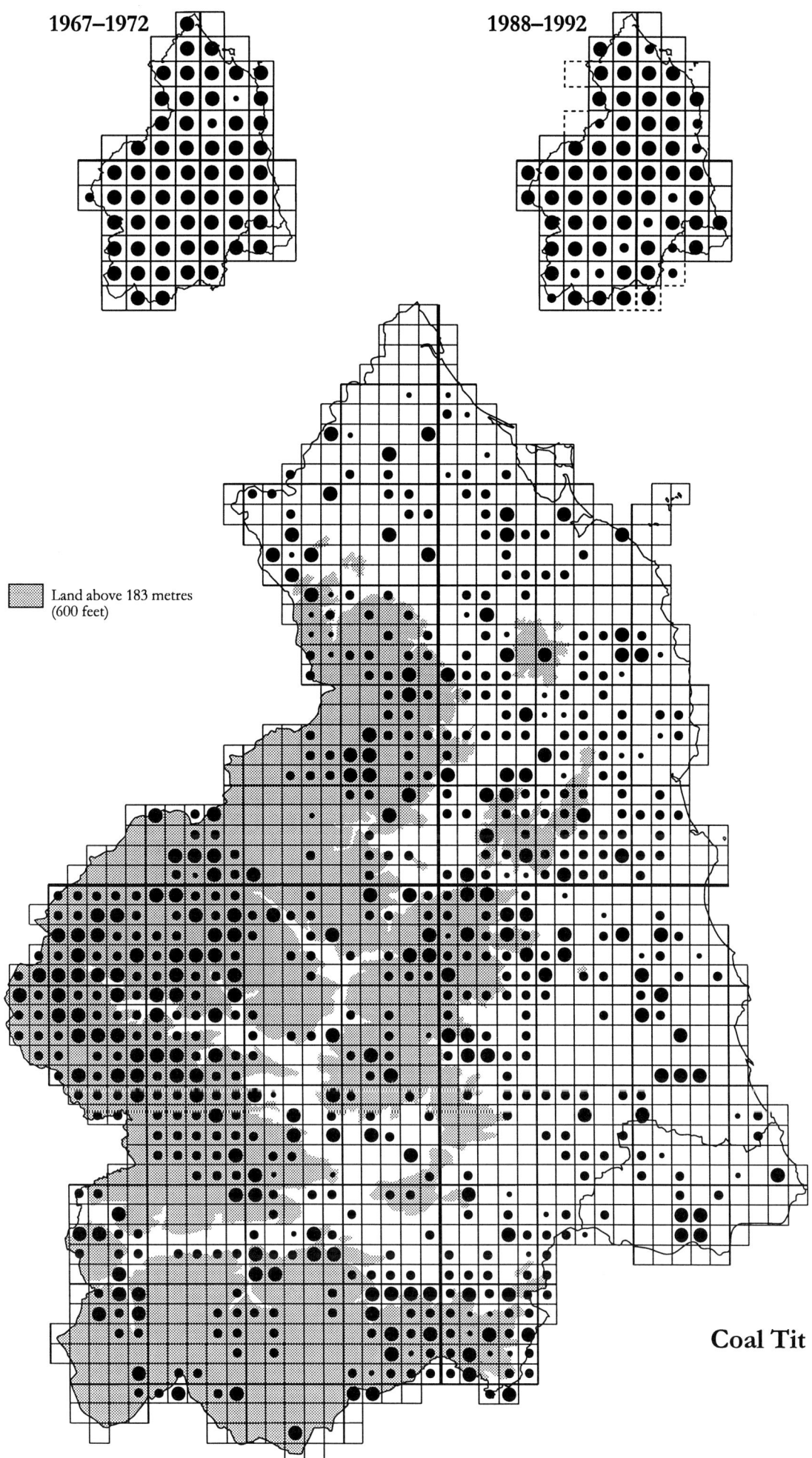

1967–1972

1988–1992

Land above 183 metres
(600 feet)

Coal Tit

BLUE TIT *Parus caeruleus*

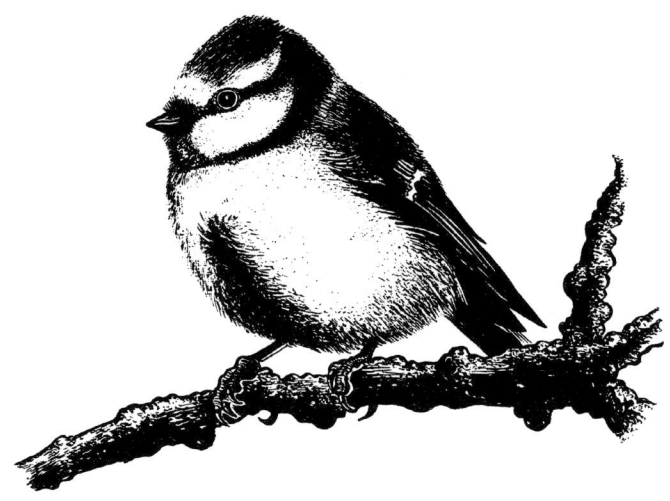

Hancock (1874) said that the Blue Tit was 'the most abundant of the genus' in the county, a sentiment with which Bolam (1912) agreed saying it was 'one of the best-known birds on the Borders' but, by 1932, thought that it might be 'outnumbered by Coal (*Parus ater*) or Great Tits (*Parus major*) in a few outlying districts'. Galloway and Meek (1983) noted that severe winter weather often has a marked effect on the county breeding population in the following summer.

The national population level appears to be fluctuating around the higher levels reached during the 1970s and may well be increasing (Andrews & Carter, 1993). The *New atlas* (Gibbons et al., 1993) indicates that there may be as many as 3,300,000 Blue Tit territories in Britain.

The provision of nest-boxes, sometimes on a large scale, has no doubt benefited the breeding population of this inhabitant of mainly broad-leaved woodland but there appears to be no firm evidence to indicate substantial changes in the species' status in the county. A comparison of the ten kilometre square maps from the two county atlas surveys shows a remarkable similarity. However, this could be misleading in interpreting the true distribution of the Blue Tit. An analysis of the tetrad map clearly reveals that it appears to avoid marginal land over 180 metres a.s.l. which includes many treeless areas as well as the vast expanses of coniferous forest in the west of the county.

Although a total of 4,118 breeding pairs was counted during the current atlas survey, this is undoubtedly less that the true county population which is probably in the range of 5,000 to 10,000 pairs.

WILLIAM G. SAVAGE

Number of tetrads in which recorded	899	(64%)
Confirmed breeding	492	(55%)
Probable breeding	344	(38%)
Possible breeding	63	(7%)
Total number of pairs recorded	4,118	
Confirmed breeding	1,233	
Probably breeding	2,291	
Possibly breeding	594	

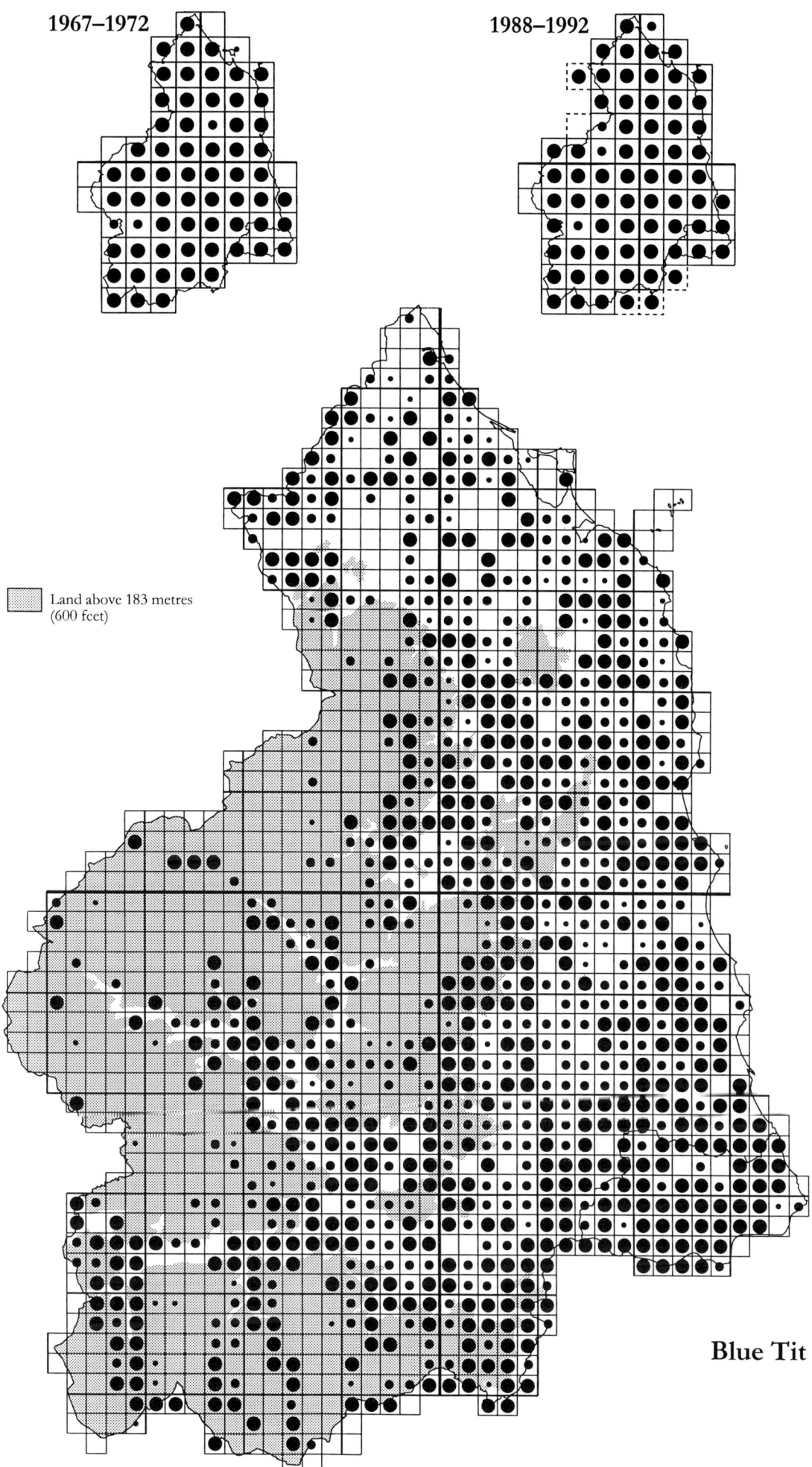

1967–1972

1988–1992

Land above 183 metres
(600 feet)

Blue Tit

GREAT TIT *Parus major*

Bolam's description of the Great Tit in 1912 as 'a resident; almost as common throughout the district as the Blue Tit (*Parus caeruleus*)' was later confirmed by Galloway and Meek (1983) who also commented that its favourite habitat was areas of deciduous woodland. They also indicated that severe winter weather could have a detrimental effect on the species' breeding performance as witnessed, for example, in the season following the 1981/82 winter when breeding success was at its lowest level in 17 years of monitoring.

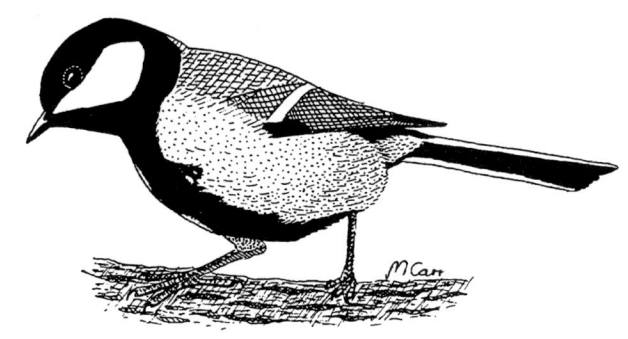

The national population trend is one of gradual increase since the late 1970s (Andrews & Carter, 1993) with Hudson and Marchant (1984) estimating a British population in the region of 2,000,000 pairs. However, a more recent estimate by Gibbons et al. (1993) in the *New atlas* reduced this number to 1,600,000 territories.

As for its congener, the Blue Tit, a comparison of the two 10 kilometre square maps produced for the local atlas surveys shows a county-wide distribution in both periods but this could be misleading as the tetrad map portrays more accurately its true distribution. The breeding ranges of the two species are similar although the Great Tit is more thinly distributed. A total of 1,607 breeding pairs was recorded during the current atlas survey period and this figure is likely to be very conservative. A more realistic number of breeding pairs in the county is probably in the region of 2,000 - 3,000.

WILLIAM G. SAVAGE

Number of tetrads in which recorded	612	(43%)
Confirmed breeding	247	(40%)
Probable breeding	309	(51%)
Possible breeding	56	(9%)
Total number of pairs recorded	1,607	
Confirmed breeding	450	
Probably breeding	947	
Possibly breeding	210	

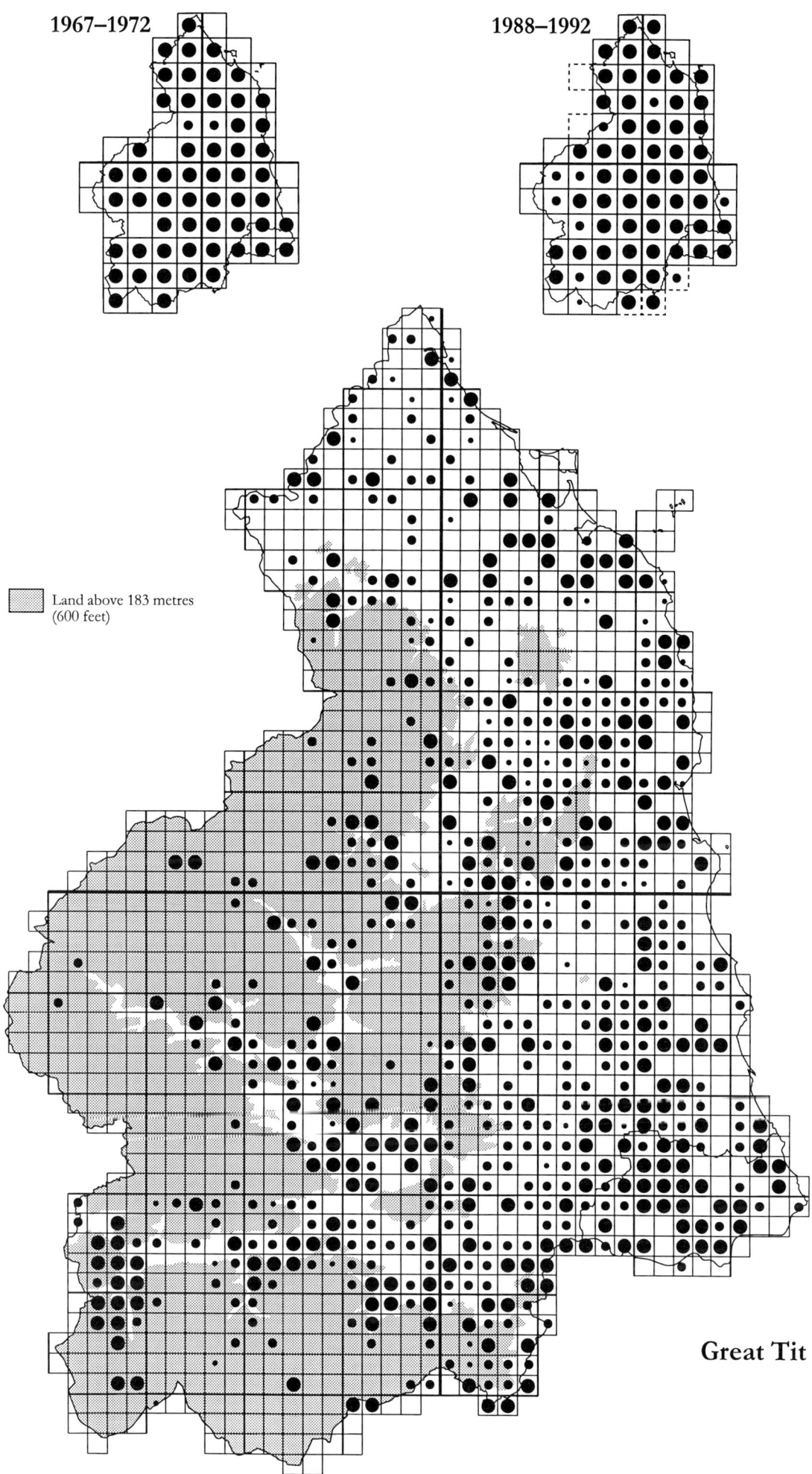

1967–1972

1988–1992

Land above 183 metres
(600 feet)

Great Tit

NUTHATCH *Sitta europaea*

The Nuthatch was first definitely recorded in Northumberland in 1892 (Bolam, 1912). Some 40 years later the same author described its status as 'a very local resident, almost confined to the Tyne watershed, in which, moreover, it is very partially distributed and nowhere numerous' and added 'it still nests in a few protected areas' (Bolam, 1932). He also considered that the species was declining, a position which seemed to be confirmed by the fact that there were only nine or ten recorded occurrences between 1941 and 1962 while Temperley (1943) stated, contrary to Bolam's belief, that there was no record of breeding in Northumberland.

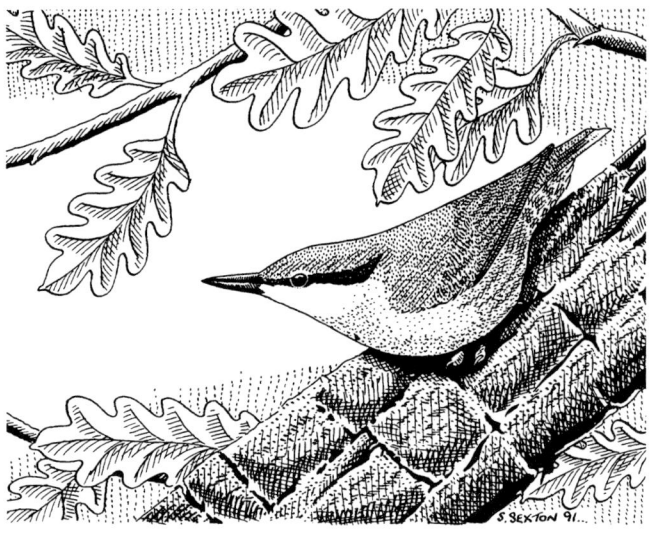

During the last three decades, however, the situation has been reversed and the Nuthatch has spread throughout the county with the first, modern, confirmed breeding record coming from Bywell in 1964. The remarkable expansion of the species started slowly during the 1960s, gained momentum during the 1970s and continued unabated, perhaps even accelerating, during the early years of the 1980s (Hodgson, 1986). From the Tyne Valley, which is still a major stronghold, Nuthatches spread into the river systems of the Wansbeck, Blyth, Coquet, North Tyne and West Allen with localities between these being occupied as numbers increased. The river valleys and peripheral areas, of course, contain much mature mixed or deciduous woodland, a habitat suitable for breeding Nuthatches. The northern half of the county has also been occupied and has certainly held Nuthatches since at least the mid 1950s when birds were located in Hulne Park, Alnwick. The northward spread of the Nuthatch in England is not confined to Northumberland as extensive colonisation has occurred in Cumbria where Dean (1987) showed that, although there was confirmed breeding in only four 10 kilometre squares in that county during the years 1968 - 1972, a survey during 1983 - 1985 revealed a total of 80 confirmed breeding records in 13 ten kilometre squares. The next anticipated step for the Nuthatch was colonisation of the Borders Region and the first successful breeding records for Scotland involved single pairs at two sites in 1989 (Murray, 1990), presumably as a result of birds colonising from Northumberland.

The distribution map for this current atlas survey shows that the bulk of the population is to be found in the southern half of the county with obvious concentrations along and around the river valleys. The northern half of the county appears to be thinly populated but this is possibly because of under-recording rather than a genuine absence. During the winter and early spring months, Nuthatches are relatively easy to locate with their distinctive calls and song but as the breeding season progresses they become more secretive and can be hard to find. There is some suitable habitat in the lowland areas in the northern coastal plain and south of the River Tweed where birds might be overlooked. The total of 144 pairs located during the survey is also, therefore, likely to be an underestimate because of the reasons outlined above and a county breeding population in excess of 200 pairs may be more accurate.

MIKE S. HODGSON

Number of tetrads in which recorded	98	(7%)
Confirmed breeding	29	(30%)
Probable breeding	41	(42%)
Possible breeding	28	(28%)
Total number of pairs recorded	144	
Confirmed breeding	36	
Probably breeding	70	
Possibly breeding	38	

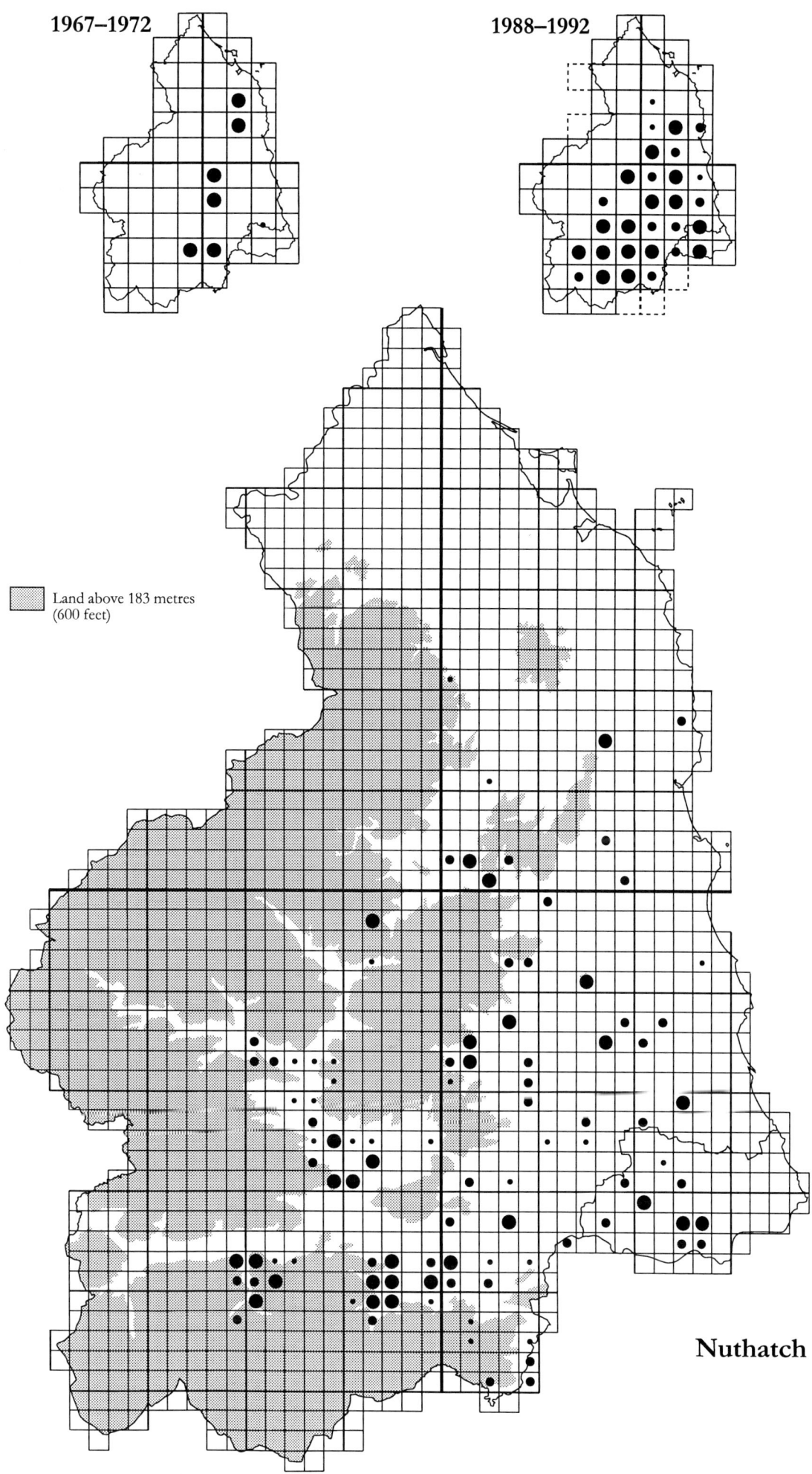

1967–1972

1988–1992

Land above 183 metres
(600 feet)

Nuthatch

TREECREEPER *Certhia familiaris*

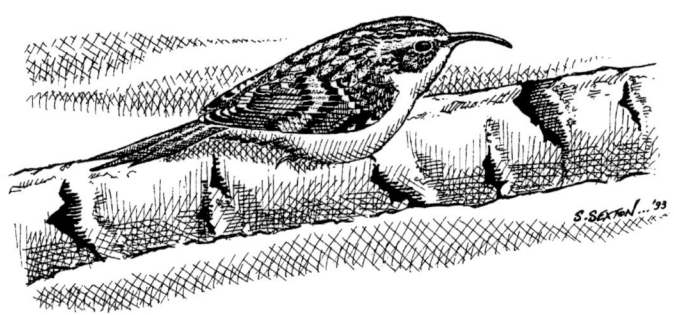

Hancock (1874) described the status of the Treecreeper in one short sentence, 'To be found throughout the district wherever wood prevails'. Bolam (1912) appeared to be equally dismissive, briefly commenting that it was 'a common resident throughout the district, though nowhere very abundant' while Tyer (1954), writing about Upper Coquetdale, said that the species was 'found in every woodland ... in winter, often the sole occupant of many woodlands'. More recent authors, such as Macfarlane (1973) and Galloway and Meek (1983), have indicated that the Treecreeper's status remains virtually unchanged in the county.

The current national population trend of the Treecreeper is one of gradual increase despite fluctuations around cold winters (Stroud & Glue, 1991; Andrews & Carter, 1993; Marchant et al., 1990). The changes in forestry policy and agriculture, with increases of deciduous woodland planting, are expected to benefit this species and enable it to continue to increase in numbers (Gibbons et al., 1993). Hopefully, the application of these policies will encourage expansion of the population at a local level.

By far the most favoured habitat is deciduous or mixed woodland but older coniferous forests or parks and gardens with mature trees are also used. In this region the results of the present atlas survey reflect these preferences as the species is widely distributed throughout the county below 180 metres a.s.l., the exception to this being the higher land south of the Tyne Valley where there is still quite a dense population. During the breeding season, Treecreepers can be unobtrusive although the song is distinctive and once located they are not shy. Nevertheless, it is easy to overlook the species and the total of 339 pairs located during the survey will probably be an underestimate of the breeding population in the county which is likely to be in the range of 500 to 1,000 pairs.

MIKE R. SMITH

Number of tetrads in which recorded	250	(18%)
Confirmed breeding	62	(25%)
Probable breeding	125	(50%)
Possible breeding	63	(25%)
Total number of pairs recorded	339	
Confirmed breeding	68	
Probably breeding	178	
Possibly breeding	93	

GOLDEN ORIOLE *Oriolus oriolus*

There is a record, in 1968, of attempted breeding by this species, which is protected under Schedule 1 of the Wildlife and Countryside Act, with a single bird present the following year at the same locality (Galloway & Meek, 1983). It is, in fact, a species for which there has been an increasing number of spring sightings, usually in May and early June, although most have been of coastal migrants. Two such records occurred during the current atlas survey in coastal locations and, whilst both were probably passage birds, it should be noted that the breeding record referred to above was at a coastal site. The increase in spring sightings of Golden Oriole, the existence of at least three inland summer records since 1980 and recent increased breeding successes elswhere in England, provide room for optimism that the species may breed again in the county.

JOHN C. DAY & MIKE S. HODGSON

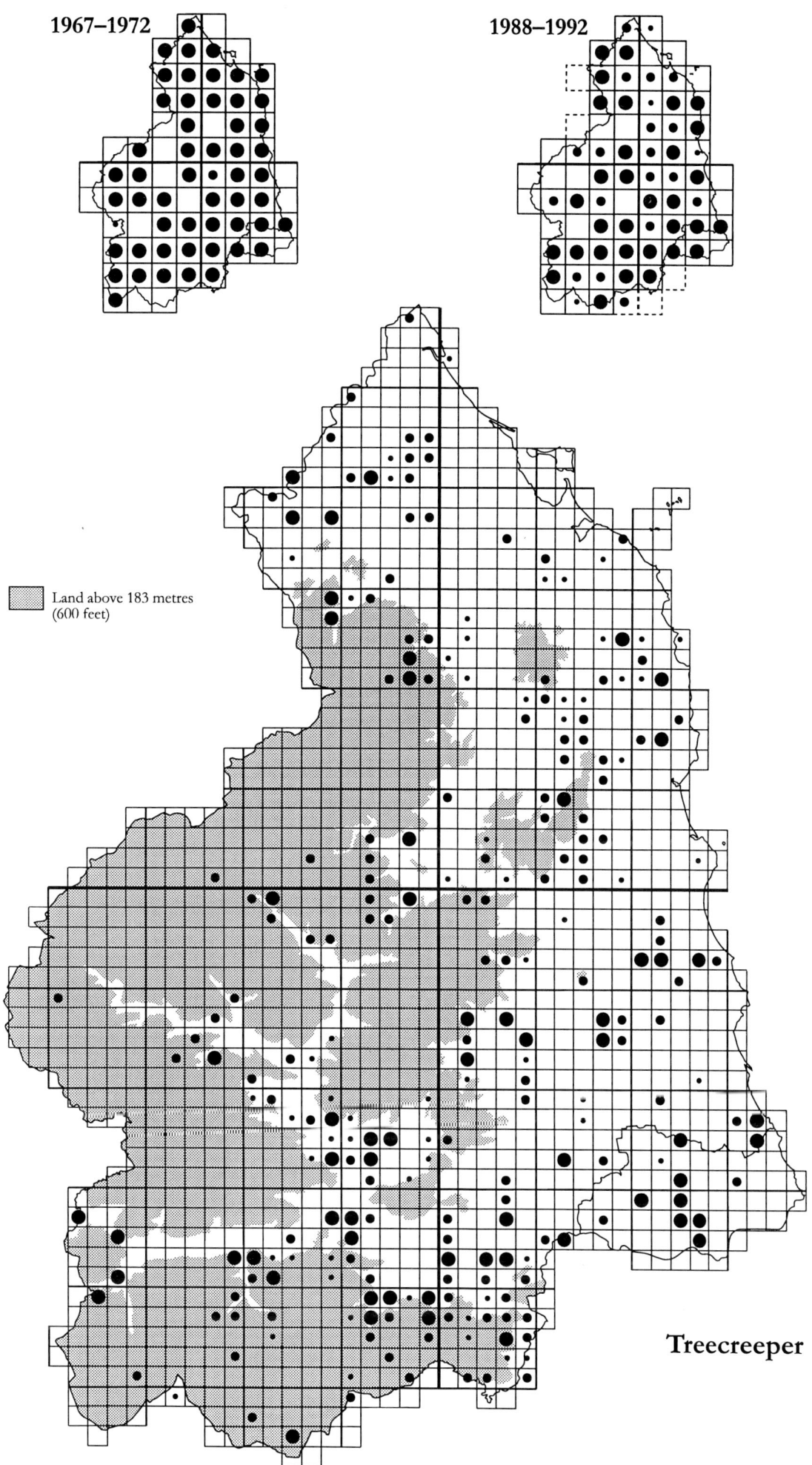

1967–1972

1988–1992

Land above 183 metres
(600 feet)

Treecreeper

JAY *Garrulus glandarius*

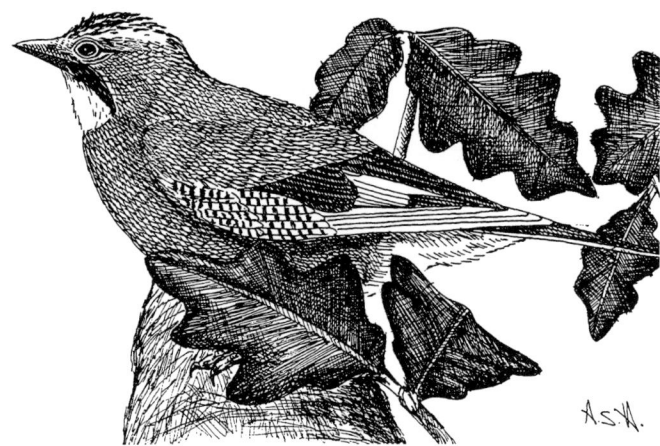

Whereas Wallis (1769) described this species as 'common in our alpine woods', by 1874, Hancock recorded that it was 'nearly annihilated ... where a few years ago it was by no means uncommon ...' The decline he attributed to gamekeepers, having been informed that one 'destroyed twenty-two individuals of this beautiful bird in 1872'. Bolam (1912) also gives the same reason for the Jay's decline, concluding that it would have entirely disappeared 'but for its wandering habits'. Writing in the 1950s, Tyer (1954) found the Jay 'rather uncommon' in Upper Coquetdale whereas Temperley (1957) considered it was 'becoming more numerous, particularly in the neighbourhood of towns and villages'. Galloway and Meek (1983) said the status had changed little during the 1960s noting, however, that records were occasionally received of its occurrence in the far western parts of Wark and Kielder forests.

The current national status of the Jay reflects the local picture, the species having recovered from gamekeeping persecution after the First World War and spread northwards in Scotland helped by afforestation particularly in recent years in the Great Glen and Grampian (Gibbons et al., 1993).

The main distribution map shows the Jay to be well spread over the lower-lying eastern half of the county, wherever suitable habitat of deciduous or mixed woodland is to be found, and also along the Tyne and North Tyne valleys in the south west with a thinly scattered population in both Kielder and Wark forests as noted above. The present status of the Jay as a well-represented breeding resident has remained largely unchanged in recent years. The occasional invasions noted in coastal areas by Bolam (1932) in 1897, 1901 and 1917 were assumed to be the result of failure in the acorn crop, which is the bird's staple diet, and this was confirmed after the most recent occurrence in 1983 by John and Roskell (1985). Gosforth Park continues to be the favourite site with up to 20 individuals being recorded regularly in recent years, most frequently in winter as birds, in noisy parties, search for acorns. Even so the Jay is secretive and shy during the breeding season and therefore it seems likely that some would be overlooked during timed visits to tetrads, particularly in large tracts of woodland or forest, and the total of 207 pairs recorded is no doubt an underestimate of the true breeding population.

MIKE R. SMITH

Number of tetrads in which recorded	152	(11%)
Confirmed breeding	13	(9%)
Probable breeding	93	(61%)
Possible breeding	46	(30%)
Total number of pairs recorded	207	
Confirmed breeding	22	
Probably breeding	128	
Possibly breeding	57	

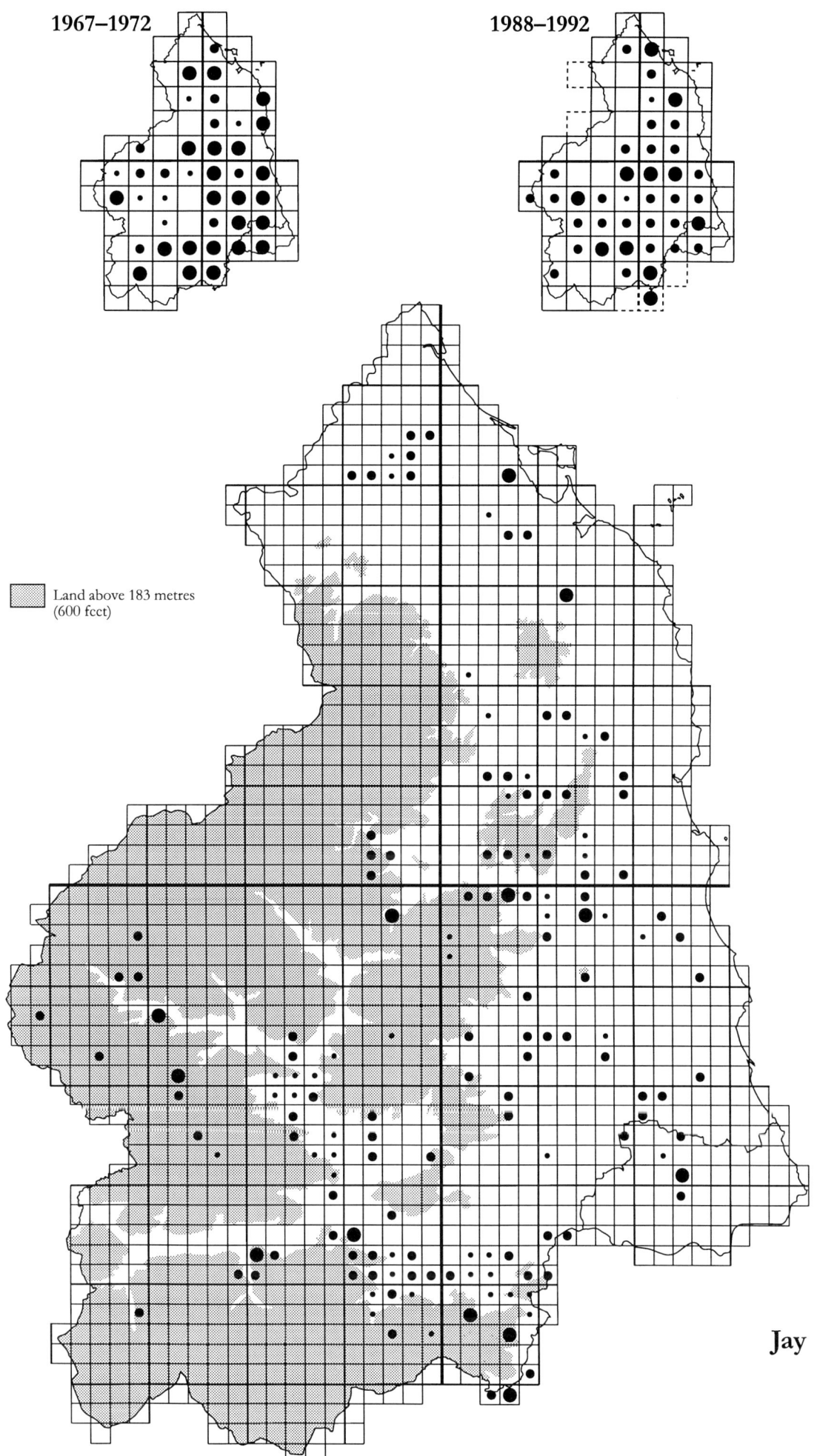

1967–1972

1988–1992

Land above 183 metres
(600 feet)

Jay

233

MAGPIE *Pica pica*

The familiar Magpie is now regarded as a well-represented breeding species in Northumberland. According to Bolam (1912) it was 'a resident, almost exterminated in many places, but still fairly common in others' while in 1932 he considered its numbers in any given area were 'dependent only upon exigencies of game-preserving'. During the Second World War the decline in gamekeeping activities apparently led to increases in the population and these have continued to the present day. Galloway and Meek (1983) said that the Magpie 'is now probably more common than for some 150 years'. Just after the war the Magpie was

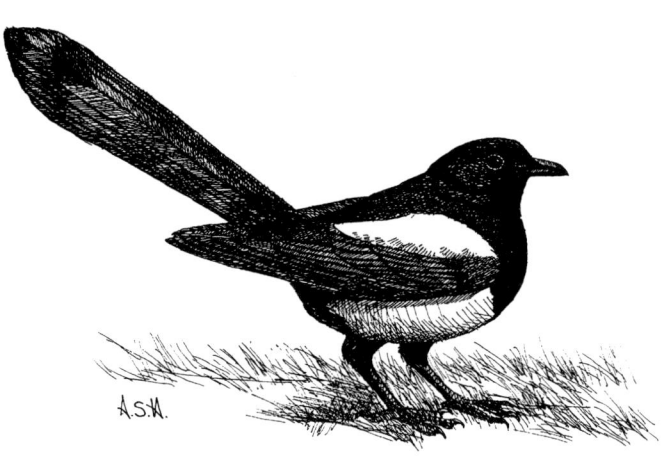

reported to nest no further up the Tyne Valley than Tarset and Galloway and Meek (1983) were of the opinion that 'so far the border forests have proved unattractive and only a few pairs have colonised the fringes of plantations'. A look at the current breeding distribution map of Northumberland shows that these statements still hold true today.

In the lowlands, especially in the south east of the county, the Magpie is a widespread breeding bird. It has occupied most suburban areas and many new out-of-town estates have their own population. The most densely populated squares are in the south east and hold 50 - 70 breeding pairs but away from this area the species is very scarce and even absent, not only in the forested areas of the west but also in the agricultural lowland of the north. The confirmed breeding in the ten kilometre square NU14 was the first such record for Holy Island.

Whilst the total numbers of breeding Magpie have increased in Northumberland since the first county atlas survey during 1967 - 1972, it has been confined to the south and south east with, if anything, a decrease in numbers in the north and south western areas. The species has failed to penetrate the conifer forests in the west but in the urban south east has virtually reached 'pest status'. Even Newcastle City Centre now has a healthy population. The figures obtained during the current survey seem to indicate that the total population of the Magpie in the county is in the range of 750 - 1,000 pairs.

KEITH ROBSON

Number of tetrads in which recorded	412	(29%)
Confirmed breeding	99	(24%)
Probable breeding	202	(49%)
Possible breeding	111	(27%)
Total number of pairs recorded	721	
Confirmed breeding	125	
Probably breeding	363	
Possibly breeding	233	

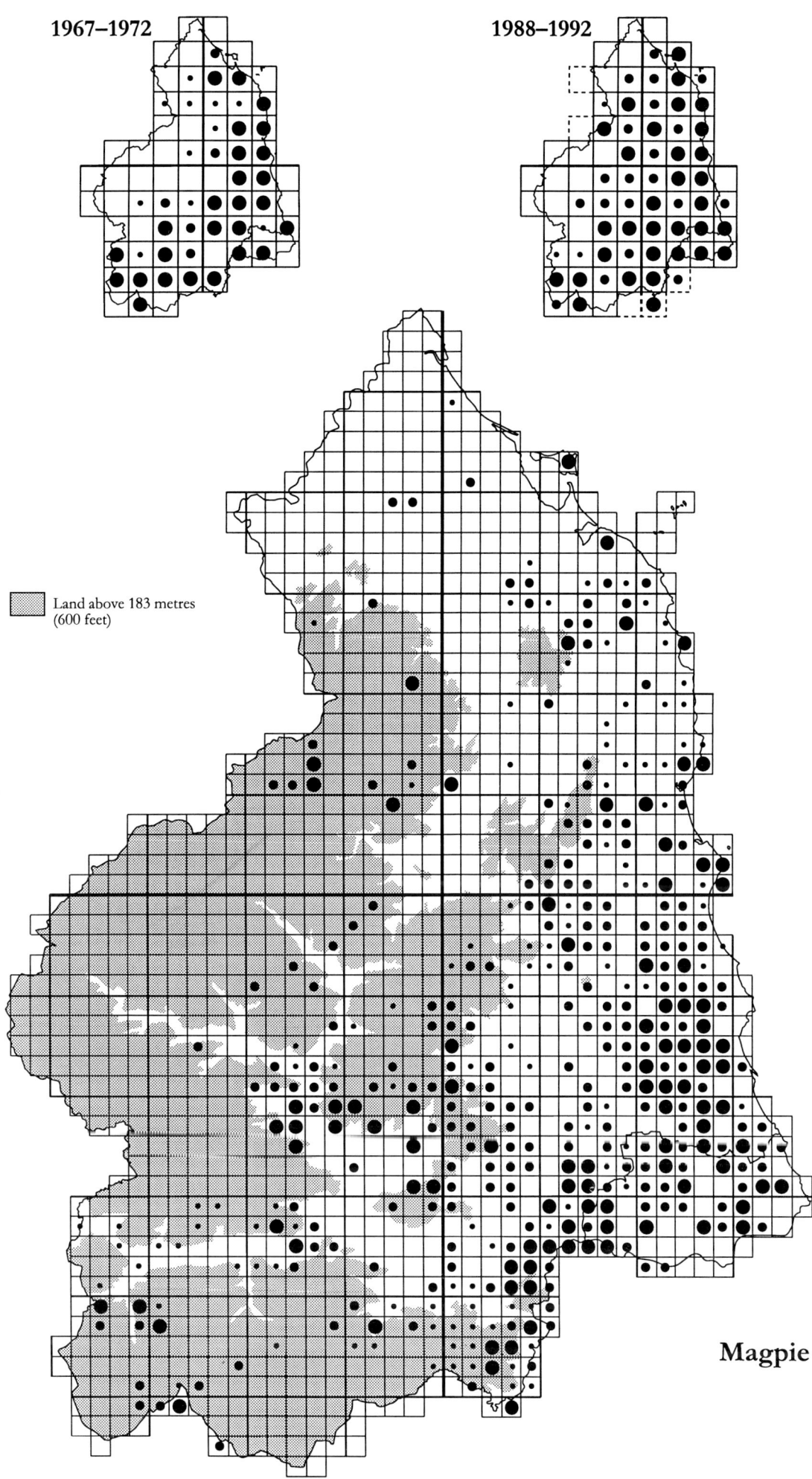

1967–1972

1988–1992

Land above 183 metres
(600 feet)

Magpie

JACKDAW *Corvus monedula*

Described by Hancock (1874) as a 'very common resident' in Northumberland, the Jackdaw seems to have further increased in abundance over the last hundred years. Bolam (1912) observed that the Jackdaw was a common resident in the region and had increased greatly in living memory. In Britain as a whole, there was an increase in numbers and an expansion in range around the early part of this century (Parslow, 1973). Although Parslow (1973) concluded that there had been little subsequent change, CBC fieldwork organised by the BTO has shown an

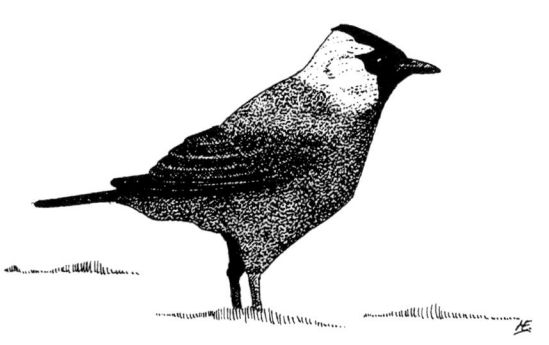

increase since 1964 onwards with population levels stabilising from 1982 (Marchant et al., 1990). The reason for the range expansion and increase in numbers during the last hundred years is not clear but it has also occurred in Europe, at least up to the 1950s (Parslow, 1973), and has been ascribed to changes in agricultural practice and climatic amelioration (Voous, 1960; Sharrock, 1976).

The 1967 - 1972 county breeding atlas survey showed that Jackdaws were breeding in 90% of the ten kilometre squares covering Northumberland whilst during the current survey they were noted as breeders in all categories in 84% of the ten kilometre squares. Some 5,100 pairs were recorded for the area as a whole and this figure is broadly in line with the 350,000 - 400,000 pairs estimated by Marchant et al. (1990) for the total British population. With the greater detail afforded by the tetrad based survey, it is now possible to gain a more complete understanding of breeding distribution. As a breeding bird, the Jackdaw is effectively absent from land above 250 metres a.s.l. in Northumberland and occurs largely in lowland agricultural areas including urban sites. Where its breeding range extends well into higher ground, as shown by the distribution map, this is often along river valleys such as the South Tyne and West Allen in south west Northumberland. Jackdaws tend to be absent from moorland and heavily forested areas and the limits of their breeding distribution show a good correlation with the distribution of 'moorland edge' (cf. Swan, 1993). The mean (maximum) density of breeding pairs estimated for each ten kilometre square, by combining numbers of confirmed, probable and possible pairs, was eight pairs per square kilometre (range 0.1 - 36) with some of the highest densities along the Tyne Valley and flood plain, and parts of the Coquet Valley.

The wide distribution and success of the Jackdaw as a breeding bird is undoubtedly due to its flexibility both in diet and in breeding habitat. Its diet varies from seeds and other plant material to grassland invertebrates (Witherby et al., 1938). Although Jackdaws show a clear preference for agricultural land, their catholic taste allows the use of a variety of habitats. The Tyne Valley, in particular, provides a good mixture including parkland, pasture and agricultural tillage, mature woodland and urban sites. Jackdaws are hole-nesters but are not fussy in their choice of site and will utilise holes in trees, walls and disused buildings, crevices in cliffs and crags, and are happy to build in chimneys should the opportunity arise. Nevertheless, the availability of suitable nesting sites may now be more important than food supply in limiting Jackdaw distribution and population size.

CHRIS REDFERN

Number of tetrads in which recorded	747	(53%)
Confirmed breeding	272	(36%)
Probable breeding	344	(46%)
Possible breeding	131	(18%)
Total number of pairs recorded	5,104	
Confirmed breeding	805	
Probably breeding	2,881	
Possibly breeding	1,418	

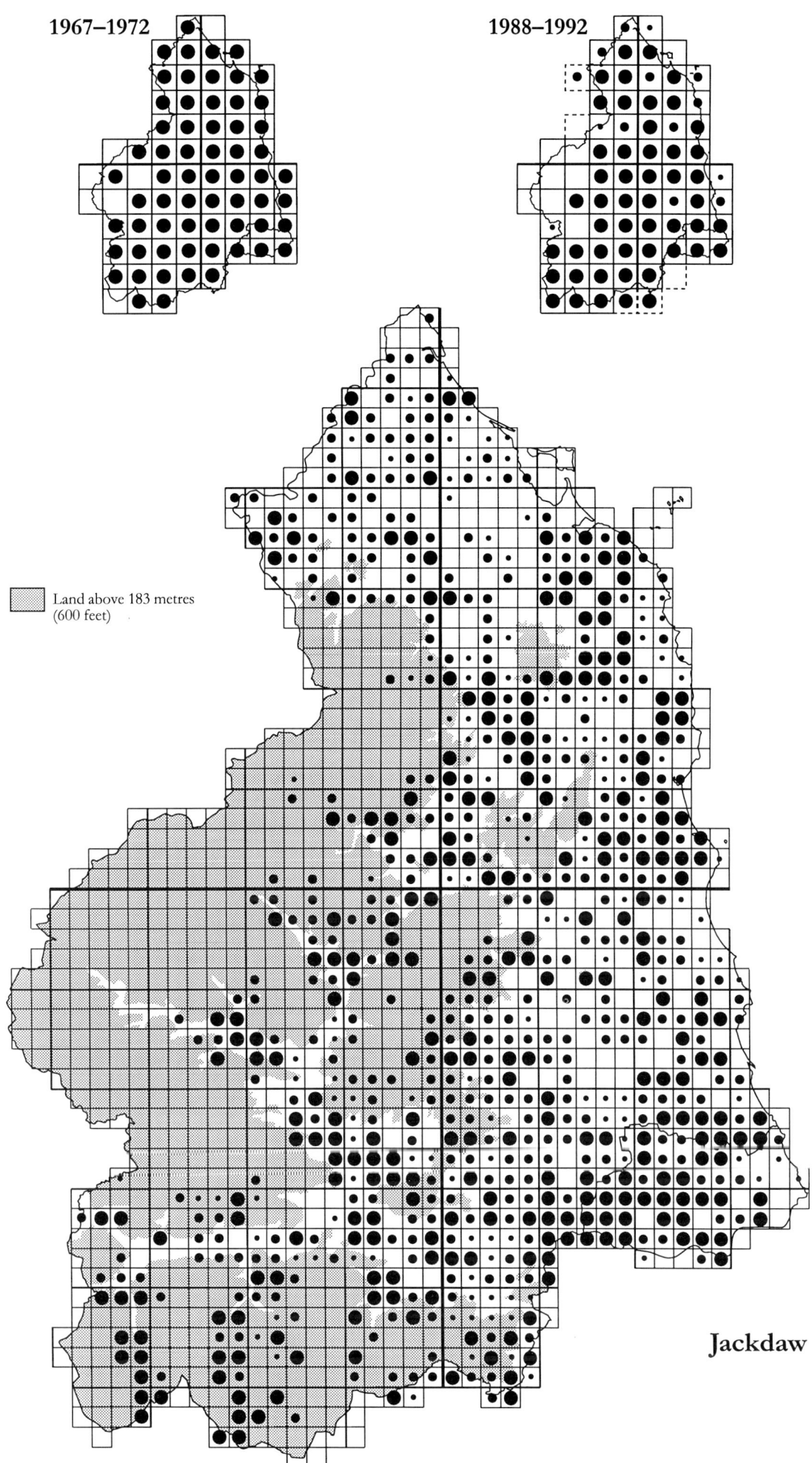

1967–1972

1988–1992

Land above 183 metres
(600 feet)

Jackdaw

ROOK *Corvus frugilegus*

The Rook has been a well known breeding species in the county for many years with Hancock (1874) saying that there was 'scarcely anywhere a well wooded domain ... without its rookery' and Bolam (1932) said quite simply that it was 'an abundant resident'. Recent comparative data on the number and distribution of Rooks in the region were obtained in two surveys, the first in 1975, organised by the late L.G.Macfarlane as part of the BTO National Rookery Census, and another in 1980. The 1975 survey revealed a count of 25,884 nests (Macfarlane, 1975) which was later amended to 27,509 nests (Galloway & Meek, 1983). This survey was very comprehensive and showed that the

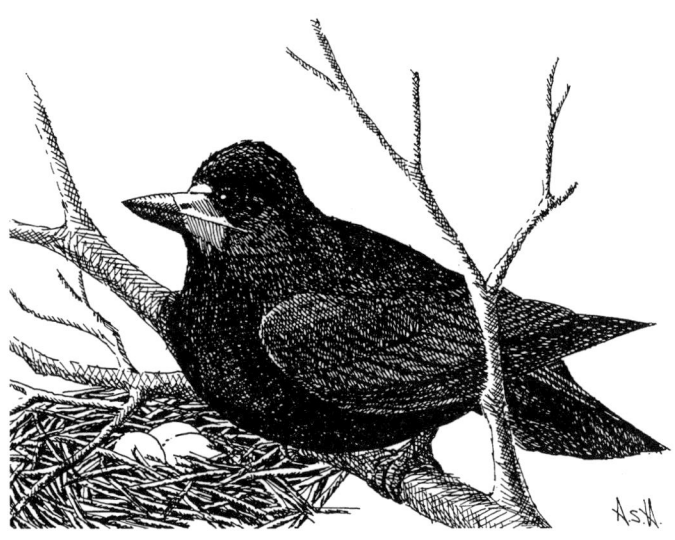

eastern half of the county held 76% of all nests and 74 % of all rookeries with 78% of occupied nests occurring below 150 metres a.s.l. Because of the nature of previous county data on the Rook, the results could not really be utilised as a direct comparison although the general impression of some observers was that numbers had declined. The 1980 survey had better coverage and some 33,600 occupied nests were indicated which would mean an increase of 22% (Macfarlane, 1981). This increase was disparate however, with a 14% decline in the north west and an 88% increase in the North and South Tyne valleys.

Marchant et al. (1990) summarised national trends saying that the 1975 survey had shown a serious decline since the mid 1940s while the sample BTO survey in 1980 indicated that numbers had risen in many western areas but fallen in some parts of the east and south east.

The results of the current atlas survey in our area show an apparently huge decline in numbers with only 17,034 pairs counted. This would indicate a loss of just under 50% of the breeding population since the 1980 survey. Although some smaller rookeries may have been overlooked and numbers in others underestimated in some circumstances, for example where the rookery was in pines and therefore more difficult to count, the nature and coverage in this survey would be conducive to locating the vast majority of the county's rookeries. The Rook has no doubt suffered as a result of changes in agricultural practices and the large losses of pasture and grassland to intensive production of autumn sow cereals and oil-seed rape, which was extensive in Northumberland in the 1980s, will have contributed to the decline. In addition Rooks are still the subject of human persecution with regular reports of rookeries being shot out. The distribution map shows little change since the 1975 survey with the largest proportion of the population in the eastern half of the county and the heavily afforested and bare upland areas being avoided. Although the numbers recorded mean that the Rook can still be described as an abundant breeding resident, further surveys would seem to be required to monitor any continuing changes in the population.

MIKE S. HODGSON

Number of tetrads in which recorded	491	(35%)
Confirmed breeding	264	(54%)
Probable breeding	138	(28%)
Possible breeding	89	(18%)
Total number of pairs recorded	17,034	
Confirmed breeding	12,250	
Probably breeding	2,451	
Possibly breeding	2,333	

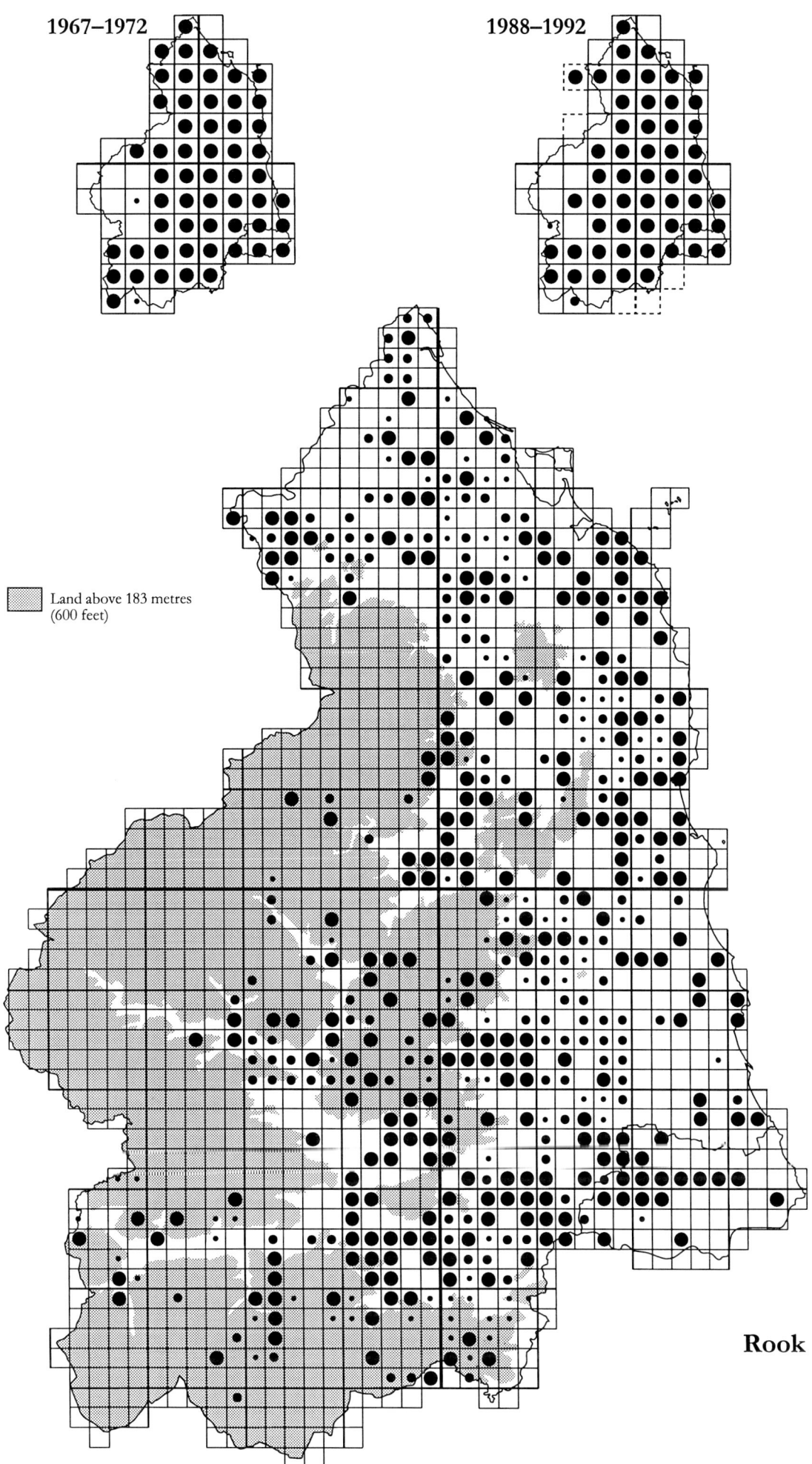

1967–1972

1988–1992

Land above 183 metres
(600 feet)

Rook

CARRION CROW *Corvus corone corone*

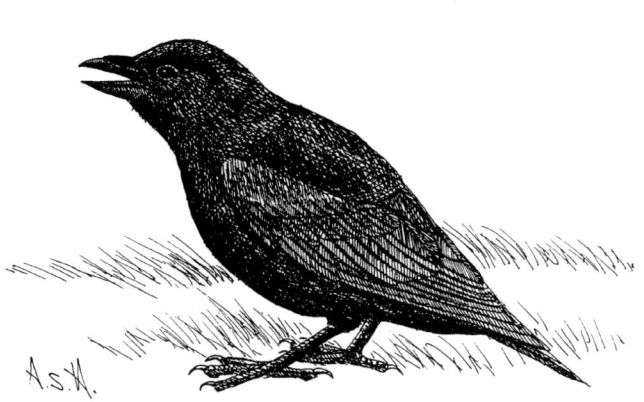

As the second most widespread breeding species in Britain and Ireland, the Corbie or Carrion Crow, along with its counterpart the Hooded Crow, *Corvus corone cornix*, having a national population of over 1,000,000 pairs (Sharrock, 1976), has been a familiar part of the landscape throughout the region for as long as present natural history records have been kept. One could surmise from art and literature that this indigenous species will have been around for much longer than scientific writings on ornithology. Both Hancock (1874) and Bolam (1932) were concerned over the persecution of the species by gamekeepers, however, the decline in gamekeeping activities during the Second World War probably led to a build up in numbers and it was described in 1949 as 'more plentiful than ever' (Temperley, 1950). More recently there was an apparent increase of the birds in both moorland and lowland areas in the spring of 1983 (Hodgson & Kerr, 1984) and in 1986 - 1987 there continued to be a thriving and growing population (Hodgson, Johnston & Kerr, 1987; 1988).

The conservation and monitoring review for 1990 - 91 (Andrews & Carter, 1993) supports the evidence that the Carrion Crow population is continuing to increase. Being an opportunistic feeder and having a catholic taste in food has enabled it to survive in a great variety of habitats. In Northumberland its most successful areas are as diverse as Pegswood in the east, Heddon in the Tyne Valley, the agricultural areas of Hallington in the centre of the county and also at Edlingham further north. Breeding records obtained from monthly bulletins of the Northumberland and Tyneside Bird Club include urban sites in Wideopen and Chapel House and offshore islands at the Farnes and Holy Island. Areas of low density for the species were noted in the Allenheads area in the south, Hulne Park, Alnwick in the north and the Whitley Bay/Holywell area in the south east. The habitat of these latter sites is not noticeably different from adjacent areas, so one can only speculate as to the reasons for the marked differences in populations.

Hooded Crows, which are mainly uncommon winter visitors to the area, have occasionally interbred with Carrion Crows in the county. Records, mainly of mixed parentage, include four instances up to 1912 (Bolam, 1912) and single pairs at Harbottle, Rothbury, Gosforth Park and Holywell between 1949 - 1979 (Galloway & Meek, 1983). Since then, hybrids have been seen in the Harthope Valley in July 1989 (Bradshaw, Hodgson, Johnston & Kerr, 1990) and at Cresswell Pond in July 1993.

A total of 3,716 pairs of Carrion Crows, including 653 confirmed breeding records noted during the current atlas survey, is a reflection of the stable population in the county and, with a continuing steady food supply in winter and summer, this situation should remain. However, persecution by man remains a threat to the Carrion Crow and tolerance towards these birds would ensure that they continue to be a feature of our countryside.

MURIEL L. CADWALLENDER

Number of tetrads in which recorded	1,111	(79%)
Confirmed breeding	410	(37%)
Probable breeding	491	(44%)
Possible breeding	210	(19%)
Total number of pairs recorded	3,716	
Confirmed breeding	653	
Probably breeding	1,803	
Possibly breeding	1,260	

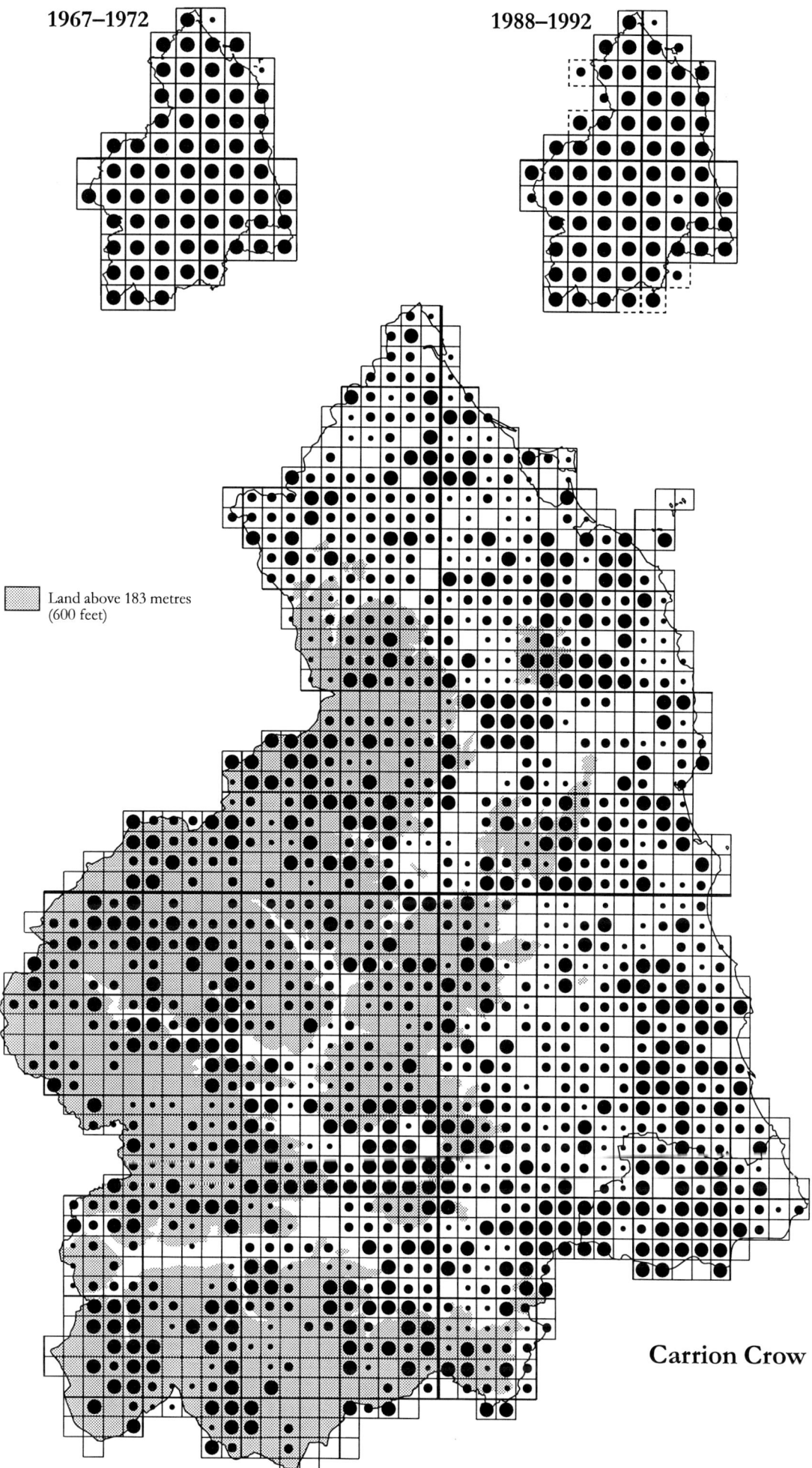

Land above 183 metres
(600 feet)

Carrion Crow

RAVEN *Corvus corax*

The decline of this increasingly rare breeder has been well documented by Bolam (1912) and Galloway and Meek (1983). In the eighteenth century Ravens nested regularly in the steeple of what is now St. Nicholas's Cathedral in Newcastle upon Tyne, but by 1870 lowland breeding had virtually ceased. Since the turn of the century, breeding has occurred at over 30 sites but no more than ten became occupied in any one year, except in 1967 when 11 pairs may have bred. Since the 1970s, numbers have declined still further with only one or two pairs attempting to breed in most years. The current atlas breeding survey confirms the continuing tenuous status the Raven has as a county resident. In the

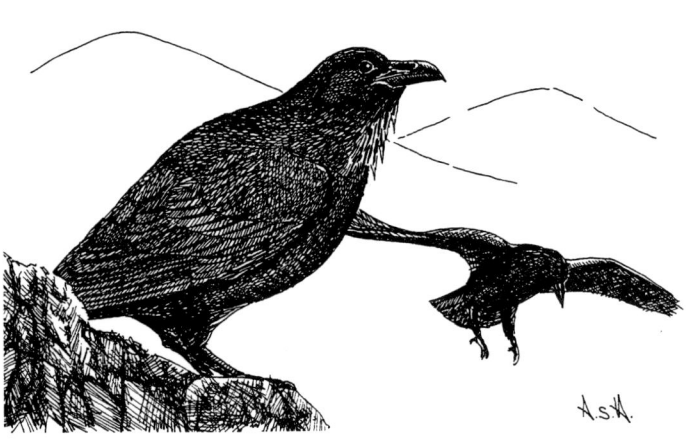

remaining breeding areas, hill farming continues, but uncertainty in the economics of upland sheep rearing at present may influence change in future land use, most likely to the detriment of Ravens. The loss of breeding Ravens during the 20 year period between the two county atlas surveys is well illustrated by the ten kilometre distribution maps.

Whilst the population of the Raven in Northumberland has almost collapsed since the first national breeding atlas during 1968 - 1972 (Sharrock, 1976), it can be seen from the latest national atlas (Gibbons et al., 1993) that the decline has not been restricted to this county. All of the Scottish Border area and some parts of Galloway have had similar losses. Implicated in the decline are improvements in sheep husbandry techniques and afforestation of hill farms (Ratcliffe, 1990). Both have had the effect of reducing the available sheep carrion, the commodity so vital for the continued occupation of breeding territories. Persecution has also played its part in the decline.

Given the Raven's use of traditional breeding localities it seems unlikely that many pairs have gone unrecorded by observers familiar with the species. It should be noted that the distribution of records received was so restricted that at least one or two observations regarded as possible breeding pairs may in fact be sightings of the confirmed pair. It is therefore suggested that breeding pairs do not number more than two in the county.

E. JOHN STEELE

Number of tetrads in which recorded	4	(0.3%)
Confirmed breeding	1	(25%)
Probable breeding	0	(0%)
Possible breeding	3	(75%)
Total number of pairs recorded	4	
Confirmed breeding	1	
Probably breeding	0	
Possibly breeding	3	

1967–1972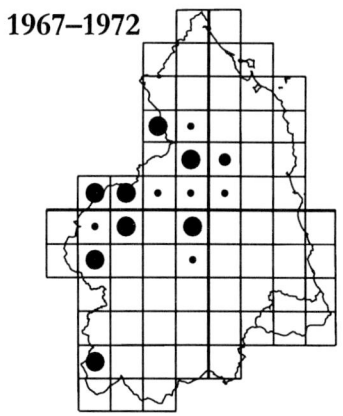

1988–1992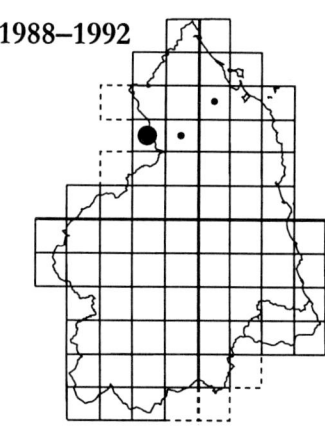

Raven

STARLING *Sturnus vulgaris*

The Starling is usually described as an abundant breeding resident in the county and it seems strange to learn that Hancock often heard Bewick remark 'how delighted he should be if a Starling could be induced to come and build its nest in his house'. However, by the time Hancock was writing in 1874 it had become 'common everywhere' and Bolam (1912) stated that 'there is hardly a locality throughout the district in which it does not now nest in abundance'.

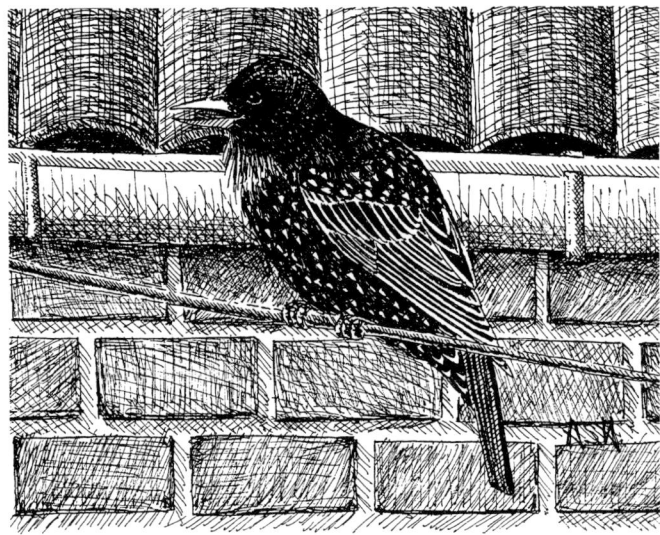

Gibbons et al. (1993) in the *New atlas*, stated that despite reports of a serious decline in northern Europe there is no evidence of a major range contraction in Britain and Ireland and gave, as a minimum, a figure of just under 1,500,000 Starling territories during the latest national atlas survey.

During the current county atlas survey in this region, the distribution was found to show bias to areas below 180 metres a.s.l. and the species was especially numerous, as expected, in the urban south east. However, it was found to be breeding in all built up localities as well as in some woodlands and even on crags in remote moorland areas. In addition, Coquet Island provided an offshore breeding site. The highest number of breeding pairs was found, not unexpectedly, in the ten kilometre square covering a large portion of the city of Newcastle.

The increasing spread of suburbia will no doubt continue to afford additional nesting sites with the nearby grassland of parks, schools and gardens providing foraging areas for the Starling which should continue to be an abundant breeding species in the county. Starlings are very easy to find during the breeding season, with nest sites often being particularly obvious but, because of the very large areas of urban and suburban localities where they breed, some significant under-recording is almost certain as only 1,596 pairs were confirmed as breeding. The total number of pairs counted during this survey would seem, therefore, to indicate a current county breeding population in the range of 10,000 - 20,000 pairs.

LINDSAY J. McDOUGALL

Number of tetrads in which recorded	936	(66%)
Confirmed breeding	522	(56%)
Probable breeding	328	(35%)
Possible breeding	86	(9%)
Total number of pairs recorded	7,124	
Confirmed breeding	1,596	
Probably breeding	3,470	
Possibly breeding	2,058	

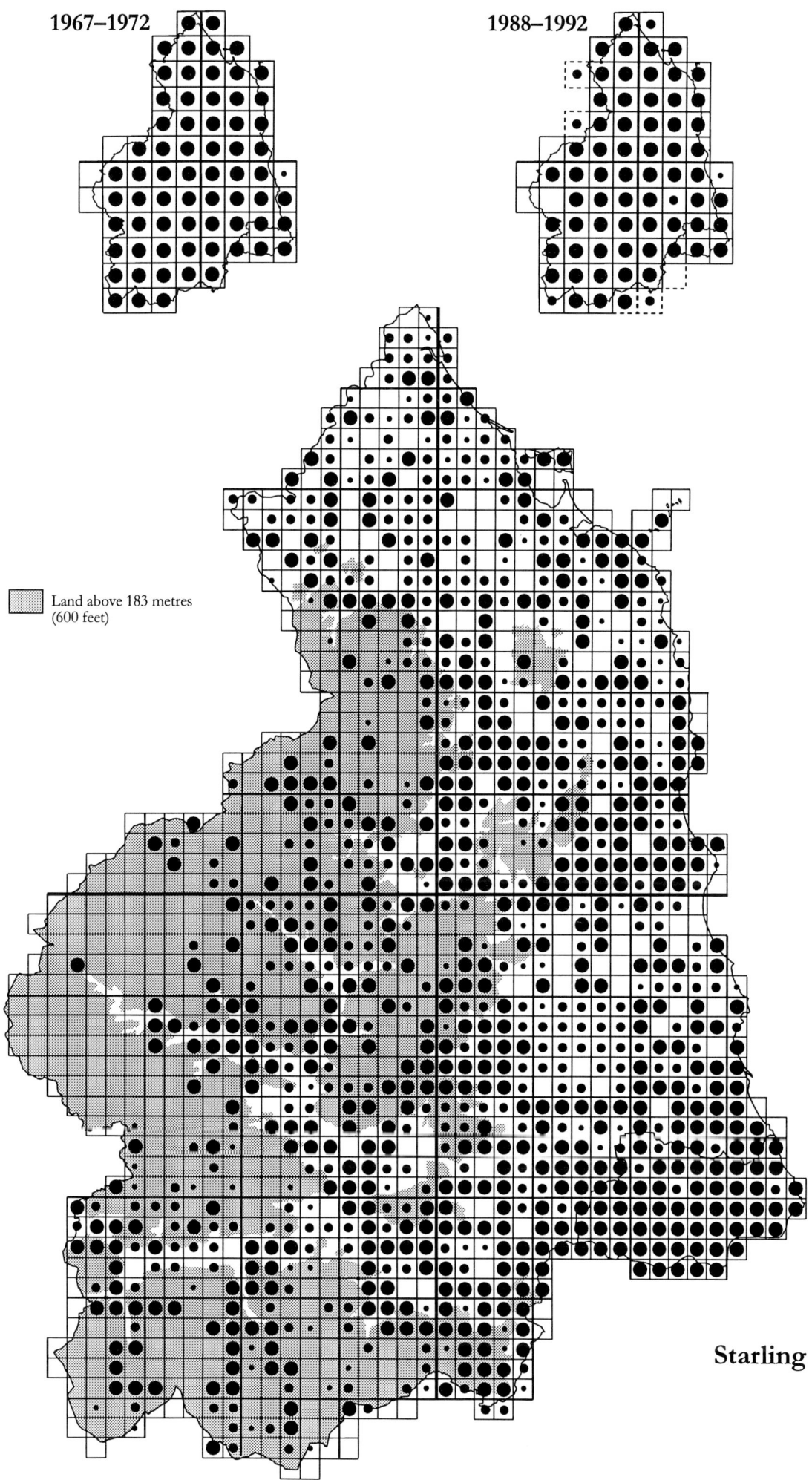

1967–1972

1988–1992

Land above 183 metres
(600 feet)

Starling

HOUSE SPARROW *Passer domesticus*

In the first documented comment on the House Sparrow population of Northumberland, Hancock (1874) stated 'this very common resident is almost everywhere associated with the dwellings of man, but is rare in wild and elevated situations'. Sixty years later Bolam (1932) agreed with this, adding that it was abundant in all corn growing districts and also suggested a decrease in numbers due to the disappearance of horse droppings from the roads. Throughout the country the species nests almost entirely in man-made structures although occasionally natural sites such as the nests of House Martins, *Delichon urbica*, may be used. Further south in the Palearctic range 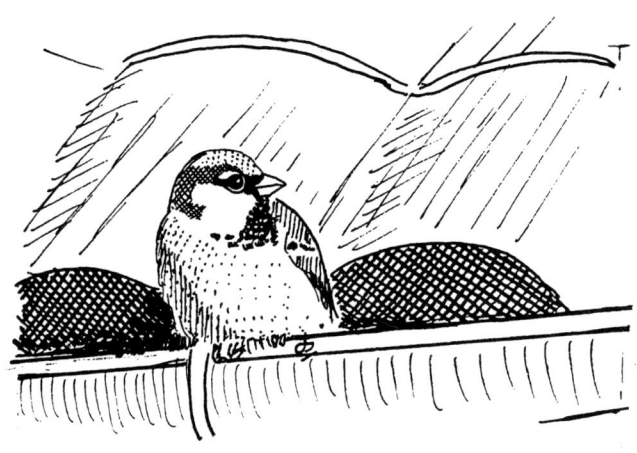 of the species this behaviour of occupying natural sites is much more common. Nationally the population distribution of the House Sparrow largely corresponds with inhabited areas but its numbers also show a clear bias towards the east of the country. The *New atlas* (Gibbons et al., 1993) suggests that this is perhaps related to rainfall, for sparrows as a genus show a preference for more arid environments.

The distribution map for the current atlas survey in Northumbria shows concentrations of breeding House Sparrows around all the major population centres particularly towards the east of the county. The main areas where birds were not recorded are those with an altitude over 180 metres a.s.l. and largely uninhabited. This distribution is even more marked when the breeding numbers are considered with, for example, the highest population density being in NZ26, Newcastle West, with 661 pairs recorded. Hence there is a reflection of the national trend in addition to the natural bias due to the human population distribution.

Confirmation of breeding for House Sparrow within a tetrad is reasonably easy to ascertain and the distribution map probably provides an accurate picture. However, assessing the number of breeding pairs in a tetrad is a major time-consuming exercise and not within the scope of this survey. The maximum number of pairs recorded therefore seems to be a significant underestimate. Summers-Smith (1988) put the breeding density of House Sparrows in residential areas of towns between ten and 3,020 pairs per square kilometre and in open fields with trees at 20 to 1,096 pairs per square kilometre. These data have such a large scatter that it is of little use in predicting the county population. On the basis of the estimate for the breeding population of Great Britain of 2.6 to 4.6 million pairs suggested in the *New atlas* (Gibbons et al., 1993) and the relative area of Northumberland, the county population of the House Sparrow may be between 10,000 and 40,000 pairs.

GEOFF LINKLETER

Number of tetrads in which recorded	687	(49%)
Confirmed breeding	320	(47%)
Probable breeding	310	(45%)
Possible breeding	57	(8%)
Total number of pairs recorded	6,334	
Confirmed breeding	1,064	
Probably breeding	4,025	
Possibly breeding	1,245	

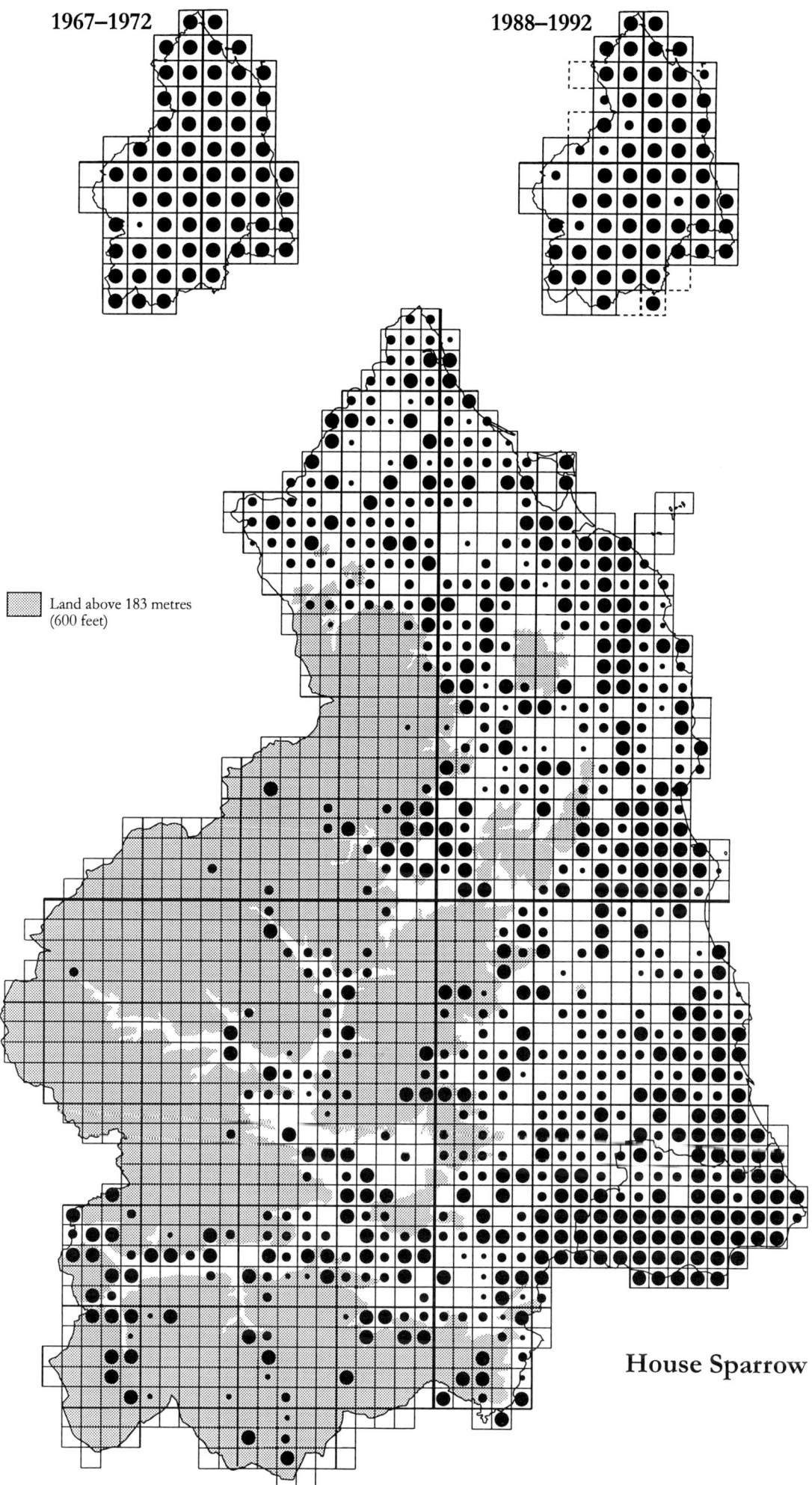

1967–1972

1988–1992

Land above 183 metres
(600 feet)

House Sparrow

TREE SPARROW *Passer montanus*

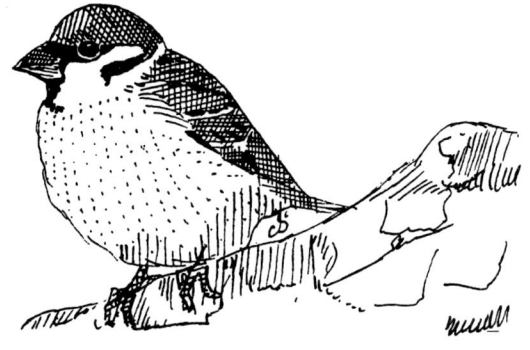

Tree Sparrow numbers throughout the country fluctuate in an irregular cyclic manner and this was first recorded in Northumberland by Bolam (1912) who had traced the expansion of the species northwards. Up to 1884 it had been virtually confined, on the Borders, to the coast but since then had penetrated westwards in a 'remarkable' manner. In 1932 Bolam described it as a local resident and the county ornithological reports of the 1940s seemed to imply it was relatively scarce during this period. Thirty years later Galloway and Meek (1983) described it as found locally in most of the agricultural half of east Northumberland with small numbers along the Tyne Valley and the South Tyne Valley. This reflects the national trends which Summers-Smith (1988) documented as a high population from the 1880s to the 1930s and again from 1960 to 1978, with a low about 1950 and a steady decline since 1978.

The map for the current atlas survey shows a distinctly limited distribution for Tree Sparrow in Northumberland with confirmed breeding being recorded in only 46 tetrads and the total number of tetrads with any type of breeding record being only 173. The distribution shows a strong easterly bias with the species being almost exclusively confined to lowland arable areas. In spite of the Latin name, this is not surprising as this is a seed-eating species, confined in this country to lowland areas away from habitation where it does not compete with the House Sparrow, *Passer domesticus*, which is dominant where the ranges overlap. This largely restricts the Tree Sparrow to a habitat which is presumably marginal as, in areas of the world where there is no overlap with the House Sparrow, it will occupy the environmental niche which this species takes in the UK.

Detection of the Tree Sparrow within a tetrad is straightforward in view of the open habitat and distinctive nature of its breeding habits. Hence the distribution map for the area should give an accurate picture. However, due to the time limitations imposed by the survey techniques used, it is unlikely that all pairs within a tetrad would be detected. Therefore the total number of breeding pairs is an absolute minimum for the county. A more realistic estimate of the present population is probably approaching 1,000 pairs, placing the Tree Sparrow in the category of a well-represented breeding species.

GEOFF LINKLETER

Number of tetrads in which recorded	173	(12%)
Confirmed breeding	46	(27%)
Probable breeding	90	(52%)
Possible breeding	37	(21%)
Total number of pairs recorded	350	
Confirmed breeding	74	
Probably breeding	197	
Possibly breeding	79	

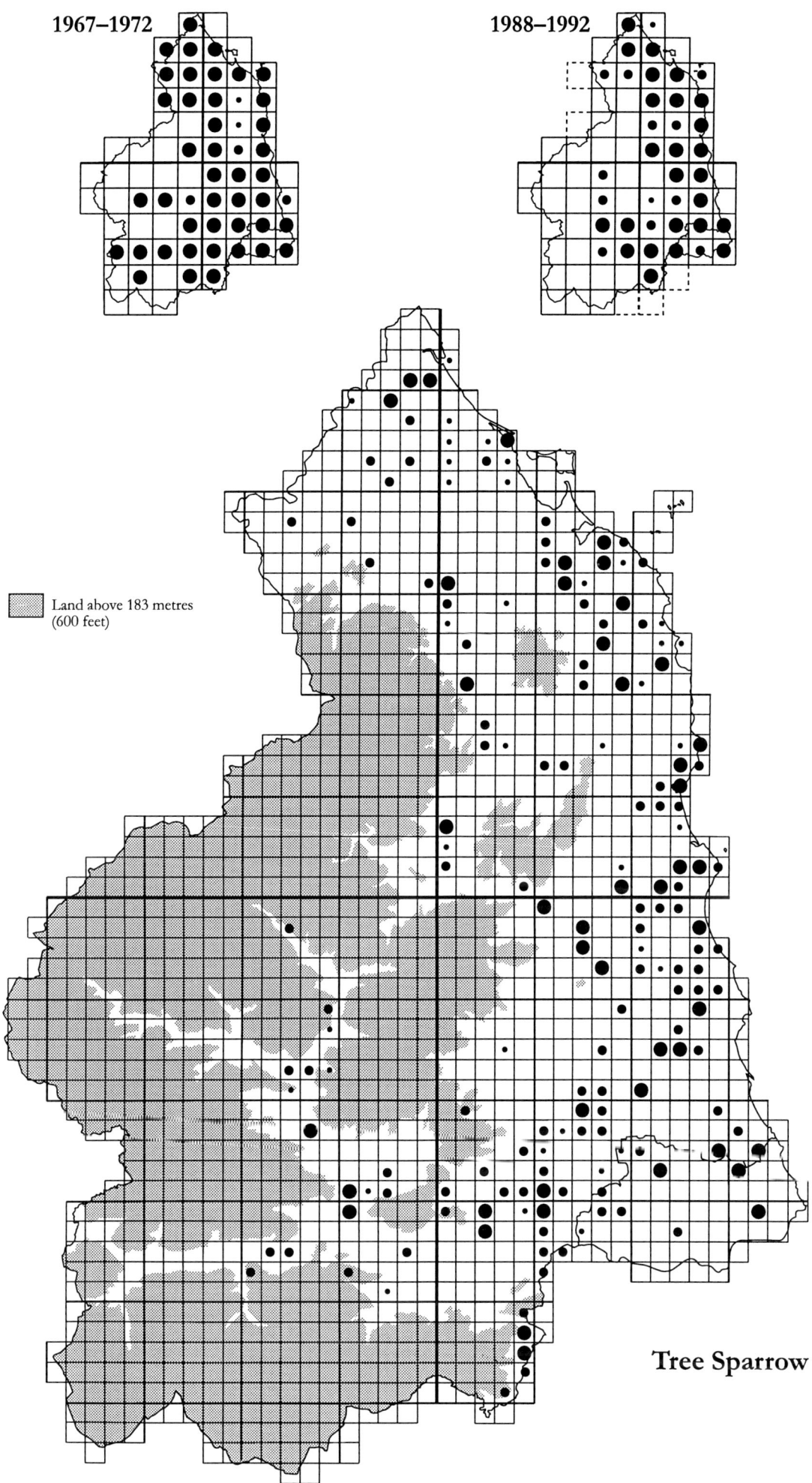

Land above 183 metres
(600 feet)

Tree Sparrow

CHAFFINCH *Fringilla coelebs*

The Chaffinch has been one of the most abundant birds in Northumbria for more than a century (Hancock, 1874) and the current atlas survey seems to have confirmed that its status remains little changed. It is thought that in the late 1950s and early 1960s there was some decline in the number of Chaffinches, particularly on farmland in eastern England, probably due to organochlorine seed dressings, and which also affected other seed eating birds. Since the 1970s however, Chaffinch numbers have risen slowly in the UK (Marchant et al., 1990).

The distribution map shows that the Chaffinch is a widespread breeding bird ranging from city suburbs and coastal farmland to the uplands of the north and west, where it requires trees or shrubs in which to build its neat nest. There is no doubt that the extensive afforestation of the hills and moors over the past decades has increased the range and numbers of breeding Chaffinches considerably. Although deciduous and mixed woodland are the preferred habitats, the predominance of conifers in the county means that areas such as the Border Forest Park are of major importance, with the largest numbers, on a ten kilometre square basis, being found in the Wark and Kielder Forest areas. Sympathetic forestry with increased planting of broad-leaved trees in the future in both uplands and lowlands should help to offset current loss of habitat on farmland through hedgerow clearance, etc.

There are gaps in the distribution, notably in the south west and central west areas, reflecting a lack of trees and bushes on the high heather moors and sheep farming hills of these regions, with Chaffinches generally restricted to the valleys. It is a distinctive bird, with conspicuous white wing bars and easily recognised song and call, so is unlikely to be missed, although the overall total of pairs counted during this survey will be an underestimate in view of the difficulties of woodland censusing. CBC data in the 1970s produced breeding densities of 21 to 27 pairs per square kilometre, which would indicate a county total of 100,000-135,000 pairs if habitat and distribution were even over the whole of the county. It is therefore probable that the current breeding population is at least in the range of 20,000 - 50,000 pairs.

KEITH V. BROOKS

Number of tetrads in which recorded	1,256	(89%)
Confirmed breeding	492	(39%)
Probable breeding	739	(59%)
Possible breeding	25	(2%)
Total number of pairs recorded	15,252	
Confirmed breeding	1,385	
Probably breeding	11,856	
Possibly breeding	2,011	

BRAMBLING *Fringilla montifringilla*

Two sightings of this species were reported during the breeding season in the period when the Northumberland Atlas records were being collected. The first was of a singing male in the West Allen Valley in April 1989 (Bradshaw, Hodgson, Johnston & Kerr, 1990) and the second, of what was presumably a late passage bird, on Holy Island in June 1992 (Jardine, Johnston, Kerr, McKeown & Rossiter, 1993). Galloway and Meek (1983) noted that passage birds are frequently recorded in late April and early May, with at least two June records in the 1960s. A singing male in March 1986 was reported in the annual county report although a moulting male in August the following year was considered to be a possible escape (Hodgson, Johnston & Kerr, 1987; 1988).There is no evidence to date of the species having bred in the region although the April 1989 record was placed in the probable rather than possible breeding category.

JOHN C. DAY

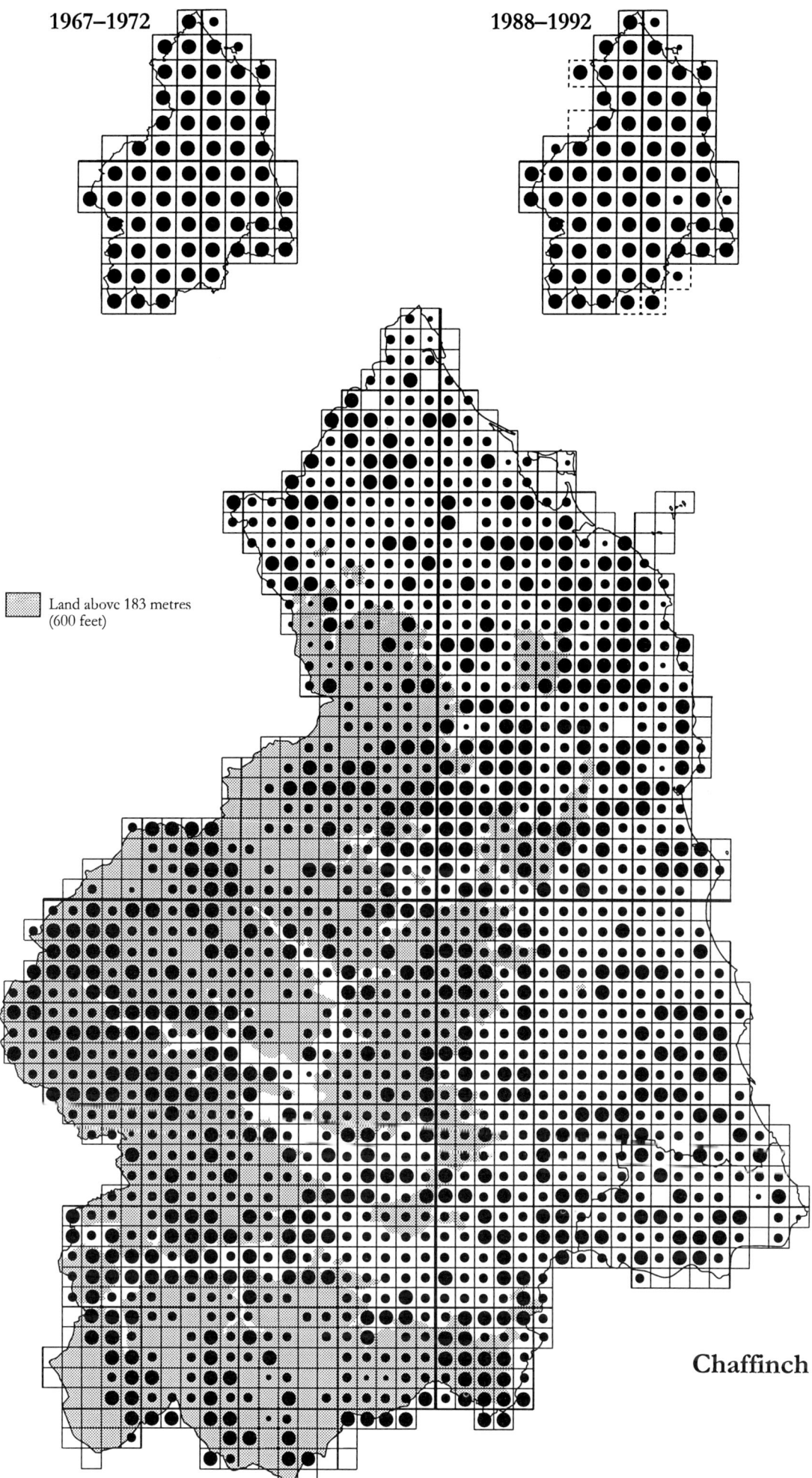

Land above 183 metres
(600 feet)

Chaffinch

GREENFINCH *Carduelis chloris*

Both Hancock (1874) and Bolam (1932) described it as a 'common resident' although the latter author considered that it was 'becoming less numerous as the land goes out of cultivation'. The pesticide era of the 1950s and 1960s also took its toll with reports of many being found dead in treated fields and a noticeable decline nationally was apparent. On the positive side, during the late 1960s the development of urban areas saw a revival in numbers as the species successfully colonised suburban gardens. The increase is probably encouraged by garden feeding, mainly in the winter months.

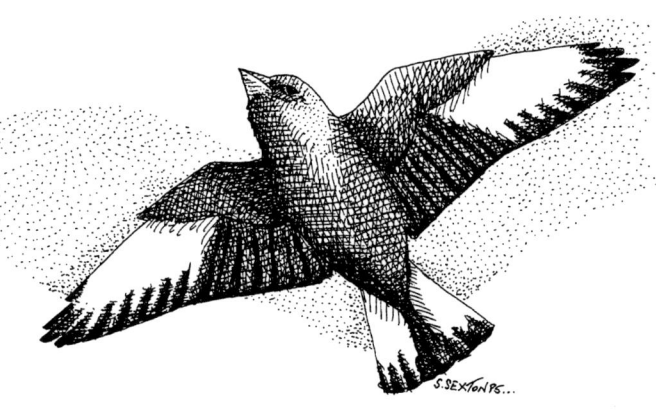

The distribution map for the current atlas survey shows that the Greenfinch is very much a bird of the lowlands in the eastern half of the county, with outposts along the major river valleys in the north and west. An inhabitant of city parks, suburban and mature rural gardens, churchyards, farmland hedgerows, particularly thorn or evergreen scrub, as well as young conifer plantations, it is not surprising that it is largely absent from the high, windswept ground over 180 metres a.s.l. which dominates the west of the county. The growth of urban areas, particularly the large new towns and housing estates since the Second World War, has created ideal conditions for this species and it is now commonest in the densely populated south east corner of the county. Nevertheless, breeding density is nowhere as high as that of the Chaffinch, *Fringilla coelebs*, with, for example, figures from a study in over 200 hectares near Hexham in the mid 1970s being 12 breeding pairs of Greenfinch compared to 54 pairs of Chaffinch (Galloway & Meek, 1983).

Greenfinches are not shy and it is quite easy to locate them during the breeding season due to the males' variety of song and flight displays and their habit of nesting in loose colonies. Their bulky nests are often close together affording extra chances of proving successful breeding. The total of only 240 pairs confirmed as breeding is therefore surprising for such a familiar species, although reports of probable breeding were widespread. The figure of 1,799 pairs is likely to be an underestimate with, perhaps, 3,000 to 3,500 pairs being a more realistic figure for the county breeding population.

DEE McKEOWN

Number of tetrads in which recorded	591	(42%)
Confirmed breeding	147	(25%)
Probable breeding	388	(66%)
Possible breeding	56	(9%)
Total number of pairs recorded	1,799	
Confirmed breeding	240	
Probably breeding	1,311	
Possibly breeding	248	

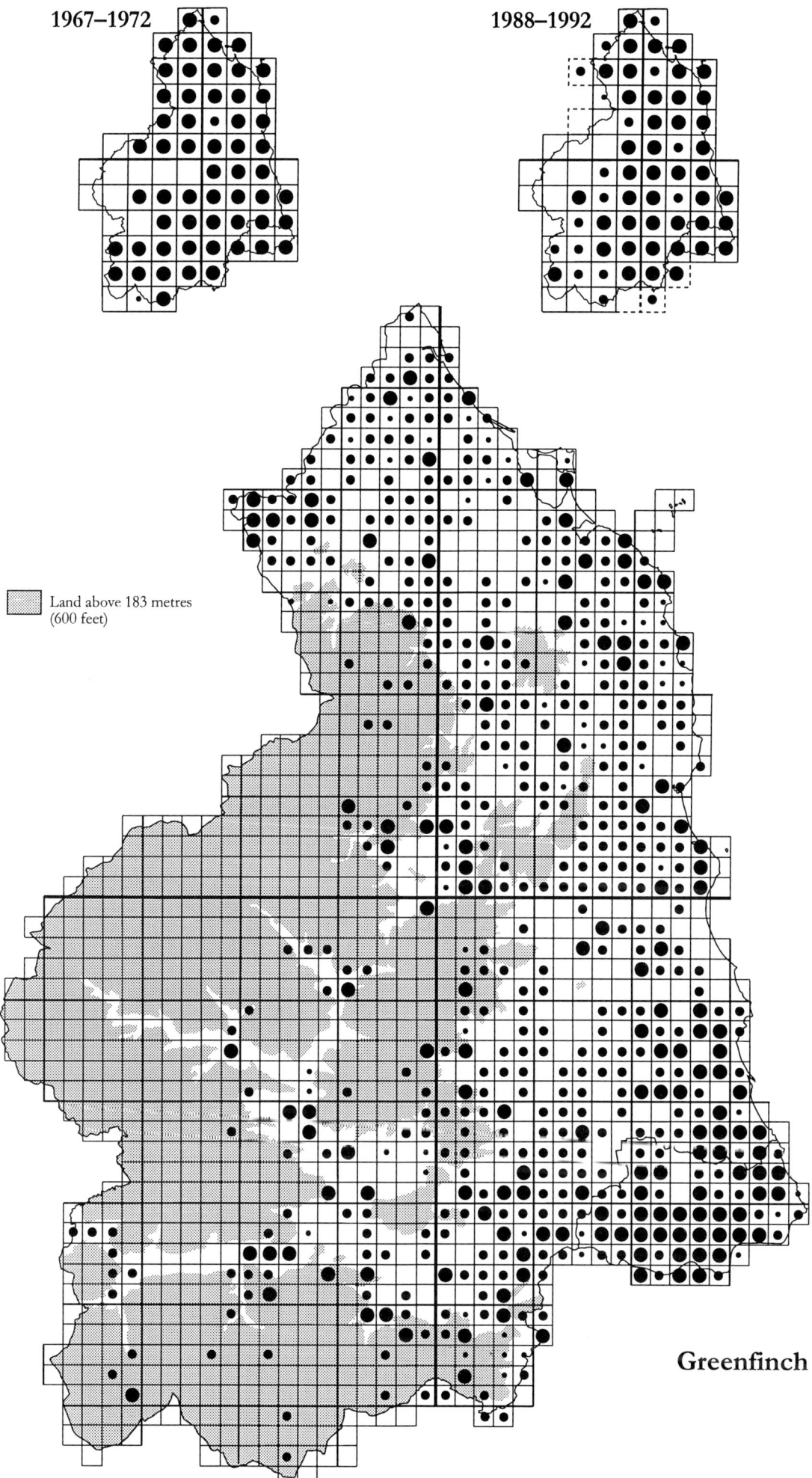

1967–1972

1988–1992

Land above 183 metres
(600 feet)

Greenfinch

GOLDFINCH *Carduelis carduelis*

During the 1800s the Goldfinch was recorded as only a casual visitor in the area (Hancock, 1874) and the reason for its scarcity most probably arises from the fact that huge numbers were caught for sale as cage birds. The practice was banned in Britain from 1881. From that point, there was a marked revival as noted by Bolam (1912; 1932), with a continuing increase up to the late 1970s being recorded in the annual county ornithological reports and also by Galloway and Meek (1983).

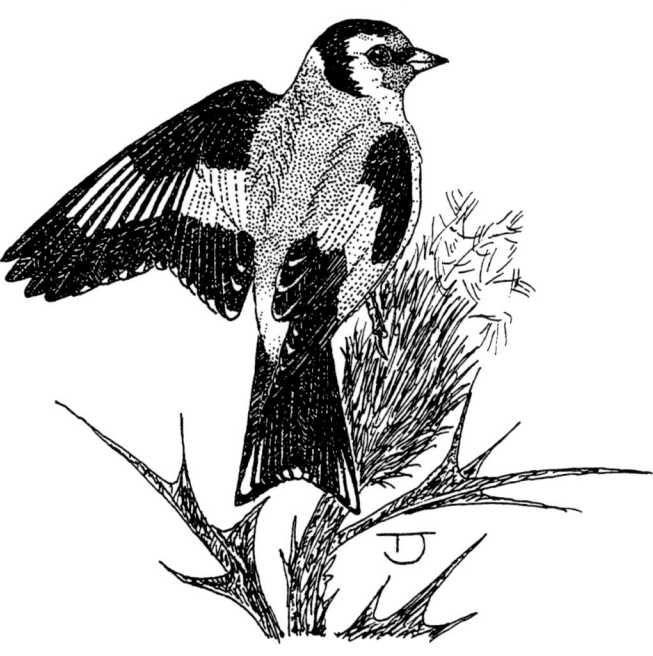

For breeding purposes the bird requires tall bushes and trees for nest sites as nests are usually built four - ten metres above ground level. It also requires adequate supplies of seeds with thistles, knapweeds, dandelions and teasels being especially favoured. The distribution map shows that the Goldfinch is now widespread over most of the lowland part of Northumberland and is even spreading into the land above 180 metres a.s.l. Its increase in recent years has doubtless been helped by milder winters with only infrequent, short-lived snow cover reducing the need to move out of the area to find food and enhancing winter survival.

The survey's total count of 868 pairs shows a very healthy situation, especially when Bolam wrote in 1912 that the bird had been 'almost exterminated' by the 1870s. The results of the current atlas survey suggest that the present breeding population in the county falls within the range of 850 to 1,750 pairs. Therefore, the future prospects remain good as arable farming must almost have reached saturation point, so sufficient land should remain 'weedy' enough to continue to support the current satisfactory level of breeding birds.

PETER W. WEST

Number of tetrads in which recorded	470	(33%)
Confirmed breeding	113	(24%)
Probable breeding	289	(62%)
Possible breeding	68	(14%)
Total number of pairs recorded	868	
Confirmed breeding	170	
Probably breeding	527	
Possibly breeding	171	

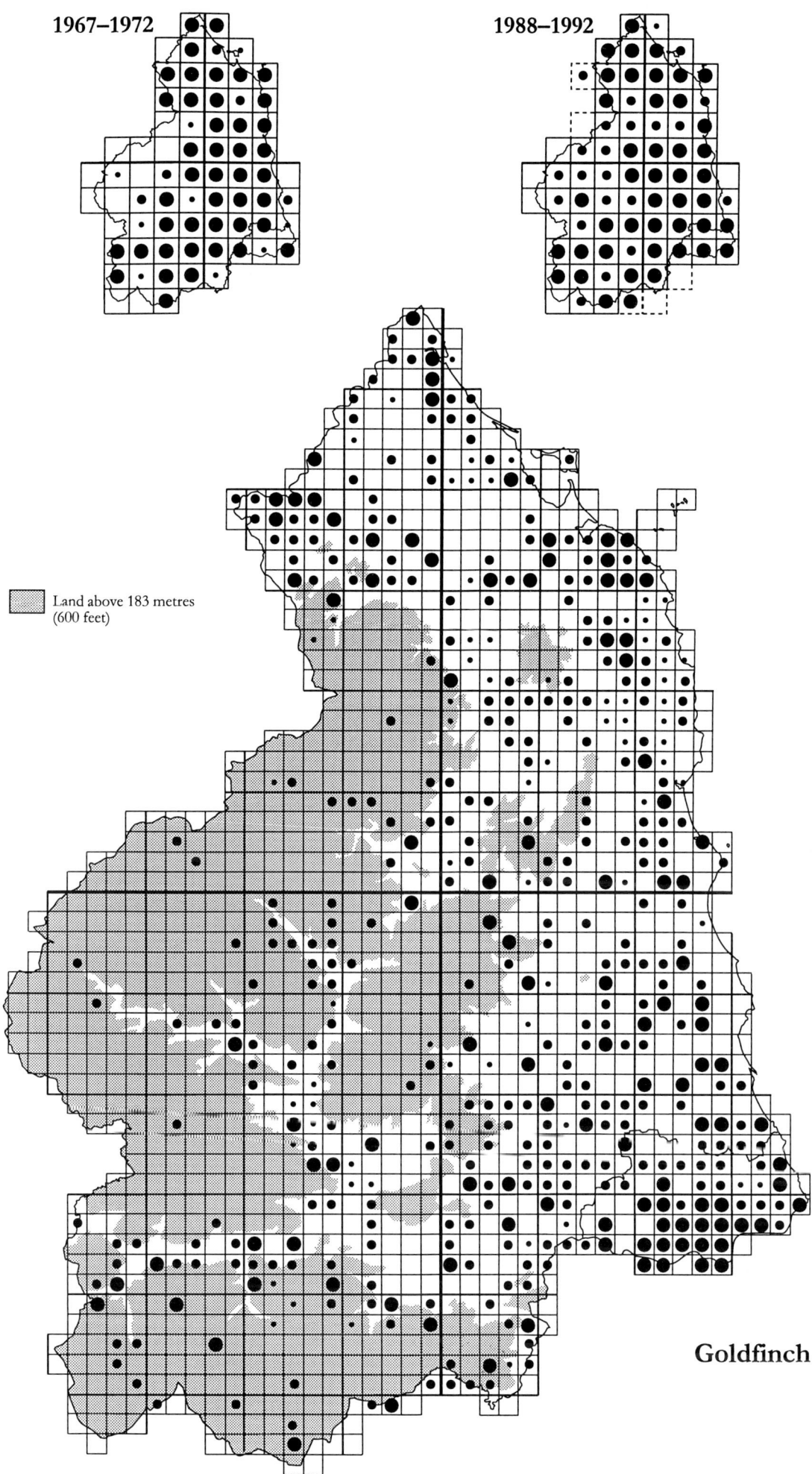

1967–1972

1988–1992

Land above 183 metres
(600 feet)

Goldfinch

SISKIN *Carduelis spinus*

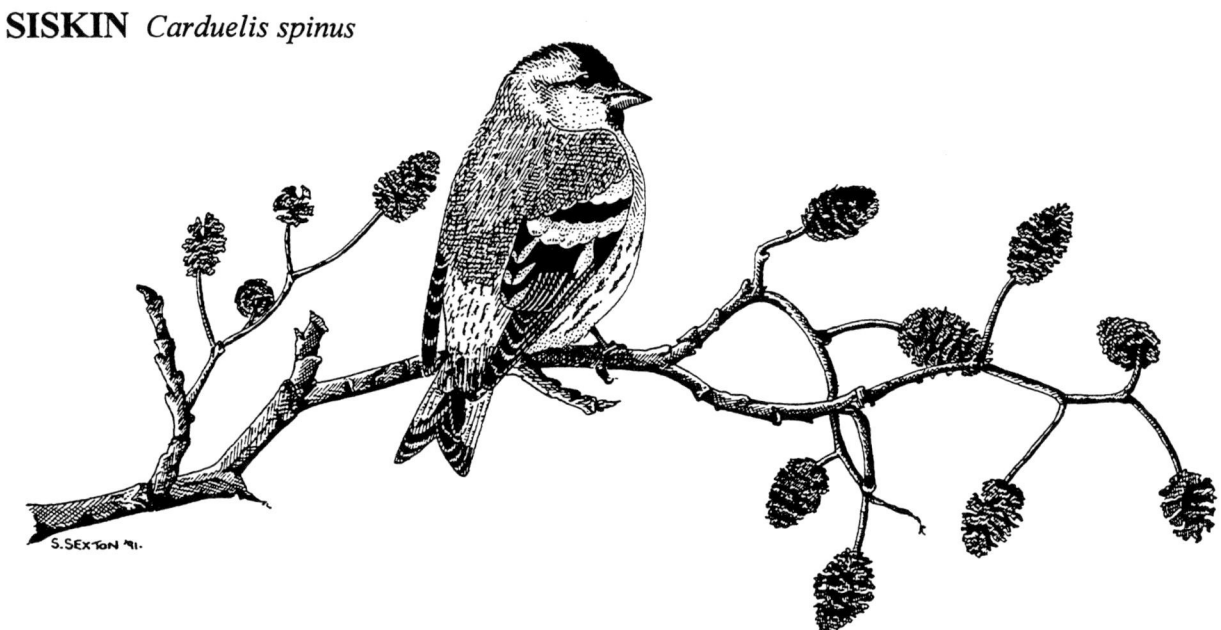

S.SExToN 91.

The Siskin is perhaps the species which has undergone the greatest change in status in Northumberland during the last half century. Bolam (1932) recorded it as mainly a winter visitor which usually disappeared in March or April. He noted that on many occasions it had been seen at a time that suggested it might have been breeding but that there was no record of a nest being found in the county. In the 1930s it was reported regularly in Redesdale and breeding was first confirmed near Dipton in 1942. Colonisation was slow and after this date territory-holding birds were found at Dipton, Haltwhistle and Langleeford. It was during the 1960s that it started breeding in the maturing Border spruce forests (Galloway & Meek, 1983).

In the 1967 - 1972 county atlas survey, it was found in 15 ten kilometre squares and, as most of the spruce forests are now at a seed-producing age, this has resulted in a further increase in range and population with 46 occupied ten kilometre squares found during the current atlas fieldwork. Siskins now breed in all the major forest areas within the county and the distribution map is closely correlated with conifer forests.

Galloway & Meek (1983) classified the Siskin as a well-represented breeding species (i.e. 101 - 1,000 pairs) which accords with the 965 pairs recorded during the current atlas survey. This, however, is thought to be only a fraction of the actual population as it is not possible to census all the birds in a tetrad of coniferous forest during a two hour period. Fieldwork in Kielder Forest (Patterson & Ollason, 1991; 1992) using point counts indicated densities of 0.5 birds to 14.5 birds per hectare. There is variation between years in response to different fruiting levels in the tree crop but, given that there are over 66,000 hectares of conifer forests in the county, it is estimated that there are now at least 10,000 breeding pairs although this number can be greatly exceeded in exceptional years.

DAVID C. JARDINE

Number of tetrads in which recorded	268	(19%)
Confirmed breeding	68	(25%)
Probable breeding	163	(61%)
Possible breeding	37	(14%)
Total number of pairs recorded	965	
Confirmed breeding	155	
Probably breeding	679	
Possibly breeding	131	

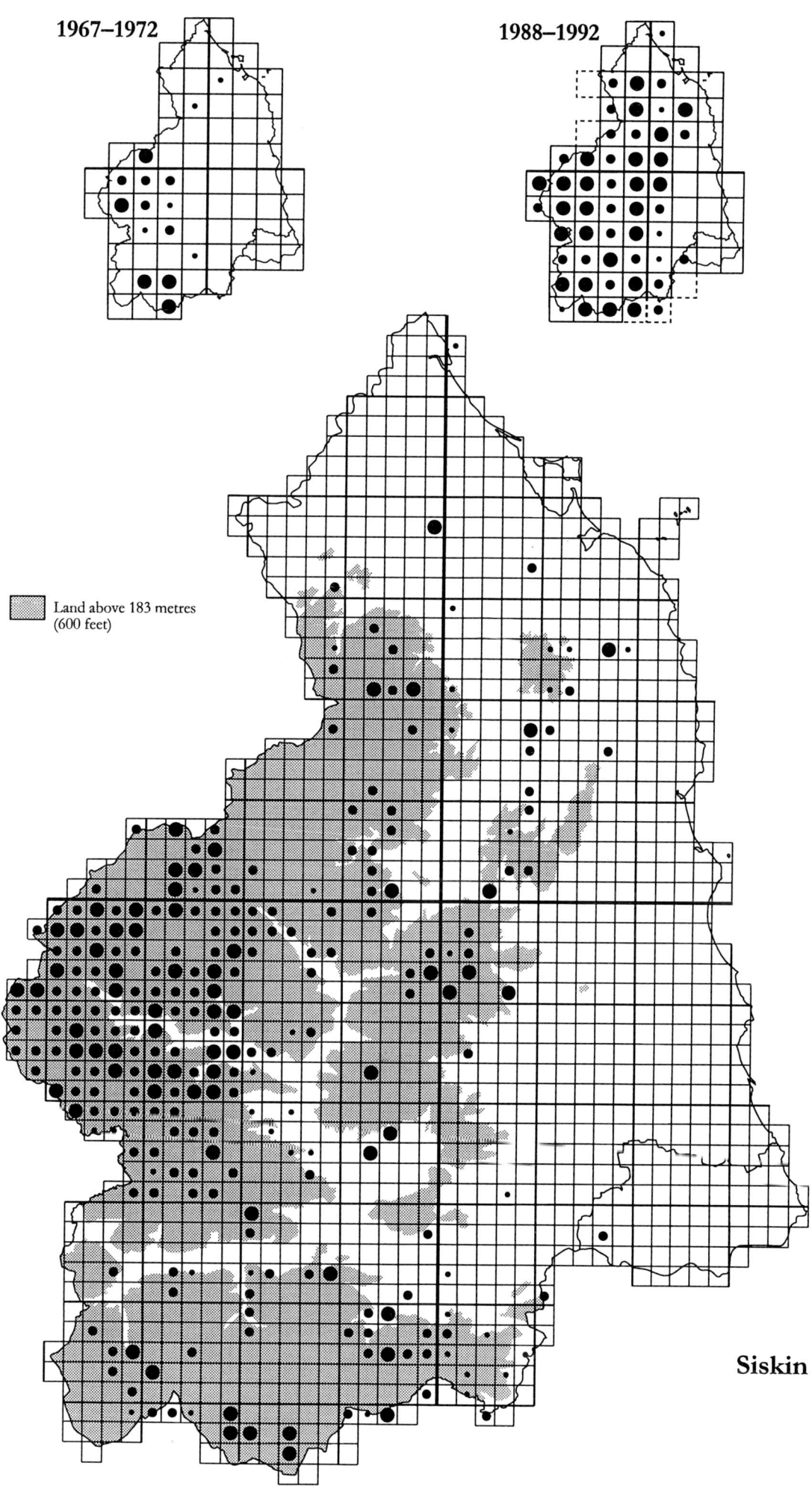

1967–1972

1988–1992

Land above 183 metres
(600 feet)

Siskin

LINNET *Carduelis cannabina*

In 1831 Selby described the Linnet as 'common' and Bolam in 1932 agreed with this assessment, adding 'especially in the low country, and where whins are prevalent'. Like a number of other common farmland birds it has apparently declined in the county this century largely due to modern changes in agricultural practices where a reduction in marginal land has affected both breeding and feeding grounds. However, the greatest threat came with the use of agrochemicals, especially during the 1950s and 1960s, which may have affected the Linnet rather more directly by diminishing the supply of weed seeds available as food. There are signs that the species is adapting to late twentieth century agricultural practices in Northumberland, where the introduction of oil-seed rape may have helped to compensate for losses of traditional food sources. Elsewhere, the Linnet has moved into suburban areas where garden weeds are available. It is to be hoped that the recently introduced agricultural set-aside policies will further encourage the spread of this small finch.

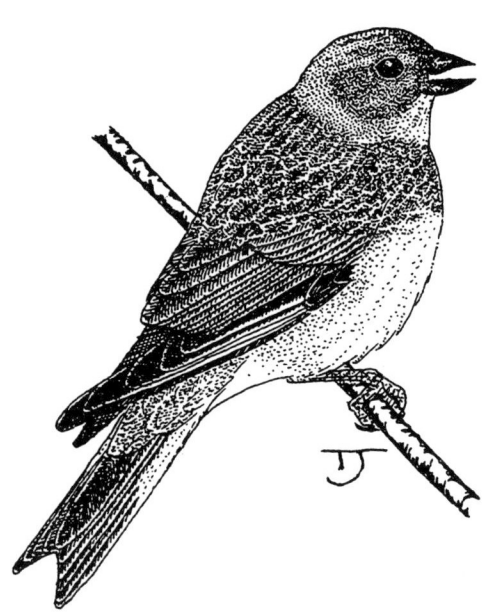

The tetrad distribution map for the current atlas survey shows the Linnet favouring the eastern lowlands, especially along the coast. They are also found on the low moors and in the upland valleys, particularly where gorse predominates. This colourful and cheerful inhabitant of the county favours farmland with suitable bushes and hedgerows, young conifer plantations, disused industrial wasteland, railway and motorway embankments and in recent years has moved into suburban and new town areas.

The Linnet is semi-colonial, nesting in small groups of about four - six pairs, usually low in bushes and hedgerows and is not difficult to locate during its long breeding season. A total of 330 confirmed breeding pairs was therefore to be expected with many others recorded as probably breeding. The overall total of 2,594 pairs in the county nevertheless seems to be rather conservative for the current population level with a figure of nearer 4,000 pairs perhaps being more realistic.

DEE McKEOWN

Number of tetrads in which recorded	723	(51%)
Confirmed breeding	191	(26%)
Probable breeding	433	(60%)
Possible breeding	99	(14%)
Total number of pairs recorded	2,594	
Confirmed breeding	330	
Probably breeding	1,610	
Possibly breeding	654	

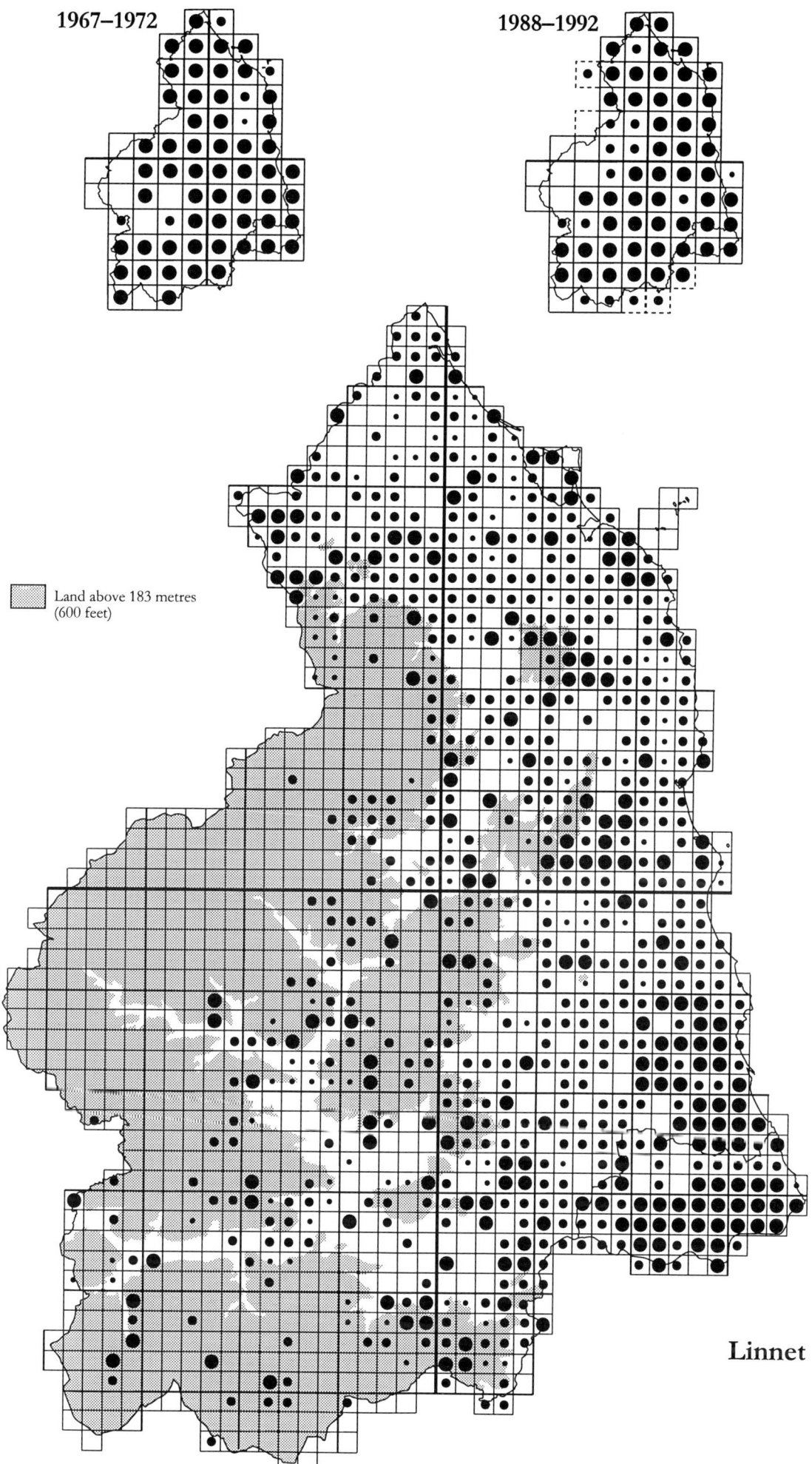

1967–1972

1988–1992

Land above 183 metres
(600 feet)

Linnet

TWITE *Carduelis flavirostris*

In the nineteeth century Twite bred in Northumberland in many upland areas (Bolam, 1912) but a steady decline occurred until, in the late 1950s, the species ceased to be a regular breeder in the county, and indeed was recorded in only one 10 kilometre square in the 1968 - 1972 national atlas survey (Sharrock, 1976). The national breeding strongholds of this species are the coastal areas of western Scotland and the upland area of the South Pennines, with only a sparse distribution in the North Pennines (Gibbons et al., 1993).

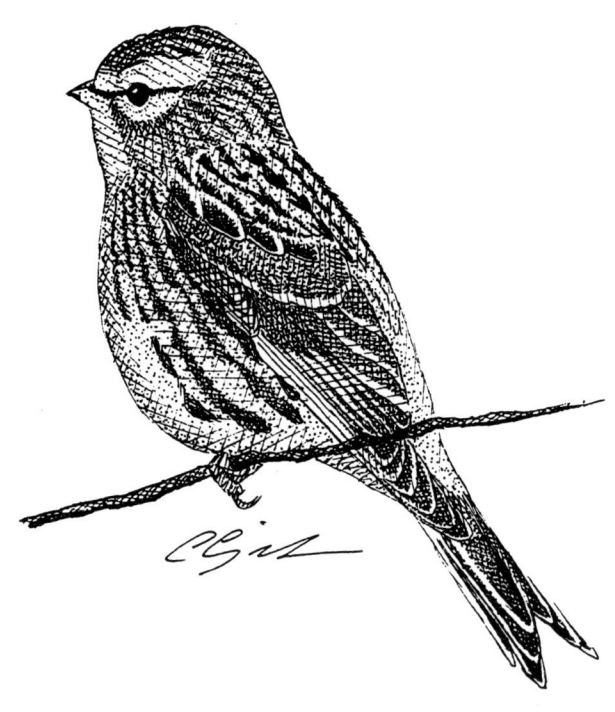

The current atlas shows that the species has advanced slightly northwards to cross the border into Northumberland in four 10 kilometre squares (NY74, NY75, NY84 and NY85). Breeding was confirmed for single pairs at Dodd End, on the border with Cumbria at 610 metres a.s.l., and near Killhope Law on the border with Co. Durham at 615 metres a.s.l. Nest sites were in banks of peat hags with overhanging heather, *Erica/Calluna* sp., and crowberry, *Empetrum nigrum*. A small number of pairs and individuals were also found slightly to the north of the county boundary on Whitfield Moor and Allendale Common. Although breeding was not confirmed in these areas, a pair was noted at Hope Cleugh on Whitfield Moor at 460 metres a.s.l. on a number of occasions during one season.

The dearth of Twite in Northumberland is not easy to explain. The species makes its nest in heather but does much of its feeding on grass and weed seeds in rough fields adjoining the moor. It is possible that the sharp division between moorland and improved pasture in many areas of the county reduces feeding opportunities and restricts the range of the species. The few Twite sites are in the harsh terrain of the south west corner of the county at high altitude and with high rainfall. The difficulty for farmers of managing such areas leaves more marginal tracts in which a greater number of weed seeds is produced to encourage colonisation by Twite.

The present county population, even allowing for some under-recording, is unlikely to exceed ten pairs. A reduction in grazing pressure in moorland areas could help the Twite to consolidate its position in the county as a breeding species.

B. N. ROSSITER

Number of tetrads in which recorded	8	(0.6%)
Confirmed breeding	2	(25%)
Probable breeding	3	(37.5%)
Possible breeding	3	(37.5%)
Total number of pairs recorded	9	
Confirmed breeding	2	
Probably breeding	3	
Possibly breeding	4	

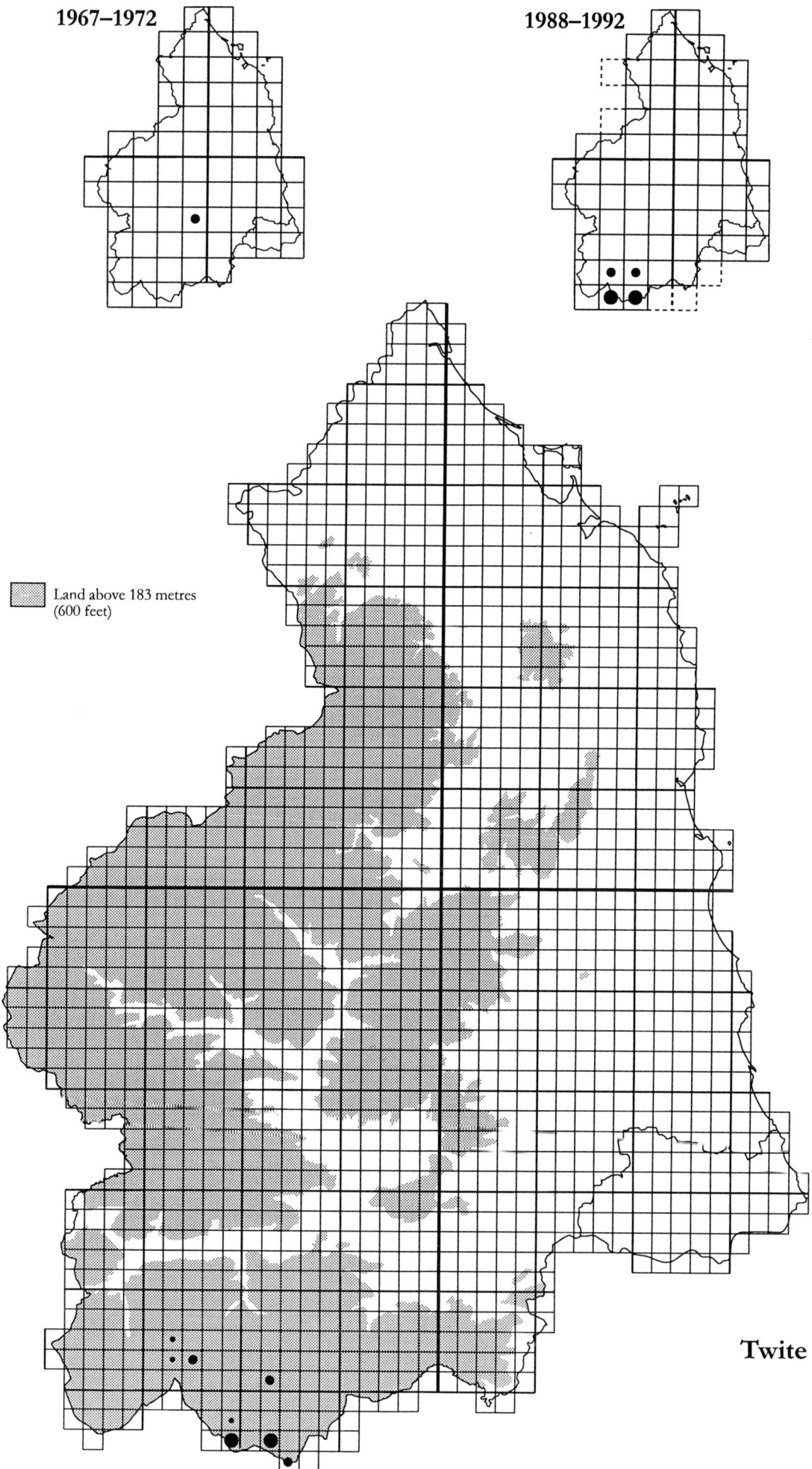

Land above 183 metres
(600 feet)

Twite

REDPOLL *Carduelis flammea cabaret*

Described by Bolam (1932) as 'tolerably common, breeding, a pair here and another there, throughout the county', this species has probably had its distribution significantly altered during the last century. As a seed-eating species, the population has been affected by the intensification of agricultural methods with the consequential loss of hedgerows and seed bearing plants, although this is more than compensated for by the increase in mainly coniferous woodland planted for commercial timber production. The prime food source of the Redpoll is small tree seeds, in particular those of birch and alder. These are fast growing and invasive and are typical natural regeneration species in newly planted conifers or in re-stock areas. The CBC Index suggests that the population throughout the country peaked during the mid 1970s which would correspond to a period with large areas of young conifer plantations (Marchant et al., 1990). Seed production will have reduced since then due to competition from slower developing tree species and the national Redpoll population has decreased in consequence.

As would be expected from the limiting factors outlined above, the distribution map shows the majority of occupied tetrads to be in the mid west of the county corresponding to the major areas of coniferous woodland. This distribution is emphasised when the number of pairs within tetrads is reviewed with, in general, occupied tetrads in the western half of the county containing significantly higher numbers than in other areas.

The presence of Redpolls within a tetrad is reasonably easy to confirm, with their distinctive flight calls being readily identifiable. However, in view of the preferred habitat and nesting locations favoured by the species, confirmation of breeding is difficult, as is making an accurate estimate of the population within a tetrad. This is illustrated by the figures below which show probable breeding in a high percentage of tetrads but confirmed breeding in a much lower number. More intensive studies by Patterson and Ollason (1991; 1992) gave estimated densities in Kielder Forest in early spring of 1.93 birds per hectare in 1991 and 0.55 per hectare in 1992. There was a major cone crop in Kielder during the earlier of these years and none in the latter. This suggests that the 1992 figure is typical with the 1991 figure being exceptionally high, presumably with over-wintering birds remaining to breed. The Forestry Commission estimate the area of mainly coniferous woodland within the county at 66,000 hectares. Based on these figures, the breeding population in the county is around 20,000 pairs although this could increase to perhaps 40,000 pairs in years with good cone crops.

GEOFF LINKLETER

Number of tetrads in which recorded	387	(27%)
Confirmed breeding	60	(16%)
Probable breeding	279	(72%)
Possible breeding	48	(12%)
Total number of pairs recorded	1,303	
Confirmed breeding	130	
Probably breeding	1,009	
Possibly breeding	164	

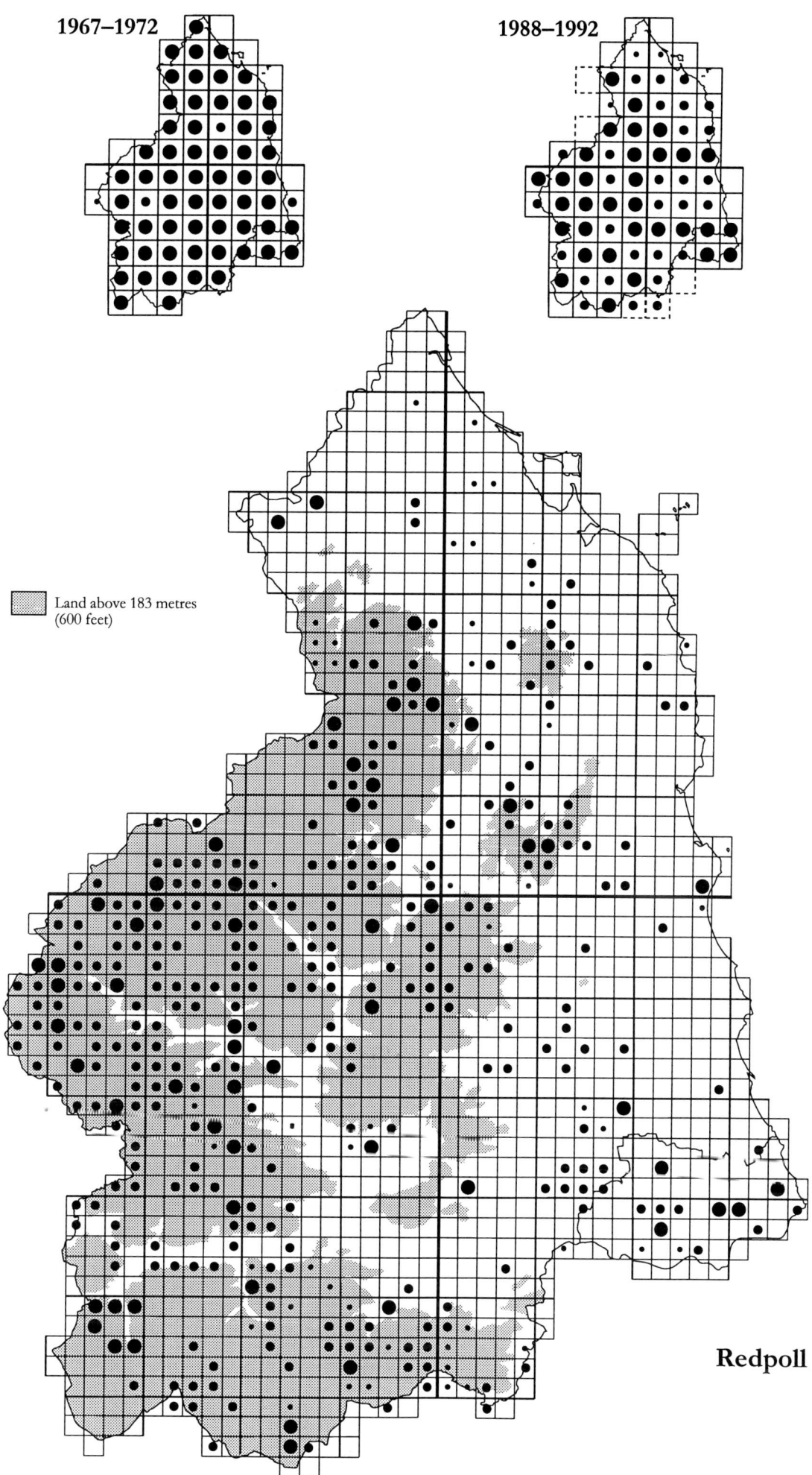

1967–1972

1988–1992

Land above 183 metres
(600 feet)

Redpoll

CROSSBILL *Loxia curvirostra*

Breeding records of the Crossbill were rare in Northumberland in the nineteeth century but, with the increases in coniferous forestry in the county, breeding has been regular since the mid 1950s (Galloway & Meek, 1983). Most of the forests in the county were planted in the years following the Second World War and were immature at the time of the first county atlas survey between 1967 - 1972. These forests have now matured and there has been a corresponding increase in the number of occupied ten kilometre squares during the current atlas survey with some 34 noted compared to only 15 in the earlier survey. As

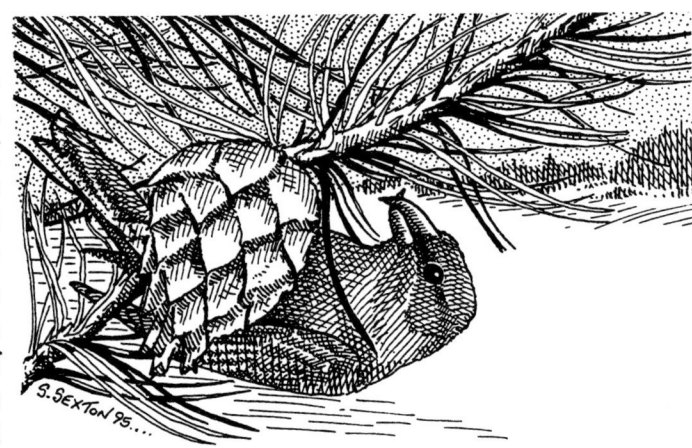

expected the distribution of occupied squares closely matches the distribution of conifer forests in the county.

During the period of this survey there was an exceptional influx in to the county, and indeed other parts of the country, of this irruptive species which coincided with a bumper cone crop in the large spruce forests. This led to unprecedented numbers remaining to breed over the winter of 1990/91. Estimates of the density of birds present in Kielder Forest during this influx varied between 1.1 birds per hectare (Jardine, 1991) to 13.6 birds per hectare (Patterson & Ollason, 1991). There had been no previous estimates of Crossbill populations in the county. The following winter there were no cones in the spruce forests and no Crossbills were found breeding although a few inhabited the pine and larch forests around the Slaley area.

The timing of the tetrad fieldwork did not coincide with the main breeding seasons of the Crossbill, during October to December and February to April, and largely missed the huge influx. The bulk of the data used for this species was from supplementary records and therefore under-records the levels of population present. It is estimated that the breeding population of Crossbills in the county may fall as low as 100 pairs in poor cone years but under the best circumstances, such as those prevalent during 1990/91, it may rise to over 100,000 pairs.

DAVID C. JARDINE

Number of tetrads in which recorded	140	(10%)
Confirmed breeding	45	(32%)
Probable breeding	78	(56%)
Possible breeding	17	(12%)
Total number of pairs recorded	529	
Confirmed breeding	124	
Probably breeding	274	
Possibly breeding	131	

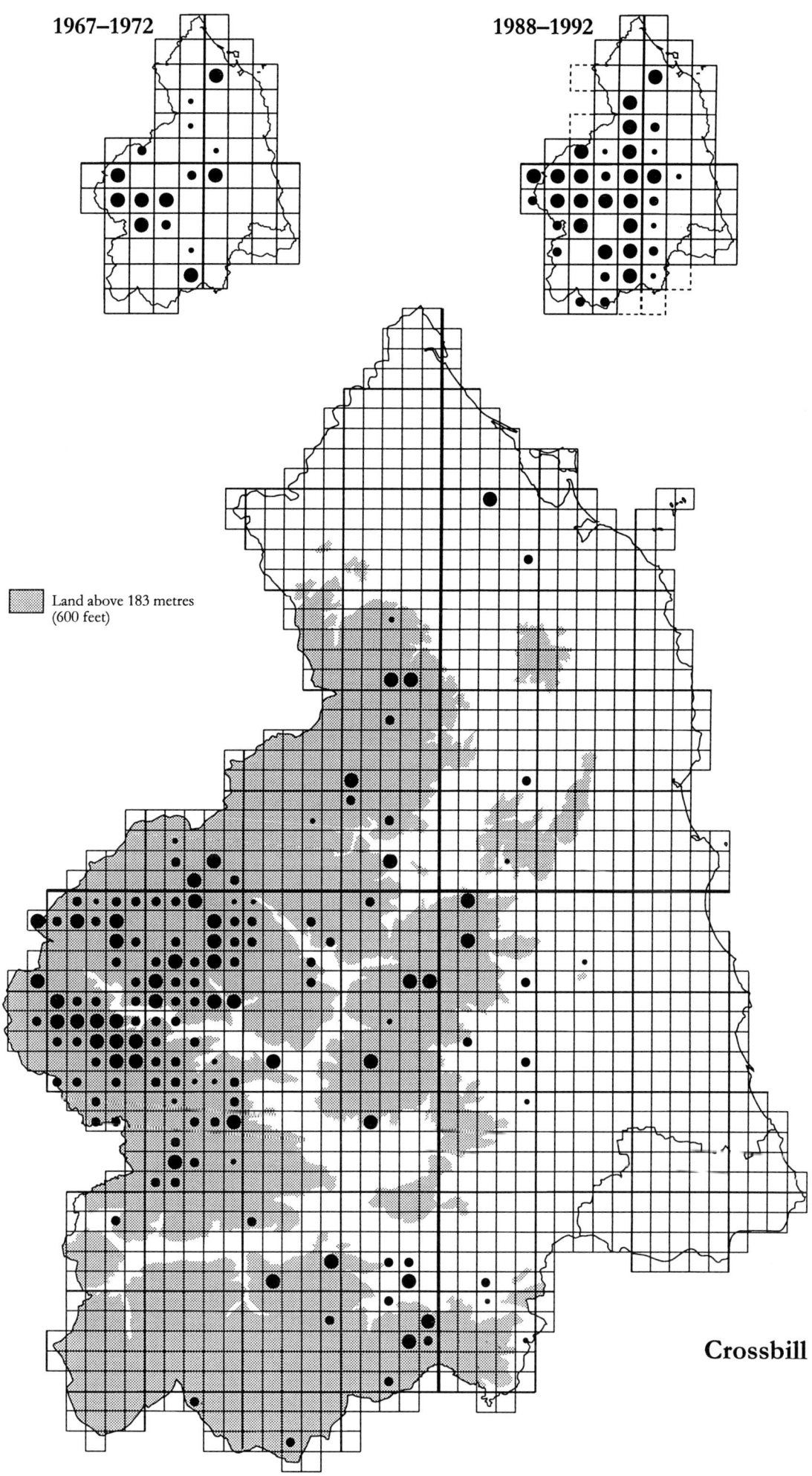

1967–1972

1988–1992

Land above 183 metres
(600 feet)

Crossbill

BULLFINCH *Pyrrhula pyrrhula*

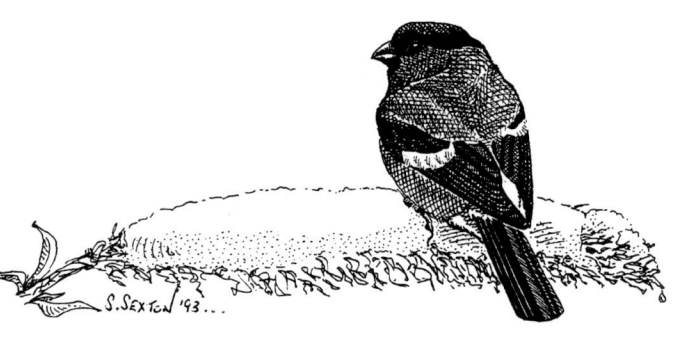

In the early 1980s Galloway and Meek (1983) were able to describe the Bullfinch as a common breeding species and remarked that it had increased considerably during the previous 50 years. It had always been a well known resident even in Bolam's day (1912), and was present in suitable parkland and mixed woodland habitat and, by the 1930s, often in the higher reaches of the upland valleys (Bolam, 1932). The Bullfinch has more recently adapted to the broad expanses of conifers in the west of the county and, as Galloway and Meek reported, has become more noticeable in small flocks, particularly during hard weather and in early spring.

Nationally the species increased in population size during the 1960s and 1970s, due perhaps to the temporary demise of the Sparrowhawk, *Accipiter nisus*, but since the mid 1970s has gone into decline. The recovery of the Sparrowhawk and the loss of suitable habitat has been blamed for this reversal in fortunes (Marchant et al., 1990). Northumberland, however, appears to contradict the national trend, for not only has there been less destruction of suitable Bullfinch habitat, but the maturing and resultant shelter provided by extensive coniferous planting has extended the habitat range of the species.

The first county atlas statistics were collected during 1967 - 1972, a period when the Bullfinch was undergoing an upward trend, and indicated pairs in 57 ten kilometre squares with confirmed breeding in 46. The latest data collected during this current atlas survey, a time when the Bullfinch is nationally in decline, found a total of over 350 breeding pairs in 59 ten kilometre squares. The distribution pattern between the surveys is virtually identical, although the ratio of confirmed, probable and possible breeding pairs varies. Whilst this latest figure for breeding pairs is somewhat lower than that estimated by Galloway and Meek, the secretive nature of the species and the limitations imposed by the tetrad survey will account for what is undoubtedly an under-estimation. A more realistic figure might be between 700 and 1,000 pairs implying that the Bullfinch is correctly described in *Birds in Northumbria* as a well-represented breeding species in the county.

JOHN C. DAY

Number of tetrads in which recorded	234	(17%)
Confirmed breeding	52	(22%)
Probable breeding	134	(57%)
Possible breeding	48	(21%)
Total number of pairs recorded	353	
Confirmed breeding	63	
Probably breeding	220	
Possibly breeding	70	

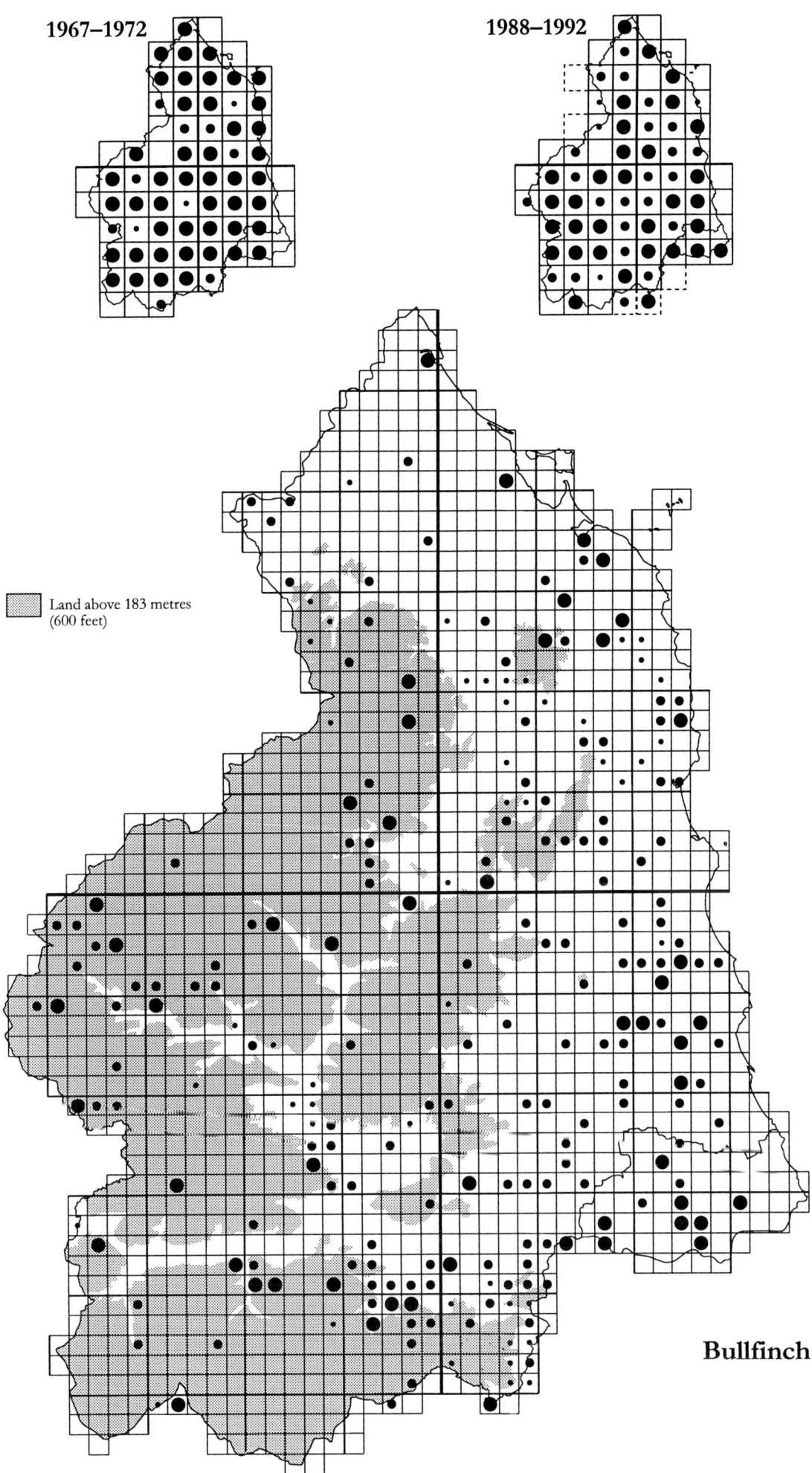

1967–1972

1988–1992

Land above 183 metres
(600 feet)

Bullfinch

267

HAWFINCH *Coccothraustes coccothraustes*

The Hawfinch was first discovered to be breeding in the county in 1884 when a nest was found near Riding Mill (Bolam, 1932). Its status was described by Hancock (1874) as a 'rare casual visitant'. A general northern expansion at the end of the nineteenth century, catalogued by Mountford (1957) and largely recorded by the attentions of egg collectors, allowed Bolam (1932) to say that the Hawfinch had become a widely distributed resident. The situation today remains much the same although its status is perhaps best described as an uncommon breeding bird and rare passage visitor.

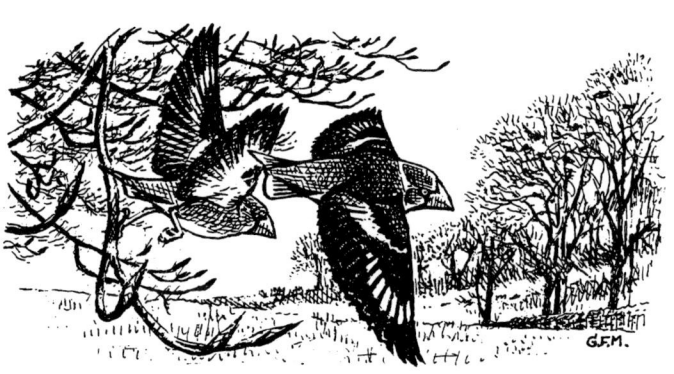

The distribution map for the current atlas survey shows a scattered but marked bias towards the southern half of the county. This coincides with the area containing the majority of the favoured breeding habitat of mature deciduous or mixed woodland and timbered parkland which has remained relatively unchanged since Bolam recorded the species' early colonisation.

Although this is our largest breeding finch, it has gained a reputation for being under-recorded due to its elusive and secretive nature. Certainly the distribution map does not include all the known sites but it does, however, include a number from previously unrecorded areas, such as Haltwhistle and Holystone, adding to speculation on its actual distribution. The total of 31 pairs suggested by the results of this atlas survey is more encouraging than that given by Galloway and Meek (1983) of no more than 20 pairs. An increase in the population has obviously occurred in the past 20 years, though with only three confirmed breeding pairs and problems in the detection rate, it is difficult to be precise with such a small population. Nationally, an overall trend of stability has been suggested by CBC data with an increase in the number of plots visited by this bird.

A very small but healthy population at least exists in the county and, with current woodland policies encouraging the planting of native hardwoods, the future for this bird appears secure though it will remain a tantalising species for many people.

ANDREW P. MOSSOP

Number of tetrads in which recorded	22	(2%)
Confirmed breeding	3	(14%)
Probable breeding	10	(45%)
Possible breeding	9	(41%)
Total number of pairs recorded	31	
Confirmed breeding	3	
Probably breeding	16	
Possibly breeding	12	

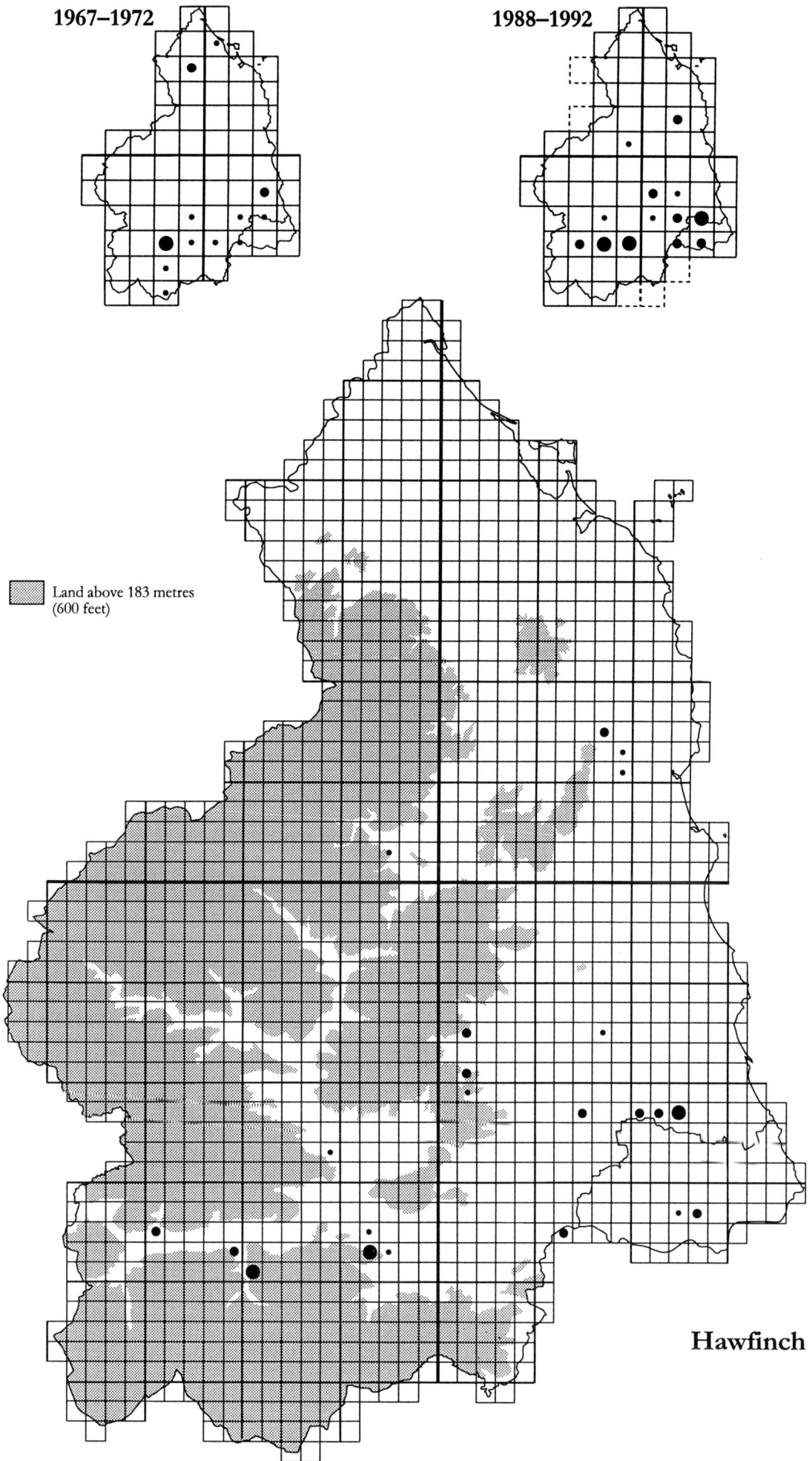

1967–1972

1988–1992

Land above 183 metres
(600 feet)

Hawfinch

YELLOWHAMMER *Emberiza citrinella*

Once described as an abundant resident by Bolam (1932), the Yellowhammer has apparently declined in the county during this century through changes in land usage as large areas were taken out of cultivation. In eastern England marked decreases were noted during the 1950s and into the 1960s with the removal of hedgerows, loss of habitat due to urban expansion and the use of organochlorines being cited as principal or underlying causes of the decline (Parslow, 1973; Sharrock, 1976). Since the late 1960s the species has assumed the status of a common resident in the county although Macfarlane (1973) stated that it was 'confined to the principal river valleys in higher areas'.

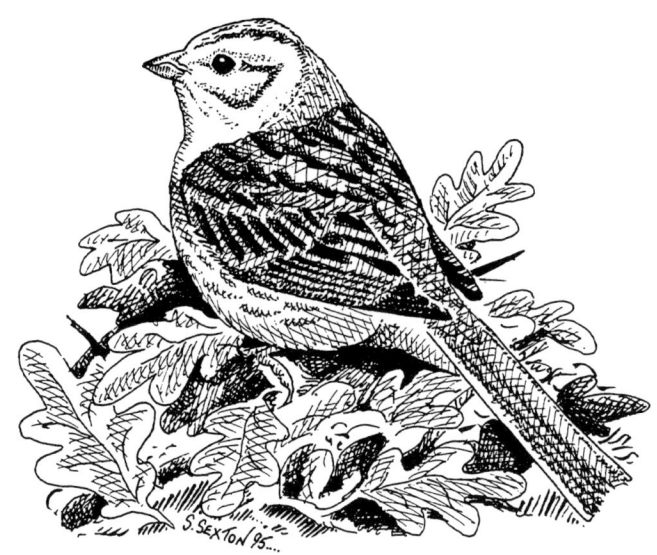

The distribution map for the current survey shows a clear bias to the eastern half of the county. An inhabitant of farmland with suitable hedgerows, woodland margins, young forestry plantations and heathland, it is of little surprise that it is absent from the higher, windswept areas of the region. Where present in these areas it is most abundant in the more sheltered valleys and often near to the limited areas of cultivation. Although traditional heathland is a rare commodity in the county today, the propagation of gorse and scrub habitat, either artificially or naturally, has assisted the Yellowhammer in recolonising the south east part of Northumberland. Young plantations on coal mining spoil-heaps and on farmland seem to provide all that the species requires but, as each habitat matures and as farming methods seem again likely to undergo a dramatic change, we may see a steady decline as the next century approaches. It will be interesting to see if, and how, the recently introduced set-aside policies aid the Yellowhammer in the future.

Yellowhammers are relatively easy to locate during the breeding season, due to the combination of their preference for exposed and conspicuous song posts and far-carrying and well known song, and where present would be unlikely to be missed. The total of only 300 pairs confirmed as breeding is perhaps not unexpected as the breeding season can be extended and nests difficult to locate, both factors impinging on timed visits to tetrads. The overall total of pairs counted would seem to indicate that the current population in the county is in the range of 4,000 - 5,000.

BRYAN GALLOWAY & MIKE S. HODGSON

Number of tetrads in which recorded	771	(55%)
Confirmed breeding	167	(22%)
Probable breeding	557	(72%)
Possible breeding	47	(6%)
Total number of pairs recorded	3,791	
Confirmed breeding	300	
Probably breeding	2,972	
Possibly breeding	519	

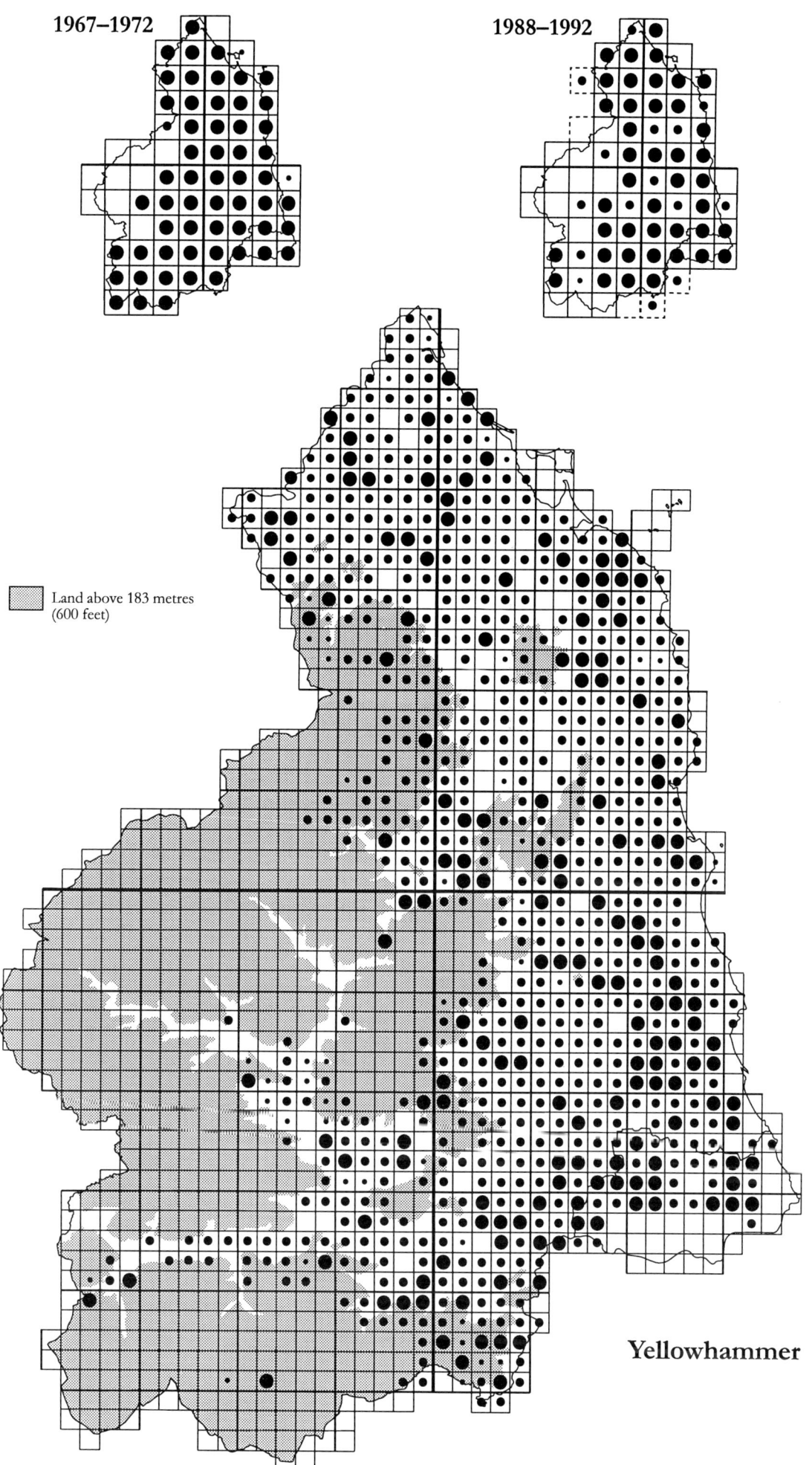

Land above 183 metres
(600 feet)

Yellowhammer

REED BUNTING *Emberiza schoeniclus*

The Reed Bunting was described by both Hancock (1874) and Bolam (1912) as 'a common resident' with the latter adding that it bred 'in limited numbers, wherever suitable places occur'. Macfarlane (1973), in *The status of breeding birds in Northumberland in 1967-1968*, explained how it had moved into drier habitats and consequently the population had expanded. He stated that it was widespread over the lowlands and the main river valleys and had increased on higher ground breeding at over 300 metres a.s.l. The Reed Bunting's favourite breeding sites in damp scrubby areas are still its stronghold but it may also be found in young conifer plantations.

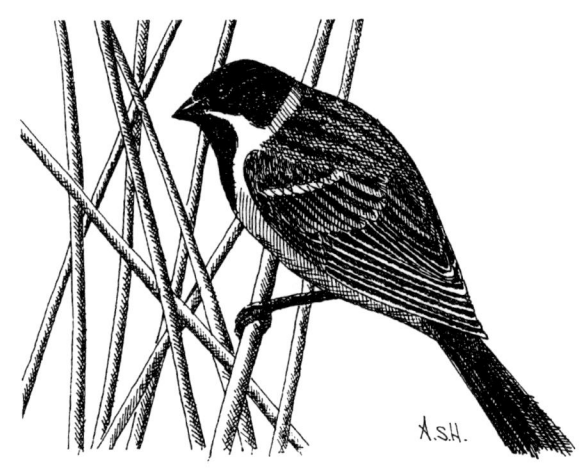

Nationally the move from wetter habitats was noticed as early as the 1930s. However, surveys showed that the main movement to drier areas happened in the late 1960s, a period when the population was at a high level. Sharrock (1976) stated 'Reed Buntings, at a time of population growth, have adapted to marginal situations, where successful breeding has engendered a wider habitat tolerance in the population'. Despite this ability to change its habits, the Reed Bunting is a species which is sensitive to cold winters. Tidier, more intensive, farming has resulted in a lack of an abundant supply of weed seeds and this is the main factor which governs the population. Cold winters, coupled with a lack of food, have resulted in a decline in the Reed Bunting's abundance as a breeding species.

The distribution map for the current atlas survey shows clearly an easterly bias although there are populations in the uplands. The main stronghold is obviously the south east of the region where many subsidence ponds, a result of mining activities, allow the Reed Bunting to exploit its traditional habitat. The total number of 449 pairs recorded is well below the total needed for the species to be outlined as a common breeding resident and it is perhaps better described as a well-represented breeding species, as it seems unlikely that over 600 pairs could have been overlooked. Singing males are easily found and this will account for the total of 300 probable breeding pairs. Only 63 confirmed breeding pairs were recorded and this is surprisingly low as, despite nests being often well concealed, food-carrying adults are easy to observe. It would appear the Reed Bunting has once again reverted to its 'pre-Macfarlane' status and that, unless current farming practices change and there is a succession of mild winters, there is little likelihood of a substantial increase in the population in the foreseeable future.

ALAN J. JOHNSTON

Number of tetrads in which recorded	252	(18%)
Confirmed breeding	56	(22%)
Probable breeding	157	(62%)
Possible breeding	39	(16%)
Total number of pairs recorded	449	
Confirmed breeding	63	
Probably breeding	300	
Possibly breeding	86	

1967–1972

1988–1992

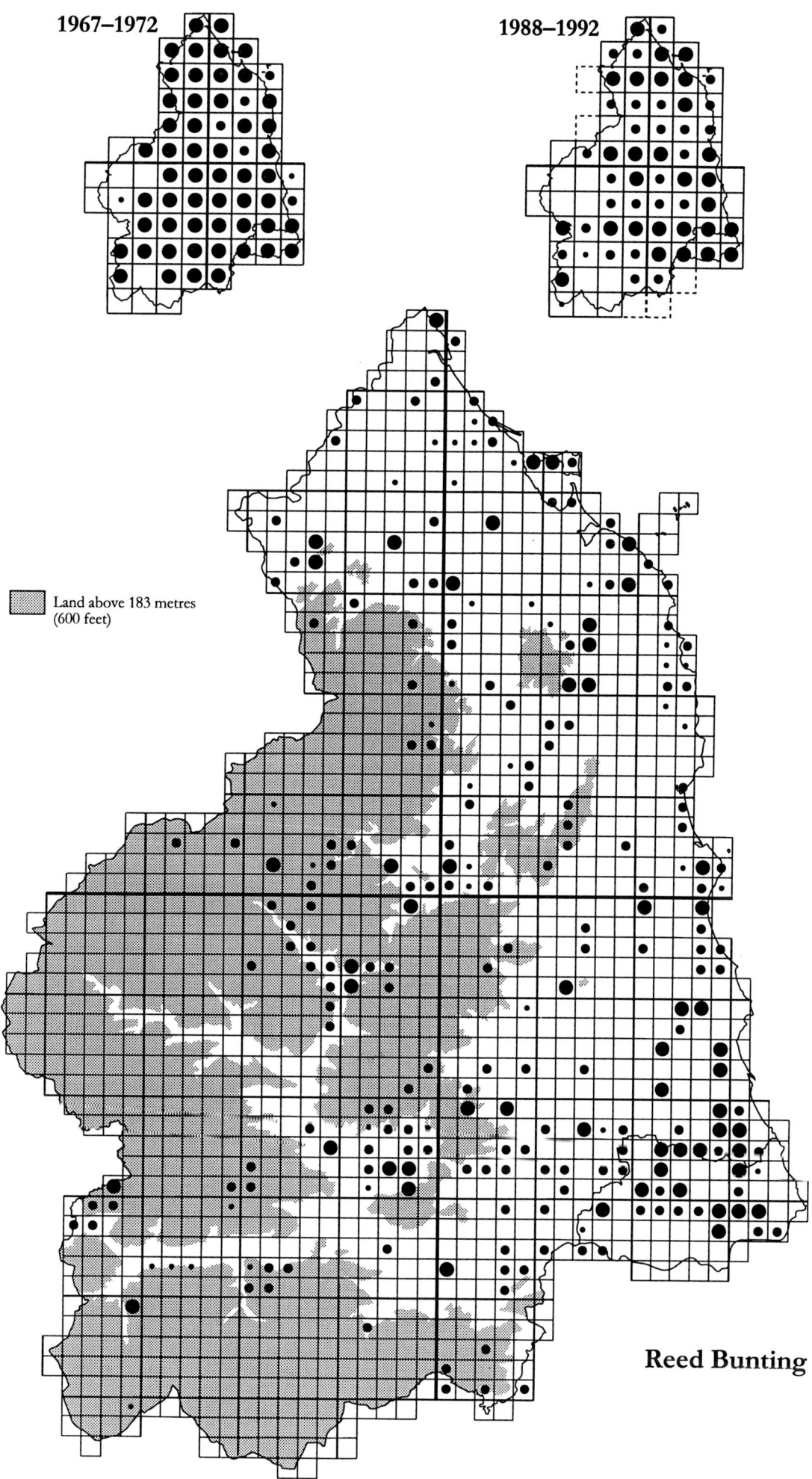

Land above 183 metres
(600 feet)

Reed Bunting

CORN BUNTING *Miliaria calandra*

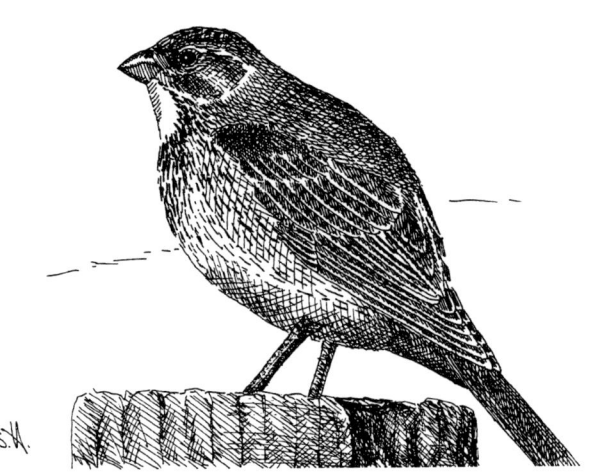

In 1912 Bolam considered that the Corn Bunting was a common resident and most numerous along the coast but, by 1932, felt that it had declined considerably due to so much land having been taken out of cultivation. Macfarlane (1973) stated that the population in the late 1960s was confined to agricultural land on the coastal strip although some colonisation was noted along the Tyne Valley. The fortunes of the species during the twentieth century have been rather mixed, with a continuing national decline as land use changed, although the Northumberland population appears to have reached a stable level, albeit in much reduced numbers (Jardine, Johnston, Kerr, McKeown & Rossiter, 1993).

The jingling song of the Corn Bunting made from an exposed perch over a cereal field will be familiar to many, the affinity between Corn Bunting and barley having always been very close and the size of the breeding population varying with the changes in the barley acreages (O'Connor & Shrub, 1986). Using CBC data, the BTO has been able to chart a national decline of this species since the early 1970s (Marchant et al., 1990), although the figure of 30,000 pairs suggested as a breeding population following the first national breeding atlas (Sharrock, 1972) has been questioned as too low (Gibbons et al., 1993). Assessing the breeding density of Corn Buntings can nevertheless be difficult, due in part to a complicated mating system which varies from co-operative polyandry, two males with one female, to polygamy (Ryves & Ryves, 1934). Polygamous males are usually bigamists (Thompson & Gribin, 1986) but exceptionally can attract 11 females during a season (Gibbons et al., 1993)

A winter survey during 1992/93, organised on behalf of the BTO, which was expanded to include all farmland buntings during the 1993 breeding season, revealed a very worrying picture. In many of the traditional farmland areas, where one would expect to find 'the fat bird of the barley', it was not present in the numbers recorded during the earlier national atlas.

In Northumberland during the current atlas period, the Corn Bunting was found in 62 tetrads with 115 pairs recorded. As can be seen from the distribution map the majority are confined to the cultivated coastal plain from Ashington north to Bamburgh with scattered individuals to the Scottish border. The Wansbeck and Tyne valleys also hold significant populations and several more pairs were recorded in eastern and central parts of the county. Interestingly, a stronghold appears to exist on the fringe of the industrial south east corner of the county confirming observations made in the 1980s (pers. obs.). Even so, there has been a very definite decline in the numbers of Corn Bunting in Northumberland which has reduced its status to that of a well-represented breeding species.

TOM A. CADWALLENDER

Number of tetrads in which recorded	62	(4%)
Confirmed breeding	9	(15%)
Probable breeding	43	(69%)
Possible breeding	10	(16%)
Total number of pairs recorded	115	
Confirmed breeding	10	
Probably breeding	85	
Possibly breeding	20	

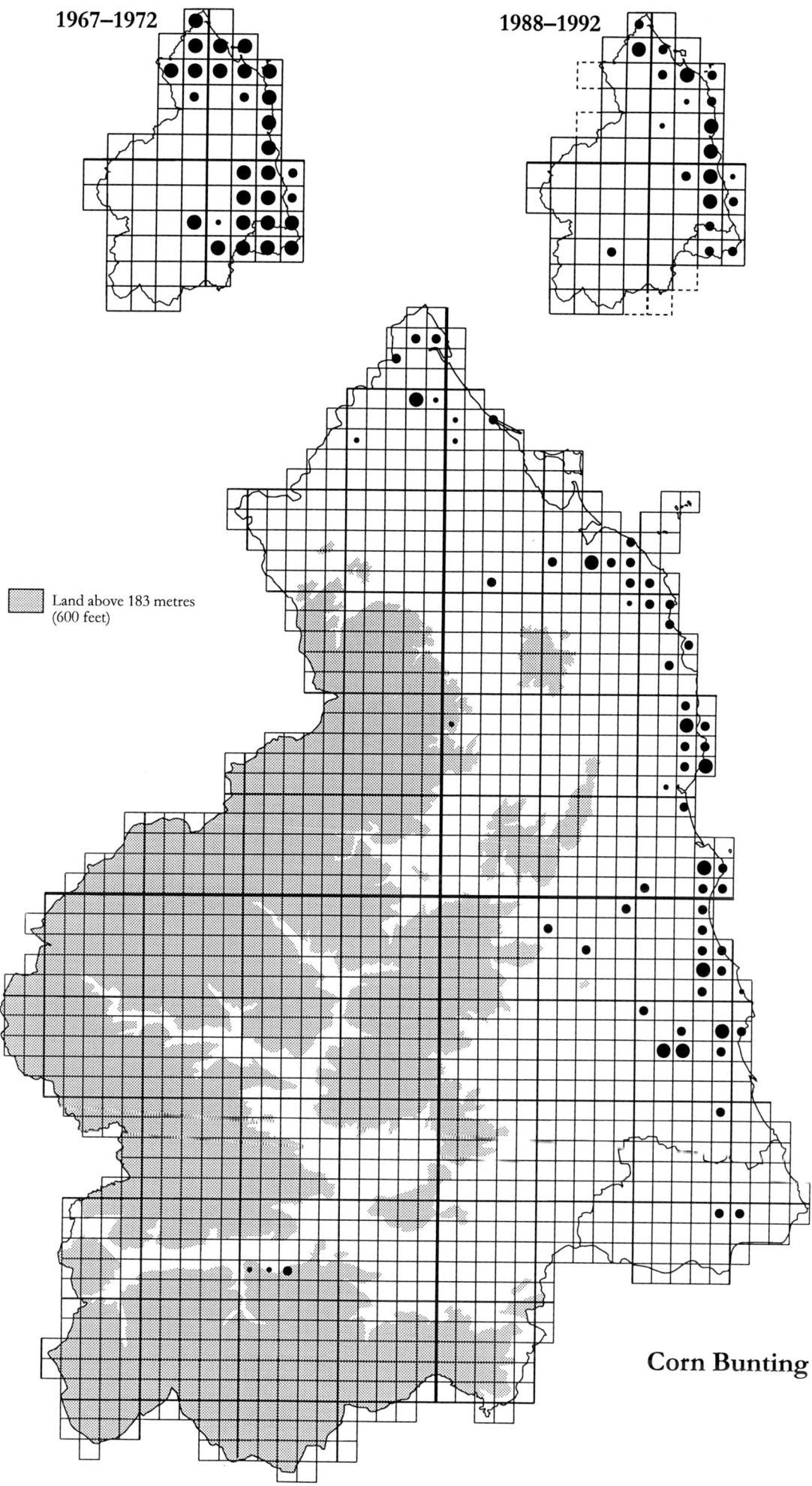

1967–1972

1988–1992

Land above 183 metres
(600 feet)

Corn Bunting

APPENDIX A Number of species in all breeding categories by tetrad
100 KM SQUARE   NT

NT60	F	7	NT81	G	11	NT90	I	44	NT92	Y	34
	K	15		H	4		J	32		Z	31
	L	5		K	32		K	22	NT93	A	30
	Q	9		L	20		L	50		B	20
	R	4		M	6		M	35		C	19
	V	9		Q	26		N	32		D	17
	W	9		R	17		P	26		E	16
	X	15		S	24		Q	34		F	31
	Y	17		V	27		R	29		G	14
				W	18		S	24		H	26
NT70	A	11		X	22		T	25		I	26
	B	18		Y	23		U	27		J	28
	C	25		Z	5		V	35		K	24
	D	14					W	27		L	37
	F	12	NT82	N	8		X	13		M	27
	G	37		P	19		Y	36		N	29
	H	31		Q	19		Z	22		P	29
	I	15		R	17					Q	45
	K	14		S	19	NT91	A	27		R	30
	L	25		T	28		B	16		S	28
	M	14		U	26		C	9		T	40
	N	16		V	18		D	17		U	29
	Q	29		W	24		E	15		V	25
	R	32		X	30		F	36		W	28
	S	17		Y	40		G	19		X	28
	T	17		Z	46		H	28		Y	30
	V	27					I	19		Z	34
	W	32	NT83	C	30		J	8			
	X	22		D	17		K	8	NT94	A	56
	Y	8		E	41		L	15		B	16
	Z	9		F	29		M	32		C	37
				G	26		N	34		D	36
NT71	V	11		H	29		P	17		E	53
	W	6		I	37		Q	30		F	25
				J	31		R	24		G	17
NT73	Y	15		K	28		S	32		H	19
	Z	26		L	44		T	41		I	20
				M	21		U	15		J	19
NT80	A	17		N	49		V	36		K	48
	B	15		P	24		W	24		L	36
	C	12		Q	30		X	32		M	25
	D	12		R	31		Y	35		N	25
	E	12		S	24		Z	29		P	19
	F	24		T	30					Q	18
	G	16		U	37	NT92	A	10		R	26
	H	10		V	27		B	29		S	18
	I	18		W	39		C	9		T	17
	J	13		X	22		D	11		U	34
	K	21		Y	26		E	41		V	28
	L	11		Z	21		F	31		W	25
	M	10					G	22		X	50
	N	20	NT84	K	34		H	10		Y	22
	P	13		Q	21		I	30		Z	23
	Q	20		R	31		J	40			
	R	41		V	24		K	53	NT95	F	21
	S	10		W	29		L	24		K	28
	T	29		X	42		M	22		L	24
	U	22		Y	32		N	17		M	18
	V	12					P	43		Q	18
	W	24	NT90	A	26		Q	70		R	21
	X	17		B	27		R	36		S	22
	Y	39		C	50		S	41		T	25
	Z	25		D	41		T	41		V	18
				E	31		U	26		W	30
NT81	A	15		F	61		V	40		X	26
	B	15		G	44		W	37		Y	25
	F	31		H	66		X	50			

NU00	A	75	NU02	Y	18	NU10	X	39	NU13	V	43

Ref	Ltr	Val	Ref	Ltr	Val	Ref	Ltr	Val	Ref	Ltr	Val
NU00	A	75	NU02	Y	18	NU10	X	39	NU13	V	43
	B	56		Z	23		Y	31		W	32
	C	46					Z	32		X	51
	D	33	NU03	A	35						
	E	38		B	15	NU11	A	30	NU14	B	16
	F	48		C	21		B	44		F	22
	G	50		D	25		C	28		G	35
	H	27		E	24		D	31			
	I	23		F	29		E	45	NU20	A	33
	J	34		G	21		F	31		B	43
	K	61		H	25		G	35		C	21
	L	39		I	17		H	27		D	30
	M	26		J	24		I	44		E	33
	N	17		K	39		J	39		F	30
	P	36		L	29		K	25		G	27
	Q	25		M	24		L	23		H	33
	R	30		N	33		M	53		I	32
	S	10		P	18		N	41		J	26
	T	34		Q	29		P	34		K	28
	U	19		R	17		Q	32		L	26
	V	47		S	42		R	42		M	41
	W	35		T	18		S	52		N	40
	X	35		U	22		T	34		P	25
	Y	40		V	26		U	30		Q	45
	Z	42		W	28		V	32		R	43
				X	34		W	39		S	33
NU01	A	41		Y	22		X	37		V	15
	B	31		Z	16		Y	28		W	46
	C	27					Z	32		X	19
	D	47	NU04	A	34						
	E	23		B	28	NU12	A	28	NU21	A	35
	F	31		C	31		B	19		B	43
	G	25		D	34		C	24		C	32
	H	22		E	28		D	22		D	24
	I	20		F	45		E	23		E	23
	J	34		G	31		F	31		F	50
	K	16		H	19		G	19		G	24
	L	17		I	38		H	22		H	39
	M	31		J	32		I	18		I	32
	N	53		K	34		J	31		J	41
	P	26		L	35		K	31		K	52
	Q	26		M	25		L	26		L	36
	R	36		N	16		M	26		M	36
	S	44		Q	39		N	30		N	67
	T	49		R	43		P	28		P	48
	U	57		S	11		Q	31		R	31
	V	44		V	28		R	30		S	25
	W	43		W	18		S	29		T	4
	X	42					T	32		U	5
	Y	34	NU05	A	39		U	26			
	Z	34		B	47		V	32	NU22	A	44
				C	16		W	33		B	40
NU02	A	56					X	28		C	42
	B	34	NU10	A	37		Y	22		D	37
	C	37		B	32		Z	34		E	32
	D	32		C	32					F	40
	E	35		D	40	NU13	A	31		G	42
	F	50		E	50		B	37		H	46
	G	37		F	31		C	40		I	55
	H	38		G	40		D	22		J	37
	I	36		H	32		E	14		K	44
	J	30		I	32		F	38		L	43
	K	46		J	52		G	24		M	53
	L	37		K	36		H	30			
	M	25		L	41		I	31	NU23	A	34
	N	20		M	45		J	11		B	24
	P	38		N	45		K	42		C	23
	Q	34		P	30		L	48		D	5
	R	28		Q	40		M	36		F	36
	S	29		R	30		N	11		H	12
	T	16		S	35		P	3		I	23
	U	31		T	40		Q	30		J	12
	V	31		U	26		R	42		P	8
	W	19		V	46		S	36			
	X	20		W	38		T	6			

NY58	S	15	NY67	Y	26	NY75	L	18	NY78	J	15
	T	11		Z	18		M	28		K	27
	U	11	NY68	A	20		N	14		L	15
	W	14		B	14		P	12		M	37
	X	9		C	20		Q	32		N	23
	Y	14		D	17		R	38		P	13
	Z	17		E	34		S	26		Q	17
NY59	Q	9		F	16		T	31		R	36
	V	17		G	12		U	18		S	29
	W	8		H	12		V	31		T	34
	Y	6		I	20		W	40		U	20
NY64	I	5		J	18		X	42		V	26
	J	5		K	11		Y	36		W	18
	M	10		L	15		Z	40		X	44
	N	9		M	18	NY76	A	26		Y	38
	P	16		N	21		B	24		Z	35
	T	6		P	25		C	26	NY79	A	21
	U	8		Q	8		D	9		B	18
	Y	29		R	13		E	16		C	15
	Z	40		S	18		F	16		D	13
NY65	B	3		T	15		G	32		E	12
	C	3		U	13		H	17		F	16
	F	7		V	13		I	17		G	17
	G	10		W	12		J	16		H	20
	H	9		X	22		K	21		I	10
	I	6		Y	32		L	24		J	16
	J	4		Z	23		M	27		K	17
	K	11	NY69	A	14		N	19		L	26
	L	15		B	19		P	16		M	18
	M	11		C	27		Q	26		N	15
	N	25		D	26		R	35		P	15
	P	48		E	21		S	23		Q	28
	Q	29		F	21		T	30		R	20
	R	40		G	40		U	38		S	21
	S	48		H	15		V	25		T	22
	T	31		I	22		W	45		U	9
	U	45		J	19		X	31		V	19
	V	40		K	19		Y	23		W	18
	W	27		L	13		Z	39		X	20
	X	55		M	20	NY77	A	15		Y	14
	Y	41		N	24		B	15		Z	21
	Z	51		P	26		C	13	NY84	C	14
NY66	F	15		Q	19		D	10		D	36
	G	15		R	18		E	13		E	13
	H	25		S	26		F	23		H	17
	I	53		T	23		G	20		I	14
	J	41		U	20		H	13		J	16
	K	35		V	18		I	16		L	12
	L	19		W	15		J	20		M	46
	M	33		X	17		K	19		N	56
	N	26		Y	19		L	12		P	36
	P	24		Z	18		M	20		R	7
	Q	53	NY74	E	40		N	15		S	22
	R	49		J	29		P	11		T	10
	S	40		P	23		Q	15		U	11
	T	50		S	38		R	18		X	13
	U	14		T	13		S	25		Y	11
	V	37		U	27		T	21		Z	10
	W	31		X	29		U	16	NY85	A	10
	X	29		Y	23		V	21		B	19
	Y	20		Z	40		W	18		C	19
	Z	16	NY75	A	20		X	26		D	36
NY67	J	14		B	29		Y	27		E	35
	N	23		C	18		Z	19		F	16
	P	17		D	17	NY78	A	20		G	27
	Q	37		E	35		B	18		H	41
	T	32		F	19		C	28		I	38
	U	16		G	18		D	27		J	20
	V	23		H	23		E	22		K	37
	W	25		I	12		F	16		L	28
	X	36		J	26		G	18		M	20
				K	22		H	25		N	21
							I	36		P	19

NY85	Q	17	NY88	A	42	NY95	F	15	NY97	R	31
	R	12		B	40		G	22		S	27
	S	15		C	41		H	44		T	37
	T	12		D	27		I	42		U	21
	U	14		E	24		J	49		V	27
	V	17		F	33		K	30		W	34
	W	15		G	24		L	19		X	35
	X	18		H	27		M	36		Y	29
	Y	28		I	15		N	20		Z	35
	Z	19		J	9		P	69			
				K	35		Q	37	NY98	A	21
NY86	A	61		L	41		R	30		B	22
	B	72		M	30		S	23		C	19
	C	32		N	17		T	38		D	33
	D	38		P	10		U	37		E	14
	E	22		Q	37		V	56		F	24
	F	71		R	32		W	44		G	39
	G	66		S	25		X	44		H	20
	H	33		T	26		Y	52		I	19
	I	40		U	11		Z	34		J	19
	J	22		V	33					K	32
	K	30		W	47	NY96	A	20		L	28
	L	58		X	30		B	33		M	20
	M	58		Y	39		C	29		N	12
	N	21		Z	29		D	36		P	22
	P	28					E	20		Q	22
	Q	21	NY89	A	31		F	39		R	27
	R	27		B	24		G	36		S	11
	S	40		C	24		H	39		T	17
	T	25		D	31		I	29		U	14
	U	27		E	37		J	23		V	22
	V	26		F	9		K	41		W	18
	W	27		G	13		L	34		X	29
	X	32		H	19		M	27		Y	23
	Y	32		I	45		N	23		Z	18
	Z	19		J	40		P	20			
				K	20		Q	33	NY99	A	26
NY87	A	30		L	21		R	22		B	32
	B	13		M	28		S	32		C	26
	C	20		N	33		T	20		D	22
	D	23		P	14		U	19		E	12
	E	27		Q	27		V	40		F	23
	F	29		R	38		W	30		G	39
	G	14		S	43		X	33		H	21
	H	10		T	28		Y	24		I	44
	I	26		U	29		Z	20		J	38
	J	27		V	34					K	23
	K	9		W	46	NY97	A	41		L	33
	L	17		X	51		B	34		M	27
	M	33		Y	34		C	31		N	43
	N	37		Z	26		D	32		P	33
	P	39					E	24		Q	23
	Q	22	NY94	D	6		F	49		R	27
	R	36		E	35		G	39		S	14
	S	43		J	31		H	57		T	22
	T	48		P	29		I	34		U	39
	U	36		U	10		J	29		V	30
	V	37					K	19		W	20
	W	34	NY95	A	31		L	29		X	14
	X	60		B	37		M	34		Y	13
	Y	32		C	28		N	26		Z	31
	Z	23		D	32		P	22			
				E	30		Q	27			

Sq	L	#	Sq	L	#	Sq	L	#	Sq	L	#
NZ04	P	48	NZ07	W	37	NZ16	Z	30	NZ19	X	15
	U	40		X	34	NZ17	A	42		Y	21
NZ05	A	38		Y	31		B	35		Z	25
	B	53		Z	47		C	32	NZ26	B	22
	C	32	NZ08	A	23		D	36		C	24
	D	40		B	34		E	35		D	19
	E	40		C	28		F	50		E	39
	F	54		D	21		G	40		G	17
	G	47		E	33		H	33		H	26
	H	41		F	40		I	32		I	26
	I	47		G	43		J	31		J	36
	J	29		H	49		K	30		L	12
	K	41		I	27		L	30		M	37
	L	35		J	30		M	27		N	47
	M	42		K	28		N	60		P	44
	N	37		L	38		P	34		R	13
	P	44		M	32		Q	32		S	39
	Q	35		N	28		R	44		T	43
	R	42		P	40		S	23		U	32
	S	37		Q	33		T	34		W	17
	T	39		R	33		U	29		X	30
	U	36		S	29		V	38		Y	35
	V	41		T	40		W	38		Z	46
	W	43		U	28		X	37	NZ27	A	26
	X	61		V	26		Y	34		B	34
	Y	43		W	42		Z	37		C	35
	Z	39		X	36	NZ18	A	17		D	38
NZ06	A	46		Y	36		B	20		E	35
	B	59		Z	26		C	37		F	32
	C	28	NZ09	A	30		D	21		G	81
	D	38		B	22		E	18		H	49
	E	31		C	19		F	28		I	30
	F	32		D	11		G	31		J	31
	G	26		E	26		H	33		K	68
	H	22		F	24		I	20		L	27
	I	28		G	41		J	33		M	63
	J	21		H	32		K	25		N	32
	K	53		I	15		L	26		P	43
	L	38		J	28		M	25		Q	29
	M	24		K	33		N	32		R	25
	N	24		L	43		P	21		S	39
	P	23		M	28		Q	18		T	33
	Q	37		N	33		R	25		U	35
	R	46		P	32		S	55		V	27
	S	41		Q	25		T	38		W	33
	T	54		R	50		U	29		X	31
	U	58		S	26		V	26		Y	37
	V	50		T	28		W	25		Z	44
	W	50		U	27		X	35	NZ28	A	28
	X	43		V	34		Y	32		B	19
	Y	31		W	33		Z	27		C	34
	Z	29		X	27	NZ19	A	34		D	33
NZ07	A	27		Y	29		B	40		E	27
	B	15		Z	31		C	22		F	33
	C	25	NZ15	D	20		D	27		G	26
	D	25		E	11		E	43		H	27
	E	24	NZ16	A	33		F	24		I	39
	F	44		B	27		G	25		J	25
	G	24		C	56		H	22		K	34
	H	31		D	34		I	22		L	33
	I	27		E	42		J	25		M	33
	J	54		H	55		K	37		N	35
	K	30		I	38		L	29		P	31
	L	35		J	30		M	34		Q	40
	M	22		M	46		N	29		R	25
	N	27		N	35		P	28		S	29
	P	30		P	35		Q	24		T	31
	Q	46		S	35		R	17		U	29
	R	34		T	47		S	23		V	22
	S	30		U	43		T	31		W	31
	T	30		X	21		U	21		X	42
	U	46		Y	21		V	19		Y	18
	V	40					W	25		Z	20

NZ29	A	32	NZ29	P	37	NZ36	J	31	NZ37	J	4
	B	43		Q	37		N	22		K	40
	C	37		R	65		P	18		L	25
	D	30		S	34		U	32		M	26
	E	18		T	49					N	2
	F	26		U	16	NZ37	A	35		Q	12
	G	51		V	28		B	55			
	H	39		W	36		C	52	NZ38	A	18
	I	39		X	33		D	43		B	17
	J	27					E	33		C	9
	K	27	NZ36	C	6		F	30		D	17
	L	34		D	32		G	42		E	22
	M	33		E	63		H	67			
	N	19		I	32		I	40	NZ39	A	11

APPENDIX B   Summary Of The Status Of Breeding Birds In Northumbria

This table attempts to give a quick reference to the current breeding status, population level and any trends for those species reported during the Atlas Survey period.

	Current Breeding Status	Current Breeding Population level	Trends
LITTLE GREBE	Uncommon	c72 pairs	Stable
GREAT CRESTED GREBE	Rare	perhaps 10 - 20 pairs per annum	Stable
RED-NECKED GREBE	Summer records only	-	-
BLACK-NECKED GREBE	Rare	Up to 15 pairs	Perhaps increasing
FULMAR	Common	1,000+ pairs	Increasing
STORM PETREL	Summer records only	-	-
CORMORANT	Well-represented	Up to 300 pairs	Stable
SHAG	Common	1,800+ pairs	Increasing
GREY HERON	Well-represented	250 - 300 pairs	Perhaps increasing
MUTE SWAN	Uncommon	c75 pairs	Previous population growth perhaps now slowing down
GREYLAG GOOSE	Uncommon	Up to 13 pairs	Perhaps slowly increasing
CANADA GOOSE	Rare	Less than ten pairs	Perhaps slowly increasing
SHELDUCK	Uncommon	30 - 40 pairs	Perhaps slowly increasing
WIGEON	Uncommon	20 - 25 pairs	Increasing
GADWALL	Rare	-	Not an annual breeder
TEAL	Uncommon	60 - 80 pairs	Stable or perhaps declining slightly
MALLARD	Common	1,000 - 1,500	Stable. Population also supplemented by releases
PINTAIL	Last bred 1945	-	Erratic breeder
GARGANEY	Rare	-	Not an annual breeder
SHOVELER	Rare/uncommon breeder	Less than ten pairs	Perhaps increasing
POCHARD	Uncommon	Ten - 20 pairs	Stable. Perhaps increasing slowly
TUFTED DUCK	Uncommon	Perhaps up to 50 pairs	Increasing

	Current Breeding Status	Current Breeding Population level	Trends
POCHARD	Uncommon	Ten - 20 pairs	Stable. Perhaps increasing slowly
TUFTED DUCK	Uncommon	Perhaps up to 50 pairs	Increasing
SCAUP	Summer records only	-	-
EIDER	Common	1,500 - 2,000 pairs	Some slight decline in recent years
GOLDENEYE	Summer records	-	Origin unknown of late summer juveniles
RED-BREASTED MERGANSER	Rare	-	Not an annual breeder
GOOSANDER	Well-represented	c180 pairs	Increasing slowly
RUDDY DUCK	Uncommon	12 broods in 1993	First bred 1991 - increasing
HONEY BUZZARD	-	-	Possible colonist
MARSH HARRIER	Last bred 1976	-	Increase in spring/summer records
HEN HARRIER	Rare	Perhaps one - two pairs	Not firmly established due to persecution
MONTAGU'S HARRIER	Rare	-	Not established and unlikely to become so
GOSHAWK	Uncommon	20 - 30 pairs	Increasing slowly
SPARROWHAWK	Well-represented	Possibly as many as 600 pairs	Increasing
BUZZARD	Uncommon	At least 14 pairs in 1993	Increasing
GOLDEN EAGLE	-	-	Occasional summer records
OSPREY	-	-	Regular summer records
KESTREL	Well-represented	About 600 pairs	Apparently stable
MERLIN	Uncommon	35 - 40 pairs	Unlikely to increase
HOBBY	Bred once in 1966	-	Increase in summer records
PEREGRINE	Rare/uncommon	Nine - 15 pairs	Increasing very slowly
RED GROUSE	Common	Over 1,100 pairs	Stable
BLACK GROUSE	Well-represented	330 pairs	At least stable following decline
RED-LEGGED PARTRIDGE	Uncommon	-	Population supplemented by releases
CHUKAR	Rare	-	Declining - no further releases

	Current Breeding Status	Current Breeding Population level	Trends
GREY PARTRIDGE	At least well-represented	Perhaps 1,000 pairs	Declining
QUAIL	Rare/uncommon	Five - 20 pairs	Erratic
PHEASANT	Common	More than 2,500 pairs	Large scale releases still supplement the population
WATER RAIL	Rare	? less than ten pairs	Perhaps stable
CORNCRAKE	Rare	Bred 1992	Erratic breeder
MOORHEN	Well-represented	450 - 700 pairs	Some range contraction
COOT	Well-represented	440 pairs	Stable
OYSTERCATCHER	Well-represented	670 pairs	Increasing inland
LITTLE RINGED PLOVER	Rare	-	Erratic breeder
RINGED PLOVER	Well-represented	110 - 120 pairs	Stable
GOLDEN PLOVER	Well-represented	480 - 500 pairs	Stable
LAPWING	Common	4,000 pairs	Possibly declining
DUNLIN	Uncommon	75 - 90 pairs	Probably stable
RUFF	-	-	Increase in spring/summer records
SNIPE	Common	1,300 pairs	Perhaps stable
WOODCOCK	Well-represented	140 pairs	Perhaps increasing
CURLEW	Common	2,900 pairs	Stable
REDSHANK	Well-represented	500 - 1,000 pairs	Declining
COMMON SANDPIPER	Well-represented	400 - 600 pairs	Probably stable
BLACK-HEADED GULL	Abundant	Over 11,000 pairs	Increasing
COMMON GULL	Uncommon	Ten - 20 pairs	Increasing slowly
LESSER BLACK-BACKED GULL	Well-represented	c1,000 pairs	Stable
HERRING GULL	Well-represented	500 - 800 pairs	Stable
GREAT BLACK-BACKED GULL	Rare	-	An erratic breeder
KITTIWAKE	Abundant	10,000+ pairs	Increasing

	Current Breeding Status	Current Breeding Population level	Trends
LESSER CRESTED TERN	Extremely rare	-	A single bird annually since 1984
SANDWICH TERN	Common	c4,000 - 4,500 pairs	Probably stable
ROSEATE TERN	Uncommon	30 - 40 pairs	Stable after decline
COMMON TERN	Well-represented	c1,000 pairs	Probably stable
ARCTIC TERN	Common	c4,000 pairs	Stable
LITTLE TERN	Uncommon	40 - 70 pairs	Stable or perhaps increasing slowly
GUILLEMOT	Abundant	12,000 - 14,000 pairs	Stable
RAZORBILL	Well-represented	c100 pairs	Increasing slowly
PUFFIN	Abundant	38,000 - 48,000 pairs	Increasing
FERAL PIGEON	Probably common	?	No data
STOCK DOVE	Well-represented	c1,000 pairs	Probably stable
WOODPIGEON	Abundant	Perhaps 40,000+ pairs	Stable or perhaps increasing
COLLARED DOVE	Common	750 -1,500 pairs	Stable
TURTLE DOVE	Rare	< Ten pairs	Declining
CUCKOO	Well-represented	250 - 400 "pairs"	Perhaps stable
BARN OWL	Uncommon	< 30 pairs	Declining
LITTLE OWL	Uncommon	50 - 100 pairs	Stable
TAWNY OWL	Well-represented	500 - 900 pairs	Stable
LONG-EARED OWL	Uncommon	? c30 pairs	Probably stable
SHORT-EARED OWL	Uncommon	20 - 70 pairs	Subject to fluctuations due to food supply
NIGHTJAR	Uncommon	Probably 40 - 50 pairs	Perhaps increasing
SWIFT	Common	2,000 - 3,000 pairs	Stable
KINGFISHER	Uncommon	Ten - 25 pairs	Subject to fluctuations
GREEN WOODPECKER	Well-represented	c113 pairs	Stable
GREAT SPOTTED WOODPECKER	Well-represented	250 - 300 pairs	Perhaps increasing

	Current Breeding Status	Current Breeding Population level	Trends
LESSER SPOTTED WOODPECKER	Rare	-	Occasional breeder only
SKYLARK	Probably abundant	7,000 - 12,000 pairs	Probably declining
SAND MARTIN	Common	2,500 - 3,500 pairs	Recovering slowly
SWALLOW	Common	c6,000 pairs	Probably stable
HOUSE MARTIN	Common	c3,000 pairs	Probably stable overall
TREE PIPIT	At least well-represented	c1,000 pairs	Stable
MEADOW PIPIT	Abundant	15,000 - 30,000 pairs	Stable
ROCK PIPIT	Uncommon	60 - 70 pairs	Perhaps declining slightly
YELLOW WAGTAIL	Well-represented	150 - 250 pairs	Declining
GREY WAGTAIL	Well-represented	c700 pairs	Perhaps increasing
PIED WAGTAIL	Common	2,500 - 4,000 pairs	Stable
DIPPER	Well-represented	250 - 300 pairs	Stable
WREN	Probably abundant	10,000+ pairs	Stable
DUNNOCK	Common	5,000 - 6,000	Probably stable
ROBIN	Common	c5,000 pairs	Stable
REDSTART	Well-represented	500 - 600 pairs	Stable
WHINCHAT	Common	1,000 - 1,500 pairs	Declining
STONECHAT	Rare	Less than ten pairs per annum	Stable at very low level
WHEATEAR	Common	1,000 - 1,500 pairs	Slow decline
RING OUZEL	Well-represented	130 - 180 pairs	Perhaps slowly declining
BLACKBIRD	Common	Over 6,000 pairs	Probably stable
FIELDFARE	Extremely rare	-	Perhaps breeds annually
SONG THRUSH	Common	Over 3,000 pairs	Stable
REDWING	Extremely rare	-	-
MISTLE THRUSH	Common	Over 1,500 pairs	Stable

APPENDIX B (continued)

	Current Breeding Status	Current Breeding Population level	Trends
GRASSHOPPER WARBLER	Well-represented	150 - 200 pairs	Perhaps slowly declining
SEDGE WARBLER	Well-repesented	400 - 800 pairs	Probably stable
REED WARBLER	Rare	Up to ten pairs annually	Potential for slow increase
GREAT REED WARBLER	Summer records only	-	-
LESSER WHITETHROAT	Uncommon	75 - 100 pairs	Increasing
WHITETHROAT	Common	1,000 - 2,000 pairs	Perhaps stable
GARDEN WARBLER	Well-represented	350 - 1,000 pairs	Perhaps stable
BLACKCAP	Common	1,000 - 2,000 pairs	Slow increase
WOOD WARBLER	Well-represented	250 - 350 pairs	Stable
CHIFFCHAFF	Well-represented	c500 pairs	Stable
WILLOW WARBLER	Abundant	In region of 10,000 pairs	Stable
GOLDCREST	Common	10,000 - 60,000 pairs	Increasing
SPOTTED FLYCATCHER	At least well-represented	c1,000 pairs	Perhaps slow decline
PIED FLYCATCHER	Well-represented	Over 300 pairs	Slow increase (nest-box schemes)
LONG-TAILED TIT	Well-represented	300 - 500 pairs	Stable
MARSH TIT	Well-represented	100 - 150 pairs	Perhaps declining
WILLOW TIT	Well-represented	c100 pairs	Perhaps declining
COAL TIT	Abundant	3,000 - 30,000 pairs	Numbers fluctuate but probably increasing
BLUE TIT	Abundant	5,000 - 10,000 pairs	Perhaps increasing
GREAT TIT	Common	2,000 - 3,000 pairs	Stable
NUTHATCH	Well-represented	c200 pairs	Slow expansion northwards
TREECREEPER	Well-represented	500 - 1,000 pairs	Stable
JAY	Well-represented	250 - 500 pairs	Perhaps increasing
MAGPIE	Well-represented	750 - 1,000 pairs	Increasing
JACKDAW	Common	5,000 - 7,500 pairs	Stable

	Current Breeding Status	Current Breeding Population level	Trends
ROOK	Abundant	17,000 - 18,000 pairs	Steady decline
CARRION CROW	Common	3,500 - 5,000 pairs	Stable
RAVEN	Rare	One - two pairs	Declining
STARLING	Abundant	10,000 - 20,000 pairs	Stable
HOUSE SPARROW	Abundant	10,000 - 40,000 pairs	Stable or perhaps declining
TREE SPARROW	Well-represented	Under 1,000 pairs	Declining
CHAFFINCH	Abundant	20,000 - 50,000 pairs	Stable
BRAMBLING	Summer records only	-	-
GREENFINCH	Common	3,000 - 3,500 pairs	Stable
GOLDFINCH	At least well-represented	850 - 1,750 pairs	Stable
SISKIN	Abundant	In excess of 10,000 pairs	Annual fluctuations but probably increasing
LINNET	Common	2,500 - 4,000 pairs	Slowly increasing
TWITE	Rare	Less than ten pairs	Possibly slow increase
REDPOLL	Abundant	20,000 - 40,000 pairs	Increasing
CROSSBILL	Well-represented to Common	100 - 10,000 pairs	Wide fluctuations due to cone crops
BULLFINCH	Well-represented	700 - 1,000 pairs	Possibly increasing
HAWFINCH	Uncommon	30 - 50 pairs	Probably stable
YELLOWHAMMER	Common	4,000 - 5,000 pairs	Probably declining
REED BUNTING	Well-represented	500 - 750 pairs	Declining
CORN BUNTING	Uncommon	Perhaps c100 pairs	Declining

REFERENCES

Adamson, C.M.	1880-1881	*Some more scraps about birds.* J.Bell & Co. Newcastle upon Tyne.
Andrews, J. & Carter, S.	1993	*Britain's birds in 1990-91: the conservation and monitoring review.* BTO, JNCC. Thetford.
Avery, M.I. & Leslie, R.	1990	*Birds and forestry.* T & A.D.Poyser. London.
Batten, L.A., Bibby, C.J., Clement, P., Elliot, G.D. & Porter, R.F.	1990	*Red data birds in Britain.* T & A.D.Poyser. London.
Bell, B.D., Catchpole, C.K., Corbett, K.J. & Hornby, R.J.	1973	The relationship between census results and breeding populations of some marshland passerines. *Bird Study* 20: 127 - 140
Bibby, C.J. & Etheridge, B.	1993	Status of the Hen Harrier, *Circus cyaneus*, in Scotland in 1988-89. *Bird Study* 40: 1 - 11
Bibby, C.J. & Nattrass, M.	1986	Breeding status of the Merlin in Britain. *British Birds* 79: 170 - 185
Bolam, G.	1912	*The birds of Northumberland & the Eastern Borders.* H.H.Blair. Alnwick.
Bolam, G.	1916	An ornithological survey of 1916. *The Vasculum* Vol. II(3): 69-75
Bolam, G.	1932	A catalogue of the birds of Northumberland. *Trans. Natural History Society of Northumberland, Durham, and Newcastle upon Tyne* Vol. VIII.
Bolam, G.	1934	A retrospect of the summer of 1933. *The Vasculum* Vol. XX(1): 4-8
Bradshaw, C., Hodgson, M.S., Johnston, A.J. & Kerr, I.	1989	*Birds in Northumbria 1988.* Northumberland & Tyneside Bird Club.
Bradshaw, C., Hodgson, M.S., Johnston, A.J. & Kerr, I.	1990	*Birds in Northumbria 1989.* Northumberland & Tyneside Bird Club.
Britton, D. & Day, J.	1995	*Where to watch birds in Northeast England.* Christopher Helm (Publishers) Ltd. London.
Brown, L.	1976	*British birds of prey.* New Naturalist Series No. 60. W. Collins Sons & Co. Glasgow.

REFERENCES

Cadwallender, T.A. & Jewitt, C. 1993 The Nightjar breeding survey 1992.
Birds in Northumbria 1992, 96 - 98.
Northumberland & Tyneside Bird Club.

Catchpole, C.K. 1973 Conditions of coexistence in sympatric breeding populations of acrocephalus warblers.
Journal of Animal Ecology 42: 623-633

Chapman, A. 1889 *Birdlife of the Borders; records of wild sport and natural history on moorland and sea.*
Gurney and Jackson. London.

Chapman, A. 1907 *Birdlife of the Borders on moorland and sea.* 2nd ed.
Gurney and Jackson. London.

Chapman, A. 1924 *The Borders and beyond : ...Arctic...Cheviot...Tropic*
Gurney and Jackson. London.

Coombs, F. 1978 *The crows, a study of corvids in Europe.*
B.T.Batsford. London.

Craigs, R. 1947 Birdlife in the highlands of Redesdale.
Berwickshire Naturalists Club Vol. XXX: 54-75

Cramp, S. et al. 1977 *Handbook of the birds of Europe, the Middle East and North Africa.* Vol. I .
OUP. Oxford.

Cramp, S. et al. 1985 *Handbook of the birds of Europe, the Middle East and North Africa.* Volume IV .
OUP. Oxford.

Cramp, S, et al. 1988 *Handbook of the birds of Europe, the Middle East and North Africa.* Volume V.
OUP. Oxford.

Dazley, R.A. & Trodd, P. 1994 *An atlas of the breeding birds of Bedfordshire 1988-92.*
Bedfordshire Natural History Society.

Dean, T. 1987 The Nuthatch in Cumbria - its status and distribution.
Birds in Cumbria, 55 - 64
Association of Natural History Societies in Cumbria.

Delaney, S., Greenwood, J.J.D. & Kirby, J. 1992 *National Mute Swan survey* 1990.
Report to JNCC.

Dixon, D.D. 1903 *Upper Coquetdale.*
Redpath. Newcastle upon Tyne.

Everett, M.J., Hepburn, I., Ntiamoa-Baidu, Y. & Thomas, G.J. 1987 *Roseate Terns in Britain and West Africa.*
RSPB Conservation Review No.1 .

REFERENCES

Fisher, J.	1952	*The Fulmar.* Collins. London.
Fox, A.D.	1991	History of the Pochard breeding in Britain . *British Birds* 84: 83 - 97
Fuller, R.J.	1982	*Bird habitats in Britain.* T. & A.D.Poyser. Calton.
Galloway, B. & Hodgson, M.S.	1979	*Birds in Northumbria 1978* Tyneside Bird Club.
Galloway, B., Hodgson, M.S. & Meek, E.R.	1975	*Birds in Northumbria 1974* Tyneside Bird Club.
Galloway, B., Hodgson, M.S. & Meek, E.R.	1976	*Birds in Northumbria 1975* Tyneside Bird Club.
Galloway, B., Hodgson, M.S. & Meek, E.R.	1977	*Birds in Northumbria 1976* Tyneside Bird Club.
Galloway, B. & Meek, E.R.	1978	Northumberland's birds. *Trans. Natural History Society of Northumbria* 44 Pt. 1
Galloway, B. & Meek, E.R.	1980	Northumberland's birds. *Trans. Natural History Society of Northumbria* 44 Pt. 2
Galloway, B. & Meek, E.R.	1983	Northumberland's birds. *Trans. Natural History Society of Northumbria* 44 Pt. 3
Galloway, B. & Meek, E.R.	1986	*Supplement to Northumberland's Birds.* Northumberland & Tyneside Bird Club.
Garson, P.	1991	*Black Grouse and upland breeding wader surveys in Northumberland April-August 1990.* Report to National Park and Northumberland County Council.
Gent, C.J.	1935	The birds of Gosforth Park. *The Vasculum* Vol. XXI(3): 86-91
Gibbons, D. Wingfield, Reid, J.A. & Chapman, R.A.	1993	*The new atlas of breeding birds in Britain and Ireland 1988-91.* T. & A.D.Poyser. London.
Guest, J.P., Elphick, D., Hunter, J.S.A. & Norman, D.	1992	*The breeding bird atlas of Cheshire and Wirral.* Cheshire and Wirral Ornithological Society.
Gurney, J.H.	1894	On the birds of the Farne Islands (Northumberland). *Trans. Norfolk & Norwich Nat. Society* 5: 52

REFERENCES

Hammock, P. & Noble-Rollin, D.C.	1991	Gosforth Park Nature Reserve annual report 1990. *Trans. Natural History Society of Northumbria* 55 Pt. 4: 213 - 243
Hancock, J.	1874	A catalogue of the birds of Northumberland and Durham. *Trans. Natural History Society of Northumberland, Durham and Newcastle upon Tyne Vol. VI.*
Hawkey, P.	1991	The birds of the Farne Islands. *Trans. Natural History Society of Northumbria* 55 Pt. 3: 155 - 192
Heavisides, A. & Hodgson, M.S.	1980	*Birds in Northumbria 1979* Tyneside Bird Club.
Hodgson, M.S.	1986	*The spread of the Nuthatch in Northumberland.* Mimeographed report. Private publication.
Hodgson, M.S.	1990	Quail in Northumbria 1989. *Birds in Northumbria 1989,* 84 - 85 Northumberland & Tyneside Bird Club.
Hodgson, M.S.	1993	Breeding survey of Shelduck in Northumbria. *Birds in Northumbria 1992,* 99 - 101 Northumberland & Tyneside Bird Club.
Hodgson, M.S., Johnston, A.J. & Kerr, I.	1986	*Birds in Northumbria 1985* Northumberland & Tyneside Bird Club.
Hodgson, M.S., Johnston, A.J. & Kerr, I.	1987	*Birds in Northumbria 1986* Northumberland & Tyneside Bird Club.
Hodgson, M.S., Johnston, A.J. & Kerr, I.	1988	*Birds in Northumbria 1987* Northumberland & Tyneside Bird Club.
Hodgson, M.S., Johnston, A.J., Kerr, I. & Rossiter, B.N.	1991	*Birds in Northumbria 1990* Northumberland & Tyneside Bird Club.
Hodgson, M.S. & Kerr, I.	1984	*Birds in Northumbria 1983* Northumberland & Tyneside Bird Club.
Holland, P.K., Robson, J.E. & Yalden, D.W.	1982	The status and distribution of the Common Sandpiper, *Actitis hypoleucos*, in the Peak District. Naturalist 107: 77 - 86
Hollom, P.A.D.	1939-40	Report on the 1938 survey of Black-headed Gull colonies. *British Birds* 33: 202
Hollom, P.A.D.	1975	*The popular handbook of British birds.* Witherby. London.

REFERENCES

Hudson, P.J.   1986   *The Red Grouse : biology and management of a wild gamebird.*
Game Conservancy. Fordingbridge.

Hudson, P.J.   1992   *Scottish Red Grouse populations : the biology of low density populations.*
Game Conservancy. Fordingbridge.

Hudson, P.J. & Marchant, J.H.   1984   *Population estimates for British breeding birds.*
BTO Research Report 13.

Hutchinson, C.D.   1989   *Birds in Ireland.*
T. & A.D. Poyser. Calton.

Jacob, J-P. & Loly, P.   1986   Le Goeland Cendre, *Larus canus*, nicheur en Meuse Liegeoise. Situation de la Population Nicheuse en Wallonie en 1986.
Aves 23: 188-189

Jardine, D.C.   1991   The year of the Crossbill.
Birds in Northumbria 1990: 103-106
Northumberland & Tyneside Bird Club.

Jardine, D.C., Johnston, A.J., Kerr, I., Mckeown, D. & Rossiter, B.N.   1993   *Birds in Northumbria 1992*
Northumberland & Tyneside Bird Club.

Jardine, D.C., Johnston, A.J., Kerr, I. & Rossiter, B.N.   1992   *Birds in Northumbria 1991*
Northumberland & Tyneside Bird Club.

John, A.W.G. & Roskell, J.   1985   Jay movements in autumn 1983.
British Birds 78: 611 - 637

Johnson, G.A.L.   1995   Robson's geology of North East England (2nd ed.).
Trans. Natural History Society of Northumbria 56 Pt. 5

Johnston, A.J.   1987   Breeding survey of Little Grebes in Northumbria 1986.
Birds in Northumbria 1986: 85-89
Northumberland & Tyneside Bird Club.

Kerr, I.   1992   *Lindisfarne's birds.* 2nd rev. ed.,
Northumberland & Tyneside Bird Club

Lack, P.   1986   *The atlas of wintering birds in Britain and Ireland.*
T. & A.D.Poyser. London.

Lloyd, C., Tasker, M.L. & Partridge, K.   1991   *The status of seabirds in Britain and Ireland.*
T. & A.D.Poyser. London.

Lundberg, A. & Alatalo, R.V.   1992   *The Pied Flycatcher.*
T. & A.D.Poyser. London.

REFERENCES

Lunn, A.	1976	*The vegetation of Northumberland*; Map at 1:200,000. Dept. of Geography, University of Newcastle upon Tyne.
McDougall, L.J.	1992	Ruddy Duck - first breeding records for the county. *Birds in Northumbria 1991*: 96. Northumberland & Tyneside Bird Club.
Macfarlane, J.M.	1986	The Wood Warbler in Northumbria. *Birds in Northumbria 1985*: 83-85
Macfarlane, J.M. & Rossiter, B.N.	1984a	Buzzard breeding survey 1983. *November 1984 monthly bulletin.* Northumberland & Tyneside Bird Club.
Macfarlane, J.M. & Rossiter, B.N.	1984b	Ringed Plover and Little Ringed Plover breeding survey 1984. *September 1984 monthly bulletin.* Northumberland & Tyneside Bird Club
Macfarlane, L.G.	1968	*Preliminary report of the breeding survey of the birds of Northumberland.* Tyneside Bird Club Annual Report 1967: 22-27 Tyneside Bird Club.
Macfarlane, L.G.	1973	*The status of the breeding birds of Northumberland in 1967-1968.* Mimeographed report. Tyneside Bird Club.
Macfarlane, L.G.	1973a	*Ringed Plover breeding census 1973.* Mimeographed report. Tyneside Bird Club.
Macfarlane, L.G.	1973b	*Survey of Black-headed Gull colonies 1973.* Mimeographed report. Tyneside Bird Club.
Macfarlane, L.G.	1973c	Rock Pipit enquiry 1971 - 1972. *January 1973 monthly bulletin.* Tyneside Bird Club.
Macfarlane, L.G.	1975	*Northumberland results of the BTO National Rookery Census 1975.* Mimeographed report. Tyneside Bird Club.
Macfarlane, L.G.	1976	*Survey of breeding Little Grebes in 1976.* Mimeographed report. Tyneside Bird Club.

REFERENCES

Macfarlane, L.G.	1976	*Breeding survey of Stonechats in 1976.* Mimeographed report. Tyneside Bird Club.
Macfarlane, L.G.	1978a	A breeding survey of Oystercatchers in Northumberland and part of Tyne and Wear during 1977. Occasional report No. 1. *Birds in Northumbria 1977*: 102 - 115 Tyneside Bird Club.
Macfarlane, L.G.	1978b	*A breeding survey of Tufted Duck in Northumberland and part of Tyne and Wear.* Mimeographed report. Tyneside Bird Club.
Macfarlane, L.G.	1979	A survey of breeding and non-breeding Mute Swans in Northumberland and part of Tyne and Wear, 1978. *Birds in Northumbria 1978*: 110 - 113 Tyneside Bird Club.
Macfarlane, L.G.	1981	1980 Survey of Rookeries in Northumberland. *April 1981 monthly bulletin.* Tyneside Bird Club.
Macfarlane, L.G.	1982	Nightjar Survey 1981. *Birds in Northumbria 1981*: 90 - 93 Tyneside Bird Club.
Macfarlane, L.G. et al.	1967	*Preliminary report on breeding birds of Northumberland.* Tyneside Bird Club Annual Report 1966: 11-29 Tyneside Bird Club.
Manley, G.	1946	*The climate of Northumberland.* Land Utilisation Survey. Edited by L.D. Stamp. Pt. 52: 429-439
Marchant, J.H., Hudson, M., Carter, S.P. & Whittington, P.	1990	*Population trends in British breeding birds.* BTO, NCC. Tring.
Marquiss, M.	1981	The Goshawk in Britain.(In: Kenwood, R.E. and Lindsay, M. (Eds.) *Understanding the Goshawk*: 43-55.). IAF. Oxford.
Marquiss, M. & Newton, I.	1982	The Goshawk in Britain. *British Birds* 75: 243-260
Mather, J.R.	1986	*The birds of Yorkshire.* Croom Helm. London
Mearns, B. & Mearns, R.	1988	*Biographies for birdwatchers.* Academic Press. London.

REFERENCES

Meek, E.R. & Little, B.	1977	The spread of the Goosander in Britain and Ireland. *British Birds* 70: 229 - 237
Morgan, R. & Shorten, M.	1974	The European Woodcock (*S.rusticola*); a search of the literature since 1940. *Bird Study* 21: 193 - 199
Morris, A., Burges, D., Fuller, R.J., Evans, A.D. & Smith, K.W.	1994	The status and distribution of Nightjars, *Caprimulgus europaeus*, in Britain in 1992. *Bird Study* 41: 181 - 191
Mountford, G.	1957	*The Hawfinch.* Collins. London.
Murray, R.D.	1986	*The birds of the Borders.* SOC. Borders Branch.
Murray, R.D.	1991	The first successful breeding of Nuthatch in Scotland. *Scottish Bird Report 1989* 22: 51 - 55 SOC.
N.E.D.A.	1950	*A physical land classification of Northumberland, Durham and part of the North Riding of Yorkshire.* The North East Development Association. Newcastle.
Newton, I.	1986	*The Sparrowhawk.* T. & A.D.Poyser. Calton.
Newton, I., Meek, E. & Little, B.	1986	Population and breeding of Northumbrian Merlins. *British Birds* 79: 155 - 170
O'Connor, R.J. & Shrubb, M.	1986	*Farming and Birds.* CUP. Cambridge.
Parrack, J.D. & Bell, D.G.	1969	Ornithological report for Northumberland and Durham 1968. *Trans. Natural History Society of Northumbria* **NS** 17
Parslow, J.L.F.	1973	*Breeding birds of Britain and Ireland.* T. & A.D.Poyser. Berkhamsted.
Patterson, I.J. & Ollason, J.G.	1991	*Modelling bird/habitat relationships in spruce forests in the northern uplands of Britain.* Report to the Forestry Commission.
Patterson, I.J. & Ollason, J.G.	1992	*Modelling bird/habitat relationships in spruce forests in the northern uplands of Britain.* Report to the Forestry Commission.
Pennant, T.	1771	*A tour in Scotland 1769.* John Monk. Chester.

REFERENCES

Petty, S.J.   1979 Breeding biology of the Sparrowhawk in Kielder Forest.
Birds in Northumbria 1978: 92-109
Tyneside Bird Club.

Petty, S.J.   1989 Goshawks - their status, requirements & management.
Forestry Commission bulletin 81
HMSO. London.

Petty, S.J. & Anderson, D. 1986 Breeding by Hen Harriers(*Circus cyaneus*) on restocked
sites in upland forests.
Bird Study 33: 177 - 178

Philipson, W.R.   1933 Notes on the migration of duck at Gosforth Park Lake.
The Vasculum Vol. XIX(4): 129-130

Piersma, T.   1986 Breeding waders in Europe: a review of population size
estimates and a bibliography of information sources.
Wader Study Group Bulletin 48, Supplement.

Ratcliffe, D.   1980 *The Peregrine Falcon.*
T. & A.D. Poyser. Calton.

Ratcliffe, D.   1990 *Birdlife of mountain and upland.*
CUP. Cambridge.

Richmond, W.K.   1931 Distribution of wildfowl on Gosforth Park Lake.
The Vasculum Vol. XVII(2): 61-63

Rossiter, B.N.   1987 The Green Woodpecker survey in Northumbria 1986.
Birds in Northumbria 1986: 97 - 101
Northumberland & Tyneside Bird Club.

Rossiter, B.N.   1988 A survey of breeding Lapwings and other waders 1987.
Birds in Northumbria 1987: 89 - 91
Northumberland & Tyneside Bird Club.

Rossiter, B.N.   1989 Fieldfares breeding in Northumberland.
Birds in Northumbria 1988 : 88
Northumberland & Tyneside Bird Club.

Rossiter, B.N.   1991 The colonisation of North-East England by the Common
Gull.
Recording News No. 17.
Hancock Museum, Newcastle.

Rossiter, B.N.   1993 *County checklist for birds in Northumbria.*
Northumberland & Tyneside Bird Club.

Ryves, I.N. & Ryves, B.H. 1934 The breeding habits of the Corn Bunting as observed in
North Cornwall; with special reference to its polygynous
habits.
British Birds 28: 2 - 26 ; 154 - 164

REFERENCES

Scott, G.	1760	*Select remains of the learned John Ray, M.A. and F.R.S. with his life by the late William Derham, D.D.* J. Dodsley and J.Walter, London.
Selby, P.J.	1826	Catalogue of the various birds which at present inhabit or resort to the Farn (sic) Islands with observations on their habits. *Zool. J.* 2: 454
Selby, P.J.	1831	A catalogue of the birds hitherto met with in the counties of Northumberland and Durham. *Trans. Natural History Soc. of Northumberland, Durham, and Newcastle upon Tyne* Vol. I.
Selby, P.J.	1833	*Illustrations of British ornithology.* Lizars. Edinburgh.
Selby, P.J.	1857	Catalogue of the birds which inhabit or resort to the Farne Islands. (In: Tate, G. The Farne Islands, with an account of their geology, botany, zoology and ancient history.) *Hist. Berwick. Naturalists Club* 3: 222
Sharrock, J.T.R.	1976	*The atlas of breeding birds in Britain and Ireland.* BTO, IWC. T & A.D.Poyser. Calton.
Sitters, H.P.	1988	*Tetrad atlas of the breeding birds of Devon.* Devon Bird Watching and Preservation Society.
Stafford, J.	1962	Nightjar enquiry 1957-8. *Bird Study* 9: 104 - 115 BTO.
Steele, J. & Johnston, A.	1991	Great Reed Warblers at Caistron & Big Waters. *Birds in Northumbria 1990*: 96 - 98 Northumberland & Tyneside Bird Club.
Stroud, D. & Glue, D.	1991	*Britain's birds in 1989-90: the conservation and monitoring review.* BTO, NCC. Thetford.
Summers-Smith, J.D.	1988	*The Sparrows.* T. & A.D.Poyser. Calton.
Swan, G.A.	1993	*Flora of Northumberland.* Natural History Society of Northumbria. Newcastle.
Taylor, K., Hudson, R. & Horne, G.	1988	Buzzard breeding distribution and abundance in Britain and Northern Ireland in 1983. *Bird Study* 35(2): 109-118

REFERENCES

Temperley, G.W.	1943	Ornithological report for Northumberland and Durham for 1942. *Naturalist* 68
Temperley, G.W.	1947	Ornithological report for Northumberland and Durham for 1946. *Naturalist* 72: 119
Temperley, G.W.	1950	Ornithological report for Northumberland and Durham for 1949. *Naturalist* 75: 109
Temperley, G.W.	1951	A history of the birds of Durham. *Trans. Natural History Society of Northumberland, Durham and Newcastle upon Tyne* **NS** IX
Temperley, G.W.	1953	Ornithological report for Northumberland and Durham for 1952. *Trans. Natural History Society of Northumberland, Durham, and Newcastle upon Tyne* **NS** X: 101
Temperley, G.W.	1957	Ornithological report for Northumberland and Durham for 1956. *Trans. Natural History Society of Northumberland, Durham and Newcastle upon Tyne* **NS** XII: 25
Thom, V.	1986	*Birds in Scotland.* T.&A.D.Poyser. Calton.
Thomas, M.I.	1988	The Fulmar in Northumbria. *Birds in Northumbria 1987*, 94 - 97. Northumberland & Tyneside Bird Club.
Thompson, D.B.A. & Gribbin, S.	1986	Ecology of Corn Bunting in N.W. England. *Bulletin of British Ecological Society* No. 17: 69 - 75
Tyer, E.G.	1954	The birds of Upper Coquetdale, their present status and distribution. *Trans. Natural History Society of Northumberland, Durham, and Newcastle upon Tyne* **NS** XI .
Village, A.	1981	The diet and breeding of Long-eared Owls in relation to vole numbers. *Bird Study* 28: 215 - 224
Village, A.	1990	*The Kestrel.* T.&A.D.Poyser. London.
Voous, K.H.	1960	*Atlas of European birds.* Nelson. London.

REFERENCES

Wallis, J.   1769   *Natural history and antiquities of Northumberland, and of so much of the county of Durham as lies between the rivers Tyne and Tweed; commonly called north Bishoprick,* Vol. 1
W.&W.Strahan. London.

Walsh, P.M., Sim, I. & Heubeck, M.   1993   Seabird numbers and breeding success in Britain and Ireland 1992.
UK Nature Conservation Review No. 10
JNCC.

Watson, D.   1977   *The Hen Harrier.*
T. & A.D. Poyser. Berkhamsted.

Watt, G.   1951   *The Farne Islands: their history and wild life.*
Country Life Ltd. London.

Williamson, K.   1974   Habitat changes in a young forestry Commission plantation.
Bird Study 21: 215 - 217

Williamson, K.   1972   The conservation of birdlife in the new coniferous forests.
Forestry 45: 87 - 100

Williamson, K. & Batten, L.A.   1977   Ecological implications of the Common Bird Census.
Pol. Ecol. Stud. 3: 237-244

Witherby, H.F. et al.   1938-1940   *The handbook of British birds.* 5 vols.
Witherby. London.

INDEX OF ENGLISH BIRD NAMES
Species main account indicated in bold.

INDEX OF SCIENTIFIC BIRD NAMES
Species main account indicated in bold

INDEX OF SCIENTIFIC BIRD NAMES (continued)

THE NORTHUMBERLAND AND TYNESIDE BIRD CLUB

Registered Charity No. 517641

The Northumberland and Tyneside Bird Club, formerly the Tyneside Bird Club, was formed in 1959 and now has a membership of almost 300. Membership is open to anyone who has a beneficial interest in ornithology. The club aims to provide members with news of local ornithological interest through monthly bulletins, an annual report and other occasional publications. All members are encouraged to submit their records to the County Recorder for inclusion in these publications.

The club also undertakes to encourage and instruct members in various ornithological activities by means of indoor meetings, held monthly between September and April, and field outings and survey work throughout the year.

Although ringing is not an official club activity some members operate ringing stations at Tynemouth, Hauxley and Bamburgh, providing invaluable additional information for our publications.

Various subscription rates for membership exist including junior, ordinary, family and institutional categories. Further details may be obtained from the Honorary Secretary.

Honorary Secretary :

Andrew Brunt
South Cottage
West Road
Longhorsley
Morpeth
Northumberland
NE65 8UY

County Recorder :

Nick Rossiter
West Barn
Lee Grange
Hexham
Northumberland
NE46 1SX